普通高等医学院校护理学类专业第二轮教材

内科护理学

（第2版）

（供护理学类专业用）

U0196439

主　编　魏秀红　罗　玲

副主编　秦殿菊　郭庆平　徐仁华　熊　洪

编　者　（以姓氏笔画为序）

王　莹（解放军第九六〇医院）　　　　王爱红（潍坊医学院附属医院）

申雪花（济宁医学院附属医院）　　　　冯德香（滨州医学院附属医院）

任娅如［山东第一医科大学第一附属医院　刘永民（湖南医药学院）

　　　　（山东省千佛山医院）］　　　　刘美芳（哈尔滨医科大学附属第二医院）

李　菁（北京协和医学院）　　　　　　李雪阳（河南科技大学）

杨　芳（江西中医药大学）　　　　　　张运芝（重庆医科大学附属第二医院）

陈　露（贵州中医药大学）　　　　　　陈延萍（潍坊医学院第一附属医院）

罗　玲（重庆医科大学附属第二医院）　胡媛媛（长治医学院）

秦殿菊（承德医学院）　　　　　　　　徐仁华（滨州医学院）

郭　玲（潍坊市益都中心医院）　　　　郭庆平（长治医学院）

熊　洪（西南医科大学附属医院）　　　魏秀红（潍坊医学院）

秘　书　王　丹（潍坊医学院）

中国健康传媒集团

中国医药科技出版社

内 容 提 要

《内科护理学》是"普通高等医学院校护理学类专业第二轮教材"之一，它是护理学专业的主干课程和核心课程，其内容主要包括呼吸系统疾病、循环系统疾病、消化系统疾病、泌尿系统疾病、血液系统疾病、内分泌与代谢性疾病、风湿性疾病、神经系统疾病和传染性疾病患者的护理。本教材凸显内科护理学专业特色，突出了"人"的整体护理观；在汲取国内外护理学发展的新知识、新技术、新方法的基础上适当拓宽知识面，由单一的临床护理服务为主转向以临床护理、预防、康复、健康指导、社区人群干预、家庭护理等多位一体的教学资源。本版教材创新了编写模式，设置了"学习目标""案例引导""知识链接""目标检测"等模块。在纸质教材的基础上增加了相应的数字资源，包括课件、习题、微课等多种素材。本教材主要是供我国本科护理学类专业师生使用，也可供高等护理专科、高等护理职业教育、成人高等护理教育本科及临床护理工作者使用和参考。

图书在版编目（CIP）数据

内科护理学/魏秀红，罗玲主编．— 2 版．—北京：中国医药科技出版社，2022.8
普通高等医学院校护理学类专业第二轮教材
ISBN 978 - 7 - 5214 - 3210 - 7

Ⅰ.①内…　Ⅱ.①魏…②罗…　Ⅲ.①内科学 - 护理学 - 医学院校 - 教材　Ⅳ.①R473.5

中国版本图书馆 CIP 数据核字（2022）第 081570 号

美术编辑　陈君杞
版式设计　友全图文

出版　**中国健康传媒集团** | 中国医药科技出版社
地址　北京市海淀区文慧园北路甲 22 号
邮编　100082
电话　发行：010 - 62227427　邮购：010 - 62236938
网址　www.cmstp.com
规格　889mm × 1194mm $\frac{1}{16}$
印张　34 $\frac{3}{4}$
字数　1260 千字
初版　2016 年 8 月第 1 版
版次　2022 年 8 月第 2 版
印次　2022 年 8 月第 1 次印刷
印刷　三河市万龙印装有限公司
经销　全国各地新华书店
书号　ISBN 978 - 7 - 5214 - 3210 - 7
定价　**99.00 元**

获取新书信息、投稿、为图书纠错，请扫码联系我们。

出版说明

为了贯彻《中共中央、国务院中国教育现代化2035》"加强创新型、应用型、技能型人才培养规模"的战略任务要求，落实《国务院办公厅关于加快医学教育创新发展的指导意见》，紧密对接新医科建设对医学教育改革的新要求，满足新时代医疗卫生事业对人才培养的新需求，中国医药科技出版社在教育部、国家药品监督管理局的领导下，通过走访主要院校对2016年出版的全国普通高等医学院校护理学类专业"十三五"规划教材进行了广泛征求意见，有针对性地制定了第2版教材的出版方案，旨在赋予再版教材以下特点。

1.立德树人，融入课程思政

把立德树人贯穿、落实到教材建设全过程的各方面、各环节。课程思政建设应体现在知识技能传授中厚植爱国主义情怀，加强品德修养、增长知识见识、培养奋斗精神灌输，不断提高学生思想水平、政治觉悟、道德品质、文化素养等。医学教材着重体现加强救死扶伤的道术、心中有爱的仁术、知识扎实的学术、本领过硬的技术、方法科学的艺术的教育，培养医德高尚、医术精湛的人民健康守护者。

2.精准定位，培养应用人才

体现《国务院办公厅关于加快医学教育创新发展的指导意见》"立足基本国情，以服务需求为导向，以新医科建设为抓手，着力创新体制机制，分类培养研究型、复合型和应用型人才"的医学教育目标，结合医学教育发展"大国计、大民生、大学科、大专业"的新定位，注重人才培养应从疾病诊疗提升拓展为预防、诊疗和康养，以健康促进为中心，服务生命全周期、健康全过程的转变，精准定位教材内容和体系。教材编写应体现以医疗卫生事业需求为导向，以岗位胜任力为核心，以培养医工、医理、医文学科交叉融合的高素质、强能力、精专业、重实践的本科护理人才培养目标。

3.适应发展，优化教材内容

教材内容必须符合行业发展要求：体现医疗机构对护理人才在临床实践能力、沟通交流能力、服务意识和敬业精神等方面的要求；体现临床程序贯穿于教学的全过程，培养学生的整体临床意识；体现国家相关执业资格考试的有关新精神、新动向和新要求；注重吸收行业发展的新知识、新技术、新方法，体现学科发展前沿，并适当拓展知识面，为学生后续发展奠定必要的基础；满足以学生为中心而开展的各种教学方法的需要，充分发挥学生的主观能动性。

4.遵循规律，注重"三基""五性"

教材内容应注重"三基"（基本知识、基础理论、基本技能）、"五性"（思想性、科学性、先进性、启发性、适用性）；"内容成熟、术语规范、文字精炼、逻辑清晰、图文并茂、易教易学"；注意"适用性"，即以普通高等学校医学教育实际和学生接受能力为基准编写教材，满足多数院校的教学需要。

5.创新模式，提升学生能力

在不影响教材主体内容的基础上要保留"案例引导""学习目标""知识链接""目标检测"模块，去掉"知识拓展"模块。进一步优化各模块的内容，培养学生理论联系实践的实际操作能力、创新思维能力和综合分析能力；增强教材的可读性和实用性，培养学生学习的自觉性和主动性。

6.丰富资源，优化增值服务内容

搭建与教材配套的中国医药科技出版社在线学习平台"医药大学堂"（数字教材、教学课件、图片、视频、动画及练习题等），实现教学信息发布、师生答疑交流、学生在线测试、教学资源拓展等功能，促进学生自主学习。

本套教材凝聚了省属院校高等教育工作者的集体智慧，体现了凝心聚力、精益求精的工作作风，谨此向有关单位和个人致以衷心的感谢！

尽管所有参与者尽心竭力、字斟句酌，教材仍然有进一步提升的空间，敬请广大师生提出宝贵意见，以便不断修订完善！

普通高等医学院校护理学类专业第二轮教材

建设指导委员会

李惠萍（安徽医科大学）　　　　　　杨　渊（湖南医药学院）

肖洪玲（天津中医药大学）　　　　　宋维芳（山西医科大学汾阳学院）

张　瑛（长治医学院）　　　　　　　张凤英（承德医学院）

张春玲（贵州中医药大学）　　　　　张银华（湖南中医药大学）

陈　廷（济宁医学院）　　　　　　　武志兵（长治医学院）

罗　玲（重庆医科大学）　　　　　　金荣疆（成都中医药大学）

周谊霞（贵州中医药大学）　　　　　单伟颖（承德护理职业学院）

房民琴（三峡大学第一临床医学院）　孟宪国（山东第一医科大学）

赵　娟（承德医学院）　　　　　　　赵秀芳（四川大学华西第二医院）

赵春玲（西南医科大学）　　　　　　柳韦华（山东第一医科大学）

钟志兵（江西中医药大学）　　　　　钟清玲（南昌大学）

洪静芳（安徽医科大学）　　　　　　徐　刚（江西中医药大学）

徐旭东（济宁医学院）　　　　　　　徐富翠（西南医科大学）

郭先菊（长治医学院）　　　　　　　黄文杰（湖南医药学院）

龚明玉（承德医学院）　　　　　　　章新琼（安徽医科大学）

梁　莉（承德医学院）　　　　　　　彭德忠（成都中医药大学）

董志恒（北华大学基础医学院）　　　蒋谷芬（湖南中医药大学）

雷芬芳（邵阳学院）　　　　　　　　潘晓彦（湖南中医药大学）

魏秀红（潍坊医学院）

数字化教材编委会

主　编　魏秀红　罗　玲
副主编　秦殿菊　郭庆平　徐仁华　熊　洪
编　者　（以姓氏笔画为序）

王　莹（解放军第九六〇医院）

王爱红（潍坊医学院附属医院）

申雪花（济宁医学院附属医院）

冯德香（滨州医学院附属医院）

任娅如［山东第一医科大学第一附属医院（山东省千佛山医院）］

刘永民（湖南医药学院）

刘美芳（哈尔滨医科大学附属第二医院）

李　菁（北京协和医学院）

李雪阳（河南科技大学）

杨　芳（江西中医药大学）

张运芝（重庆医科大学附属第二医院）

陈　露（贵州中医药大学）

陈延萍（潍坊医学院第一附属医院）

罗　玲（重庆医科大学附属第二医院）

胡媛媛（长治医学院）

秦殿菊（承德医学院）

徐仁华（滨州医学院）

郭　玲（潍坊市益都中心医院）

郭庆平（长治医学院）

熊　洪（西南医科大学附属医院）

魏秀红（潍坊医学院）

秘　书　王　丹（潍坊医学院）

PREFACE 前 言

内科护理学是护理学专业的主干课程和核心课程之一。为了贯彻落实《"健康中国 2030"规划纲要》"共建共享，全民健康"的战略主题，继续践行《全国护理事业发展十三五规划纲要（2016-2020年）》提出的"加强护理队伍建设""提高护理服务质量""拓展护理服务领域"的任务，中国医药科技出版社组织了普通高等医学院校护理学类专业第二轮教材《内科护理学》修订工作，并邀请了全国多所高校教育、临床实践经验丰富的护理教师共同参与修订与编写。

本教材在第一版的基础上做了如下修订：与第一版的章框架构成一致，仍然包括十章（绪论与呼吸系统疾病、循环系统疾病、消化系统疾病、泌尿系统疾病、血液系统疾病、内分泌与代谢性疾病、风湿性疾病、传染病和神经系统疾病患者的护理），但均更新了内容，创新了编写模式，更新和补充了新的诊、治、护理的指南、标准、技术，对各章的个别疾病内容进行了删减。在不影响教材主体内容的基础上将部分模块进行了调整，如"知识链接"中加入了思政内容，每节疾病患者的护理之后加入了相应的二维码，学习者可以扫码学习本节的小结，章末增加了目标检测，以启发学生思考，提高学生的知识应用能力和评判性思维能力。

为加快推进"互联网 + 医药教育"，提升教学效率，在出版纸质教材的同时，免费为师生搭建与纸质教材配套的"数字教学资源"（包括教学课件、图片、思维导图呈现的小结、习题等），使教学资源更加丰富和多样化、立体化，促进学生自主学习。该教材主要是供我国本科护理学专业学生使用，也可供高等护理专科、成人高等护理教育学生及临床护理工作者使用和参考。

本次《内科护理学》的修订与编写得到了有关学校的大力支持和帮助，在此一并表示感谢！同时在修订与编写本教材的过程中，参考了国内外有关教材、书籍、报刊、文件资料等一些观点，在此向被引用内容的相关作者和主编谨表感谢和敬意。本书全体编者都以高度认真负责的态度参与了修订工作，但由于时间和编写能力有限，难免有诸多疏漏和欠妥之处，恳请各院校师生、护理界同仁谅解并提出宝贵意见。

编 者
2022 年 6 月

目 录 CONTENTS

第一章 绪 论

内科护理学是关于认识疾病及其预防和治疗、护理患者，促进康复，增进健康的科学。它是建立在基础和临床医学、人文社会科学基础上的一门综合性应用学科，是临床各科护理学的基础。

一、内科护理学的范围和内容

内科护理学作为主干课程和核心课程，其基本内容结构为：每系统或专科疾病患者的护理，主要包括呼吸系统疾病患者的护理、循环系统疾病患者的护理、消化系统疾病患者的护理、泌尿系统疾病患者的护理、血液系统疾病患者的护理、内分泌代谢性疾病患者的护理、风湿病患者的护理、神经系统疾病和传染病患者的护理。各部分包括概述，即介绍该系统的结构与生理功能、该系统疾病常见症状与体征的护理；常见疾病患者的护理，包括概述、病因与发病机制、临床表现、实验室及其他检查、诊断要点、处理原则、护理诊断和护理措施；该系统疾病常用的诊疗技术及护理。内容丰富，涉及面广，知识体系整体性强。

内科护理学在设计上始终坚持"以人的健康为中心"的现代护理理念，强调关注护理对象在生理、心理、社会等各方面对健康问题的反应和对护理的需求，贯穿整体护理理念。其主要特色是突出护理、注重整体、加强保健、强调应用。

二、内科护理学的发展与展望

1. 科技发展对内科护理学的推动 随着基础医学、临床医学、社会学、计算机科学、"人工智能＋医疗"的理论和技术的快速发展，内科学领域随之更新，对内科护理学提出了更新、更高的要求。目前，很多疾病的病因和发病机制研究已深入到基因、分子生物学和细胞生物学的水平；诊疗技术亦有很大进展如临床生化分析向超微量、高

效量、高速度和自动化方向发展，酶联免疫吸附测定等均已广泛应用；临床护理中各种高端仪器设备的现代化程度获得飞速提高。临床上各种微技术的发展、新型有效药物的推广使用，使得内科疾病的护理呈现多元化，大大地促进了内科护理学的发展。

2. 社会需求变化对内科护理学的影响 随着社会发展，人们生活环境、生活方式、生活行为的变化，疾病谱、医学模式等也发生了明显改变。心脑血管疾病、肿瘤、糖尿病、慢性阻塞性肺疾病等疾病的发病率呈逐年增高的趋势，且部分疾病的发病有年轻化倾向。随之老年护理对象增加、医疗费用增长等，由此导致护理需求有了明显的改变，与之相适应的是内科护理学及护理实践的内容与范围发生变化，护理工作从人的疾病向患病的人到所有的人，从生理疾病至身心疾病，从个体向群体扩展，从医院延伸至社区和家庭，以促进健康、预防疾病、协助康复、减轻痛苦为目的。所以内科护理学必然随之不断变化、更新、发展。

3. 整体护理观的形成 整体护理观强调关注患者在生理、心理、社会等各方面对健康的反应和对护理的需求。以人的健康为中心的现代护理观，要求护理工作的重心向促进健康、预防疾病、协助康复、减轻痛苦的人的生命全过程延伸，着眼于人整体的生理、心理、文化、精神、环境需求。

4. 实施人文关怀及多元文化护理 实践"以人为本"的人文关怀的护理服务理念，是21世纪优质护理服务的宗旨，把对服务对象的关怀作为护理工作的出发点，是今后一个时期提升护理服务质量的主题。同时，随着全球化进程的加快，跨国界、跨区域的人与人之间的交往，已逐渐形成一个拥有多元文化的社会体系。由此，护理工作者应了解最新的国际和国内的护理动态，对来自不同国家、不

同民族、不同文化背景、不同宗教信仰、不同生活习俗等方面存在差异的服务对象提供适宜的差异化护理。

社会发展与社会需求均要求护理工作者必须具有扎实而宽广的人文社会学、基础医学、临床医学知识，并注重自身专业能力的培养与发挥，才能适应临床护理的发展，提供高质量的护理服务。

三、内科护理学的学习目的和方法

内科护理学主要是使学生树立"以人的健康为中心"的现代护理理念，能运用护理程序对内科患者实施整体护理，为护理对象提供"生理－心理－社会"的整体护理，提供促进健康和保持健康的护理服务。通过内科护理学的学习，学生能够掌握内科疾病的基本知识，包括疾病的病因、主要的发病机制、常见的身心状况、主要的检查项目、治疗要点，采用科学的护理工作方法，对患者进行护理评估、确定护理诊断、制订并实施护理措施、进行有效的护理评价；学会内科常用的护理技术操作、初步学会对危重病患者的应急处理和抢救配合；运用预防保健知识和人际沟通技巧，按护理对象的基本需求向个体、家庭、社区提供健康服务，开展健康教育。学习《内科护理学》时，必须坚持理论与实践相结合的原则，注重内科护理学的"三基"知识，培养学生的批判与辩证思维能力、良好的职业形象、合理的知识结构、完善的技能素质、健康的心理和社会责任感，使学生能正确地理解与应用内科护理学知识，运用批判与辩证思维去认识、思考、计划、实施和评价。

（魏秀红）

第二章　呼吸系统疾病患者的护理

第一节　概　述

PPT

📖 学习目标

知识要求：

1. 掌握　呼吸系统疾病患者常见症状体征及护理措施。

2. 熟悉　呼吸系统疾病患者常见症状、体征的护理评估。

3. 了解　呼吸系统的解剖结构和生理功能。

技能要求：

能够运用胸部叩击等排痰技能帮助或指导患者有效排痰。

素质要求：

1. 具备正确护理呼吸系统疾病患者的技能。

2. 具备正确抢救咯血、呼吸困难患者的技能。

3. 在护理、抢救患者的过程中，能与医护人员进行良好的团队协作。

呼吸系统与体外环境相通，人体通过正常的呼吸功能不断地吸入氧气和排出二氧化碳，进行气体交换，有害物质也可直接侵入机体造成病损。呼吸系统疾病是临床常见病、多发病，其发病率和病死率均较高。最常见的病因是感染，其他致病因素有大气污染、吸烟、变态反应、创伤、肿瘤以及人口老龄化等。老年人不仅发病率高，而且许多疾病呈慢性病程，导致慢性肺功能损害甚至残疾。随着医学科学的发展，呼吸系统疾病的诊疗技术、呼吸支持技术、呼吸系统慢性病管理技术、呼吸系统疾病患者的护理与康复技术等均取得了明显的成就。由于多种因素的影响，近年来肺癌已成为我国大城市居民的首位高发恶性肿瘤；而慢性阻塞性肺疾病、哮喘等疾病患病率居高不下；2021年11月全国传染病报告显示，肺结核的发病率和死亡率居传染病的第二位，因此呼吸系统疾病的研究、防治及护理任务依然艰巨和迫切。

一、呼吸系统的结构功能与疾病的关系

呼吸系统主要包括呼吸道和肺。

（一）呼吸道

呼吸道是气体进出肺的通道，以环状软骨为界分为上、下呼吸道。

1. 上呼吸道　由鼻、咽、喉构成。鼻具有加温、湿化以及过滤、清洁吸入气流的基本功能。咽是呼吸道与消化道的共同通路，吞咽反射有助于防止食物误吸到下呼吸道。喉是上、下呼吸道连接的部位，由甲状软骨和环状软骨（内含声带）等构成。环甲膜连接甲状软骨和环状软骨，是喉梗阻时进行环甲膜穿刺的部位。

2. 下呼吸道　由气管和各级细支气管组成。气管向下逐渐分为23级（图2-1-1）。气管在第4胸椎下缘分叉为左、右主支气管（1级）。右主支气管分为上叶支气管和中间段支气管，后者再分为中叶和下叶支气管。左主支气管分为上叶和下叶支气管，左上叶支气管分出舌段支气管分支。这样，右肺被分为上、中、下三叶，左肺被分为上、下两叶。这些支气管再分成段、亚段支气管，终末细支气管，呼吸性细支气管，肺泡管，肺泡囊和肺泡。右主支气管较左主支气管粗、短而陡直，因此异物及吸入性病变（如肺脓肿）多发生在右侧，气管插管过深也易误入右主支气管。主支气管属于传导气道，向下逐渐分支为肺叶支气管（2级）、肺段支气管（3级）直至终末细支气管（16级）。下呼吸道自呼吸性细支气管（17级）开始才有气体交换功能。临床上将吸气状态下直径小于2mm，无软骨支撑的分支称为小气道。由于小气道管腔纤细，管壁菲薄，极易受压导致扭曲陷闭，故其有炎症时，极易因痉挛和黏液阻塞导致通气障碍。

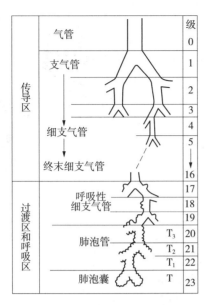

图2-1-1　支气管分级示意图

3. 呼吸道的组织结构　气管和支气管壁主要由黏膜、黏膜下层和外膜构成，各层无明显分界。

（1）黏膜　黏膜表层几乎全部由纤毛柱状上皮细胞构成。纤毛柱状上皮细胞顶端的纤毛通过纤毛活动具有清除呼吸道分泌物及异物的作用。纤毛活动能力减弱可导致呼吸道防御功能下降。纤毛柱状上皮细胞间的杯状细胞与黏膜下的黏液腺分泌的黏液可阻挡灰尘和细菌。黏液分泌不足或分泌过量均会影响纤毛运动功能。

（2）黏膜下层　黏膜下层由疏松结缔组织构成，内含黏液腺和黏液浆液腺，其分泌物具有抑制外来病原微生物的作用。慢性炎症时，杯状细胞和黏液腺增生肥大，使黏膜下层增厚、黏液分泌增多、黏稠度增加。

（3）外膜　包括软骨、结缔组织和平滑肌。在大气管上，主要由软骨组织支撑管壁。随着支气管分支，软骨逐渐减少而平滑肌增多，至细支气管时软骨完全消失。在气管与主支气管处平滑肌仅存在于C形软骨缺口部，气道平滑肌的舒缩受神经和体液因素影响，是决定气道阻力的重要因素。

（二）肺

1. 肺泡　是气体交换的主要场所，其周围含有丰富的毛细血管网，每个肺泡上有1~2个肺泡间孔（Kohn's pore），可均衡肺泡间气体的含量。肺泡总面积约为100m²，在平静状态下只有1/20的肺泡进行气体交换，因而具有巨大的呼吸储备力。

2. 肺泡巨噬细胞　由单核细胞演化而来，广泛分布于肺间质，可吞噬进入肺泡的微生物和尘粒，还可生成和释放多种细胞因子，这些因子在肺部疾病的发病过程中起着重要作用，如白细胞介素-1、氧自由基和弹力蛋白酶等活性物质。

3. 肺泡上皮细胞　主要分布在肺泡内表面，由两种细胞组成。①Ⅰ型细胞：又称小肺泡细胞，覆盖了约肺泡总面积的95%。它与邻近的毛细血管内皮细胞紧密相贴，甚至两者基底膜融合为一，合称肺泡-毛细血管膜（简称"呼吸膜"）构成气血屏障，是肺泡与毛细血管间进行气体交换的场所。正常时此屏障厚度不足1μm，有利于气体的弥散，但在肺水肿和肺纤维化时厚度增加，使气体交换速度减慢。Ⅰ型细胞无增殖能力，损伤后由Ⅱ型细胞增殖分化补充。②Ⅱ型细胞：可分泌表面活性物质，降低肺泡表面张力，稳定肺泡大小，防止肺泡塌陷或者过度膨胀。急性呼吸窘迫综合征的发病与肺泡表面活性物质缺乏有关。

4. 肺间质　指介于肺泡壁之间的组织结构。由弹力纤维、胶原纤维、网状纤维和其中的血管、淋巴管和神经构成，在肺内起着十分重要的支撑作用，使肺泡与毛细血管间的气体交换及肺的通气顺利进行。一些疾病会累及肺间质，引起免疫炎症反应，最终导致肺纤维化。

（三）胸膜、胸膜腔及胸内压

胸膜分为脏层和壁层。脏层胸膜覆盖于肺表面，在肺门与壁层胸膜相连；壁层胸膜覆盖在胸壁内面。壁层胸膜分布有感觉神经末梢，脏层胸膜无痛觉神经，因此胸部疼痛是由壁层胸膜发生病变或受刺激引起。胸膜腔是一密闭的潜在性腔隙，左右各一，互不相通，腔内有少量浆液，可减少呼吸时的摩擦，腔内为负压，有利于肺的扩张和静脉血回流入心。如胸膜腔内进入气体（如气胸），胸内负压减小，甚至转为正压，则可造成肺萎陷，影响呼吸及循环功能，甚至导致死亡。

（四）肺的血液供应

肺有双重血液供应，即肺循环和支气管循环。

1. 肺循环　又称小循环，是肺的功能血液循环，执行气体交换功能，具有低压、低阻、高血容量等特点。血液由右心室搏出，经肺动脉干及其各级分支到达肺泡毛细血管进行气体交换，再经肺静脉进入左心房。缺氧能使小的肌性肺动脉收缩，形成肺动脉高压，是发生慢性肺源性心脏病的重要机制之一。

2. 支气管循环　体循环的支气管动、静脉与支气管伴行，营养各级支气管及肺。支气管静脉与动脉伴行，收纳各级支气管的静脉血，最后经上腔静脉回右心房。支气管动脉在支气管扩张症等疾病时可形成动-静脉分流，曲张的静脉破裂可引起大咯血。

（五）肺的呼吸功能

呼吸指机体与外环境之间的气体交换，其全过程由三个同时进行且相互影响的环节组成，即外呼吸、气体在血液中的运输和内呼吸。外呼吸包括肺通气与肺换气,这两个过程是完成整个呼吸过程中最关键的一步,所以,一般将外呼吸简称为呼吸。

1. 肺通气 指肺与外环境之间的气体交换。通常用以下指标来衡量肺的通气功能。

(1) 每分钟通气量 每分钟吸入或呼出的气体总量称每分钟通气量(minute ventilation volume,MV 或 V_E),MV =潮气量(tidal volume,V_T)×呼吸频率(f)。正常成人潮气量(每次吸入或呼出的气体量)为 400~600ml,呼吸频率为 16~20 次/分。在基础代谢情况下所测得的每分钟通气量称每分钟静息通气量;在尽力做深、快呼吸时,每分钟所能吸入和呼出的最大大气体量称最大通气量。最大通气量是评价个体最大运动量或最大限度所能从事体力劳动的一项生理指标。

(2) 肺泡通气量 每分钟进入肺泡进行气体交换的气量称为肺泡通气量(alveolar ventilation,V_A),又称为有效通气量,即 $V_A = (V_T - V_D) \times f$。$V_D$ 为生理无效腔/死腔气量(dead space ventilation,V_D),是肺泡无效腔(alveolar dead space)与解剖无效腔(anatomical dead space)之和。在通气/血流比值正常的情况下,肺泡无效腔量极小,可忽略不计,故生理无效腔主要由解剖无效腔构成,正常成年人平静呼吸时约 150ml(2ml/kg),气管切开后无效腔气量减少 1/2,通气负荷减轻。

正常的肺泡通气量是维持动脉二氧化碳分压(PaCO₂)的基本条件,呼吸频率和深度会影响 V_A(表 2-1-1)。浅而快的呼吸不利于肺泡通气;深而慢的呼吸可增加肺泡通气量,但同时也会增加呼吸做功。

表 2-1-1 相同肺通气时不同呼吸频率和潮气量的肺泡通气量改变

呼吸特点	呼吸频率(次/分)	V_T(ml)	MV(ml/min)	V_A(ml/min)
深大呼吸	8	1000	8000	6800
正常	16	500	8000	5600
浅快呼吸	32	250	8000	3200

2. 肺换气 指肺泡与肺毛细血管血液之间通过气血屏障(呼吸膜)以弥散的方式进行的气体交换。肺换气功能取决于空气通过肺泡膜的有效弥散、呼吸膜两侧的气体分压差、充足的肺泡通气量和肺血流量以及恰当的通气/血流比值。肺换气功能障碍是造成低氧血症的常见原因。

(1) 肺弥散量(diffusing capacity) 指气体在 1mmHg(1mmHg = 0.133kPa)压差下,每分钟经肺泡膜弥散的容量,反映肺换气的效率,正常值为 188ml/(min·kPa)。常以 1 次呼吸法测定 CO 的弥散量(DL_{CO})。DL_{CO} 受体表面积、体位、P_AO_2 等因素的影响。

(2) 肺泡气-动脉血氧分压差 $[P_{(A-a)}O_2]$ 反映肺泡膜氧交换状态,正常≤15mmHg,并与年龄呈正相关。

(3) 通气/血流比值(ventilation/perfusion ratio) 是指每分钟肺泡通气量(V_A)和每分钟肺血流量(Q)的比值(V_A/Q)。正常成年人安静时,V_A 约为 4.2L/min,Q 约为 5L/min,V_A/Q 为 0.84。比值增大意味着通气过度,血流相对不足,部分肺泡气体未能与血液气体充分交换。反之,比值减小则意味着通气不足,血流相对过多,混合静脉血中的气体不能得到充分更新。

(六) 呼吸系统的防御功能

1. 气道的防御作用 主要由以下 3 个防御机制组成。①物理防御机制:通过鼻部的加温过滤和气道黏液-纤毛运载系统的作用完成。②神经防御机制:当有害因子刺激鼻黏膜、喉及气管时,可产生咳嗽反射、喷嚏反射和支气管收缩等,从而排除异物或微生物。③生物防御机制:如上呼吸道的正常菌群可对机体产生一定的防御作用。

2. 肺泡的防御作用 ①肺泡巨噬细胞:可清除肺泡、肺间质及细支气管的颗粒。②肺泡表面活性物质:主要由肺泡Ⅱ型细胞分泌,具有增强机体防御功能的作用。

3. 气道-肺泡的防御作用 主要由分布于气道上皮、血管、肺泡间质、胸膜等处的淋巴组织通过细胞免疫和体液免疫发挥防御作用,以清除侵入机体的有害物质。

(七) 呼吸的调节

机体通过呼吸中枢、神经反射和化学反射完成对呼吸的调节,以达到提供充足的氧气、排出多余的二氧化碳及稳定内环境的酸碱平衡的目的。呼吸调整中枢位于脑桥,发挥限制吸气,促使吸气向呼气转换的功能,而基本呼吸节律产生于延髓。呼吸的神经反射调节主要包括肺牵张反射、呼吸肌本体反射及毛细血管旁感受器(juxtacapillary receptor,J 感受器)引起的呼吸反射。呼吸的化学性调节主要指动脉血、组织液或脑脊液中 O_2、CO_2 和 $[H^+]$ 对呼吸的调节作用。缺氧对呼吸的兴奋作用是通过外周化学感受器,尤其是颈动脉体实现的。CO_2 对中枢和外周化学感受器都有作用,正常情况下,中枢化学感受器通过感受 CO_2 的变化进行呼吸调节。$[H^+]$ 对呼吸的影响也是通过刺激外周化学感受器和中枢化学感受器来实现,中枢化学感受器对 $[H^+]$ 的敏感性较外周化学感受器高,但因氢离子不易透过血-脑屏障,故血中 $[H^+]$ 变化对呼吸影响的途径主要通过外周化学感受器。当 $[H^+]$ 增高时,呼吸加深加快,肺通气量增加。反之,呼吸运动受抑制,肺通气量减少。

二、呼吸系统疾病患者常见症状体征的护理

【常见症状体征】

(一)咳嗽与咳痰

1. 咳嗽（cough） 是一种反射性的保护性动作。通过咳嗽可将咽喉部、气管及大支气管内过多的分泌物或异物排出体外。一旦咳嗽反射减弱或消失可引起肺不张和肺部感染，甚至窒息而死亡。但是，频繁、剧烈和长久的咳嗽则对人体不利，加重呼吸和循环系统的负担，影响睡眠和消耗体力，过于频繁且剧烈的咳嗽可诱发自发性气胸，甚至引起咳嗽性晕厥、肌肉损伤，骨质疏松的老年人可引起肋骨骨折。

（1）咳嗽的性质 咳嗽无痰或痰量很少称为干性咳嗽，多见于急性咽喉炎、急性支气管炎、胸膜炎及肺结核初期等；咳嗽伴有咳痰称为湿性咳嗽，常见于慢性支气管炎、支气管扩张症及肺脓肿等。

（2）咳嗽的时间 突然发作的咳嗽，多见于刺激性气体所致的急性上呼吸道炎症及气管、支气管异物；长期反复发作的慢性咳嗽，多见于慢性呼吸系统疾病，如慢性支气管炎、慢性肺脓肿等；夜间或晨起时咳嗽加剧，多见于慢性支气管炎、支气管扩张症、肺脓肿及慢性纤维空洞性肺结核等；左心衰竭常于夜间出现阵发性咳嗽。

（3）咳嗽的音色 金属音调的咳嗽多见于纵隔肿瘤、主动脉瘤或支气管肺癌压迫气管；犬吠样咳嗽多见于会厌、喉部疾病或异物吸入；嘶哑性咳嗽多见于声带炎、喉炎、喉结核、喉癌及喉返神经麻痹等。

（4）伴随症状 咳嗽伴发热提示存在感染；咳嗽伴胸痛常表示病变已累及胸膜；伴呼吸困难可能存在肺通气和（或）肺换气功能障碍。

2. 咳痰（expectoration） 是借助支气管黏膜上皮的纤毛运动、支气管平滑肌的收缩及咳嗽反射，将呼吸道分泌物经口腔排出体外的动作。痰液是呼吸道内的分泌物，由浆液、黏液、炎症细胞、坏死脱落的黏膜上皮细胞、异物和病原微生物等成分组成，病理情况下痰量可增多。

引起咳嗽咳痰的常见原因如下。①感染，以细菌、病毒最为常见，如支气管炎、肺炎、肺结核等。②变态反应性疾病，如支气管哮喘、过敏性鼻炎等。③理化因素，如吸烟、异物、灰尘、刺激性气体、过冷或过热空气等吸入或刺激。④肿瘤，如鼻咽部、声带、气管、支气管、肺、胸膜和纵隔的肿瘤等。其中呼吸系统相关疾病是引起咳嗽咳痰最常见的原因。

（1）痰的性状 ①支气管炎、肺炎、支气管哮喘咳白色泡沫痰或黏液痰，感染加重咳黄脓痰。②支气管扩张症和肺脓肿患者，咳大量黄色或绿色脓性痰液，痰液放置数小时后可分为3层，若伴厌氧菌感染，则有恶臭味。③肺炎球菌肺炎患者咳铁锈色痰，由于抗生素广泛使用，目前已经很难见到。④急性肺水肿患者咳粉红色泡沫痰。⑤红色或红棕色痰常见于肺结核、肺癌、肺梗死出血时。⑥铁锈色痰可见于肺炎球菌肺炎。⑦红褐色或巧克力色痰考虑阿米巴肺脓肿。⑧砖红色胶冻样痰或带血液者常见于克雷伯菌肺炎。⑨痰有恶臭是厌氧菌感染的特征。

（2）痰量 一般将24小时痰量超过100ml定为大量痰，痰液黏稠难以咳出时要警惕患者是否有体液不足；痰量原来较多而突然减少，伴发热，可能为支气管引流不畅所致。

(二)肺源性呼吸困难

呼吸困难（dyspnea）是指患者主观感觉空气不足、呼吸费力，客观表现为呼吸运动用力，可伴有呼吸频率、深度、节律的异常。呼吸困难可表现在呼吸频率、深度及节律改变等方面。按其发作快慢分为急性、慢性和反复发作性。突发胸痛后出现气急应考虑气胸，若再有咯血则要警惕肺梗死。肺源性呼吸困难是由于呼吸系统疾病引起通气和（或）换气功能障碍，造成机体缺氧和（或）二氧化碳潴留所致。呼吸困难按其发作快慢分为急性、慢性和反复发作性。急性呼吸困难常见于气胸、肺梗死、左心衰等；慢性进行性呼吸困难多见于慢性阻塞性肺疾病和弥漫性肺纤维化；反复发作性呼吸困难主要见于支气管哮喘。

肺源性呼吸困难按致病因素和临床表现分为吸气性、呼气性及混合性呼吸困难；按严重程度可分为轻、中、重度。

（1）吸气性呼吸困难 以吸气困难为特点，表现为吸气时间延长，其发生与大气道的狭窄和梗阻有关，多见于喉头水肿、喉气管炎症、肿瘤或异物引起的上呼吸道机械性梗阻。发生时常伴有干咳及高调吸气性哮鸣音，重者可出现"三凹征"，即胸骨上窝、锁骨上窝和肋间隙在吸气时凹陷。

（2）呼气性呼吸困难 表现为呼气费力及呼气时间延长，常伴有哮鸣音，其发生与支气管痉挛、狭窄和肺组织弹性减弱，影响了肺通气功能有关。多见于支气管哮喘和慢性阻塞性肺疾病。

（3）混合性呼吸困难 由于广泛肺部病变使呼吸面积减少，影响换气功能所致。此时，吸气与呼气均感费力，呼吸浅而快，常伴有呼吸音减弱或消失。临床上常见于重

症肺炎、重症肺结核、大量胸腔积液和气胸等。

（4）伴随症状　呼吸困难伴胸痛者常见于肺炎、急性渗出性胸膜炎及自发性气胸等；呼吸困难伴发热者多见于呼吸道感染性疾病；呼吸困难伴昏迷者多见于休克型肺炎、肺性脑病等。

（三）咯血

咯血（hemoptysis）指喉及喉以下呼吸道任何部位出血经口腔排出。咯血者常有胸闷、喉痒和咳嗽等先兆症状，咯出的血色多数鲜红，混有泡沫或痰，呈碱性，应注意与呕血相鉴别。咯血主要由呼吸系统疾病引起，也见于循环系统及其他系统疾病。我国引起咯血的最主要原因是肺结核、支气管扩张症和支气管肺癌。咯血者常有胸闷、喉痒和咳嗽等先兆，咯出的血色多数鲜红，伴泡沫或痰，呈碱性。咯血量少时仅为痰中带血。每日咯血量小于 100ml 为小量咯血；每日咯血量 100～500ml 为中量咯血；一次咯血量大于 300ml 或每日咯血量超过 500ml 为大量咯血。咯血时除有原发病的体征外，还可有出血部位呼吸音的减弱和湿啰音。大咯血患者常有紧张不安、血压下降等表现。

（1）伴随症状　咯血伴发热、脓痰见于肺结核、肺炎、肺脓肿及支气管扩张等；伴呼吸困难、胸痛常见于肺炎、肺结核、支气管肺癌、肺梗死及二尖瓣狭窄等；伴皮肤黏膜出血常见于血液病、钩端螺旋体病及流行性出血热等；伴杵状指常见于支气管扩张症、肺脓肿及支气管肺癌等。

（2）窒息　咯血患者易发生窒息。窒息的先兆表现为情绪紧张、面色灰暗、胸闷及咯血不畅等，应予警惕。若出现表情恐怖、张口瞪目、双手乱抓、大汗淋漓、唇指发绀甚至意识丧失提示窒息已发生。

（四）胸痛

胸痛（chest pain）指胸部的感觉神经纤维受到某些因素（如炎症、缺血、缺氧、物理或化学因素等）刺激后，冲动传至大脑皮质的痛觉中枢而引起的局部疼痛。外伤、炎症、肿瘤等都可能引起胸痛。胸膜炎、肺部炎症、肿瘤和肺梗死是呼吸系统疾病引起胸痛最常见的病因。自发性气胸由于胸膜粘连处撕裂产生突发性胸痛。肋间神经痛、肋软骨炎、带状疱疹、柯萨奇病毒感染引起的胸痛常表现为胸壁表浅部位的疼痛。非呼吸系统疾病引起的胸痛中，最重要的是心绞痛和心肌梗死，其特点是胸骨后或左前胸部位的胸痛，可放射至左肩。此外，还应注意心包炎、主动脉夹层等所致的胸痛。腹部脏器疾病，如胆石症和急性胰腺炎等有时亦可表现为不同部位的胸痛，须注意鉴别。

（1）胸痛的特点　胸痛可呈隐痛、钝痛、刺痛、灼痛、刀割样痛或压榨样疼痛。①肺癌侵及壁层胸膜或肋骨多为胸部闷痛或隐痛，进行性加剧，甚至刀割样痛。②胸膜炎表现患侧疼痛，常在胸下部腋前线或腋中线附近，呈尖锐的刺痛或撕裂样痛，且在深呼吸或咳嗽时加重，屏气时减轻。③自发性气胸表现为剧咳后或屏气时突然发生的剧烈胸痛，伴有气急或发绀。④心绞痛、急性心肌梗死疼痛多位于胸骨后或心前区，呈压榨样、有窒息感或濒死感，可向左肩和左臂内侧放射。⑤带状疱疹所致胸痛表现为成簇的水疱沿肋间神经分布，呈刀割样、触电样或灼样剧痛。⑥肋间神经痛常沿肋间神经呈带状分布，可出现灼痛或触电样疼痛。

（2）伴随症状　胸痛伴咳嗽、咯血者提示肺部疾病，如肺炎、肺结核及支气管肺癌等；胸痛伴呼吸困难者提示肺部大面积病变，如肺梗死、气胸及渗出性胸膜炎等。

【护理评估】

在全面收集患者主、客观资料的基础上，应注意对呼吸系统疾病患者进行以下方面的护理评估。

（一）健康史

1. 生活史与家族史

（1）个人史　包括出生地和居住地的环境情况、生活条件及工作环境等。重点询问居住地是否长期处在污染环境中，如矿区、家庭或工作环境中是否有被动吸烟的情况；以往有无呼吸道疾病史；近期有无相关的传染病接触史。

（2）生活史　评估患者日常生活、工作、学习、睡眠等是否规律；患者日常的活动量及活动耐力能否胜任目前的工作，患病后角色功能、社会交往、性功能等是否发生改变。

（3）吸烟史　吸烟与呼吸系统疾病关系密切。应询问吸烟史、吸烟量及是否已戒烟或准备戒烟。吸烟量以"包年"（pack year）为单位，计算方法为每天吸烟包数×年数。

2. 患病及诊疗经过

（1）患病过程　评估患者患病的起始时间、主要症状及伴随症状，如咳嗽、咳痰、呼吸困难、咯血、胸痛等的表现及其特点；询问有无诱因、症状加剧和缓解的相关因素或规律性等。

（2）诊治过程　询问患者曾做过何种检查，结果如何。曾用药物的名称或种类、用法、末次用药的时间及不良反应，是否为医生处方后用药及用药后症状改善情况；哮喘患者是否会正确使用吸入性药物等。患病期间有无采取特殊治疗方法，如慢性阻塞性肺疾病患者的长期氧疗。

（3）目前状况　疾病对患者日常生活及自理能力造成

的影响,如夜间频繁咳嗽、咳痰可影响睡眠质量;剧烈咳嗽易造成老年妇女压力性尿失禁;呼吸困难可影响患者日常进食、休息及排泄,甚至使生活自理能力下降。

(4)相关病史评估 有无与呼吸系统疾病有关的疾病史,如过敏性疾病、麻疹、百日咳及心血管系统疾病等。

(二)身体评估

1. 一般状态 评估患者生命体征、营养状况、意识是否正常;有无皮肤及黏膜的发绀或潮红;有无淋巴结肿大。

2. 头、颈部 评估患者有无鼻翼扇动、鼻旁窦压痛;牙龈、扁桃体、咽部有无充血、红肿及疼痛;颈静脉充盈状况;气管有无移位。

3. 胸部 评估患者胸廓外形、呼吸运动是否正常;肺部触诊有无语音震颤、胸膜摩擦感;叩诊肺界、叩诊音是否正常;听诊有无异常呼吸音,有无干、湿啰音及其分布,有无胸膜摩擦音。

4. 其他情况 如有无肝脾大、肝颈静脉回流征,四肢有无杵状指(趾)等。

(三)心理-社会支持状况

1. 疾病认知状况评估 患者对疾病的病因、病程、预后及健康保健是否了解。如慢性阻塞性肺疾病患者对影响疾病发生、发展知识的了解情况,肺结核患者对疾病转归的了解等。

2. 心理状况评估 是否因持续咳嗽、咳痰、呼吸困难等症状,导致患者失眠或产生不良情绪反应,是否因呼吸功能损伤引起工作或活动能力下降,从而产生自卑、抑郁心理等。

3. 社会支持系统 了解患者的经济状况、家庭组成及教育背景等基本情况;了解患者的主要照顾者对患者所患疾病的认知情况以及对患者的关怀、支持程度;明确医疗负担水平、医疗费用的来源及出院后继续就医的条件,包括居住地有无比较完备的初级卫生服务体系等。

(四)实验室及其他检查

1. 实验室检查

(1)血液检查 根据需要选择相应实验室检查,帮助提示或明确病因,提示疾病活动或损害程度。呼吸系统感染时多出现白细胞计数增加,中性粒细胞核左移,有时还伴有中毒颗粒;嗜酸性粒细胞增加时常提示过敏性因素、曲霉菌或寄生虫感染;其他血清学抗体试验,如荧光抗体、免疫电泳等,对于病毒、支原体及细菌感染有一定的诊断价值。

(2)痰液检查 是呼吸系统疾病常见的检查项目,对诊断疾病病因、进行疗效观察及判断预后有重要价值。

1)一般检查 包括痰液的量、颜色、性状和气味等,不同细菌感染或不同疾病时,痰液的颜色、性状均不完全一致,参见本章"咳嗽、咳痰的评估"。

2)显微镜检查 主要是痰涂片染色。抗酸染色法,对查找结核分枝杆菌有重要价值;革兰染色法,可见致病菌包括葡萄球菌、肺炎链球菌;巴氏染色法,可检查肺癌患者痰液中脱落的癌细胞等。

3)细菌培养及药敏试验 根据患者所患疾病进行细菌、真菌和支原体等培养,并做相关药敏试验,从而为临床提供病原学诊断依据并指导临床用药。怀疑分枝杆菌感染时,需留取痰液5~10ml;真菌和寄生虫取痰液3~5ml;普通细菌感染取痰液大于1ml。采集痰标本时尽量取来自下呼吸道的分泌物。主要方法有两种。①自然咳痰法:最常用,留取方法简便。患者晨起后首先以清水漱口数次,以减少口腔杂菌污染,之后用力咳出深部第一口痰,并留于加盖的无菌容器中,标本留好后尽快送检,一般不超过2小时。若患者无痰,可用高渗盐水(3%~10%)超声雾化吸入导痰。②经环甲膜穿刺气管吸引或经纤维支气管镜防污染毛刷采样法:可防止咽喉部定植菌污染痰标本,对肺部感染的病因判断和药物选用有重要参考价值。留取痰标本应尽可能在抗生素使用(或更换)前进行。

4)动脉血气分析 主要用于判断机体的通气状态与换气状态,是否存在呼吸衰竭及呼吸衰竭的类型,机体的酸碱平衡状态,酸碱失衡的类型及代偿程度等。

2. 影像学检查 影像学诊断技术在呼吸系统疾病诊治中具有特殊的重要价值。

(1)胸部X线 摄片常用来明确呼吸系统病变部位、性质及与临床问题的关系。

(2)胸部CT 能发现胸片不能发现的病变,对于明确肺部病变部位、性质以及有关气管、支气管通畅程度有重要价值。造影增强CT对淋巴结肿大、肺内占位性病变有重要的诊断和鉴别诊断意义。CT肺血管造影(CTPA)是确诊肺栓塞的重要手段。胸部高分辨CT(HRCT)是诊断间质性肺疾病的主要工具。低剂量CT应用于肺癌早期筛查,减少辐射。

(3)正电子发射型计算机断层显像(positron emission tomography,PET) 可以较准确地对肺癌、纵隔淋巴结转移及远处转移进行鉴别诊断。

(4)支气管动脉造影术和栓塞术 对咯血有较好的诊治价值。

(5)磁共振成像(MRI) 对纵隔疾病和肺栓塞诊断有重要意义。

(6)放射性核素扫描 应用放射性核素作肺通气/灌

注显像检查，对肺栓塞和血管病变的诊断价值较高，对肺部肿瘤及其骨转移的诊断也有较高的参考价值。

（7）胸部超声检查　可用于胸腔积液的诊断与穿刺定位，以及紧贴胸膜病变的引导穿刺等。

3. 其他检查　主要包括纤维支气管镜和胸腔镜检查、肺功能检查等。

（1）纤维支气管镜（纤支镜）　纤维支气管镜能弯曲自如、深入到亚段支气管，能直视病变，还能做黏膜刷检和活检、经支气管镜肺活检（transbronchial lung biopsy，TBLB）、经支气管镜冷冻肺活检（transbronchial lung cryobiopsy）、经纤支镜对纵隔肿块或淋巴结穿刺针吸活检（transbronchial needle aspiration，TBNA）、经纤支镜支气管肺泡灌洗（bronchial alveoli lavage，BAL）等。对取得的组织及回收的灌洗液进行检查分析，有助于明确疾病的诊断。还可以结合支气管内超声（endobronchial ultrasound，EBUS）完成对纵隔肿块或淋巴结的穿刺针吸活检（EBUS－TBNA），提高检查的成功率并减少风险。纤支镜还能发挥治疗作用，可通过其取出异物、止血，用高频电刀、激光、微波及药物注射治疗良、恶性肿瘤。借助纤支镜的引导还可以作气管插管。

（2）肺功能检查　通过测定肺通气和肺换气功能，可了解呼吸系统疾病对肺功能损害的程度和性质。临床最常用的是肺通气功能检查。

1）肺活量（vital capacity，VC）　指尽力吸气后，从肺内所能呼出的最大气体量。可反映一次通气的最大能力。正常成年男性约为3500ml，女性约为2500ml。

2）用力肺活量（forced vital capacity，FVC）　指一次最大吸气后，尽力尽快呼气所能呼出的最大气体量。临床上常用第一秒用力呼气容积（forced expiratory volume in one second，FEV_1）、FEV_1 与 FVC 之比及 FEV_1 占其预计值的百分比（用 FEV_1/FVC% 或 FEV_1% 表示）评价肺的通气功能。正常 FEV_1 实测值应为预计值的 80% ~ 120%，低于80% 预计值提示存在气道阻塞，如支气管哮喘。FEV_1/FVC% 正常时应≥75%。

3）残气量（residual volume，RV）　其最大呼气末尚存留于肺内不能呼出的气体量。正常成年人的余气量为1000 ~ 1500ml。RV 受肺弹性回缩力的影响，如肺气肿时肺弹性回缩力降低，则 RV 增加。

4）肺总容量（total lung capacity，TLC）　指肺所能容纳的最大气体量，等于肺活量与余气量之和。正常成年男性约为5000ml，女性约为3500ml。TLC 主要取决于呼吸肌收缩力、有效的肺泡通气数目以及肺和胸廓的弹性等。在限制性通气不足时 TLC 将降低。

通过对肺功能各项指标进行综合分析以评价患者的肺功能状况，并为疾病的诊断和治疗提供依据。

【护理诊断/问题】

1. 清理呼吸道无效　与呼吸道分泌物过多、痰液黏稠滞留呼吸道或患者疲乏、胸痛、意识障碍导致咳嗽无效、不能或不敢咳嗽有关。

2. 气体交换受损　与呼吸道痉挛、呼吸面积减少、换气功能障碍有关。

3. 疼痛：胸痛　与咳嗽、炎症累及胸膜有关。

4. 恐惧　与突然咯血或咯血反复发作有关。

5. 有窒息的危险　与大咯血引起气道阻塞有关。

【护理目标】

1. 患者能有效咳嗽，顺利排出痰液。

2. 患者自述呼吸困难症状减轻。

3. 胸痛减轻或消失。

4. 患者咯血程度减轻或停止。

5. 无窒息发生。

【护理措施】

（一）一般护理

1. 环境与体位　保持病室环境舒适、空气洁净，并注意维持合适的室内温度（18 ~ 20℃）和湿度（50% ~ 60%），以充分发挥呼吸道的自然防御功能。急性感染或病情严重者应卧床休息，保持室内空气流通，维持适宜的温湿度，注意保暖。哮喘患者室内应尽量避免过敏源，如尘螨、刺激性气体、花粉等。呼吸困难者协助其采取坐位或半坐位，有助于改善患者呼吸及咳嗽排痰，同时避免不必要的交谈，以减少肺活动度。咯血者取患侧卧位或平卧位头偏向一侧，此种体位有利于健侧肺通气或防止窒息，对肺结核患者还可防止病灶扩散。少量咯血者应静卧休息，大咯血患者需绝对卧床休息，减少翻动。

2. 休息与活动

（1）保证充分的休息　患者休息时尽量减少不必要的护理操作并保持病室环境的安静和舒适。采取的体位以患者自觉舒适为原则，对于呼吸困难而不能平卧者可采取半卧位、身体前倾坐位，并使用枕头、靠背架或床边桌等支撑物增加患者的舒适度。应穿着宽松的衣服并避免盖被过厚而造成胸部压迫等加重不适。

（2）呼吸训练　指导慢性阻塞性肺气肿患者做腹式呼吸和缩唇呼吸的训练，具体训练方法参见第三节"慢性阻塞性肺疾病"。

（3）逐步提高活动耐力　在保证充足睡眠的基础上，与患者商定出日间的休息与活动计划，以不感觉疲劳为宜。

若病情允许，可有计划的逐步增加每天的活动量，鼓励患者进行适宜的有氧运动，如室内走动、室外散步、太极拳、体操等，以逐步提高肺活量和活动耐力。

3. 饮食护理　慢性咳嗽使患者能量消耗增加，应给予高蛋白、高维生素（尤其是维生素 C 及维生素 E）、足够热量的饮食，避免油腻、辛辣刺激性食物。患者无心、肾功能障碍时，应给予充足的水分，使每天饮水量达到 1500~2000ml，从而湿润呼吸道黏膜、稀释痰液以促进排痰。少量咯血者宜进少量温凉流质饮食，多饮水，多食富含纤维素的食物，避免刺激性饮食，保持大便通畅；大咯血者应暂禁食。对咳脓痰者，要加强口腔护理，餐前及排痰后应充分漱口；昏迷患者每 2 小时翻身 1 次，每次翻身前后注意吸痰，以免口腔分泌物进入支气管造成窒息。

（二）病情观察

密切观察患者咳嗽、咳痰情况，详细记录痰液的量、颜色和性质。呼吸困难者应注意观察患者呼吸困难的特点，如呼吸频率、节律、深度及动脉血气分析结果。咯血患者应注意咯血的量、颜色、性质及出血速度，定时监测血压、脉搏、呼吸、心率、瞳孔及意识变化。一旦发现窒息，立即报告医师并协助抢救。胸痛患者应观察疼痛的部位、性质及放射情况等。

（三）对症护理

1. 咳嗽咳痰　促进有效排痰是其主要措施，具体方法包括有效咳嗽、气道湿化、胸部叩击、体位引流和机械吸痰等。

（1）有效咳嗽　有效咳嗽的关键在于提高咳嗽效率，适用于神志清醒、一般状况良好的患者。实施有效咳嗽应注意以下内容。①指导患者掌握有效咳嗽的正确方法：尽可能采取坐位，先进行 5~6 次深而慢的腹式呼吸，继而深吸气至膈肌完全下降，屏气 3~5 秒，然后缩唇，缓慢经口将肺内气体呼出，再深吸一口气屏气 3~5 秒，身体前倾，从胸腔进行 2~3 次短促有力的咳嗽，咳嗽的同时收缩腹肌，或用手按压上腹部，帮助痰液咳出。还可让患者取俯卧屈膝位，借助膈肌、腹肌的收缩，从而增加腹压，促进痰液咳出。②对胸痛不敢咳嗽者，可采取相应措施，防止因咳嗽加重疼痛，如胸部有伤口可用双手或枕头轻压伤口两侧，使伤口两侧的皮肤及软组织向伤口处皱起，可避免因咳嗽导致胸廓扩展牵拉伤口而引起疼痛。疼痛剧烈时可遵医嘱给予止痛剂，30 分钟后再进行有效咳嗽。③经常变换体位有利于痰液咳出。

（2）气道湿化　主要用于痰液黏稠不易咳出者，包括湿化治疗和雾化治疗。湿化治疗法是通过湿化装置，将水或溶液蒸发成水蒸气或小液滴，达到湿润气道黏膜、稀释痰液的目的。雾化治疗又称气溶液吸入疗法，是应用特制的气溶液装置将水分和药物形成气溶胶的液体微滴或固体颗粒，让其吸入并沉积于呼吸道和肺泡靶器官，达到治疗疾病、改善症状的目的。同时雾化吸入也具有一定的湿化、稀释气道分泌物的作用。气道湿化时应注意以下方面。①防止窒息：干结的分泌物湿化后膨胀易阻塞气道，治疗后及时帮助患者翻身、拍背以促进痰液及时排出，尤其是体弱、无力咳嗽者。②避免湿化过度：过度湿化可引起黏膜水肿和气道狭窄，使气道阻力增加，甚至诱发支气管痉挛；也可导致体内水潴留而加重心脏负荷。湿化时间一般以 10~20 分钟为宜。③控制湿化温度：湿化温度一般以 35~37℃为宜。在加热湿化过程中既要避免温度过高灼伤呼吸道和损害气道黏膜纤毛运动，也要避免温度过低诱发哮喘及寒战反应。④避免降低吸入氧浓度：超声雾化吸入时，因喷雾压力和气流湿度增高，吸入空气量减少，使血氧浓度降低，患者胸闷、气促加重。因此，在给予超声雾化吸入时可适当提高吸氧浓度或改用氧气驱动的喷射式雾化吸入。⑤防止感染：定期消毒吸入装置和病房环境，严格无菌操作，加强口腔护理，避免呼吸道交叉感染。

（3）胸部叩击　胸部叩击是一种借助叩击所产生的振动，使滞留在气道内的分泌物松动，借助重力的作用，使其移行到中心气道，最后通过咳嗽排出体外的方法。该方法适用于久病体弱、长期卧床、排痰无力者，但未经引流的气胸、肋骨骨折、有病理性骨折史、咯血、低血压及肺水肿等患者禁止使用。方法：协助患者取侧卧位或坐位，叩击者两手手指弯曲并拢，使掌侧呈杯状，以手腕力量，从肺底部自下而上、由外向内、迅速而有节律地叩击胸壁。每一肺叶叩击 1~3 分钟，每分钟叩击 120~180 次，叩击时发出一种空而深的拍击音则表明叩击手法正确。胸部叩击的注意事项如下。①评估：叩击前听诊肺部有无异常呼吸音及干、湿啰音等，明确痰液潴留部位。②叩击前准备：用单层薄布覆盖叩击部位，以防止直接叩击引起皮肤发红，但覆盖物不宜过厚，以免降低叩击效果。③叩击要点：叩击时避开心脏、乳房、骨突部位及衣服拉链、纽扣等；叩击力量应适中，以患者不感到疼痛为宜，叩击时间控制在 5~15 分钟，还应注意叩击一般安排在餐后 2 小时至餐前 30 分钟完成，以避免治疗中出现呕吐；叩击时应密切注意患者的反应。④叩击后：嘱患者休息并协助做好口腔护理，去除痰液气味，观察痰液情况；复查生命体征、肺部呼吸音及啰音变化。

（4）体位引流　是利用重力作用使肺、支气管内分泌物排出体外的一种方法，又称重力引流。适用于肺脓肿、支气管扩张症。禁用于有明显呼吸困难和发绀者、近 1～2 周内曾有大咯血史、严重心血管疾病或年老体弱不能耐受者。具体方法及注意事项参见于本章第四节"支气管扩张症"。

（5）机械吸痰　可经患者的口、鼻腔、气管插管或气管切开处进行负压吸痰。适用于痰液黏稠无力咳出、意识不清或建立人工气道。机械吸痰时应注意：①每次吸痰时间不超过 15 秒，两次抽吸间隔应大于 3 分钟；②在吸痰前、后适当提高吸入氧的浓度，避免因吸痰造成低氧血症；③吸痰动作要迅速、轻柔；④严格执行无菌操作，避免呼吸道交叉感染。

2. 呼吸困难

（1）保持呼吸道通畅　协助患者清除呼吸道分泌物及异物，指导患者正确使用支气管舒张剂，及时缓解支气管痉挛造成的呼吸困难，必要时建立人工气道以保证气道通畅。

（2）氧疗的护理　合理氧疗是纠正缺氧、缓解呼吸困难最有效的措施，吸氧可提高动脉血氧含量，减轻组织损伤，恢复脏器功能，提高机体的运动耐力。缺氧严重而无二氧化碳潴留时可采用面罩给氧，缺氧伴二氧化碳潴留者，采用鼻导管或鼻塞法给氧，同时应密切观察氧疗的效果及不良反应，记录吸氧方式、吸氧浓度及时间，若吸入高浓度氧或纯氧要严格控制吸氧时间，一般连续给氧不超过 24 小时。

3. 胸痛　首先明确胸痛的原因及部位，从而采取有效的措施，如可指导患者在咳嗽或深呼吸时按压疼痛部位、制动，以减轻疼痛；对胸痛剧烈者（如癌症引起的疼痛），可遵医嘱使用镇痛药；还可采用局部按摩、听音乐等放松疗法，以转移患者注意力，以达到缓解胸痛的目的。

4. 咯血　大咯血患者异常紧张，护士应守护在患者床旁，安慰患者，并向其说明情绪放松有利于止血，嘱患者大咯血时不能屏气，以免诱发喉头痉挛、血液引流不畅形成血块导致窒息。

严密观察咯血者窒息先兆及窒息表现，一旦患者出现窒息，应立即实施抢救。①体位：立即置患者于头低足高 45°俯卧位，头偏向一侧，轻拍背部以利于血块排出。②清除血块：迅速清除口腔、鼻腔内血凝块或用鼻导管连接吸引器插入气管内抽吸，以清除呼吸道内的积血，必要时立即行气管插管或气管镜直视下吸取血块。③吸氧：气道通畅后给予高流量吸氧。④机械通气：自主呼吸受损时给予呼吸兴奋剂，必要时进行机械通气。同时密切观察病情变化，监测血气分析，警惕窒息的再发生。

（四）用药护理

遵医嘱用药，用药期间注意观察药物疗效及不良反应。①咳嗽咳痰者遵医嘱给予抗生素、止咳及祛痰药物。注意向湿性咳嗽及排痰困难患者解释并说明可待因等强镇咳药会抑制咳嗽反射，加重痰液的集聚，切勿自行服用。②呼吸困难者可适当应用支气管舒张剂、呼吸兴奋剂等，并注意观察药物疗效和不良反应。③胸痛者在明确病因的前提下，可遵医嘱使用止痛剂，但尽量不用或慎用抑制呼吸的麻醉止痛剂。④咯血者可根据具体情况选用止血药物。大咯血遵医嘱使用垂体加压素时，要控制滴速，用药过程中需注意观察有无恶心、便意感、面色苍白、心悸、腹痛及腹泻等不良反应。高血压、冠心病、心力衰竭及妊娠者禁用。对烦躁不安者，遵医嘱适当选用镇静剂，如地西泮 5～10mg 肌内注射，禁用吗啡、哌替啶，以免抑制呼吸。剧烈咳嗽者，遵医嘱给予小剂量止咳剂，年老体弱、肺功能不全者慎用，以免抑制咳嗽反射，使血块不能咯出而发生窒息。

（五）心理护理

呼吸系统疾病会使患者产生烦躁不安、焦虑甚至恐惧等不良情绪反应，从而使呼吸困难等症状进一步加重。护士应帮助患者了解疾病的相关知识，教会患者放松情绪的方法，如深呼吸及转移注意力等，以保持患者情绪稳定。指导患者家属理解和满足患者的心理需求，在患者呼叫时及时出现在患者身边并给予心理支持以增强其安全感。同时，护理人员还要以良好的服务态度和熟练的操作技术取得患者的信任，增强其对疾病治疗的信心。

（六）健康教育

1. 疾病知识指导　向患者及家属介绍呼吸系统疾病的病因和诱因，根据疾病症状，做出相应的生活指导、饮食指导、用药指导及心理指导等。

2. 疾病预防指导　①呼吸系统疾病多与空气污染、吸烟及寒冷刺激有关，因此嘱咐患者尽量避免到环境污染的地方走动，吸烟患者要及时戒烟并远离吸烟人群。②进行长期规律性体育锻炼，从而增强体质，提高机体免疫功能。③寒冷季节注意保暖。

【护理评价】

1. 患者能有效咳嗽、排痰。
2. 呼吸困难程度减轻。
3. 胸痛减轻或消失。
4. 患者咯血程度减轻或停止。
5. 无窒息发生。

（徐仁华）

第二节　急性上呼吸道感染和急性气管－支气管炎

PPT

学习目标

知识要求：

1. 掌握　急性上呼吸道感染、急性气管－支气管炎的临床表现、护理诊断、护理措施。

2. 熟悉　急性上呼吸道感染、急性气管－支气管炎的病因、辅助检查、诊断要点和处理原则。

3. 了解　急性上呼吸道感染、急性气管－支气管炎的发病机制。

技能要求：

1. 熟练掌握正确护理急性上呼吸道感染、急性气管－支气管炎患者的技能。

2. 学会应用本节所学知识解决急性呼吸道感染患者常见的护理问题。

素质要求：

1. 能在临床护理工作中保持热情、和蔼的态度，体现人文关怀。

2. 具有尊重和保护患者权利的素质及预防医疗事故发生的意识。

一、急性上呼吸道感染

案例引导

案例： 患者，男，18岁。因发热、咽痛、咳嗽1天入院。患者昨天因午后淋雨受凉，昨晚开始畏寒，相继出现发热；今晨出现咽部痒痛、干咳、鼻塞、流少许清涕。发病以来精神差，乏力。体格检查：体温39.8℃，咽部充血，扁桃体不肿大，左颌下可触及一直径约1cm大小、活动、触痛的肿大淋巴结。血常规：白细胞 4.8×10^9/L，中性粒细胞0.56，淋巴细胞0.41。

讨论：

1. 该患者最可能的诊断是什么？

2. 该患者应警惕发生哪些潜在并发症？

急性上呼吸道感染（acute upper respiratory tract infection）是外鼻孔至环状软骨下缘包括鼻腔、咽或喉部急性炎症的总称，简称上感。常见病原体是病毒，少数是细菌。有一定传染性，通常预后良好。

本病发病无年龄、性别、职业及地区差异，免疫力低下者易感。全年皆可发病，多散发于冬春季节，常在气候变化时流行。本病是呼吸道常见传染病，可通过患者喷嚏和包含病毒的飞沫传播，还可经污染的手和用具接触传播。致病的病原体种类繁多，机体感染后对其产生的免疫力较弱，不同亚型间无交叉免疫，故可多次反复发病。

【病因与发病机制】

1. 基本病因

（1）病毒　急性上感70%～80%由病毒引起，主要包括鼻病毒、流感病毒、副流感病毒、冠状病毒、呼吸道合胞病毒、腺病毒、埃可病毒、柯萨奇病毒和麻疹病毒等。

（2）细菌　细菌引起者占20%～30%，可直接发生或继发于病毒感染后，口腔定植菌溶血性链球菌最多见，其次为流感嗜血杆菌、肺炎链球菌和葡萄球菌等。

（3）抵抗力减弱　全身或呼吸道局部抵抗力减弱时，因受凉、淋雨、过度劳累或紧张等均可诱发此病，年老体弱者和儿童是易感人群。

2. 发病机制　当机体或呼吸道局部防御功能降低时，上呼吸道原有菌群或从外界入侵的病毒和细菌迅速繁殖而引起本病。组织学上无明显病理改变，可出现鼻腔和咽黏膜充血、水肿，上皮细胞破坏，伴少量单核细胞浸润，浆液性及黏液性炎性渗出。继发细菌感染者出现中性粒细胞浸润及脓性分泌物。

【临床表现】

1. 症状和体征

（1）普通感冒（common cold）　俗称"伤风"，又称急性鼻炎或上呼吸道卡他，由病毒感染所致。常急性起病，早期症状以鼻部卡他症状为主，可有喷嚏、鼻塞、流清水样鼻涕，初期也可有咽部不适、咽干、咽痒或烧灼感。2～3天后变稠涕，可伴咽痛、呼吸不畅、流泪、声嘶、味觉迟钝等，有时由于咽鼓管炎可出现听力减退。严重者有发热、轻度畏寒和头痛等。如无并发症，一般5～7天可痊愈。体检可见鼻腔黏膜充血、水肿、有分泌物及咽部轻度充血。

（2）**急性病毒性咽炎和喉炎**　急性病毒性咽炎由鼻病毒、流感病毒、副流感病毒、腺病毒及呼吸道合胞病毒等引起，以咽痒和灼热感为特征，咳嗽少见，咽痛不明显，出现吞咽疼痛时常提示有链球菌感染。急性病毒性喉炎多由流感病毒、副流感病毒及腺病毒等引起，以明显声嘶、说话困难、咳嗽伴咽痛为特征，可伴发热。体检可见咽喉部充血、水肿，局部淋巴结轻度肿大伴触痛，有时可闻及喉部喘息声。

（3）**急性疱疹性咽峡炎**　好发于夏季，儿童多见，由柯萨奇病毒 A 所致。临床表现为明显咽痛和发热，病程 1 周左右。体检可见咽部充血，软腭、咽、悬雍垂与扁桃体表面有白色疱疹及浅溃疡，周围有红晕。

（4）**急性咽结膜炎**　好发于夏季，由游泳传播，儿童多见，常由腺病毒及柯萨奇病毒 A 等引起。临床表现为发热、咽痛、畏光、流泪等，病程 4~6 天。体检可见咽及结膜明显充血。

（5）**急性咽-扁桃体炎**　病原体多是溶血性链球菌，其次是流感嗜血杆菌、葡萄球菌和肺炎链球菌等。起病急，表现为明显咽痛、发热、畏寒，体温可达 39℃ 以上。体检可见咽部充血明显，扁桃体充血、肿大，表面有黄色脓性分泌物，颌下淋巴结肿大、压痛。

2. 并发症　少数患者可并发急性鼻窦炎、气管-支气管炎及中耳炎。以咽炎为主要表现的上呼吸道感染，部分患者可继发溶血性链球菌所致的风湿热、肾小球肾炎，少数患者可并发病毒性心肌炎。

【**实验室及其他检查**】

1. 血常规检查　病毒感染时白细胞计数正常或偏低，淋巴细胞比例升高。细菌感染时白细胞计数和中性粒细胞增多，并有核左移现象。

2. 病原学检查　由于病毒种类繁多，且明确类型对治疗无明显帮助，临床上一般不开展普通感冒病原学检查。细菌培养可判断细菌类型，并做药物敏感试验以指导临床用药。免疫荧光法、病毒分离鉴定或病毒特异抗原及其基因检测等方法有利于判断病毒类型。

【**诊断要点**】

根据患者的病史、流行情况、鼻咽部症状及体征，结合血常规及阴性的胸部 X 线检查可作出临床诊断。必要时可借助病毒分离、病毒特异抗原及其基因检测，或细菌培养等明确病原体。

【**处理原则**】

目前尚无特效药物，以对症治疗为主，辅以中医治疗，

同时注意休息、适当补充水分、保持室内空气流通，并防治继发细菌感染。

1. 病因治疗　普通感冒不必使用抗生素，如有细菌感染证据，可尝试经验性选用口服青霉素、一代头孢菌素、大环内酯类抗菌药物。对于无发热、免疫功能正常、发病在 2 天之内的病毒感染者一般无需使用抗病毒药物，而对于免疫缺陷的病毒感染者，可早期常规使用抗病毒药物。广谱抗病毒药利巴韦林和奥司他韦对流感病毒、副流感病毒及呼吸道合胞病毒等均有较强的抑制作用，可缩短病程。

> ⊕ **知识链接**
>
> ### 普通感冒与抗菌药物
>
> 普通感冒是最常见的急性呼吸道感染性疾病，具有自限性，多由病毒感染引起，抗菌药物不能杀灭病毒，故不建议用抗菌药物治疗普通感冒，且抗菌药物预防细菌感染是无效的。抗菌药物治疗普通感冒无效，而且抗菌药物应用过程会产生消化道副作用，滥用抗菌药物还易诱导细菌耐药发生。只有合并鼻窦炎、中耳炎、肺炎等细菌感染时，才考虑应用抗菌药物治疗。

2. 对症治疗　头痛、发热、全身肌肉酸痛者给予解热镇痛药。急性咳嗽、鼻后滴漏和咽干的患者可给予伪麻黄碱减轻鼻部充血，也可局部滴鼻。咽痛患者可口含清咽滴丸等药或雾化治疗。干咳明显的患者可用喷托维林等镇咳药。频繁打喷嚏、流涕患者给予抗过敏药物。有痰的患者可用氨溴索、溴己新、乙酰半胱氨酸等帮助祛痰。小儿感冒忌用阿司匹林，以防 Reye 综合征。

3. 中医治疗　可辨证选用清热解毒或辛温解表及有抗病毒作用的中药，如板蓝根、小柴胡冲剂等，能改善症状以缩短病程。

【**护理诊断/问题**】

1. 疼痛：咽痛、头痛　与病毒和（或）细菌感染有关。

2. 体温过高　与病毒、细菌感染有关。

3. 潜在并发症　鼻窦炎、气管-支气管炎、肺炎、心肌炎、风湿热、肾小球肾炎等。

4. 舒适度减弱：鼻塞、流涕　与病毒和（或）细菌感染有关。

【**护理措施**】

1. 一般护理

（1）**环境与休息**　保持室内温、湿度适宜和空气流通，室温保持在 18~20℃，湿度保持在 55%~60% 为宜。

症状较轻者适当休息，病情较重或年老体弱者以卧床休息为主。

（2）饮食护理 给予清淡、易消化、高热量、低脂肪、富含维生素的食物，避免刺激性食物，保证总热量摄入。发热者适当增加饮水量。戒烟、酒。

（3）预防感染 密切接触会有传播的可能，故应注意相对隔离，减少探视，戴口罩、勤洗手，避免交叉感染。指导患者咳嗽或打喷嚏时应避开他人，并使用双层纸巾捂住口鼻并集中焚烧。患者使用的餐具、痰盂等用物按规定及时消毒。进食后漱口或按时给予口腔护理，防止口腔感染。

2. 对症护理 高热患者多饮水，补充足够的水分，并给予降温处理，一般用物理降温，必要时遵医嘱使用药物降温，使用降温措施30分钟后应观察并记录降温效果。出汗后及时温水擦浴、更换衣服和床单。咳嗽、咳痰患者，指导其咳嗽、咳痰技巧，促进痰液排出，必要时进行雾化吸入。

3. 病情观察 密切观察患者生命体征及主要症状，尤其是体温、咳嗽、咳痰与咽痛等变化，并作好相关记录，警惕并发症的发生。

4. 用药护理 遵医嘱用药并注意观察药物的不良反应。从事驾驶、高空作业或操作精密仪器等行业人员应慎用含有马来酸氯苯那敏或苯海拉明的感冒药，因其可导致神经功能一过性紊乱和注意力不集中等。

5. 心理护理 给予患者心理支持，使其尽快适应环境，消除紧张感。对年幼或年老体弱者，嘱家属多陪伴，减轻患者心理负担。

6. 健康教育

（1）疾病预防知识指导 积极干预各种高危因素，是预防上呼吸道感染的最好方法。指导患者饮食生活规律、劳逸结合、心理平衡、加强锻炼、改善营养来提高机体抵抗力，避免受凉和过度疲劳等感染的诱发因素，其中勤洗手也是预防感染的有效方法。此外，流行或高发季节避免去公共场所。

（2）疾病相关知识指导 ①饮食：指导患者食用清淡、易消化、富含维生素的食物，多饮水，避免辛辣刺激性食物。②活动：指导患者患病期间注意休息，避免过度劳累。③用药：遵医嘱合理用药，不滥用抗菌药物。④出现以下情况应及时就诊：经药物治疗症状无缓解；出现耳痛、耳鸣、外耳道流脓等中耳炎症状；恢复期出现心悸、眼睑水肿、关节疼痛或腰酸等。

【预后】

上呼吸道感染患者大多数预后良好，极少数年老体弱和严重并发症者预后不良。

二、急性气管－支气管炎

⇒ 案例引导

案例： 患者，女性，34岁。因咳嗽2天入院。患者2天前因受凉后出现畏寒、发热、咽喉部痒感等不适，自服氨酚伪麻美芬片（Ⅱ）/苯酚伪麻片后畏寒、发热停止。但近2天出现干咳，偶有痰中带血丝，无脓痰；有时睡梦中被咳醒。无气促、胸闷。体格检查：体温37.1℃，咽部充血，扁桃体不肿大，双肺呼吸音粗，未闻及明显的啰音。血常规：白细胞7.8×10^9/L，中性粒细胞0.76，淋巴细胞0.21。胸片示双肺纹理稍粗。

讨论：

1. 该患者最可能的诊断是什么？
2. 如何对该患者进行健康教育？

急性气管－支气管炎（acute tracheobronchitis）是由生物、理化刺激或过敏等因素引起的急性气管－支气管黏膜炎症。多散发，无流行性，年老体弱者易感。常在寒冷季节或气候突变时发病，也可由上呼吸道感染迁延不愈引起，临床主要表现为咳嗽与咳痰。

【病因与发病机制】

1. 基本病因

（1）感染 病毒或细菌感染是本病最常见的病因。

（2）理化因素 过冷空气、粉尘及刺激性气体或烟雾（如氨气、氯气、二氧化氮、二氧化硫等）吸入。

（3）过敏反应 机体对吸入真菌孢子、花粉、有机粉尘、动物毛皮及排泄物等过敏，寄生虫（如钩虫、蛔虫的幼虫）在肺内移行，或对细菌蛋白质过敏等。

（4）过度劳累和受凉 也是本病的常见诱因。

2. 发病机制 上述致病因素引起气管－支气管黏膜的急性炎症反应。气管、支气管黏膜充血、水肿，黏液腺肥大，纤毛上皮细胞损伤脱落，分泌物增加，黏膜下层水肿，伴有淋巴细胞和中性粒细胞浸润。若为细菌感染，分泌物呈脓性。炎症消退后，气管、支气管黏膜结构、功能恢复正常。

【临床表现】

1. 症状 起病较急，常先有鼻塞、咽痛、流涕、声音嘶哑等急性上呼吸道感染症状，继之出现频繁干咳或少量黏液痰，2～3天后痰量增多并转为黏液脓性，偶伴痰中带血，咳嗽加剧。咳嗽与咳痰可延续2～3周，吸烟者更久，迁延不愈可演变成慢性支气管炎。累及气管可在深呼吸和咳嗽时感胸骨后疼痛；伴支气管痉挛时可出现胸闷和气促。

全身症状一般较轻，可有低至中度发热伴乏力等，多在3~5天后恢复正常。

2. 体征　肺部体检可发现两肺呼吸音粗，黏液分泌物在较大支气管时可闻及粗的干、湿啰音，部位不固定，咳嗽后啰音消失。支气管痉挛时可闻及哮鸣音。无并发症者不累及肺实质。胸部X线检查无异常或仅有肺纹理加深。

【实验室及其他检查】

1. 血常规　病毒感染时，周围血白细胞计数多正常或偏低。由细菌感染引起者，白细胞和中性粒细胞增高，血沉加快。

2. 痰涂片或培养　可见致病菌。

3. 胸部 X 线检查　大多正常或肺纹理增粗。

【诊断要点】

根据病史，起病较急，常有咳嗽与咳痰等呼吸道症状，两肺散在干、湿啰音等体征，结合X线胸片和血象可做出临床诊断。进行病原学检查有助于病因诊断。

【处理原则】

1. 病因治疗　避免吸入冷空气、粉尘及刺激性气体或烟雾等，及时用药控制气管－支气管炎症。一般咳嗽10天以上，细菌、肺炎衣原体、支原体或鲍特菌等感染的概率较大。有细菌感染证据时使用抗生素治疗，可首选新大环内酯类或青霉素类药物，亦可选用头孢菌素或喹诺酮类等药物，或根据细菌培养和药敏试验结果指导用药。

2. 对症治疗　①剧烈干咳或少痰者，可适当应用镇咳剂，如右美沙芬、喷托维林。②咳嗽有痰或痰不易咳出者可用盐酸氨溴索、桃金娘油提取物化痰。若咳嗽持续不缓解，可考虑应用可待因或吸入糖皮质激素缓解症状。伴有支气管痉挛、气流受限时可用$β_2$受体激动剂沙丁胺醇、氨茶碱。有循证医学证据表明天竺葵属提取物对急性支气管炎有一定的治疗作用。

【护理诊断/问题】

1. 清理呼吸道无效　与呼吸道感染、痰液黏稠有关。

2. 气体交换受损　与炎症、过敏等引起支气管痉挛有关。

3. 疼痛　胸痛　与咳嗽、炎症有关。

4. 体温过高　与细菌、病毒感染有关。

【护理措施】

见本章第一节"概述"及本节"急性上呼吸道感染"。

【预后】

多数患者在一周左右恢复，一般预后良好；仅少数患者由于治疗不当或治疗不及时导致反复发作，最终演变为慢性支气管炎。

（徐仁华）

PPT

第三节　慢性支气管炎和慢性阻塞性肺疾病

📖 学习目标

知识要求：

1. 掌握　慢性阻塞性肺疾病的定义、慢性支气管炎和慢性阻塞性肺疾病的临床表现、并发症、病情观察、常用护理诊断及护理措施。

2. 熟悉　慢性支气管炎和慢性阻塞性肺疾病的病因、辅助检查、处理原则。

3. 了解　慢性支气管炎和慢性阻塞性肺疾病的发病机制、诊断要点。

技能要求：

1. 熟练掌握正确护理慢性支气管炎和慢性阻塞性肺疾病患者的技能。

2. 学会应用本节所学知识对慢性阻塞性肺疾病患者进行健康教育。

素质要求：

1. 能在临床护理工作中保持热情、和蔼的态度，体现人文关怀。

2. 具有尊重和保护患者权利的素质及预防医疗事故发生的意识。

⇒ 案例引导

案例: 患者,男性,85 岁。吸烟 40 余年,患高血压病 1 级 4 年。因"慢性咳嗽 15 年,加重 2 天"就诊。患者 15 年来一直反复咳嗽咳痰,晨起咳痰较多,以白黏痰为主,近 2 年偶有劳累后胸闷憋气,感冒后加重,无发热、胸痛,2 天前无明显诱因出现气短、咳嗽、咳痰,以白黏痰为主,伴胸闷憋气,夜间喘憋不能平卧,伴有发热。查体:体温 38.2℃,呼吸频率 28 次/分,口唇轻度紫绀。双肺呼吸音轻度减弱,双肺可闻及干啰音,无明显湿啰音。体格检查:视诊桶状胸,肺部叩诊:呈过清音,辅助检查结果:胸片示双肺纹理增粗。肺功能结果为:1 秒钟用力呼气容积占用力肺活量比值（FEV_1/FVC）64.63%,FEV_1 占预计值 76.9%。

讨论:

1. 该患者目前存在哪些主要的护理诊断?如何护理?

2. 对患者及家属进行健康教育的内容有哪些?

一、慢性支气管炎

慢性支气管炎（chronic bronchitis）简称慢支,是气管、支气管黏膜及其周围组织的慢性非特异性炎症。临床以咳嗽、咳痰、喘息及反复发生感染为特征,每年发病持续 3 个月或更长时间,连续 2 年或 2 年以上。

【病因与发病机制】

病因尚未完全明确,可能是多种环境因素与机体自身因素长期相互作用的结果。

1. 吸烟 是最重要的环境发病因素。吸烟者慢支的患病率比不吸烟者高 2～8 倍,吸烟时间越长、吸烟量越大则患病率越高。烟草中的尼古丁、焦油和氢氰酸等化学物质有多种损伤效应。损伤气道上皮细胞,使巨噬细胞吞噬功能降低和纤毛运动减弱,导致气道净化能力降低;促使支气管黏液腺和杯状细胞增生肥大,黏液分泌增多;刺激副交感神经引起支气管平滑肌收缩,增加气道阻力;使机体产生的氧自由基增多,诱导中性粒细胞释放蛋白酶,抑制抗蛋白酶系统,导致肺弹力纤维受到破坏,诱发形成肺气肿。

2. 理化因素 ①空气污染:大气中的刺激性气体如二氧化氮、二氧化硫、氯气等可损伤气道黏膜上皮,使纤毛运动减弱,黏液分泌增加,为细菌感染增加条件。②职业粉尘和化学物质:接触烟雾、工业废气、变应原、粉尘及室内空气污染等,可促使慢支发病。③气候环境因素:寒冷和环境温度剧变,可刺激腺体增加分泌黏液,纤毛运动减弱,可导致呼吸道局部小血管痉挛,病毒和细菌易于入侵、繁殖。

3. 感染因素 病毒、细菌、支原体等感染是慢支发生发展的重要因素之一。病毒感染以流感病毒、腺病毒、鼻病毒和呼吸道合胞病毒较常见。细菌感染常继发于病毒感染,常见病原体包括肺炎链球菌、流感嗜血杆菌、卡他莫拉菌和葡萄球菌等。上述感染因素可破坏气道正常的防御功能,损伤细支气管和肺泡。

4. 其他因素 机体免疫功能紊乱、年龄增大、气道高反应性等因素均与慢支的发生发展有关。老年人肾上腺皮质功能减退,细胞免疫功能降低,溶菌酶活性下降,从而容易造成呼吸道的反复感染。另外,虫螨、寄生虫、细菌、粉尘和化学性气体等过敏因素,通过过敏反应引起支气管平滑肌收缩或痉挛、炎症反应,加重气道狭窄程度,气道阻力增加,导致慢支的发生发展。

本病的病理特征是:①支气管上皮细胞变性、坏死、脱落,后期出现鳞状上皮化生,纤毛变短、粘连、倒伏、脱失。②炎性细胞浸润,严重者黏膜充血、水肿。③杯状细胞和黏液腺肥大、增生,分泌旺盛,大量黏液潴留;病情继续发展,炎症由支气管壁向其周围组织扩散,黏膜下层平滑肌束可断裂萎缩,黏膜下和支气管周围纤维组织增生。④支气管壁的损伤－修复过程反复发生,支气管结构重塑,瘢痕形成。⑤肺泡弹性纤维断裂,进一步发展成阻塞性肺气肿时可见肺泡腔扩大。

【临床表现】

1. 症状 缓慢起病,病程较长,反复急性发作而病情加重。临床主要表现为咳嗽、咳痰,或伴喘息。急性加重是指咳嗽、咳痰、喘息等症状突然加重。

（1）咳嗽 表现为长期、反复和逐渐加重的咳嗽,一般以晨起咳嗽为主,睡眠时有阵咳,白天较轻。

（2）咳痰 多为大量、白色、黏液或浆液、泡沫性痰,偶见痰中带血。清晨排痰较多,与起床后体位改变有关。

（3）喘息或气促 喘息明显者称为喘息性支气管炎,部分患者可能合并支气管哮喘。若伴肺气肿时,可表现为劳累或活动后气促。

（4）反复感染 患者出现反复感染时,表现为咳嗽加重,痰量增多、呈脓性,常伴畏寒、发热等。

2. 体征 早期多无异常体征。急性发作期伴有明显感染时可在背部或双肺底闻及干、湿啰音,咳嗽后可减少或消失。合并支气管哮喘时可闻及广泛哮鸣音并伴呼气相延长。

3. 并发症 随着病情的进展和反复发作,可并发慢性阻塞性肺气肿、支气管肺炎、支气管扩张症等。

【实验室及其他检查】

1. 胸部 X 线检查　早期可无异常。反复发作者表现为肺纹理增粗、紊乱，呈网状或条索状、斑点状阴影，以双下肺野明显。肺气肿时双肺叶透亮度增加，肋间隙增宽。

2. 呼吸功能检查　早期可无异常。如有小气道阻塞时，最大呼气流速–容量曲线在 75% 和 50% 肺容量时，流量明显降低。使用支气管舒张剂后 $FEV_1/FVC\% < 70\%$ 时，提示已发展为慢性阻塞性肺疾病。

3. 血常规　急性发作期或并发肺部感染时，可有白细胞计数和（或）中性粒细胞增高。喘息者，可有嗜酸性粒细胞增多。

4. 痰液检查　可培养出致病菌。痰涂片可发现革兰阳性菌或革兰阴性菌，或大量破坏的白细胞和已被破坏的杯状细胞。

5. 血气分析　表现为低氧血症。随着疾病进展，低氧血症逐渐加重，会出现高碳酸血症。

【诊断要点】

依据患者咳嗽、咳痰，喘息和每年发病持续 3 个月及以上，并连续 2 年或 2 年以上，并排除其他可引起类似症状的慢性气道疾病，可诊断为慢支。如每年发作不足 3 个月，但有明确的胸部 X 线检查、呼吸功能异常等客观依据，也可诊断。

【处理原则】

1. 急性发作期的治疗

（1）控制感染　控制感染是治疗的关键。多依据患者所在地常见的病原菌经验性选用抗生素。如能培养出致病菌，可按药敏试验选用敏感的抗生素。一般口服给药，病情严重时静脉给药为主。

（2）祛痰、镇咳、平喘　可用复方甘草合剂、复方氯化铵合剂、溴己新、盐酸氨溴索或桃金娘油等。干咳为主者可用镇咳药物，如右美沙芬、那可丁或其合剂等。有气喘者可加用解痉平喘药，如氨茶碱、茶碱控释剂或 β_2 受体激动剂等。

2. 缓解期的治疗　减轻症状，阻止病情发展。指导患者戒烟，避免有害气体和其他有害颗粒的吸入。加强体育锻炼，增强体质，预防感冒。反复呼吸道感染者可试用免疫调节剂或中医中药如细菌溶解产物、卡介菌多糖核酸、胸腺肽、肺炎疫苗等，部分患者有效。

【护理诊断/问题】

1. 清理呼吸道无效　与呼吸道分泌物增多且黏稠、支气管痉挛、咳嗽无效有关。

2. 体温过高　与慢支并发感染有关。

3. 潜在并发症　阻塞性肺气肿、支气管肺炎、支气管扩张症。

【护理措施】

1. 护理措施　见本章第一节"概述"。高热的护理见本章第六节"肺炎"。

2. 健康教育

（1）疾病预防知识指导　积极干预各种高危因素及诱发因素，鼓励患者戒烟，告知患者及家属戒烟能减轻咳嗽、咳痰症状，延缓病情进展。避免烟雾、化学物质等有害理化因素的刺激，避免接触呼吸道感染者。保持室内适宜的温、湿度，经常通风。寒冷季节外出时适当增加衣物，防止受寒。

（2）疾病相关知识指导　①饮食：注意饮食营养，告知患者以高蛋白、高热量、高维生素、低脂、易消化饮食为宜，多进食瘦肉、蛋、奶、鱼、蔬菜和水果等；多饮水，每天不少于 1500ml。②活动：注意劳逸结合，保证充足睡眠。根据自身情况进行适当的体育锻炼，如散步、健身操、太极拳、跑步、游泳等，可增加耐寒训练，如冷水洗脸、冬泳等。③自我监测：嘱慢支患者定期监测肺功能，及时选择有效的治疗方案，控制病情的发展。

【预后】

部分患者病情可控制，不影响工作、生活和学习；部分患者可发展为慢性阻塞性肺疾病，甚至肺心病。

二、慢性阻塞性肺疾病

慢性阻塞性肺疾病（chronic obstructive pulmonary disease，COPD）简称慢阻肺，是以持续气流受限和相应的呼吸系统症状为特征的可以预防和治疗的疾病，其气流受限多呈进行性发展，与气道和肺组织对香烟烟雾等有害气体或有害颗粒的异常慢性炎症反应有关。

慢阻肺与慢支以及肺气肿密切相关。慢支是指每年咳嗽、咳痰或伴有喘息持续 3 个月及以上，并连续 2 年或 2 年以上，并排除其他可引起类似症状的慢性气道疾病。肺气肿是指肺部终末细支气管远端气室出现异常持久的扩张，并伴有肺泡壁和细支气管的破坏而无明显肺纤维化。当慢支、肺气肿患者肺功能检查出现持续气流受限并且不能完全可逆时，则诊断为慢阻肺。慢阻肺主要累及肺脏，也可引起肺外的不良效应，最常见的是慢性肺源性心脏病。如患者只有慢支和（或）肺气肿，而无气流受限，则不能诊断为慢阻肺。支气管哮喘也具有气流受限特征，但气流受限具有可逆性，故不属于慢阻肺。支气管扩张症、肺结核纤维化病变、弥漫性泛细支气管炎、闭塞性细支气管炎和严重的间质性肺疾病等一些已知病因或具有特征病理变小的疾病也可导致持续气流受限，但均不属于慢阻肺。

慢阻肺是呼吸系统疾病中的常见病和多发病，患病率和病死率均居高不下。2018年"中国成人肺部健康研究"调查结果显示，我国20岁及以上成人慢阻肺患病率为8.6%，40岁以上人群患病率高达13.7%，估算我国慢阻肺患者近1亿，我国慢阻肺发病率呈现升高态势。世界卫生组织关于病死率和死因的最新预测数字显示，随着发展中国家吸烟率的升高和高收入国家人口老龄化加剧，慢阻肺的患病率在未来40年将继续上升，预测至2060年死于慢阻肺及其相关疾病患者数超过每年540万人。

【病因与发病机制】

1. 基本病因

（1）外因　吸烟或被动吸烟是慢阻肺发病的重要启动因子。吸烟与慢阻肺累计发病率密切相关，并使慢阻肺患者症状加重。职业粉尘及化学物质，如烟雾、变应原、工业废气。感染因素，呼吸道感染是慢阻肺发生发展的重要因素之一。室内外空气污染如二氧化氮、二氧化硫等有害气体污染。冷空气也可能是慢阻肺的诱发因素。

（2）内因　患者自身状态是重要的病因。①遗传因素：患者体内 α_1 - 抗胰蛋白酶（α_1 - AT）不足是常见的遗传危险因素。②支气管哮喘和气道高反应性是发展成为慢阻肺的重要危险因素。③其他，如年老、肺生长发育不良、低体重指数、自主神经功能失调等都可能成为慢阻肺疾病发展的诱因。

2. 发病机制

（1）炎症机制　慢阻肺的特征性改变是气道、肺实质及肺血管的慢性炎症，中性粒细胞、巨噬细胞、T淋巴细胞等炎症细胞均有参与其发病过程。慢阻肺炎症过程的一个重要环节是中性粒细胞的活化与聚集，引起慢性黏液高分泌状态并破坏肺实质。

（2）蛋白酶-抗蛋白酶失衡机制　蛋白水解酶对组织有损伤和破坏作用；抗蛋白酶对弹性蛋白酶等多种蛋白酶具有抑制作用，其中 α_1 - 抗胰蛋白酶（α_1 - AT）是活性最强的一种。蛋白酶增多或抗蛋白酶不足均可引起组织结构破坏，导致肺气肿。吸入有害气体、有害物质可导致蛋白酶产生增多或活性增强，而抗蛋白酶产生减少或灭活加快；同时氧化应激、吸烟等危险因素也可降低抗蛋白酶的活性。北欧血统的个体先天性 α_1 - AT 缺乏多见，我国尚无正式报道。

（3）氧化应激机制　氧化应激是加重COPD炎症的重要机制。COPD患者呼出气浓缩物、痰、体循环中氧化应激的生物标志［如过氧化氢和8-前列烷（8-isoprostane）］增加。COPD急性加重时氧化应激进一步增加。香烟烟雾和其他吸入颗粒能产生氧化物，由活化的炎症细胞如巨噬细胞和中性粒细胞释放。COPD患者内源性抗氧化物产生下降。氧化应激对肺组织造成一些不利的影响，包括激活炎症基因、使抗蛋白酶失活、刺激黏液高分泌，并增加血浆渗出。这些有害反应大多数是由过硝酸盐介导，通过超氧阴离子和一氧化氮的相互作用产生。而一氧化氮是由诱导型一氧化氮合酶产生，主要表达在COPD患者的外周气道和肺实质。氧化应激也能引起COPD患者肺组织组蛋白去乙酰酶活性下降，导致炎症基因表达增加，同时糖皮质激素的抗炎活性下降。

（4）其他机制　如自主神经功能失调、气温变化、营养不良等都有可能参与慢阻肺的发生、发展过程。上述炎症机制、蛋白酶-抗蛋白酶失衡机制、氧化应激机制、自主神经功能失调、气温变化、营养不良等机制共同作用，产生两种重要病变。①小气道病变，包括小气道炎症、小气道纤维组织形成和小气道管腔黏液栓等，导致小气道阻力明显升高。②肺气肿病变，使肺泡对小气道的正常牵拉力降低，小气道容易塌陷，同时肺气肿还使肺泡弹性回缩力明显减小。小气道病变与肺气肿病变两者共同作用，导致慢阻肺特征性的持续气流受限。慢阻肺发病机制可简单归纳为如图2-3-1。

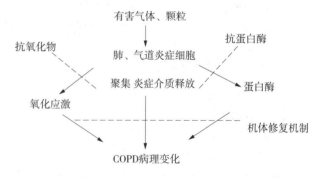

图2-3-1　COPD发病机制

慢阻肺的病理改变主要包括慢支及肺气肿的病理变化，特征性的病理生理变化是持续气流受限致肺通气功能障碍。

【临床表现】

1. 症状　本病起病缓慢，病程较长，反复急性发作。主要症状如下。

（1）慢性咳嗽　随病程发展，咳嗽可终生不愈。晨间咳嗽明显，夜间有阵咳或伴排痰。

（2）咳痰　一般是白色黏液或浆液性泡沫痰，偶可带血丝，清晨排痰较多。急性发作伴有细菌感染时，痰量增多，呈脓性。

（3）气短或呼吸困难　是慢阻肺的标志性症状。早期在较剧烈活动时出现气短，逐渐加重，以致在日常活动甚至休息时也可感到气短。

（4）喘息和胸闷　部分患者尤其是重症患者或急性加重时可出现喘息。

（5）全身症状　晚期患者可出现体重下降、食欲减退、营养不良、外周肌肉萎缩和功能障碍等表现。

2. 体征　早期可无异常体征，随疾病进展出现以下改变。

（1）视诊　桶状胸，部分患者呼吸变浅、频率增快，严重者可有缩唇呼吸，前倾坐位等。

（2）触诊　双侧语颤减弱或消失。

（3）叩诊　肺部呈过清音，心浊音界缩小或不易叩出，肺下界和肝浊音界下降。

（4）听诊　双肺呼吸音减弱、呼气相延长，平静呼吸时可闻及干性啰音，两肺底或其他肺野可闻湿啰音；心音遥远，剑突部心音较清晰响亮。

此外，合并肺心病时患者可见下肢水肿、腹水和肝脏肿大并伴压痛等体征；合并肺性脑病时偶可引出神经系统病理体征。

3. 并发症　可并发慢性呼吸衰竭、自发性气胸、慢性肺源性心脏病等。

【实验室及其他检查】

1. 肺功能检查　是判断持续气流受限的主要客观指标，对慢阻肺诊断、评价严重程度、疾病进展、预后及治疗等有重要意义。使用支气管舒张药后，$FEV_1/FVC\% < 70\%$ 可确定为持续的气流受限。TLC、FRC 和 RV 增高，VC 减低，提示肺过度充气，有参考价值。

2. 血气分析　早期无异常，对确定有无低氧血症、高碳酸血症、酸碱平衡失调以及判断呼吸衰竭的类型有重要价值。

3. 胸部 X 线检查　早期可无异常变化，以后可出现肺纹理增粗、紊乱等非特异性改变，也可出现肺气肿改变。X 线胸片改变对慢阻肺诊断特异性不高，对确定肺部并发症及与其他肺疾病的鉴别有重要意义。

4. 胸部 CT 检查　CT 检查一般不作为常规检查。但是，在鉴别诊断时，CT 检查有益，高分辨 CT（HRCT）对辨别小叶中心型或全小叶型肺气肿及确定肺大疱的大小和数量有很高的敏感性和特异性，对预计肺大疱切除或外科减容手术等的效果有一定价值。

5. 其他　并发细菌感染时，外周血白细胞增高，核左移。痰涂片、痰培养可能查出病原菌。

【诊断要点】

主要根据存在吸烟等高危因素史、临床症状、体征及肺功能检查等，并排除可引起相似症状和肺功能改变的其他疾病，综合分析以确定。持续性气流受限是慢阻肺诊断的必备条件。使用支气管舒张药后 $FEV_1/FVC < 70\%$ 可确定有持续气流受限的界限。

1. 病情严重程度评估　目前多主张对稳定期慢阻肺采用综合指标体系进行病情严重程度评估。

（1）症状评估　可采用改良版英国医学研究委员会呼吸困难问卷进行评估，具体见表 2 - 3 - 1。

表 2 - 3 - 1　呼吸困难问卷

分级	呼吸困难症状
0 级	剧烈活动时出现呼吸困难
1 级	当平地快走或上缓坡时出现呼吸困难
2 级	因呼吸困难，而平地行走比同龄人步行慢，或者需要停下来呼吸
3 级	平地行走 100 米左右或数分钟后需要停下来喘气
4 级	因明显的呼吸困难而不能离开家或者穿脱衣服即可出现呼吸困难

（2）肺功能评估　可使用 GOLD 分级：慢阻肺患者使用支气管舒张药后，$FEV_1/FVC < 70\%$；再依据 FEV_1 下降程度进行气流受限严重程度分级，见表 2 - 3 - 2。

表 2 - 3 - 2　COPD 的严重程度分级

分级	患者肺功能 FEV_1 占预计值的百分比（$FEV_1\%$ pred）
Ⅰ级：轻度	$FEV_1 \geq 80\%$ 预计值
Ⅱ级：中度	$50\% \leq FEV_1 < 80\%$ 预计值
Ⅲ级：重度	$30\% \leq FEV_1 < 50\%$ 预计值
Ⅳ级：极重度	$FEV_1 < 30\%$ 预计值

（3）急性加重风险评估　上一年发生 2 次或 2 次以上急性加重或 $FEV_1 < 50\%$ 预计值，皆提示以后急性加重的风险增加。

依据上述症状、肺功能变化及急性加重风险评估等在对病情严重程度进行综合评估时，还应注意患者的各种全身合并疾病，治疗上予以兼顾。

2. 病程分期　慢阻肺的病程可依据患者症状和体征的变化分为两期。

（1）急性加重期　指在疾病发展过程中，短期内出现咳嗽、咳痰、呼吸困难和（或）喘息比平时加重、痰量增多，呈脓性或黏液脓性痰，可伴发热等症状。

（2）稳定期　指患者咳嗽、咳痰、呼吸困难等症状稳定或较轻。

【处理原则】

1. 稳定期治疗　主要目的是减轻症状，延缓病情发展，缓解或阻止肺功能下降，改善患者的活动能力，提高生活质量，降低死亡率。

（1）教育与管理　教育和劝导吸烟的患者戒烟是减慢肺功能损害最有效的措施。因职业或环境粉尘、刺激性气体所致者，应脱离污染环境。

（2）支气管舒张药　是现有控制症状的主要措施，可依据病情严重程度选用。短期按需用药以缓解症状,长期规律应用以减轻症状。

1)β$_2$肾上腺素受体激动剂 可吸入或口服用药。短效β$_2$肾上腺素受体激动剂如沙丁胺醇气雾剂,长效β$_2$肾上腺素受体激动剂如沙美特罗、福莫特罗等。

2)抗胆碱能药 短效抗胆碱能药如异丙托溴铵气雾剂,长效抗胆碱能药如异丙托溴铵气雾剂等。

3)茶碱类 茶碱缓(控)释片或氨茶碱。

(3)祛痰药 痰不易咳出者可使用祛痰药,如盐酸氨溴索、N-乙酰半胱氨酸或羧甲司坦等。

🌐 知识链接

乙酰半胱氨酸在慢阻肺治疗中的应用

氧化应激和黏液高分泌在慢阻肺的发病机制中具有重要作用,乙酰半胱氨酸是一种已知的有效黏液溶解剂。GOLD 2015年更新版报告中新增加引用了一篇发表于2014年《柳叶刀·呼吸医学》的文献,并明确提出:对于GOLD 2级患者,大剂量N-乙酰半胱氨酸(1200mg/d)可以明显降低慢阻肺急性加重频率。该研究是迄今为止乙酰半胱氨酸在慢阻肺长期应用最大的一项前瞻性、分层-随机化、双盲、安慰剂平行对照、多中心研究的临床试验,由钟南山院士牵头,有我国34家医院参与,共收集1006例重度慢阻肺患者资料。这也是继羧甲司坦的研究后,我国的临床试验再次作为循证医学证据被GOLD引用。

(4)糖皮质激素 对高风险的患者,有研究显示,长期吸入糖皮质激素与长效β$_2$肾上腺素受体激动剂的联合剂可增加运动耐量、减少急性加重发作频率并可提高生活质量。如沙美特罗加氟替卡松、福莫特罗加布地奈德。

(5)长期家庭氧疗(long term oxygen therapy, LTOT) 长期家庭氧疗可以对伴有慢性呼吸衰竭的慢阻肺患者的血流动力学、运动能力、肺生理和精神状态均产生有益影响,从而提高生活质量和生存率。使用指征是:①PaO$_2$≤55mmHg或SaO$_2$≤88%,有或没有高碳酸血症;②PaO$_2$ 55~60mmHg或SaO$_2$<89%,并有心力衰竭、肺动脉高压所致的水肿或红细胞增多症。一般用鼻导管吸氧,氧流量为1~2L/min,每天持续吸氧10~15小时。目的是使患者在海平面水平静息状态下,达到PaO$_2$≥60mmHg和(或)SaO$_2$≥90%。

2. 急性加重期治疗

(1)首先确定导致急性加重期的原因 与病情严重程度最多见的原因是细菌或病毒感染,使气道炎症和气流受限加重,严重时并发呼吸衰竭和右心衰竭。应根据病情严重程度决定门诊或住院治疗。

(2)支气管舒张药 是慢阻肺急性加重的一线基础治疗,用于改善临床症状和肺功能;推荐优先选择单用SABA或联合SAMA吸入治疗。茶碱类药物不推荐作为一线的支气管舒张剂,但在β$_2$受体激动剂、抗胆碱能药物治疗12~24小时后,病情改善不佳时可考虑联合应用,但需要监测和避免不良反应。

(3)糖皮质激素 在中重度慢阻肺急性加重患者中,全身使用糖皮质激素可改善FEV$_1$、氧合状态和缩短康复及住院时间,推荐剂量是甲泼尼龙40mg/d,治疗5天,静脉应用与口服疗效相当。

(4)控制感染 当患者呼吸困难加重,咳嗽伴咳痰量增加,甚至出现脓性痰时,应经验性给予β内酰胺类/β内酰胺酶抑制剂、头孢菌素、大环内酯类或喹诺酮类抗生素治疗。

(5)祛痰剂 酌情选用祛痰剂,如溴己新或盐酸氨溴索。

(6)低流量吸氧 发生低氧血症的患者可用鼻导管或文丘里(Venturi)面罩吸氧。如患者出现呼吸衰竭、慢性肺源性心脏病、心力衰竭等并发症时,具体治疗方法可参阅有关章节的治疗内容。

【护理诊断/问题】

1. 气体交换受损 与气道阻塞、通气不足、呼吸肌疲劳、分泌物增多和肺泡呼吸面积减少有关。

2. 清理呼吸道无效 与分泌物增多而黏稠、气道湿度减低和无效咳嗽有关。

3. 焦虑 与健康状况的改变、病情危重、经济状况有关。

4. 活动无耐力 与疲劳、呼吸困难、氧供与氧耗失衡有关。

5. 营养失调:低于机体需要量 与食欲降低、摄入减少、腹胀、呼吸困难、痰液增多有关。

【护理措施】

1. 一般护理

(1)休息与环境 协助患者取舒适体位,中度以上急性加重期患者应卧床休息,极重度患者宜取身体前倾位,使辅助呼吸肌参与呼吸。视病情安排适当的活动量,以不感到疲劳、不加重症状为宜。提供安静、舒适、温湿度适宜的环境。注意保暖,避免直接吸入冷空气。

(2)饮食护理 呼吸功的增加可使热量和蛋白质消耗增多,导致营养不良。应给予高热量、高蛋白、高维生素的饮食。避免在餐前和进餐时过多饮水,进餐前让患者休息,注意食物的色香味,刺激患者食欲。避免进食产气食物,如汽水、啤酒、豆类、马铃薯和胡萝卜等;避免易引起便秘的食物，如油煎食物、干果、坚果等。进食后取半卧位，避免平卧。

2. 病情观察　密切观察咳嗽、咳痰及呼吸困难的程度，包括痰液的颜色、量及性状，以及咳痰是否顺畅。监测生命体征、动脉血气分析和水电解质酸碱平衡情况。

3. 用药护理　遵医嘱用药，注意观察疗效及不良反应。止咳药：喷托维林不良反应有口干、恶心、腹胀、头痛等。祛痰药：溴己新偶见恶心，转氨酶升高，消化性溃疡者慎用。

4. 保持呼吸道通畅　鼓励患者咳嗽，晨起时咳嗽，可排除夜间聚积在肺内的痰液，睡前咳嗽排痰有利于患者的睡眠。指导患者深呼吸和有效咳嗽，咳嗽时，患者取坐位，头略前倾，双肩放松，屈膝，前臂垫枕，如有可能应使双足着地，有利于胸腔的扩展，增加咳痰的有效性。还可湿化气道，促进分泌物的排出。

5. 氧疗的护理　呼吸困难伴低氧血症者，遵医嘱给予氧疗。一般采用鼻导管持续低流量吸氧，氧流量为 1～2L/min，一般吸入氧浓度为 25%～29%，应避免吸入氧浓度过高而引起二氧化碳潴留。符合 LTOT 指征者提倡长期家庭氧疗，睡眠时间不可间歇，以防熟睡时呼吸中枢兴奋性更低或上呼吸道阻塞而加重缺氧。氧疗有效的指标为患者呼吸困难减轻、呼吸频率减慢、发绀减轻、心率减慢及活动耐力增加。

6. 呼吸功能锻炼　慢阻肺患者需要增加呼吸频率来代偿呼吸困难，这种代偿多数依赖于辅助呼吸肌参与呼吸，即胸式呼吸。但胸式呼吸的效能低于腹式呼吸，患者容易疲劳，应指导患者进行缩唇呼吸、膈式或腹式呼吸、使用吸气阻力器等呼吸功能锻炼，以加强胸、膈呼吸肌的肌力和耐力，改善呼吸功能。缩唇呼吸及腹式呼吸每日训练 3～4 次，每次重复 8～10 次。腹式呼吸需要增加能量消耗，因此只能在疾病恢复期或出院前才能进行训练。

（1）缩唇呼吸　缩唇呼吸的技巧是通过缩唇形成的微弱阻力来延长呼气时间，以增加气道压力，延缓小气道塌陷。具体方法为患者闭嘴经鼻吸气，然后通过缩唇（吹口哨状）缓慢呼气，同时收缩腹部；吸气时间：呼气时间为 1：2 或 1：3；缩唇的程度与呼气流量以能使距口唇15～20cm 处、与口唇水平等高的蜡烛火焰随气流倾斜但又不至于熄灭为宜。

（2）膈式或腹式呼吸　患者可取直立位、平卧位或半卧位，双手分别放在前胸部和上腹部；用鼻缓慢吸气时，膈肌最大程度下降，腹肌松弛，腹部凸出，手可感到腹部

向上抬起；然后经口呼气，腹肌收缩，膈肌松弛，膈肌随着腹腔内压增加而上抬，推动肺内气体排出，手可感到腹部下降。可在腹部放置小枕头或书等物体帮助训练腹式呼吸。吸气时物体上升则表明是腹式呼吸。

7. 心理护理

（1）去除产生焦虑的原因，教会患者缓解焦虑的方法，如听轻音乐、下棋、做游戏等娱乐活动，家属多陪伴，以分散注意力，减轻焦虑、抑郁情绪。

（2）帮助患者树立信心，护士应针对患者及家属对疾病的认知和态度以及由此引起的心理、性格、生活方式等方面的改变，与患者和家属共同制定和实施康复计划，消除诱因、定期进行呼吸功能锻炼、坚持合理用药，减轻症状，增强战胜疾病的信心。

8. 健康教育

（1）疾病预防知识指导　慢阻肺的早发现和早干预十分重要。戒烟是预防的重要措施，在疾病的任何阶段戒烟都有利于防止慢阻肺的发生和发展。应对吸烟患者采取多种宣教方法劝导戒烟。避免或减少有害粉尘、烟雾或气体的吸入，防治呼吸道感染对预防慢阻肺也十分重要。对于患有慢支的患者应指导其进行肺通气功能的监测，及早发现慢性气流阻塞，以及时采取措施。

（2）疾病相关知识指导　教会患者和家属根据呼吸困难与活动的关系，判断呼吸困难的严重程度，以便合理安排工作和生活。①呼吸锻炼：制定个体化康复锻炼计划，进行腹式呼吸或缩唇呼吸等呼吸功能锻炼。②活动：适当进行步行、慢跑、太极等体育运动，提高机体抵抗力。潮湿、大风、寒冷气候时避免室外活动，注意保暖，避免受凉感冒。③环境：指导患者识别使病情恶化的因素，在呼吸道传染病流行期间，尽量避免到人群密集的公共场所。根据气候变化增减衣物，避免感冒。

（3）家庭氧疗指导　护士应指导患者和家属做到以下几点。①了解氧疗的目的、必要性及注意事项。②注意用氧安全：供氧装置周围严禁烟火，防止氧气燃烧爆炸。③氧疗装置应定期更换、清洁、消毒。④吸氧鼻导管每日更换，以防堵塞、感染。

【预后】

慢性阻塞性肺疾病的预后与病情的轻重和是否合理规范治疗有关。积极治疗，规范用药可延缓病情进展。

（徐仁华）

第四节 支气管扩张症

📖 学习目标

知识要求：

1. 掌握 支气管扩张症的定义、临床表现、常见护理诊断及护理措施。

2. 熟悉 支气管扩张症的病因、辅助检查的临床意义/处理原则。

3. 了解 支气管扩张症的发病机制。

技能要求：

1. 具备正确护理支气管扩张症患者的技能。

2. 具备大咯血、窒息患者的护理抢救配合技能。

素质要求：

1. 临床护理工作中体现护理人员职业素质及人文关怀。

2. 大咯血、窒息患者抢救护理时能与医护人员进行良好的配合。

➡ 案例引导

案例：患者，女性，46岁。反复咳痰、咯血10余年，再咯血1天入院。患者家属诉其1岁时曾患麻疹并肺炎，之后经常出现咳嗽、咳黄色脓痰，一般刚睡觉时痰量较多，时有痰中带血。近1天，脓痰量明显增多，整口咯血，24小时量约为300ml，低热。体格检查：体温37.8℃，脉搏93次/分，呼吸18次/分，血压102/70mmHg。营养正常。手指呈杵状。左下肺可闻及固定的中湿啰音。胸片示左下肺可见卷发样阴影。

讨论：

1. 该患者最可能的诊断是什么？

2. 患者发生咯血应如何进行护理抢救配合？

支气管扩张症（bronchiectasis）指急、慢性呼吸道感染和支气管阻塞后，反复发生支气管化脓性炎症，致使气管壁结构破坏，管壁增厚，引起支气管异常和持久性扩张的一类异质性疾病的总称，可以是原发或继发，主要分为囊性纤维化导致的支气管扩张症和非囊性纤维化导致的支气管扩张症。临床表现为慢性咳嗽、咯大量脓痰和（或）反复咯血。近年来本病发病率有减少趋势，但随着CT的普及，尤其是高分辨CT的应用，某些晚期慢阻肺患者也发现了一定比例的支气管扩张症。

【病因与发病机制】

支气管扩张症可分为先天性与继发性。先天性支气管扩张症较少见，但弥漫性支气管扩张常发生于存在遗传、免疫或解剖缺陷的患者。低免疫球蛋白血症、免疫缺陷和罕见的气道结构异常也可引起弥漫性支气管扩张。此外，其他气道疾病，如变态反应性支气管肺曲菌病也是诱发支气管扩张症的原因之一。局灶性支气管扩张可源自未进行治疗的肺炎或气道阻塞，如异物、肿瘤、外源性压迫或肺叶切除后解剖移位。

上述疾病损伤了宿主气道清除机制和防御功能，易发生感染和炎症。细菌反复感染可使气道内因充满含有炎性介质和病原菌的黏稠液体而逐渐扩大、形成瘢痕和扭曲。水肿、炎症和新血管形成使支气管壁变厚。周围间质组织和肺泡的破坏导致肺组织纤维化、肺气肿，或二者兼有。支气管扩张常发生于段或亚段支气管壁的破坏和炎性改变，受累管壁的结构，包括软骨、肌肉和弹性组织被破坏并被纤维组织替代，进而形成三种不同类型，如柱状扩张、囊状扩张、不规则扩张。支气管扩张症是呼吸科化脓性疾病之一，由于各种致病因素导致慢性气道炎症，气道内分泌物增多，气道廓清障碍，出现痰液积聚，气道梗阻，进而出现病原微生物定植，增生及感染的概率增加，而反复的细菌感染会加重气道炎性反应及气道壁的破坏和增厚，反过来降低痰液廓清的能力。

【临床表现】

1. 症状

（1）咳嗽、咳痰 主要症状为持续或反复的咳嗽、咳痰或咳脓痰。痰液为黏液性、黏液脓性或脓性，可呈黄绿色，收集后分层：上层为泡沫，中间为混浊黏液，下层为脓性成分，最下层为坏死组织。无明显诱因者常隐匿起病，无症状或症状轻微。随着感染加重，可出现痰量增多和发热，可仅为支气管感染加重，也可为病变累及周围肺实质出现肺炎所致。当支气管扩张伴急性感染时，患者可表现为咳嗽、咳脓痰和伴随肺炎。

（2）呼吸困难和喘息　常提示有广泛的支气管扩张或有潜在的慢性阻塞性肺疾病。

（3）反复咯血　50%～70%的病例可发生咯血，大出血常为小动脉被侵蚀或增生的血管被破坏所致。部分患者仅以反复咯血为唯一症状，临床称为"干性支气管扩张症"。

2. 体征　气道内有较多分泌物时，体检可闻及湿啰音和干啰音。病变严重尤其是伴有慢性缺氧、肺源性心脏病和右心衰竭的患者可出现杵状指及右心衰竭体征。

【实验室及其他检查】

1. 影像学检查

（1）胸部 X 线检查　囊状支气管扩张的气道表现为显著的囊腔，腔内可存在气液平面。支气管扩张的其他表现为气道壁增厚，主要由支气管周围炎症所致。由于受累肺实质通气不足、萎陷，扩张的气道常聚拢，纵切面可表现为"双轨征"，横切面表现为"环形阴影"。该检查对判断有无支气管扩张缺乏特异性。

（2）胸部高分辨 CT 扫描（HRCT）　HRCT 可在横断面上清楚的显示扩张的支气管，现已成为支气管扩张的主要诊断方法。

2. 实验室检查

（1）血常规及炎性标志物　当细菌感染导致支气管扩张症急性加重时，血常规白细胞计数、中性粒细胞分类及 C 反应蛋白可升高。

（2）血清免疫球蛋白　合并免疫功能缺陷者可出现血清免疫球蛋白缺乏。

（3）血气分析　可判断患者是否合并低氧血症和（或）高碳酸血症。

（4）微生物检查　留取合格的痰标本送检涂片染色以及痰细菌培养。

（5）其他　必要时可检测类风湿因子、抗核抗体、抗中性粒细胞胞浆抗体。

3. 其他

（1）纤维支气管镜检查　当支气管扩张呈局灶性且在段支气管以上时，可呈弹坑样改变，可通过纤维支气管镜采样用于病原学诊断及病理诊断。纤支镜检查还可明确出血、扩张或阻塞的部位。还可经纤支镜进行局部灌洗，采取灌洗液进行涂片、细菌学和细胞学检查，协助诊断和指导治疗。

（2）肺功能测定　可证实由弥漫性支气管扩张或相关阻塞性肺疾病导致的气流受限以及指导临床使用支气管舒张药。

【诊断要点】

根据反复咳脓痰、咯血病史和既往有诱发支气管扩张的呼吸道感染病史，HRCT 显示支气管扩张的异常影像学改变，可明确诊断。

【处理原则】

1. 治疗基础疾病　对活动性肺结核伴支气管扩张者应积极抗结核治疗，低免疫球蛋白血症者可使用免疫球蛋白替代治疗。

2. 控制感染　出现急性感染征象时需应用抗感染药物。可根据痰培养和药敏试验结果指导选择抗生素。细菌检查结果未报告之前，可给予经验性抗菌药物治疗。无铜绿假单胞菌感染高危因素的患者应立即经验性使用对流感嗜血杆菌有活性的抗菌药物；铜绿假单胞菌感染高危因素的患者，可选具有抗假单胞菌活性的β–内酰胺类抗生素、碳青霉烯类、喹诺酮类、氨基糖苷类，可单独应用或联合应用。慢性咳脓痰者，可使用疗程更长的抗生素，或间断并规则使用单一抗生素以及轮换使用抗生素。支气管扩张症患者容易合并曲霉菌的定植和感染，曲霉菌的侵袭性感染治疗一般选用伏立康唑。

3. 改善气流受限　长效支气管舒张药可改善气流受限并帮助清除分泌物，对伴有气道高反应及可逆性气流受限者常有一定疗效。

4. 清除气道分泌物　包括物理排痰和化痰药物。物理排痰包括体位引流、雾化吸入、胸部震荡、正压通气、主动呼吸训练等。药物包括黏液溶解剂、痰液促排剂、抗氧化剂等。切忌在非囊性纤维化支气管扩张剂患者使用重组脱氧核糖核酸酶。

5. 免疫调节剂　使用一些促进呼吸道免疫增强的药物可以减少支气管扩张症患者的急性发作。

6. 咯血的治疗　对反复咳血的患者，如少量咯血，可以对症治疗或口服安络血、云南白药；若中等量咯血，垂体后叶素或酚妥拉明静脉给药；大量咯血或咯血不止者：经内科治疗无效，可考虑介入栓塞治疗或外科手术治疗。

7. 外科治疗　如支气管扩张为局限性，经充分的内科治疗后仍反复发作，可考虑外科手术切除病变组织。对采取所有治疗仍致残的病例，必要时可考虑肺移植。

【护理诊断/问题】

1. 清理呼吸道无效　与呼吸道大量黏稠脓痰和无效咳嗽有关。

2. 营养失调：低于机体需要量　与慢性感染迁延不愈导致机体消耗和咯血有关。

3. 焦虑　与疾病迁延、个体健康受损有关。

4. 潜在并发症　大咯血、窒息。

【护理措施】

1. 一般护理

（1）环境与休息　保持病房内空气流通，维持适宜的温、湿度，注意保暖。急性感染或病情严重者应卧床休息，指导患者缓解期可做呼吸锻炼操和适当的体育锻炼，以增强机体抵抗力。

（2）饮食护理　给患者提供高热量、高蛋白、富含维生素和纤维素的食物，少量多餐。避免过冷、过热、油炸、辛辣食物诱发咳嗽，引起咯血。指导患者在咳嗽后及进食前后漱口，以保持口腔清洁，增进食欲。鼓励患者多饮水，每天在1500ml以上，以提供充足的水分，利于稀释并排出痰液。

2. 病情观察　观察并记录痰液的量、颜色、性质、气味及与体位的关系，痰液静置后有无分层现象。密切观察患者咯血的量、颜色、性质及出血速度。观察并记录生命体征及意识状态的变化。病情严重者还需观察患者缺氧情况，是否出现发绀、气促等表现。注意评估患者有无消瘦、贫血等全身症状。

3. 用药护理　遵医嘱使用抗生素、祛痰药、支气管舒张药与止血药等药物，指导患者熟悉药物的剂量、用法、疗效及不良反应。

4. 体位引流　是利用重力作用使呼吸道内分泌物流入气管、支气管并排出体外的方法。方法如下。①引流前准备：评估患者耐受程度，向患者解释其目的、过程和注意事项，监测生命体征，听诊肺部以明确病变部位。引流前15分钟遵医嘱使用支气管舒张剂（有条件可使用雾化吸入或手按定量吸入器）。备好排痰用一次性容器或纸巾。②引流体位：引流体位的选择取决于分泌物潴留部位和患者的耐受程度，原则上抬高病灶位置，使引流支气管开口向下（图2-4-1）。首先引流上叶，再引流下叶后基底段。患者如不能耐受，应及时调整姿势。胸部创伤、头部外伤、咯血、严重心血管疾病和病情不稳定者，不宜采用头低位进行体位引流。③引流时间：依据病变部位、病情和患者状况，每天1~3次，每次15~20分钟，早晨清醒后立即进行效果最佳。一般在餐前1小时或餐后1~2小时进行，以预防胃食管反流、恶心、呕吐等不良反应。④引流的观察：引流时观察患者有无头晕、疲劳、出汗、脉搏细弱、面色苍白等表现，如患者心率超过120次/分、心律失常、高血压、低血压、眩晕或发绀，应立即停止引流并通知医生。⑤引流的配合：在体位引流的过程中，鼓励并指导患者做腹式呼吸，辅以胸部叩击或震荡等排痰措施。协助患者在保持引流体位时进行咳嗽，也可取坐位以产生足够的气流促进排痰，提高引流效果。⑥引流后护理：体位引流结束后，协助患者取舒适体位，漱口。观察患者咳痰情况，听诊肺部呼吸音的变化，评价并记录体位引流的效果。

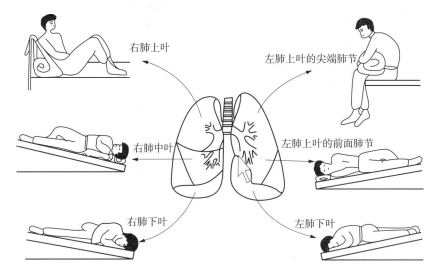

图2-4-1　排痰体位引流

5. 咯血护理

（1）休息与体位　小量咯血患者以静卧休息为主，大量咯血者应绝对卧床休息，尽量避免搬动患者。协助患者取患侧卧位，可防止病灶向健侧扩散并有利于健侧肺通气。

（2）饮食与排泄　大量咯血者应禁食；小量咯血者宜进食少量温、凉流质食物，避免过冷或过热食物诱发或加重咯血。多饮水，多食纤维素丰富食物，以保持排便通畅，避免用力排便使回心血量增加、肺循环压力增高而诱发咯血。

（3）保持呼吸道通畅　患者咯血时，护士应协助其取侧卧位，头偏向一侧，嘱患者将气管内痰液和积血轻轻咳出，痰液黏稠无力咳出者可吸痰。重症患者在吸痰前后适当提高吸氧浓度，以防吸痰引起低氧血症。咯血时轻拍健侧背部，嘱患者不要屏气，以免诱发喉头痉挛，使血液流出不畅形成血块，导致窒息。

（4）用药护理　垂体后叶素可使小动脉收缩，减少肺血流量从而减轻咯血。但同时也能引起冠状动脉收缩及子宫、肠道平滑肌收缩，故孕妇、高血压和冠心病、心力衰竭患者忌用。静脉点滴时速度勿过快，避免出现面色苍白、出汗、心悸、胸闷、腹痛、水样腹泻等不良反应。年老体弱患者使用镇静和镇咳药后，需密切观察呼吸中枢和咳嗽反射受抑制情况，尽早发现因呼吸抑制导致的呼吸衰竭及不能咯出血块导致的窒息。

（5）基础护理　患者发生咯血时，安慰患者，消除患者的恐惧感。及时清除口腔内的血块及分泌物，保持清洁，防止口腔炎发生。及时清理患者污染的衣物、被褥，有助于稳定情绪，增加安全感，避免精神紧张而加重病情。

（6）病情观察　密切观察患者咯血的量、颜色、性质及出血的速度，生命体征及意识状态变化；有无窒息征象，有无阻塞性肺不张、肺部感染及休克等并发症的表现。

（7）窒息的抢救配合　对大咯血及意识不清的患者，应在床旁备好急救设备，一旦患者出现窒息征象，应立即取头低足高45°俯卧位，面向一侧，轻拍背部，迅速排出在气道和口咽部的血块，或直接刺激咽部以咳出血块。必要时用吸痰管负压吸引，给予高浓度吸氧。做好气管插管或气管切开的准备与配合工作，以解除呼吸道阻塞。

6. 健康教育

（1）疾病预防知识指导　支气管扩张症与感染密切相关，应积极防治呼吸道感染性疾病，注意保暖，避免受凉，预防感冒，减少刺激性气体吸入。向患者家属讲解加强营养对机体康复的作用，使患者摄取足够营养素，以增强抵抗力。鼓励患者参加体育锻炼，建立良好色生活习惯，以维护心、肺功能状态。

（2）疾病知识指导　帮助患者及家属了解疾病发生、发展、治疗及护理过程。指导患者自我监测病情，学会识别病情变化的征象，一旦发现症状加重，应及时就诊。强调清除痰液对减轻症状、预防感染的重要性，告知患者不自行服用抗菌药物，指导患者及家属学习和掌握有效咳嗽咳痰、胸部叩击、雾化吸入和体位引流排痰的方法，长期坚持，以控制病情发展。

【预后】

支气管扩张范围局限者，积极治疗可改善生命质量和延长寿命。支气管扩张范围广泛者易损害肺功能，甚至发展至呼吸衰竭而引起死亡。大咯血也可严重影响预后。

（刘美芳）

PPT

第五节　支气管哮喘

📖 **学习目标**

知识要求：

1. 掌握　支气管哮喘的定义、临床表现、常见护理诊断及主要护理措施。

2. 熟悉　支气管哮喘的病因、诊断要点、处理原则。

3. 了解　支气管哮喘的发病机制、实验室及其他检查。

技能要求：

1. 具备正确护理支气管哮喘患者的技能。

2. 具备支气管哮喘患者急性发作的护理抢救配合技能。

素质要求：

1. 临床护理工作中体现护理人员职业素质及人文关怀。

2. 哮喘急性发作时，抢救护理时能与医护人员进行良好的配合。

⇒ 案例引导

案例：患者，女性，37 岁。因"反复发作性呼气性呼吸困难十余年，再发 3 小时"入院。患者近十年来，每年春夏季节之交发作呼气性呼吸困难，晚上不能平卧，稍活动即感气促，生活不能自理，每次经静脉用药（具体不详）治疗后缓解。3 小时前春游归来途中突发上述症状。本次发病以来无发热，无咳嗽、咳痰，无咯血。端坐位，口唇、面色发绀，说话不能成句。体格检查：胸廓饱满，双肺叩诊呈过清音，呼吸音低，满布哮鸣音，未闻及湿啰音。心率 110 次/分，律齐，无杂音。血常规：白细胞 9.8×10^9/L，中性粒细胞百分比 75%，淋巴细胞百分比 17%，嗜酸性粒细胞 0.08×10^9/L。胸片：双肺透明度减低，未见其他病理改变。

讨论：

1. 该患者最可能的医疗诊断是什么？
2. 该患者存在哪些主要护理诊断？并提出相应的护理措施？

支气管哮喘（bronchial asthma）简称哮喘，是一种以慢性气道炎症和气道高反应性为特征的异质性疾病。主要特征包括气道慢性炎症，气道对多种刺激因素呈现的高反应性，多变的可逆性气流受限，以及随病程延长而导致的一系列气道结构的改变，即气道重构。临床表现为反复发作的喘息、气急、胸闷或咳嗽等症状，常在夜间及凌晨发作或加重，多数患者可自行缓解或经治疗后缓解。

哮喘是全球性慢性疾病之一，全球约有 3 亿，我国约有 3000 万哮喘患者。各国哮喘患病率从 1%~18% 不等，我国成人哮喘的患病率为 1.24%，且呈逐年上升趋势。一般认为发达国家患病率高于发展中国家，城市高于农村。哮喘的死亡率为（1.6~36.7）/10 万多与哮喘长期控制不佳、最后一次发作时治疗不及时有关，其中大部分是可预防的。我国已成为全球哮喘病死率最高的国家之一。

【病因与发病机制】

1. 病因 哮喘是一种复杂的、具有多基因遗传倾向的疾病，其发病具有家族集聚现象，亲缘关系越近，患病率越高。近年来，点阵单核苷酸多态性基因分型技术的发展给哮喘的易感基因研究带来革命性的突破。具有哮喘易感基因的人群发病与否受环境因素的影响较大，深入研究基因-环境相互作用将有助于揭示哮喘发病的遗传基因。

环境因素包括变应原性因素，如室内变应原（尘螨、家养宠物、蟑螂）、室外变应原（花粉、草粉）、职业性变应原（油漆、活性染料）、食物（鱼、虾、蛋类、牛奶）、药物（阿司匹林、抗生素）和非变应原性因素，如大气污染、吸烟、运动、肥胖等。

2. 发病机制 哮喘的发病机制非常复杂，尚未完全阐明，可归纳为气道免疫-炎症机制、神经调节机制及其相互作用。

（1）气道免疫-炎症机制

1）气道炎症形成机制 哮喘的炎症反应是由多种炎症细胞、炎症介质和细胞因子共同参与、相互作用的结果。根据接触变应原后哮喘发生的时间，可分为早发型哮喘反应（immediate asthmatic reaction，IAR）、迟发型哮喘反应（late asthma reaction，LAR）和双相型哮喘反应（diphase asthmatic reaction，DAR）。IAR 在接触变应原的同时立即发生，15~30 分钟达到高峰，2 小时逐渐恢复正常。LAR 在接触变应原后约 6 小时发生，持续时间长，可达数天。约半数以上患者出现迟发型哮喘反应。

2）气道高反应性（airway hyperresponsiveness，AHR）

指气道对各种刺激因子如变应原、理化因素、药物、运动等呈现的高度敏感状态，表现为患者接触这些刺激因子时气道出现过强或过早的收缩反应。AHR 是哮喘的基本特征，可通过支气管激发试验来量化和评估，有症状的哮喘患者几乎都存在 AHR。目前普遍认为气道慢性炎症是导致 AHR 的重要机制之一。长期存在的无症状的气道高反应性者出现典型哮喘症状的风险明显增加。然而，出现 AHR 者并非都是哮喘，如长期吸烟、病毒性上呼吸道感染、接触臭氧、慢性阻塞性肺疾病等也可出现 AHR，但程度相对较轻。

（2）神经调节机制 神经因素是哮喘发病的重要环节之一。支气管受复杂的自主神经支配，除肾上腺素能神经、胆碱能神经外，还有非肾上腺素能非胆碱能（NANC）神经系统。哮喘患者 β 肾上腺素受体功能低下，而患者对吸入组胺和乙酰甲胆碱的气道反应性显著增高则提示存在胆碱能神经张力的增加。NANC 神经系统能释放舒张支气管平滑肌的神经介质如血管活性肠肽、一氧化氮及收缩支气管平滑肌的介质如 P 物质、神经激肽，两者失衡可引起支气管平滑肌收缩。此外，从感觉神经末梢释放的 P 物质、降钙素基因相关肽、神经激肽 A 等导致血管扩张、血管通透性增加和炎性渗出，此即为神经性炎症。神经源性炎症通过局部轴突反射释放感觉神经肽而引起哮喘发作。

【临床表现】

1. 症状 典型表现为发作性伴有哮鸣音的呼气性呼吸困难，可伴有气促、胸闷或咳嗽。症状可在数分钟内发生，持续数小时至数天，可自行缓解或用平喘药物治疗后缓解。夜间及凌晨发作或加重是哮喘的重要临床特征。临床还存在没有喘息症状的不典型哮喘，患者表现为发作性胸闷、咳嗽或其他症状。对以咳嗽是唯一症状的不典型哮喘称为咳嗽变异性哮喘。以胸闷是唯一症状的不典型哮喘称为胸闷变异性哮喘。有些患者尤其是青少年的哮喘症状在运动时出现，称为运动性哮喘。

2. 体征 发作时典型的体征为双肺可闻及广泛的哮鸣音，呼气音延长。但非常严重的哮喘发作，哮鸣音反而减弱，甚至完全消失，表现为"沉默肺"，是病情危重的表现。非发作期体检可无异常发现，故未闻及哮鸣音，不能排除哮喘。

【实验室及其他检查】

1. 痰液检查 大多数哮喘患者诱导痰液中嗜酸性粒细胞计数增高（>2.5%），且与哮喘症状相关。诱导痰嗜酸性粒细胞计数可作为评价哮喘气道炎症指标之一，也是评估糖皮质激素治疗反应性的敏感指标。

2. 呼吸功能检查

（1）通气功能检测 哮喘发作时呈阻塞性通气功能障碍表现，用力肺活量（FVC）正常或下降，第一秒用力呼气容积（FEV_1）、1秒率（$FEV_1/FVC\%$）以及最高呼气流量（PEF）均下降；残气量及残气量与肺总量比值增加。其中 $FEV_1/FVC\% <70\%$ 或 FEV_1 低于正常预计值的80%是判断气流受限最重要的指标。缓解期上述通气功能指标可逐渐恢复。病变迁延、反复发作的患者，其通气功能可逐渐下降。

（2）支气管激发试验（bronchial provocation test，BPT） 评估气道反应性。常用吸入激发剂为乙酰甲胆碱和组胺，其他激发剂包括变应原、单磷酸腺苷、甘露醇、高渗盐水等，也有用物理激发因素如运动、冷空气等作为激发剂。结果判断与采用的激发剂有关，通常以使 FEV_1 下降20%所需吸入乙酰甲胆碱或组胺积累剂量或浓度来表示，如 FEV_1 下降≥20%，判断结果为阳性，提示存在气道高反应性。BPT适用于非哮喘发作期、FEV_1 在正常预计值70%以上的患者。

（3）支气管舒张试验（bronchial dilation test，BDT） 测定气道的可逆性改变，常用的吸入支气管舒张剂有沙丁胺醇、特布他林。在吸入支气管舒张剂20分钟后重复检测肺功能，FEV_1 较用药前增加≥12%，且绝对值增加≥200ml判断为支气管舒张试验阳性，提示存在可逆性气道阻塞。

（4）呼吸流量峰值（PEF）及其变异率测定 哮喘发作时PEF下降。PEF平均每日昼夜变异率>10%，或PEF周变异率>20%，提示存在气道可逆性的改变。

3. 胸部影像学检查 哮喘发作时胸部X线可见两肺透亮度增高，呈过度通气状态，缓解期多无明显异常。部分患者CT检查可见支气管壁增厚、黏液阻塞。

4. 血气分析 严重哮喘发作时可出现缺氧。由于过度通气可使 $PaCO_2$ 下降，pH上升，表现为呼吸性碱中毒。若病情恶化，可同时出现缺氧和 CO_2 潴留，表现为呼吸性酸中毒。$PaCO_2$ 较前增高，即使在正常范围也要警惕严重的气道阻塞的发生。

5. 特异性变应原的检测 外周血变应原特异性IgE增高结合病史有助于病因诊断；血清总IgE测定对哮喘诊断价值不大，但其增高的程度可作为重症哮喘使用IgE抗体治疗及调整剂量的依据。体内变应原实验包括皮肤变应原实验和吸入变应原实验。

6. 呼出气一氧化氮（FeNO）检测 可以作为评估气道炎症和哮喘控制水平的指标，也可以用于判断吸入激素治疗的反应。

【诊断要点】

1. 诊断标准 典型哮喘的临床症状和体征

（1）反复发作喘息、气急、胸闷或咳嗽，夜间及晨间多发，多与接触变应原、冷空气、物理或化学性刺激、病毒性上呼吸道感染、运动等有关。

（2）发作时在双肺可闻及散在或弥漫性哮鸣音，呼气相延长。

（3）上述症状可经治疗缓解或自行缓解。

（4）可变气流受限的客观指标 ①支气管激发试验阳性；②支气管舒张试验阳性；③平均每日PEF昼夜变异率>10%或PEF周变异率>20%。

符合上述症状和体征，同时具备气流受限的客观指标检查中的任一条，并除外其他疾病引起的喘息、气急、胸闷和咳嗽，可诊断为支气管哮喘。

咳嗽变异性哮喘 指咳嗽作为唯一或主要症状，无喘息、气急等典型哮喘症状，同时具备可变气流受限客观检查中的任一条，除外其他疾病所引起的咳嗽。

2. 哮喘的分期及控制水平分级 哮喘可分为急性发作期与非急性发作期。

（1）急性发作期 指气急、喘息、胸闷、咳嗽等症状突然发生或症状加重，伴呼气流量降低，常因接触变应原等刺激物或治疗不当所致。哮喘急性发作时其轻重程度不一，病情加重可在数小时或数天内出现，偶尔可在数分钟内危及生命，故应对病情做出正确评估，并及时给予有效的治疗。急性发作时病情严重程度可分为轻度、中度、重度和危重4级。

1）轻度 步行、上楼时有气短，可有焦虑，呼吸频率轻度增加，闻及散在哮鸣音，肺通气功能和血气检查正常。

2）中度 稍事活动便有气短，讲话常有中断，时有焦虑，呼吸频率增加，可有三凹征，哮鸣音响亮、弥漫，心率增快，可出现奇脉，使用支气管舒张剂后 PEF 占预计值 60% ~80%，SaO_2 为 91% ~95%。

3）重度　休息时感气短，只能单字讲话，端坐呼吸，常有焦虑和烦躁，大汗淋漓。呼吸频率 >30 次/分，常有三凹征，哮鸣音响亮、弥漫。心率 >120 次/分，奇脉，使用支气管舒张剂后 PEF 占预计值 <60% 或绝对值 <100L/min 或作用时间 <2 小时，PaO_2 <60mmHg，$PaCO_2$ >45mmHg，SaO_2 ≤90%，pH 可降低。

4）危重　患者不能讲话，嗜睡或意识模糊，胸腹矛盾运动，哮鸣音明显减弱甚至消失。脉率变慢和不规则，严重低氧血症和高二氧化碳血症，pH 降低。

（2）慢性持续期　患者虽没有急性发作，但在相当长的时间内仍有不同频率和不同程度的喘息、咳嗽、胸闷等症状，可伴有肺通气功能下降。

（3）临床缓解期　指患者无喘息、气急、胸闷、咳嗽等症状，并维持 1 年以上。

【处理原则】

哮喘目前无特效的根治方法，但长期规范化治疗可使大多数患者达到良好或完全的临床控制。治疗的目标是长期控制症状和预防未来风险的发生，使患者能与正常人一样生活、工作及学习。

1. 确定并减少危险因素接触　部分患者能找到引起哮喘发作的变应原或其他非特异刺激因素，使患者脱离并长期避免接触这些危险因素是防治哮喘最有效的方法。

2. 药物分类和作用特点　治疗哮喘的药物分为控制药物和缓解药物。控制药物指需要长期使用的药物，主要作用是治疗气道慢性炎症，使哮喘维持临床控制，又称抗炎药。缓解药物指按需使用的药物，能迅速解除支气管痉挛从而缓解哮喘症状，又称解痉平喘药。

（1）糖皮质激素　简称激素，是目前控制哮喘最为有效的药物。

1）吸入给药　糖皮质激素由于局部抗炎作用强、全身不良反应少，是目前哮喘长期治疗的首选药物。常用吸入药物有倍氯米松、布地奈德、氟替卡松、莫米松、环索奈德等，通常需规律吸入 1 ~2 周以上方能生效。根据哮喘病情选择剂量。

2）口服给药　用于吸入激素无效或需短期强化治疗的患者，常用泼尼松、泼尼松龙等。起始剂量为每天 30 ~60mg，症状缓解后逐渐减量至每天 ≤10mg，然后停用，改用吸入剂。不建议长期口服激素用于维持哮喘控制治疗。

3）静脉给药　严重哮喘发作时，应及早经静脉给予琥珀酸氢化可的松或甲泼尼龙。

（2）β_2 受体激动剂　起到舒张支气管、缓解哮喘症状的作用。分为 SABA（维持 4 ~6 小时）和 LABA（维持

10 ~12 小时），LABA 又可分为快速起效（数分钟起效）和缓慢起效（30 分钟起效）两种。

1）SABA　治疗哮喘急性发作的首选药物。有吸入、口服和静脉三种制剂，首选吸入给药。常用药物有沙丁胺醇、特布他林。吸入剂有定量气雾剂（metered dose inhaler，MDI）、干粉剂和雾化溶液。SABA 应按需间歇使用，不宜长期、单一使用。主要不良反应有心悸、骨骼肌震颤、低钾血症等。

2）LABA　与吸入型糖皮质激素联合用药是目前最常用的哮喘控制方法。常用药物有沙美特罗、福莫特罗。目前常用吸入型糖皮质激素加 LABA 的联合制剂有氟替卡松/沙美特罗吸入干粉剂、布地奈德/福莫特罗吸入干粉剂。

（3）白三烯（LT）调节剂　具有抗炎和舒张支气管平滑肌的作用，是目前除吸入型糖皮质激素外唯一可单独应用的哮喘控制性药物，可作为轻度哮喘吸入型糖皮质激素的替代治疗药物和中、重度哮喘的联合用药，尤适用于治疗运动性哮喘、阿司匹林哮喘和伴有过敏性鼻炎哮喘患者。如口服孟鲁司特、扎鲁司特等。

（4）茶碱类药物　具有舒张支气管和气道抗炎的作用，是目前治疗哮喘的有效药物之一。

1）口服给药　氨茶碱和缓释茶碱用于轻、中度哮喘急性发作及维持治疗。常用剂量为每天 6 ~10mg/kg，口服缓释茶碱尤适用于控制夜间哮喘症状。小剂量控（缓）释茶碱与吸入型糖皮质激素联合是目前常用的哮喘控制性药物之一。

2）静脉给药　氨茶碱首剂负荷剂量是 4 ~6mg/kg，维持量为 0.6 ~0.8mg/（kg·h），注射速度不宜超过 0.25mg/（kg·min），每日最大用量（包括口服和静脉用药）一般不超过 1.0g。静脉给药主要用于重症和危重症哮喘。

（5）抗胆碱药　具有舒张支气管、减少黏液分泌的作用，但舒张支气管的作用比 β_2 受体激动剂弱。分为 SAMA（维持 4 ~6 小时）和长效抗胆碱药（LAMA，维持 24 小时）两种。常用的 SAMA 异丙托溴铵有 MDI 和雾化溶液两种剂型，主要用于哮喘急性发作的治疗，多与 β_2 受体激动剂联合应用。常用的 LAMA 噻托溴铵是选择性 M_1、M_3 受体拮抗剂，目前只有干粉吸入剂和喷雾剂，特点是作用更强、持续时间更久。LAMA 主要用于哮喘合并慢性阻塞性肺疾病及慢性阻塞性肺疾病患者的长期治疗。

（6）抗 IgE 抗体　临床使用时间较短，远期疗效和安全性还有待进一步观察。主要用于经吸入糖皮质激素和 LABA 联合治疗后症状仍未控制且血清 IgE 水平增高的重症哮喘患者。

（7）抗 IL-5 治疗　对于高嗜酸性粒细胞血症的哮喘患者治疗效果好。

3. 急性发作期的治疗 哮喘急性发作的治疗目的是尽快缓解气道痉挛，纠正低氧血症，恢复肺功能，预防进一步恶化或再次发作，防治并发症。

（1）轻度 经 MDI 吸入 SABA，效果不佳时可加缓释茶碱片，或加短效抗胆碱能药气雾剂吸入。

（2）中度 吸入 SABA（常用雾化吸入），第 1 小时内可持续雾化吸入。可联合应用雾化吸入短效抗胆碱药、激素混悬液，必要时可联合静脉注射茶碱类。若治疗效果欠佳，尤其是在控制性药物治疗基础上发生的急性发作，应尽早口服糖皮质激素，同时吸氧。

（3）重度至危重度 持续雾化吸入 SABA，联合雾化吸入短效抗胆碱药、激素混悬液及静滴茶碱类药物，吸氧。尽早静脉应用糖皮质激素，待病情控制和缓解后改口服。维持水、电解质、酸碱平衡。经上述治疗后临床症状和肺功能无改善甚至继续恶化，需及时给予机械通气治疗，其指征主要为呼吸肌疲劳、$PaCO_2 \geqslant 45mmHg$、意识改变（应进行有创机械通气）。此外还需预防呼吸道感染等。

4. 哮喘慢性持续期的治疗方案 哮喘患者长期治疗方案分为 5 级，见表 2 - 5 - 1。慢性持续期的治疗应在评估和监测患者哮喘控制水平的基础上，定期根据长期治疗分级方案进行调整。

表 2 - 5 - 1 根据哮喘病情控制分级制定治疗方案

	第 1 级	第 2 级	第 3 级	第 4 级	第 5 级
缓解药物	按需使用 SABA	按需使用 SABA	按需使用 SABA 或低剂量布地奈德/福莫特罗或倍氯米松/福莫特罗		
推荐控制药物	不需用药	低剂量 ICS	低剂量 ICS 加 LABA	中/高剂量 ICS 加 LABA	第 4 级上加其他治疗

注：推荐选用的治疗方案，但也要考虑患者的实际情况，如经济收入和当地的医疗资源等。

对哮喘患者进行哮喘知识的健康教育、有效控制环境和避免诱发因素，要贯穿在整个哮喘治疗过程中。对大多数未经规范治疗的持续性哮喘患者，初始治疗应从第 2 级治疗方案开始，如果初始评估提示哮喘处于严重未控制者，选择第 3 级治疗方案开始。从第 2 级到第 5 级的治疗方案中都有不同的哮喘控制药物可供选择，而在每一级中都应按需使用缓解药物，以迅速缓解哮喘症状。如果使用该级治疗方案不能控制哮喘，治疗方案应升级直至达到哮喘控制为止。当哮喘控制后并能维持至少 3 个月以上，且肺功能恢复并维持平稳状态，可考虑降级治疗。

5. 免疫疗法 分为特异性和非特异性两种，前者又称脱敏疗法或减敏疗法。特异性免疫治疗是指将诱发哮喘发作的特异性变应原（如螨、花粉、猫毛等）配制成各种不同浓度的提取液，通过皮下注射、舌下含服或其他途径用药，使患者对该种变应原的耐受性增高，当再次接触此变应原时，不再诱发哮喘发作，或发作程度减轻。非特异性疗法如注射卡介苗及其衍生物、转移因子、疫苗等生物制品，有一定的辅助疗效。

6. 咳嗽变异性哮喘和胸闷变异性哮喘的治疗 原则同典型哮喘，疗程可短于典型哮喘。

7. 重症哮喘的治疗 重症哮喘是指在过去 1 年中 >50% 时间需给予高剂量糖皮质激素联合和 LABA 和（或）LTRA/缓释茶碱，或全身激素治疗，才能维持哮喘控制，或即使在上述治疗下仍不能控制的哮喘。治疗包括：①首先排除患者治疗依从性不佳，并排除诱发加重或使哮喘难控制的因素。②给予高剂量糖皮质激素联合/不联合口服激素，加用白三烯调节剂、抗 IgE 抗体联合治疗。③其他可选择的治疗如免疫抑制剂、支气管热成形术等。

【护理诊断/问题】

1. 低效性呼吸型态 与支气管平滑肌痉挛、气道炎症、气道阻力增加有关。

2. 清理呼吸道无效 与支气管平滑肌痉挛、痰液黏稠、无效咳嗽等有关。

3. 焦虑 与哮喘发作时呼吸困难、濒死感及反复发作有关。

4. 知识缺乏 缺乏正确使用定量雾化吸入器用药的相关知识。

5. 潜在并发症 气胸、慢阻肺、支气管扩张症、肺纤维化和肺源性心脏病等。

【护理措施】

（一）一般护理

1. 环境与体位 有明确过敏原者应尽快脱离，提供安静、舒适、温湿度适宜的环境，保持室内清洁、空气流通。室内不宜摆放花草、不养宠物，避免使用皮毛、羽绒或蚕丝织物等。根据病情协助患者取舒适体位，端坐呼吸者提供床旁桌支撑以减少体力消耗。

2. 饮食护理 约 20% 的成年患者和 50% 的患儿可因不恰当的饮食而诱发或加重哮喘，应提供清淡、易消化、足够热量的饮食，避免进食硬、冷、油炸、有刺激性的食物。若能找出与哮喘发作有关的食物，如鱼、虾、蟹、蛋类、牛奶等，应避免食用。有些食物添加剂如酒石黄和亚硝酸盐可诱发哮喘发作，需引起注意。有烟酒嗜好患者应指导其戒除。鼓励患者每天饮水 2500 ~ 3000ml，以补充丢失的水分,稀释痰液。重症者应建立静脉通道,遵医嘱及时、充分补液,纠正水、电解质紊乱和酸碱平衡失调。

3. 口腔与皮肤护理 哮喘急性发作时,患者常会大量出汗,应及时给患者温水擦浴,勤换衣物与床单,保持皮肤的清洁、干燥和舒适。协助并鼓励患者咳嗽后用温水漱口,必要时行特殊口腔护理,保持口腔清洁,预防口腔感染。

(二)病情观察

观察哮喘发作的前驱症状,如鼻咽痒、喷嚏、流涕、眼痒等黏膜过敏症状。哮喘发作时,密切观察患者呼吸频率、节律、深度、类型及意识状态,是否有辅助呼吸肌参与呼吸运动、皮肤黏膜是否发绀等,监测呼吸音、哮鸣音变化,监测动脉血气分析、肺功能情况,观察有无水、电解质、酸碱平衡紊乱,了解病情和治疗效果。哮喘严重发作时,如经治疗病情无缓解,需做好机械通气的准备工作。加强对急性期患者的监护,尤其是夜间和凌晨时,应严密观察有无病情变化。

(三)用药护理

遵医嘱用药,注意观察药物疗效和不良反应。

1. 糖皮质激素 吸入药物治疗的全身性不良反应少,但少数患者可出现口腔念珠菌感染、声音嘶哑和咽部不适,指导患者吸药后用清水漱口可减轻局部反应和胃肠吸收。口服用药宜在饭后服药,以减少对胃肠道黏膜的刺激。气雾吸入糖皮质激素可减少其口服量,当用吸入剂替代口服剂时,通常需同时使用2周后再逐步减少口服量。长期或大剂量使用糖皮质激素可加重骨质疏松、高血压、糖尿病和下丘脑-垂体-肾上腺轴的抑制等不良反应。指导患者不得自行减量或停药。

2. β₂受体激动剂 遵医嘱指导患者按需间歇用药,不宜长期、单一、过量使用,因为长期应用可引起β_2受体功能下降和气道反应性增高,出现耐药性。用药过程中观察有无心悸、骨骼肌震颤、低钾血症等不良反应。指导患者正确使用雾化吸入器,以保证药物的疗效,具体方法如下。

(1)定量雾化吸入器(MDI) MDI(图2-5-1)的使用需要患者协调呼吸动作,正确使用是保证吸入治疗成功的关键。①介绍雾化吸入器具:依据患者文化层次、学习能力等,提供雾化吸入器的学习资料。②演示MDI的使用方法:打开瓶盖,摇匀药液,深呼气至不能再呼时张口,将MDI喷嘴置于口中,双唇包住咬口,以慢而深的方式经口吸气,同时用手指按压喷药,至吸气末屏气10秒,使较小的雾粒沉降在气道远端,然后缓慢呼气,休息3分钟后可再重复使用1次。③反复练习使用:医护人员演示后,指导患者反复练习,直到患者完全掌握。④特殊MDI的使用:对不易掌握MDI吸入方法的儿童或重症患者,可

在MDI上加储药罐,可简化操作,增加吸入到下呼吸道和肺部的药物量,减少雾滴在口咽部沉积引起刺激,增加雾化吸入疗效。

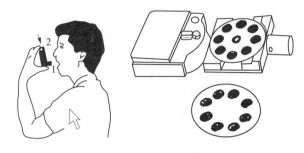

图2-5-1 使用定量雾化吸入器图

(2)干粉吸入器 常用的是都保装置和准纳器。

1)都保装置 即储存剂量型涡流式干粉吸入器,如信必可都保(布地奈德福莫特罗粉吸入剂)、普米克都保和奥克斯都保。指导患者使用都保装置的方法:①旋转并拔出都保瓶盖,确保红色旋柄在下方。②拿直都保,握住底部红色部分和都保中间部分,向某一方向旋转到底,再向反方向旋转到底,听到"咔嗒"声即完成一次装药。③先呼气,切勿对吸嘴吹气,双唇包住吸嘴,用力深长地吸气,然后将吸嘴从嘴部移开,继续屏气5秒后恢复正常呼吸。

2)准纳器 常用的有沙美特罗替卡松粉吸入剂等。指导患者使用准纳器的方法是:①一手握住准纳器外壳,另一手拇指向外推动准纳器的滑动杆直至听到咔嗒声,表明准纳器已做好吸药的准备;②握住准纳器并远离嘴,在保证平稳呼吸的前提下,先尽量呼气。③将吸嘴含入口中,深深平稳地吸气,将药物吸入口中,屏气约10秒。④拿出准纳器,缓慢恢复呼吸,关闭准纳器(听到"咔嗒"声表示关闭)。

3. 茶碱类 静脉注射时浓度不宜过高,速度不宜过快,注射时间宜在10分钟以上,以防中毒症状发生。不良反应主要包括恶心、呕吐、心律失常、血压下降和尿多,偶有呼吸中枢兴奋,严重者可引起抽搐甚至死亡。用药期间应监测血药浓度可减少不良反应的发生,其安全有效浓度为6~15mg/L。发热、妊娠、小儿或老年及患有心、肝、肾功能障碍或甲状腺功能亢进者不良反应增加。合用喹诺酮类、西咪替丁、大环内酯类药物等可影响茶碱代谢,使其排泄减慢,应加强观察。茶碱缓(控)释片有控释材料,不能嚼服,须整片吞服。

4. 其他 白三烯调节剂的不良反应主要是较轻微的胃肠道症状,少数有皮疹、血管性水肿、转氨酶升高,停药后可恢复正常。抗胆碱药吸入后,少数患者可有口苦或口干等不良反应。

（四）氧疗护理

重症哮喘患者常伴有不同程度的缺氧，应遵医嘱给予鼻导管或面罩吸氧，吸氧流量为每分钟 1～3L，吸入氧浓度一般不超过40%。吸入的氧气应加温加湿。在给氧过程中，监测动脉血气分析，注意呼吸的频率、节律和深度，观察神志、发绀情况，评价氧疗效果。

（五）心理护理

精神心理因素在哮喘的发生发展过程中起重要作用，培养良好的情绪和战胜疾病的信心是治疗和护理哮喘的重要内容。哮喘新近发生和重症发作的患者，通常会感到紧张、焦虑甚至惊恐不安，应多巡视患者，耐心解释病情和治疗措施，通过暗示、诱导等方法分散患者注意力，使身心放松，缓解过度紧张情绪。对危重哮喘患者，护士应尽量守护在床旁，给予安慰与心理支持，使其产生信任和安全感，以减轻哮喘发作的症状和控制病情。指导慢性持续期哮喘患者保持有规律的生活和乐观情绪，积极参加体育锻炼，最大程度保持劳动能力，可有效减轻患者的不良心理反应。此外，患者常有社会适应能力下降、自信心下降、交际减少等表现，应指导患者充分利用社会支持系统，动员患者家属及朋友参与对哮喘患者的管理，为其身心康复提供各方面的支持。

🌐 知识链接

哮喘控制情况的评估与监测

正确评估哮喘控制及监测哮喘病情对哮喘的防治具有重要的临床意义，内容包括症状评估、肺功能测定、气道炎性指标。①症状评估：临床常用 ACT 和 ACQ 等问卷，具有较好的可操作性和临床应用价值。②肺功能测定：可到医院进行肺功能测定，但多数患者不是每次测定均显示出可逆性气流受限，尤其是正在接受治疗的哮喘患者；峰流速仪适合患者居家自我监测气流受限，便于携带、价格便宜且容易操作。③气道炎性指标：现有的哮喘控制评估系统侧重于临床指标，方法如气道反应性测定、诱导痰细胞学检查、呼出气一氧化氮、呼出气冷凝物检测等，但目前测定方法不统一，结果差异大，操作复杂，可重复性差，若要广泛应用于临床，尚需进一步完善相关技术。

（六）健康教育

1. 疾病预防指导　针对患者个体情况，指导患者有效控制可诱发哮喘发作的各种因素，如避免使用引起过敏的食物；避免强烈的精神刺激和剧烈运动；避免持续的喊叫等过度换气动作；家里不养宠物；避免接触刺激性气体及预防呼吸道感染；戴围巾或口罩避免冷空气刺激；在缓解期应加强体育锻炼、耐寒锻炼及耐力训练，以增强体质提高免疫力。

2. 疾病知识指导　指导患者增加对哮喘的危险因素、发病机制、控制目的及治疗效果的认识，以提高患者的治疗依从性。使患者懂得哮喘虽不能彻底治愈，但只要能坚持充分正规的治疗，完全可以有效地控制哮喘的发作，不影响日常工作和学习。指导患者目前使用药物的作用、用法及注意事项及不良反应及如何采取相应的措施来避免。指导患者熟悉哮喘发作的先兆表现和病情加重的征象，学会哮喘发作时简单的紧急自我处理方法。学会利用峰流速仪来监测最大呼气峰流速（peak expiratory flow rate, PEFR），坚持记录哮喘日记，为疾病预防和治疗提供参考资料。峰流速仪的使用方法是：取站立位，尽可能深吸一口气，然后用嘴包住口含器后，以最快的速度，用一次最有力的呼气吹动游标滑动，游标最终停止的刻度，就是这一次峰流速值。峰流速测定是发现早期哮喘发作最简便易行的方法，在没有出现症状之前，PEFR 下降，表示将出现哮喘的急性发作。如果 PEFR 经常有规律地保持在80%～100%，即安全区，说明哮喘控制理想；PEFR 50%～80% 是警告区，说明哮喘加重，需及时调整治疗方案；PEFR < 50% 是危险区，说明哮喘严重，需立即到医院就诊。

【预后】

通过长期规范化治疗，儿童哮喘临床控制率可达95%，成人可达80%。轻症患者容易控制，病情重，气道反应性增高明显，出现气道重构，或伴有其他过敏性疾病者则不易控制。若长期反复发作，可并发肺源性心脏病。

（刘美芳）

第六节 肺部感染性疾病

PPT

📖 学习目标

知识要求：

1. 掌握 肺炎常见护理诊断及护理措施，肺炎链球菌肺炎典型的临床表现、处理原则。

2. 熟悉 肺炎的病因和辅助检查，葡萄球菌肺炎、肺炎支原体肺炎、肺炎衣原体肺炎、病毒性肺炎及肺脓肿的临床表现及处理原则。

3. 了解 肺炎的发病机制。

技能要求：

1. 具备正确护理肺炎患者的技能。

2. 具备感染性休克患者的护理抢救配合技能。

素质要求：

1. 护理工作中具备护士职业素养。

2. 抢救护理患者具有团队协作精神。

⇒ 案例引导

案例： 患者，男，25岁。因畏寒发热，咳嗽、咳痰5天入院。患者5天前参加校运动会后冲凉水澡，当晚开始出现畏寒，继而出现高热，体温最高达40.8℃，全身酸痛不适，在当地诊所按"上呼吸道感染"治疗，上述症状稍减轻；昨日开始咳嗽，咳铁锈色痰，右侧胸痛。发病以来食欲差、精神差、口干、尿黄少。体格检查：体温40.8℃，脉搏110次/分，呼吸28次/分。高热面容，呼吸急促，口唇周围有数个黄豆大小的水泡；右下肺叩诊呈实音，语颤增强，呼吸音粗，可闻及少量细湿啰音。血常规：白细胞18.2×10^9/L，中性粒细胞88%。X线胸片示右下肺呈一均匀密度增高阴影。

讨论：

1. 该患者主要的治疗方法有哪些？

2. 若患者并发感染性休克应如何进行护理抢救配合？

一、肺炎概述

肺炎（pneumonia）指肺泡、终末气道和肺间质的炎症，可由病原微生物、理化因素、免疫损伤、过敏及药物所致。最常见的肺炎是细菌性肺炎，也是最常见的感染性疾病之一。社区获得性肺炎（CAP）与医院获得性肺炎（HAP）每年发病率分别为（5～11）/1000人口和（5～10）/1000住院患者。发病率和病死率高的原因与社会人口老龄化、吸烟、伴有基础疾病和免疫功能低下、病原体变

迁、新病原体出现、医院获得性肺炎发病率增高、病原学诊断困难、不合理使用抗生素导致细菌耐药性增加，尤其是多耐药（multidrug - resistant，MDR）病原体增加等有关。

【病因与发病机制】

正常的呼吸道免疫防御机制使下呼吸道免于细菌等致病菌感染。是否发生肺炎取决于两方面因素：病原体和宿主因素。若病原体数量多、毒力强和（或）宿主呼吸道局部和全身免疫防御系统损害，即可发生肺炎。病原体可经空气吸入、血行播散、邻近感染部位蔓延及上呼吸道定植菌的误吸途径引起社区获得性肺炎，医院获得性肺炎则更多是通过误吸胃肠道的定植菌（胃食管反流）和（或）经人工气道吸入致病菌引起。

1. 按病因分类

（1）细菌性肺炎 如肺炎链球菌、金黄色葡萄球菌、甲型溶血性链球菌、肺炎克雷伯菌、铜绿假单胞菌肺炎和鲍曼不动杆菌等。

（2）病毒性肺炎 由冠状病毒、腺病毒、呼吸道合胞病毒、麻疹病毒、流感病毒、巨细胞病毒等引起。

（3）非典型病原体所致肺炎 由支原体、衣原体和军团菌等引起。

（4）肺真菌病 由白念珠菌、曲菌、毛菌、隐球菌、肺孢子菌等引起。

（5）其他病原体所致肺炎 由立克次体（如Q热立克次体）、弓形虫（如鼠弓形虫）、寄生虫（如肺包虫、肺吸虫、肺血吸虫）等引起。

（6）理化因素所致肺炎 放射性损伤可引起放射性肺

炎；胃酸吸入可引起化学性肺炎，对吸入或内源性脂类物质产生炎症反应的类脂性肺炎等。通常所说的肺炎不包括理化因素所致的肺炎。

2. 按解剖分类

（1）大叶性肺炎　亦称肺泡性肺炎，致病菌以肺炎链球菌最为常见。病原体先在肺泡引起炎症，经肺泡孔向其他肺泡扩散，导致部分肺段或整个肺段、肺叶发生炎症。典型者表现为肺实质炎症，通常不累及支气管。X 线胸片显示肺叶或肺段的实变阴影。

（2）小叶性肺炎　亦称支气管性肺炎，致病菌有肺炎链球菌、葡萄球菌、病毒、肺炎支原体及军团菌等。病原体经支气管入侵，导致细支气管、终末细支气管及肺泡炎症，常继发于其他疾病如支气管炎、支气管扩张、上呼吸道感染及长期卧床的危重患者。X 线胸片显示为沿着肺纹理分布的不规则的斑片状阴影，边缘密度浅而模糊，无实变征象，肺下叶常受累。

（3）间质性肺炎　可由细菌、支原体、衣原体、病毒或肺孢子菌等引起。以肺间质为主的炎症，累及支气管壁及其周围组织，有肺泡壁增生及间质水肿。由于病变仅在肺间质，故呼吸道症状较轻，病变广泛则可出现明显呼吸困难。X 线胸片显示为一侧或双侧肺下部的不规则毛玻璃状或网格状阴影。

3. 按患病环境分类　因细菌学检查阳性率低，培养结果报告相对滞后，在临床上按病因分类应用较困难，目前多按肺炎的获得环境分成两类，有利于指导经验治疗。

（1）社区获得性肺炎（community acquired pneumonia, CAP）　亦称医院外获得性肺炎，是指在医院外罹患的感染性肺实质炎症，包括具有明确潜伏期的病原体感染而在入院后潜伏期内发病的肺炎。常见病原体是肺炎链球菌、支原体、衣原体、流感嗜血杆菌和呼吸道病毒等。临床诊断依据是：①社区发病；②肺炎相关临床表现：新近出现的咳嗽、咳痰，或原有的呼吸道症状加重并出现脓性痰，伴或不伴胸痛、呼吸困难、咯血；发热；肺实变体征和（或）湿啰音；外周血 WBC $> 10 \times 10^9/L$ 或 $< 4 \times 10^9/L$，伴或不伴中性粒细胞核左移；③胸部 X 线检查示片状、斑片状浸润性阴影或间质性改变，伴或不伴胸腔积液。符合①、③及②任何一项，并除外肺结核、肺部肿瘤、非感染性肺间质性疾病、肺水肿、肺不张、肺栓塞、肺嗜酸性粒细胞浸润症及肺血管炎等后，即可建立临床诊断。

（2）医院获得性肺炎（hospital acquired pneumonia, HAP）　亦称医院内肺炎，指患者在入院期间没有接受有创机械通气，未处于感染潜伏期，且入院≥48 小时后在医院内新发生的肺炎。呼吸机相关肺炎（ventilator associated pneumonia, VAP）是指气管插管或气管切开患者，接受机械通气 48 小时后发生的肺炎及机械通气撤机、拔管后 48 小时内出现的肺炎。我国 HAP/VAP 常见病原菌包括鲍曼不动杆菌、铜绿假单胞菌、肺炎克雷伯菌、大肠埃希菌、金黄色葡萄球菌等。胸部 X 线或 CT 显示新出现或进展性的浸润影、实变影、磨玻璃影。加上下列三个临床症状中的两个或以上，可建立临床诊断：①体温 $> 38℃$；②脓性气道分泌物；③外周血 WBC $> 10 \times 10^9/L$ 或 $< 4 \times 10^9/L$。

【临床表现】

1. 症状　细菌性肺炎的症状取决于病原体和宿主的状态，症状可轻可重。常见症状包括咳嗽、咳痰，或原有呼吸道症状加重，甚至出现脓性痰或血痰，伴或不伴胸痛。患者多数有发热。病变范围大者可出现呼吸困难、呼吸窘迫。

2. 体征　肺实变时有典型的体征，叩诊浊音、触觉语颤增强和支气管呼吸音等，也可闻及湿性啰音。并发胸腔积液者患侧胸部叩诊浊音，语颤减弱，呼吸音减弱。

【诊断要点】

1. 确定肺炎诊断　首先必须将肺炎与呼吸道感染区别开来。呼吸道感染也有咳嗽、咳痰及发热等症状，但上、下呼吸道感染无肺实质浸润，胸部 X 线检查可鉴别。另外还需将肺炎与其他类似肺炎的疾病（如肺结核、肺癌、肺血栓栓塞症、非感染性肺部浸润）区别开来。

2. 评估严重程度　如果肺炎诊断成立，评估病情的严重程度对于决定在门诊或是入院甚至 ICU 治疗至关重要。肺炎的严重性主要取决于肺部局部炎症程度、肺部炎症的播散程度和全身炎症反应程度三个方面因素。目前我国推荐使用 CURB-65 作为判断 CAP 患者是否需要住院治疗的标准。CURB-65 共五项指标，满足 1 项得 1 分：①意识障碍；②尿素氮 > 7 mmol/L；③呼吸频率≥30 次/分；④收缩压 < 90 mmHg 或舒张压 ≤ 60 mmHg；⑤年龄≥65 岁。评分 0～1 分，原则上门诊治疗即可；2 分建议住院或严格随访下的院外治疗；3～5 分应住院治疗。若 CAP 符合下列 1 项主要标准或≥3 项次要标准可诊断为重症肺炎，需密切观察，积极救治，有条件时收住 ICU 治疗。

主要标准：①需有创机械通气；②脓毒血症休克经积极液体复苏后治疗仍需血管收缩剂治疗。

次要标准：①呼吸频率≥30 次/分；②氧合指数（PaO_2/FiO_2）≤ 250 mmHg；③多肺叶浸润；④意识障碍和（或）定向障碍；⑤血尿素氮≥7.14 mmol/L；⑥收缩压 < 90 mmHg，需积极的液体复苏。

3. 确定病原体　明确病原体有助于指导临床治疗。在采集呼吸道标本行细菌培养时应尽可能在使用抗生素前采集，避免污染且及时送检才能使结果对治疗起到指导作用。目前最常用的病原学检测方法是痰，采集方便，是最常用的下呼吸道病原学标本。必要时可通过经纤维支气管镜或人工气道吸引、防污染样本毛刷、支气管肺泡灌洗、经皮细针穿检和开胸肺活检获取标本。肺炎患者血培养和痰培养分离到相同细菌，可确定为肺炎的病原菌。胸腔积液培养到的细菌基本可以认为是肺炎的致病菌。

【处理原则】

抗感染治疗是最关键环节，包括经验性治疗和抗病原体治疗。前者主要根据本地区、本单位的肺炎病原体流行病学资料，选择可能覆盖病原体的抗菌药物；后者则根据病原学的培养结果或肺组织标本的培养或病理结果以及药物敏感试验结果，选择体外试验敏感的抗菌药物。此外，还需结合患者的年龄、有无基础疾病、有无误吸、在普通病房还是 ICU 治疗、住院时间及肺炎严重程度等选用抗生素及给药途径。应在初始治疗后 72 小时应对病情进行评价，经治疗后达到临床稳定，可以认定为初始治疗有效。临床稳定的标准指标：①体温≤37.8℃；②心率≤100 次/分；③呼吸频率≤24 次/分；④收缩压≥90mmHg；⑤氧饱和度≥90%（或动脉氧分压≥60mmHg，呼吸空气条件下）。

【护理诊断/问题】

1. 体温过高 与肺部感染有关。

2. 清理呼吸道无效 与胸痛、气道分泌物增多、痰液黏稠、咳嗽无力等有关。

3. 气体交换受损 与肺实质炎症，呼吸面积减少有关。

4. 疼痛：胸痛 与肺部炎症累及壁层胸膜有关。

5. 潜在并发症 感染性休克。

【护理措施】

1. 一般护理

（1）休息与环境 保持病室安静并维持适宜的温、湿度；注意通风，保持室内空气清新。高热患者应卧床休息，减少活动，治疗和护理应尽量集中在同一时间内完成，保证患者足够的休息时间；胸痛者可采取患侧卧位，呼吸困难者可采取端坐位。

（2）饮食护理 给予足够热量、蛋白质和富含维生素的流质或半流质饮食，避免辛辣、刺激性饮食。鼓励患者多饮水，每天 1000 ~ 2000ml。必要时遵医嘱给予静脉补液，滴速不宜过快，尤其对老年人或者心脏病患者，以免引起肺水肿。

（3）基础护理 做好口腔护理，鼓励患者经常漱口，口唇疱疹者局部涂抗病毒软膏，防止继发感染。患者出汗后及时进行皮肤护理，更换潮湿衣物，增加舒适感，避免着凉。

2. 病情观察 重点观察儿童、老年人、久病体弱者的病情变化。①生命体征：监测并记录生命体征，有无心率加快、脉搏细速、血压下降、脉压变小、体温不升或高热、呼吸困难等，必要时进行心电监护。②精神和意识状态：有无精神萎靡、表情淡漠、烦躁不安、神志模糊等。③皮肤、黏膜：有无发绀、肢端湿冷。④出入量：有无尿量减少，疑有感染性休克者应测每小时尿量。⑤辅助检查：有无血气分析等指标的异常。

3. 症状、体征护理

（1）高热的护理 高热时可采用温水擦浴、冰袋、冰帽等物理降温措施，以逐渐降温为宜，防止虚脱。必要时遵医嘱使用退烧药。遵医嘱静脉补液，补充因发热而丢失较多的水分和盐，加快毒素排泄和热量散发。

（2）疼痛的护理 患者胸痛时，常随呼吸、咳嗽加重，可采取患侧卧位，在咳嗽时应用枕头等物夹紧胸部，必要时用宽胶布固定胸廓，以降低患侧胸廓活动度，减轻疼痛。注意维持患者舒适的体位。疼痛剧烈的患者，遵医嘱应用止咳药、镇痛药，密切观察用药效果。

（3）协助排痰的护理 见本章第一节"概述"。

4. 用药护理 遵医嘱使用抗生素，注意药物的配伍禁忌、滴速和用药间隔时间，观察其疗效和不良反应。严格按照药品说明书配制和使用抗生素皮试液，注意观察药物过敏反应，首次输液速度宜慢；即使皮试阴性，仍可能发生过敏反应，用药过程中应密切观察。

5. 感染性休克的护理

（1）安置在重症监护室，注意安全和保暖。取仰卧中凹位，抬高头胸部约 20°，抬高下肢约 30°，有利于呼吸和静脉血回流。

（2）给予高流量吸氧，维持 PaO_2 >60mmHg，改善缺氧状况。

（3）补充血容量 快速建立两条以上静脉通道，遵医嘱给予补液，以维持有效血容量，降低血液黏滞度，防止弥散性血管内凝血。随时监测患者生命体征、意识状态的变化，必要时留置导尿以监测每小时尿量、尿比重；补液速度的调整应考虑患者的年龄和基础疾病，尤其是患者的心功能状况，中心静脉压可作为调整补液速度的指标，中心静脉压 <5cmH_2O 可适当加快补液速度；中心静脉压达到或超过 10cmH_2O 时，补液速度则不宜过快，以免诱发急性心力衰竭。下列证据表示血容量已补足：口唇红润，肢端温暖，收缩压 >90mmHg，尿量 >30ml/h 以上。在血容量已基本补足的情况下，尿量仍 <20ml/h，尿比重 <

1.018，应及时报告医生，警惕急性肾衰竭的发生。

（4）用药护理　①遵医嘱输入多巴胺、间羟胺等血管活性药物。根据血压调整滴速，维持收缩压在 90 ~ 100mmHg 为宜，以保证重要器官的血液供应，改善微循环。输液过程中注意防止药液溢出血管外引起局部组织坏死。②有酸中毒时可应用 5% $NaHCO_3$ 静滴，因其配伍禁忌较多，宜单独输入。③联合使用广谱抗菌药物控制感染时，应注意药物疗效和不良反应。

【健康指导】

1. 疾病预防指导　避免上呼吸道感染、淋雨受寒、醉酒、吸烟等诱因。注意休息，劳逸结合，避免过度劳累。加强体育锻炼，增强体质，增加营养。易感人群如年老体弱、慢性病、长期卧床患者应注意经常改变体位、翻身、拍背，随时咳出气道内痰液，也可接种流感疫苗、肺炎疫苗等，以预防发病。

2. 疾病知识指导　对患者及家属进行有关肺炎知识的讲解，使其了解肺炎的病因和诱因。指导患者遵医嘱按疗程规范用药，出院后定期随访。出现高热、心率增快、咳嗽、咳痰、胸痛等症状及时到医院就诊。

二、肺炎链球菌肺炎

肺炎链球菌肺炎（streptococcus pneumonia）是由肺炎链球菌引起的肺炎，或称肺炎球菌肺炎（pneumococcal pneumonia），居社区获得性肺炎首位，约占半数。通常急骤起病，以高热、寒战、咳嗽、血痰及胸痛为特征。胸部影像学检查呈肺段或肺叶急性炎症实变。

【病因与发病机制】

肺炎链球菌是革兰阳性球菌，在干燥痰中可存活数月，但在阳光直射 1 小时或加热至 52℃后 10 分钟即可被杀灭，对苯酚等消毒剂也较敏感。机体免疫功能正常时，肺炎链球菌是寄居在口腔及咽部的一种正常菌群，当机体免疫功能受损时，有毒力的肺炎链球菌入侵人体而致病。

【临床表现】

冬季与初春多见，青壮年或老年与婴幼儿，男性多见。吸烟者、痴呆者、慢性气管炎、支气管扩张、充血性心力衰竭、慢性病患者以及免疫抑制者容易受肺炎链球菌感染。

1. 症状　发病前常有淋雨、受凉、醉酒、疲劳、病毒感染史，多有上呼吸道感染的前驱症状。起病急骤，寒战、高热、全身肌肉酸痛，患者体温在数小时内达 39 ~ 40℃，高峰在下午或傍晚，早稽留热，脉率随之增快。可有患侧胸痛并放射至肩部或腹部，咳嗽或深呼吸时加剧。痰少，可带血或呈铁锈色，胃纳锐减，偶有恶心、呕吐、腹痛或腹泻，易被误诊为急腹症。

2. 体征　患者呈急性热病容，鼻翼扇动，面颊绯红，口角和鼻周有单纯疱疹，皮肤灼热、干燥，病变广泛者可有发绀。脓毒症者可出现皮肤、黏膜出血点，巩膜黄染。早期肺部无明显异常体征，肺实变时叩诊音呈浊音，触觉语颤增强并可闻及支气管呼吸音。消散期可闻及湿啰音。心率增快，有时心律不齐。重症者有肠胀气，上腹部压痛。重症感染者可伴休克、急性呼吸窘迫综合征及神经精神症状。

本病自然病程 1 ~ 2 周。发病 5 ~ 10 天后体温可自行骤降或逐渐消退；使用有效抗生素后，体温于 1 ~ 3 天内恢复正常。患者的其他症状与体征亦随之逐渐消失。

【实验室及其他检查】

1. 血常规　白细胞计数升高，中性粒细胞比例多 > 80%，并有核左移。年老体弱、酗酒免疫功能低下者可仅有中性粒细胞百分比增高。

2. 细菌学检查　痰直接涂片作革兰染色及荚膜染色镜检，如发现典型的革兰染色阳性、带荚膜的双球菌或链球菌，可做出初步病原诊断。痰培养 24 ~ 48 小时可确定病原体。10% ~ 20% 患者合并菌血症，故重症肺炎应做血培养。如合并胸腔积液应积极抽取积液进行细菌培养。

3. 胸部 X 线检查　早期仅见肺纹理增粗，或受累的肺段、肺叶稍模糊。随着病情进展，可呈大片炎症浸润阴影或实变影，在实变阴影中可见支气管充气征，肋膈角可见少量胸腔积液。消散期，炎性浸润逐渐吸收，可有片状区域吸收较快而呈现"假空洞"征。一般起病 3 ~ 4 周后才完全消散。

【诊断要点】

根据典型症状与体征，结合胸部 X 线检查，容易做出初步诊断。病原菌检测是本病确诊的主要依据。

【处理原则】

1. 抗感染治疗　首选青霉素，用药途径及剂量视病情轻重及有无并发症而定。对青霉素过敏或感染耐青霉素菌株者，用呼吸氟喹诺酮类、头孢噻肟或头孢曲松。感染多重耐药菌菌株者可用万古霉素、利奈唑胺或替考拉等药物。

2. 对症及支持治疗　患者卧床休息，饮食补充足够的热量、蛋白质和维生素，鼓励每天饮水 1 ~ 2L，失水者静脉补液。密切监测病情变化，防止休克。剧烈胸痛者，可酌用少量镇痛药。$PaO_2 < 60mmHg$ 或有发绀者，应给予吸氧。有明显麻痹性肠梗阻或胃扩张时，应暂时禁食、禁饮和胃肠减压；烦躁不安、谵妄、失眠者酌情给予镇静药，禁用抑制呼吸的镇静药。不用阿司匹林或其他解热药，以免过度出汗、脱水及干扰真实热型，导致临床判断错误。

3. 并发症治疗　高热常在抗生素治疗后 24 小时内消

退，或数日内逐渐下降。如 3 天后体温降而复升或仍不降，应考虑肺炎链球菌的肺外感染。若持续发热应查找其他原因。伴发胸腔积液，应酌情取胸液检查及培养以确定其性质。若治疗不当并发脓胸时应积极引流排脓。密切观察病情变化，注意防治感染性休克。

三、葡萄球菌肺炎

葡萄球菌肺炎（staphylococcal pneumonia）是指葡萄球菌引起的肺部急性化脓性炎症。常发生于糖尿病、血液病、慢性肝病、艾滋病、营养不良、酒精中毒、静脉吸毒者或原有支气管肺疾病者，流感后、病毒性肺炎后或儿童患麻疹时，均易罹患。其多急骤起病，高热、寒战、胸痛、咳脓痰，早期可出现循环衰竭。胸部影像学表现为坏死性肺炎，如肺脓肿、肺气囊肿和脓胸。若治疗不及时或不当，病死率甚高。

【病因与发病机制】

葡萄球菌为革兰染色阳性球菌，可分为凝固酶阳性的葡萄球菌（主要是金黄色葡萄球菌，简称金葡菌）及凝固酶阴性的葡萄球菌（如表皮葡萄球菌）。其致病物质主要是毒素与酶，如溶血毒素、肠毒素、杀白细胞素等，有溶血、坏死、杀白细胞和引起血管痉挛等作用。金黄色葡萄糖球菌凝固酶为阳性，是化脓性感染的主要原因。

【临床表现】

1. 症状　多急骤起病，寒战、高热，体温多达 39～40℃，胸痛，痰脓性，量多，带血丝或呈脓血状。毒血症状明显，表现为衰弱、全身肌肉、关节酸痛，体质衰弱，精神萎靡。重症患者可早期出现周围循环衰竭表现。院内感染者常隐匿起病，体温逐渐升高。老年人症状可不典型。

2. 体征　肺部体征早期不明显，常与严重中毒症状和呼吸道症状不平行，然后可出现两肺散在性湿啰音。如病变较大或融合时可有肺实变体征，气胸或脓气胸有相应体征。血源性感染者应注意观察肺外病灶。

【实验室及其他检查】

1. 血常规　白细胞计数明显增高，中性粒细胞比例增加及核左移。

2. 胸部 X 线检查　显示肺段或肺叶实变，早期可形成空洞，或呈小叶状浸润，其中有单个或多发的液气囊腔。另外，X 线影像阴影存在易变性，表现为一处炎性浸润消失而在另一处出现新病灶，或很小的单一病灶发展为大片阴影。治疗有效时，病变消散，阴影密度逐渐降低，2～4 周后病变可完全消失，偶见遗留少许条索状阴影或肺纹理增多等。

【诊断要点】

根据全身毒血症状、咳嗽、脓血痰，白细胞计数增高、中性粒细胞比例增加、核左移并有中毒颗粒及胸部 X 线征象可做出初步判断。细菌学检查是确诊的依据。

【处理原则】

强调早期清除和引流原发病灶，选用敏感的抗菌药物。可用耐青霉素酶的半合成青霉素或头孢菌素，如苯唑西林钠、头孢呋辛钠、氯唑西林等，联合氨基糖苷类如阿米卡星有较好疗效。耐甲氧西林金黄色葡萄球菌感染选用万古霉素、替考拉宁、利奈唑胺等静滴。临床选择抗菌药物时可参考细菌培养的药物敏感试验。

四、其他病原体所致肺部感染

肺炎支原体肺炎

肺炎支原体肺炎（mycoplasmal pneumonia）是由肺炎支原体引起的呼吸道和肺部的急性炎症病变，常同时有咽炎、支气管炎和肺炎。肺炎支原体是引起人类社区获得性肺炎的重要病原体，经口、鼻分泌物经空气传播，终年散发并可引起小流行的呼吸道感染。主要见于儿童和青少年，在成年人中也较常见。

【临床表现】

肺炎支原体感染起病缓慢，有数天至一周的无症状期，继而出现咽痛、头痛、乏力、肌痛、咳嗽明显，多为发作性干咳，夜间重，也可产生脓痰，持久的阵发性剧咳为支原体较为典型的表现。一般为中等程度发热，也可以不出现发热。可伴有鼻咽部和耳部的疼痛，也可伴有气促或呼吸困难。咽部和鼓膜可以看到充血，颈部淋巴结可肿大。肺部体征不明显，与肺部病变程度常不相称。

【实验室及其他检查】

血白细胞计数正常或略增高，以中性粒细胞为主。发病 2 周后，约 2/3 的患者冷凝集试验阳性，滴度 ≥1：32，若滴度逐步升高更有诊断价值。血清肺炎支原体 IgM 抗体 ≥1：64，或恢复期抗体滴度有 4 倍增高，可进一步确诊。直接检测呼吸道标本中肺炎支原体抗原，可用于临床早期快速判断。应用 PCR 技术、单克隆抗体免疫印迹法和核酸杂交技术等进行检测可提高诊断的敏感性和特异性。胸部 X 线检查呈多种形态的浸润影，呈节段性分布，以肺下野多见。病变可于 3～4 周后自行消散。部分患者出现少量胸腔积液。

【诊断要点】

结合临床症状、胸部 X 线检查特点及血清学检查结果可明确诊断。血清学实验有一定的参考价值，尤其血清抗体滴度有 4 倍增高者，但多为回顾性诊断。培养分离出肺炎支原体虽然对诊断有决定性意义，但检出率较低、技术条件要求较高，且所需时间长。

【处理原则】

本病有自限性，多数患者不经治疗可自愈。早期使用适当的抗生素可减轻症状并缩短病程，首选大环内酯类抗生素，如红霉素、罗红霉素、阿奇霉素等。对大环内酯类抗生素不敏感者可选用呼吸氟喹诺酮类抗生素，如左氧氟沙星、莫西沙星等。对剧烈呛咳者，可适当给予镇咳药。

肺炎衣原体肺炎

肺炎衣原体肺炎（chlamydia pneumonia）是由肺炎衣原体引起的急性肺部炎症，常累及上、下呼吸道，引起咽炎、喉炎、扁桃体炎、鼻窦炎、支气管炎和肺炎。肺炎衣原体肺炎多见于学龄儿童，但3岁以下儿童患病较少。在半封闭的环境如家庭、学校、军队以及其他人口集中的工作区域可存在小范围的流行。

【临床表现】

多隐匿起病，最早出现的是上呼吸道感染症状，与支原体肺炎颇为相似。症状通常较轻，发热、寒战、肌痛、干咳、非胸膜炎性胸痛、头痛、不适与乏力，少有咯血。发生咽喉炎者有咽喉痛、声音嘶哑，有些患者表现为双阶段病程。开始表现为咽炎，经对症处理后好转；1~3周后又发生支气管炎或肺炎，咳嗽加重。少数患者可无症状。也可伴有肺外表现，如中耳炎、关节炎、脑炎、甲状腺炎、吉兰－巴雷综合征等。体格检查病变部位偶可闻及湿啰音。

【实验室及其他检查】

血白细胞计数正常或稍高，血沉加快。可从呼吸道标本中直接分离出肺炎衣原体是诊断的金标准。目前衣原体肺炎的诊断主要依靠血清学。原发感染者，急性期血清标本如 IgM 滴度≥1：32 或急性期和恢复期的双份血清 IgM 或 IgG 有4倍以上的升高可诊断。再感染者 IgG 滴度≥1：512 或4倍增高，或恢复期 IgM 有4倍以上的升高。胸部 X 线检查早期表现为单侧、下叶肺泡渗出为主，以后可进展为双侧病变，表现为肺间质和肺泡渗出混合存在，，病变可持续几周。

【诊断要点】

结合呼吸道和全身症状、胸部 X 线检查、病原学与血清学检查综合分析。确诊主要依据有关特殊检查，如病原体分离和血清学检测。注意与肺炎支原体肺炎相鉴别。

【处理原则】

大环内酯类抗生素为首选，如红霉素、罗红霉素、阿奇霉素和克拉霉素。呼吸氟喹诺酮类和四环素类也具有良好疗效。同时对症治疗。

病毒性肺炎

病毒性肺炎（viral pneumonia）是由病毒侵入呼吸道上皮及肺泡上皮细胞引起的肺间质及实质性炎症。本病大多发生于冬春季节，呈暴发或散发流行。免疫功能正常或抑制的个体均可患病。病毒是成人社区获得性肺炎除细菌外第二常见病原体，大多可自愈。近年来，新的变异病毒不断出现，产生暴发流行，死亡率较高，成为公共卫生防御的重要疾病。

【临床表现】

好发于病毒性疾病流行季节，症状通常较轻，与支原体肺炎症状相似。但起病较急，头痛、发热、全身肌肉酸痛、倦怠等全身症状较突出，常在急性流感症状尚未消退时即可出现咳嗽、少痰或白色黏液痰、咽痛等呼吸道症状。小儿或老年人易发生重症病毒性肺炎，表现为呼吸困难、发绀、嗜睡、精神萎靡，甚至发生休克、呼吸衰竭、心力衰竭或 ARDS 等并发症。肺部体征多不明显，病情严重者有呼吸浅速、心率增快、发绀，肺部湿性啰音。

【实验室及其他检查】

血白细胞计数正常、稍高或偏低。痰涂片所见的白细胞以单核细胞为主。痰培养常无致病细菌生长。胸部 X 线检查可见肺纹理增多，磨砂玻璃状阴影，小片状浸润或广泛浸润、实变，严重时可见双肺弥漫性结节性浸润。

【诊断要点】

依据临床症状及胸部 X 线或 CT 影像改变，并排除其他病原体所致的肺炎。确诊有赖于病原学检查，包括病毒分离、血清学检查及病毒抗原检测。

【处理原则】

以对症治疗为主，必要时氧疗。注意消毒隔离，预防交叉感染。目前已证实较为有效的病毒抑制剂药物有利巴韦林、阿昔洛韦、更昔洛韦、奥司他韦、阿糖腺苷、金刚烷胺等药物。原则上不宜应用抗生素预防继发性细菌感染，一旦明确已合并细菌感染，应及时选用敏感的抗生素。

肺真菌病

肺真菌病（pulmonary mycosis）是最常见的深部真菌病。近年来由于广谱抗生素、糖皮质激素、细胞毒性药物及免疫抑制剂的广泛使用，器官移植的开展，以及免疫缺陷病的增多等，肺真菌病有增多的趋势。

真菌多在土壤中生长，孢子飞扬于空气中，被吸入到肺部可引起肺真菌病（外源性）。有些真菌为寄生菌，当机体免疫力下降时引起感染。体内其他部位真菌感染亦可经淋巴或血液到肺部，为继发性肺真菌病。

病理改变有过敏、化脓性炎症或形成慢性肉芽肿。X线影像表现为无特征性，可为支气管肺炎、大叶性肺炎、单发或多发结节，乃至肿块状阴影和空洞。由于肺真菌病临床表现无特异性，诊断时必须综合考虑宿主因素、临床特征、微生物学检查和组织病理学资料，病理学诊断仍是肺真菌病的金标准。

⊛ 知识链接

高致病性人禽流感病毒性肺炎

人禽流行性感冒是由禽甲型流感病毒某些亚型中的一些毒株引起的急性呼吸道传染病，可引起肺炎和多器官功能障碍。高致病性禽流感（H5N1）跨越物种屏障，引起许多人致病和死亡。近年来又获得H9N2、H7N2、H7N3、H7N9 亚型禽流感病毒感染人类的证据。WHO 警告，此病可能是对人类潜在威胁最大的疾病之一。

五、肺脓肿

肺脓肿（lung abscess）是由多种病原体所引起的肺组织化脓性病变，早期为化脓性肺炎，继而坏死、液化、脓肿形成。临床特征为高热、咳嗽和咳大量脓臭痰，胸部 X线或 CT 显示肺实质内厚壁空洞或伴液平，如多个直径小于 2cm 的空洞也称为坏死肺炎。原发性肺脓肿多见于易于误吸的无基础疾病者，继发性肺脓肿多继发于肺部新生物引起的气道阻塞或免疫抑制剂患者。肺脓肿多发于壮年，男性多于女性。病原体主要是厌氧菌和兼性厌氧菌，近年来需氧菌感染概率增高。

【病因和发病机制】

肺脓肿的病原体与感染途径密切相关。根据感染途径，肺脓肿可分为以下几种类型。

1. 吸入性肺脓肿 病原体经口、鼻、咽腔吸入致病。当有意识障碍或由于受寒、极度疲劳等诱因，全身免疫力与气道防御清除功能降低，吸入的病原菌可致病。此外，还可由于鼻窦炎、牙槽脓肿等脓性分泌物被吸入致病。

2. 继发性肺脓肿 某些细菌性肺炎，如金黄色葡萄球菌、铜绿假单胞菌和肺炎克雷伯菌肺炎等可以继发肺脓肿。支气管扩张、支气管囊肿、支气管肺癌、肺结核空洞等继发感染也可导致继发肺脓肿。支气管异物阻塞，是导致肺脓肿特别是小儿肺脓肿的重要因素。肺部邻近器官化脓性病变，如膈下脓肿、肾周围脓肿、脊柱脓肿或食管穿孔等波及肺也可引起肺脓肿。阿米巴肝脓肿好发于右肝顶部，易穿破膈肌至右肺下叶，形成阿米巴肺脓肿。

3. 血源性肺脓肿 因皮肤外伤感染、痈、疖、中耳炎或骨髓炎等致的脓毒症，菌栓经血行播散到肺，引起小血管栓塞、炎症和坏死而形成肺脓肿。静脉吸毒者如有右心细菌性心内膜炎，三尖瓣赘生物脱落阻塞肺小血管也会形成肺脓肿。

【临床表现】

1. 症状 早期症状为肺炎症状。可有严重的衰竭症状，体温可高达 39～40℃。炎症波及局部胸膜可引起胸痛。病变范围大，可出现气急。1～2 周后，咳嗽加剧，脓肿破溃于支气管，咳出大量脓臭痰，体温旋即下降。由于病原菌多为厌氧菌，故痰带腐臭味，但由厌氧菌引起的脓肿中约 50% 无腐臭味，所以无臭痰不排除厌氧菌的诊断。有时痰中带血或中等量咯血。

2. 体征 病变较大，脓肿周围有大量炎症，叩诊呈浊音或实音，听诊呼吸音减低，有时可闻及湿啰音，如空洞大，叩诊可出现鼓音或听诊闻及空瓮性呼吸音。慢性肺脓肿患者呈消耗病容、面色苍白、消瘦、患侧胸廓略塌陷，叩诊浊音，呼吸音减低，可有杵状指（趾）。

【实验室和其他检查】

1. 生化检查 急性肺脓肿血白细胞总数达（20～30）×10^9/L，中性粒细胞在 90% 以上，核左移明显，常有毒性颗粒。慢性病患者的血白细胞可稍升高或正常，红细胞和血红蛋白减少。

2. 微生物检查 厌氧菌培养通过气管吸引、经皮肺穿刺吸引或经鼻支气管镜防污染毛刷采样定量培养。需氧菌感染痰标本中的中性粒细胞数与痰中的优势菌有关。血源性肺脓肿患者的血培养可发现致病菌。

3. 影像学检查 吸入性肺脓肿在早期化脓性炎症阶段，典型的 X 线征象为大片浓密模糊炎性浸润阴影，边缘不清，分布在一个或数个肺段，与细菌性肺炎相似。肺脓肿形成后，大片浓密炎性阴影中出现圆形透亮区及液平面，若支气管引流不畅时，可形成张力性空洞，胸片显示为薄壁囊性空洞。慢性肺脓肿腔壁增厚，内壁不规则，周围炎症略消散，但不完全，伴纤维组织显著增生，并有程度不等的肺叶收缩，胸膜增厚。血源性肺脓肿在一肺或两肺边缘部有多发的散在小片状炎症阴影或边缘较整齐的球形病灶，其中可见脓腔及液平面。炎症吸收后可呈现局灶性纤维化或小气囊。胸部 CT 扫描多呈类圆形的厚壁脓腔，脓腔内可有液平面出现，脓腔内壁常表现为不规则状，周围有模糊炎性影。

【诊断要点】

依据口腔手术、昏迷呕吐、异物吸入，急性发作的畏寒、高热、咳嗽和咳大量的脓臭痰等病史，结合白细胞总数和中性粒细胞显著增高，肺野大片浓密性阴影中有脓腔及液平面的 X 线征象，可作出诊断。

【处理原则】

1. 抗生素治疗　吸入性肺脓肿多合并厌氧菌感染，青霉素对绝大多数厌氧菌敏感，疗效较佳，故最常用。

2. 脓液引流　脓液引流是提高疗效的有效措施。痰液黏稠不易咳出者可用祛痰药或雾化吸入生理盐水、祛痰药或支气管舒张剂以利痰液引流。身体状况良好者可体位引流痰液。有明显痰液阻塞征象，可经纤维支气管镜冲洗并吸引。

3. 手术治疗　肺脓肿病程超过 3 个月，经内科治疗脓腔不缩小，或脓腔过大（5cm）估计不易闭合者；大咯血经内科治疗无效或危及生命；伴有支气管胸膜瘘或脓胸经抽吸、引流和冲洗疗效不佳者；支气管阻塞限制了气道引流。对病情严重不能耐受手术者，可经胸壁插入导管到脓腔进行引流。

（刘美芳）

PPT

第七节　肺结核

学习目标

知识要求：

1. 掌握　肺结核的传播途径、临床表现、治疗原则及护理措施。

2. 熟悉　肺结核的辅助检查、分类标准及常用抗结核杆菌药物的用法、注意事项、毒副作用。

3. 了解　肺结核的发病机制及诊断程序。

技能要求：

1. 具备正确护理肺结核患者的技能。

2. 具备大咯血、窒息患者的护理抢救配合技能。

素质要求：

1. 临床护理工作中对患者要高度责任感，体现人文关怀。

2. 护理人员要有良好的心理素质和心理状态护理患者。

案例引导

案例：患者，女性，35 岁。反复咳嗽、咳痰 3 个月、咯血 2 天。患者 3 个月前因受凉后出现咳嗽、咳黏液脓性痰，量不多，午后低热，夜晚盗汗，当时按肺部感染治疗，上述症状缓解，但停药后复发。2 天前患者出现痰中带血，入院当天整口咯血，量约为 100ml。自发病以来体重下降约 6kg。体格检查：体温 37.6℃，脉搏 80 次/分，呼吸 18 次/分，血压 100/68mmHg。营养较差，双上肺呼吸音弱，可闻及少量细湿罗音。胸部 X 线检查示：双上肺有片状阴影，内可见小透光区。近 2 年血糖升高，未系统治疗，空腹血糖最高值 7.9mmol/L。

讨论：

1. 该患者最可能的诊断是什么？主要的治疗方法有哪些？

2. 作为责任护士，如何护理该患者？

肺结核（pulmonary tuberculosis）是结核分枝杆菌引起的呼吸道慢性传染性疾病，以咳嗽、咳痰、咯血、低热、盗汗、消瘦为主要特征。自 20 世纪 80 年代以来，结核病疫情出现明显回升并呈全球性恶化趋势。WHO 在 1993 年宣布结核病处于"全球紧急状态"，并将全程督导短程化学治疗策略作为国家结核病规划的核心内容。当前结核疫情虽然在缓慢下降，但是由于耐多药结核病的增多，人类免疫缺陷病毒和结核分枝杆菌的双重感染，以及移民、流动人口中结核病难以控制，结核病仍然是危害人类健康的全球公共卫生问题。

全球有 1/3 的人曾受到结核分枝杆菌的感染。结核病的流行状况与经济水平大致相关，结核病的高流行与国民生产总值（GPD）的低水平相对应。据 WTO 估计，2015 年全球新发结核病数量约为 1040 万例。

据 2010 年我国第五次结核病流行病学抽样调查估计结核病年发病例 100 万。近十年来我国的结核病疫情有明显下降，但流行形势仍十分严峻，且各地区差异大，西部地区患病率明显高于全国平均水平。

【病因与发病机制】

1. 结核分枝杆菌　结核病的病原菌是结核分枝杆菌复

合群，包括结核分枝杆菌、牛分枝杆菌、非洲分枝杆菌和田鼠分枝杆菌。人肺结核的致病菌90%以上是结核分枝杆菌。典型的结核分枝杆菌是细长、稍弯曲、两端圆形的杆菌。结核分枝杆菌的生物学特性如下：

（1）抗酸性　结核分枝杆菌抗酸染色呈红色，可抵抗盐酸酒精的脱色作用，故又称抗酸杆菌。

（2）生长缓慢　结核分枝杆菌为兼性需氧菌，生长缓慢，14～20小时分裂一次，培养时间一般为2～8周。

（3）抵抗力强　结核分枝杆菌对干燥、冷、酸、碱等有较强的抵抗力。在干燥的环境中，可存活数月甚至数年，在室内阴湿环境中能生存数月不死。结核分枝杆菌对紫外线比较敏感，在太阳光直射下2～7小时可被杀死；10W紫外线灯照射物0.5～1米，照射30分钟具有明显杀菌作用；煮沸100℃5分钟即可被杀死。常用杀菌剂中，70%酒精2分钟即可杀死。5%石炭酸或1.5%煤酚皂（来苏尔）需24小时杀死痰标本中的结核分枝杆菌。将痰吐在纸上直接焚烧是最简易的灭菌方法。

（4）菌体结构复杂　结核分枝杆菌菌体结构复杂，主要有类脂质、蛋白质及多糖类。类脂质占50%～60%，其中蜡质约占50%，与结核病的组织坏死、干酪液化、空洞发生及结核变态反应有关。菌体蛋白以结合形式存在，诱发皮肤变态反应。多糖类与血清反应等免疫应答相关。

（5）耐药性严重　如治疗过程中单用一种药物或药物搭配不当，致使菌群中大量敏感菌被杀死，但少量自然耐药变异菌仍存活，并不断繁殖，最后完全替代敏感菌，而成为病灶中的优势菌群，即发展成为耐药结核病。

2. 肺结核的传播　飞沫传播是肺结核最重要的传播途径，经消化道和皮肤等其他途径传播现已较罕见。传染源主要是痰涂片阳性的肺结核患者，在咳嗽、咳痰、喷嚏或高声说笑时，患者把含有结核分枝杆菌的微滴排到空气中而传播。传染性的大小除取决于患者排出结核分枝杆菌量的多少外，还与空间中含结核分枝杆菌微滴的密度、通风情况、接触的密切程度和时间长短及个体免疫力的状况有关。空间通风换气、减少空间微滴密度是减少肺结核传播的有效措施，而减少空间微滴数量最根本的方法是治愈结核病患者。影响机体对结核分枝杆菌自然抵抗力的因素除遗传因素外，还包括生活贫困、居住环境拥挤、营养不良等社会因素。结核病的易感人群包括细胞免疫系统不完善的婴幼儿、老年人、HIV感染者、使用免疫抑制剂、慢性疾病患者等免疫力低下者。

3. 结核病在人体的发生与发展

（1）原发感染　首次吸入含结核分枝杆菌的气溶胶后，是否感染取决于入侵结核分枝杆菌的数量、毒力和肺泡内巨噬细胞固有的吞噬杀菌能力。若结核分枝杆菌能够

存活下来，并在肺泡巨噬细胞内外生长繁殖，这部分肺组织即出现炎性病变，称为原发病灶。原发病灶中的结核分枝杆菌沿肺内引流淋巴管到达肺门淋巴结，引起淋巴结肿大。原发病灶和肿大的气管支气管淋巴结合称为原发综合征。原发病灶继续扩大，结核分枝杆菌可直接或经血液播散至邻近组织器官，发生相应部位的结核病。

当结核分枝杆菌首次侵入人体开始繁殖时，人体通过细胞介导的免疫系统对结核分枝杆菌产生特异性免疫，使原发病灶、肺门淋巴结和播散到全身各器官的结核分枝杆菌停止繁殖，原发病灶炎症迅速吸收或留下少量钙化灶，肿大的肺门淋巴结逐渐缩小、纤维化或钙化，播散到全身各器官的结核分枝杆菌大部分被消灭，这就是原发感染最常见的良性发展过程。但仍有少量结核分枝杆菌未被消灭，长期处于休眠状态，成为继发性结核病的潜在病灶。当人体免疫功能降低时，潜在病灶中的细菌可重新生长、繁殖，发生继发性结核病。

（2）结核病免疫和迟发性变态反应　结核病的主要免疫保护机制是细胞免疫，体液免疫对控制结核分枝杆菌感染的作用不重要。人体受结核分枝杆菌感染后，首先是巨噬细胞作出反应，肺泡中的巨噬细胞大量分泌白细胞介素-1、白细胞介素-6和肿瘤坏死因子-α等细胞因子，使淋巴细胞和单核细胞聚集到结核分枝杆菌侵入部位，逐渐形成肉芽肿，限制结核分枝杆菌扩散并杀灭结核分枝杆菌。T淋巴细胞具有独特作用，与巨噬细胞相互作用和协调。对完善免疫保护作用非常重要。结核病免疫保护机制十分复杂，确切的机制尚需进一步研究。

1890年Koch观察到，将结核分枝杆菌皮下注射到未感染的豚鼠，10～14天后注射局部皮肤红肿、溃烂，形成深的溃疡乃至局部淋巴结肿大，不愈合，最后结核分枝杆菌全身播散，导致豚鼠死亡。而将同量结核分枝杆菌皮下注射到3～6周前已受少量结核分枝杆菌感染且结核菌素皮肤试验阳转的豚鼠，2～3天后注射局部皮肤出现红肿、形成表浅溃疡，但不久即愈合，无淋巴结肿大，无播散和死亡。这种机体对结核分枝杆菌再感染和初感染所表现不同反应的现象称为Koch现象。较快的局部红肿和表浅溃烂是由结核分枝杆菌诱导的迟发性变态反应的表现。结核分枝杆菌无播散，引流淋巴结无肿大以及溃疡较快愈合是免疫力的反映。免疫力与迟发性变态反应之间关系非常复杂，尚不十分清楚，大致认为两者既有相似面，又有独立面，变态反应不等于免疫力。

（3）继发性结核　继发性结核病与原发性结核病有明显的差异。继发性肺结核病有明显的临床症状，容易出现空洞和排菌，有传染性，所以，继发性结核具有重要的临床和流行病学意义。继发性结核病的发病目前认为有两

种方式。①一种是原发性结核感染时期遗留的潜在病灶中潜伏下来的结核分枝杆菌重新生长、繁殖所致，称为内源性复发；②另一种方式是由于受到结核分枝杆菌的再感染而发病，称为外源性感染。

继发性肺结核的发病有两种类型。①一种发病慢，临床症状少而轻，多发生在肺尖或锁骨下，痰涂片检查阴性，一般预后良好；②另一种发病快，几周内即出现广泛的病变、空洞和播散，痰涂片检查阳性，有传染性，多发生在青春期女性、营养不良、抵抗力弱的群体以及免疫功能受损者。肺结核病自然过程见图2-7-1。

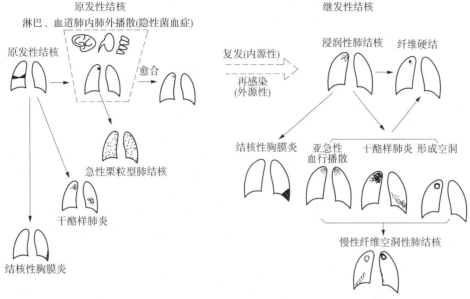

图2-7-1　肺结核病自然过程示意图

4. 结核病的基本病理改变　结核病的基本病理变化是炎性渗出、增生和干酪样坏死。由于在结核病的病理过程中，破坏与修复常同时进行，故上述三种病理变化多同时存在，也可以某一病变为主，且可相互转化。渗出为主的病变通常出现在结核性炎症的早期阶段或病灶恶化复发时。增生为主的病变多发生在机体抵抗力较强、病变恢复阶段，表现为典型的结核结节形成，直径约为0.1mm，数个融合后肉眼可见到，为结核病的特征性病变。结核结节的中间可出现干酪样坏死。干酪样坏死为主的病变常发生于机体抵抗力降低或感染菌量多、结核分枝杆菌毒力强、机体超敏反应增强的情况。干酪坏死病变镜检为红染、无结构的颗粒状物，含脂质多，肉眼观察呈淡淡黄色，状似奶酪，故称干酪样坏死。

【临床表现】

各型肺结核的临床表现不尽相同，但有共同之处。

（一）症状

1. 全身中毒症状　发热是最常见的症状，多为长期午后潮热。部分患者有乏力、食欲减退、盗汗和体重减轻等。育龄女性可有月经不调。

2. 呼吸系统症状

（1）咳嗽、咳痰　咳嗽、咳痰两周以上或痰中带血是肺结核的常见可疑症状。多为较轻的干咳或咳少量黏液痰。

有空洞形成时，痰量增多，若合并其他细菌感染时，痰可呈脓性。若合并支气管结核，表现为刺激性咳嗽。

（2）咯血　约1/3的患者有不同程度的咯血，以少量咯血多见，少数可大咯血。患者常有胸闷、喉痒和咳嗽等先兆。

（3）胸痛　炎症累及壁层胸膜时可引起胸痛，为胸膜性胸痛，随呼吸运动和咳嗽加重。

（4）呼吸困难　多见于干酪样肺炎和大量胸腔积液患者。

（二）体征

因病变范围和性质而异。病变范围较小者可无异常体征。渗出性病变范围较大或干酪样坏死时，则可有肺实变体征。较大的空洞性病变听诊可闻及支气管呼吸音。形成较大范围的纤维条索时，可见纵隔及气管向患侧移位，患侧胸廓塌陷、叩诊浊音、听诊呼吸音减弱并可闻及湿啰音。结核性胸膜炎出现胸水时可出现胸腔积液体征。支气管结核可有局限性哮鸣音。

少数患者有类似风湿热样表现，称为结核性风湿病，多见于青少年女性。常累及四肢大关节，在受累关节附近可见结节性红斑或环形红斑，呈间歇出现。

【实验室及其他检查】

1. 痰结核分枝杆菌检查　是确诊肺结核病的主要方

法，也是制定化疗方案和考核疗效的主要依据。每一位有肺结核可疑症状或肺部有异常阴影的患者都必须查痰。痰涂片检查是简单、快速、易行和可靠的方法，但欠敏感。若痰中查出抗酸杆菌对诊断肺结核有极重要的意义。痰结核分枝菌培养法为痰结核分枝杆菌检查提供准确、可靠的结果，灵敏度高于涂片法，常作为结核病诊断的"金标准"，同时也为药物敏感性测定和菌种鉴定提供菌株。一般需培养 2~8 周。对于初治失败、复发以及其他复治患者应进行药物敏感性测定，为临床耐药病例的诊断、制订合理的化疗方案以及流行病学监测提供依据。其他检测技术，如 PCR、核酸探针检测特异性 DNA 片段、色谱技术检测结核硬脂酸和分枝菌酸等菌体特异成分、基因芯片技术、免疫学技术等方法为诊断提供帮助。

2. 影像学检查　胸部 X 线检查是诊断肺结核的常规首选方法。胸部 X 线检查可以发现早期轻微的结核病变，确定病变范围、部位、形态、密度、与周围组织的关系、病变阴影的伴随影像；判断病变的性质、有无活动性、有无空洞、空洞大小及洞壁特点等。肺结核病影像特点是病变多发在上叶的尖后段、下叶的背段和后基底段，呈多态性，即浸润、增殖、干酪、纤维钙化病变可同时存在，密度不均匀、边缘较清楚和病变变化较慢，易形成空洞和播散灶。胸部 CT 检查能提高分辨率，易发现微小或隐匿的病变；清晰显示各型肺结核病变特点、性质和范围及进行肺部病变鉴别，也可用于引导穿刺、引流和介入性治疗等。

3. 结核菌素试验　目前 WHO 推荐使用的结核菌素为纯化蛋白衍化物（purified protein derivative，PPD）和 PPD－RT23。通常取 0.1ml（5IU）结核菌素，在左前臂屈侧作皮内注射，注射 48~72 小时后测量皮肤硬结的横径和纵径，而不是红晕的直径，得出平均直径 =（横径＋纵径）/2。硬结直径 ≤4mm 为阴性（－）；5~9mm 为弱阳性（＋）；10~19mm 为阳性（＋＋）；≥20mm 或虽 <20mm 但局部有水疱、坏死或淋巴管炎为强阳性（＋＋＋）。

结核菌素试验广泛应用于检出结核分枝杆菌的感染，也是卡介苗接种后效果的验证指标，而非检出结核病。结核菌素对儿童、少年和青年的结核病诊断有参考意义。由于许多国家和地区广泛推行卡介苗接种，结核菌素试验阳性不能区分是结核分枝杆菌的自然感染还是卡介苗接种的免疫反应。结核菌素试验阴性除提示没有结核菌感染外，还可见于初染结核菌 4~8 周内，机体尚未充分建立变态反应；营养不良、麻疹、水痘、重症结核、癌症、HIV 感染和严重的细菌感染等结核菌素试验结果则多为阴性或弱阳性反应。

4. 纤维支气管镜检查　对支气管结核和淋巴结支气管瘘的诊断有重要价值，支气管结核表现为黏膜充血、溃疡、糜烂、组织增生、形成瘢痕和支气管狭窄，也可取肺内结核病灶进行活检，提供病理学诊断。

5. γ－干扰素释放试验　通过特异性抗原 ESAT－6 和 GFP－10 与全血细胞共同孵育，之后监测 γ－干扰素水平或采用酶联免疫斑点试验测量计数分泌 γ－干扰素的特异性 T 淋巴细胞，可区分结核分枝杆菌自然感染与卡介苗接种和大部分非结核分枝杆菌感染，因此诊断结核感染的特异性明显高于结核菌素试验，但是由于成本较高等原因，目前尚未广泛推行。

【诊断要点】

1. 诊断方法　根据结核病的症状和体征、肺结核接触史，结合胸部 X 线检查、痰结核分枝杆菌检查、结核菌素试验及纤维支气管镜检查等多可做出诊断。值得注意的是部分患者无明显症状，故胸部 X 线检查是发现早期肺结核的主要方法。

2. 肺结核的诊断程序

（1）可疑症状患者的筛选　大约 86% 的活动性肺结核患者和 95% 痰涂片阳性肺结核患者有可疑症状，包括：咳嗽、咳痰持续 2 周以上、咯血，午后低热、乏力、盗汗、月经不调或闭经，且有肺结核接触史或肺外结核者应考虑肺结核的可能性，要进行痰抗酸杆菌和胸部 X 线检查。

（2）是否为肺结核　凡胸部 X 线检查肺部发现有异常阴影者，必须通过系统检查，确定病变性质是结核性或其他性质。如果一时难以确定，可经 2 周短期观察后复查，大部分炎症病变会有所变化，而肺结核变化不大。

（3）有无活动性　如果诊断为肺结核，需进一步明确有无活动性，活动性病变必须给予治疗。活动性病变的胸片通常表现为边缘模糊不清的斑片状阴影，可有中心溶解和空洞，或出现播散病灶。胸片表现为钙化、硬结或纤维化，痰检查不排菌，无任何症状，则为无活动性肺结核。

（4）是否排菌　确定活动性后还要明确是否排菌，是确定传染源的唯一方法。

（5）是否耐药　通过药物敏感性试验确定是否耐药。

（6）明确初、复治　病史询问明确初、复治患者，两者的治疗方案迥然不同。

3. 肺结核分类标准和诊断要点　我国实施的结核病分类标准（WS196－2017）强调对痰结核分枝杆菌检查和化学治疗史的描述，取消了按活动性程度及转归分期的分类，使分类法更符合现代结核病控制的概念和实用性。

（1）肺结核病的分类和诊断要点

1）原发型肺结核　含原发综合征及胸内淋巴结结核，多见于少年儿童，无症状或症状多轻微，多有结核病密切接触史，结核菌素试验多为强阳性。X 线胸片表现为哑铃形阴影，即原发病灶、引流淋巴管炎和肿大的肺门淋巴结，形成典型的原发综合征。原发病灶一般吸收较快，不留任何痕迹。若X线胸片仅有肺门淋巴结肿大，则诊断为胸内淋巴结结核。

2）血行播散型肺结核　含急性、亚急性和慢性三种类型。急性血行播散型肺结核又称为急性粟粒型肺结核，多见于婴幼儿和青少年，多同时伴有原发型肺结核。成人也可发生，起病急、持续高热、中毒症状严重，部分患者并发结核性脑膜炎。胸部X线检查和CT检查开始为肺纹理重，在症状出现两周左右可发现由肺尖至肺底呈大小、密度和分布三均匀的粟粒状结节阴影，结节直径2mm左右。亚急性和慢性血行播散型肺结核起病较缓慢，症状较轻，X线胸片呈双上、中肺野为主的大小不等、密度不同的分布不均的粟粒状或结节状阴影，新鲜渗出与陈旧硬结、钙化病灶共存。

3）继发型肺结核　含浸润性肺结核、纤维空洞性肺结核和干酪样肺炎等。多由体内潜伏病灶中的结核杆菌重新活动而发病，少数为外源性再感染，多见于成年人，病程长，易反复。临床特点如下。①浸润性肺结核：多发生在肺尖和锁骨下。影像学检查结果显示为小片状或斑点状阴影，可融合形成空洞。渗出性病变容易被吸收，而纤维干酪增殖病变吸收较慢，可长期无改变。②空洞性肺结核：空洞形态不一，多由干酪渗出病变溶解形成，洞壁不明显、多个空腔的虫蚀样空洞；伴有周围浸润病变的新鲜的薄壁空洞。空洞性肺结核多有支气管播散病变，临床症状为发热、咳嗽、咳痰和咯血等，患者痰中经常排菌。应用有效的化学治疗后，出现空洞不闭合，但长期多次查痰阴性，空洞壁由纤维组织或上皮细胞覆盖，诊断为"净化空洞"。但部分患者空洞还残留一些干酪样组织，长期多次查痰阴性，临床诊断为"开放菌阴综合征"，需随访。③结核球：干酪样病变吸收和周围纤维膜包裹或空洞阻塞性愈合形成，80%以上结核球有卫星灶。直径在2~4cm之间，多小于3cm。④干酪样肺炎：多发生于免疫力低下、体质衰弱、大量结核分枝杆菌感染的患者，或有淋巴结支气管瘘，淋巴结内的大量干酪样物质经支气管进入肺内而发生。分为大叶性干酪样肺炎和小叶性干酪样肺炎。⑤纤维空洞型肺结核：特点是病程长，反复进展恶化，肺组织破坏严重，肺功能严重受损，双侧或单侧的空洞壁增厚和广泛纤维增生，造成肺门抬高，肺纹理呈垂柳样，纵隔向患侧移位，常见胸膜粘连和代偿性肺气肿。结核分枝杆菌长期检查阳性且常耐药，在结核病控制和临床上均是老大难问题，关键在最初治疗给予合理化学治疗。

4）结核性胸膜炎　含结核性干性胸膜炎、结核性渗出性胸膜炎、结核性脓胸，以结核性渗出性胸膜炎最常见。

5）其他肺外结核　按部位和脏器命名，如骨关节结核、肾结核、肠结核等。

6）菌阴肺结核　即三次痰涂片及一次培养阴性的肺结核，其诊断标准如下。①典型肺结核临床症状和胸部X线表现；②抗结核治疗有效；③临床可排除其他非结核性肺部疾病；④PPD（5IU）强阳性，血清抗结核抗体阳性；⑤痰结核菌PCR和探针检查呈阳性；⑥肺外组织病理证实结核病变；⑦支气管肺泡灌洗液中检出抗酸分枝杆菌；⑧支气管或肺部组织病理证实结核病变。具备①~⑥中三项或⑦~⑧中任何1项可确诊。

（2）痰菌检查记录格式　以涂（＋）、涂（－）、培（＋）、培（－）表示。当患者无痰或未查痰时，则注明（无痰）或（未查）。

（3）治疗状况记录

1）初治　符合下列任何一项者为初治：①未开始抗结核治疗的患者；②正进行标准化学治疗方案用药而未满疗程的患者；③不规则化学治疗未满1个月的患者。

2）复治　符合下列任何一项者为复治：①初治失败的患者；②规则用药满疗程后痰菌又再次转为阳性的患者；③不规律化学治疗超过1个月的患者；④慢性排菌患者。

4. 肺结核的记录方式　按结核病分类、病变部位、范围、痰菌情况、化学治疗史、并发症、并存病、手术等顺序书写。血行播散型肺结核可注明（急性）或（慢性）；继发型肺结核可注明（浸润型）、（纤维空洞型）等。并发症（如支气管扩张症等）、并存病（如糖尿病等）、手术（如肺切除术后）。记录举例：纤维空洞型肺结核　双上涂（＋），复治，肺不张，糖尿病，肺切除术后。

【处理原则】

1. 肺结核的化学治疗

（1）化学治疗的原则　早期、联合、适量、规律和全程治疗是肺结核化学治疗的原则。整个化疗方案分强化和巩固两个阶段。

1）早期　是指一旦发现和确诊结核后均应立即给予化学治疗。早期病灶内结核菌以A群为主，局部血流丰富，药物浓度高，可发挥其最大的抗菌作用，以迅速控制病情及减少传染性。

2）联合　是指根据病情及抗结核药的作用特点，联合使用两种以上药物。联合用药可杀死病灶中不同生长速度的菌群，提高疗效，还可减少和预防耐药菌的产生，增加药物的协同作用。

3）适量　是指严格遵照适当的药物剂量用药。用药剂量过低不能达到有效血药浓度，影响疗效，易产生耐药性；剂量过大易发生药物不良反应。

4）规律　严格按化疗方案的规定用药，不可随意更改方案、遗漏或随意中断用药，以避免细菌产生耐药。

5）全程　是指患者必须按治疗方案，坚持完成规定疗程，是提高治愈率和减少复发率的重要措施。

（2）化学治疗的主要作用　①杀菌作用：迅速杀死病灶中大量繁殖的结核分枝杆菌，使患者由传染性转为非传染性，减轻组织破坏。②防止耐药性产生。③灭菌：化学治疗的最终目的是彻底杀灭结核分枝杆菌，避免复发或使复发率很低。

（3）肺结核化学治疗的生物学机制

1）药物对不同代谢状态和不同部位的结核分枝杆菌菌群的作用　结核分枝杆菌根据其代谢状态分为 A、B、C、D 四个菌群。①A 菌群：快速繁殖，大量的 A 群细菌多位于巨噬细胞外和肺空洞干酪液化部分，占结核分枝菌的绝大部分，易产生耐药变异株。②B 菌群：处于半静止状态，多位于巨噬细胞内酸性环境中和空洞壁坏死组织中。③C 菌群：处于半静止状态，可有突然间歇性短暂的生长繁殖，许多生物学特点尚不十分清楚。④D 菌群：为休眠菌，数量很少，不繁殖。抗结核药物对不同菌群的作用各异。抗结核药物对 A 菌群作用强弱依次为异烟肼 > 链霉素 > 利福平 > 乙胺丁醇；对 B 菌群依次为吡嗪酰胺 > 利福平 > 异烟肼；对 C 菌群依次为利福平 > 异烟肼。通常多数抗结核药物可以作用于 A 菌群，如异烟肼和利福平具有早期杀菌作用，在治疗的 48 小时内迅速杀菌，使菌群数量明显减少，传染性降低或消失，痰菌转阴。B 菌群和 C 菌群由于处于半静止状态，抗结核药物的作用相对较差，有"顽固菌"之称，杀灭 B 菌群和 C 菌群可以防止复发。抗结核药物对 D 菌群无作用。

2）耐药性　是基因突变引起的药物对突变菌的效力降低。

3）间歇化学治疗　主要理论基础是结核分枝杆菌的缓慢生长期。结核分枝杆菌接触不同的抗结核药物后产生不同时间的延缓生长期。如结核分枝杆菌接触异烟肼和利福平 24 小时后分别可有 6～9 天和 2～3 天的延缓生长期。药物使结核分枝杆菌产生延缓生长期，就有间歇用药的可能性。氨硫脲没有延缓生长期则不适用间歇化学治疗。

4）顿服　抗结核药物血中高峰浓度的杀菌作用优于经常性维持较低药物浓度水平的情况。每日剂量一次顿服要比每天分 2 次或 3 次服用血药浓度峰值高 3 倍左右。临床研究已证实顿服效果优于分次口服。

（4）常用抗结核药物　抗结核药物依据其抗菌能力分为杀菌剂与抑菌剂。

1）异烟肼（INH，H）　是单一抗结核药物中杀菌力，尤其是早期杀菌力最强的药物，对巨噬细胞内外的结核分枝杆菌均有杀菌作用。最低抑菌浓度为 0.025～0.05μg/ml。结核性脑膜炎和血型播散型肺结核需加大用药剂量。

2）利福平（RFP，R）　对巨噬细胞内外的结核分枝杆菌均有快速杀菌作用，特别是对 C 菌群有独特的杀菌作用。最低抑菌浓度为 0.06～0.25μg/ml。利福平与异烟肼联合用药可显著缩短疗程。

3）吡嗪酰胺（PZA，A）　具有独特的杀菌作用，主要杀灭巨噬细胞内酸性环境中的 B 菌群。在 6 个月标准短期化疗中，吡嗪酰胺与利福平和异烟肼联合用药是三个不可或缺的重要药物。

4）乙胺丁醇（EMB，E）　对结核分枝杆菌的最低抑菌浓度是 0.95～7.5μg/ml。口服易吸收。

5）链霉素（SM，S）　对巨噬细胞外碱性环境中的结核分枝杆菌有杀菌作用。

6）抗结核药品固定剂量复合制剂（FDC）　是由多种抗结核药品按一定计量比例合理组成，对提高患者治疗依从性、充分发挥联合用药的优势意义重大，成为预防耐药结核病发生的重要手段。目前 FDC 的主要使用对象为初治活动性肺结核。复治肺结核患者、结核性胸膜炎及其他肺外结核也可以用抗结核药品固定剂量复合制剂组成治疗方案。

其他抗结核药物有乙硫异烟胺、丙硫异烟胺、阿米卡星、氧氟沙星、对氨基水杨酸等。常用抗结核药的用法、剂量和主要不良反应见表 2-7-1。

表 2-7-1　常用抗结核药的成人剂量和主要不良反应

药名	缩写	每天剂量（g）	间歇疗法一天量（g）	主要不良反应
异烟肼	H，INH	0.3	0.3～0.6	周围神经炎、偶有肝功能损害
利福平	R，RFP	0.45～0.6*	0.6～0.9	肝功能损害、过敏反应
利福喷汀	RFT		0.45～0.6	肝功能损害、过敏反应
链霉素	S，SM	0.75～1.0+	0.75～1.0	听力障碍、眩晕、肾功能损害
吡嗪酰胺	Z，PZA	1.5～2.0	2～3	胃肠不适、肝功能损害、高尿酸血症、关节痛
乙胺丁醇	E，EMB	0.75～1.0**	1.5～2.0	视神经炎
对氨基水杨酸钠	P，PAS	8～12***	10～12	胃肠不适、过敏反应、肝功能损害
乙硫异烟胺	Eto	0.5～1.0		肝、肾毒性，光敏反应

续表

药名	缩写	每天剂量（g）	间歇疗法一天量（g）	主要不良反应
丙硫异烟胺	Pro	0.5 ~ 1.0	0.5 ~ 1.0	胃肠不适、肝功能损害
丁胺卡那霉素	Am	0.75 ~ 1.0		听力障碍、眩晕、肾功能损害
卡那霉素	K，Km	0.75 ~ 1.0	0.75 ~ 1.0	听力障碍、眩晕、肾功能损害
卷曲霉素	Cp，CPM	0.75 ~ 1.0	0.75 ~ 1.0	听力障碍、眩晕、肾功能损害
氧氟沙星	Ofx	0.6 ~ 0.8		肝、肾毒性，光敏反应
左氧氟沙星	Lfx	0.6 ~ 0.75		肝、肾毒性，光敏反应
莫西沙星	Mfx	0.4		胃肠不适、肝功能损害
环丝氨酸	Cs	0.5 ~ 1.0		惊厥、焦虑
固定复合剂				
卫非特（R120，H80，Z250）	Rifater	4 ~ 5 片/顿服		同 H、R、Z
卫非宁（R150，H100）	Rifimah	3 片/顿服		同 H、R

注：＊，体重50kg及以下者用0.45g，50kg以上者为0.6g；✚，老年人每次用0.75g；＊＊，前2个月25mg/kg；＊＊＊，每天分2次服用（其他药物是每天1次）。

（5）标准化学治疗方案

1）初治活动性肺结核（含涂阳和涂阴）的常用治疗方案

①每日用药方案　强化期：异烟肼、利福平、吡嗪酰胺和乙胺丁醇，顿服，2个月。巩固期：异烟肼、利福平，顿服4个月。

②间歇用药方案　强化期：异烟肼、利福平、吡嗪酰胺和乙胺丁醇，隔日一次或每周三次，2个月。巩固期：异烟肼、利福平，隔日一次或每周三次，4个月。

2）复治涂阳肺结核的常用治疗方案　强烈推荐进行药物敏感性实验，敏感患者按下列方案治疗，耐药者纳入耐药方案治疗。

①复治涂阳敏感用药方案如下。强化期：异烟肼、利福平、吡嗪酰胺、乙胺丁醇和链霉素，每日一次，2个月。巩固期：异烟肼、利福平和乙胺丁醇，每日一次，6~10个月。

②间歇用药方案如下。强化期：异烟肼、利福平、吡嗪酰胺、乙胺丁醇和链霉素，隔日一次或每周3次，2个月。巩固期：异烟肼、利福平和乙胺丁醇，隔日一次或每周3次，6个月。

（6）耐多药肺结核治疗　耐多药结核病和如今出现的广泛耐多药结核病对全球结核病控制构成严峻的挑战。制定治疗方案的原则：详细了解患者的用药史、该地区常用抗结核药物和耐药流行情况；尽量做药敏试验；严格避免只选用一种新药加上原失败方案；WHO推荐尽可能选用新一代的氟喹诺酮类药物；不使用交叉耐药的药物；治疗方案中至少包含4种二线的敏感药物；至少包括吡嗪酰胺、氟喹诺酮类、注射用卡那霉素或阿米卡星、乙硫或丙硫异烟胺和对氨基水杨酸钠或环丝氨酸；药物剂量依据体重决定；加强期应为8个月，总治疗期应为20个月或更长，由治疗效果决定。监测疗效最好以痰培养为准。

2. 其他治疗

（1）对症治疗　肺结核的一般症状在合理化疗下很快减轻或消失，不需特殊处理。

（2）糖皮质激素　仅用于中毒症状重者，必须确保在有效抗结核药物治疗的情况下使用。可在应用有效抗结核药的基础上短期加用糖皮质激素，一般口服泼尼松1~2周，每天20mg，顿服；以后每周递减5mg，用药时间为4~8周。

（3）咯血　见本章第四节"支气管扩张症"。

3. 外科手术治疗　适用于经合理化学治疗后无效、多重耐药的厚壁空洞、大块干酪灶、结核性脓胸、支气管胸膜瘘和大咯血保守治疗无效，且耐受手术者。

【护理诊断/问题】

1. 清理呼吸道无效　与肺结核感染致呼吸道分泌物增多、干酪样坏死、咳嗽无力有关。

2. 体温过高　与结核菌感染有关。

3. 营养失调：低于机体需要量　与机体消耗增加、食欲减退有关。

4. 知识缺乏　缺乏结核病治疗的相关知识。

5. 潜在并发症　大咯血、窒息。

6. 焦虑　与疾病病程长有关。

【护理措施】

1. 一般护理

（1）休息与活动　保持室内环境安静整洁，毒性症状明显及有咯血者卧床休息。恢复期可适当增加户外活动，应避免劳累和重体力劳动，劳逸结合，提高机体抵抗力。涂（＋）肺结核患者应给予呼吸道隔离。有效抗结核治疗4周以上且痰涂片证实无传染性或传染性极低的患者，应恢复正常的家庭和社会生活，可减轻患者的社会隔离感和焦虑情绪。

（2）饮食护理

1）制定膳食计划　高热量、高蛋白、富含维生素的易消化饮食，忌烟、酒及辛辣刺激食物。蛋白质可增加机体的抗病能力及机体修复能力，建议每天蛋白质摄入量为1.5～2.0g/kg，其中鱼、肉、蛋、牛奶等优质蛋白摄入量应占一半以上。多进食新鲜蔬菜和水果，以补充维生素，有少量咯血者宜进温凉饮食，大咯血者暂禁食，待症状缓解后方可逐步恢复进食。

2）增进食欲　增加膳食品种，饮食中注意添加具有促进消化、增进食欲作用的食物，如藕粉、山楂、新鲜水果，于正餐前后适量摄入；选用合适的烹调方法，保证饭菜的色、香、味以促进食欲，尽量采用患者喜欢的烹调方法增进患者的食欲；进餐时应心情愉快，可促进食物的消化吸收；食欲减退者可少量多餐。

3）监测体重　每周测体重1次并记录，观察营养状况是否改善。

2. 病情观察　密切观察患者咳嗽、咳痰情况。有无高热，若有高热则考虑病情加重或出现并发症；及时识别大咯血、窒息情况的发生，及时通知并配合医生处理。

3. 用药护理

（1）应向患者及其家属强调早期、联合、适量、规律、全程化学治疗的重要意义，督促患者按医嘱服药。

（2）向患者说明化疗药物的不良反应，督促患者定期检查肝功能及听力情况，如出现巩膜黄染、肝区疼痛、胃肠不适、眩晕、耳鸣等不良反应要及时与医生联系，不要自行停药，大部分不良反应经相应处理可以消除。

🌐 知识链接

中国结核病防治效果显著

　　由于中国政府和社会各界的关爱和重视，包括70万志愿者的热心参与，中国结核病防治工作近年来快速发展，广大患者正获得更加及时有效的诊断和治疗，结核病防治在一些地区正成为脱贫攻坚工作的一项重要内容。结核病患者发现率和治愈率不断提高，发病率和死亡率持续下降，很多人因此重获新生。中国全民结核病防治知识知晓率达到了75%以上。

4. 心理护理　部分患者确诊为肺结核往往难以接受，

疾病造成的身体不适以及疾病的传染性使患者焦虑、敏感、自卑，医护人员应充分理解和尊重患者。向患者耐心讲解疾病知识，使患者对疾病有良好的控制感。引导患者选择合适的娱乐消遣方式，丰富患者生活。同时做好患者家属工作，给予患者精神和经济支持，不能冷淡或歧视患者。痰涂片阴性和经有效抗结核治疗4周以上的患者，没有传染性或仅有极低的传染性，鼓励患者过正常的家庭与社会生活，有助于减轻患者的孤独和焦虑情绪。

5. 健康教育

（1）疾病知识预防指导　控制传染源、切断传播途径，保护易感人群是控制结核病流行的基本原则。

1）控制传染源　控制传染源的关键是早期发现和彻底治愈肺结核患者。通过X线检查早期发现患者，并按乙类传染病及时报告疫情。对确诊的结核患者，应及时转至结核病防治机构进行统一管理，并实行全程督导短程化学治疗（DOTS）。

2）切断传播途径　①涂片阳性肺结核患者住院治疗时需要进行呼吸道隔离，开窗通风，保持空气新鲜，每天紫外线消毒病室。②肺结核患者咳嗽或打喷嚏时应用双层纸巾遮掩；不随地吐痰，痰液应吐入带盖的容器内，于等量的1%度粉浸泡1小时后再弃去，或吐入纸巾中，含有痰液的纸巾应焚烧处理；接触痰液后用流动水清洗双手。③餐具煮沸消毒或用消毒液浸泡消毒，同桌共餐时使用公筷，以防传染。④衣物、寝具、书籍等污染物可在烈日下暴晒6小时以上进行杀菌。⑤患者外出时应戴口罩。

3）保护易感人群　①给未受过结核杆菌感染的新生儿、儿童及青少年接种卡介苗（无毒牛型结核菌活菌疫苗），可使其获得对结核病的获得性免疫力。②对于高危人群，如与涂阳肺结核患者有密切接触且结核菌素试验强阳性者、HIV感染者、长期使用糖皮质激素及免疫抑制剂者、糖尿病等，可以服用异烟肼和（或）利福平以预防发病。③密切接触者应定期到医院进行有关检查。

（2）疾病相关知识指导

1）日常生活指导　嘱患者合理休息，恢复期逐渐增加活动，以提高机体免疫力但避免劳累；保证营养的摄入，戒烟酒；避免情绪波动、受凉及呼吸道感染；指导患者及家属保持居室通风、干燥，按要求对痰液及污染物进行消毒处理；病情平稳加强体质锻炼，增强抗病能力。

2）用药指导　向患者强调坚持规律、全程、合理用药的重要性，取得患者及家属的配合，保证DOTS顺利完成。指导患者观察药物疗效和不良反应，若出现药物不良反应及时就诊。

3）正确留取痰标本　肺结核患者有间断且不均匀排菌的特点，故需多次查痰，应指导患者正确留取痰标本。

通常初诊患者应留3份痰标本（即时痰、清晨痰和夜间痰），夜间无痰者，应在留取清晨痰后2～3小时再留1份。复诊患者应每次送检2份痰标本（夜间痰和清晨痰）。

4）定期复查　督促患者治疗期间定期复查胸片和肝、肾功能，定期随访。

【预后】

本病大部分患者可获临床治愈，但极少数患者因治疗

不彻底、不及时，可发生耐药结核而致治疗效果欠佳，预后较差。

（刘美芳）

PPT

第八节　原发性支气管肺癌

学习目标

知识要求：

1. 掌握　原发性支气管肺癌的临床表现、护理诊断、护理措施和健康教育。

2. 熟悉　原发性支气管肺癌的病因、病理分类、治疗原则。

3. 了解　原发性支气管肺癌的发病机制、临床分期。

技能要求：

1. 熟练掌握原发性支气管肺癌患者的护理技能。

2. 具备原发性支气管肺癌患者的健康教育技能。

素质要求：

1. 具备正确护理原发性支气管肺癌患者的技能。

2. 具备原发性支气管肺癌患者护理抢救配合技能。

案例引导

案例：患者，男性，60岁。吸烟35年，每天30～40支，以"咳嗽、咳痰带血1周"为主诉入院。经入院检查后，确诊为肺鳞状上皮细胞癌。现患者生命体征平稳，1个月内体重下降5kg，情绪低落。

讨论：

1. 该患者现存的主要护理诊断/问题是什么？

2. 如何为该患者进行心理护理？

3. 入院后，该如何对患者进行治疗？

4. 作为责任护士，应将如何进行护理？

原发性支气管肺癌（primary bronchogenic lung cancer）简称肺癌（lung cancer），或称原发性支气管癌（primary bronchogenic carcinoma）。世界卫生组织（WHO）定义为起源于呼吸上皮细胞（支气管、细支气管和肺泡）的恶性肿瘤，是最常见的肺部原发性恶性肿瘤。根据组织病变，肺癌可分成小细胞癌和非小细胞癌。发病高峰在55～65岁，男性多于女性，男女比约为2.1∶1。临床症状多隐匿，以咳嗽、咳痰、咯血和消瘦等为主要表现，X线影像学主要表现为肺部结节、肿块影等。根据2020年世界卫生组织国

际癌症研究机构的资料显示，全球肺癌2020患患者数（约为221万）居癌症第二，年死亡人数（约为180万）居癌症首位。在我国，肺癌已成为癌症死亡的首要病因。目前，随着诊断方法的进步，化疗药物的更新，以及规范化、个体化的多学科综合性治疗技术的进展，肺癌患者的缓解率和长期生存率已有所提高。

【病因及发病机制】

尚未明确，但有证据显示与下列因素有关。

1. 吸烟　吸烟是引起肺癌最常见的原因，约85%肺癌患者有吸烟史，包括吸烟和已戒烟者（定义为诊断前戒烟至少12个月以上）。吸烟20～30包年（定义为每天1包，吸烟史20～30年）者罹患肺癌的危险性明显增加。与从不吸烟者相比，吸烟者发生肺癌的危险性平均高10倍，重度吸烟者可达10～25倍。已戒烟者罹患肺癌的危险性比持续吸烟者降低，但与从未吸烟者相比仍有9倍升高的危险，随着戒烟时间的延长，发生肺癌的危险性逐步降低。吸烟与肺癌之间存在着明确的关系，开始吸烟的年龄越小，吸烟时间越长，吸烟量越大，肺癌的发病率和死亡率越高。

环境烟草烟雾（environmental tobacco smoke，ETS）或称二手烟或被动吸烟也是肺癌的病因之一。来自ETS的危险低于主动吸烟，非吸烟者与吸烟者结婚共同生活多年后

其肺癌风险增加20% ~30%，且其罹患肺癌的危险性随配偶吸烟量的增多而升高。烟草已列为 A 级致癌物，吸烟与所有病理类型肺癌的危险性相关。

2. 职业 致癌因子石棉、砷、铬、铍、煤焦油、芥子气、氯甲甲醚、烟草的加热产物以及铀、镭等放射性物质衰变时产生的氡和氡气，电离辐射和微波辐射等是目前已被确认的致人类肺癌的职业因素，这些因素可使肺癌发生的危险性增加3 ~30 倍。

3. 空气污染 包括室内小环境和室外大环境，室内小环境如室内被动吸烟、燃料燃烧和烹调产生的油烟；室外大环境如城市中汽车废气、工业废气、公路沥青都有致癌物质存在，其中主要是苯并芘，污染大气。因此，工业发达国家比工业落后国家发病率高，城市比农村高，中、小城市的发病率又低于大城市。有研究表明，吸烟和橡胶职业暴露有明显的相加作用，农村肺癌的发病率明显低于城市。

4. 电离辐射 大剂量电离辐射可引起肺癌。不同射线的辐射产生的致癌效应不同。

5. 饮食与营养 食物中天然维生素 A、β 胡萝卜素能够抑制化学致癌物诱发的肿瘤，维生素 A 为抗氧化剂，可直接干扰癌变过程。研究表明，较少食用含 β 胡萝卜素的蔬菜和水果，患肺癌的危险性增高。也有研究显示，中、高强度的体力活动使发生肺癌的风险下降13% ~30%。

6. 其他诱发因素 结核病也是肺癌的发病因素之一，有结核病者患肺癌的危险性是正常人群的 10 倍。此外，病毒感染、真菌霉素（黄曲霉）、机体免疫功能低下、内分泌失调等因素，对肺癌的发生可能也起一定的作用。

7. 遗传和基因改变 人类已经认识到肺癌可能是一种外因通过内因发病的疾病。上述的各类外因可诱发原癌基因的活化、抑癌基因的失活、自反馈分泌环的活化和细胞凋亡的抑制，从而导致细胞生长失控。遗传因素和肺癌的相关性也已经被研究证实，许多基因与肺癌的易感性有关。肺癌患者常有第三条染色体短臂部分位点发生基因变异或缺失。

【病理和分类】

1. 按解剖学部位分类

（1）中央型肺癌 发生在段支气管至主支气管的肺癌。以鳞状上皮细胞癌和小细胞癌较多见，约占3/4。

（2）周围型肺癌 发生在段支气管以下的肺癌，以腺癌较为多见，约占1/4。

2. 按组织病理学分类

（1）非小细胞肺癌（non - small cell lung cancer，NSCLC）包括鳞状上皮细胞癌（简称鳞癌）、腺癌、大细胞癌、腺鳞癌、类癌、肉瘤样癌、涎液腺型癌等。

1）鳞癌 鳞癌多起源于段或亚段的支气管黏膜，并有向管腔内生长的倾向，早期常引起支气管狭窄，导致肺不张或阻塞性肺炎。癌组织易变性、坏死，形成空洞或癌性肺脓肿。常见于老年男性。一般生长较慢，转移晚，手术切除机会较多，5 年生存率较高，但对化疗和放疗敏感性不如小细胞肺癌。

2）腺癌 腺癌是肺癌最常见的类型。女性多见，主要起源于支气管黏液腺，可发生于细小支气管或中央气道，临床多表现为周围型。腺癌可在气管外生长，也可循肺泡壁蔓延，常在肺边缘部形成直径 2 ~4cm 的结节或肿块。由于腺癌富含血管，局部浸润和血行转移较早，易累及胸膜引起胸腔积液。腺癌血管丰富，局部浸润和血行转移较鳞癌早，常转移到肝、脑和骨，更易累及胸膜而引起胸腔积液。此型肺癌对放疗和化疗敏感性较差。肺腺癌的特殊类型有腺样囊性癌、黏液癌、细支气管 - 肺泡癌、瘢痕癌。细支气管 - 肺泡癌（简称肺泡癌）是腺癌的一个亚型，病因尚不明确。结节型为肺内孤立圆形灶，弥漫型为弥漫性播散小结节灶或大片炎症样浸润。多数认为其组织来自支气管末端的上皮细胞。电镜检查发现癌细胞质内含有似 Ⅱ 型肺泡细胞内的板层包涵体。

3）大细胞癌 大细胞癌是一种未分化的非小细胞癌，较为少见，占肺癌的 10% 以下，其在细胞学和组织结构、免疫表型等方面缺乏小细胞癌、腺癌或鳞癌的特征。诊断大细胞癌只用手术切除的标本，不适用小活检和细胞学标本。免疫组化、黏液染色鳞状上皮样及腺样分化标志物阴性。大细胞癌的转移较晚，手术切除机会较大。

4）其他 腺鳞癌、肉瘤样癌、淋巴上皮瘤样癌、NUT（the nuclear protein of the testis）癌、涎腺型癌（涎腺腺样囊性癌、涎腺黏液表皮样癌）等。

（2）小细胞肺癌（small cell lung cancer，SCLC） 肺神经内分泌肿瘤包括类癌、非典型类癌、小细胞癌和大细胞神经内分泌癌。SCLC 是一种低分化的神经内分泌肿瘤，包括小细胞癌和复合性小细胞癌。较早出现淋巴和血行转移，是肺癌中恶性程度最高的一种，转移发生早，在各型肺癌中，预后最差。细胞质内含有神经内分泌颗粒，具有内分泌和化学受体功能，能分泌 5 - 羟色胺、儿茶酚胺、组胺、激肽等肽类物质，可引起类癌综合征，还能分泌促肾上腺皮质激素样物、抗利尿激素和促性腺激素等，引起库欣综合征和水电解质失衡。

【临床分期】

2017 年国际肺癌研究会正式应用了第 8 版肺癌 TNM 分期系统，见表2 - 8 - 1 和表2 - 8 - 2。对于 SCLC，亦可分为局限期和广泛期。局限期指病灶局限于同侧半胸，能安全地被单个放射野包围；广泛期指病灶超过同侧半胸，包括恶性胸腔积液或心包积液以及血行转移等。

表 2 - 8 - 1 肺癌的 TNM 分期

原发肿瘤（T）

T_x：未发现原发肿瘤，或通过痰细胞学或支气管灌洗发现癌细胞，但影像学及支气管镜无法发现

T_0：无原发肿瘤的证据

T_{is}：原位癌

T_1：肿瘤最大径≤3cm，周围包绕肺组织及脏层胸膜，支气管镜见肿瘤侵及叶支气管，未侵及主支气管

T_{1a}：肿瘤最大径≤1cm

T_{1b}：肿瘤最大径 1～2cm

T_2：肿瘤最大径 >3～5cm；侵犯主支气管（不常见的表浅扩散型肿瘤，不论体积大小，侵犯限于支气管壁时，虽可能侵犯主支气管，仍为 T_1），但未侵及隆突；侵及脏层胸膜；有阻塞性肺炎或者部分或全肺不张。符合以上任何一个条件即归为 T_2

T_{2a}：肿瘤最大径 >3～4cm

T_{2b}：肿瘤最大径 >4～5cm

T_3：肿瘤最大径 >5～7cm；直接侵及以下任何一个器官，包括：胸壁（包含肺上沟瘤）、膈神经、心包；全肺肺不张肺炎；同一肺叶出现孤立性癌结节。符合以上任何一个条件即归为 T_3

T_4：肿瘤最大径 >7cm；无论大小，侵及以下任何一个器官，包括：纵隔、心脏、大血管、隆突、喉返神经、主气管、食管、椎体、膈肌；同侧不同肺叶内出现孤立癌结节

区域淋巴结（N）

N_X：区域淋巴结无法评估

N_0：无区域淋巴结转移

N_1：同侧支气管周围及（或）同侧肺门淋巴结以及肺内淋巴结转移，包括原发肿瘤直接侵及的肺内淋巴结

N_2：同侧纵隔内及（或）隆突下淋巴结转移

N_3：对侧纵隔、对侧肺门、同侧或对侧前斜角肌及锁骨上淋巴结转移

远处转移（M）

M_X：远处转移无法评估

M_0：无远处转移

M_1：远处转移

M_{1a}：局限于胸腔内，包括胸膜播散（恶性胸腔积液、心包积液或胸膜结节）以及对侧肺叶出现癌结节

M_{1b}：远处器官单发转移灶

M_{1c}：多个或单个器官多处转移

表 2 - 8 - 2 TNM 与临床分期的关系

临床分期		TNM 分期
隐性癌		$T_X N_0 M_0$
0 期		$T_{is} N_0 M_0$
Ⅰ A 期：	Ⅰ A_1	$T_{1a} N_0 M_0$
	Ⅰ A_2	$T_{1b} N_0 M_0$
	Ⅰ A_3	$T_{1c} N_0 M_0$
Ⅰ B 期		$T_{2a} N_0 M_0$
Ⅱ A 期		$T_{2b} N_0 M_0$
Ⅱ B 期		$T_3 N_0 M_0$；$T_{1a-2b} N_1 M_0$
Ⅲ A 期		$T_4 N_0 M_0$；$T_{3-4} N_1 M_0$；$T_{1a-2b} N_2 M_0$

续表

临床分期	TNM 分期
Ⅲ B 期	$T_{3-4} N_2 M_0$；$T_{1a-2b} N_3 M_0$
Ⅲ C 期	$T_{3-4} N_3 M_0$
Ⅳ A 期	$T_{1-4} N_{0-3} M_{1a-1b}$
Ⅳ B 期	$T_{1-4} N_{0-3} M_{1c}$

【临床表现】

肺癌的临床表现与肿瘤发生部位、大小、类型、发展阶段、有无并发症或转移有密切的关系。多数患者在就诊时已有症状，5%～15%的患者无症状，仅在常规体检、胸部影像学检查时发现。

1. 由原发肿瘤引起的症状和体征

（1）咳嗽 为早期症状，常为无痰或少痰的刺激性干咳，当肿瘤引起支气管狭窄后可加重咳嗽。多为持续性，呈高调金属音性咳嗽或刺激性呛咳。黏液型腺癌可有大量黏液痰。伴有继发感染时，痰量增加，且呈黏液脓性。

（2）血痰或咯血 多见于中央型肺癌。肿瘤向管腔内生长的患者常间断或持续性痰中带血或间断血痰。如果癌肿表面糜烂严重侵蚀大血管时，可导致大咯血。

（3）喘鸣或气短 肿瘤向气管内生长导致支气管狭窄；肺门淋巴结转移时，肿大的淋巴结压迫主支气管或隆突，引起支气管部分阻塞；或癌肿转移至胸膜及心包则引起大量胸腔积液和心包积液。上述病理改变均可引起气短、喘息、呼吸困难，偶有喘鸣，听诊时可闻及局限或单侧哮鸣音。

（4）胸痛 可有胸部隐痛，与肿瘤的转移或直接侵犯胸壁有关。

（5）发热 肿瘤组织坏死和肿瘤引起的阻塞性肺炎均可引起发热，阻塞性肺炎反复发作，抗生素治疗效果不佳。

（6）体重下降 肿瘤发展到晚期，由于肿瘤毒素、长期消耗、感染及疼痛导致患者食欲减退，患者消瘦明显，表现为恶病质。

2. 肺外胸内扩展引起的症状和体征

（1）胸痛 由胸膜、肋骨或胸壁受累引起，常为不规则的钝痛或隐痛，于呼吸或咳嗽时加重。近半数患者有模糊不清或难以描述的胸痛或钝痛；癌肿压迫肋间神经，胸痛累及该神经分布区。如发生肋骨、胸椎、胸壁的转移，则有与呼吸及咳嗽无关的对应部位的压痛。

（2）声音嘶哑 癌肿直接压迫或转移至纵隔淋巴结压迫喉返神经（左侧多见）可引起声音嘶哑。

（3）吞咽困难 癌肿侵犯或压迫食管可引起咽下困难、支气管 - 食管瘘，继发肺部感染。

（4）胸腔积液 肿瘤转移累及胸膜或肺淋巴回流受

阻，可引起胸腔积液。

（5）心包积液　肿瘤可通过直接蔓延侵犯心包，亦可阻塞心脏的淋巴引流导致心包积液。迅速产生或者大量的心包积液可有心脏压塞症状。

（6）上腔静脉阻塞综合征　转移性淋巴结压迫上腔静脉或右上肺原发性肺癌侵犯至上腔静脉，或腔静脉内的癌栓阻塞静脉回流均可使上腔静脉回流受阻。患者表现为头面部和上半身淤血水肿，胸壁静脉曲张，颈部肿胀。患者常主诉领口进行性变紧，视物模糊、头晕、头痛，在其前胸壁可见扩张的静脉侧支循环。

（7）Horner 综合征　肺尖部肺癌（Pancoast tumor，又称肺上沟瘤）易压迫颈部交感神经，引起病侧眼睑下垂，瞳孔缩小、眼球内陷，同侧额部与胸壁少汗或无汗。若癌肿压迫臂丛神经，造成以腋下为主、向上肢内侧放射的烧灼样疼痛，在夜间尤甚。

3. 胸外转移引起的症状和体征　3%～10% 的肺癌患者可有胸腔外转移的症状和体征。小细胞肺癌多见，其余依次为未分化大细胞肺癌、腺癌、鳞癌。

（1）中枢神经系统转移　表现为眩晕、复视，少数患者有癫痫发作、偏瘫、小脑功能障碍、定向力和语言障碍。此外，由于癌肿侵犯脑实质和神经系统，患者还可出现小脑皮质变性、外周神经病变、肌无力及精神症状。严重时出现恶心、喷射性呕吐、剧烈头痛、视神经乳头水肿等颅内高压的症状。

（2）骨骼转移　常转移至肋骨、肱骨、脊柱、骨盆和四肢长骨，可引起骨痛、病理性骨折和关节腔积液。当转移至肋骨、脊椎、骨盆时，局部可有疼痛和压痛。癌肿转移至脊柱后，可致椎管狭窄，引起脊神经根受压、脊髓受压的症状。癌肿对骨的破坏多为溶骨性病变，少数为成骨性病变。

（3）腹部转移　肝转移最常见，表现为厌食、肝区疼痛、肝大、黄疸和腹水等。部分小细胞肺癌可转移至胰腺，表现为胰腺炎或阻塞性黄疸。肺癌也可转移至胃肠道、肾上腺和腹膜后淋巴结，多无临床症状，经 CT、MRI 或 PET 检查可诊断。

（4）淋巴结转移　锁骨上淋巴结是肺癌转移的常见部位，可无症状。腹膜后淋巴结转移也较为常见。

4. 胸外表现　肺癌胸外表现指肺癌非转移性胸外表现，包括内分泌、神经肌肉、结缔组织、血液系统和血管的异常改变，又称副癌综合征（paraneoplastic syndrome）。常见的有：肥大性肺性骨关节病引起的杵状指（趾）；异位促性腺激素引起的男性乳房发育和增生性骨关节病（多见于大细胞肺癌）；分泌促肾上腺皮质激素样物导致的库欣综合征（多见于小细胞肺癌或支气管类癌）；分泌抗利尿激素导致低钠（血清钠 <135mmol/L）、低渗透压［血浆渗透压 280mOsm/（kg·H_2O）］；分泌异生性甲状旁腺样激素导致高钙血症（多见于鳞癌）。神经肌肉综合征导致脊髓小脑变性、周围神经病变、重症肌无力等。类癌综合征出现皮肤、心血管、胃肠道和呼吸功能异常及高钙血症。

此外，还有黑色棘皮症及皮肌炎、硬皮症、栓塞性静脉炎、非细菌性栓塞性心内膜炎、血小板减少性紫癜、毛细血管病性渗血性贫血等肺外表现。

【实验室及其他检查】

1. 细胞学检查　留取痰标本做癌脱落细胞学检查。收集上午 9～10 时深咳嗽产生的新鲜痰液送检。标本送检次数至少 3 次以上。敏感性 <70%，但特异性高。

2. 影像学检查

（1）胸部 X 线检查　是发现肺癌的最常用的方法之一，在肺癌普查和诊断中占重要位置。通过 X 线透视或正、侧位胸片发现肺部阴影。①中央型肺癌：肿瘤发生于总支气管、叶和段支气管，出现支气管阻塞物征象，呈现段、叶局限性气肿或不张。肺不张伴有肺门淋巴结转移时呈"倒 S 状"影像，继发感染时可出现阻塞性肺炎和肺脓肿等征象。②周围型肺癌：肿瘤发生于段以下支气管，早期为局限性小斑片状阴影，逐渐成为圆形或类圆形，边缘有毛刺。③支气管 - 肺泡细胞癌：有结节型和弥漫型两种表现。结节型与周围型肺癌相似。弥漫型为两肺大小不等的结节状播散病灶。随病情发展，可见肺炎样片状影或支气管充气征。

（2）CT 检查　可以发现普通 X 线检查所不能发现的病变，CT 易识别肿瘤有无侵犯邻近器官。低剂量 CT 是目前筛查肺癌有价值的方法。

（3）磁共振（MRI）　在明确肿瘤与大血管间的关系上优于 CT，但在发现小病灶（<5mm）方面则不如 CT 敏感。

（4）其他影像学检查　单光子发射计算机断层显像（SPECT）可诊断肺癌骨转移，正电子发射计算机体层显像（PET）和 PET - CT 用于肺癌及淋巴结转移的定性诊断。

3. 纤维支气管镜检查　可获取组织供组织学诊断。对确定病变范围、明确手术指征与方式有帮助。

4. 其他　如经胸壁细针穿刺活检、纵隔镜检查、胸腔镜检查、肿瘤标记物检查、开胸肺活检等。

【诊断要点】

1. 高危人群　40 岁以上长期重度吸烟者或有危险因素接触史者。

2. 高危人群有下列可疑征象之一者，应值得怀疑，需做进一步检查。

（1）不明原因的刺激性咳嗽持续 2～3 周，治疗无效。

（2）反复发作的同一部位肺炎，特别是肺段肺炎。

（3）不明原因的肺脓肿，无中毒症状，无大量脓痰，无异物吸入史，抗炎治疗效果不显著。

（4）不明原因的四肢关节疼痛及杵状指（趾）。

（5）影像学提示局限性肺气肿或段、叶性肺不张。

（6）孤立性圆形病灶和单侧性肺门阴影增大。

（7）原有肺结核病灶已稳定而形态或性质发生改变。

（8）无中毒症状的胸腔积液，尤其是呈血性、进行性增加者。

上述情况结合患者咳嗽、咯血、胸痛、进行性体重下降，影像学检查、纤维支气管镜检及组织活检等进行综合判断，80%～90%的患者可以确诊。

【处理原则】

肺癌的治疗应当根据患者的机体状况，病理学类型（包括分子病理诊断），侵及范围（临床分期），采取多学科综合治疗模式，强调个体化治疗。有计划、合理地应用手术、化疗、生物靶向和放射治疗等手段，以期达到根治或最大程度控制肿瘤，提高治愈率，改善患者的生活质量，延长生存期的目的。

1. 手术治疗 是早期肺癌的最佳治疗方法，分为根治性与姑息性手术，应当力争根治性切除，以期达到切除肿瘤，减少肿瘤转移和复发的目的，并可进行 TNM 分期，指导术后综合治疗。

（1）NSCLC 主要适于 I 期及 II 期患者，根治性手术切除是首选的治疗手段，T_3N_1 和 $T_{1\sim3}N_2$ 的 III A 期患者需通过多学科讨论采取综合治疗的方法，包括手术治疗联合术后化疗或序贯放化疗，或同步放化疗等。除了 I 期外，II～III 期肺癌根治性手术后需术后辅助化疗。术前化疗（新辅助化疗）可使原先不能手术的患者降低 TNM 分期而可以手术。术后根据患者最终病理 TNM 分期、切缘情况，选择再次手术、术后辅助化疗或放疗。对不能耐受肺叶切除的患者也可考虑行楔形切除。

（2）SCLC 90% 以上就诊时已有胸内或远处转移，一般不推荐手术治疗。如经病理学纵隔分期方法如纵隔镜、纵隔切开术等检查阴性的 $T_{1\sim2}N_0$ 的患者，可考虑肺叶切除和淋巴结清扫，单纯手术无法根治 SCLC，因此所有术后的 SCLC 患者均需采用含铂的两药化疗方案化疗 4～6 个疗程。

2. 药物治疗 主要包括化疗和靶向治疗，用于肺癌晚期或复发患者的治疗。化疗还可用于手术后患者的辅助化疗、术前新辅助化疗及联合放疗的综合治疗等。

化疗应当严格掌握适应证，充分考虑患者的疾病分期、体力状况、自身意愿、药物不良反应、生活质量等，避免治疗过度或治疗不足。如患者体力状况评分≤2 分，重要脏器功能可耐受者可给予化疗。常用的药物包括铂类（顺铂、卡铂）、吉西他滨、培美曲塞、紫杉类（紫杉醇、多西他赛）、长春瑞滨、依托泊苷和喜树碱类似物（伊立替康）等。目前一线化疗推荐含铂的两药联合方案，二线化疗推荐多西他赛或培美曲塞单药治疗。一般治疗 2 个周期后评估疗效，密切监测及防治不良反应，并酌情调整药物和（或）剂量。

靶向治疗是以肿瘤细胞具有的特异性（或相对特异性）的分子为靶点，应用分子靶向药物特异性阻断该靶点的生物学功能，从分子水平来逆转肿瘤细胞的恶性生物学行为，从而达到抑制肿瘤生长甚至肿瘤消退的目的。目前靶向治疗主要应用于非小细胞肺癌中的腺癌患者，例如以 EGFR 突变阳性为靶点 EGFR - 酪氨酸激酶抑制剂（EGFR - TKI）的厄洛替尼（erlotinib）、吉非替尼（gefitinib）、阿法替尼（afatinib）。采用针对免疫检查点 PD - L1 的单克隆抗体可抑制 PD - 1 与肿瘤细胞表面的 PD - L1 结合，产生一系列抗肿瘤的免疫作用，也有一定的治疗效果。

（1）NSCLC 对化疗反应较差。目前一线化疗推荐含铂两药联合化疗，如卡铂或顺铂加上紫杉醇、长春瑞滨、吉西他滨、培美曲塞或多西他赛等，治疗 4～6 个周期。对于化疗之后肿瘤缓解或疾病稳定而没有发生进展的患者，可给予维持治疗。一线治疗失败者，推荐多西他赛或培美曲赛单药二线化疗。对 EGFR 突变阳性的 IV 期 NSCLC，一线给予 EGFR - TKI（厄洛替尼、吉非替尼和阿法替尼）治疗较一线含铂的两药化疗方案，其治疗反应、无进展生存率（PFS）更具优势，且毒性反应更低。对于 IV 期非鳞状细胞癌的 NSCLC，若患者无咯血及脑转移，可考虑在化疗基础上联合抗肿瘤血管药物如贝伐珠单抗。PD - L1 表达阳性≥50% 者，可使用 PD - 1 药物，如派姆单抗（pembrolizumab）、纳武单抗（nivolumab）和阿特珠单抗（atezolizumab）等。

（2）SCLC 对化疗非常敏感，是治疗的基本方案。一线化疗药物包括依托泊苷或伊立替康联合顺铂或卡铂，共 4～6 个周期。手术切除的患者推荐辅助化疗。对于局限期 SCLC（II～III 期）推荐放、化疗为主的综合治疗。对于广泛期患者则采用以化疗为主的综合治疗，广泛期和脑转移患者，取决于患者是否有神经系统症状，可在全脑放疗之前或之后给予化疗。大多数局限期和几乎所有的广泛期 SCLC 都将会复发。复发 SCLC 患者根据复发类型选择二线化疗方案或一线方案的再次使用。

3. 放射治疗 放疗可分为根治性放疗、姑息性放疗、辅助放疗、新辅助化放疗和预防性放疗等。肺癌对放疗的敏感性，以 SCLC 为最高，其次为鳞癌和腺癌，故照射剂量以 SCLC 最小，腺癌最大。

（1）NSCLC 主要适用于：①局部晚期患者，需与化疗结合进行；②因身体原因不能手术的早期 NSCLC 患者的根治性治疗；③选择性患者的术前、术后辅助治疗；④局部的复发与转移治疗；⑤晚期不可治愈患者的姑息性治疗。

（2）SCLC　主要适用于：①局限期 SCLC 经全身化疗后部分患者可以达到完全缓解，但胸内复发和脑转移的风险很高，加用胸部放疗和预防性颅脑放射不仅可以显著降低局部复发率和脑转移，死亡风险也显著降低。②广泛期 SCLC 患者，远处转移病灶经过化疗控制后加用胸部放疗也可以提高肿瘤控制率，延长生存期。

4. 介入治疗　介入治疗中的支气管动脉灌注化疗，适用于失去手术指征、全身化疗无效的晚期患者。此方法毒副作用小，可缓解症状，减轻患者痛苦。经支气管镜介入治疗可以用于切除肿瘤、行腔内放疗、将抗癌药物注入肿瘤组织中。

5. 中医药治疗　中西医结合治疗能减少患者对放疗、化疗的反应，提高机体免疫力，巩固疗效，促进机体功能恢复。

【护理诊断/问题】

1. 焦虑与恐惧　与肺癌的确诊、预感到治疗对身体的影响和死亡威胁有关。

2. 气体交换受损　与癌肿所致的肺组织病变、癌肿阻塞支气管、呼吸道分泌物潴留、肺换气功能降低等因素有关。

3. 疼痛　与癌细胞浸润、癌肿瘤压迫或转移有关。

4. 营养失调：低于机体需要量　与癌肿致机体过度消耗、压迫食管致吞咽困难、化疗反应致食欲下降、摄入量不足有关。

5. 潜在并发症　化疗/放疗不良反应、肺部感染、呼吸衰竭、放射性食管炎、放射性肺炎、支气管胸膜瘘、肺水肿等。

【护理措施】

1. 一般护理

（1）休息与活动　接受放疗、化疗的患者，应多卧床休息，以减少机体消耗和治疗的不良反应。病情严重需长期卧床者，医护人员与患者一起调整休息与活动计划，做好床单位基础护理，嘱患者保持舒适体位，病情许可，鼓励其经常变换体位，进行主动或被动的床上运动，以避免压疮、肺部感染、下肢静脉血栓形成、肌肉萎缩等并发症。早期肺癌患者手术后，可循序渐进地适当活动，出院后，可参加适当的文体活动，有利于心身功能的恢复。

（2）饮食护理　癌症使机体过度消耗，加之化疗引起的严重胃肠道反应，致患者的食欲下降、摄入量不足，出现营养不良或恶病质。通过以下饮食护理维持患者的营养。

1）向患者及家属说明营养对治疗和康复的意义，与患者和家属共同制订既适合患者的饮食习惯，又有利于其身体康复的饮食计划。

2）食物的选择　给予高蛋白、高热量、高维生素、易消化吸收、适合其口味的食物；避免地瓜等产气食物，避免油炸、辛辣等刺激性食物。

3）放疗、化疗期间的饮食护理　化疗过程中患者常出现厌食、恶心、顽固性呕吐、腹痛、腹泻等严重的胃肠道症状，应做好如下护理：①化疗前向患者讲解胃肠道反应的原因、症状及应对措施。②根据患者的喜好调配好食物的色、香、味；应清淡饮食，多饮水，必要时达到水化，以减轻化疗的毒副作用。③就餐护理：创造舒适、愉快的进餐环境，尽可能安排患者与他人共同进餐；少量多餐、缓慢进食；餐前、餐后休息片刻。④必要时餐前遵医嘱给予止吐剂；呕吐时给予心理支持，采取舒适卧位，呕吐后清洁口腔，及时去除呕吐物。⑤特殊情况的饮食护理：吞咽困难者应给予流质饮食，缓慢进食，取半卧位以免发生呛咳、吸入性肺炎甚至窒息。病情危重者可采取喂食、鼻饲；对进食不能满足机体营养需要的患者，可酌情静脉输注复方氨基酸、脂肪乳剂、全血、血浆或血清蛋白等营养物质，以改善其营养状况。

（3）生活指导　指导患者选择适合自己的食物，缓慢进食，少吃多餐。多食高蛋白、高热量、高维生素、高纤维、易消化的饮食，尽可能改善患者的食欲。合理安排休息和活动，保持良好精神状态，避免呼吸道感染以调整机体免疫力，增强抗病能力。

2. 心理护理　当患者得知自己患肺癌时，会面临巨大的身心应激，产生恐惧、无助、绝望的心，护士应通过多种途径给患者及家属提供心理支持。

（1）良好的沟通　为患者提供安静舒适的缓解，避免精神紧张的因素；耐心倾听患者诉说，鼓励其表达自己的感受，取得患者及其家属的信任。根据其年龄、职业、文化程度、信仰、性格、家庭情况，制定个案化的心理疏导方案，有的放矢地劝导患者，调整其情绪，使患者以积极的心态接受治疗。

（2）共同参与　根据患者对疾病的知晓程度、心理承受力和家属的意见，选择适当的内容、以适当的方式与患者讨论病情和护理方案，介绍治疗相关知识，使患者明确和认可配合治疗的任务。如家属特别要求将病情对患者保密时，应在有利于患者的前提下，谨慎权衡知情同意权和患者利益之间的平衡，协同家属采取信息保护性措施，合理隐瞒，配合家属要求，维持患者的良好心态。

（3）心理和社会支持　向患者介绍治疗成功的病例，以增强患者的治疗信心，帮助患者建立良好、有效的社会支持系统，鼓励家庭成员和朋友定期看望患者，使患者感受到关爱，增强信心、激起生活的热情，促进患者克服恐惧、绝望心理，以积极的心态对抗疾病。

3. 病情观察　密切观察患者的生命体征，特别注意咳嗽、血痰、咯血、喘鸣、胸痛、呼吸节律、呼吸深度、呼吸频率等情况，观察患者的皮肤黏膜、营养状况、疼痛的部位和疼痛的规律，监测血氧饱和度、血气分析、血生化指标等是否正常，掌握患者的病情进展情况。

4. 症状、体征的护理

（1）咳嗽、咳痰　及时清除呼吸道分泌物，痰液黏稠不易咳出者，行超声雾化稀释痰液。支气管分泌物较多者，行体位引流，必要时经支气管镜吸出分泌物。正确留取痰标本，观察和记录痰液或咳血的量、颜色、黏稠度及气味。必要时遵医嘱给予祛痰剂、支气管扩张剂等药物，改善患者的呼吸功能。

（2）呼吸困难　有呼吸困难者应卧床休息，半卧位，吸氧。指导患者练习腹式呼吸、有效咳嗽和翻身的方法。

（3）胸痛

1）正确评估和记录疼痛状况　①观察记录胸痛的部位、性质、程度及止痛的效果，观察疼痛持续、缓解或再发生的时间及其规律。常用 0～10 数字评估量表描述疼痛，0 代表无痛，1～4 级为轻微疼痛，5～6 级为中度疼痛，7～9 级为严重疼痛，10 级为剧烈疼痛（无法控制）。②了解疼痛对患者的睡眠、进食、活动等生活的影响程度。

2）解释疼痛的原因及应对的方法　教会患者正确描述疼痛的程度及专业注意力的技巧，帮助患者找出有效的减轻疼痛的方法。

3）避免加重疼痛的因素　①预防上呼吸道感染以尽量避免咳嗽，必要时给止咳剂。②活动困难者，小心搬动患者，平缓地给患者变换体位，防止用力不当引起病变部位疼痛。③协助胸痛患者用手或枕头护住胸部，以减轻深呼吸、咳嗽、或变换体位所引起的疼痛。

4）药物镇痛护理　①按需按时给药：因疼痛影响日常生活者，及早给予有效的止痛药物。用药前强调注意事项，明确有效止痛的药物和剂量，尽量口服给药。应按时给药，1 次/（3～6）小时，而不是患者发作时再给药。②严格控制药物剂量：止痛药剂量应从小剂量开始逐渐增至患者疼痛消失为止。给药时应遵循 WHO 推荐的阶梯给药原则（表 2-8-3）。③观察止痛效果：严密观察疼痛缓解的程度和镇痛作用持续的时间。当原有的止痛方案已不能有效止痛时，应及时通知医生，重新调整止痛方案。④预防止痛药的不良反应：使用阿片类药物镇痛者，应密切观察有无便秘、恶心、呕吐、镇静和精神错乱等不良反应，嘱患者多食富含纤维素的蔬菜和水果，必要时给予口服番泻叶冲剂，以预防和缓解便秘。

表 2-8-3　镇痛的三阶梯疗法

阶梯	治疗药物
轻度疼痛	非阿片类止痛药 ± 辅助药物
中度疼痛	弱阿片类止痛药 ± 非阿片类止痛药 ± 辅助药物
重度疼痛	强阿片类止痛药 ± 非阿片类止痛药 ± 辅助药物

5）患者自控镇痛（patient controlled analgesia，PCA）该法是用计算机化的注射泵，经由静脉、皮下或椎管内连续性输注止痛药，并且患者可自行间歇性给药。常规药物止痛方法不能有效控制晚期癌症患者的持续性严重疼痛时，可建议采用 PCA，指导患者掌握操作方法，并强调严格遵医嘱给药。

5. 并发症的观察及护理　在肺癌患者的病理进展及治疗过程中有可能发生多种复杂的并发症，特别是放疗、化疗期间可能会出现皮肤黏膜受损、静脉炎、静脉血栓、脏器功能障碍、感染、出血等并发症。应做好如下护理。

（1）保护皮肤黏膜　放疗、化疗均可发生不同程度的皮肤、黏膜损伤。应保持皮肤清洁干燥，禁用肥皂洗澡、粗毛巾搓擦，局部用软毛巾吸干。穿柔软、宽松的棉质衣服。

1）化疗期间的局部皮肤组织护理　治疗时严防药液外渗：如果注射部位刺痛、烧灼或水肿，则提示药液外漏，需立即停止用药并更换注射部位。漏药部位根据不同的化疗药物用不同的解毒剂在漏药部位周围做菱形皮下封闭。

2）脱发护理　让患者了解化疗、放疗脱发是可逆性反应，化疗结束后头发可再生；化疗前头颅置冰帽，以减轻脱发。协助脱发患者选购合适的发套，避免因外观改变所致的负性情绪。

3）放疗期间的皮肤护理　照射野皮肤禁摩擦、理化刺激；局部皮肤出现红斑瘙痒时忌搔抓，禁用乙醇、碘酒等涂擦。照射野皮肤有脱皮时，应让其自然脱落，禁撕脱；外出时带帽，避免阳光直接暴晒，减少阳光对照射野皮肤的刺激。

（2）预防静脉炎　静脉给药是化疗药最常用的给药途径。应有计划地从远端开始选择静脉并注意保护，避免反复穿刺同一部位。下肢静脉易形成血栓，除上肢静脉综合征外，应尽量避免使用下肢静脉给药。对刺激性强，作用时间长的药物，如果患者的外周血管条件不适合穿刺，可行深静脉置管化疗。合理安排给药顺序，掌握正确的给药方法，减少对血管壁的刺激。缓慢给药，注射前后均用生理盐水冲管。拔针前回吸少量血液在针头内，然后迅速拔针，用无菌棉球压迫穿刺部位 3～5 分钟。

（3）维持脏器功能　化疗药的毒副作用、放疗的射线对正常组织的损伤均有可能导致脏器功能障碍，因此，应了解放疗、化疗方案，掌握药物剂量、作用途径、给药方法及毒副作用，做到按时、准确用药。化疗药物应现配现用，静脉注射时注意控制速度，并严密观察患者的反应。

化疗过程中应密切监测肝肾功能，准确记录出入水量，鼓励多饮水，采用水化疗法、碱化尿液等方法，以减轻化疗药物对脏器的毒副作用。放疗期间加强对照射器官功能状态的观察，对症护理，有严重不良反应时及时报告医生，暂停放疗。

（4）预防感染的护理　加强病室空气消毒，减少探视。密切监测血常规：每周查血常规1次，当白细胞计数低于3.5×10^9/L应遵医嘱停药或减量；血小板计数低于80×10^9/L、白细胞计数低于1.0×10^9/L时，做好保护性隔离，预防交叉感染，预防医源性感染；对大剂量强化疗者实施严密的保护性隔离或置于层流室。给予必要的支持治疗，可结合中药调理，提高患者免疫力；必要时遵医嘱输成分血、应用升血细胞的药物。注意保暖，防止感冒诱发肺部感染。做好口腔护理，如果患者合并口腔感染、肺部感染、肺气肿者，应及时报告医生，采集痰标本、咽部分泌物做细菌培养，遵医嘱给予抗生素治疗。

（5）预防出血　骨髓抑制反应是化疗中最危险的毒副反应。应密切监测患者的血常规。注意患者有无皮肤瘀斑、齿龈出血、血尿、血便等全身出血倾向。定期检测血小板计数，当血小板计数低于50×10^9/L时，应告知患者避免外出，血小板计数低于20×10^9/L时，嘱其绝对卧床休息，并限制活动。注意安全防护，避免受伤，尽量避免肌内注射，禁用硬毛牙刷刷牙。保持室内适宜的温度及湿度，患者的鼻黏膜和口唇部可涂石蜡油防止干裂，静脉穿刺时慎用止血带，注射完毕时压迫针眼5分钟，严防利器损伤患者皮肤。

【健康教育】

1. 疾病知识指导　指导并劝告患者停止吸烟，让患者了解吸烟会刺激肺、气管及支气管，使气管及支气管分泌物增加，支气管上皮纤毛活动减少或丧失活力，不利于痰液咳出，易发生肺部感染。指导患者配合放疗、化疗，督促其坚持按疗程治疗，教会患者观察治疗的毒副反应及其预防和应对措施；告知患者在出现呼吸困难、疼痛等症状加重或不缓解时应及时就诊。合理安排休息和活动，增强抗病能力。

2. 疾病预防指导　改善工作和生活环境，减少或避免吸入被致癌物质污染的空气和粉尘。指导肺癌高危人群定期进行体检，以便早发现，早治疗。对40岁以上长期重度吸烟有下列情况者应劝导其进行有关排癌检查：无明显诱因的刺激性干咳持续2~3周，治疗无效；或原有慢性肺部疾病，咳嗽性质改变者；持续或反复无其他原因可解释的短期内痰中带血者；反复发作的同一部位的肺炎；原因不明的肺脓肿，无明显症状，无异物吸入史，抗炎治疗效果不佳者；原因不明的四肢关节疼痛及杵状指（趾）；X线显示局限性肺气肿或段、叶性肺不张；孤立性圆形病灶和单侧位肺门阴影增大者；原有肺结核的病灶已稳定，而形态或性质发生改变者；无中毒症状的胸腔积液，尤其是血性、进行性增加者。

3. 出院指导　督促患者坚持化疗或放射治疗，告诉患者如果出现呼吸困难、疼痛等症状加重或不缓解时应及时随访。对晚期癌肿转移患者，要指导家属对患者临终前的护理，告之患者及家属对症处理的措施，使患者平静地走完人生最后旅途。

（徐仁华）

第九节　慢性肺源性心脏病

PPT

📖 学习目标

知识要求：

1. 掌握　慢性肺源性心脏病的临床表现、处理原则、护理诊断及护理措施。

2. 熟悉　慢性肺源性心脏病的病因、辅助检查及健康教育。

3. 了解　慢性肺源性心脏病的发病机制。

技能要求：

1. 熟练掌握正确护理慢性肺源性心脏病患者的技能。

2. 具备肺性脑病患者的护理抢救配合的技能。

素质要求：

1. 能在临床护理工作中保持热情、和蔼的态度，体现人文关怀。

2. 具有尊重和保护患者权利的素质及预防医疗事故发生的意识。

慢性肺源性心脏病（chronic pulmonary heart disease）简称慢性肺心病，是指由于支气管 - 肺组织、肺血管或胸廓病变引起肺组织结构和（或）功能异常，导致肺血管阻力增加，产生肺动脉高压，右心室扩张、肥大，伴或不伴右心衰竭的心脏病。

慢性肺心病是我国常见的一种呼吸系统疾病，多继发于慢性支气管炎、肺疾病，尤其是慢阻肺。本病患病率存在地区差异，寒冷地区、高原地区、农村地区患病率高；并随年龄增高而增加。吸烟者患病率明显高于不吸烟者，但无明显性别差异。冬春季节和气候骤变时，易导致急性发作。慢性肺心病常反复急性加重，随肺功能的损害病情逐渐加重。

⇨ 案例引导

案例：患者，男，68 岁。因反复发作咳嗽、咳痰 20 余年，加重伴心悸、气促 3 天入院。3 天前因受凉后上述症状加重，有慢支病史。患者精神差、纳差，大小便正常。体格检查：体温 37.5℃，脉搏 116 次/分，呼吸 34 次/分；患者神清，口唇发绀，呼吸困难，端坐体位，桶状胸，满肺湿啰音，肺泡呼吸音减弱。肝大并有压痛，肝颈静脉回流征阳性，双下肢水肿。胸片示：双肺透亮度增加，肺动脉扩张。入院诊断：慢性支气管炎、肺气肿、肺心病。

讨论：
1. 患者存在哪些护理问题？
2. 怎样为患者实施治疗与护理？

【病因与发病机制】

（一）病因

按原发病的部位不同，可分为以下四类。

1. 支气管、肺疾病　慢阻肺最多见，占 80%～90%，其次为支气管哮喘、支气管扩张症、肺结核、肺尘埃沉着症、间质性肺炎等。

2. 胸廓运动障碍性疾病　较少见。严重脊椎侧弯、脊椎结核、类风湿关节炎、胸膜广泛粘连及胸廓成形术后造成的严重胸廓或脊椎畸形，以及神经 - 肌肉疾病如脊髓灰质炎等，均可造成胸廓活动受限、肺受压、支气管扭曲或变形，导致肺功能受损，呼吸道引流不畅，肺部反复感染，并发肺气肿或纤维化。

3. 肺血管疾病　甚少见，累及肺动脉的过敏性肉芽肿病，广泛或反复发生的多发性肺小动脉栓塞及肺小动脉炎，以及原因不明的原发性肺动脉高压症。

4. 其他　原发性肺泡通气不足、睡眠呼吸暂停低通气综合征及先天性口咽畸形等均可产生低氧血症，引起肺血管收缩，导致肺动脉高压，发展成慢性肺心病。

（二）发病机制

肺功能和结构不可逆改变是先决条件，发生反复的气道感染和低氧血症，导致一系列体液因子和肺血管的变化，引起肺血管阻力增加，肺动脉血管的结构重塑，形成肺动脉高压。不同疾病所致肺动脉高压的机制不完全一样。

1. 形成肺动脉高压

（1）肺血管阻力增加的功能性因素　肺血管收缩在低氧性肺动脉高压的发生中起到关键作用。缺氧、二氧化碳潴留及呼吸性酸中毒使肺血管收缩、痉挛。缺氧是形成肺动脉高压最重要的因素，而体液因素在缺氧性肺血管收缩中也占据重要地位。缺氧可使肺组织中收缩血管的活性物质增多，使血管收缩，血管阻力增加。内皮源性舒张因子和内皮源性收缩因子的平衡失调，在缺氧性肺血管收缩中也起到一定作用。缺氧可直接使平滑肌细胞膜对 Ca^{2+} 的通透性增加，直接使肺血管平滑肌收缩。另外，高碳酸血症时 H^+ 产生增多，使血管对缺氧的收缩敏感性增强，导致肺动脉压增高。

（2）肺血管阻力增加的解剖学因素　解剖学因素是指肺血管解剖结构的变化，形成肺循环血流动力学障碍。各种慢性胸、肺疾病均可导致肺血管解剖结构的变化。主要原因如下。①肺血管炎症：长期反复发作的慢阻肺及支气管周围炎，累及邻近肺小动脉，引起血管炎，导致管壁增厚、管腔狭窄或纤维化，甚至完全闭塞，导致肺血管阻力增加，产生肺动脉高压。②肺泡毛细血管损伤：随肺气肿加重，肺泡内压增高，压迫肺泡毛细血管，造成毛细血管管腔狭窄或闭塞。肺泡壁破坏造成毛细血管网的毁损，肺泡毛细血管床减损超过 70% 时可出现肺循环阻力增大。③肺血管重塑：慢性缺氧使肺血管收缩，管壁张力增高；同时缺氧时肺内产生多种生长因子，可直接刺激管壁平滑肌细胞、内膜弹力纤维和胶原纤维增生，使肺血管重塑。④血栓形成：部分慢性肺心病急性发作期患者可存在肺微小动脉原位血栓形成，导致肺血管阻力增加，加重肺动脉高压。

（3）血容量增多和血液黏稠度增加　慢性缺氧产生继发性红细胞增多，血液黏稠度增加，血流阻力随之增高。另外，缺氧可使醛固酮分泌增加，并使肾小动脉收缩，肾血流量减少，导致水钠潴留，血容量增多。血容量增多和血液黏稠度增加，可导致肺动脉压进一步升高。

2. 心脏病变和心力衰竭　肺循环阻力增加导致肺动脉高压，右心发挥代偿作用，在克服肺动脉压升高的阻力时出现右心室肥厚。随着病情进展，特别是急性加重期，肺动脉压持续升高，超过右心室代偿能力，右心失代偿而右心室扩大和右心衰竭。慢性肺心病除发生右心室改变外，少数可发生左心室肥厚，甚至导致左心衰竭。

3. 其他重要器官的损害 缺氧和高碳酸血症还可导致其他重要器官如脑、肝、肾、胃肠、血液系统及内分泌系统等发生病理改变，造成多器官的功能损害。

【临床表现】

本病发展缓慢，临床上除原有肺、支气管、胸廓疾病的各种症状和体征外，主要是逐步出现肺、心功能障碍以及其他脏器功能损害的表现。可分为代偿期与失代偿期。

（一）肺、心功能代偿期

1. 症状 咳嗽、咳痰、气促，活动后可有心悸、呼吸困难、乏力和活动耐力下降。急性感染可使上述症状加重。较少出现胸痛、咯血。

2. 体征 可有明显肺气肿征，呼吸音减弱，双肺底可闻及干、湿啰音。下肢轻微水肿，下午明显，次晨消失。心浊音界不易扣出，心音遥远，肺动脉瓣区第二心音亢进，提示有肺动脉高压。剑突下出现心脏搏动或三尖瓣区出现收缩期杂音，提示有右心肥厚、扩大。

（二）肺、心功能失代偿期

1. 呼吸衰竭

（1）症状 呼吸困难加重，发绀明显，常出现在夜间，常有头痛、失眠、食欲下降、白天嗜睡，甚至出现表情淡漠、神志恍惚、谵妄等肺性脑病的表现。

（2）体征 明显发绀、球结膜充血、水肿，严重时可有颅内高压的表现。腱反射减弱或消失，出现病理反射。高碳酸血症导致的周围血管扩张征象，如皮肤潮红、多汗。

2. 右心衰竭

（1）症状 明显气促、心悸、食欲不振、恶心、腹胀等。

（2）体征 颈静脉怒张，肝大并有压痛。肝颈静脉回流征阳性，可出现腹水及下肢水肿。心率增快，可出现心律失常，剑突下常可闻及全收缩期反流性杂音，吸气时增强。随着右室扩大，心脏顺钟向转位，三尖瓣左移，杂音也向左移，范围扩大，甚至出现由三尖瓣相对性狭窄引起的舒张中期杂音。严重者在胸骨左缘三尖瓣区可出现舒张期奔马律。右心性第四心音和第三心音分别表示右室顺应性下降和右心功能不全。当心衰控制后，心界可回缩，杂音可减轻或消失。严重者可出现肺水肿及全心衰体征。

（三）并发症

可出现肺性脑病、酸碱平衡失调及电解质紊乱、心律失常、休克、消化道出血和弥散性血管内凝血及深静脉血栓形成等并发症。

【实验室及其他检查】

1. 胸部 X 线检查 除原有胸肺基础疾病及急性肺部感染的特征外，尚有肺动脉高压征，X 线诊断标准如下。①右下肺动脉干扩张，其横径≥15mm，或其横径与气管横

径比值≥1.07，或动态观察右下肺动脉干增宽 > 2mm；②肺动脉段明显突出或其高度≥3mm；③中央动脉扩张，外周血管分支纤细，形成"残根"征；④圆锥部显著凸出（右前倾斜位 45°）或其高度≥7mm；⑤右心室增大等。上述皆是诊断慢性肺心病的主要依据，具有其中任何一项均可诊断。

2. 心电图检查 心电图检查对慢性肺心病的诊断阳性率是 60.1% ~ 88.2%。心电图诊断标准如下。①额面平均电轴≥ +90°；②V_1 导联 R/S≥1；③重度顺钟向转位（V_5 导联 R/S≤1）；④$R_{V_1} + S_{V_5}$≥1.05mV；⑤aVR 导联 R/S 或 R/Q≥1；⑥V_1 ~ V_3 导联呈 QS、Qr 或 qr 特点（与心肌梗死酷似，应注意鉴别）；⑦肺型 P 波。具有上述任何一项均可诊断。

3. 超声心动图检查 超声心动图诊断肺心病的阳性率是 60.6% ~ 87.0%。超声心动图诊断标准如下。①右心室流出道内径≥30mm；②右心室内径≥20mm；③右心室前壁厚度≥5mm 或前壁搏动幅度增强；④右肺动脉内径≥18mm 或肺动脉干≥20mm；⑤左右心室内径比值 < 2；⑥右心室流出道/左心房内径 > 1.4；⑦肺动脉瓣曲线出现肺动脉高压征象者。

4. 心血管磁共振（CMR） CMR 是无创性评估右室功能的重要手段，可直接观察心室扩张，心室肌肥大，室间隔变形，定量心室容量和心室肌质量；还可测定每搏输出量和心输出量，最大和最小主肺动脉横截面积，平均血流速度，峰值血流速度，射血时间等。此外，经静脉注射钆对比剂观测心肌组织是否出现延时对比强度，可明确不可逆心肌损伤的部位及程度。CMR 可通过血流动力学检测评估患者预后，如心排血量低，右室舒张末期容积增大，基线右室舒张末期容积降低提示预后不良。

5. 血气分析 慢性肺心病失代偿期可出现低氧血症和（或）高碳酸血症，当 PaO_2 < 8.0kPa（60mmHg）伴或不伴 $PaCO_2$ > 6.6kPa（50mmHg），表示有呼吸衰竭。H^+ 浓度可正常或升高，碱中毒时可以降低。

6. 血液检查 红细胞及血红蛋白升高，全血及血浆黏度可增加，红细胞电泳时间延长；合并感染时白细胞总数增高，中性粒细胞增加。部分患者血清学检查可有肝、肾功能的异常，以及电解质如血清钾、钠、氯、钙、镁等异常。除钾以外，其他多低于正常。

7. 其他 慢性肺心病合并感染时痰细菌学检查可明确病原体，药物敏感试验可指导选用抗生素。肺功能检查对早期或缓解期慢性肺心病患者有意义。

【诊断要点】

根据患者有慢性支气管炎、肺气肿、慢阻肺、其他胸肺疾病病史，或肺血管病变，临床上出现肺动脉高压、右

心室增大或右心功能不全的征象，结合心电图、X 线胸片和超声心动图有肺动脉增宽、右心增大和肥厚的征象，可明确诊断。

【处理原则】

（一）肺、心功能失代偿期

处理原则为积极控制感染，保持呼吸道通畅，改善呼吸功能，纠正缺氧和二氧化碳潴留，控制呼吸衰竭和心力衰竭，防治并发症。

1. 控制感染 呼吸系统感染是引起慢性肺心病急性加重导致肺、心功能失代偿的常见原因之一，需积极控制感染。社区获得性感染以革兰阳性菌占多数，医院感染则以革兰阴性菌为主，选用两者兼顾的抗生素，常用青霉素类、氨基糖苷类、喹诺酮类及头孢菌素类药物。还应注意继发真菌感染的可能。

2. 控制呼吸衰竭 给予支气管舒张药、祛痰药等治疗，保持呼吸道通畅，改善通气功能，合理氧疗以纠正缺氧和二氧化碳潴留，需要时给予无创正压通气或气管插管有创正压通气治疗。参见本章第十三节"呼吸衰竭和急性呼吸窘迫综合征"。

3. 控制心力衰竭 慢性肺心病患者一般经积极控制感染、改善呼吸功能、纠正缺氧和二氧化碳潴留后，心力衰竭便能得到改善，不需要使用利尿药和正性肌力药。但治疗无效者或严重心力衰竭者，可适当选用利尿药、正性肌力药或血管扩张药。

（1）利尿药 具有增加尿量、消除水肿、减少血容量、减轻右心前负荷的作用。原则上选用作用温和的利尿药，宜短期、小剂量、联合使用保钾利尿药。如氢氯噻嗪 25mg，每天 1～3 次，一般不超过 4 天，联合使用螺内酯 20～40mg，每天 1～2 次。重度而急需利尿者可使用呋塞米 20mg，口服或肌注。

（2）正性肌力药 由于慢性缺氧及感染，慢性肺心病患者对洋地黄类药物耐受性降低，易发生中毒，出现心律失常。因此，是否应用正性肌力药应持慎重态度，应用指征包括：①感染已控制、呼吸功能已改善、利尿剂治疗后右心功能无改善者。②以右心衰竭为主要表现而无明显感染者。③合并室上性快速心律失常者。④合并急性左心衰竭者。原则上应选用作用快、排泄快的洋地黄类药物，剂量宜小（一般为常规剂量的 1/2 或 2/3），静脉给药。如毒毛花苷 K 0.125～0.25mg，或毛花苷丙 0.2～0.4mg，加入 10% 葡萄糖液中静脉缓慢注射。

（3）血管扩张药 血管扩张药可扩张肺动脉，减轻心脏前、后负荷，降低心肌耗氧量，增加心肌收缩力，对部分顽固性心力衰竭有一定效果。有研究认为钙离子拮抗剂、中药川穹嗪等有一定降低肺动脉压效果。

4. 防治并发症

（1）心律失常 一般经抗感染、纠正缺氧等治疗后，心律失常可自行消失。如持续存在，可根据心律失常的类型选用药物，具体药物和方法见第三章第三节"心律失常"。

（2）肺性脑病 见本章第十三节"呼吸衰竭和急性呼吸窘迫综合征"。

（3）水、电解质及酸碱失衡 呼吸性酸中毒以畅通气道纠正缺氧和解除二氧化碳潴留为主。呼吸性碱中毒合并代谢性酸中毒常需补碱治疗。呼吸性酸中毒合并代谢性碱中毒常合并低钠、低钾、低氯等电解质紊乱，需根据具体情况治疗。

（4）休克 慢性肺心病导致休克并不多见，一旦出现，提示预后不良。应积极予以抗休克治疗。

（5）消化道出血 见第四章第十三节"上消化道出血"的治疗方法。慢性肺心病并发的消化道出血除了针对消化道出血的治疗外，还需进行病因治疗和预防治疗。

（6）深静脉血栓 应用普通肝素或低分子肝素以防止肺微小动脉原位血栓的形成及深静脉血栓形成。

（二）肺、心功能代偿期

原则上可采用中西医结合的综合治疗方法，目的是增强患者的免疫功能，去除诱发因素，预防感染，减少或避免急性加重的发生，使肺、心功能得到部分或全部恢复，以延缓病情发展，改善生活质量。

> **⊕ 知识链接**
>
> #### 慢性肺心病"阳虚水泛证"的中医治疗
>
> 慢性肺心病属于中医学"肺胀""喘病""水肿"等范畴。中华中医药学会肺系病专业委员会发布的《慢性肺源性心脏病中医诊疗指南（2014 版）》提出慢性肺心病"阳虚水泛证"的中医辨证治法为：温补心肾、化饮利水。具体方药：真武汤和五苓散加减，炮附片（先煎）9g，肉桂（后下）6g，细辛 3g，茯苓 15g，白芍 12g，白术 12g，猪苓 12g，泽泻 12g，赤芍 12g，生姜 6g。怯寒肢冷甚者，去生姜，加干姜 9g；血瘀而紫绀明显者，加川芎 9g、泽兰 12g、益母草 12g；水肿、心悸、喘满、倚息不得卧、咳白色泡沫者，加椒目 6g、葶苈子（包煎）12g、牵牛子 6g；脘腹胀满者，加大腹皮 12g、焦槟榔 15g、枳壳 12g；恶心呕吐者，加姜半夏 9g、黄连 6g、竹茹 3g。中成药：济生金匮肾气丸或参附注射液等。

【护理诊断/问题】

1. 气体交换受损 与肺血管阻力增高引起肺淤血、肺血管收缩导致肺血流量减少有关。

2. 清理呼吸道无效 与呼吸道感染、痰液多而黏稠有关。

3. 体液过多 与心输出量减少、肾血流灌注量减少有关。

4. 活动无耐力 与心、肺功能减退有关。

5. 有皮肤完整性受损的危险 与水肿、长期卧床有关。

6. 潜在并发症 肺性脑病、心律失常、休克、消化道出血。

【护理措施】

1. 一般护理

（1）休息与活动 在心肺功能失代偿期，应绝对卧床休息，取半卧位或坐位，以减少机体耗氧量，减慢心率及减轻呼吸困难。代偿期在医护人员指导下根据心肺功能状态进行适量活动。对于卧床患者，应协助定时翻身、更换姿势。开始时指导患者在床上进行缓慢的肌肉松弛活动，如上肢交替前伸、握拳，下肢交替抬离床面，松弛平放床上；依据患者的耐受能力逐渐增加活动量。鼓励患者进行呼吸功能锻炼，提高活动耐力。指导患者采取既有利于气体交换又节省能量的姿势，如站立时，背倚墙，使膈肌和胸廓松弛，全身放松。坐位时凳子高度合适，两足正好平放在地，身体稍向前倾，两手摆在双腿上或趴在小桌上，桌上放软枕，使患者胸椎与腰椎尽可能在同一直线上。卧位时可抬高床头，并略抬高床尾，使下肢关节轻度屈曲。

（2）饮食护理 给予高热量、高纤维素、易消化的清淡饮食，避免产气食物，防止便秘、腹胀而加重呼吸困难。热量应至少每日 125kJ/kg（30kcal/kg），其中蛋白质每日 1.0～1.5g/kg，由于碳水化合物可增加 CO_2 生成量，增加呼吸负担，故一般碳水化合物≤60%。避免含糖高的食物，以免引起痰液黏稠。少食多餐，减少用餐时的疲劳。水肿患者注意限制水、钠盐的摄入量，每天钠盐＜3g，水分＜1500ml。应用排钾利尿剂的患者注意钾的摄入，鼓励其多吃含钾高的食物和水果，如香蕉、红枣等，保持大便通畅。进餐前后漱口，保持口腔清洁，促进食欲。必要时遵医嘱静脉补充营养。

2. 皮肤护理 因慢性肺心病患者常有营养不良和身体下垂部位水肿，若长期卧床，容易出现压疮。指导患者应穿宽松、柔软的衣服；抬高下肢，定时更换体位，避免腿部和踝部交叉受压，在受压处海绵垫或垫气圈，或使用气垫床。

3. 病情观察 观察患者的生命体征、尿量及意识状态；注意观察有无发绀和呼吸困难及其严重程度；定期监测动脉血气分析；观察有无心悸、胸闷、腹胀、下肢水肿等右心衰竭的表现；密切观察患者病情变化，如出现头痛、烦躁不安、神志改变等肺性脑病症状时，及时通知医生并

协助处理。

4. 用药护理 ①对二氧化碳潴留、呼吸道分泌物多的重症患者慎用镇静剂、麻醉药、催眠药，如必须用药，使用后需注意观察是否有神志改变、抑制呼吸和咳嗽反射减弱的情况。②利尿剂尽可能在白天给药，避免夜间频繁排尿而影响患者睡眠。用药后应观察其精神症状、痰液黏稠度、有无腹胀、四肢无力等，准确记录液体出入量。利尿应用过多易导致脱水，使痰液黏稠不易咳出，加重呼吸衰竭，引起低钾、低氯性碱中毒，抑制呼吸中枢，通气量降低，耗氧量增加，加重神经精神症状。还会使血液浓缩，增加循环阻力，且易发生弥散性血管内凝血。③使用洋地黄类药物时，应询问有无洋地黄用药史，遵医嘱准确用药，注意观察药物毒性反应，如恶心、呕吐、腹泻、色视、头痛、心律失常等。由于肺心病患者长期处于缺氧状态，对洋地黄类药物耐受性很低，故疗效差、易中毒，用药前注意纠正缺氧，应询问有无洋地黄用药史，测量患者的脉率，防止低钾血症。④应用血管扩张剂时，注意观察患者心率及血压情况。血管扩张药在扩张肺动脉的同时也扩张体循环动脉，反射性造成血压下降、心率增快、氧分压下降、二氧化碳分压上升等不良反应。⑤使用抗生素时，注意观察感染控制的效果、有无继发性感染。⑥应用呼吸兴奋剂时，严密观察药物疗效，保持呼吸道通畅，如出现心悸、呕吐、震颤、惊厥等症状，立即通知医生。

5. 症状、体征护理 呼吸困难、咳嗽与咳痰的护理见本章第一节"概述"。

6. 潜在并发症 肺性脑病的处理。

（1）休息和安全 患者绝对卧床休息，呼吸困难者取半卧位，有意识障碍者，应予以床挡进行安全保护，必要时专人护理。

（2）氧疗的护理 持续低流量、低浓度给氧，氧流量 1～2L/min，浓度在 25%～29%。经鼻导管持续吸入，必要时可通过面罩或呼吸机给氧。注意防止高浓度吸氧抑制呼吸，加重缺氧和二氧化碳潴留。

（3）用药护理 遵医嘱使用呼吸兴奋剂，观察药物的疗效和不良反应。出现心悸、呕吐、震颤、惊厥等不良反应，立即通知医生并协助处理。

（4）病情观察 定期监测动脉血气分析，密切观察病情变化，及时识别肺性脑病症状，如出现头痛、烦躁不安、表情淡漠、神志恍惚、精神错乱、嗜睡和昏迷等时，及时通知医生并协助处理。

7. 健康教育

（1）疾病预防知识指导 由于慢性肺心病是各种原发性肺胸疾病晚期的并发症，应对高危人群进行宣传教育，劝导戒烟，积极防治原发病，避免和防治各种可能导致病

情急性加重的诱因，积极防治支气管、肺和肺血管等基础疾病，预防肺动脉高压、慢性肺心病的发生与发展。

（2）疾病相关知识指导　使患者和家属了解疾病发生、发展过程，减少反复发作的次数。坚持家庭氧疗等。①饮食：加强饮食营养，以保证机体康复的需要。②活动：缓解期应根据肺、心功能及体力情况进行适当的体育锻炼和呼吸功能锻炼提高机体免疫功能，增强体质，改善心肺功能。③用药：向患者介绍药物的用法和注意事项，观察疗效及不良反应。④自我监测：告知患者及家属病情变化的征象，如体温升高、呼吸困难加重、咳嗽剧烈、咳痰不畅、尿量减少、水肿明显或发现患者神志淡漠、嗜睡、躁动、口唇发绀加重等，均提示病情变化或加重，需及时到医院就诊。

【预后】

慢性肺源性心脏病常反复急性加重，多数预后不良，病死率为10%～15%，但经积极治疗可延长寿命，提高生活质量。

（徐仁华）

PPT

第十节　胸膜疾病

📖 **学习目标**

知识要求：

1. 掌握　胸腔积液、自发性气胸的临床表现、处理原则和护理措施。

2. 熟悉　胸腔积液、自发性气胸的基本病因及诱因。

3. 了解　胸腔积液、自发性气胸的发病机制、分类。

技能要求：

1. 具备胸腔积液、自发性气胸患者的护理抢救配合技能。

2. 具备胸腔闭式引流的护理、胸腔穿刺抽液的护理、氧疗护理技能。

素质要求：

1. 能在临床护理工作中保持冷静、谨慎的工作态度。

2. 在抢救患者的过程中，能与医务人员进行良好的团队协作。

→ **案例引导**

案例： 患者，男性，30岁。低热伴有右侧胸痛一周就诊。患者一周前无明显诱因出现午后低热，体温37.5℃，夜间盗汗，伴有右侧胸痛，深呼吸时明显，与活动无关，未重视，在家自行服用止痛药，于3天前胸痛减轻，但是胸闷加重伴有气短，故来院检查，发病来进食无明显变化，二便正常，睡眠稍差，体重无明显变化。既往体检，否认有结核病接触史，吸烟十年。查体：T 37.4℃，P 84次/分，R 20次/分，BP 120/80mmHg，一般状况可，无皮疹，全身浅表淋巴节未触及，巩膜无黄染，咽（－），颈软，气管稍左偏，颈静脉无怒张，甲状腺（－），右侧胸部稍膨隆，右下肺语颤减弱，右下肺叩诊浊音，呼吸音减弱，心界向左移，心右界叩不清，心率84次/分，律齐，无杂音，腹部软，无压痛，肝脾未触及，下肢无水肿。

讨论：

1. 该患者最可能的疾病诊断是什么？

2. 该患者为什么会出现"胸痛"？

3. 入院后，该如何对患者进行治疗？

一、胸腔积液

胸膜腔是位于肺和胸壁之间的一个潜在的腔隙。正常情况下脏层胸膜和壁层胸膜之间存在微量液体，在呼吸运动时起润滑作用。胸膜腔内液体（pleural fluid，简称胸液）的形成与吸收处于动态平衡状态，任何原因使胸液形成过快或吸收过缓时，均可导致胸液异常积聚，称为胸腔积液（pleural effusion，简称胸水）。

【胸腔内液体循环机制】

胸液的形成主要取决于壁层和脏层毛细血管与胸膜腔内的压力梯度，流体静水压和胶体渗透压这两种方向相反的压力促使液体移动。①壁层胸膜毛细血管的流体静水压约为30cmH$_2$O，而胸腔内压为－5cmH$_2$O，由此可知其流体静水压为30－（－5）＝35cmH$_2$O。这种压力差使得液体从壁层胸膜的毛细血管向胸腔内移动。②血浆胶体渗透压约为34cmH$_2$O，而胸水的胶体渗透压约为5cmH$_2$O，两者产生的压力梯度为34－5＝29cmH$_2$O。由此可知流体静水压

与胶体渗透压的梯度差为：35－29＝6（cmH$_2$O），这种梯度差促使液体从壁层胸膜的毛细血管向胸膜腔内移动（表2－10－1）。脏层胸膜在胸液的形成过程中基本不起作用，脏层胸膜液体移动的净梯度几乎为零，所以，胸液大部分是由壁层胸膜淋巴管微孔重吸收。

表2－10－1　正常情况下人体液体进出胸膜腔的压力比较

壁层胸膜	胸膜腔	脏层胸膜
静水压＋30cmH$_2$O	胸腔内压－5cmH$_2$O	静水压＋24cmH$_2$O
流体静水压差＝＋30－（－5）＝35cmH$_2$O		流体静水压差＝＋24－（－5）＝29cmH$_2$O
胶体渗透压＋34cmH$_2$O	胶体渗透压＋5cmH$_2$O	胶体渗透压＋34cmH$_2$O
胶体渗透压差＝＋34－5＝29cmH$_2$O		胶体渗透压差＝＋34－5＝29cmH$_2$O
胸水产生的动力＝35－29＝6cmH$_2$O		胸水产生的动力＝29－29＝0cmH$_2$O

【病因与发病机制】

许多肺、胸膜和肺外疾病均可引起胸腔积液。胸腔积液可以根据其发生机制和化学成分不同分为漏出液（transudative）、渗出液（exudative）、血液（hemothorax，称为血胸）、脓液（empyema，称为脓胸）和乳糜液（chylothorax，称为乳糜胸），临床上常见的病因和发病机制如下。

1. 胸膜毛细血管内静水压增高　如充血性心力衰竭、缩窄性心包炎、血容量增加、上腔静脉或奇静脉受阻等因素均可使胸膜毛细血管内静水压增高，使胸液形成增多，产生胸腔漏出液。

2. 胸膜通透性增加　如胸膜炎症（如肺结核、肺炎）、风湿性疾病（如系统性红斑狼疮、类风湿炎）、胸膜肿瘤、肺梗死、膈下炎症（膈下脓肿、肝脓肿、急性胰腺炎）等，产生胸腔渗出液。

3. 胸膜毛细血管内胶体渗透压降低　如低蛋白血症、肝硬化、肾病综合征、急性肾小球肾炎、黏液性水肿等，产生胸腔漏出液。

4. 壁层胸膜淋巴引流障碍　如淋巴导管阻塞、发育性淋巴引流异常等，产生胸腔渗出液。

5. 损伤　如主动脉破裂、食道破裂、胸导管破裂等，产生血胸、脓胸和乳糜胸。

6. 其他　医源性药物（如甲氨蝶呤、呋喃妥因、胺碘酮等）、放射治疗、支气管动脉栓塞术、液体负荷过大、中心静脉置管穿破和腹膜透析等，都可以引起渗出性或漏出性胸腔积液。

【临床表现】

1. 症状　胸腔积液症状的轻重取决于积液量和原发疾病的性质。

（1）咳嗽和胸痛　是胸腔积液最早出现的症状。胸痛多为单侧锐痛，并随呼吸或咳嗽加重，可向肩、颈或腹部

放射。胸膜炎时，脏层胸膜和壁层胸膜有纤维蛋白性渗出，使胸膜变粗糙，呼吸过程中两层胸膜间产生摩擦而引起胸痛。随着胸水增多，两层胸膜被隔开，胸痛可缓解或消失。

（2）呼吸困难　胸腔积液最常见的症状，常伴有胸痛和咳嗽。呼吸困难是由于胸廓顺应性下降，患侧膈肌受压，纵隔移位，肺容量下降刺激神经反射所致，其严重程度与胸腔积液量有关。积液量少于300～500ml，症状多不明显，当胸腔积液量超过500ml时，则出现明显的呼吸困难和心悸。

（3）伴随症状　随病因而异。①恶性胸腔积液是晚期恶性肿瘤的常见并发症，胸水产生快，治疗效果不好，预后差，多见于中年以上的患者，伴消瘦和呼吸道或原发部位肿瘤的症状，一般无发热。②炎症性积液为渗出性，伴有咳嗽、咳痰、胸痛和发热。③结核性胸膜炎多见于青年人，常有发热、干咳、胸痛，随着胸水量的增加，胸痛可缓解，但出现胸闷气促。④心力衰竭所致的胸腔积液是漏出液，有心功能不全的表现。⑤肝脓肿所伴的右侧胸腔积液是反应性胸膜炎，也可为脓胸，多有发热和肝区疼痛。

2. 体征　胸腔积液的体征与积液量有关。少量积液时，体征不明显或可闻及胸膜摩擦音。中等量、大量积液时，患侧肋间隙饱满，呼吸音减低或消失，语颤减弱，可伴有气管、纵隔向健侧移位，局部叩诊为浊音。肺外疾病引起的胸腔积液可有原发病的体征。

【实验室及其他检查】

1. 胸部X线检查　胸腔积液量少时，X线呈现患侧肋膈角变钝或消失；中等量积液时，X线呈内低外高的弧形积液影；大量积液时整个患侧胸部呈致密阴影，气管和纵隔推向健侧；平卧时积液散开，使整个肺野透亮度降低；大量积液时常遮盖肺内原发病灶。CT检查可显示少量胸水、肺和胸膜病变、纵隔和气管旁淋巴结病变，有助于病

因诊断。

2. 超声检查　超声检查胸腔积液灵敏度高，定位准确，胸腔积液处呈现液性暗区。临床上用于估计胸腔积液的量和深度，协助胸腔穿刺定位。

3. 胸腔积液检查　通过对胸腔积液的外观、细胞计数、生化成分、酶的活性、癌胚抗原检测和免疫学检查，大致可明确胸腔积液性质和病因。

（1）外观　不同性质的胸腔积液，外观不同。渗出液颜色多样，草黄色多见，可有凝块；漏出液透明清亮，静置不凝；血性胸液表现为程度不等的洗肉水样或静脉血样；乳糜胸的胸腔积液呈乳状。

（2）细胞成分　正常胸液有少量间皮细胞或淋巴细胞。渗出液的白细胞常 $>500 \times 10^6/L$。漏出液以淋巴细胞与间皮细胞为主，细胞数常 $<100 \times 10^6/L$。中性粒细胞增多时，提示为急性炎症；淋巴细胞为主则多为结核性或恶性。胸液中红细胞 $>5 \times 10^9/L$ 时呈淡红色，多由恶性肿瘤或结核所致，应注意与胸腔穿刺损伤血管引起的血性胸液相鉴别：胸液中红细胞 $>100 \times 10^9/L$ 时应考虑创伤、肿瘤和肺梗死；血细胞比容 > 外周血的 50% 时为血胸。40% ~ 90% 的恶性胸液可查到恶性肿瘤细胞。

（3）胸腔积液 pH　正常胸腔积液的 pH 接近 7.6，pH降低见于脓胸、食管破裂、结核性和恶性胸腔积液。

（4）胸腔积液生化成分　包括蛋白质、类脂、葡萄糖、酶和肿瘤标志物。渗出液蛋白含量 $>30g/L$，胸水/血清蛋白比值 >0.5；漏出液蛋白含量则 $<30g/L$，漏出液和大多数的渗出液的葡萄糖定量与血糖相近。当葡萄糖含量 $<3.35mmol/L$ 时可能为脓胸、类风湿关节炎、结核性和恶性胸水；如果葡萄糖含量和 pH 均较低，提示肿瘤广泛浸润。类脂用于鉴别乳糜胸。结核性胸膜炎时，胸水中腺苷脱氨酶（ADA）多高于 45U/L。肿瘤标志物的测定可以用于区别良、恶性胸腔积液。恶性胸腔积液在早期即可出现癌胚抗原（CEA）升高，且比血清明显。胸水中的乳酸脱氢酶（LDH）水平是反映胸膜炎症程度的指标，数值越高，炎症越明显。LDH $>500U/L$ 常提示为恶性肿瘤或胸腔积液已并发细菌感染。于急性胰腺炎、恶性肿瘤时，胸水的淀粉酶升高。

（5）病原体和免疫学检查　胸水涂片查找细菌及培养，有助于病原诊断。结核性与恶性胸腔积液中干扰素水平增高；系统性红斑狼疮及类风湿关节炎引起的胸水中补体 C3、C4 成分降低，免疫复合物的含量增高。

4. 胸膜活检　有经皮闭式胸膜活检、胸腔镜活检和开胸活检三种方式。胸膜活检对确定胸腔积液的病因具有重要意义。

5. 支气管镜　用于咯血或疑有气道阻塞的患者。

【诊断要点】

根据临床表现和影像学、实验室检查，可明确有无胸腔积液和积液量。胸腔积液检查大致可确定积液的性质和原因。

【处理原则】

胸腔积液常是胸部或全身疾病的一部分，病因治疗尤为重要。治疗方法包括病因治疗、减少胸腔积液、解除肺组织受压。漏出液常在纠正病因后可吸收。渗出液的肺基础病变常见的有结核性胸膜炎、类肺炎性胸腔积液（parapneumonic effusion）、脓胸及恶性肿瘤等，除恶性胸腔积液外，大多数患者治疗效果好，能恢复健康。

1. 结核性胸膜炎的处理

（1）合理的休息、营养支持和有效的对症治疗。

（2）抽液治疗　结核性胸膜炎患者胸水中的蛋白含量高，易引起胸膜粘连，故应尽早抽尽胸腔内积液或行胸腔闭式引流，可防止和减轻粘连，解除积液对心肺和血管的压迫，改善呼吸，防止肺功能受损。抽液后还可减轻结核中毒症状，使体温下降，有助于肺复张。大量胸腔积液者首次抽液不超过 700ml，每周抽液 2 ~ 3 次，每次抽液量不应超过 1000ml，直至胸水完全消失。一般情况下无须在抽液后注入抗结核药物，但可注入链激酶防止胸膜粘连。

抽液时并发症的处理：①复张后肺水肿或循环衰竭的处理：抽液时过多、过快，致使胸腔内压骤降，发生复张后肺水肿或循环衰竭。患者表现为剧咳、气促、咳大量泡沫痰，双肺满布湿啰音，PaO_2 下降。应立即吸氧，酌情给予糖皮质激素及利尿剂，根据心肺功能调节液体入量，纠正酸碱失衡，心电监护，必要时行机械通气。②胸膜反应的处理：抽液时如果患者出现头晕、冷汗、心悸、面色苍白、脉搏细弱等表现，应考虑为"胸膜反应"。需立即停止抽液，使患者平卧，必要时皮下注射 0.1% 肾上腺素 0.5ml，密切观察病情，注意血压变化。

（3）抗结核药物　结核性胸腔积液需积极治疗原发病和胸腔积液。参见本章第七节"肺结核"。

（4）糖皮质激素　仅在全身结核中毒症状严重、有大量胸腔积液时，作为有效抗结核药物治疗的辅助用药。通常用泼尼松 25 ~ 30mg/d，分 3 次口服。待体温正常、全身中毒症状消退、胸腔积液明显减少时（一般疗程为 4 ~ 6 周），逐渐减量至停药。停药速度不宜过快，避免出现停药反跳现象。

2. 类肺炎性胸腔积液和脓胸　类肺炎性胸腔积液一般量较少，经有效抗生素治疗后可吸收。大量胸腔积液时需胸腔穿刺抽液，当胸腔积液的 pH <7.2 时需行胸腔闭式引流。

脓胸的治疗原则是控制感染、引流胸腔积液、促使肺复张、恢复肺功能。抗生素治疗的原则是足量和联合用药，体温正常后还得继续用药2周以上，以防复发。可通过全身和（或）胸腔内给药。反复抽脓或闭式引流是脓胸最基本的治疗方法，可用生理盐水或2%碳酸氢钠反复冲洗胸腔，然后注入抗生素和链激酶，以稀释脓液易于引流，但支气管胸膜瘘的患者不宜冲洗胸腔，以防细菌播散。慢性脓胸可考虑手术治疗（如胸膜剥脱术）。营养支持是治疗脓胸患者的重要措施，给予高能量、高蛋白、富含维生素的饮食，纠正水、电解质紊乱和酸碱平衡失调，必要时可少量多次输血。

3. 恶性胸腔积液治疗　方法包括原发病的治疗（参见相关章节）和胸腔积液的治疗。

（1）去除恶性胸腔积液　需反复穿刺抽液，必要时进行持续闭式引流。目的是为了缓解因大量胸腔积液压迫而引起的严重呼吸困难。

（2）减少胸腔积液的产生　反复抽液或持续引流会丢失大量蛋白，降低胸膜毛细血管内的胶体渗透压，增加胸腔积液生成量。可在抽吸胸腔积液或胸腔插管引流后，在胸腔内注入博来霉素、丝裂霉素等抗肿瘤药物，或胸膜粘连剂（如滑石粉），减缓胸水的产生。也可注入生物免疫调节剂如白细胞介素-2、干扰素等。经上述治疗仍不能使肺复张者，可行胸腹腔分流术或胸膜切除术。

【护理诊断/问题】

1. 气体交换受损　与大量胸液压迫使肺不能充分扩张，气体交换面积减少有关。

2. 体温过高　与细菌感染等因素有关。

3. 营养失调：低于机体需要量　与胸膜炎、胸腔积液引起的高消耗状态有关。

4. 疼痛：胸痛　与胸膜摩擦或胸腔穿刺术有关。

【护理措施】

1. 一般护理

（1）休息与活动　合理休息可以降低机体耗氧量，使肺脏获得相对休息，减轻呼吸困难症状。休息的方式与活动量取决于患者的器官功能状态、肺基础疾病的性质和病变趋势。①轻症患者应减少活动，适当休息，取舒适体位。避免劳累和重体力劳动，避免跑步、打球等剧烈活动。合理安排作息时间，保证充足的睡眠，劳逸结合。②大量胸水致呼吸困难、发热或中毒症状重的患者，应卧床休息，取半卧位、坐位或患侧卧位，以减少胸水对健侧肺的压迫，利于呼吸。胸水消失后还需继续休养2~3个月，避免疲劳。③待体温恢复正常，胸液抽吸或吸收后，鼓励患者逐渐下床活动，增加肺活量。恢复期根据患者心肺功能状况，可适当增加户外活动，循序渐进地增加活动量，以不疲劳、无呼吸困难及胸痛为度。

（2）饮食　胸腔积液的生成、脓胸的中毒病理过程和高热状态消耗了机体大量的营养物质，导致机体营养失调。应给予患者高热量、高蛋白、高维生素、易消化的半流质食物。鼓励少量多餐，必要时静脉输注营养，以补充疾病的消耗，纠正和防止低蛋白血症，利于胸水的消除，提高机体的抵抗力。根据患者的心肺功能调节摄入水量。对于结核性脓胸患者，如果心、肺、肾功能尚好，可适当鼓励患者多饮水，以促进毒素排出。

2. 病情观察　注意观察患者胸痛及呼吸困难的程度、体温的变化。监测心功能、血氧饱和度或动脉血气分析的改变。胸腔穿刺抽液术中、术后应密切观察其呼吸、脉搏、血压的变化，注意观察有无复张后肺水肿或循环衰竭、胸膜反应等并发症；注意穿刺处有无渗血或渗液。密切观察患者咳嗽、咳痰、胸腔引流液情况。观察记录胸水的量、颜色、性状和气味；正确留取痰标本和胸水标本。

3. 对症护理

（1）促进呼吸功能　①保持呼吸道通畅：指导和协助患者积极排痰，及时清除呼吸道分泌物。②给氧：氧气吸入可以缓解由于气体交换面积不足导致的低氧状态。按患者的缺氧情况给予低、中流量的持续吸氧。③胸腔穿刺抽液和胸腔闭式引流的护理：参见本章第十四节"胸腔穿刺术"和"胸腔闭式引流"的护理。④呼吸锻炼：正确的呼吸锻炼可减少胸膜粘连的发生，提高通气量。在恢复期，应每天监督患者进行缓慢的腹式呼吸。大量胸水且病程较长者，督促患者通过吹气球或吹蜡烛活动促进肺复张和增加肺活量。

（2）缓解胸痛　胸腔积液的患者常有胸痛，并随呼吸运动而加剧。为了减轻疼痛，患者常采取浅快的呼吸方式，可导致缺氧加重和肺不张，因此，应协助患者取患侧卧位，必要时用宽胶布固定胸壁，以减少胸廓活动幅度，减轻疼痛，或遵医嘱给予镇痛剂。

4. 心理护理　疼痛和呼吸困难使患者产生紧张、焦虑、恐惧情绪，增加耗氧量，加重呼吸困难和缺氧。告知患者目前胸腔积液主要的治疗方法和治疗效果，消除其负性情绪，帮助患者树立康复的信心，积极配合治疗。

5. 健康指导

（1）疾病知识指导　向患者及家属解释本病的特点及目前的病情，介绍所采用的治疗方法、药物的剂量、用法和不良反应。对结核性胸膜炎的患者特别强调坚持规律、全程、合理用药的重要性，即使临床症状消失，也不可自行停药，应定期复查，遵从治疗方案，防止复发。督促患者按医嘱定期复查胸片和心、肝、肾功能。

（2）疾病预防指导 嘱患者合理休息，恢复期逐渐增加活动，戒烟酒，保证营养的摄入，合理作息，保障睡眠，避免劳累和情绪波动，以提高机体免疫力，防止复发。指导患者及家属保持居室通风、干燥。指导患者不要过多、过久暴露在寒冷的环境中，注意保暖，预防感冒，尽量少到人流拥挤的公共场所，减少被感染的机会，避免复发的诱因。

二、气胸

⇒ 案例引导

案例： 患者，男，63 岁。3 小时前无明显诱因突然出现右前胸持续性胸痛、咳嗽、喘憋、心悸而入院。体格检查：T 37.8℃，P 101 次/分，R 26 次/分，BP 141/75mmHg。患者既往有支气管炎 10 余年，4 年前因自发性气胸曾经住院治疗。

讨论：

1. 为进一步确诊，还需完善哪些检查？

2. 此类患者典型临床表现有哪些？

3. 如何对其实施治疗及护理？

当气体进入胸膜腔造成积气状态时，称为气胸（pneumothorax）。气胸是内科常见的急症，多见于男性。气胸的主要临床特点为咳嗽、突发性胸痛和呼吸困难。气胸时胸膜腔内变为正压，一方面失去了负压对肺的牵引作用，另一方面胸膜腔内正压对肺产生压迫，使肺失去膨胀能力，导致肺容积缩小、肺活量减低、最大通气量降低的限制性通气功能障碍。由于肺容积缩小，初期血流量并不减少，致使通气/血流比率减少，动静脉分流，出现低氧血症。大量气胸时，由于吸引静脉血回心的负压消失，以及胸膜腔内正压对血管和心脏的压迫，使心脏充盈减少，心搏出量降低，引起心率增快、血压降低，甚至休克。张力性气胸可引起纵隔移位，循环障碍，甚至窒息死亡。

按导致气胸的原因分类气胸分为自发性气胸、外伤性气胸和医源性气胸。自发性气胸（spontaneous pneumothorax）是肺组织及脏层胸膜自发破裂，或靠近肺表面的肺大疱、细小气肿疱自发破裂，使肺及支气管内气体进入胸膜腔。自发性气胸可分为原发性和继发性，前者发生于无基础肺疾病的健康人，后者发生于有基础疾病的患者。外伤性气胸系胸壁的直接或间接损伤所致。医源性气胸由诊断或治疗操作不当所致。本节主要叙述自发性气胸。

【病因与发病机制】

自发性气胸以继发于肺部基础疾病为多见，其次是原发性自发性气胸。

继发性自发性气胸（secondary spontaneous pneumothorax，SSP），大多数的自发性气胸是继发性的。COPD、肺癌、肺脓肿、肺结核及肺尘埃沉着症等肺部病变引起细支气管的不完全阻塞，形成肺大疱破裂。有些女性在月经来潮后 24～72 小时内发生气胸，称为月经性气胸，其病理机制可能是胸膜上有异位子宫内膜破裂所致。妊娠期气胸可能跟激素变化和胸廓的顺应性改变有关。

原发性自发性气胸（primary spontaneous pneumothorax，PSP），多见于瘦高体形的男性青壮年。常规 X 线检查除部分患者可发现胸膜下大疱外，肺部无显著病变。胸膜下肺大疱的产生原因可能与吸烟、瘦高体型和小气道炎症有关，也可能与非特异性炎症瘢痕或弹性纤维先天性发育不良有关。抬举重物用力过猛，剧咳，屏气，甚至大笑等，可能是促使气胸发生的诱因。航空、潜水作业而无适当防护措施，从高压环境突然进入低压环境以及机械通气压力过高时均可发生气胸。

原发性自发性气胸的临床症状比较典型，多在休息时发病，症状多为伴或不伴呼吸困难的突发性胸痛。与原发自发性气胸症状不同，继发性自发性气胸患者通常会出现一系列更严重的症状，尤其是在患有慢性阻塞性肺疾病的老年患者，即使肺被压缩程度较低，也会有较明显的呼吸困难。

【临床类型】

根据脏层胸膜破裂口的情况和气胸对胸膜腔内压力的影响，自发性气胸又分为闭合性（单纯性）气胸、交通性（开放性）气胸和张力性（高压性）气胸三种类型。

1. 闭合性（单纯性）气胸 胸膜破裂口较小，随肺萎陷而关闭，空气不再继续进入胸膜腔。胸膜腔内压的正负取决于进入胸膜腔内的气体量。抽气后胸膜腔内压力下降且不再复升，表明其破裂口不再漏气。

2. 交通性（开放性）气胸 胸膜破裂口较大或因两层胸膜间有粘连或牵拉，使破口持续开放，吸气与呼气时空气自由进出胸膜腔。患侧胸膜腔内压在 0cmH_2O 上下波动。抽气后胸膜腔内可呈负压，但观察数分钟，胸膜腔内压力又复升至抽气前水平。

3. 张力性（高压性）气胸 胸膜破裂口呈单向活瓣或活塞作用，吸气时胸廓扩大，胸膜腔内压变小，空气进入胸膜腔；呼气时胸膜腔内压升高，压迫活瓣使之关闭，使胸膜腔内空气不能排出，致使胸膜腔内气体不断积聚，压力持续升高，可高达 $10 \sim 20cmH_2O$，肺脏受压，纵隔向健侧移位，心脏血液回流减少。抽气后胸膜腔内压可下降，但又迅速复升。此型气胸对呼吸循环的影响最大，可迅速危及生命，应立即救治。

【临床表现】

1. 症状

（1）胸痛　患者突感一侧针刺样或刀割样胸痛，持续时间较短，继之出现胸闷、呼吸困难。多数患者发生在正常活动或安静休息时，部分患者在持重物、用力过猛、剧咳、屏气或大笑等后发生胸痛，个别患者在睡眠中发生。

（2）呼吸困难　是最常见和最突出的症状。严重程度与有无肺基础疾病及肺功能状态、气胸发生的速度、胸膜腔内的积气量及压力三类因素有关。①如果气胸发生前肺功能良好，尤其是年轻人，即使肺压缩达80%，部分患者也可无明显呼吸困难。②若气胸发生前就有严重肺功能减退，即便胸膜腔内气体量小，也可出现明显的呼吸困难；如果气体量积聚迅速、量多，则患者表现为严重呼吸困难、不能平卧或取被迫健侧卧位，以减轻呼吸困难。③张力性气胸时，由于胸膜腔内压力骤增、患侧肺完全压缩、纵隔移位，患者可迅速出现呼吸、循环功能障碍，表现为紧张、烦躁不安、挣扎坐起、胸闷、发绀、冷汗、脉速、虚脱、心律失常，甚至出现休克、意识不清、呼吸衰竭等症状。

（3）咳嗽　伴有刺激性咳嗽，系气体刺激胸膜所致。

2. 体征　取决于积气量的多少和是否伴有胸腔积液。

（1）少量气胸时体征不明显。

（2）大量气胸时的体征　①视诊、触诊：呼吸增快、呼吸运动减弱、发绀、患侧胸部膨隆、气管向健侧移位、肋间隙增宽、语颤减弱。②听诊、叩诊：过清音或鼓音，心浊音界缩小或消失，右侧气胸时肝浊音界下降；患侧呼吸音减弱或消失。③Hamman征：左侧气胸或并发纵隔气肿时可在左心缘处听到与心脏搏动一致的气泡破裂音。

（3）液气胸时，听诊可闻及胸内振水声。血气胸如失血量过多或张力性气胸发生循环障碍时，可出现血压下降或休克。

3. 并发症　可并发纵隔气肿、皮下气肿、血气胸。

为了便于临床观察与处理，根据临床表现把自发性气胸分成稳定型和不稳定型，如自发性气胸患者的呼吸频率 <24 次/分，心率 $60 \sim 120$ 次/分，血压正常，呼吸室内空气时 $SaO_2 > 90\%$，两次说话间说话成句，此时称为稳定型气胸，否则为不稳定型。

【实验室及其他检查】

1. 胸部X线检查　是诊断气胸的重要方法。典型表现为被压缩的肺边缘可见气胸线，肺边缘呈外凸弧形线状阴影，线外透亮度增强，无肺纹理，线内为压缩的肺组织。大量积气时，肺被压向肺门，纵隔和心脏向健侧移位。合并积液或积血时，可见气液平面。

2. 胸部CT　表现为胸膜腔内极低密度气体影，伴有肺组织不同程度的萎缩改变。

【诊断要点】

1. 突发性胸痛伴呼吸困难及相应的气胸体征，可初步诊断。

2. X线胸片或CT显示气胸线可确诊。

3. 患侧胸腔体征最明显处穿刺抽出气体，可确诊。

【处理原则】

治疗的目的是促进患侧肺复张、消除病因及减少复发。影响肺复张的因素包括年龄、基础肺疾病、气胸类型、肺萎陷时间长短以及治疗措施。老年人肺复张的时间较长；交通性气胸较闭合性气胸所需时间长；有基础肺疾病、肺萎陷时间长者肺复苏的时间较长。支气管胸膜瘘、支气管阻塞、脏层胸膜增厚等妨碍肺复张，并容易导致慢性持续性气胸。

主要治疗方法有保守治疗、胸膜腔减压、经胸腔镜手术或开胸手术等。应根据气胸的类型、病因、发生气胸的频次、肺压缩程度、病情状态及有无并发症选择适当的治疗方法。部分轻症患者经保守治疗可以痊愈，但大多数患者需做胸腔减压以帮助患肺复张，10%～20%的患者需手术治疗。

（一）保守治疗

适用于首次发生的症状较轻、稳定型少量气胸的闭合性气胸。具体方法如下。

1. 严格卧床休息，密切监测病情变化，尤其在气胸发生后24～48小时内更应特别监护。酌情给予镇静、镇痛等药物，积极治疗肺基础疾病。

2. 经面罩高浓度吸氧，10L/min，但需注意不能长时间吸入以免发生氧中毒。高浓度吸氧一般每次 $20 \sim 30$ 分钟，每天2次，以加快胸膜腔内气体吸收。少量气胸可通过胸膜腔内气体分压和肺毛细血管内气体分压存在的压力差而自行吸收。

3. 以下情况不主张保守治疗　年龄偏大，且合并COPD、胸膜破裂口愈合慢、呼吸困难等严重症状者，即使气胸量较少，原则上亦不主张保守治疗。

（二）排气疗法

1. 胸膜腔穿刺抽气　适用于少量气胸（20%以下）、呼吸困难较轻、心肺功能尚好的闭合性气胸患者。

（1）穿刺方法　选择患侧胸部锁骨中线第二肋间为穿刺点（局限性气胸除外）。皮肤消毒后用气胸针或细导丝直接穿刺入胸腔，将针头与 50ml 或 100ml 注射器相连进行抽气并测压，1 次抽气量不宜超过 1000ml，每天或隔天抽气 1 次。

（2）张力性气胸患者的穿刺急救方法　张力性气胸的患者病情危急，应迅速解除胸膜腔内正压以避免发生严重并发症，紧急情况下立即将无菌粗针头经患侧肋间插入胸膜腔，使胸膜腔内气体排出。亦可将橡皮指套扎在该粗针头的尾部，在指套顶端剪一裂缝，使高压气体从小裂缝排出，待胸膜腔内压减至负压时，套囊塌陷，裂缝关闭，外界空气即不能进入胸腔。

2. 胸腔闭式引流　是将引流管一端放入胸腔内，另一端接入比其位置更低的水封瓶，以便排出胸膜腔内积气、血液和渗液或收集胸膜腔内的液体，从而重建胸膜腔负压，使肺复张，保持纵隔的正常位置，促进肺复苏。胸腔闭式引流广泛应用于气胸、血胸、脓胸的引流及开胸术后。在治疗气胸时主要适用于不稳定型气胸、呼吸困难明显、经胸腔穿刺术治疗后肺无法复张者、肺压缩程度较重、交通性或张力性气胸、反复发生气胸的患者，无论气胸容量多少，均应尽早行胸腔闭式引流。

（1）置管部位　一般多取锁骨中线外侧第 2 肋间或腋前线第 4～5 肋间，如果是局限性气胸或有胸腔积液的患者则需经 X 线胸片定位来选择适当部位插管。

（2）导管的选择　如果用于排气，宜选择质地较软、既能引流又可减少局部刺激和疼痛的塑胶管；如果用于排液，应选择质地较硬、不易打折和堵塞的橡胶管。大多数患者选择 16～22F 导管，如果行机械通气者或有支气管胸膜瘘的患者，应选择 24～28F 的大导管。

（3）胸膜腔引流的装置　传统的胸腔闭式引流装置有单瓶、双瓶和三瓶 3 种，目前临床应用的是各种一次性使用的胸膜腔引流装置。

（4）方法　插管前，先在选定部位用气胸箱测定胸膜腔内压力以了解气胸类型，然后在无菌、局麻下将引流导管经胸部切口插入胸膜腔。导管固定后，另一端连接 Heimlich 单向活瓣，或置于水封瓶的水面下 1～2cm。插管成功后则从导管持续逸出气泡，呼吸困难迅速缓解，压缩的肺可在几小时至数天内复张。对肺压缩严重、时间较长的患者，插管后应夹住引流管分次引流，避免胸膜腔内压力骤降产生肺复张后肺水肿。闭式负压吸引宜连续，如经 12 小时后肺仍未复张，应查找原因。如未见气泡溢出 1～2 天，患者气胸症状消失，胸片见肺已全部复张时，可以拔除导管。有时虽未见气泡冒出水面，但患者症状缓解不明显，应考虑为导管不通畅，或部分划出胸膜腔，需及时更换导管或作其他处理。

（三）化学性胸膜固定术

气胸复发率高，为了预防复发，可将硬化剂注入胸膜腔内，使胸膜腔发生无菌性胸膜炎症，导致脏层和壁层胸膜粘连，从而消灭胸膜腔间隙。常用的硬化剂有多西环素、滑石粉等。

适应证：适应于不宜手术或拒绝手术的下列患者，即持续性或复发性气胸；双侧气胸；合并肺大疱；肺功能不全，不能耐受手术者。根据气胸的类型、病因、发生气胸的频次、肺压缩程度、病情状态及有无并发症选择适当的治疗方法。

方法：将硬化剂用生理盐水 60～100ml 稀释后经胸腔导管注入，夹管 1～2 小时后引流。或经胸腔镜直视下喷洒硬化剂粉剂。为避免硬化剂引起的局部剧痛，可在注入硬化剂前先注入适量利多卡因，让别人转动体位，充分麻醉胸膜，15～20 分钟后再注入硬化剂。

注意事项：①胸腔注入硬化剂前，尽可能使肺完全复张。②密切观察不良反应，如胸痛、发热、急性呼吸窘迫综合征。③密切观察 1～3 天，经 X 线胸片证实气胸已吸收，可拔除引流管。

（四）手术治疗

主要适用于长期气胸、血气胸、双侧气胸、复发性气胸、张力性气胸引流失败、双侧自发性气胸、胸膜增厚致肺膨胀不全或多发性肺大疱者。主要的手术方法如下。

1. 胸腔镜　具有微创、安全的优点。例如：经胸腔镜行直视下粘连及烧断术，促使受牵拉的破口关闭；Nd-YAG 激光或二氧化碳激光烧灼＜20mm 的肺大疱；电视辅助胸腔镜手术可行肺大疱结扎、肺段或肺叶切除。

2. 开胸手术　开胸行破口修补术、肺大疱结扎术。手术治疗的成功率高，复发率低。

（五）并发症处理

1. 脓气胸　积极应用有效抗生素，插管引流，胸腔内生理盐水冲洗，必要时手术治疗。

2. 血气胸　气胸伴胸膜腔内出血与胸膜粘连带内血管断裂有关，肺完全复张后，出血多可自行停止，如果出血不止，可行抽气排液及适当补液或开胸结扎出血的血管。

3. 纵隔气肿或皮下气肿　纵隔气肿及皮下气肿随胸腔

内气体的排出减压而自行吸收。高浓度吸氧可增加纵隔内氧气浓度,利于气肿消散。如果纵隔气肿张力过高影响呼吸及循环功能,可行胸骨上窝切开排气。

知识链接

原发性自发性气胸(PSP)的复发因素

有研究报道,PSP易反复发作,经传统胸腔闭式引流后复发率高达30%,首次气胸后再发同侧气胸的发生率达到25%。研究证实,气胸的复发与下列因素相关。①肺泡再生是气胸复发的首要原因。②复发次数与复发率正相关。气胸发作的次数越多,胸腔内产生的粘连越重,越有可能在胸廓内压力改变的情况下,造成肺大疱破裂。③患者的营养不良状况。④气胸的量。⑤手术因素:以术中肺大疱的处理方式为主,包括引流时间、术后并发症等。⑥吸烟。

【护理诊断/问题】

1. 潜在并发症 严重缺氧、循环衰竭、血气胸。

2. 低效性呼吸型态 与胸膜腔内气压迫肺脏导致的限制性通气功能障碍有关。

3. 疼痛:胸痛 与脏层胸膜破裂、引流管置入有关。

4. 焦虑 与呼吸困难、胸痛、气胸复发、胸腔穿刺或胸腔闭式引流术有关。

5. 活动无耐力 与日常活动供氧不足有关。

【护理措施】

1. 一般护理

(1)休息与活动 急性自发性气胸的患者应绝对卧床休息,避免用力、屏气、咳嗽等增加胸膜腔内压的活动。血压平稳者取半坐位,有利于呼吸、咳嗽排痰及胸腔引流。卧床期间,协助患者每2小时翻身1次。如有胸腔引流管,翻身时应注意防止引流管脱落。

(2)饮食护理 给高热量、高蛋白、高维生素、富含纤维素、易消化的食物;禁烟酒、辛辣等刺激性食物。

2. 病情观察 密切监护患者的生命体征,特别是呼吸频率、节律、深度、呼吸困难和缺氧的情况、胸腔引流的情况、治疗后患侧呼吸音的变化;大量抽气或行胸腔闭式引流术的患者,如果呼吸困难缓解后再次出现呼吸困难加重、胸闷,并伴有咳嗽加剧、患侧肺部湿啰音,应考虑复张性肺水肿的可能,需立即报告医生,紧急处理。

3. 对症护理

(1)疼痛 尽量避免咳嗽,必要时给止咳药;胸痛剧烈时,遵医嘱给予镇痛药。

(2)呼吸困难 给予适当的氧疗,高浓度吸氧可加快胸膜腔内气体的吸收。根据患者缺氧的程度选择适当的吸氧方式和吸入氧流量,保证患者的$SaO_2 > 90\%$。

4. 心理护理 气胸患者多为急诊入院,尤其是初患病者,由于缺乏疾病的相关知识,常感惶恐不安;而疼痛和呼吸困难更加重患者的紧张、焦虑、恐惧情绪,增加耗氧量,加重呼吸困难和缺氧。因此护理患者时要态度和蔼,语言亲切,简要介绍疾病的相关知识、主要的治疗方法和治疗效果,帮助其树立康复的信心,积极配合治疗。当患者呼吸困难严重时应尽量陪伴、体贴安慰患者,及时回应其需求。即使在紧急情况下,对意识清楚的患者,也要在实施操作的同时用简单明了的语言解释操作目的和效果,避免只顾执行治疗性护理而忽视患者的心理状态。胸痛较重者,遵医嘱给予镇痛药,以缓解疼痛,减轻患者的紧张、恐惧心理。

5. 经胸腔闭式引流排气治疗的护理

(1)患者准备 向患者简要说明排气治疗的目的、意义、过程及注意事项,以取得患者的理解与配合。严格检查引流管是否通畅和整套胸腔闭式引流装置是否密闭。

(2)引流装置准备 水封瓶内需注入适量无菌蒸馏水或生理盐水,标记液面水平。为了确保患者的胸腔和引流装置之间为一密闭系统,并使胸膜腔内压力保持在$1 \sim 2cmH_2O$,需将连接胸腔引流管的玻璃管一端置于水面下$1 \sim 2cm$。引流瓶塞上的另一短玻璃管为排气管,其下端应距离液面5cm以上。如同时引流液体时,需在水封瓶之前增加一贮液瓶,使液体引入贮液瓶中,确保水封瓶液面的恒定。引流效果不佳时按医嘱连接负压引流装置,注意保持负压在$-10 \sim -20cmH_2O$之间。为了防止负压过大造成肺损伤,确保患者的安全,需在水封瓶与负压吸引之间增加一调压瓶。调压瓶内加入适量的无菌蒸馏水或生理盐水,根据所需负压将调压瓶中的调节管末端保持在水面下$10 \sim 20cm$处,如果吸引器产生的负压过大,外界空气可以经压力调节管进入调压瓶内,确保胸腔所承受的吸引负压不会超过设置值。

(3)保证有效的引流 ①确保引流装置安全:引流瓶宜放在患者不易踢到的地方,液面低于胸腔出口平面60cm处,妥善固定引流瓶于床旁,留出适宜长度引流管,以便于患者翻身活动,避免引流管扭曲、折叠、受压,长玻璃管置于水平面下$3 \sim 4cm$。②观察引流管通畅情况:密切观察引流管内的水柱是否随呼吸上下波动(一般$4 \sim 10cmH_2O$)及有无气体自水封瓶液面逸出。必要时,可请患者做深呼吸或咳嗽。如有波动,表明引流通畅。若水柱波动不明显,液面无气体逸出,患者无胸闷、呼吸困难,可能肺组织已复张。若患者呼吸困难加重，出现发绀、大汗、胸闷、气管偏向健侧等症状，应立即通知医生紧急处理。如同时引流液体，应观察和记录引流液的量、色和性状。③防止胸腔积液或渗出物堵塞引流管：引流液黏稠或引流血液时，应根据病情定时捏挤引流管（由胸腔端向引流瓶端的方向挤压）。

（4）引流装置及伤口护理 严格执行无菌操作，引流瓶上的排气管外端应用1~2层纱布包扎好，避免空气中尘埃或脏物进入引流瓶内。如果使用一次性闭式引流系统，需每天更换引流瓶，更换时应注意连接管和接头处的消毒，更换前用双钳夹紧引流管近心端，更换完毕检查无误后再放开，以防止气体进入胸腔。伤口敷料每1~2天更换1次，有分泌物渗湿或污染时及时更换。

（5）脱管的应急处理 连接管处脱开应立即重新连接管道，在等待准备水封装置的时候，按照传统做法常规应立即用止血钳双向夹闭胸腔引流管，并更换装置，但此做法未考虑到直接夹紧胸腔引流管对于引流大量气体的患者，可能导致张力性气胸甚至发生纵隔扑动，其危险性更大，应先将管道放到无菌生理盐水瓶水面下2~4cm。胸腔引流管从胸壁脱出相当于胸壁有创伤的伤口，如果直接用手按压伤口或捏起皮肤，或者用凡士林纱布、无菌纱布四周封边封闭伤口，可能导致大量气体无法及时排出导致张力性气胸。因此，要求胸腔引流管从胸壁处脱出后立即用无菌敷料覆盖伤口，贴三边胶布，剩下一边提供翼型阀门功能，以保证胸腔内的气体能够逸出。当患者吸气时，敷料紧贴

着伤口防止气体进入胸腔，当患者呼气时，敷料张开的一边允许气体从胸腔逸出。

（6）肺功能锻炼 鼓励患者每2小时进行1次深呼吸、咳嗽和吹气球练习，但应避免剧烈咳嗽。以促进受压萎陷的肺扩张，加速胸膜腔内气体排出，促进肺尽早复张。

（7）拔管护理 评估患者是否具有引流管拔除指征，如引流管无气体逸出且患者无呼吸困难等症状1~2天后，夹闭引流管1天，患者无气急、呼吸困难，X线检查示肺已全部复张，可拔除引流管。拔管后注意观察患者有无胸闷、呼吸困难、切口处漏气、渗出、出血、皮下气肿等情况，如发现异常及时处理。

6. 健康指导

（1）疾病知识指导 向患者介绍自发性气胸的主要病因，强调遵医嘱积极治疗肺基础疾病对预防气胸复发的重要性。

（2）避免气胸诱发因素 ①指导其适当活动：注意劳逸结合，嘱患者在气胸痊愈后1个月内避免抬、举重物和剧烈运动，避免屏气。②清淡饮食，保持大便通畅。③保持心情舒畅，避免紧张、悲观、暴怒等负性情绪。④指导吸烟者戒烟，预防上呼吸道感染，避免剧烈咳嗽。

（3）病情自我监测指导 告诉患者一旦突发性胸痛，随即感胸闷，呼吸困难时，可能为气胸复发，应及时就诊。

（申雪花）

第十一节　肺血栓栓塞症

PPT

学习目标

知识要求：

1. 掌握 肺血栓栓塞症处理原则、用药观察、护理措施。

2. 熟悉 肺血栓栓塞的临床表现、基本病因及诱因。

3. 了解 肺血栓栓塞症的发病机制。

技能要求：

1. 具备急性肺血栓栓塞患者的护理抢救配合技能。

2. 具备肺血栓栓塞患者的健康教育技能。

素质要求：

1. 能在临床护理工作中保持冷静、谨慎的工作态度。

2. 在抢救患者的过程中，能与医务人员进行良好的团队协作。

案例引导

案例：患者，男，56岁。5小时前突发右侧胸痛伴咳嗽、憋气。否认其他病史。查体：R 24次/分，BP 130/80mmHg，双肺呼吸音清晰，未闻及干湿啰音及胸膜摩擦音。心率102次/分，$P_2 > A_2$，心脏各瓣膜听诊区未闻及杂音。胸部X线片未见异常。动脉血气分析示：pH 7.45，$PaCO_2$ 32mmHg，PaO_2 55mmHg。

讨论：

1. 为明确病因，患者适合进行哪种检查措施？

2. 该患者首选哪一种治疗措施？

肺栓塞（pulmonary embolism，PE）是由内源性或外源性栓子阻塞肺动脉或其分支所引起肺循环和右心功能障碍的临床综合征，包括肺血栓栓塞症（pulmonary thromboembolism，PTE）、脂肪栓塞综合征、羊水栓塞、空气栓塞等。肺血栓栓塞症是最常见的急性肺栓塞类型，是来自静脉系统或右心的血栓阻塞肺动脉或其分支导致以肺循环和呼吸功能障碍为主要临床和病理生理特征的疾病。肺动脉发生栓塞后，其所支配区的肺组织因血流受阻或中断而发生坏死，称为肺梗死（pulmonary infarction，PI）。

引起PTE的血栓主要来源于深静脉血栓（deep venous thrombosis，DVT），DVT多发生于下肢或骨盆深静脉，脱落后随血流循环进入肺动脉及其分支。PTE与DVT统称为静脉血栓栓塞症（venous thromboembolism，VTE），为同一疾病过程中两个不同阶段的临床表现。

PTE具有高发病率、高复发率、高致残率、高病死率和高疾病经济负担的特点，已成为世界性的重要医疗保健问题，是严重威胁公众人群健康的临床急症之一。美国VTE的年新发病例超过60万，其中PTE患者23.7万，DVT患者37.6万，因VTE死亡的病例数超过29万。欧盟国家VTE年新发病例超过150万，其中PTE的年新发病例43.5万，DVT患者68.4万，因VTE死亡的病例数超过54万。随着对该疾病深入认识以及诊断技术的提高，近年来国内VTE的诊断例数迅速增加。尽管如此，由于PTE的症状缺乏特异性，确诊需特殊的检查技术，故PTE的检出率偏低，临床上仍存在较严重的漏诊和误诊现象。

【病因与发病机制】

1. 病因 引发PTE的危险因素与DVT是共同的，任何可以导致静脉血液淤滞、静脉系统内皮损伤和血液高凝状态的因素（Virchow三要素），均可以使DVT和PTE发生的危险性增加，主要分为遗传性和获得性两类（表2-11-1）。

表 2-11-1 静脉血栓栓塞症常见危险因素

遗传性危险因素	获得性危险因素		
	血液高凝状态	血管内皮损伤	静脉血流瘀滞
抗凝血酶缺乏	高龄	手术	瘫痪
蛋白S缺乏	恶性肿瘤	创伤/骨折	长途航空或乘车旅行
蛋白C缺乏	抗磷脂抗体综合征	中心静脉置管或起搏器	急性内科疾病住院
V因子Leiden突变（活性蛋白C抵抗）	口服避孕药	吸烟	居家养老护理
凝血酶原20210A基因变异（罕见）	妊娠/产褥期	高同型半胱氨酸血症	
XII因子缺乏	静脉血栓个人史/家族史	肿瘤静脉内化疗	
纤溶酶原缺乏	肥胖		
纤溶酶原不良血症	炎症性肠病		
纤溶酶原激活物抑制因子过量	肝素诱导血小板减少症		
非"O"血型	肾病综合征		
	真性红细胞增多症		
	巨球蛋白血症		
	植入人工假体		

（1）**遗传性因素** 与遗传变异相关，以反复发生的动、静脉血栓形成和栓塞为主要临床表现，小于40岁患者如无明显诱因反复发生血栓栓塞或家族性发病倾向，需要警惕易栓症的存在。

（2）**获得性因素** 指后天获得的易发生DVT和PTE的多种病理和病理生理改变，上述危险因素既可以单独存在，也可以同时存在、协同作用。年龄是独立的危险因素，随着年龄的增长，DVT和PTE的发病率逐渐增高，年龄大于40岁者较年轻者风险增高，其风险大约每10年增加1倍。

2. 发病机制　PTE血栓来源于下腔静脉径路、上腔静脉径路或右心腔血栓，其中大部分来源于下肢深静脉，特别是从腘静脉上端到髂静脉段的下肢近端的深静脉（占50%～90%）。肺血栓栓塞既可以是单一部位的，也可以是多部位的。PTE病情的严重程度取决于栓子的大小和数量、多个栓子的递次栓塞间隔时间、是否同时存在其他心肺疾病、个体反应的差异及血栓溶解的快慢。影像学发现栓塞更易发生于右侧和下肺叶，PTE发生后，栓塞局部可能继发血栓形成，参与发病过程。

（1）肺动脉栓塞后的血流动力学改变　①肺动脉高压和右心功能障碍：栓子阻塞肺动脉及其分支后，由于机械阻塞作用及由此引发的神经、体液反射和低氧血症，造成肺血管床面积减少，肺动脉阻力增大，导致肺动脉高压，右心室后负荷增高，使右心室壁张力增加，右心室扩张，进而导致右心功能不全。②左心功能障碍：肺动脉机械性堵塞和神经、体液因素引起的肺血管痉挛可使肺静脉回心血量减少，同时右心室扩大导致室间隔左移，导致左心功能受损，使得心排出量下降，进而可引起低血压或休克。③心肌缺血：主动脉内低血压和右心房压升高，使冠状动脉灌注压下降，心肌血流灌注减少，加之PTE时心肌耗氧增加，可致心肌缺血，诱发心绞痛。

（2）气体交换障碍　PTE发生后致使栓塞部位血流减少，肺泡无效腔量增大，导致通气/血流比例增大。栓塞部位肺泡表面活性物质分泌减少，毛细血管通透性增高，间质和肺泡内的液体增多或出血；肺泡萎陷，呼吸面积减小；肺顺应性下降使肺体积缩小，导致肺不张。上述因素可导致呼吸功能不全，出现低氧血症、代偿性过度通气或相对性肺泡低通气。

（3）肺梗死　肺动脉发生栓塞后，如果其支配区的肺组织因血流受阻或中断而发生坏死，称为肺梗死。但肺组织接受肺动脉、支气管动脉和肺泡内气体弥散三重氧供，故只有约15%的PTE患者出现PI，一般只有当患者同时存在心肺基础疾病或病情严重影响到肺组织的多重氧供时，才会导致PI。

【临床表现】

1. 症状　PTE的症状缺乏特异性，从无症状、隐匿，发展为血流动力学不稳定，严重者发生猝死。常见的症状如下。

（1）晕厥　可以是PTE的唯一或首发症状，表现为突然发作的一过性意识丧失。

（2）咳嗽　早期为干咳或伴有少量白痰。

（3）不明原因的呼吸困难及气促　是PTE最常见的症状，多于栓塞后即刻出现，尤在活动后明显。

（4）胸痛　胸膜炎性胸痛（发生率为40%～70%）和心绞痛样胸痛（发生率为4%～12%）。当栓塞部位靠近胸膜时，由于胸膜的炎症反应可导致胸膜炎性胸痛，胸痛随呼吸运动而加重。心绞痛样胸痛是由冠状动脉血流减少、低氧血症和心肌耗氧量增加而引起，胸痛不受呼吸运动影响。

（5）咯血　是提示肺梗死的症状，常在肺梗死后24小时内发生。多为小量咯血，大咯血少见。呼吸困难、胸痛和咯血同时出现时称为"肺梗死三联征"。

（6）烦躁不安、惊恐甚至濒死感　由严重的呼吸困难和剧烈胸痛引起，为PTE的常见症状。

2. 体征

（1）呼吸系统体征　以呼吸急促最常见。另有发绀、肺部可闻及哮鸣音和（或）细湿啰音，偶可闻及血管杂音。合并胸腔积液或肺不张时则出现相应的体征。

（2）循环系统体征　为颈静脉充盈或异常搏动；严重时可出现血压下降甚至休克；肺动脉瓣区第二心音亢进或分裂，三尖瓣区收缩期杂音。

（3）发热　多为低热，少数患者体温可达38℃以上。

3. 深静脉血栓形成的表现　如肺栓塞继发于下肢深静脉血栓，可伴有患肢肿胀、周径增粗、疼痛或压痛、皮肤色素沉着和行走后患肢易疲劳或肿胀加重。

大、小腿周径的测量点分别为髌骨上缘以上15cm，髌骨下缘以下10cm处，且双侧相差1cm即考虑有临床意义。

【实验室及其他检查】

1. 实验室检查

（1）血浆D-二聚体（D-dimer）　其诊断PTE的敏感性高达97%～100%，但特异度较低，在手术创伤、外伤、感染或急性心肌梗死等疾病D-二聚体也可能升高。因此，D-二聚体可作为PTE的初步筛选指标，急性PTE时D-dimer升高，若含量低于500μg/L，可基本排除急性PTE。

（2）动脉血气分析　取患者未吸氧时的动脉血气分析，可出现低氧血症、低碳酸血症时，肺泡-动脉血氧分压差 $[P_{(A-a)}O_2]$ 增大，呼吸性碱中毒，约20%确诊PTE的患者血气分析结果正常，动脉血气分析正常不能绝对排除PTE诊断，血气分析联合D-二聚体、肺动脉阻塞指数分别在PTE的诊断、严重程度评估方面有重要价值。

2. 影像学检查

（1）胸部X线检查　①肺动脉栓塞征可见区域性肺纹理变细、稀疏或消失，肺野透亮度增加。②肺动脉高压征与右心扩大征：表现为右肺动脉干增宽或伴截断征，肺动脉段膨隆，右心室扩大。③肺组织继发改变可见肺野局部片状阴影，尖端指向肺门的楔形阴影，肺不张侧横膈抬高，偶见少至中量胸腔积液。

（2）CT肺动脉造影（CT pulmonary angiography, CTPA） 是目前最常用的 PTE 确诊手段，直接征象：肺动脉内低密度充盈缺损，部分或完全包围在不透光的血流之间（轨道征），或呈完全充盈缺损，远端血管不显影。间接征象：肺野楔形密度增高影，条带状高密度区或盘状肺不张，中心肺动脉扩张及远端血管分支减少或消失。

（3）磁共振成像和磁共振肺动脉造影 可直接显示肺动脉内的栓子，但是对肺段以下水平的 PTE 诊断价值有限，主要用于肾功能严重受损、对碘造影剂过敏或妊娠的患者。

（4）放射性核素肺通气/血流灌注扫描（V/Q） 是 PTE 的重要诊断方法，以肺段分布的肺血流灌注缺损，并与通气显像不匹配为典型征象。

（5）肺动脉造影检查 以肺动脉内造影剂充盈缺损，伴或不伴轨道征的血流阻断为直接征象，是目前临床诊断 PTE 的"金标准"。但由于本检查费用高、有创、操作复杂等因素逐步被 CT 肺动脉造影取代。

3. 心电图 大多数 PTE 患者有心电图异常，但无特异性，窦性心动过速最常见。研究表明，$V_1 \sim V_6$ 导联 QT 间期（QTc）差异 $\geqslant 20ms$ 是 PTE 最好预测值，$V_1 \sim V_6$ 导联的 QTc 差异是 PTE 患者一个明显的心电图特征。

4. 超声心动图 表现为右心室和（或）右心房扩大、室间隔左移和运动异常、近端肺动脉扩张、三尖瓣反流和下腔静脉扩张等。

5. 下肢深静脉超声检查 为诊断 DVT 最简便的方法，若阳性可以诊断 DVT，同时对 PTE 有重要提示意义。

【诊断要点】

如患者存在 DVT 危险因素，且有以下症状，均考虑 PTE。一般按疑诊、确诊、求因三个步骤进一步检查。

1. 出现突发的、原因不明的呼吸困难加重或创伤后呼吸困难、胸痛、咯血和心动过速。

2. 晕厥、不能解释的休克。

3. 下肢肿胀、疼痛、无力或血栓性静脉炎、低热、血沉加快、黄疸等。

4. 心力衰竭用洋地黄制剂效果不好。

5. X 线胸片显示肺野有圆形或楔形阴影；肺扫描有血流灌注缺损；原因不明的肺动脉高压及右心室肥大。

【处理原则】

急性肺栓塞的处理原则是早期诊断、早期干预，根据病情的危险程度分层选择合适的治疗方案。

1. 急救措施 肺栓塞发病后 2 天内最危险，急性肺栓塞 80% 死亡者死于发病后 2 小时以内。一旦确诊，应立即实施如下措施。

（1）一般处理 严密监测呼吸、心率、血压、静脉压、心电图及动脉血气的变化。绝对卧床休息，保持大便通畅，避免用力，以免促进深静脉血栓脱落。必要时可适当使用镇静、止痛、镇咳等对症治疗。

（2）维持呼吸、循环功能 有低氧血症者可经鼻导管或面罩给氧。对于出现右心功能不全但血压正常者，可使用小剂量多巴酚丁胺和多巴胺；若出现血压下降，可增加多巴胺剂量或使用其他血管加压药如去甲肾上腺素等。

2. 溶栓治疗

（1）适应证 主要适用于大面积 PTE 的患者（有明显呼吸困难、胸痛、低氧血症等）。对于次大面积 PTE 者，若无禁忌证可考虑溶栓。对于血压和右心室运动功能均正常的病例，则不推荐溶栓。PTE 发病 48h 内行溶栓治疗效果最好，而病程在 6 ~ 14 天的有症状的 PTE 患者，溶栓仍有作用。溶栓应尽可能在 PTE 确诊的前提下慎重进行。

（2）禁忌证 绝对禁忌证包括：活动性内出血和近期自发性颅内出血。相对禁忌证包括：2 周内的大手术、分娩、有创检查；10 天内的胃肠道出血、亚急性细菌性心内膜炎；15 天内的严重创伤；3 个月内的缺血性脑卒中；创伤性心肺复苏；心包炎或心包积液；脑出血、恶性高血压、出血性疾病、肝肾功能不全；>75 岁等。应该注意的是对于致命性大面积的 PTE，上述绝对禁忌证应被视为相对禁忌证。

（3）常用溶栓药物 包括尿激酶、链激酶和重组组织型纤溶酶原激活剂。溶栓方案与剂量如下。①尿激酶（UK）。2 小时溶栓方案：按 20 000IU/kg 剂量，持续静脉滴注 2 小时；或者用负荷量 4400IU/kg，静脉注射 10 分钟，随后以 2200IU/（kg·h）持续静脉滴注 12 小时。②链激酶（SK）。首次负荷为 250 000IU，静脉注射 30 分钟，随后以 100 000IU/h 维持静脉滴注 24 小时。链激酶具有抗原性，为防止变态反应发生，在用药前须肌内注射苯海拉明或地塞米松，且 6 个月内不宜再次使用。③重组组织型纤溶酶原激活剂（rt‑PA）。50mg 持续静脉滴注 2 小时。

3. 抗凝治疗 抗凝治疗是 PTE 的基本治疗，可以有效地防止血栓再形成和复发，同时促进机体自身纤溶机制溶解已形成的血栓，早期行抗凝治疗可有效控制肺动脉高压，减轻疾病进展，但不能直接溶解已存在的血栓。抗凝治疗前应测定基础活化部分凝血酶时间、凝血酶原时间以及血常规，同时应注意是否存在抗凝的禁忌证，如活动性出血、凝血功能障碍、未控制的严重高血压。

（1）普通肝素 普通肝素通过中和凝血酶Ⅱa 和催化因子Ⅸa、Ⅹa、Ⅻa 等发挥抗凝作用，半衰期短，有鱼精蛋白拮抗剂，常用于需短期抗凝或有高风险出血患者的抗凝治疗，首剂负荷量为 80IU/kg 或 3000 ~ 5000IU 静脉注射，继之以 18IU/（kg·h）持续静脉滴注，应用时根据活化部分凝血活酶时间（ATPP）调整剂量，尽快使ATPP达到并维持正常值的1.5～2.5倍。

（2）低分子量肝素和磺达肝癸钠　是Ⅹa因子抑制剂，均不需监测APTT，低分子肝素每天1～2次，皮下注射；磺达肝癸钠每天1次，皮下注射给药。

（3）华法林　华法林是维生素K拮抗剂，通过抑制维生素K依赖的凝血因子Ⅱ、Ⅶ、Ⅸ、Ⅹ的合成发挥抗凝作用。在肝素开始应用后的第1天即可加用华法林口服，初始剂量为3.0～5.0mg。由于华法林需要数天才能发挥全部作用，因此与肝素需至少重叠应用5天，当国际标准化比率（INR）达到2.0～3.0时，或凝血酶原时间（PT）延长至正常值的1.5～2.5倍时，持续至少24小时，方可停用肝素，单独口服华法林治疗，并根据INR或PT调节华法林的剂量。

（4）新型抗凝药　包括直接凝血酶抑制剂（如阿加曲班、达比加群酯）和直接Ⅹa因子抑制剂（如利伐沙班、阿哌沙班）。

4. 肺动脉血栓摘除术　手术风险大，死亡率高，对手术者的技术要求高，仅适用于伴有休克的大面积PTE且有溶栓禁忌的患者。

5. 肺动脉导管碎解和抽吸血栓　适用于肺动脉主干或主要分支的大面积PTE且有溶栓和抗凝治疗禁忌或经溶栓治疗、积极的内科治疗无效的患者。

6. 放置腔静脉滤器　为预防再次发生栓塞，可根据DVT的部位放置下腔静脉或上腔静脉滤器，置入滤器后如无禁忌证，宜长期服用华法林抗凝，定期复查有无滤器上血栓形成。

【护理诊断/问题】

1. 气体交换受损　与肺血管阻塞所致通气/血流比例失调有关。

2. 疼痛　与肺梗死引起的胸膜反应有关。

3. 恐惧　与突发严重呼吸困难、胸痛、濒死感有关。

4. 潜在并发症　肺梗死、心源性休克。

【护理措施】

对高度怀疑或确诊PTE的患者，需进行严密监测，保护重要脏器功能。

（一）病情监测

1. 呼吸功能及意识状态监测　患者突然出现呼吸困难、或胸痛时需要立即报告医生，同时抬高床头，协助患者取舒适体位，嘱患者卧床休息，降低耗氧量。密切观察患者有无呼吸浅快、动脉血氧饱和度降低、心率加快等提示呼吸功能受损，若患者出现烦躁不安、嗜睡、意识模糊、定向力障碍等症状提示患者脑缺氧。根据患者缺氧的程度

选择鼻导管或面罩吸氧方式，对于严重缺氧的患者可能还需要无创辅助通气治疗，以提高肺泡氧分压，改善患者缺氧状况。

2. 循环功能的监测　严密监测患者有无静脉压升高、颈静脉充盈、肝颈静脉回流征阳性、下肢水肿等右心功能不全的表现。对较大的肺动脉栓塞者，还需严密监测血压和心率等有无左心功能不全的表现。必要时需遵医嘱给予强心剂，同时限制水钠摄入，并按肺源性心脏病进行护理。患者因心排血量减少而导致的低血压或休克，必要时遵医嘱给予静脉输液和升压药物，并记录液体出入量。如果患者同时伴有右心功能不全，应特别注意控制输液速度和输液量。

3. 溶栓与抗凝的监测

（1）溶栓治疗过程的动态观察　①严密监测血压：当血压过高时及时报告医生进行处理。②密切观察出血征象：出血是溶栓治疗的主要并发症，血管穿刺处是最常见的出血部位，严重时可发生腹膜后出血和（或）颅内出血。颅内出血虽然极少见，但一旦发生，预后差，约半数患者死亡。溶栓治疗患者应密切观察患者有无皮肤青紫、血管穿刺处出血过多、血尿、腹部或背部疼痛、严重头疼、神志改变等症状。③血管穿刺部位的护理：为方便溶栓过程中采集血标本，避免因反复穿刺血管而导致的局部出血，给药前应留置外周静脉套管针；拔针后应适当加力按压注射穿刺部位并延长压迫时间。④定时检测凝血酶原时间（prothrombin time，PT）或活化部分凝血活酶时间（activated partial thromboplastin time，APTT）溶栓后定时检测PT或APTT，每2～4小时一次，当其水平降至正常值的2倍时遵医嘱开始应用肝素抗凝。

（2）抗凝治疗过程的动态观察　肝素的不良反应包括出血和血小板减少症（heparin - induced thrombocytopenia，HIT），HIT的发生率较低，但一旦发生，常比较严重。因此，在治疗期见需要严密监测APTT和血小板计数。华法林在治疗期间需定期测定INR，在未达到治疗浓度时需每天测定，达到治疗水平时每周测2～3次，共监测2周，以后延长到每周监测1次或更长。华法林的主要不良反应是出血，在治疗的前几周还可能引起血管性紫癜，导致皮肤坏死，因此需密切观察出血征象（见"溶栓剂治疗过程的动态观察"），发生出血时用维生素K拮抗。

（3）心电图的动态改变　溶栓治疗后如果患者出现胸前导联T波倒置加深可能是溶栓成功、右室负荷减轻、急性右心扩张好转的表现。

（二）防治再栓塞的护理

1. 急性期护理　在充分抗凝的前提下患者应绝对卧床休息2～3周，注意避免下肢过度屈曲；为防止下肢血管内

压力突然升高，使血栓再次脱落形成新的危及生命的栓塞，应使患者保持大便通畅，避免用力。

2. 恢复期护理　为防止下肢血栓形成，对绝对卧床者，嘱其进行下肢适当的活动或被动关节活动，穿抗栓袜或气压袜。

3. 下肢深静脉血栓形成的观察　下肢深静脉血栓以单侧下肢肿胀最常见，因此应测量和比较双侧下肢周径和做Homan征的检查（取患者仰卧，轻轻按压其膝关节，检查者手持患者足部，使其踝关节急速背屈，患者出现腘窝部、腓肠肌疼痛时为阳性）。此外，需观察有无局部皮肤颜色的改变。

（三）心理护理

向患者介绍疾病的主要特点和应对措施，增强患者对治疗的信心。指导患者进行深慢呼吸和放松训练。当患者突然出现严重的呼吸困难和胸痛时，医务人员需保持冷静，护士应尽量陪伴患者，告诉患者目前的病情变化，同时采用非言语性沟通技巧，如抚摸、握住患者的手以增加患者的安全感，减轻其恐惧感，并让患者明白医生护士正在积极努力帮助其减轻其痛苦。当病情剧变时，在不影响抢救的前提下，可允许家属陪伴患者。

（四）健康指导

1. 介绍疾病相关知识　介绍深静脉血栓、PTE的危险因素及表现，教会患者自我观察的技能，如长时间卧床的患者，出现一侧肢体疼痛、肿胀，应注意深静脉血栓形成发生的可能；在有相关发病因素的情况下，患者如突然出现胸痛、呼吸困难、咯血等症状，可能发生了PTE，应及时告诉医护人员或及时就诊。

2. 指导防止血液瘀滞

（1）对存在发生DVT危险因素的患者，告知其避免长时间坐位，特别是架腿而坐、穿束膝袜、长时间站立不活动等，以避免增加静脉血流瘀滞的危险。

（2）穿加压弹力抗栓袜、应用下肢间歇序贯加压充气泵等促进下肢静脉血液回流。

（3）降低血液凝固度　①适当增加液体摄入，防止血液浓缩。积极治疗高脂血症、糖尿病，使血脂、血糖控制在较好的范围内。②血栓形成危险性高者，应指导患者按医嘱使用抗凝剂防止血栓形成。

（申雪花）

第十二节　睡眠呼吸暂停低通气综合征

PPT

📖 学习目标

知识要求：

1. 掌握　睡眠呼吸暂停低通气综合征的临床表现、护理措施。

2. 熟悉　睡眠呼吸暂停低通气综合征的定义和分型、病因、处理原则。

3. 了解　睡眠呼吸暂停低通气综合征的发病机制、辅助检查。

技能要求：

具备正确护理睡眠呼吸暂停低通气综合征患者的技能。

素质要求：

能在临床护理工作中保持热情、和蔼的态度，体现人文关怀。

⇨ 案例引导

案例： 患者，男，52岁。因"白天嗜睡、头晕乏力、头痛10余年，昨晚睡觉打鼾后出现呼吸中断数次"入院。患者10余年前出现日间工作时困倦、瞌睡，晨起头部隐痛，不剧烈，可持续1~2小时。约3年前，患者在吃饭时也时有入睡，注意力不集中，头痛加重，易激动，多汗，夜尿次数增多。1天前，患者饮酒后夜间睡觉时，其妻子诉其鼾声如雷，鼾声后偶出现呼吸中断1分钟左右，因担心患者而把患者推

醒。患者醒后感觉心慌、胸闷。体格检查：体温36.5℃，脉搏94次/分，呼吸20次/分，血压138/86mmHg，身体肥胖，颈围粗。血液检查：红细胞7.02×10^9/L，血红蛋白198g/L。动脉血气分析：PaO_2为89mmHg，$PaCO_2$为42mmHg。多导睡眠图：睡眠呼吸暂停低通气指数18次/小时，夜间最低SaO_2为82%。

讨论：

1. 该患者使用PAP治疗应如何护理？

2. 对该患者健康教育应包括哪些内容？

睡眠呼吸暂停低通气综合征（sleep apnea hypopnea syndrome，SAHS）是多种原因导致的睡眠状态下反复出现呼吸中断和（或）低通气，引起间歇性低氧血症、高碳酸血症、睡眠结构紊乱，从而使机体发生一系列病理生理改变的临床综合征。病情逐渐发展可导致肺动脉高压、高血压、肺心病、呼吸衰竭、心律失常、冠心病、脑血管意外及糖与脂类代谢异常等一系列严重并发症。

SAHS 在欧美等发达国家的成人患病率为 2% ~ 4%，国内多家医院的流行病学调查显示有症状的 SAHS 的患病率为 3.5% ~4.8%。男性多于女性，男女比率为（2 ~4）：1，进入更年期后女性患病率明显上升。老年人患病率更高，但 65 岁以上的重症患者减少。

【定义与分型】

睡眠呼吸暂停（sleep apnea）是指睡眠过程中口鼻呼吸气流停止 10 秒或以上。可分为以下 3 种类型。①中枢型睡眠呼吸暂停：无上气道阻塞，呼吸气流及胸腹部的呼吸运动均消失。②阻塞型睡眠呼吸暂停：上气道完全阻塞，呼吸气流消失但胸腹呼吸运动仍存在，常为矛盾运动。③混合型睡眠呼吸暂停：兼有中枢性睡眠呼吸暂停和阻塞型睡眠呼吸暂停两者的特点，两种呼吸暂停发生在同一患者。相应的综合征分别为中枢型睡眠呼吸暂停综合征、阻塞型睡眠呼吸暂停综合征和混合型睡眠呼吸暂停综合征，临床上最常见的是阻塞型睡眠呼吸暂停综合征。

低通气（hypopnea）是指在睡眠过程中口鼻气流较基础水平降低≥30%伴动脉血氧饱和度降低≥4%；或口鼻气流较基础水平降低≥50%伴动脉血氧饱和度降低≥3%或微觉醒。因低通气的临床后果及诊治与睡眠呼吸暂停相同，常合称为 SAHS。

【病因与发病机制】

1. 中枢型睡眠呼吸暂停低通气综合征（centralsleepapneahypopneasyndrom，CSAHS）　一般不超过呼吸暂停患者的 10%，原发性更少见，继发性 CSAHS 主要由呼吸中枢呼吸调节功能紊乱所致。可引起呼吸调节异常的常见病因包括各种中枢神经系统疾病、脑外伤、与胰岛素相关的糖尿病、充血性心力衰竭、麻醉和药物中毒等。

2. 阻塞型睡眠呼吸暂停低通气综合征（obstructivesleepapneahypopneasyndrome，OSAHS）　是最常见的睡眠呼吸疾病，其发生与上气道解剖学狭窄直接相关，亦与呼吸中枢反应性降低及与神经、体液、内分泌等因素相关。发病有家族聚集性和遗传倾向，多数患者肥胖或超重，存在气道狭窄、鼻和咽喉部结构异常、鼻息肉、咽壁肥厚、软腭松弛、悬雍垂过长、扁桃体肥大、肢端肥大症、巨舌、先天性小颌畸形等。另外，饮酒、服用安眠药、妇女绝经后、甲状腺功能减退、肢端肥大症、老年等也可引起 OSAHS。

【临床表现】

其临床表现主要为睡眠时打鼾、他人目击的呼吸暂停和白天嗜睡。患者多伴有不同器官的损害，严重影响生活质量。

（一）症状

1. 白天表现

（1）嗜睡　是患者就诊最常见的主诉，是主要症状。轻者表现为日间开会时或看电视、报纸时困倦、瞌睡，重者在吃饭或与人谈话时也可入睡，甚至因此发生严重的后果。见下表 2 - 12 - 1。

表 2 - 12 - 1　Epworth 嗜睡量表

在以下情况有无打盹、嗜睡的可能性	得分		
	0 = 从不　1 = 很少　2 = 有时　3 = 经常		
坐着阅读时			
看电视时			
在公共场所坐着不动时（如在剧场或开会）			
长时间坐车中间不休息时（超过 1h）			
坐着与人谈话时			
饭后休息时（未饮酒时）			
开车等红绿灯时			
下午静卧休息时			
总分			

注：评分 >6 分提示瞌睡，>11 分则表示过度瞌睡，>16 分提示有危险性的瞌睡。

（2）疲乏　患者常感睡觉不解乏，醒后没有清醒感。白天疲倦乏力，工作效率下降。

（3）认知行为异常　表现为注意力不集中、精细操作能力下降、记忆力和判断力下降，症状严重时不能胜任工作，老年人可表现为痴呆。夜间低氧血症对大脑的损害以及睡眠结构的改变，尤其是深睡眠时相减少是主要的原因。

（4）头晕、头痛　头痛常在清晨或夜间出现，多为隐痛，不剧烈，可持续 1 ~ 2 小时，有时需服止痛药才能缓解。头痛与血压升高、颅内压变化、脑血流及脑血管扩张有关。

（5）个性变化　出现烦躁、易激动、焦虑和多疑等，家庭和社会生活均受一定影响，可出现抑郁症状。

（6）性功能减退　约有 10% 的男性患者可出现性欲减退，甚至阳痿。

2. 夜间表现

（1）打鼾　几乎所有的 OSAHS 患者均有打鼾。鼾声不规则，高低不等，伴间歇性呼吸停顿，往往呈鼾声 - 气流停止－喘气－鼾声交替出现。自我发现夜间打鼾的可靠征象是夜间或晨起口干。

（2）呼吸暂停　是主要症状，75% 的同室或同床睡眠者发现患者有呼吸间歇停止现象，常担心呼吸不能恢复而推醒患者。一般气流中断的时间为 20~30 秒，偶尔长达 2 分钟以上，多随着大喘气、憋醒或响亮的鼾声而终止，OSAHS 患者有明显的胸腹矛盾呼吸，严重者可出现发绀甚至昏迷。

（3）憋醒　多数患者仅出现脑电图觉醒波，少数会因为呼吸暂停后突然憋醒，伴有翻身，四肢不自主运动甚至抽搐，或突然坐起，感觉心慌、胸闷或心前区不适，深快呼吸后胸闷可迅速缓解，有时伴胸痛，与不稳定型心绞痛的症状极其相似。有食管反流者可伴剧烈呛咳。

（4）多动不安　因低氧血症，患者夜间睡眠常多动与不宁，频繁翻身、转动甚至因窒息而挣扎。

（5）多汗　出汗较多，以颈部、上胸部明显，与气道阻塞后呼吸用力和呼吸暂停导致的高碳酸血症有关。

（6）夜尿　部分患者夜间小便次数增多，少数可出现遗尿。以老年人和重症者表现最为突出。

（7）睡眠行为异常　表现为磨牙、恐惧、惊叫、呓语、夜游、幻听和做噩梦等。

（二）体征

多数患者肥胖或超重，可有颈粗短、下颌后缩、下颌短小、鼻甲肥大和鼻息肉、鼻中隔偏曲、口咽部阻塞、软腭垂肥大下垂、扁桃体和咽扁桃体肥大、舌体肥大等体征。

（三）并发症及全身靶器官损害的表现

OSAHS 患者可出现一系列靶器官功能受损，包括高血压、冠心病、心律失常、肺动脉高压和肺心病、糖尿病、继发性红细胞增多症、缺血性或出血性脑卒中、代谢综合征、心理异常和情绪障碍等并发症，患者常以心血管系统异常表现为首发症状和体征，其高血压的发生率为 45%，且降压药物的治疗效果不佳。此外，OSAHS 患者还可出现左心衰竭、哮喘夜间反复发作，儿童可导致发育迟缓、智力降低。

【实验室及其他检查】

1. 血常规和动脉血气分析检查　病程长、低氧血症严重者，红细胞计数和血红蛋白可有不同程度的增加。病情严重或已并发肺心病、呼吸衰竭者，动脉血气分析可有不同程度的低氧血症、二氧化碳分压增高和呼吸性酸中毒。

2. 肺功能检查　部分患者表现为限制性通气功能障碍，流速容量曲线的吸气部分平坦或出现凹陷。肺功能受损程度与血气改变不相符提示有 OSAHS 的可能。

3. 多导睡眠图检查（polysomnography，PSG）　是确诊本病的主要手段。通过同步记录患者睡眠时的脑电图、肌电图、口鼻气流、胸腹呼吸运动、动脉血氧饱和度、心电图等多项指标，可准确了解患者睡眠时呼吸暂停及通气的情况，并可判断其病情轻重及类型，本病的病情程度分级见表 2－12－2。实践中多需结合临床表现和并发症的发生情况进行综合评估。

表 2－12－2　睡眠呼吸暂停低通气综合征的病情程度分级

病情分级	睡眠呼吸暂停低通气指数（次/小时）	夜间最低 SaO_2（%）
轻度	5~15	85~90
中度	>15~30	80~85
重度	>30	<80

4. 其他　并发肺动脉高压、肺心病、高血压、冠心病时，胸部 X 线检查可见心影增大、肺动脉段突出等表现。有高血压、冠心病时心电图及超声心动图检查出现心肌肥厚、心肌缺血或心律失常等变化，动态心电图检查发现有夜间心律失常常提示 OSAHS 的可能。头颅 X 线检查可以定量的了解颌面部异常的程度。鼻咽镜检查有助于评估上气道解剖异常的程度。

【诊断要点】

根据患者睡眠时打鼾伴呼吸暂停、白天嗜睡、身体肥胖、颈围粗及其他典型临床症状和体征可作出初步诊断。确诊有赖于相应检查。多导睡眠图监测睡眠呼吸暂停低通气指数 ≥5 次/小时，伴有日间嗜睡等症状者可以作出诊断。

⊕ 知识链接

OSAHS 的诊断标准

OSAHS 的诊断标准，国内外略有不同。我国指南推荐：临床有典型的夜间睡眠打鼾伴呼吸暂停、日间嗜睡等症状，体格检查可见上呼吸道任何部位的狭窄及阻塞，AHI >5 次/小时者可诊断；对日间嗜睡不明显者，AHI ≥10 次/小时或 AHI ≥5 次/小时，存在认知功能障碍、高血压、冠心病、脑血管疾病、糖尿病和失眠等 1 项或以上 OSAHS 合并症也可确立诊断。美国睡眠医学会推荐的诊断标准为：AHI ≥15 次/小时，伴或不伴症状；或 AHI ≥5 次/小时，伴有日间嗜睡、疲乏、失眠、情绪障碍、认知受损、心血管合并症等症状。

【处理原则】

1. 一般治疗　对引起上气道阻塞的原发病进行治疗。

（1）减肥　对所有超重患者（BMI≥24kg/m²）应鼓励其减重；肥胖患者根据不同病情，减重方法可分为非手术治疗和手术治疗。

（2）睡眠体位改变　侧卧位睡眠，抬高床头。

（3）戒烟酒，慎用镇静促睡眠药物及其他可能引起或加重OSA的药物。

（4）避免日间过度劳累、避免睡眠剥夺。

2. 病因治疗　纠正引起OSAHS或使之加重的基础疾病。

3. 药物治疗　因疗效不肯定，目前尚无有效的药物治疗。鼻塞的患者睡前用血管收缩剂滴鼻，有呼吸道感染者给予抗感染治疗。

4. 无创气道正压通气治疗（positive airway pressure，PAP）　包括持续气道正压通气（CPAP）、双水平气道正压通气（BiPAP）和智能型CPAP（auto‑CPAP）。

（1）经鼻持续气道正压通气（nasal‑CPAP）　是治疗中、重度OSAHS患者的首选方法，采用气道内持续正压送气，可以有效地消除夜间打鼾、呼吸暂停和低通气等，也可显著改善白天嗜睡、头痛、记忆力减退等症状。适应证包括：①睡眠呼吸暂停低通气指数≥15次/小时的患者；②睡眠呼吸暂停低通气指数<15次/小时，但白天嗜睡等症状明显或合并心脑血管疾病与糖尿病的患者；③手术治疗失败或复发者；④不能耐受其他方法治疗者。禁忌证为昏迷、肺大疱、咯血、气胸、血压不稳定者等。

（2）双水平气道内正压通气　是在持续气道正压通气机的基础发展起来的小型、可携型、使用简便的无创人工呼吸机，吸气、呼气正压可分别调节，同步性能好，较持续气道正压通气易于被患者接受，提高了治疗依从性。适应证：CPAP治疗压力超过15cmH₂O、不能耐受CPAP患者以及合并COPD、神经‑肌肉疾病和肥胖的低通气综合征。

（3）智能型呼吸机治疗　可根据患者夜间睡眠时气道阻塞所致血氧饱和度降低程度不同，呼吸机送气压力自行随时调节，患者耐受性可能好于持续气道正压通气机，但价格昂贵。

5. 外科手术治疗　目标是纠正鼻部及咽部的解剖狭窄、扩大口咽腔的面积，以解除上气道阻塞或降低气道阻力。分为耳鼻喉科手术和口腔颌面外科手术两大类，具体包括鼻手术（鼻中隔矫正术、鼻息肉摘除术、鼻甲切除术等）、气管切开造口术、扁桃体手术、腭垂软腭咽成形术和正颌手术（下颌前移术、颏前移术、颏前移和舌骨肌肉切断悬吊术、双颌前移术等）。

6. 口腔内矫治器治疗　可使睡眠时的呼吸暂停或低通气有一定程度的减少，改善血氧饱和度并提高睡眠质量。目前临床使用较多的一种是下颌前移器，具有简单、温和及费用低的优点。适用于单纯性鼾症、轻中度OSAHS患者及不能耐受其他治疗者。

7. 神经电刺激治疗　对于不能耐受CPAP的患者，舌下神经电刺激在OSA治疗中起重要作用。电刺激的目标通常为舌下神经，其是支配舌肌运动的主要神经。通过特定的方式电刺激舌下神经，可以使舌头伸出以打开上气道。

【护理诊断/问题】

1. 气体交换受损　与睡眠时呼吸暂停或低通气有关。

2. 睡眠型态紊乱　与睡眠中出现打鼾、呼吸暂停和憋醒有关。

3. 潜在并发症　肺心病、高血压、冠心病、呼吸衰竭等。

【护理措施】

1. 一般护理

（1）休息与环境　为保证患者的睡眠，避免其他因素的干扰，可安置患者在单独房间内，协助患者采取有效措施维持侧卧位睡眠，可借助安眠枕或睡衣后缝制小球的办法，有利于保证患者头向一侧或保持侧卧位。

（2）戒烟酒　吸烟可引起咽喉炎增加上呼吸道狭窄。饮酒可加重打鼾及睡眠呼吸暂停，缺氧严重，使OSAHS发病率提高，患者睡前3~5小时应避免饮酒。

（3）减少危险因素　避免服用安眠药，肥胖者适当减肥，防治上呼吸道感染等。

2. PAP治疗的护理

（1）保证夜间治疗时间　指导患者PAP治疗的关键在于长期佩戴PAP呼吸机，经常（≥70%）夜晚使用PAP机，每晚使用无创气道正压通气治疗4小时。当患者体型肥胖、病情重，需要的PAP压力较高时，有些患者在睡梦中将鼻罩扯掉中断治疗，应调整合适的PAP压力，或使用BiPAP呼吸机增加舒适度，从而提高治疗依从性。

（2）选择合适的面罩　鼻罩比口鼻全面罩更为舒适，可选择鼻枕来进行PAP治疗，其具有不良反应小、漏气少、对睡眠干扰小的特点（参见本章第十四节"机械通气"），经口漏气者可采用全面罩治疗。

（3）气道湿化　PAP治疗时使用湿化器可减轻口咽鼻部的不适症状。

（4）防止皮肤破损　在每次用鼻罩之前应洗脸，清洗鼻罩，使用气泡型鼻罩、额部垫海绵垫等防止鼻背溃疡发生。

（5）减少噪音　采取带耳塞、隔音玻璃罩或将PAP呼吸机置于壁橱内等方法可减少噪音的影响。

3. 病情观察　注意观察患者是否因通气障碍出现憋

醒、精神行为异常、惊恐，以及 PAP 治疗过程的适应与配合情况。

4. 心理护理 PAP 呼吸机只是一种呼吸辅助装置，呼吸的节律完全由患者自己控制，尽力加深加快呼吸与其配合，反而会加重不适感觉，患者应努力调整自己的心态，消除焦虑、恐惧心理。

5. 健康指导 通过讲座、宣传手册等方式使患者了解 SAHS 的相关知识；指导患者戒烟酒、肥胖患者适度减肥；帮助患者学会正确使用 PAP 呼吸机，定期随访评价和提高治疗依从性，保证疗效；识别加重病情的因素，病情严重时就医。

（申雪花）

PPT

第十三节 呼吸衰竭和急性呼吸窘迫综合征

📖 **学习目标**

知识要求：

1. 掌握 呼吸衰竭、急性呼吸窘迫综合征的定义、治疗要点和护理措施。

2. 熟悉 呼吸衰竭、急性呼吸窘迫综合征的病因及诱发加重的诱因、临床表现。

3. 了解 呼吸衰竭、急性呼吸窘迫综合征的发病机制、辅助检查。

技能要求：

1. 熟练掌握急救、护理呼吸衰竭、急性呼吸窘迫综合征患者的技能。

2. 熟练掌握监护患者心肺功能，正确选择氧疗方法、人工通气护理的技能。

素质要求：

1. 具备正确护理呼吸衰竭和急性呼吸窘迫综合征患者的技能。

2. 能在呼吸衰竭和急性呼吸窘迫综合征患者的护理抢救中进行良好的团队协作。

⇒ **案例引导**

案例： 患者，男，62 岁。患慢性支气管炎、肺气肿 20 多年。近 1 周来病情加重，咳嗽、咳黏稠痰伴喘息。今日上午家属诉患者神志恍惚、嗜睡，急送医院。护理查体：T 39.0℃，P 120 次/分，R 28 次/分，BP 140/90mmHg。半卧位，神志欠清，呼之能应，反应迟钝，发绀明显；球结膜充血，皮肤湿润，杵状指（趾）；桶状胸，双侧语颤减弱，叩诊呈过清音，肺部可闻及哮鸣音及湿啰音。心率 120 次/分，心律尚齐，肝脾未及。实验室检查：WBC 13×10^9/L，N 92%；PaO_2 55mmHg，$PaCO_2$ 83mmHg。

讨论：

1. 该患者正确的医疗诊断是什么？

2. 请提出此患者的主要护理诊断。

一、呼吸衰竭

呼吸衰竭（respiratory failure）是指各种原因引起的肺通气和（或）换气功能严重障碍，使静息状态下亦不能维持足够的气体交换，导致低氧血症伴（或不伴）高碳酸血症，进而引起一系列病理生理改变和相应临床表现的综合征。其临床表现缺乏特异性，明确诊断有赖于动脉血气分析：在海平面、静息状态、呼吸空气条件下，动脉血氧分压（PaO_2）＜60mmHg，伴或不伴二氧化碳分压（$PaCO_2$）＞50mmHg，可诊断为呼吸衰竭。

【病因及分类】

（一）病因

完整的呼吸过程包括外呼吸、气体运输和内呼吸三个环节，三个环节相互衔接且同时进行。参与外呼吸（肺通气和肺换气）的任何一个环节的严重病变都可导致呼吸衰竭。呼吸衰竭的主要病因如下。

1. 气道阻塞性病变　如慢性阻塞性肺疾病、重症哮喘等，引起气道阻塞和肺通气不足，导致缺氧和 CO_2 潴留，发生呼吸衰竭。

2. 肺组织病变　如严重肺水肿、肺气肿、肺结核、肺间质纤维化、矽肺等。均可导致有效面积减少，肺顺应性减低，通气/血流比例失调造成缺氧或合并 CO_2 潴留。

3. 肺血管疾病　如肺栓塞可引起通气/血流比例失调，导致呼吸衰竭。

4. 胸廓与胸膜病变　如胸外伤造成的连枷胸、胸廓畸形、广泛胸膜增厚、气胸等。

5. 神经肌肉病变　如脑血管疾病、脊髓颈段或高位胸段损伤、重症肌无力等均可累及呼吸肌，造成呼吸肌无力或麻痹，导致呼吸衰竭。

6. 心脏疾病　如各种缺血性心脏病、严重心瓣膜病、心肌病等均可导致通气和换气功能障碍，从而导致缺氧和 CO_2 潴留。

在上述基础疾病的基础上，感染是引起呼吸衰竭的原因和重要诱因，其他因素如过量的镇静催眠药、麻醉药、劳累等也是常见的诱因。

（二）分类

1. 按动脉血气分析分类

（1）Ⅰ型呼吸衰竭　又称缺氧性呼吸衰竭，仅有缺氧，无 CO_2 潴留。动脉血气分析特点为：$PaO_2 < 60mmHg$，$PaCO_2$ 降低或正常，见于换气功能障碍（通气/血流比例失调、弥散功能损害和肺动 – 静脉分流）疾病。

（2）Ⅱ型呼吸衰竭　又称高碳酸性呼吸衰竭，既有缺氧，又有 CO_2 潴留。血气分析特点为：$PaO_2 < 60mmHg$，$PaCO_2 > 50mmHg$，系肺泡通气不足所致。

2. 按发病急缓分类

（1）急性呼吸衰竭　指某些突发的致病因素，如严重肺疾病、创伤、休克、电击、急性气道阻塞等，可使肺通气和（或）换气功能迅速出现严重障碍，短时间内即可发生呼吸衰竭。因机体不能很快代偿，若不及时抢救，会危及患者生命。

（2）慢性呼吸衰竭　一些慢性疾病可使呼吸功能的损害逐渐加重，经过较长时间发展为呼吸衰竭。如慢阻肺、肺结核、间质性肺疾病、神经 – 肌肉病变等，以慢阻肺最常见。早期虽有低氧血症或伴高碳酸血症，但机体通过代偿适应，生理功能障碍和代谢紊乱较轻，仍保持一定的生活活动能力，动脉血气分析 pH 在正常范围（7.35 ~ 7.45）。另一种临床较常见的情况是在慢性呼吸衰竭的基础上，因合并呼吸系统感染、气道痉挛或并发气胸等情况，病情急性加重，在短时间内出现 PaO_2 显著下降和（或）

$PaCO_2$ 显著升高，称为慢性呼吸衰竭急性加重，其病理生理学改变和临床表现兼有慢性和急性呼吸衰竭的特点。

3. 按发病机制分类

（1）泵衰竭　由呼吸泵（驱动或制约呼吸运动的神经、肌肉和胸廓）功能障碍引起，以Ⅱ型呼吸衰竭表现为主。

（2）肺衰竭　由肺组织及肺血管病变或气道阻塞引起，可表现为Ⅰ或Ⅱ型呼吸衰竭。

【发病机制】

1. 低氧血症和高碳酸血症的发生机制　当上述各种原因通过引起肺通气不足、弥散障碍、肺泡通气血流比例失调、肺内动 – 静脉解剖分流增加和氧耗量增加五个主要机制，使通气和（或）换气过程发生障碍导致呼吸衰竭。临床上往往是多种机制并存。

（1）肺通气不足（hypoventilation）　健康成人在静息状态下呼吸空气时，有效通气量需达 $4L/min$，方能维持正常肺泡氧分压（P_AO_2）和二氧化碳分压（P_ACO_2）。当二氧化碳产生量（VCO_2）增加时，需通过增加通气量以维持正常的 P_ACO_2。各种原因导致肺通气不足时，使进出肺的气体量减少，导致 P_AO_2 降低和 P_ACO_2 升高（图 2 – 13 – 1），使流经肺泡毛细血管的血液不能充分动脉化，从而导致缺氧和二氧化碳潴留。

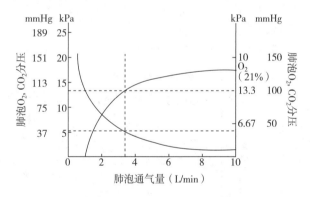

图 2 – 13 – 1　P_AO_2 和 P_ACO_2 与肺泡通气量的关系

（2）弥散障碍（diffusion abnormality）　肺内气体交换是通过弥散过程实现的。气体的弥散量取决于弥散面积、肺泡膜的厚度和通透性、气体和血液接触的时间和气体分压差等。许多肺部疾病如肺实变、肺不张可引起弥散面积减少，肺水肿、肺纤维化等可引起弥散距离增宽，从而导致弥散障碍。由于氧气的弥散速度比 CO_2 慢，且氧气的弥散能力仅为 CO_2 的 1/20，故弥散障碍时通常以低氧血症为主。

（3）通气/血流比例失调（ventilation – perfusion mismatch）　是低氧血症最常见的原因。通气/血流比例是指每分钟肺泡通气量与每分钟肺毛细血管总血流量之比

(V_A/Q)，正常成人安静时约为 $4L/5L = 0.8$。有两种情况可导致 V_A/Q 比例失调。①部分肺泡通气不足：慢性阻塞性肺疾病、肺炎、肺不张和肺水肿等疾病的肺病变组织并非均匀分布，病变严重部位的肺泡通气明显减少，而血流未相应减少，$V_A/Q < 0.8$，使流经该区的肺动脉的静脉血未经充分氧合便掺入肺静脉中，称为功能性动 - 静脉分流，使 PaO_2 降低。②部分肺泡血流不足：当肺血管发生病变时，如肺栓塞等，使部分肺泡血流量减少，$V_A/Q > 0.8$，导致病变肺区的肺泡通气不能充分利用，形成功能性无效腔增大，又称死腔样通气（dead space - like ventilation）。此时，虽流经的血液 PaO_2 升高，其含氧量却增加很少，而健康肺区却因血流增加而使 V_A/Q 低于正常，导致功能性分流增加，出现 PaO_2 降低。

通气/血流比例失调通常仅导致低氧血症，而 $PaCO_2$ 升高常不明显，其原因为：①肺部病变仅导致部分肺泡通气不足，因此，PaO_2 下降可使病变较轻区的肺泡通气量增加，但由于氧解离曲线呈 S 形，病变较轻区肺泡毛细血管血氧饱和度（SaO_2）已处于曲线的平台，无法携带更多的氧以代偿病变区的血氧含量下降；而 CO_2 解离曲线在生理范围内呈直线，有利于通气良好区排出足够的 CO_2 以代偿通气不足区导致的 CO_2 潴留（图 2 - 13 - 2）。但病变广泛，亦可导致 CO_2 潴留。②动 - 静脉血液之间 O_2 分压差（59mmHg）比 CO_2 分压差（5.9mmHg）大 10 倍，因此，未动脉化的血液掺入后 PaO_2 的下降程度大于 $PaCO_2$ 的升高程度。

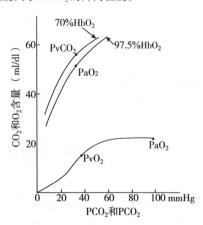

图 2 - 13 - 2　血液氧和二氧化碳解离曲线

（4）肺内动 - 静脉解剖分流增加（increased intrapulmonary anatomic shunt）　肺内动 - 静脉解剖分流增加肺动脉内的静脉血未经氧合直接流入肺静脉，导致 PaO_2 降低，是通气/血流比例失调的特例，常见于肺动 - 静脉瘘。这种情况下，提高吸氧浓度并不能提高分流静脉血的血氧分压。分流量越大，吸氧后提高动脉血氧分压的效果越差，若分流量超过 30%，吸氧不能明显提高 PaO_2。

（5）氧耗量增加　当各种原因导致氧耗量增加时，可使肺泡氧分压下降，此时需通过增加通气量防止缺氧，若同时伴通气功能障碍，则会出现严重的低氧血症。发热、寒战、呼吸困难和抽搐均可增加氧耗量，寒战时氧耗量可达 500ml/min；严重呼吸困难时，用于呼吸的氧耗量可达正常的十几倍。

2. 低氧血症和高碳酸血症对机体的影响

（1）对中枢神经系统的影响　脑组织耗氧量为全身耗氧量的 $1/5 \sim 1/4$，对缺氧十分敏感。通常供氧完全停止 $4 \sim 5$ 分钟即可引起不可逆的脑损害。缺氧对中枢神经系统的影响程度取决于缺氧的程度和发生速度。轻度缺氧可导致注意力不集中、智力减退、定向障碍；随缺氧加重，导致烦躁不安、恍惚、谵妄甚至昏迷；轻度 CO_2 增加，对皮质下层刺激增强，间接引起皮质兴奋，患者有失眠、精神兴奋、烦躁不安等兴奋症状；若 CO_2 继续升高，皮质下层受抑制，使中枢神经处于麻醉状态，患者昏迷。这种由缺氧和 CO_2 潴留导致的神经精神障碍症候群称为肺性脑病（pulmonary encephalopathy），又称为 CO_2 麻醉（carbon dioxide narcosis）。严重的缺氧和 CO_2 潴留会使脑血管扩张，血管通透性增加，引起脑细胞、脑间质水肿，导致颅内压增高，压迫脑组织和血管，加重脑组织缺氧，形成恶性循环。详情见表 2 - 13 - 1。

表 2 - 13 - 1　缺氧程度对中枢神经系统的影响

PaO_2（mmHg）	临床表现
<60	可出现注意力不集中，视力和智力轻度减退
<40 ~ 50	头痛、烦躁不安、定向力和记忆力障碍、精神错乱、嗜睡、谵妄
<30	可引起神志丧失甚至昏迷
<20	数分钟即可出现神经细胞不可逆转性损伤

严重的缺氧和 CO_2 潴留均会使脑血管扩张、通透性增加，引起脑细胞、脑间质水肿，导致颅内压增高，压迫脑组织和血管，进一步加重脑缺氧，形成恶性循环。

（2）对循环系统的影响　缺氧和 CO_2 潴留均刺激心脏，使心率加快，心排血量增加，血压上升。①缺氧引起肺小动脉收缩，肺循环阻力增加，导致肺动脉高压和右心负荷加重；心肌缺氧使心肌舒缩功能下降，导致心力衰竭。严重缺氧引起心律失常或心脏骤停。②CO_2 浓度轻、中度升高时，脑血管、冠状血管舒张，皮下浅表毛细血管和静脉扩张，而使脾、肾和肌肉的血管收缩。因此，患者四肢温暖、红润、多汗。急性严重缺氧，可导致心室颤动或心脏骤停。长期慢性缺氧可导致心肌纤维化，心肌硬化，肺动脉高压，最终发展为肺源性心脏病。

（3）对呼吸系统的影响　缺氧对呼吸的影响是双向的，既有兴奋作用又有抑制作用。①反射性兴奋作用：当

$PaO_2 < 60mmHg$ 时，可作用于颈动脉窦和主动脉体化学感受器，反射性兴奋呼吸中枢，但若缺氧缓慢加重，这种反射作用迟钝。②直接抑制作用：缺氧对呼吸中枢产生直接的抑制作用，且当 $PaO_2 < 30mmHg$ 时，抑制作用占优势。CO_2 对呼吸中枢具有强大的兴奋作用，CO_2 浓度增加时，通气量明显增加，$PaCO_2$ 每增加 $1mmHg$，通气量增加 $2L/min$。但当 $PaCO_2 > 80mmHg$ 时，会对呼吸中枢产生抑制和麻痹作用，通气量反而下降，此时呼吸运动主要靠缺氧的反射性呼吸兴奋作用维持。

（4）对消化系统和肾功能的影响 严重缺氧可使胃壁血管收缩，胃黏膜屏障作用降低，而 CO_2 潴留可增强胃壁细胞碳酸酐酶活性，使胃酸分泌增多，出现胃肠黏膜糜烂、坏死、溃疡和出血。缺氧可直接或间接损害肝细胞，使丙氨酸氨基转移酶上升；也可使肾血管痉挛、肾血流量减少，导致肾功能不全。

（5）对酸碱平衡和电解质的影响 严重缺氧可抑制细胞能量代谢的中间过程，使能量产生降低，并产生大量乳酸和无机磷，引起代谢性酸中毒。严重或持续缺氧可使能量不足，可导致钠泵功能障碍，使细胞内 K^+ 转移至血液，而 Na^+ 和 H^+ 进入细胞内，造成高钾血症和细胞内酸中毒。慢性 CO_2 潴留时肾脏排出 HCO_3^- 减少以维持正常 pH，机体为维持血中主要阴离子的相对恒定，出现排 Cl^- 增加，造成低氯血症。$PaCO_2$ 增高（$>45mmHg$）可使 pH 下降（<7.35），导致呼吸性酸中毒。慢性呼吸衰竭时因 CO_2 潴留发展缓慢，肾脏可通过减少 HCO_3^- 的排出来维持 pH 恒定。但当体内 CO_2 长期增高时，HCO_3^- 也持续维持在较高水平，导致呼吸性酸中毒合并代谢性碱中毒，此时 pH 可处于正常范围，称为代偿性呼吸性酸中毒合并代谢性碱中毒。因血中主要阴离子 HCO_3^- 和 Cl^- 之和相对恒定（电中性原理），当 HCO_3^- 持续增加时血中 Cl^- 相应降低，产生低氯血症。当呼吸衰竭恶化，CO_2 潴留进一步加重时，HCO_3^- 已不能代偿，pH 低于正常范围（<7.35），则呈现失代偿性呼吸性酸中毒合并代谢性碱中毒。

【临床表现】

呼吸衰竭的主要临床表现是低氧血症所致的呼吸困难和多脏器功能障碍。

1. 呼吸困难和发绀 大多数患者有明显的呼吸困难，急性呼吸衰竭早期表现为呼吸频率增加，病情严重时出现呼吸困难，辅助呼吸肌活动增加，可出现三凹征。慢性呼吸衰竭多由 COPD 引起，表现为呼吸费力伴呼气延长，严重时呼吸浅快，并发 CO_2 麻醉时，出现浅慢呼吸或潮式呼吸。发绀是缺氧的典型表现。当 SaO_2 低于 90% 时，出现口唇、指甲和舌发绀。另外，发绀的程度与还原型血红蛋白含量相关，因此红细胞增多者发绀明显，而贫血患者则不

明显。

2. 精神神经症状 急性呼吸衰竭的精神症状较慢性为明显，迅速出现精神错乱、狂躁、昏迷、抽搐等症状；慢性缺氧多表现为智力或定向功能障碍，轻度 CO_2 潴留表现为多汗、烦躁、白天嗜睡、夜间失眠等兴奋症状。随着 CO_2 潴留的加重，呼吸中枢受抑制，发生肺性脑病，表现为神志淡漠、肌肉震颤、间歇抽搐、昏睡甚至昏迷等。严重 CO_2 潴留可出现腱反射减弱或消失，锥体束征阳性等。

3. 循环系统表现 多数患者出现心动过速，当严重缺氧和酸中毒时，表现为周围循环衰竭、血压下降、心肌损害、心律失常甚至心脏骤停。CO_2 潴留者出现体表静脉充盈、皮肤潮红、温暖多汗、血压升高；慢性呼吸衰竭并发肺心病时可有体循环淤血等右心衰竭表现。因脑血管扩张，患者常有搏动性头痛。

4. 消化和泌尿系统表现 严重呼吸衰竭时可损害肝、肾功能，并发肺心病时出现尿量减少，部分患者可引起应激性溃疡而发生上消化道出血。

【实验室及其他检查】

1. 动脉血气分析 呼吸衰竭时，通常 $PaO_2 < 60mmHg$，伴或不伴 $PaCO_2 > 50mmHg$，pH 可正常或降低。

2. 影像学检查 用于协助分析呼吸衰竭的原因，如胸部 X 线片、胸部 CT 和放射性核素肺通气/灌注扫描等。

3. 其他检查 肺功能的检测能判断通气功能障碍的性质是否合并有换气功能障碍，并对通气和换气功能障碍的严重程度进行判断。纤维支气管镜检查可以明确气道情况和病理学证据。

【诊断要点】

有导致呼吸衰竭的病因或诱因；有呼吸困难、发绀、精神或神经兴奋或抑制等表现；在海平面大气压下，静息状态呼吸空气时，$PaO_2 < 60mmHg$，或伴 $PaCO_2 > 50mmHg$，并排除心内解剖分流或原发性心排血量降低时，即可诊断为呼吸衰竭。

【处理原则】

呼吸衰竭治疗的原则是：保持呼吸道通畅，加强呼吸支持，改善通气；迅速纠正缺氧；呼吸衰竭病因和诱因的治疗；加强对其他脏器功能的监测与支持；加强一般支持治疗；预防和治疗并发症。

1. 保持呼吸道通畅 是最基本、最重要的治疗措施。气道不通畅使气道阻力增加，呼吸功耗增多，加重呼吸肌疲劳；气道分泌物积聚可加重感染和导致肺不张，减少呼吸面积，加重呼吸衰竭；如果气道急性完全阻塞，会导致窒息，患者会短时间内死亡。保持呼吸通畅的方法如下。

（1）昏迷者应使其处于仰卧位，头后仰，托起下颌并

将口打开。

（2）立即消除呼吸道分泌物及异物。

（3）建立人工气道 如上述方法无效，立即采用简易人工气道、气管插管或气管切开方法建立人工气道，以方便吸痰和作机械通气治疗。简易人工气道主要有口咽通气道、鼻咽通气道和喉罩，是气管内导管的临时替代方法。气管插管和气管切开是重建呼吸道最可靠的方法。

（4）缓解支气管痉挛 如果患者有支气管痉挛，立即使用支气管扩张药缓解支气管痉挛，如 β_2 肾上腺素受体激动剂、抗胆碱药、茶碱类药、糖皮质激素等。在急性呼吸衰竭时，需静脉给药。

2. 氧疗 氧疗是抢救呼吸衰竭患者的重要治疗措施，但不同类型的呼吸衰竭氧疗的指征和给氧的方法不同。

（1）氧疗原则 急性呼吸衰竭的给氧原则是：在保证 PaO_2 迅速提高到 60mmHg 或 SpO_2 达到 90% 的前提下，尽量降低吸氧浓度。

（2）不同类型呼吸衰竭的给氧浓度 Ⅰ型呼吸衰竭的主要问题是氧合功能障碍而通气功能基本正常，故此类患者应给予较高浓度（>35%）吸氧。而Ⅱ型呼吸衰竭的患者常伴有高碳酸血症，应给予低浓度（<35%）持续吸氧。

（3）氧疗装置 ①鼻导管、鼻塞给氧：具有简单、方便，不影响患者咳痰、进食的优点。但给氧浓度不恒定，易受患者呼吸的影响。②面罩给氧：包括简单面罩、带储气囊无重复呼吸面罩和文丘里面罩。具有吸氧浓度相对稳定，可按需调节，对鼻黏膜刺激小的优点，但影响患者咳痰和进食。

3. 增加通气量，减少 CO_2 潴留

（1）呼吸兴奋剂 呼吸兴奋剂通过刺激呼吸中枢或外周化学感受器，增加呼吸频率和潮气量，改善通气主要用于以中枢抑制为主所致的呼衰，不宜用于以换气功能障碍为主所致的呼衰。使用原则是：①必须在保持气道通畅的前提下使用，否则会促发呼吸肌疲劳，进而加重 CO_2 潴留；②脑缺氧、脑水肿未纠正而出现频繁抽搐者使慎用；③患者的呼吸肌功能应基本正常；④不可突然停药。常用的药物有尼可刹米、洛贝林、多沙普仑等，以尼可刹米最常用，常规 0.375～0.75g 静注。

呼吸兴奋剂刺激呼吸中枢或周围化学感受器，通过增强呼吸中枢兴奋性，增加呼吸频率和潮气量以改善通气。同时，患者的氧耗量和 CO_2 产生量亦相应增加，且与通气量成正相关。由于其使用简单、经济，且有一定疗效，故仍较广泛使用于临床，但目前已不主张应用，少数需用者如用后 2 天没有效果即应停用。患者低通气量若以中枢抑制为主，呼吸兴奋剂疗效较好；COPD 患者呼衰时，因支

气管-肺病变、中枢反应性低下或呼吸肌疲劳而引起低通气量，此时应酌情应用呼吸兴奋剂。在神经传导系统和呼吸肌病变，以及肺炎、肺水肿和肺广泛间质纤维化的换气功能障碍者，则呼吸兴奋剂有弊无利，不宜使用。在应用呼吸兴奋剂的同时，应重视减轻胸、肺和气道的机械负荷，如分泌物的引流、支气管解痉剂的应用、消除肺间质水肿和其他影响胸肺顺应性的因素。否则呼吸运动无法增加通气量，只能增加耗氧量。此外，要充分利用一些呼吸兴奋剂的神志复苏作用，鼓励患者咳嗽、排痰，保持呼吸道的通畅。必要时可配合口鼻面罩机械通气支持。

（2）机械通气 对于呼吸衰竭严重、经上述处理不能有效地改善缺氧和 CO_2 潴留时，需考虑机械通气。

4. 抗感染 感染是呼吸衰竭的最常见诱因，特别是慢性呼衰急性加重者，一些非感染性因素诱发的呼衰加重也常继发感染，因此需进行积极抗感染治疗。

5. 纠正酸碱平衡失调 急性呼衰患者常容易合并代谢性酸中毒，应及时加以纠正。慢性呼吸衰竭常有 CO_2 滞留，导致呼吸性酸中毒，宜采用改善通气的方法纠正。如果呼吸性酸中毒的发生发展过程缓慢，机体常以增加碱储备来代偿，当呼吸性酸中毒纠正后，原已增加的碱储备会使 pH 升高，对机体造成严重危害。因此，在纠正呼吸性酸中毒的同时需给予盐酸精氨酸和氯化钾，以防止代谢性碱中毒的发生。

6. 病因治疗 由于引起呼吸衰竭的原因很多，因此在解决呼吸衰竭本身造成危害的同时，须针对不同病因采取适当的治疗措施，此乃治疗呼吸衰竭的根本所在。

7. 重要脏器功能的监测与支持 重症患者需转入 ICU 进行积极抢救和监测，预防和治疗肺动脉高压、肺源性心脏病、肺性脑病、肾功能不全和消化道功能障碍，尤其要注意预防多器官功能障碍综合（multiple organ dysfunction syndrome，MODS）。

二、急性呼吸窘迫综合征

急性呼吸窘迫综合征（acute respiratory distress syndrome，ARDS）是指由各种肺内和肺外致病因素所导致的急性弥漫性肺损伤和进而发展的急性呼吸衰竭。主要病理特征是炎症反应导致的肺微血管内皮及肺泡上皮受损，肺微血管通透性增高，肺泡腔渗出富含蛋白质的液体，进而导致肺水肿及透明膜形成。主要病理生理改变是肺容积减少、肺顺应性降低和严重通气/血流比例失调。临床表现为呼吸窘迫及难治性低氧血症，肺部影像学表现为双肺弥漫渗出性改变。急性肺损伤（acute lung injury，ALI）和 ARDS 为同一疾病过程的两个阶段，ALI 代表早期和病情相对较轻的阶段，ARDS 代表后期病情较严重的阶段。鉴于

用不同名称区分严重程度可能给临床和研究带来困惑，2012 年发表的 ARDS 柏林定义取消了 ALI 命名，将本病统一称为 ARDS，原 ALI 相当于现在的轻症 ARDS。

尽管现代复苏技术和危重疾病抢救水平不断提高，在 ARDS 的发病机制、病理生理和呼吸支持等方面有显著的进展，但其病死率仍比较高，患者常死于原发病、多器官功能衰竭和顽固性低氧血症。

【病因与发病机制】

1. 病因　ARDS 的病因或危险因素很多，分为肺内因素（直接因素）和肺外因素（间接因素）两大类。

（1）肺内因素（直接因素）　以下三类因素可直接损伤肺组织：①化学因素，如胃内容物吸入支气管、毒气、药物过量、烟尘及长时间吸入纯氧等；②物理性因素，如肺挫伤、淹溺；③生物性因素，如各种病原体引起的重症肺炎。

（2）肺外因素（间接因素）　主要包括严重的非胸部创伤、药物或麻醉品中毒、各类休克、大量输血、败血症、急性重症胰腺炎等。

2. 发病机制　ARDS 的发病机制尚未完全阐明。尽管上述损伤因素均可对肺造成损伤，但 ARDS 的本质是多种炎性细胞（中性粒细胞、血管内皮细胞、血小板、巨噬细胞）及其释放的炎性介质和细胞因子间接介导的肺炎症反应。ARDS 是系统性炎症反应综合征（systemic inflammatory response syndrome，SIRS）的肺部表现，SIRS 是机体失控的自我持续放大和自我破坏的炎症瀑布反应，导致一系列病理生理改变。

（1）肺炎症反应和损伤的细胞学机制　炎症细胞产生多种炎性介质和细胞因子（最重要的是肿瘤坏死因子 - α 和白细胞介素 - 1），导致大量中性粒细胞在肺内聚集、激活，并通过"呼吸爆发"释放氧自由基、蛋白酶和炎性介质，引起靶细胞损害，表现为肺泡上皮细胞和肺毛细血管内皮细胞损伤，肺微血管通透性增高和微血栓形成，大量纤维蛋白和蛋白质渗出液渗至肺间质和肺泡，形成非心源性肺水肿，透明膜形成，进一步导致肺间质纤维化。

（2）肺内炎性介质和抗炎介质的平衡失调　研究发现，在发生系统性炎症反应综合征的同时，机体启动了一系列内源性抗炎介质和抗炎性内分泌激素，出现抗炎反应，称为代偿性抗炎症反应综合征（compensatory anti - inflammatory response syndrome，CARS），对机体产生保护作用。但在 ARDS 时，除炎性介质增加外，尚有抗炎介质如 IL - 4、IL - 10、IL - 13 等释放不足，造成肺内炎性反应和抗炎反应失衡。

3. 病理特点　ARDS 的主要病理改变为弥漫性肺泡损伤，即肺广泛性充血水肿和肺泡内透明膜形成。包括 3 个病理阶段，如渗出期、增生期和纤维化期，三个阶段常重叠存在。ARDS 肺脏外观呈暗红色或暗紫红色的肝样变，重量明显增加，可见水肿、出血，切面有液体渗出，称为"湿肺"。病变的肺组织在显微镜下可见微血管充血、出血、微血栓形成，肺间质和肺泡腔内有炎性细胞浸润和富含蛋白质的水肿液。72 小时后形成透明膜，伴灶性或大片肺泡萎陷，可见 I 型肺泡上皮细胞受损坏死。1 ~ 3 周后，逐渐过渡到增生期和纤维化期，可见 II 型肺泡上皮细胞、成纤维细胞增生和胶原沉积。部分肺泡的透明膜经吸收消散而修复，部分形成纤维化。ARDS 患者易合并或继发肺部感染，形成肺小脓肿等炎症改变。

4. 病理生理过程　ARDS 肺形态改变具有如下两个特点。①在炎性细胞和炎症介质的作用下，肺间质和肺泡水肿，导致肺泡表面物质减少，小气道陷闭和肺泡萎陷，使功能残气量和有效参与气体交换的肺泡数量减少（临床称 ARDS 患者的肺为"婴儿肺"或"小肺"）。上述病理和肺形态改变引起严重通气/血流比值失调、肺内分流和弥散障碍，导致顽固性低氧血症和呼吸窘迫。②肺水肿和肺不张在肺内分布不均，在重力依赖区（dependent region，仰卧时靠近背部的肺区）以肺水肿和肺不张为主，通气功能极差，而在非重力依赖区（non - dependent region，仰卧时靠近前胸壁的肺区）的肺泡通气功能基本正常，从而进一步加重肺内分流，造成严重的低氧血症和呼吸窘迫。

【临床表现】

1. 大多数 ARDS 于原发起病后 72 小时内发生，几乎不超过 7 天。除原发病相应症状和体征外，最早出现的症状是呼吸增快，并出现进行性加重的呼吸困难、发绀，常伴有烦躁、焦虑、出汗等症状。

2. 呼吸困难的特点有呼吸深快、费力，患者感到胸廓紧束，严重憋气，即呼吸窘迫。吸氧不能改善症状，也不能用其他原发心肺疾病（气胸、肺气肿、肺不张、肺炎、心力衰竭等）解释。

3. 早期多无阳性体征或双肺闻及少量细湿啰音；后期可闻及水泡音及管状呼吸音。

【实验室及其他检查】

1. 胸部 X 线检查　早期无异常，或呈轻度肺间质改变，表现为边缘模糊的肺纹理增多，继之出现斑片状，以至融合成大片状浸润阴影，大片阴影中可见支气管充气征。其演变过程快速多变，后期出现肺间质纤维化改变。

2. 动脉血气分析　低 PaO_2、低 $PaCO_2$ 和 pH 升高是 ARDS 的动脉血气分析的典型改变，在 ARDS 后期却出现 $PaCO_2$ 升高而 pH 降低。根据动脉血气分析和吸入氧浓度（FiO_2）计算肺氧合功能指标，包括肺泡 - 动脉氧分压差 $[P_{(A-a)}O_2]$、肺内分流（Q_S/Q_T）、呼吸指数 $[P_{(A-a)}O_2/$

PaO$_2$]、氧合指数（PaO$_2$/FiO$_2$）等指标，这些指标对建立诊断、疾病严重性分级和疗效评价有重要意义。目前临床最常用的指标是氧合指数（PaO$_2$/FiO$_2$，PaO$_2$的单位采用mmHg），PaO$_2$/FiO$_2$常作为诊断 ARDS 的必要条件，正常值为 400～500mmHg，≤300mmHg 是诊断 ARDS 的必要条件。考虑到 ARDS 的病理生理特点，新的 ARDS 柏林定义对监测 PaO$_2$/FiO$_2$ 时患者的呼吸支持形式进行了限制，规定在监测动脉血气分析时患者应用的呼气末正压（PEEP）/持续气道内正压（CPAP）不低于 5cmH$_2$O。

3. 血流动力学监测 仅用于与左心衰竭鉴别有困难时。肺动脉楔压（pulmonary artery wedge pressure, PAWP）一般 <12mmHg，若 PAWP >18mmHg 即可诊断为左心衰竭。如果呼吸衰竭的临床表现不能完全用左心衰竭解释，则应考虑 ARDS。

4. 床边肺功能监测 ARDS 时肺顺应性降低，无效腔通气量比例（V$_D$/V$_T$）增加，但无呼吸气流受限。上述改变，对 ARDS 的严重性评价和疗效判断有一定意义。

【诊断要点】

根据 ARDS 的柏林定义，满足以下 4 项条件方可诊断为 ARDS。

1. 明确诱因下一周内出现急性或进展性呼吸困难。

2. 胸部 X 线片/胸部 CT 显示双肺浸润阴影，不能完全用胸腔积液、肺叶/全肺不张或结节影解释。

3. 呼吸衰竭不能完全用心力衰竭或液体负荷过重解释。如无相关危险因素，需要用客观检查（如超声心动图）来评价心源性肺水肿。

4. 低氧血症 根据 PaO$_2$/FiO$_2$ 确立 ARDS 诊断，并按其严重程度将 ARDS 分为轻度、中度和重度。上述氧合指数中的 PaO$_2$ 监测是在机械通气参数呼气末正压（PEEP）/持续气道正压（CPAP）≥5cmH$_2$O 的条件下测得；如果所在地的海拔超过 1000m 时，需对 PaO$_2$/FiO$_2$ 值进行校正，校正后的 PaO$_2$/FiO$_2$ =（PaO$_2$/FiO$_2$）×（所在地大气压/760）。

轻度：200mmHg < PaO$_2$/FiO$_2$ ≤300mmHg；中度：100mmHg < PaO$_2$/FiO$_2$ ≤200mmHg；重度：PaO$_2$/FiO$_2$ ≤100mmHg。

【处理原则】

ARDS 的治疗目标为：改善肺氧合功能，纠正缺氧，保护脏器功能，防治并发症，消除原发病。治疗原则同呼吸衰竭，主要的治疗措施包括积极治疗原发病、氧疗、机械通气和调节体液平衡。

1. 积极治疗原发病 首要原则和基础。感染是导致 ARDS 的最常见原因，也是 ARDS 的首位高危因素，而 ARDS 患者又易并发感染，因此，对所有 ARDS 患者都应怀疑感染的可能，给予有效的抗感染、抗休克治疗。

2. 纠正缺氧 多数患者需机械通气，轻度患者可使用面罩给氧。一般需高浓度（ >50%）给氧，使 PaO$_2$ >60mmHg 或 SaO$_2$ >90%。

3. 机械通气 ARDS 主要表现为常规吸氧难以纠正的顽固性低氧血症，故多数患者在氧疗的同时，尽量早期使用机械通气辅助呼吸。采用呼气末正压通气（PEEP），能够提高肺顺应性，增加功能残气量，减低生理无效腔，增加肺泡通气量，改善通气/血流比例失调，降低肺内动静脉样分流，降低呼吸功和氧耗量，从而提高动脉血氧分压，改善 ARDS 的换气功能。轻度患者可试用无创正压通气，无效或病情加重时应尽早应用有创机械通气。由于 ARDS 病变具有不均匀性和"小肺"的特点，传统的机械通气潮气量可使气体容易进入顺应性较好、位于非重力依赖区的肺泡，使这些肺泡过度充气而造成肺泡上皮和血管内皮损伤，加重肺损伤；而萎陷的肺泡在通气过程中仍处于萎陷状态，造成局部扩张肺泡与萎陷肺泡之间产生剪切力，进一步加重肺损伤。故 ARDS 机械通气的关键在于复张萎陷的肺泡并使其维持在开放状态，以增加肺容积和改善氧合，同时避免肺泡随呼吸周期反复开闭所造成的损伤。因此，ARDS 患者的机械通气需采用肺保护性通气（lung - protective ventilation），给予合适水平的呼吸末正压（PEEP）和小潮气量通气。主要措施如下。

（1）PEEP 的调节 只有适当的 PEEP 才能使萎陷的小气道和肺泡重新开放，防止肺泡随呼吸周期反复开闭，减轻肺泡水肿，从而改善肺泡弥散功能和通气/血流比例，减少分流，达到改善氧合功能和肺顺应性的目的。但 PEEP 可增加胸腔正压，减少回心血量，因此使用时应注意：①如果患者血容量不足，应先补充足够的血容量，但要注意避免过量而加重肺水肿；②从低水平开始，先用 5cmH$_2$O，而后逐渐增加到合适水平，以维持 PaO$_2$ >60mmHg 而 FiO$_2$ <60%。一般 PEEP 水平为 8～18cmH$_2$O。

（2）小潮气量（low tidal volume） 由于 ARDS 导致肺泡萎陷和功能性残气量减少，有效参与气体交换的肺泡数减少，因此，要求以小潮气量通气，以防止肺泡过度充气。当潮气量为 6～8ml/kg 时，可使吸气压控制在 30～35cmH$_2$O 以下，防止肺泡过度充气。为保证小潮气量，可允许一定程度的 CO$_2$ 潴留和呼吸性酸中毒（pH 7.25～7.30），合并代谢性酸中毒时应适当补碱。

（3）通气模式的选择 目前尚无统一的标准，压力控制通气较为常用，可以保证气道吸气压不超过预设水平，避免肺泡过度扩展而导致呼吸机相关肺损伤。反比通气的吸气相长于呼气相，与正常呼吸比相反，可以改善氧合，当与压力控制通气联合使用时，延长的吸气时间可以产生延长的低压气流，从而改善气体的弥散功能。联合使用肺复张法、俯卧位辅助通气等可进一步改善氧合。

4. 液体管理　为了减轻肺水肿，应合理控制液体入量，以可允许的较低的循环容量来维持有效循环，保持双肺相对"干"的状态。在血压稳定的前提下，液体出入量宜控制在轻度负平衡状态。可使用利尿药促进肺水肿的消退。必要时需放置肺动脉导管监测 PAWP，指导液体管理。一般 ARDS 早期不宜输胶体液，由于毛细血管通透性增加，胶体液可渗至肺间质加重肺水肿。所以，在 ARDS 早期，除非有低蛋白血症，不宜输入胶体液。对严重创伤出血量多者，最好输新鲜血，用库存 1 周以上的血时，应经微过滤器，避免发生微血栓而加重 ARDS。

5. 营养支持与监护　由于在禁食 24～48 小时后即可以出现肠道菌群异位，且全静脉营养有可能引起感染和血栓形成等并发症，加之 ARDS 时机体处于高代谢状态，因此，宜尽早开始胃肠营养。患者应安置在 ICU，严密监测呼吸、循环、水、电解质、酸碱平衡等状况，以便及时调整治疗方案。

6. 其他治疗　肾上腺糖皮质激素、表面活性物质替代治疗、吸入一氧化二氮等可能有一定的价值。

三、呼吸衰竭和急性呼吸窘迫综合症患者的护理

【护理诊断/问题】

1. 气体交换受损　与肺顺应性降低、气道阻力增加、呼吸肌疲劳、不能自主呼吸有关。

2. 清理呼吸道无效　与呼吸肌疲劳、无力咳嗽所致的排痰困难及呼吸道感染所致的分泌物过多或黏稠有关。

3. 焦虑　与呼吸窘迫、疾病危重以及对环境和事态失去自主控制有关。

4. 语言沟通障碍　与建立人工气道、极度衰弱有关。

5. 潜在并发症　呼吸机相关性肺炎、呼吸机相关性肺损伤、消化道出血、心力衰竭、肺性脑病等。

【护理措施】

（一）一般护理

1. 休息与活动　患者安置在单人间或重症监护室（ICU）。帮助患者取舒适且有利于改善呼吸状态的体位：一般呼吸衰竭的患者取半坐卧位或端坐位，趴伏在床桌上，以增加辅助呼吸肌的效能，促进肺膨胀，有利于呼吸。为减少体力消耗，降低氧耗量，患者需卧床休息，尽量减少自理活动和不必要的操作。ARDS 患者在必要时采取俯卧位辅助通气，以改善氧合。

2. 饮食护理　给予高热量、高蛋白、富含维生素、适量纤维素的清淡易消化的饮食，避免产气的食物。不能进食的患者，给予鼻饲或静脉营养。

（二）病情监测

呼吸衰竭和 ARDS 患者需严密观察病情，备齐抢救用物，及时发现病情变化，有效地配合抢救。监测项目包括以下一些。

1. 意识状况及神经精神症状　观察患者有无烦躁不安、谵妄、表情淡漠、昏迷及肺性脑病的表现，如有异常，应及时通知医生处理。昏迷者应评估瞳孔、肌张力、腱反射及病理反射。

2. 呼吸状况　呼吸频率、节律和深度，呼吸困难的程度，辅助呼吸肌的功能情况。

3. 缺氧及 CO_2 滞留状况　观察患者有无发绀、球结膜水肿、肺部有无异常呼吸音及啰音等情况。监测动脉血气分析和生化检查结果，监测 PaO_2/FiO_2、PaO_2、$PaCO_2$，了解电解质和酸碱平衡情况。

4. 排痰状况和出入水量　注意观察痰的色、质、量、味及痰液的实验室检查结果，并及时做好记录。按医嘱及实验室检查要求正确留取痰液检查标本。发现痰液出现特殊气味或痰液量、色及粘稠度等发生变化，应及时与医生联系，以便调整治疗方案。记录 24 小时出入水量。

5. 循环功能状况　监测心率、心律及血压，中心静脉压，必要时进行血流动力学监测。液体平衡状态监护：观察和记录每小时尿量和液体出入量，有肺水肿的患者需适当保持负平衡。发现异常，应及时报告医生处理。

6. 并发症的观察　在实施上述病情观察护理的同时，密切监测生命体征，观察大便颜色和潜血。应根据观察结果评估心、脑、肝、肾等重要脏器的功能状况，以及时发现呼吸机相关性肺炎、呼吸机相关性肺损伤、消化道出血、心力衰竭、肺性脑病等并发症。

（三）保持呼吸道通畅

保持呼吸道通畅是机体进行正常气体交换的前提条件，呼吸衰竭及 ARDS 患者的呼吸道净化作用减弱，炎性分泌物增多，痰液黏稠，不能顺利排痰。因此，需采取各种措施促进排痰。具体措施如下。

1. 指导并协助患者进行有效地咳嗽、咳痰。指导呼吸衰竭的患者，特别是 Ⅱ 型呼吸衰竭者进行腹式 - 缩唇呼吸，在呼气时缩唇，将气体均匀而缓慢地呼出，以减少肺内残气量，增加有效通气，改善通气功能。

2. 每 1～2 小时翻身 1 次，并给予拍背，促使痰液排出。饮水、口服或雾化吸入祛痰药可湿化痰液，使痰液便于咳出或吸出。

3. 有效、安全地吸痰　吸痰时应注意无菌操作。病情严重、意识不清的患者应取仰卧位，头后仰，托起下颌，用多孔导管经鼻或经口进行机械吸引，清除口咽部分泌物，

刺激咳嗽，有利于气道内的痰液咳出。气管插管或气管切开的患者，则给予气管内吸痰，必要时也可用纤维支气管镜吸痰并冲洗。严重 ARDS 患者宜使用密闭系统进行吸痰和呼吸治疗，保持呼吸机管道的连接状态，避免中断 PEEP。

（四）恢复和维持正常的呼吸功能，促进气体交换

（1）根据患者的基础疾病、呼吸衰竭的类型和缺氧的严重程度选择适当的给氧方法和吸入氧分数。I 型呼吸衰竭和 ARDS 患者需吸入较高浓度（$FiO_2 > 50\%$）的氧气，使 PaO_2 迅速提高到 60mmHg 或 $SaO_2 > 90\%$。II 型呼吸衰竭的患者一般在 $PaO_2 < 60mmHg$ 时才开始氧疗，应予低浓度（<35%）持续给氧，使 PaO_2 控制在 60mmHg 或 SaO_2 在 90% 或略高，以防因缺氧完全纠正，使外周化学感受器失去低氧血症的刺激而导致呼吸抑制，反而会导致呼吸频率和幅度降低，加重缺氧和 CO_2 潴留。应注意向患者及其家属说明氧疗的重要性和选择氧疗模式的原理，应特别强调不要擅自停止吸氧和调节氧流量。

（2）给氧方法　常用的给氧法为鼻导管、鼻塞和面罩给氧。①鼻导管和鼻塞法简单方便，不影响咳痰和进食，但吸入氧分不稳定，高流量时对局部黏膜有刺激，故氧流量不能大于 7L/min，用于轻度呼吸衰竭和 II 型呼吸衰竭的患者。面罩给氧包括普通面罩（simple face mask）给氧、无重吸氧面罩（non-rebreather mask）给氧和文丘里面罩（Venturi mask）给氧。②简单面罩给氧（图 2-13-3）：用于低氧血症比较严重的 I 型呼衰和 ARDS 患者。当用简单面罩以 5~8L/min 的氧流量给氧时，不同氧流量下的氧浓度（FiO_2）分别为 40%（5L/min）、45%~50%（6L/min）和 55%~60%（8L/min）。③无重吸氧面罩给氧（图 2-13-4）：无重吸氧面罩给氧的吸入氧分数最高，可达 90% 以上，常用于有严重低氧血症、呼吸状态极不稳定的 I 型呼衰和 ARDS 患者。无重吸氧面罩的结构特点：有储氧袋和一单向阀，患者吸气时氧气进入面罩内，而呼气时避免呼出的废气进入储氧袋。面罩上有数个呼气孔，有一个单向皮瓣可使呼气时将废气排入空气中，但吸气时阻止空气进入面罩内。④文丘里面罩给氧（图 2-13-5）：能够提供准确的吸入氧分数，适用于慢性阻塞性肺疾病引起的呼吸衰竭。面罩的结构特点是：在面罩的底部有一调节器，可以准确地控制进入面罩的空气量，并通过调节氧流量精确地控制空气与氧气混合的比例，因此能够按需要调节吸入氧分。⑤机械通气的护理：当患者的自然通气和（或）氧合功能出现障碍时，运用呼吸机使患者恢复有效通气，并改善氧合状况。参见本章"第十四节 呼吸系统常用诊疗技术及护理"。

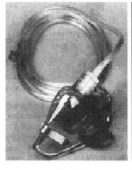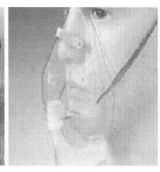

图 2-13-3　普通面罩

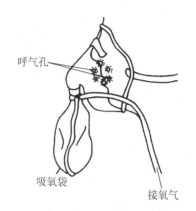

图 2-13-4　无重吸氧面罩

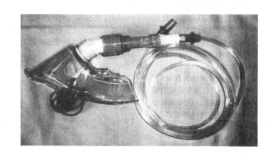

图 2-13-5　文丘里面罩

（3）氧疗效果观察　氧疗过程中，应密切观察氧疗效果，根据动脉血气分析结果和患者的临床表现，及时调整吸氧流量或浓度，保证氧疗效果，防止氧中毒和 CO_2 麻醉。如吸氧后呼吸困难缓解、发绀减轻、心率减慢，表示氧疗有效。如果意识障碍加深或呼吸过度表浅和缓慢，可能为 CO_2 潴留加重。如通过普通面罩或无重吸氧面罩进行高浓度氧疗后，不能有效地改善患者的低氧血症，应做好气管插管和机械通气的准备，配合医生进行气管插管和机械通气。

（4）氧疗注意事项　注意保持吸入氧的湿化，以免干燥的氧气对呼吸道产生刺激，并促进气道黏液栓的形成。输送氧气的导管、面罩、气管导管等应妥善固定，使患者舒适；保持其清洁与通畅，定时更换消毒，防止交叉感染。向患者及家属说明氧疗的重要性，嘱其不要擅自停止吸氧

或变动氧流量。

（五）用药护理

1. 安全、准确给药，维持脏器功能 按医嘱及时准确给药；使用呼吸兴奋剂时，应先确保呼吸道通畅，适当提高吸入氧分数；静脉点滴速度不宜过快；根据患者的呼吸、神志及动脉血气的变化调节用药剂量，如出现恶心、呕吐、烦躁不安、面色潮红等表现，表示呼吸兴奋剂过量，需减慢滴速或停药，并及时通知医生。

2. 应用抗生素的护理 按医嘱正确使用抗生素，以控制肺部感染。密切观察药物的疗效与不良反应，防止因用药导致的脏器功能损伤。

3. 用药指导 向患者讲解常用药物的剂量、用法和注意事项，特别强调遵医嘱用药的重要性。教会患者观察药物副作用和复发症状的方法。有呼吸急促、发绀加重等变化，应尽早就医。

（六）心理支持

呼吸衰竭和 ARDS 患者因呼吸困难、预感病情危重、对预后和死亡的恐惧常会产生紧张、焦虑情绪。医护人员应理解、体贴患者，告知其救治的主要方法、治疗效果及救治成功的案例，消除其紧张情绪，使其树立信心，配合治疗。指导患者应用放松、分散注意力和引导性想象等方法，缓解紧张和焦虑情绪。

（七）健康教育

1. 疾病知识指导 向患者及家属讲解引起呼吸衰竭的原因、诱发加重的因素、基本治疗方案及患者配合的要求。语言应通俗易懂，对一些文化程度不高的患者或老年人可借助简易图片进行讲解，使患者理解配合治疗、自我护理、康复保健的意义。

2. 自我护理，增强体质，预防复发 教会患者保持呼吸道通畅、有效呼吸的自我护理技能。①教会患者有效咳嗽、咳痰的方法，使其掌握缩唇呼吸、腹式呼吸、体位引流、拍背等方法。②指导并教会低氧血症的患者及家属学会合理的家庭氧疗方法及其注意事项。③鼓励患者进行适当的耐寒锻炼和呼吸功能锻炼，如用冷水洗脸等，以提高呼吸道抗感染能力。④为吸烟患者制定戒烟的行为改变方案，全程指导，帮助其成功戒烟。合理安排膳食，加强营养，改善体质。⑤告知患者应避免劳累、作息规律有利于健康、保持良好的情绪；尽量少去人群拥挤的地方，避免与呼吸道感染者接触，减少感染的机会，预防复发。

（徐仁华）

第十四节　呼吸系统常用诊疗技术及护理

PPT

📖 学习目标

知识要求：

1. 掌握 机械通气的方法及护理，胸腔穿刺术的适应证及护理，纤维支气管镜检查术的护理。

2. 熟悉 纤维支气管镜检查术的适应证、禁忌证。

3. 了解 机械通气的适应证、禁忌证。

技能要求：

1. 具备机械通气患者的护理抢救配合技能。

2. 具备正确护理机械通气、纤维支气管镜检查、胸腔穿刺术患者的技能。

素质要求：

1. 能在临床护理工作中保持冷静、谨慎的工作态度。

2. 在抢救及诊疗患者的过程中，能与医务人员进行良好的团队协作。

一、机械通气

机械通气（mechanical ventilation）是在患者自然通气和（或）氧合功能出现障碍时，运用器械（主要是呼吸机）使患者恢复有效通气并改善氧合的方法。根据是否建立人工气道分为有创机械通气和无创机械通气。

有创机械通气

有创机械通气指通过建立人工气道（经鼻或口气管插管、气管切开）进行的机械通气方式。

【机械通气对生理功能的影响】

目前临床上应用的呼吸机大多为正压通气，可提供一定水平的分钟通气量以改善肺泡通气，改善氧合，提供吸气末压（平台压）和呼气末正压（PEEP）以增加吸气末肺泡容积和呼气末肺容积；对气道阻力较高和顺应性较低者，机械通气可降低呼吸功耗，缓解呼吸肌疲劳。因此，应用机械通气可达到以下临床目的。

1. 对呼吸功能的影响　①降低呼吸做功，缓解呼吸肌疲劳：由于气道阻力增加、呼吸系统顺应性降低和内源性呼气末正压（PEEPi）的出现，呼吸功耗显著增加，严重者出现呼吸肌疲劳。对这类患者适时地使用机械通气可以减少呼吸肌做功，达到缓解呼吸肌疲劳的目的。②防止肺不张：对于可能出现肺膨胀不全的患者（如术后胸腹活动受限、神经肌肉疾病等），机械通气可通过增加肺容积而预防和治疗肺不张，减轻肺水肿，增加肺表面活性物质的生成，改善肺顺应性。③纠正急性呼吸性酸中毒：通过改善肺泡通气使 $PaCO_2$ 和 pH 得以改善，对于慢性呼吸衰竭急性加重者（如 COPD）达到缓解期水平，使肺牵张感受器和化学感受器传入呼吸中枢的冲动减少，抑制自主呼吸。④V_A/Q 比例不定：一方面通过改善肺泡通气和复张萎陷肺泡改善 V_A/Q 比例，减少分流；另一方面，由于气体容易进入比较健康的肺区使该区肺泡过度通气，导致毛细血管受压、血流减少，使 V_A/Q 比例恶化。⑤弥散功能：一方面通过改善肺水肿、增加功能残气量和增加呼吸膜两侧的压力梯度而改善弥散功能；另一方面，由于回心血量减少、肺血管床容积减少，使弥散功能降低。

2. 对循环功能的影响　正压通气可减少回心血量，降低心排出量，严重时血压下降。通常认为平均气道压 > $7cmH_2O$ 或 PEEP > $5cmH_2O$ 即可引起血流动力学的变化。

3. 对其他脏器功能的影响　①肾功能不全：机械通气引起患者胸腔内压力升高，静脉回流减少，导致抗利尿激素释放增加，导致机体水钠潴留；同时机械通气导致静脉回流减少，使心脏前负荷降低，导致心排出量降低，使肾脏灌注减少，同时使肾小球滤过率下降，可导致肾脏功能不全。②消化系统功能不全：患者卧床及应用镇静剂、肌松剂等原因可引起肠道蠕动降低和便秘。③精神障碍：常表现为紧张、焦虑、恐惧，主要与睡眠差、疼痛、恐惧、交流困难有关。

【适应证】

1. 适应证　包括如下。①阻塞性通气功能障碍：如 COPD 急性加重、哮喘急性发作等。②限制性通气功能障碍：如神经肌肉病变、间质性肺疾病、胸廓畸形等。③肺实质病变：如 ARDS、重症肺炎、严重的心源性肺水肿。④心肺复苏：任何原因引起的心跳、呼吸骤停进行心肺复苏时。⑤需强化气道管理：如需保持呼吸道通畅、防止窒息和使用某些呼吸抑制药物时。⑥预防性使用：如心、胸

外科手术短期保留机械通气以帮助患者减轻因手术创伤而加重的呼吸负担，减轻心肺和体力上的负担，促进术后恢复。

2. 使用指征　尚无统一的标准。有下列情况存在时，宜尽早建立人工气道，进行人工通气，不要等到呼吸心跳濒临停止甚至已停止后再考虑机械通气：①严重呼吸衰竭和 ARDS 患者经积极治疗，情况无改善甚至恶化者；②呼吸型态严重异常：成人呼吸频率 > 35 ~ 40 次/分或 < 6 ~ 8 次/分，或呼吸不规则、自主呼吸微弱或消失；③意识障碍；④严重低氧血症，$PaO_2 \leq 50mmHg$，且经过高浓度氧疗仍 $\leq 50mmHg$；⑤$PaCO_2$ 进行性升高，pH 动态下降。

【禁忌证】

机械通气治疗无绝对禁忌证。正压通气的相对禁忌证为：①伴有肺大疱的呼吸衰竭；②未经引流的气胸和纵隔气肿；③严重肺出血；④急性心肌梗死；⑤低血容量性休克未补足血容量者。

【方法】

1. 人机连接方式

（1）气管插管　气管插管有经口和经鼻插管两种途径。①经口插管：优点是操作较易，插管的管径相对较大，便于气道内分泌物的清除；缺点是容易移位、脱出，影响会厌的功能，患者耐受性也较差，不宜长时间使用，一般留置 3 ~ 7 天，不便于口腔护理，可引起牙齿和口腔出血。②经鼻插管：优点是不通过咽喉部三角区，不刺激咽反射，患者易于接受，可在清醒状态下进行，可留置较长时间，一般 7 ~ 14 天，最长可达 2 个月，易于固定，不易脱出，便于口腔护理；缺点是管腔较小，吸痰不方便，不易迅速插入，不宜用于急救，易发生鼻出血、鼻骨折，可并发鼻窦炎、中耳炎等。

（2）气管切开　对于需要较长时间机械通气的患者，气管切开是常选择的人工气道方式。与其他人工气道比较，由于其管腔较大、导管较短，因而气道阻力及通气死腔较小，有利于气道分泌物的清除，减少呼吸机相关性肺炎的发生率。缺点为：①创伤较大，可发生切口出血或感染；②操作复杂，不适用于紧急抢救；③对护理要求较高，且痊愈后颈部留有瘢痕，可能造成气管狭窄等。一般不作为机械通气的首选途径。

2. 通气模式　指呼吸机在每一个呼吸周期中气流发生的特点，主要体现在吸气触发方式、吸 - 呼切换方式、潮气量大小和流速波形。常用的通气模式如下。

（1）持续强制通气（continuous mandatory ventilation，CMV）　呼吸机完全替代患者自主呼吸的通气模式，包括容量控制和压力控制两种。

（2）间歇强制通气（intermittent mandatory ventilation，

IMV）和同步间歇强制通气（synchronized intermittent mandatory ventilation，SIMV）　IMV 指呼吸机按预设的呼吸频率给予 CMV，也允许患者进行自主呼吸，但由于呼吸机以固定频率进行呼吸，因此可以影响患者的自主呼吸，出现人机对抗。SIMV 弥补了这一缺陷，即呼吸机预设的呼吸频率由患者触发，若患者在预设的时间内没有出现吸气动作，则呼吸机按预设参数送气，增加了人机协调，在呼吸机提供的每次强制性通气之间允许患者进行自主呼吸，以达到锻炼呼吸肌的目的，是目前临床最常用的通气模式。

（3）压力支持通气（pressure support ventilation，PSV）　是一种由患者自主呼吸触发，并决定呼吸频率和吸/呼比例（I/E）的通气模式。当患者的吸气努力达到触发标准后，呼吸机提供一高速气流，使气道很快达到预设的辅助压力水平，以克服吸气阻力、扩张双肺。用于有一定自主呼吸能力、呼吸中枢驱动稳定的患者或用于准备撤机的患者。

（4）持续气道正压（continuous positive airway pressure，CPAP）　CPAP 指气道压在吸气相和呼气相都保持相同水平的正压。由于气道处于持续正压状态，可以防止肺与气道萎缩，改善肺顺应性，减少吸气阻力。

3. 通气参数设置

（1）吸入氧分数（fraction of inspired oxygen，FiO_2）　选择范围为 21%～100%，但当 FiO_2 大于 50% 时，应警惕氧中毒。因此调节 FiO_2 的原则是在保证氧合的前提下，尽量使用较低的 FiO_2。

（2）潮气量（V_T）　为避免呼吸机相关肺损伤的发生，目前倾向于选择较小的 V_T，一般 8～10ml/kg。

（3）呼吸频率（RR）　与 V_T 配合以保证足够的 MV，根据病情选择。阻塞性通气障碍的患者宜用缓慢的频率，一般 12～20 次/分，有利于呼气；而 ARDS 等限制性通气障碍的患者选用较快的 RR，配以较小的 V_T，有利于减少由克服弹性阻力所做的功和对心血管系统的不良影响。

（4）吸/呼时间比（I/E）　一般为 1/2，阻塞性通气障碍的患者可延长呼气时间，使 I/E 小于 1/2，有利于气体排出；而 ARDS 患者可增大 I/E，甚至采用反比通气（I/E＞1，即吸气时间长于呼气时间）。

（5）呼气末正压（PEEP）　设置 PEEP 的作用是使萎陷的肺泡复张、增加平均气道压、改善氧合，同时避免因胸腔内压上升而致回心血量减少，心排出量下降，因此需选择使肺顺应性和氧运输达到最大、FiO_2 达到最低、对循环无不良影响的最小 PEEP 值。一般在 5～10cmH_2O。

（6）报警参数设置　报警参数可以保证呼吸机使用的安全，常用的报警参数如下。①无呼吸报警：当过了预设时间（通常为 10～20 秒）而呼吸机未感知到呼吸时，无

呼吸报警即启动，可能的情况有呼吸机管路脱开、气道或管道阻塞、患者无呼吸努力等。②高呼吸频率报警：当患者自主呼吸过快时，需及时处理，防止过度通气。③低容量报警：当呼出气体量少于预设水平时报警。④压力限制报警：此参数既作为报警参数，又可确保预防两肺压力过高。患者的吸气峰压一般为 15～20cmH_2O，有时可达到 30cmH_2O，吸气峰压过高容易造成肺的气压伤，并对循环产生不良影响，因此需设置压力上限报警，通常设置在高于患者的吸气峰压 5～10cmH_2O。

4. 机械通气的撤离　简称撤机，是指由机械通气状态恢复到完全自主呼吸的过渡过程。当患者需要进行机械通气的病理基础已基本去除、心血管功能稳定、自主呼吸能维持机体适当的通气时可考虑进行撤机的筛查试验（①导致机械通气的病因好转或祛除。②氧合指标：$PaO_2/FiO_2 >$ 150～200、PEEP ≤ 5～8cmH_2O、$FiO_2 ≤ 0.4～0.5$、pH ≥ 7.25；COPD 患者 pH > 7.30、$PaO_2 > 50mmHg$、$FiO_2 <$ 0.35。③血流动力学稳定，没有心肌缺血动态变化，临床上没有显著的低血压。④有自主呼吸的能力）。对于机械通气时间较长的患者，撤机是一个比较艰难的过程，在撤机前须做好充分的准备，积极创造条件，并通过评估患者的呼吸泵功能和气体交换功能把握撤机时机。撤机的方法包括 T 形管间断脱机、CPAP 方式间断脱机、SIMV 方式撤机和 PSV 方式撤机。撤机过程中需严格执行撤机方案，严密观察患者的撤机反应，确保撤机过程的安全。

【护理】

（一）有创机械通气前护理

1. 用物准备　床边备齐呼吸机、呼吸机用供氧、供气设备、抢救车、吸引器、气管插管用品，确保用物完整、功能良好。按规程连接呼吸机导管，并接模拟肺，开机检查呼吸机功能完好后，按病情程度和医嘱设置通气参数。

2. 患者准备　①确保氧供：多数患者常在病情紧急情况下实施进行机械通气的，患者常处于严重低氧血症甚至生命垂危状态，因此在准备气管插管建立人工气道和机械通气之前，要保持气道通畅（体位或放置口咽通气道），如普通高浓度氧疗不能使患者的 PaO_2 或 SaO_2 达到维持生命的水平，需用面罩和简易呼吸器（manual resuscitation bag）接 100% 纯氧进行手动通气，以维持适当氧供和通气，确保患者生命安全。②心理准备：由于严重的病情变化和对机械通气的效果、安全性不了解等因素，清醒患者常有恐惧和忧虑心理，因此，医务工作人员要用简单易懂的语言告知患者气管插管和机械通气的重要性，并指导患者配合治疗及以非言语方式表达其需要。及时向家属进行必要的解释，缓解家属的焦虑情绪。③体位准备：移开床头距墙 60～80cm，取下床头板，使插管医生能够站在患者的头侧

进行气管插管操作。患者取平卧位，去枕后仰，必要时垫小垫枕于肩下，使口轴线、咽轴线和喉轴线尽量呈一直线。

（二）有创机械通气中护理

1. 气管插管时的护理

（1）监测 监测患者的生命体征，判断是否缺氧，注意是否发生心律异常和误吸。

（2）确保氧供和气道通畅 如反复插管未成功（时间超过30秒），需提醒插管医生暂停插管，并用简易呼吸器和面罩进行人工给氧和人工通气，防止严重的低氧血症导致心跳呼吸骤停。

（3）吸痰 插管过程中分泌物过多影响插管和通气时，应及时协助吸引，清除分泌物。

（4）判断气管插管位置 气管插管插入后，需立即检查、判断气管插管的位置。临床最常用的方法是听诊法，用简易呼吸器加压送气，先听诊胃部是否有气过水声（如有，说明误插入食管），但要避免反复送气听诊造成胃过度的充气。如无气过水声，再听诊双肺有无呼吸音、是否对称。监测呼出气二氧化碳波形的改变是判断气管插管位置是否正确的最准确方法。

（5）固定和连机 确保正确的气管插管位置后，放入牙垫，妥善的固定插管，清除气道内分泌物，连接呼吸机开始机械通气。测量插管末端到牙齿的距离，并记录。

（6）胸部X线检查 证实插管位置保障患者的通气和氧供后，需要拍摄床边胸部X线，以确定插管的位置是否在隆突上1～2cm。

2. 有创机械通气患者的监护 机械通气患者护理包括监测、观察、评价患者对呼吸机的反应、安全管理机械通气系统、预防并发症、促进患者的康复。

（1）监测呼吸系统 ①监测血氧饱和度，以判断机械通气的效果。②监测有无自主呼吸，自主呼吸与呼吸机是否同步，呼吸的频率、节律、幅度、类型及两侧呼吸运动的对称性；开始应每隔30～60分钟听诊肺部，发现一侧胸廓起伏减弱、呼吸音消失，可能为气管插管过深造成单侧肺（常为右侧）通气；也可能为并发气胸。③呼吸道分泌物：观察分泌物的色、质、量和黏稠度，为肺部感染的治疗和气道护理提供主要依据。④胸部X线检查：可以及时发现肺不张、VILI、VAP等机械通气引起的并发症，亦可了解气管插管的位置。⑤血气分析：监测机械通气治疗效果重要的指标之一就是血气分析，有助于判断血液的氧合状态、指导呼吸机参数的合理调节和判断机体的酸碱平衡情况，结合呼吸状态的监测可判断肺内气体交换的情况。⑥呼气末CO_2浓度：用于通气效果的评价。在呼气末呼出气CO_2浓度最高，接近肺泡气体水平。如呼气末CO_2浓度为4.5%～5%，表示通气恰当；<4.5%为通气过度；>

5%则表示通气不足。

（2）监测循环系统 正压通气使肺扩张可反射性引起副交感神经兴奋、心排出量下降，导致血压下降，心率加快，甚至心律失常。因此，机械通气的患者应注意心率、心律和血压的监测。

（3）监测体温 机械通气的患者因感染机会增加，并发感染后使体温升高。由于发热又可增加氧耗和CO_2的产生，故应根据体温升高的程度酌情调节通气参数，并适当降低湿化器的温度以增加呼吸道的散热作用。

（4）监测液体出入量 观察和记录24小时液体出入量，如尿量增多，水肿逐渐消退，说明经机械通气后低氧血症和高碳酸血症缓解，肾功能改善。若尿量减少或无尿，要考虑体液不足、低血压和肾功能不全等原因。

（5）观察意识状态 机械通气后患者意识障碍程度减轻，表明通气状况改善；若有烦躁不安、自主呼吸与呼吸机不同步，多为通气不足；如患者病情一度好转后突然出现兴奋、多语甚至抽搐应警惕呼吸性碱中毒。

（6）观察皮肤、黏膜 观察气管插管或气管切开周围皮肤、黏膜的颜色、疼痛情况、皮肤刺激征象和局部引流情况，及时发现并处理口腔溃疡、继发性真菌感染或伤口感染。注意皮肤的色泽、弹性及温度，了解缺氧和CO_2潴留改善情况，如皮肤潮红、多汗、浅表静脉充盈，提示仍有CO_2潴留；观察有无皮下气肿，常与气胸、气管切开有关。

（7）观察腹部情况 可因气囊漏气使气体反流入胃或长时间卧床不动、使用镇静剂或低钾血症等造成肠蠕动减慢，导致腹胀，应观察有无腹部胀气和肠鸣音减弱。腹胀严重需遵医嘱给予胃肠减压。同时要观察呕吐情况，若呕吐咖啡色胃内容物或出现黑便，要警惕应激性溃疡引起上消化道出血。

（8）监测呼吸机参数及功能 定时检查呼吸机各项通气参数是否与医嘱要求设定的参数值相一致、各项报警参数的设置是否恰当，报警器是否处于开启状态。报警时，及时分析报警的原因并进行及时有效的处理。咳嗽、痰液过多或黏稠阻塞气道、或输入气体管道扭曲、受压是气道压力突然升高的常见原因；气体管道衔接不紧、气囊漏气或充盈不足是引起气道压力过低报警的常见原因。

（9）气道管理 ①吸入气体的加温和湿化：气管插管或气管切开的患者失去了上呼吸道的温、湿化功能，因此机械通气时需使用加温加湿器，维持吸入气体的温度在32～36℃，相对湿度100%。常用蒸汽加温湿化的方法，即将水加热后产生蒸汽混入吸入气体中，达到加温和加湿作用，一般呼吸机均有此装置。注意湿化罐内只能加无菌蒸馏水，禁用生理盐水或加入药物，因为溶质不蒸发，将在罐内形成沉淀。湿化罐内水量要恰当，尤其要注意防止水蒸干。②吸痰：应及时通过机械吸引清除气道内分泌物，吸引频率根据分泌物量决定。每次吸痰前后应给予高浓度（$FiO_2 > 70\%$）氧气吸入 2 分钟，1 次吸痰时间不超过 15 秒。③呼吸治疗：雾化吸入：通过呼吸机本身雾化装置，雾化给予 β_2 受体激动剂和糖皮质激素等药物，以扩张支气管；气管内滴入：气管内滴入生理盐水或蒸馏水，以稀释和化解痰液。每次注入液体量不超过 3 ~ 5ml，每 30 ~ 60 分钟 1 次；定期翻身叩背：促进痰液引流，预防肺部并发症的发生。④气囊的使用：如气管插管不使用高容低压套囊，需定时放气，防止气囊压迫气管黏膜过久，影响血液循环，造成黏膜损伤，甚至坏死。一般每 6 ~ 8 小时放气 1 次，放气时，先抽吸气道内分泌物，再缓慢抽吸囊内气体，尽量减轻套囊压力，每次放气 5 ~ 10 分钟后再充气。气囊充气要恰当，维持在 20 ~ 25mmHg。充放气时注意防止插管脱出，充气完成后要确保固定良好，测量末端到牙齿的距离，并与原来的数据对比。⑤气管切开护理：气管切开处敷料每天更换，保持敷料清洁干燥，预防感染。⑥装置妥善固定：气管插管或气管切开套管固定要牢固，每天测量和记录气管插管外露的长度；及时倾倒呼吸机管道中的积水，防止误吸入气管内引起呛咳和肺部感染。

（10）生活护理　机械通气的患者失去生活自理能力，要随时评估并帮助患者满足各项生理需要，如采用鼻饲供给足够的热量，不限水的患者需补充足够的水分，做好口腔护理、皮肤护理和排泄护理。

（11）心理护理　机械通气患者常会产生无助感，可以加重焦虑，降低对机械通气的耐受性和人机协调性，易发生人机对抗。对意识清醒的患者，应主动关心患者，与其交流，帮助患者学会应用手势、写字等非言语沟通方式表达其需求，以缓解焦虑和无助感，增加人机协调。

知识链接

用心体验，共情共赢，做有温度的护理人

我国某一三甲医院 ICU 护士培训中，进行了一场"患者体验"，七名护士切切实实做了一回"患者"：约束、气管插管、无创呼吸机、留置胃管、动脉针……当他们置身于这个环境，真实感受到一名 ICU 患者的痛苦与无助。"躺在床上体会到的，跟站着看到的完全不一样！我们愿意用自己健康的身体去体验那些让人望而却步的操作，只是为了感同身受地去了解患者真实的感觉，更完美地护理患者。"

（三）有创机械通气后护理

1. 撤机护理　是指从准备停机开始，直到完全停机、拔除气管插管（气管切开除外）和拔管后一段时间的护理，做好本阶段的护理可帮助患者安全地撤离呼吸机。

（1）帮助患者树立信心　长期接受呼吸机治疗的患者，由于治疗前病情重，经治疗后病情缓解，患者感觉舒适，对呼吸机产生依赖心理，故非常担心停用呼吸机后病情会反复，精神十分紧张。为此，撤机前要向患者（必要时包括家属）解释撤机的重要性、必要性和安全性。

（2）按步骤撤机　①调整呼吸机参数：如逐渐减少进气量、进气压力及 FiO_2。②间断使用呼吸机或调节呼吸机模式：如可选用 SIMV、PSV 等，锻炼呼吸肌，帮助患者恢复呼吸功能，要特别注意循序渐进，不可操之过急。③撤机：当患者具备完全撤离呼吸机的能力后，需按以下 4 个步骤进行：撤离呼吸机→气囊放气→拔管（气管切开除外）→吸氧。

（3）呼吸机的消毒与保养　呼吸机使用后要按要求进行拆卸，彻底清洁和消毒，然后再按原结构重新安装调试备用。

2. 并发症的观察、预防

（1）呼吸机相关性肺损伤（ventilator – induced lung injury，VILI）　包括气压 – 容积伤、剪切伤和生物伤。VILI 的典型临床表现包括纵隔气肿、皮下气肿、气胸、张力性肺大疱等，早期表现常难以发现，临床上强调观察和预防 VILI 的发生。

（2）呼吸机相关肺炎（ventilator associated pneumonia，VAP）　是机械通气患者常见的并发症，占机械通气患者的 10% ~ 48%，是最常见的医院内感染，可成为机械通气失败的主要原因，并且是 ICU 患者的重要死因。VAP 的危险因素包括严重头颈部外伤、气管切开、多次中心静脉插管、肠内营养等。

（3）氧中毒　长时间吸入高浓度氧气使体内氧自由基产生过多，导致组织细胞损伤和功能障碍，称为氧中毒。主要表现为呼吸系统毒性作用，通常在吸入 $FiO_2 > 50\%$ 的氧气 6 ~ 30 小时后患者出现咳嗽、胸闷、PaO_2 下降等表现，48 ~ 60 小时后可致肺活量和肺顺应性下降，X 线胸片可出现斑片状模糊浸润影，因此，应尽早将 FiO_2 降至 50% 以下。

（4）呼吸性碱中毒　当辅助通气水平过高，或采用辅助控制通气模式的患者自主呼吸频率过快时可导致过度通气，出现呼吸性碱中毒，对于 II 型呼吸衰竭的患者应特别注意。

（5）血流动力学紊乱　持续正压通气可升高胸腔内压力，减少回心血量，从而导致心输出量减少，血压下降。

（6）气管 – 食管瘘　由于气囊压迫所致。

（7）呼吸机故障所致的并发症　①气管插管脱出和管

道脱开：为最常见且比较严重的故障。患者可因自主呼吸过弱或因带呼吸机管道呼吸，无效腔过大，形成严重的重复呼吸而窒息。气管导管脱出最常见的原因是患者自己将气管插管拔除，少数患者可由导管固定不牢、躁动和头颈部活动幅度过大或医护人员操作不当引起。管道脱开最常见的位置为 Y 形管与气管插管或气管切开套管之间的连接处。②气管插管滑入右主支气管：可因各项操作、搬动患者、患者自身的活动或固定不当等导致气管插管过深，滑入右侧主支气管，造成单纯右肺通气，导致右肺高容通气造成气压 - 容积伤，而左肺无通气造成肺不张。③人工气道堵塞：常因黏痰、痰痂、呕吐物堵塞所致，也可因导管套囊滑脱堵塞而引起，导致通气不足甚至窒息。④呼吸机管道堵塞：呼吸机管道可因积水、扭曲、连接不当或单向活瓣方向装反等原因造成堵塞，如不及时处理即可造成窒息。⑤其他：包括断电、呼吸切换障碍、机械故障等。

无创机械通气

无创机械通气是指无需建立人工气道（如气管插管等）的机械通气方法，包括气道内正压通气和胸外负压通气等，本部分主要介绍气道内正压通气，又称无创正压通气（non - invasive positive pressure ventilation，NPPV），包括双水平正压通气（BiPAP）和持续气道内正压（CPAP）。

【适应证】

目前尚无统一标准，主要适用如下病证。

1. 呼吸衰竭 适用于轻中度呼吸衰竭的早期干预。应用指征包括：①呼吸急促（COPD 患者的呼吸频率 >24 次/分，心力衰竭患者的呼吸频率 >30 次/分）、动用辅助呼吸肌或出现胸腹矛盾运动；②血气异常：$pH < 7.35$，$PaCO_2 > 45mmHg$，或氧合指数 $<200mmHg$。

2. 急性加重期 COPD 主要适用于伴中度呼吸性酸中毒（pH 为 7.25 ~ 7.35）的急性加重期 COPD 患者。

3. 稳定期 COPD 主要适用指征包括①伴有乏力、呼吸困难、嗜睡等症状；②气体交换异常，表现为 $PaCO_2 \geqslant 55mmHg$ 或在低流量给氧情况下 $PaCO_2$ 为 50 ~ 55mmHg，伴有夜间 $SaO_2 < 88\%$ 的累计时间占监测时间的 10% 以上；③对支气管舒张剂、糖皮质激素、氧疗等内科治疗无效。

4. 其他 包括心源性肺水肿、支气管哮喘急性严重发作、重症肺炎、ALI/ARDS 早期干预、胸壁畸形或神经肌肉疾病和胸部创伤、辅助撤机和辅助纤维支气管镜检查。

【禁忌证】

NPPV 的禁忌证包括绝对禁忌证和相对禁忌证。

1. 绝对禁忌证 ①心跳或呼吸停止；②自主呼吸微弱、处于昏迷状态；③误吸高危者以及不能清除口咽及上呼吸道分泌物、呼吸道保护能力差；④颈部和面部创伤、烧伤及畸形；⑤上呼吸道梗阻；⑥严重低氧血症（$PaO_2 < 45mmHg$）和严重酸中毒（$pH \leqslant 7.20$）。

2. 相对禁忌证 ①合并其他器官功能衰竭（血流动力学指标不稳定、不稳定的心律失常，消化道穿孔/大出血、严重脑部疾病等）；②未引流的气胸；③近期面部、颈部、口腔、咽腔、食管及胃部手术；④严重感染；⑤气道分泌物多或排痰障碍；⑥患者明显不合作或极度紧张。

【NPPV 的方法】

1. 人机连接方法 包括鼻罩、口鼻面罩、全面罩、鼻囊管和接口器等，目前以鼻罩和口鼻面罩最常用。理想的罩应达到密封性好、舒适、重复呼吸无效腔低和安全等基本要求。鼻罩的优点是无效腔较小，患者的耐受性良好，可以减少幽闭恐惧症，出现呕吐误吸概率小，可以随时排痰或进食，尤其适合于牙列完整的患者。缺点是患者张口呼吸时影响辅助通气效果和容易经口漏气。口鼻面罩的优点是允许患者经口或经鼻呼吸，避免了经口的漏气，可给予较高的吸气压力，且对患者的要求稍低。缺点是阻碍言语交流，限制经口进食，妨碍吐痰，增加无效腔通气量（导致 CO_2 重复呼吸），幽闭恐惧症较多见。

2. 通气模式 NPPV 的常用的模式有 CPAP 和 BiPAP 两种，两种通气模式均可用于治疗 I 型呼吸衰竭，而 II 型呼吸衰竭最常用的模式是 BiPAP。

3. 通气参数设置 无创呼吸机通气参数的设定通常以"患者可以耐受的最高吸气压"为原则。由于患者从完全的自主呼吸过渡到正压通气，需要一个适应的过程，因此 CPAP 的压力或 NPPV 的吸气压力应首先从低压开始，在 20 ~ 30 分钟内逐渐增加压力，并根据患者的感受调节到能够耐受的最高压力，这一过程称为参数的初始化和适应过程。如慢阻肺患者 S/T 模式下：①IPAP 一般初始设置 8 ~ 10cmH$_2$O，经过 2 ~ 20 分钟逐步增加到合适的治疗水平。最佳压力状态为患者辅助肌参与呼吸的情况明显改善，心率、血压较前下降，血氧饱和度升高，潮气量在预设范围内，血气分析结果改善。②EPAP 一般设置 4 ~ 8cmH$_2$O，可根据呼吸机波形、呼吸频率等观察患者触发呼吸情况以设置最佳 EPAP，EPAP 可以对抗内源性 PEEP，减少呼吸做功，同时也能改善氧合，但是过高也会增加气胸的风险，建议 IPAP 与 EPAP 压力差为 10cmH$_2$O 以上保证有效通气量。③后备频率一般设置为 10 ~ 20 次/分。④FiO$_2$ 或氧流量设置原则以最低的氧浓度/流量达到预期的血氧饱和度（慢阻肺患者血氧饱和度目标值为 88% ~ 93%），达到目标可逐步下调氧浓度/流量。⑤压力上升时间代表初始压力上升到预定吸气压所用的时间。一般呼吸频率越快，压力上升时间越短，可根据压力时间波形或患者主观感受进行调整。

4. 通气过程中的观察 ①患者神志及生命体征变化：在应用 NPPV 过程中应注意观察患者意识状态有无改善，呼吸困难、口唇发绀等症状是否减轻。②通气参数监测：潮气量维持 400～500ml、通气频率 20～30 次/分，密切关注人机同步性及有无漏气等。③动脉血气分析：是反映 NPPV 疗效最可靠的指标，密切关注治疗前后动脉血 pH、PaO_2、$PaCO_2$ 是否改善，无创通气治疗 1～2 小时后患者临床症状未得到改善或无创通气治疗 4～6 小时后仍未达到治疗目标，应考虑实施有创机械通气。

5. NPPV 的撤离 NPPV 的撤离指标主要依据患者临床症状及病情是否稳定。撤除方法：在逐渐降低压力支持水平同时，逐渐减少通气时间（先减少白天通气时间，再减少夜间通气时间）。

【护理】

1. NPPV 操作前护理

（1）患者准备 NPPV 需要患者的合作才能达到治疗效果，因此治疗前应做好患者教育，以消除恐惧，取得配合，提高依从性，同时也可以提高患者的应急能力，以便在紧急情况下（如咳嗽、咳痰或呕吐时）患者能够迅速拆除连接，提高安全性。患者教育的内容包括：①治疗的作用和目的；②连接和拆除的方法；③治疗过程中可能出现的各种感觉和症状，帮助患者正确区分正常和异常情况。

（2）护士连接的准备 由于患者脸形的不同和对连接方法适应性的不同，选择合适的连接方法至关重要，可以提高患者的耐受性。通常轻症患者可先试用鼻罩、鼻囊管或接口器；比较严重的呼吸衰竭患者多需用口鼻面罩；老年或无牙齿的患者口腔支撑能力较差，主张用口鼻面罩。佩戴连接器的具体方法是：①协助患者摆好体位，选择好给氧的通路；②选择适合患者脸形的罩并正确置于患者面部，鼓励患者扶持罩，用头带将罩固定；③调整好罩的位置和固定带的松紧度，使之佩戴舒适且漏气量最小。对于自理能力较强的患者，应鼓励患者自己掌握佩戴和拆除的方法。

2. NPPV 治疗中护理 指导患者 NPPV 治疗过程中使用鼻罩时要闭口呼吸，注意咳痰和减少漏气等；有规律地放松呼吸，以便与呼吸机协调；鼓励患者主动排痰并指导吐痰的方法；密切监测，如出现不适应及时告诉医护人员。

（1）病情监测 监测患者的意识、生命体征、呼吸困难和呼吸窘迫的缓解情况、呼吸频率、脉搏血氧饱和度、血气分析、心电图、面罩舒适程度和对呼吸机设置的依从性。如患者气促改善、呼吸频率减慢、辅助呼吸肌运动减少、反常呼吸消失、血氧饱和度增加、心率改善；血气分析 $PaCO_2$、pH 和 PaO_2 改善，表示治疗有效。

（2）通气参数的监测 包括潮气量、吸气压力、呼气压力、通气频率等参数的设置是否合适，是否有漏气以及人机同步性等。

3. NPPV 治疗后护理 撤机护理同本节有创机械通气中的撤机护理，同时注意并发症的预防及护理。

（1）口咽不适 多见口咽干燥，在使用鼻罩又有经口漏气时，寒冷季节尤为明显。注意选择合适的连接器以避免漏气，在用 NPPV 治疗过程中病情许可时要协助患者多饮水，严重者可使用加温湿化器。

（2）皮肤损伤 长期的 NPPV 通气，易引起面罩压迫和鼻梁皮肤损伤。所以在开始进行 NPPV 通气时即在鼻梁上贴保护膜或使用额垫以减少鼻梁皮肤损伤的风险；注意罩的形状和大小要合适、位置良好、固定松紧度适中，以头带下可插入 1～2 根手指为宜。在 NPPV 治疗过程中可间歇松开罩让患者休息，条件允许可轮换使用不同类型的罩，避免同一部位长时间受压，可减轻压迫感和避免皮肤受损。

（3）胃胀气 主要是由于反复吞气或上气道内压力超过食管贲门括约肌的张力，使气体直接进入胃内所致。昏迷和状态差的患者由于贲门括约肌张力降低，更容易并发胃胀气。因此，在保证疗效的前提下应尽量避免吸气压力过高（保持吸气压力 <25cmH_2O）。如患者出现明显的胃胀气时，可留置胃管进行持续开放式或负压吸引进行胃肠减压。

（4）误吸 误吸可以造成吸入性肺炎和窒息，尽管发生率较低，但后果严重因此对于反流和误吸的高危患者应避免使用 NPPV。另外 NPPV 治疗应避免在饱餐后使用，治疗过程中协助患者半卧位并按医嘱使用促进胃动力的药物。

（5）排痰障碍 多见于咳嗽排痰能力较差的患者，应鼓励患者定时主动咳嗽、排痰，必要时可经鼻导管吸痰或用纤维支气管镜吸痰后再进行 NPPV 治疗。

（6）漏气 漏气可以导致触发困难、人机不同步和气流过大，并使患者不适和影响治疗效果，是 NPPV 的常见问题，发生率可达 20%～25%。在治疗过程中要经常检查是否存在漏气并及时调整罩的位置和固定带的张力，用鼻罩时使用下颌托协助口腔的封闭，可以避免明显漏气。

（7）其他 ①不耐受：是指患者自觉 NPPV 治疗造成了不适，并无法耐受治疗的现象。预防措施包括：准备多个连接器让患者试戴以选择合适的连接方式；规范操作程序，使患者有一个逐渐适应的过程；采用同步触发性能较好的呼吸机（如流量触发、容量触发、流量自动追踪等）、应用同步性能较好的模式（如 PSV、PRVC 等）、合理使用 PEEP。②幽闭症：部分患者对戴罩，尤其是口鼻面罩有恐惧心理，有效的患者教育和合适的解释通常能减轻或消除恐惧，也可请患者观察其他患者成功应用 NPPV 治疗的案例。③睡眠性上气道阻塞：由于睡眠时上气道肌肉松弛所致，应注意观察患者入睡后的呼吸情况，如出现上气道阻塞，可采用侧卧位或在睡眠时增加 PEEP 的方法防止发生睡眠性上气道阻塞。

二、纤维支气管镜检查术

纤维支气管镜检查是利用光学纤维内镜对气管支气管管腔进行的检查。纤维支气管镜可经口腔、鼻腔、气管导管或气管切开套管插入段、亚段支气管，甚至更细的支气管，可在直视下行活检或刷检、钳取异物、吸引或清除阻塞物，并可作支气管肺泡灌洗，行细胞学或液体成分的分析。另外，利用支气管镜可注入药物，或切除气管内腔的良性肿瘤等。纤维支气管镜检查成为支气管、肺和胸腔疾病诊断及治疗不可缺少的手段。

【适应证】

1. 原因不明的咯血，需明确病因及出血部位，或需局部止血治疗者。

2. 胸部 X 线占位改变或阴影而致肺不张、阻塞性肺炎、支气管狭窄或阻塞，刺激性咳嗽，经抗生素治疗不缓解，疑为异物或肿瘤的患者。

3. 性质不明的弥漫性病变、孤立性结节或肿块，需钳取或针吸肺组织作病理切片或细胞学检查者。

4. 原因不明的喉返神经麻痹、膈神经麻痹、肺不张、胸腔积液、干咳、局限性喘鸣者。

5. 吸收缓慢或反复发作的肺炎。

6. 需用双套管吸取或刷取肺深部细支气管的分泌物作病原学培养，以避免口腔污染。

7. 用于治疗如取支气管异物、对肺化脓症吸痰及局部用药、手术后痰液潴留吸痰、肺癌局部瘤体的放疗和化疗等。另外，气道狭窄患者，可在纤维支气管镜下行球囊扩张或放置镍钛记忆合金支架等介入治疗。

【禁忌证】

1. 对麻醉药过敏者以及不能配合检查者。

2. 全身状态极度衰竭不能耐受检查者。

3. 严重心肺功能不全、严重心律失常及频发心绞痛者。

4. 出凝血功能严重障碍者。

5. 有主动脉瘤破裂危险者。

6. 哮喘发作、大咯血、近期上呼吸道感染或高热者需症状控制后再考虑作纤维支气管镜检查。

【方法】

常用 2% 利多卡因溶液在镜管插入气管后滴入或经环甲膜穿刺注入。纤维支气管镜可经鼻或口插入，目前大多数经鼻插入。患者常取仰卧位，不能平卧者，取坐位或半坐位。术者手持纤维支气管镜的操作部、拨动角度调节环和钮，持镜经鼻或口腔插入，找到会厌与声门，观察声门活动情况，当声门张开时，将镜快速送入气管，在直视下边向前推进边观察气管内腔，达到隆突后观察隆突形态。可以直视下自上而下依次检查各叶、段支气管，分别观察支气管黏膜是否光滑、色泽是否正常及有无充血水肿、渗出、出血、糜烂、溃疡、增生、结节与新生物以及间嵴是否增宽、管壁是否受压、管腔有无狭窄等。直视下的可见病变，先活检，再用毛刷刷取涂片，或用 10ml 灭菌生理盐水注入病变部位进行支气管灌洗作细胞学或病原学检查。支气管镜的末端可做一定角度的旋转，术者可依据情况控制角度调节钮。护士密切观察患者的生命体征和反应，按医生指示经纤维支气管镜滴入麻醉剂作黏膜表面麻醉，并根据需要配合医生做好吸引、灌洗、活检、治疗等相关操作。

【护理】

（一）检查前护理

1. 患者准备 ①告知患者及家属纤维支气管镜检查的目的、方法与注意事项，纤维支气管镜检查是有创性操作，应征得患者和家属的签字同意。②患者禁食、禁水 4 小时，若有活动性义齿应事先取出，以防误吸；指导患者排空大小便，放松情绪，配合检查。③术前用药评估患者对消毒剂、局麻药或术前用药是否过敏，防止发生变态反应。术前半小时遵医嘱肌内注射阿托品 0.5mg 和地西泮 10mg，以减少呼吸道分泌和镇静。用普鲁卡因局麻时先做好过敏试验。④前 3 天开始做鼻冲洗，每日 2 次，每次 20 分钟。纤支镜检查作为一种介入性操作，在经过鼻腔时会将鼻腔大量的病原体带入下呼吸道，鼻冲洗可以减少鼻腔内病菌含量，降低感染率，降低发热概率，还可以清理鼻道分泌物及结痂，以保证呼吸道通畅。

2. 物品准备 备好吸引器和复苏设备，以防术中出现喉痉挛和呼吸窒迫，或因麻醉药物的作用抑制患者的咳嗽和呕吐反射，使分泌物不易咳出。

（二）检查中护理

1. 指导和协助患者保持纤维支气管镜检查的正确体位。

2. 密切观察患者有无发热、胸痛、呼吸困难、窒息；观察分泌物的颜色和特征。观察患者呼吸、脉搏及面色变化，询问有无不适感。

3. 协助医生留取所需标本。

（三）检查后护理

1. 病情观察 向患者说明术后数小时内，特别是活检后会有少量咯血及痰中带血，不必担心，咯血严重者应通知医生，并注意窒息的发生。由于在操作过程中对呼吸道的强烈刺激，可能会导致心律失常和缺氧，应在患者返回病房后给予心电监护，并注意观察患者心率、呼吸及血氧饱和度，如出现口唇发绀、呼吸急促、憋喘明显等缺氧表现，立即给予氧气吸入治疗。

2. 避免误吸　术后 2 小时内禁食禁水。麻醉消失、咳嗽和呕吐反射恢复后可进温凉流质或半流质饮食。进食前试验小口喝水，无呛咳再进食。

3. 减少咽喉部刺激　术后数小时内避免吸烟、谈话和咳嗽，使声带得以休息，以免声音嘶哑和咽喉部疼痛。

4. 术后有声嘶及咽部疼痛者，可予蒸汽吸入治疗。

5. 并发症的观察　纤维支气管镜检查已经广泛应用于临床。根据文献报道其一般并发症的发生率为 0.3%，较严重并发症的发生率为 0.1%，病死率为 0.04%，而且并发症的发生率与病例选择、操作者的技术水平有关。主要并发症有出血、气胸、发热、喉痉挛、麻醉药反应等，偶见心搏骤停。

（1）喉痉挛　本症多为麻醉药所致的严重并发症，亦可在给支气管哮喘或慢性阻塞性肺疾病患者插镜时发生。除了喉痉挛以外，还可出现抽搐、呼吸抑制甚至心脏骤停。为防止该并发症的发生，于术前一定要详细询问药物过敏史以及基础疾病史。对有基础疾病者最好给予氧气吸入。

（2）低氧血症　一般认为插镜时 80% 左右的患者有 PaO_2 下降，其下降幅度在 10mmHg 左右，操作时间越长，下降幅度越大。低氧血症可诱发心律失常、心肌梗死甚至心搏骤停。

（3）术中、术后出血　凡施行了组织活检者均有不同程度出血，亦有因细胞刷检后局部黏膜刷破出血或因插管中剧烈咳嗽而诱发出血。少量出血，可自行或经局部注入止血药后停止，大出血时除经纤维支气管镜及时负压吸引外，还需局部注入稀释的肾上腺素或稀释的凝血酶，不易经纤维支气管镜吸出时应及时换气管插管或金属硬质直管支气管镜吸引，并及时采取全身的止血药物治疗。

（4）气胸　本并发症主要是由肺活检引起。发生率为 1%~6%，也有少数发生在气管腔内直视下活检。据临床报道极少发生死亡，仅约 50% 的人需进行胸腔闭式引流处理。

（5）术后发热　本症发生率在 6% 左右。继发肺部细菌感染、菌血症，甚至术后出现致死性败血症也偶有发生。

三、胸腔穿刺术

胸腔穿刺术是自胸腔内抽取积液或积气的操作。

【适应证】

1. 胸腔积液性质不明者，抽取积液检查，协助病因

诊断。

2. 胸腔内大量积液或气胸者，排除积液或积气，以缓解压迫症状，避免胸膜粘连。

3. 脓胸抽脓灌洗治疗，或恶性胸腔积液需胸腔内注入药物者。

【方法】

1. 穿刺部位　一般胸腔积液的穿刺点在肩胛线或腋后线第 7~8 肋间隙或腋前线第 5 肋间隙。气胸患者取患侧锁骨中线第 2 肋间隙或腋前线第 4~5 肋间隙进针。

2. 穿刺方法　常规消毒皮肤，局部麻醉。术者左手示指和拇指固定穿刺部位的皮肤，右手将穿刺针在局部麻醉处沿下位肋骨上缘缓慢刺入胸壁直达胸膜。连接注射器，抽取胸肺积液或气体。穿刺过程中应避免损伤脏层胸膜，并注意保持密闭，防止发生气胸。术毕拔出穿刺针，再次消毒穿刺点后，覆盖无菌敷料，稍用力压迫穿刺部位。

【护理】

1. 操作前护理

（1）心理护理　向患者及家属解释穿刺目的、操作步骤以及术中注意事项，协助患者做好精神准备，配合穿刺。胸腔穿刺术是一种有创性操作，术前应确认患者签署知情同意书。

（2）体位训练　操作前指导患者练习穿刺体位，并告知患者操作过程中要保持穿刺体位，不随意活动，勿咳嗽或深呼吸，防止损伤胸膜或肺组织。必要时遵医嘱予镇咳药。

2. 操作中护理

（1）取体位　抽液时，协助患者反坐靠背椅上，双手平放椅背；或取坐位，使用床旁桌支托；亦可仰卧于床上，举起上臂；完全暴露胸部或背部。不能坐直的患者，还可采用侧卧位，抬高床头 30°。抽气时，协助患者取半卧位。

（2）保持穿刺体位，不要随意活动。

（3）抽液抽气量　首次排液量不宜超过 700ml，抽气量不宜超过 1000ml，以后每次抽吸量不应超过 1000ml。每次抽液、抽气时，不宜过快、过多，防止抽吸过多过快使胸腔内压骤然下降，发生复胀水肿或循环障碍、纵隔移位等意外。如胸腔穿刺是为了明确诊断，抽液 50~100ml 即可，置入无菌试管送检。如治疗的需要，抽液抽气后可遵医嘱注射药物。

（4）病情观察　穿刺过程中应密切观察患者的脉搏、面色等变化，以判定患者对穿刺的耐受性。询问患者有无异常的感觉，患者有任何不适，要减慢或立即停止抽吸。抽吸时，若患者突觉头晕、心悸、四肢发凉、冷汗、面色苍白、脉细，提示患者可能出现"胸膜反应"，应立即停止抽吸，使患者平卧，密切观察血压，防止休克。必要时

按医嘱皮下注射 0.1% 肾上腺素 0.5ml。

3. 操作后护理

（1）记录 记录穿刺的时间、抽液抽气量、胸水的颜色以及患者在术中的状态。

（2）监测 监测患者穿刺后的反应，观察患者的脉搏和呼吸状况，注意血胸、气胸、肺水肿等并发症的发生。观察穿刺部位，如出现红、肿、热、痛，体温升高或液体溢出等及时通知医生。

（3）静卧 嘱患者 24 小时后方可洗澡，以免穿刺部位感染。

（4）呼吸锻炼 鼓励患者深呼吸，促进肺膨胀。

⊕ 知识链接

胸腔穿刺术后呼吸功能锻炼的方法

吹气球：术后第一天开始，每次 3 ~ 5 分钟，每天 3 次。深吸一口气，用力呼气，以最大肺活量把气球吹大为宜。

应用呼吸功能训练器：术后第一天开始，每次 3 ~ 5 分钟，每天 3 次。用力呼气，以最大肺活量把小球吹到最顶部；或用力吸气，以最大肺活量把小球吸到最顶部，然后让小球停留 3 秒钟为宜。

有效咳嗽：尽可能坐直，先进行几次深而慢的腹式呼吸；吸气后，屏气 3 ~ 5 秒后短促用力地咳嗽一两次，排出痰液。

（申雪花）

目标检测

答案解析

1. 患者，女，55 岁。慢性支气管炎病史 5 年，近两天急性加重，其最可能的原因是
   A. 吸烟
   B. 感染
   C. 大气污染
   D. 气温下降

2. 患者，女，30 岁。急性支气管炎，剧烈咳嗽，咳脓性痰、量多，深呼吸、咳嗽时胸痛。查体：T 37.8℃，P 98 次/分。目前该患者最主要的护理问题是
   A. 清理呼吸道无效
   B. 疼痛
   C. 气体交换受损
   D. 体温过高

3. 慢性阻塞性肺疾病的标志性症状是
   A. 气短
   B. 咯血
   C. 咳嗽
   D. 咳痰

4. 患者，男，68 岁。慢性阻塞性肺疾病病史 10 年。为改善透气状况，患者坚持做腹式呼吸锻炼，正确的方法是
   A. 每次进行 30 ~ 60 分钟
   B. 每分钟 18 ~ 20 次
   C. 吸气时间短，呼气时间长
   D. 吸气时收腹，呼气时挺腹

5. 支气管扩张症患者痰液的典型表现为
   A. 只有少量黏痰
   B. 草绿色
   C. 红棕色胶冻状
   D. 痰液静置后有分层现象

6. 支气管扩张症大咯血患者最危险、最常见的并发症是
   A. 严重贫血
   B. 休克
   C. 窒息
   D. 并发感染

7. 患者，35 岁，支气管扩张症病史 5 年。近日病情加重，咳大量黄色脓痰。胸部 X 线片显示病变位于左肺下叶，体位引流时护士应指导患者采取
   A. 半坐卧位
   B. 左侧卧位，头高脚低
   C. 左侧卧位，头低脚高
   D. 右侧卧位，头低脚高

8. 护士发现一支气管扩张症患者咯血约 200ml 后突然中断，呼吸极度困难，喉部有痰鸣音表情恐怖，两手乱抓首先要做的是
   A. 立即通知医生
   B. 立即行气管插管
   C. 清除呼吸道积血
   D. 给予氧气吸入

9. 患者，男，60 岁。10 年前患慢性支气管炎，1 年前发现支气管扩张。3 天前着凉后病情加重，频繁咳嗽、咳痰，痰液黏稠，不易咳出。此患者目前最主要的护理诊断是
   A. 活动无耐力
   B. 气体交换障碍
   C. 低效性呼吸形态
   D. 清理呼吸道无效

10. 治疗哮喘急性发作的首选药物是
    A. 吸入糖皮质激素
    B. 长效 β_2 受体激动剂
    C. 短效 β_2 受体激动
    D. 短效抗胆碱能药物

11. 哮喘患者可进行 PEF 监测以发现病情变化，提示

气流受限可逆性改变的特点是平均每日昼夜 PEF 变异率

　A. ≥10%　　　　　B. ≥15%

　C. ≥20%　　　　　D. ≥25%

12. 患者，男，52 岁。急诊入院，大汗淋漓，端坐呼吸，只能单字讲话，听诊哮鸣音明显且弥漫，初步诊断为支气管哮喘。该患者的哮喘急性发作期分级为

　A. 轻度　　　　　B. 中度

　C. 重度　　　　　D. 危重

13. 社区获得性肺炎最常见的病原菌是

　A. 嗜肺军团菌

　B. 金黄色葡萄球菌

　C. 肺炎克雷伯菌

　D. 肺炎链球菌

14. 患者，男，37 岁。淋雨后突发寒战、高热、咳嗽，咳铁锈色痰。T 39.5℃，P 120 次/分，R 28 次/分。该患者首要的护理问题是

　A. 营养缺乏　　　　B. 体温过高

　C. 疼痛　　　　　D. 焦虑

15. 肺结核最重要的传播途径是

　A. 消化道传播　　　B. 血行传播

　C. 飞沫传播　　　　D. 母婴传播

16. 肺癌早期最常见的表现是

　A. 咳嗽　　　　　B. 血痰或咯血

　C. 气短或喘鸣　　　D. 发热

17. 早期肺癌首选的治疗方法是

　A. 药物治疗　　　　B. 放射疗法

　C. 放疗加化疗　　　D. 手术治疗

18. 患者，男，61 岁，诊断为肺癌。患者自觉左侧胸部持续性轻度疼痛。根据该患者目前情况，适合的镇痛药是

　A. 吗啡

　B. 非阿片类镇痛药

　C. 弱阿片类镇痛药

　D. 强阿片类镇痛药

19. 患者，男，63 岁。慢性肺源性心脏病病史 5 年，慢性肺源性心脏病最常见的病因是

　A. COPD　　　　　B. 支气管哮喘

　C. 支气管扩张　　　D. 肺动脉栓塞

20. 患者慢性肺源性心脏病处于肺、心功能失代偿期，其最突出的表现应该是

　A. 呼吸困难加重　　　B. 疲倦乏力

　C. 贫血　　　　　D. 多食多饮

21. 患者，女，66 岁。慢性肺心病急性发作，出现头痛、昼眠夜醒、神志恍惚时应考虑

　A. 窒息先兆　　　　B. 呼吸性酸中毒

　C. 休克早期　　　　D. 肺性脑病

22. 患者，男，68 岁。因慢性肺源性心脏病并发肺炎、右心衰竭住院治疗。护士核对医嘱时，应提出质疑的是

　A. 一级护理

　B. 持续吸氧 6L/min

　C. 头孢美唑钠 2.0g + 5% 葡萄糖 100ml，静滴，q12h

　D. 沐舒坦 30mg + 0.9% 氯化钠 100ml，静滴，tid

23. 人工抽气治疗气胸时的胸穿部位是

　A. 肩胛下线 7~8 肋间

　B. 锁骨中线第 5 肋间

　C. 锁骨中线第 1 肋间

　D. 患侧锁骨中线第 2 肋间

24. 肺血栓栓塞症栓子来源最多见于

　A. 上腔静脉　　　　B. 左心房

　C. 股动脉　　　　　D. 下肢深静脉

25. 目前 PTE 诊断的"金标准"是

　A. 肺动脉造影　　　B. 磁共振

　C. CT 肺动脉造影　　D. 超声心动图

26. 睡眠呼吸暂停低通气综合征，临床上根据病因有上气道阻塞和中枢系统的影响，将其分为

　A. 阻塞性、中枢性和混合型

　B. 阻塞性、中枢性和周围性

　C. 阻塞性、狭窄性和混合型

　D. 周围性、中枢性和混合型

27. 患 II 型呼吸衰竭的患者，下列特征不出现的是

　A. 头痛　　　　　B. 上消化道出血

　C. 蛋白尿　　　　D. $PaCO_2$ 降低

28. 患者，男，48 岁。血气分析示 PaO_2 为 46mmHg，$PaCO_2$ 为 76mmHg，应给予

　A. 持续低流量低浓度给氧

　B. 持续高流量、高浓度给氧

　C. 间歇低流量、低浓度给氧

　D. 间歇高流量、高浓度给氧

29. 患者，男，38 岁。因感染性休克急诊入院，护士在观察病情时，提示可能发生急性呼吸窘迫综合征的是

　A. 呼吸音减弱

　B. 动脉氧分压下降

　C. 肺部湿啰音

D. 呼吸困难迅速加重

30. 无创机械通气优点在于

    A. 减少呼吸机相关性肺炎

B. 特别适用于昏迷患者

C. 气道密封好

D. 有利于气道分泌物清除

书网融合……

本章小结 1	本章小结 2	本章小结 3	本章小结 4	本章小结 5
本章小结 6	本章小结 7	本章小结 8	本章小结 9	本章小结 10
本章小结 11	本章小结 12	本章小结 13	本章小结 14	题库

第三章　循环系统疾病患者的护理

第一节　概　述

PPT

📖 学习目标

知识要求：

1. 掌握　循环系统疾病常见症状的常用护理诊断与护理措施。

2. 熟悉　循环系统疾病常见症状的护理评估要点。

3. 了解　循环系统的解剖结构和生理功能。

技能要求：

1. 能够为心源性呼吸困难、心源性水肿、胸痛、心源性晕厥、心悸患者提供合理的护理。

2. 具备正确判断与识别心源性呼吸困难、心源性水肿、胸痛、心源性晕厥、心悸患者用药后的疗效及不良反应的能力。

素质要求：

1. 保持热情、和蔼、关爱的态度对待心源性呼吸困难、胸痛、心悸等症状的患者。

2. 具有强烈的责任意识，教育患者正确认识循环系统疾病带来的危害，有效预防疾病发生。

循环系统由心脏、血管和调节血液循环的神经体液组成，其功能是为全身组织器官运输血液、氧气、营养物质、酶和激素，并将组织代谢废物运走，以保证人体正常新陈代谢的进行。循环系统疾病包括心脏和血管疾病，合称心血管疾病，以心脏病最为多见。

随着社会经济的发展，人类环境和生活方式的变化，尤其是人口老龄化及城镇化进程的加速，以心血管疾病为代表的慢性病已成为全世界范围内最大的流行病。心血管疾病是全球最大的死因，而中国心血管疾病死亡率最高。《中国心血管健康与疾病报告2020》指出，心血管病患病率持续上升，现患人数3.3亿，占城乡居民总死亡原因的首位，其中：农村为46.66%，城市为43.81%，给社会和人民带来的经济负担日渐加重。

一、循环系统的结构功能与疾病关系

（一）心脏

心脏是一个中空的器官，位于胸腔中两肺之间的纵隔内，呈圆锥体，前后略扁。心脏从外至内由心包、冠状动脉和静脉、心肌层、心内膜和瓣膜组成。心内膜下有心脏的传导系统。

1. 心脏的结构　心脏分为左心房、左心室、右心房和右心室四个腔，分别连接肺静脉、主动脉、上下腔静脉和肺动脉。两侧的房室瓣将心脏分为心房和心室，左侧房室瓣称为二尖瓣，右侧房室瓣称为三尖瓣。房间隔将心房分隔为左心房和右心房，心室则由室间隔分为左心室和右心室。心包是心脏外面的一层薄膜，可分为脏层和壁层。脏层覆于心肌的外面，又称为心外膜，壁层在脏层的外围，两层之间的腔隙称为心包腔，内含有少量浆液，起润滑作用。

2. 心脏的血液供应　冠状动脉是供给心脏的动脉血管，分为左冠状动脉和右冠状动脉，左冠状动脉主干很短，然后分为前室间支（前降支）和回旋支，前降支及其分支主要供应左室前壁、前乳头肌、心尖、室间隔前2/3、右室前壁的小部分，回旋支及其分支主要供应左房、左室侧壁、左室前壁小部分、左室后壁一部分及窦房结。右冠状动脉及其分支主要供应右房、右室前壁大部分、右室侧壁和后壁的全部、左室后壁的一部分及室间隔的后1/3，包括房室结（约93%的人）和窦房结（约60%的人）。在冠状动脉及其分支之间存在着许多侧支或吻合支，平时并不参与冠状动脉的循环，只有当冠状动脉主干发生狭窄或阻塞，或某些足够强的刺激出现时（如严重缺氧），它们才开放，可取代阻塞的冠状动脉以维持对心脏的供血，称为侧支循环。心脏的静脉壁薄、弹性小、容量大，又称"容量血管"，收集心脏的绝大部分静脉血，最终送回心脏。

3. 心脏传导系统　心脏传导系统由特殊心肌纤维组成，包括窦房结、房室结、结间束、左右束支和浦肯野纤维（图3-1-1），其功能是产生并传导冲动，使心房肌和心室肌按一定节律收缩与舒张，维持心脏的节律性搏动。窦房结是心脏正常的起搏点，自律性最高。窦房结内的兴奋传导至心房肌，使心房肌收缩，同时兴奋可经结间束下传至房室结，由房室结发出房室束进入心室。房室束分为左、右束支，分别沿心室内膜下行，最后以浦肯野纤维分布于心室肌，引起心室收缩。除窦房结位于右心房心外膜深部之外，其余部分均分布在心内膜下层。

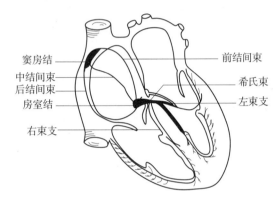

图3-1-1　心脏传导系统

（二）血管

血管可分为动脉、静脉和毛细血管。动脉起自心脏，不断分支，口径逐渐变细，管壁逐渐变薄，最后分成大量的毛细血管，分布至全身各组织和细胞间。毛细血管再汇合，逐级形成静脉，最后返回心脏。动脉和静脉是输送血液的管道，毛细血管是血液与组织进行物质交换的场所，动脉与静脉通过心脏连通，全身血管构成封闭式管道。

（三）循环系统的神经－体液调节

1. 神经调节

（1）心脏的神经支配　心脏主要受交感神经和迷走神经双重支配。交感神经兴奋时可引起心脏收缩力增强，传导加速，心率加快。迷走神经兴奋时可使心脏收缩力减弱，传导减慢，心率减慢。

（2）血管的神经支配　血管主要由交感神经支配，血管分布有肾上腺素能 α 受体和 β_1 受体，α 受体兴奋引起平滑肌细胞收缩，β_1 受体兴奋引起血管收缩。

2. 体液调节　主要包括肾素－血管紧张素－醛固酮系统、肾上腺素和去甲肾上腺素以及血管升压素，通过调节心脏收缩能力、外周血管阻力来维持机体血压、血容量的平衡。

二、循环系统疾病患者常见症状体征的护理

【常见症状体征】

1. 心源性呼吸困难　心源性呼吸困难（cardiogenic dyspnea）是由各种心血管疾病导致患者主观感觉空气不足、呼吸费力，客观上表现为呼吸频率、深度、节律的改变及呼吸运动用力，严重时可出现张口呼吸、鼻翼煽动、端坐呼吸、发绀。最常见的病因是左心衰竭，也可由右心衰竭、心包积液、心脏压塞等引起。心源性呼吸困难常表现为以下四种形式。

（1）劳力性呼吸困难　活动时发生或加重，休息后缓解或消失，常为左心衰竭最早出现的症状。原因是运动使回心血量增加，左心房压力升高，加重了肺淤血。

（2）夜间阵发性呼吸困难　是心源性呼吸困难最典型的特征。患者夜间已入睡后因突然感到胸闷、气急而憋醒，被迫坐起，呼吸深快。轻者数分钟至数十分钟后症状逐渐缓解，重者可伴有咳嗽、咳白色泡沫痰、气喘、发绀、肺部哮鸣音，也称为心源性哮喘。发生机制包括：①睡眠平卧位时血液重新分配使肺血流量增加；②平卧位时横膈高位，肺活量减少；③夜间迷走神经张力增高，小支气管收缩。

（3）端坐呼吸　为严重肺淤血的表现，患者常因平卧位时呼吸困难加重而被迫采取高枕卧位、半卧位或坐位。因抬高上身能减少回心血量，并使横膈下降，有利于缓解呼吸困难。

（4）急性肺水肿　是左心衰竭最严重的表现形式。患者表现为呼吸困难加重，呼吸频率加快，常达30~40次/分，强迫坐位、面色苍白、发绀、大汗、烦躁、频繁咳嗽、咳粉红色泡沫痰。

2. 心源性水肿　心源性水肿（cardiogenic edema）是指心血管疾病引起体循环静脉淤血导致组织间隙过量积液。最早出现在身体的低垂部位，重者发展为全身性水肿。水肿呈凹陷性，两侧对称。最常见的病因是右心衰竭。发生机制主要包括：①体循环静脉压增高，毛细血管静水压增高，组织液回吸收减少；②淤血性肝硬化导致肝脏合成蛋白质减少，胃肠道淤血导致食欲下降及消化吸收功能下降，继发性低蛋白血症，血浆胶体渗透压下降；③有效循环血量减少，肾血流量减少，继发性醛固酮增多引起钠水潴留。

3. 胸痛　胸痛（chest pain）是指循环系统疾病引起的缺血、缺氧、炎症等刺激支配心脏、主动脉的交感神经及

肋间神经等，导致疼痛发作。胸痛是循环系统疾病的常见症状之一，常见于各种类型心绞痛、急性心肌梗死、急性主动脉夹层、急性心包炎、心血管神经症等。不同疾病其胸痛发生的部位、性质、诱因、持续时间、缓解方式等各不相同。典型心绞痛位于胸骨后，呈阵发性压榨样痛，由体力活动或情绪激动等诱因诱发，休息或含服硝酸甘油后可缓解；急性心肌梗死者常无明显诱因，疼痛程度较心绞痛严重，且经休息或含服硝酸甘油不能缓解，常伴心律、血压改变；急性心包炎引起的疼痛可因呼吸、咳嗽、变换体位、吞咽时加剧；心血管神经症者疼痛部位常不固定，为短暂几秒钟的针刺样疼痛或为持续几小时的隐痛，但与劳累、休息无关，含服硝酸甘油无效，常伴多汗、手足冷、双手震颤等自主神经功能紊乱症状；急性主动脉夹层者可出现胸骨后或心前区撕裂性剧痛或烧灼痛，可向背部放射。

4. 心源性晕厥　心源性晕厥（cardiogenic syncope）是由于心排血量骤减、中断或严重低血压引起的脑缺血、缺氧，表现为突发的短暂意识丧失，常伴有肌张力丧失而不能维持一定的体位。发作较为突然，多无前驱症状，与体位无关。心脏供血暂停5秒以上可发生晕厥，超过10秒可出现抽搐，称阿斯综合征（Adams – Stokes syndrome）。常见原因包括心律失常、心脏瓣膜病、心肌梗死、心肌疾病、心脏压塞等。

5. 心悸　心悸（palpitation）是指患者自觉心跳或心慌伴心前区不适感。最常见的病因为心律失常如心动过速、心动过缓、期前收缩等，也可因心脏搏动增强，如心脏瓣膜病、冠心病等器质性心血管疾病及甲亢、贫血、发热、低血糖反应等全身性疾病，健康人剧烈运动、饮酒、饮浓茶或咖啡等生理性因素引起。心悸严重程度并不一定与病情成正比，初发、敏感性较强者、夜深人静或注意力集中时心悸明显。心悸一般无危险性，但少数由严重心律失常所致者可发生猝死。

【护理评估】

在全面收集患者主、客观资料的基础上，对循环系统疾病患者进行护理评估应着重注意以下内容。

（一）健康史

1. 患病及诊疗经过

（1）患病经过　了解患者患病的起始时间、主要症状及伴随症状，如呼吸困难、水肿、胸痛、心悸等症状的表现及其特点；询问有无诱因、症状加剧和缓解的相关因素或规律性等。

（2）诊治经过　询问患者曾做过何种检查，结果如何。曾用药物的名称或种类、用法、末次用药时间，是否

为医师处方用药及用药后症状改善情况，如胸痛患者含服硝酸甘油后症状缓解情况；患病期间有无采取特殊治疗方法，如冠心病患者的介入治疗等。

（3）目前状况　目前主要的不适及病情变化，对日常活动、饮食、睡眠、大小便有无影响，体重、营养状况有无改变。

（4）相关病史　患者有无心血管病相关的疾病，如糖尿病、甲亢、贫血、系统性红斑狼疮等，是否已进行积极治疗，疗效如何。患者直系亲属中有无与遗传相关的心血管病，如肥厚型心肌病、原发性高血压、冠心病等。

2. 生活史与家族史

（1）个人史　出生地和居住地环境情况、生活条件、工作性质。重点评估患者居住地是城市还是农村，居住条件是否拥挤、潮湿，阳光是否充足；从事工作是脑力劳动还是体力劳动，工作是否需要高度集中注意力或久坐少动。要求患者列举每日的食谱和摄入量，是否经常摄入高热量、高胆固醇、高脂肪、高盐或含咖啡因过多的食物。

（2）生活方式　了解患者日常生活、工作、学习、睡眠等是否规律。患病后生活自理的程度，是否规律体育锻炼，主要的运动形式及运动量。

（3）吸烟史与饮酒史　有无烟酒嗜好，每天吸烟、饮酒的量及持续时间。

（二）身体评估

1. 一般状态

（1）生命体征　对判断心血管病患者的病情具有重要意义。如感染性心内膜炎常有体温升高，心房颤动患者脉搏短绌，心脏压塞患者可出现奇脉，心源性呼吸困难患者出现呼吸频率、节律及深度的变化，高血压患者的血压可有不同程度的升高等。

（2）面容与表情　二尖瓣狭窄患者可出现二尖瓣面容。

（3）体位　评估患者是否能平卧，严重心力衰竭患者常取半卧位或端坐位。

（4）营养状况　难治性心力衰竭患者常因食欲下降而消瘦；部分高血压、冠心病患者体型肥胖。

2. 皮肤黏膜　评估皮肤黏膜的颜色、温度和湿度，有无发绀，有无水肿。

3. 肺脏评估　肺部有无干湿啰音（两侧肺底湿啰音常见于左心衰竭肺淤血患者）和胸腔积液的体征。

4. 心脏评估　注意心前区有无隆起，心尖搏动的位置和范围，有无震颤和心包摩擦感，颈静脉有无充盈或怒张，听诊注意心率的快慢，心律是否整齐，心音有无增强、减弱等改变，有无奔马律及心包摩擦音，各瓣膜听诊区有无病理性杂音。

5. 腹部评估 重点是肝脏的大小，有无腹水征及肝颈静脉反流征。

6. 周围血管评估 有无水冲脉、毛细血管搏动征和动脉杂音等。

（三）心理－社会支持状况

1. 对疾病的认识 评估患者对循环系统疾病的发生、性质、过程、预后及防治知识的了解程度。了解患病对患者生活、学习或工作的影响。

2. 心理状况 评估患者的心理反应及其程度。患者的性格特征，是否易激动，有无精神紧张等表现。严重呼吸困难、伴濒死感样的胸痛等症状，极易使患者产生焦虑、恐惧、抑郁、悲观等不良情绪反应。

3. 社会支持系统 了解患者的家庭成员组成情况，家庭经济状况，医疗付费方式，患者及家人的教育背景等；询问患者的主要照顾者对患者所患疾病的认知情况及支持程度。

（四）实验室及其他检查

1. 血液检查 评估血常规、电解质、血脂、血糖、脑钠肽、心肌坏死标记物、肝肾功能、血培养、血气分析等是否正常。

2. 心电图 是循环系统疾病患者最常用的无创伤性检查之一，是确认心律失常和急性心肌梗死的重要方法。对电解质紊乱及某些药物对心脏影响的判断有一定帮助。

3. 动态心电图 又称 Holter 监测心电图，记录受检者24 小时甚至更长时间内的心电活动情况，提高对非持续性心律失常及短暂心肌缺血发作的检出率。

4. 心电图运动试验 可用于早期冠心病的诊断和心功能的评价。目前临床上常用的运动方式是平板或踏车运动。

5. 动态血压监测 采用动态血压记录仪，获取 24 小时内的多次血压数值，有助于早期高血压的诊断，可协助鉴别原发性高血压、继发性高血压、难治性高血压、"白大衣"高血压以及隐匿性高血压，指导合理用药。

6. 超声心动图 包括二维超声心动图、多普勒超声心动图、经食管超声心动图、冠状动脉声学造影等。可用于了解心脏结构、心脏或大血管内的血流方向和速度、心瓣膜的形态和活动度、瓣膜口面积、心室收缩和舒张功能、粥样硬化斑块的性质等。

7. 心导管术或心血管造影术 经外周血管采用经皮穿刺技术，将特制的导管送入右心或左心系统或分支血管内，测量不同部位的压力、血氧饱和度、心功能，记录心内局部活动及注射造影剂显示心脏和血管的图像，可获得准确的诊断资料。

8. 心脏电生理检查 记录标测心内心电图和应用特定的电脉冲刺激，以分析和诊断心律失常。

9. X 线胸片 可显示心脏及大血管的大小、形态、位置和轮廓，观察心脏与毗邻血管的关系和肺血管的变化。肺循环影像有助于先天性心脏病、肺动脉高压、肺淤血和肺水肿的诊断。

10. 心脏 CT 常规 CT 主要用于心包疾病和肺动脉栓塞等疾病的临床诊断。冠状动脉 CT 造影（CTA）是筛选和诊断冠心病的重要检查。

11. 心脏磁共振成像（MRI） 对诊断心肌病、心包疾病、主动脉瘤、主动脉夹层及大动脉炎具有较大价值。采用延迟增强技术可定量测定心肌瘢痕面积，识别存活心肌。

12. 放射性核素检查 心肌灌注显像和正电子发射体层显像（PET）应用较多。主要用于评价心肌缺血的范围和严重程度，了解冠状动脉血流和侧支循环情况，检测存活心肌等。

【护理诊断/问题】

1. 气体交换受损 与肺淤血、肺水肿、肺部感染有关。

2. 活动无耐力 与氧的供需失调有关。

3. 体液过多 与右心衰竭引起体循环淤血有关。

4. 有皮肤完整性受损的危险 与水肿部位循环血量改变、强迫体位或躯体活动受限有关。

5. 疼痛：心前区疼痛 与冠状动脉供血不足导致心肌缺血、缺氧，炎症累及心包有关。

【护理目标】

1. 患者能维持有效的气体交换，缺氧症状明显改善或消失。

2. 患者活动耐力逐渐增加，活动时无明显不适。

3. 患者水肿减轻或消失。

4. 患者皮肤完整，未发生压疮。

5. 心前区疼痛减轻或消失。

【护理措施】

（一）一般护理

1. 环境 保持病室环境安静、整洁，温、湿度适宜，维持室温（18～22℃）和湿度（50%～60%）。适当通风，保持空气清新。

2. 休息与活动 保持情绪稳定，避免各种刺激，做好身心两方面休息。根据病情帮助患者制定休息与活动计划，安排适宜的体位，如呼吸困难者取坐位或半坐位卧床休息，轻度水肿者应限制活动，重度水肿者抬高下肢卧床休息，心悸明显的患者应避免左侧卧位。卧床休息者加强生活护理。病情允许者鼓励患者生活自理，增强活动耐力。

3. 饮食 给予低盐、低脂、高蛋白、适当热量、易消化饮食，避免过饱。避免浓茶、咖啡等刺激性食物，根据病情适当限制液体摄入量。进食高纤维饮食保持大便通畅，以免排便用力增加心脏负担。便秘者进食蜂蜜、香蕉等有利于排便的食物，适当腹部按摩（顺时针方向），协助患者养成定期排便的习惯，必要时服用缓泻剂。卧床患者学会床上使用便器。

（二）病情观察

密切观察呼吸困难、水肿、胸痛、心悸等症状体征的变化情况，水肿患者记录24小时出入量。观察动脉血气分析及其他辅助检查结果的变化，注意有无新的症状和体征出现。

（三）对症护理

1. 呼吸困难

（1）休息与体位 明显呼吸困难者卧床休息，以减轻心脏负担，利于心功能恢复。劳力性呼吸困难者减少活动量，活动量以不引起症状发作为度。夜间阵发性呼吸困难者，加强夜间巡视，协助患者坐起。端坐呼吸者，注意患者的舒适与安全，可用软枕或软垫支托受力较大的身体部位，必要时使用床栏防止坠床。加强生活护理，注意口腔清洁，协助大小便。患者衣服宽松，盖被轻软，以减轻憋闷感。

（2）氧疗 低氧血症者，纠正缺氧对缓解呼吸困难、保护心脏功能、减少缺氧性器官功能损害有重要意义。一般选择鼻导管给氧，氧流量2~4L/min，急性左心衰竭引起的呼吸困难者给予高流量鼻导管给氧、面罩加压给氧、无创正压通气等。给氧后密切观察呼吸困难有无改善，皮肤发绀是否减轻，血气分析结果是否正常等。

（3）适当活动 评估患者的活动耐力，判断活动受限程度。为患者制订活动目标和计划，循序渐进增加活动量，可采取"卧床休息—床上活动—床边活动—病室内活动—病室外活动—上下楼梯"的活动方式。活动过程中给予鼓励，增强患者信心，活动中出现心前区不适、呼吸困难、面色苍白、头晕症状时，立即停止活动，及时报告医师，协助处理。

2. 水肿 观察水肿的部位、范围及其他受压处皮肤有无发红、破溃现象。保持床单元柔软、平整、干燥，必要时可加用海绵垫，严重水肿者可使用气垫床。保持皮肤清洁，嘱患者穿柔软、宽松的衣服和鞋袜。定时协助或指导患者更换体位。发生会阴部水肿时，应保持局部皮肤清洁、干燥。男性患者阴囊水肿严重者可用托带支托阴囊。遵医嘱使用利尿剂，观察用药后水肿消退情况。

3. 胸痛 观察胸痛的部位、性质、程度、持续时间、诱因，有无面色苍白、出冷汗、恶心、呕吐、呼吸困难等伴随症状。胸痛发作时嘱患者立即休息，给氧，舌下含服硝酸甘油，用药后观察胸痛变化情况。保持环境安静，限制探视，做好心理护理，消除紧张不安情绪。

4. 心源性晕厥 心源性晕厥发作时将患者置于通风处，迅速解开衣领，必要时遵医嘱给予药物，并配合做好心脏起搏、电复律、射频消融术等必要的术前准备和术后护理。

5. 心悸 保持心情舒畅，注意劳逸结合，忌食刺激性饮食。严重心律失常引起心悸者，应卧床休息，进行心电监护。如伴有呼吸困难、发热、胸痛、晕厥、抽搐等，应警惕心力衰竭、风湿热、冠心病、心肌炎等的发生。

（四）用药护理

遵医嘱应用药物，注意剂量、疗程、适应证、禁忌证，密切观察疗效及不良反应等。

1. 利尿剂 ①电解质紊乱：利尿剂长期使用最常见的不良反应。出现低血钾或高血钾均可导致严重后果，注意监测。如袢利尿剂和噻嗪类属于排钾利尿药，易致低钾血症；氨苯蝶啶、螺内酯属于保钾利尿药，易产生高钾血症。②用药时间选择：非紧急情况下，利尿剂的应用时间选择早晨或日间为宜，避免夜间排尿过频而影响患者休息。③避免利尿过度：从小剂量开始，严格记录24小时出入量，及时观察尿量及体重变化情况，根据病情逐渐调整剂量。

2. 洋地黄 洋地黄的作用是增强心肌收缩力、减慢心率、兴奋迷走神经。

（1）注意事项 洋地黄用量个体差异很大，口服地高辛前应严密监测心律，预防洋地黄中毒，注意不与奎尼丁、普罗帕酮、维拉帕米、钙剂、胺碘酮等药物合用，以免增加药物毒性，长期使用地高辛的患者应定期监测血清地高辛浓度。

（2）洋地黄毒性表现 ①心律失常：最重要的表现，最常见的是室性期前收缩，多呈二联律或三联律，其他如房性期前收缩、心房颤动、房室传导阻滞等。②胃肠道反应：如食欲不振、恶心、呕吐；③神经系统：如头痛、乏力、头晕、视物模糊、黄视、绿视等。

（3）洋地黄中毒的处理 ①立即停用洋地黄；②补钾：低血钾患者可口服或静脉补充氯化钾，及时停用排钾利尿剂；③纠正心律失常：快速性心律失常可用利多卡因或苯妥英钠，禁用电复律，因易致心室颤动；传导阻滞及缓慢型心律失常的患者可用阿托品或安置临时心脏起搏器。

3. 血管扩张剂 因血管扩张可致头痛、面红、心动过速、血压下降、直立性低血压等不良反应，注意严格控制药物剂量，选择合适的给药途径，尤其是硝酸甘油、硝普钠等血管扩张剂需要静脉用药时应严格掌握滴速、监测血压；硝普钠静脉给药注意现用现配、避光且不宜长期应用，以免发生氰化物中毒。

（五）心理护理

了解患者的心理状况，予以安慰和疏导，及时向患者解释疾病发展和治疗过程中出现的不同问题。告知不良情绪可使交感神经兴奋、心脏负荷加重，甚至诱发或加重心力衰竭、心律失常等病情。

（六）安全护理

应用血管扩张剂、降压药、有晕厥或跌倒病史者，告知患者避免单独外出，防止意外。避免剧烈活动，保持情绪稳定，出现头晕、黑矇等先兆时立即平卧，以免跌伤。

（七）健康指导

1. 疾病预防知识指导 帮助患者和家属分析造成呼吸困难、水肿、胸痛等症状的原因、诱因等，教会其预防措施，稳定情绪。心绞痛者随身携带硝酸甘油，出现心前区疼痛时，应停止活动，就地休息，不要过于紧张，立即含服 1 片硝酸甘油。应用血管扩张剂者，指导患者变化体位时要慢，以防发生意外。

2. 疾病相关知识指导 指导患者出现呼吸困难、水肿、胸痛、晕厥、心悸等症状时的应对策略，并做好及时就诊准备。慢性病者指导定期复诊的时间及频率。

【护理评价】

1. 患者缺氧症状明显改善。

2. 患者能够遵照指导合理活动，活动耐力增强。

3. 患者水肿减轻或消失，皮肤未发生压疮。

（郭庆平）

PPT

第二节　心力衰竭

📖 学习目标

知识要求：

1. 掌握　心力衰竭的定义、慢性心力衰竭的基本病因及诱因、护理措施。

2. 熟悉　心力衰竭的分类、临床表现、处理原则及心功能分级。

3. 了解　急、慢性心力衰竭的发病机制。

技能要求：

1. 能够应用专业知识指导心力衰竭患者按照个体化运动处方正确进行运动康复训练。

2. 熟练掌握急性心力衰竭患者的抢救配合技能。

素质要求：

1. 对饱受长期病痛损害的慢性心力衰竭患者，在临床护理工作中始终保持细心、耐心、贴心的护理，体现人文关怀。

2. 保持强烈的责任心，认真观察患者的药物疗效及反应，积极指导患者进行康复训练，促进患者早日康复，尽快回归社会。

心力衰竭（heart failure）简称心衰，是由于心脏结构和（或）功能异常导致心室充盈和（或）射血能力受损而引起的一组临床综合征。临床表现以肺循环和（或）体循环淤血及器官、组织血液灌注不足为主要特征。心力衰竭的临床类型按其发展速度分为急性心力衰竭和慢性心力衰竭，以慢性居多；按其发生的部位分为左心、右心和全心衰竭；按其生理功能分为收缩性心力衰竭与舒张性心力衰竭。心功能不全（cardiac dysfunction）是一个更广泛的概念，伴有临床症状的心功能不全称为心力衰竭。

一、慢性心力衰竭

➡ 案例引导

案例：患者，男，66 岁。因"间断胸闷、胸痛 5 年，心悸、气促 1 个月，加重 1 周"入院。患者 5 年前提重物上楼时出现心前区闷痛，持续 3～5 分钟缓解。此后每次负重或劳累时出现上述症状，性质及疼痛程度同前，休息 1～5 分钟均可缓解。1 个月前患者上二楼时出现心悸、气促症状，未引起注意。1 周前患者上呼吸道感染后心悸、气促症状加重，夜间不能平卧，为进一步诊治入院。查体：体温 36.8℃，脉搏 98 次/分，呼吸 24 次/分，血压 130/80mmHg；双肺底可闻及湿性啰音，心律齐，未闻及杂音，腹（－），双下肢无水肿。

讨论：

1. 该患者最可能的疾病诊断是什么？

2. 该患者开始出现胸闷、胸痛症状，之后为什么会出现"心悸、气促"？

3. 作为责任护士，将如何护理？

慢性心力衰竭（chronic heart failure）是大多数心血管疾病的严重表现或晚期阶段，死亡率和再住院率居高不下。心力衰竭在全球总体患病率为 1%～2%，发达国家 70 岁及以上人群发病率大于 10%。过去 15 年中，我国心力衰竭总患病率增长 44%，也是心血管疾病最主要的死亡原因。我国与西方国家相比，引起心力衰竭的基础心脏病的构成比有所不同，在西方国家以高血压、冠心病为主；在我国，过去以风湿性心脏病为主，如今高血压、冠心病已成为心力衰竭的最常见病因，瓣膜性心脏病和心肌病位居其后，高原性心脏病、肺心病在我国具有一定的地域高发性。

【病因与发病机制】

（一）基本病因

1. 原发性心肌损害

（1）缺血性心肌损害 冠心病心肌缺血、心肌梗死是引起心力衰竭最常见的原因之一。

（2）心肌炎和心肌病 各种类型的心肌炎及心肌病均可导致心力衰竭，病毒性心肌炎及原发性扩张型心肌病多见。

（3）心肌代谢障碍性疾病 以糖尿病与甲状腺疾病引起的心肌损害最为常见，其他如维生素 B_1 缺乏及心肌淀粉样变性等均属罕见。

2. 心脏负荷过重

（1）压力负荷（后负荷）过重 左心室压力负荷过重常见于高血压、主动脉瓣狭窄；右心室压力负荷过重常见于肺动脉高压、肺动脉瓣狭窄、肺栓塞等。

（2）容量负荷（前负荷）过重 常见于以下两种情况：①心脏瓣膜关闭不全，血液反流，如二尖瓣关闭不全、主动脉瓣关闭不全等。②左、右心或动静脉分流性先天性心脏病，如间隔缺损、动脉导管未闭等。此外，伴有全身血容量增多或循环血量增多的疾病如慢性贫血、甲状腺功能亢进症等。

（二）诱因

有基础心脏病的患者，其心力衰竭症状常由某些增加心脏负荷的因素所诱发。

1. 感染 呼吸道感染是最常见、最重要的诱因，其次为感染性心内膜炎、全身感染等。

2. 心律失常 心房颤动是诱发心力衰竭的重要因素。其他各种类型的快速性心律失常以及严重的缓慢型心律失常也可诱发心力衰竭。

3. 血容量增加 如摄入钠盐过多，静脉输液或输血过快、过多。

4. 生理或心理压力过大 如劳累过度，情绪激动、精神过度紧张等。

5. 妊娠和分娩 可加重心脏负荷，增加心肌耗氧量，诱发心力衰竭。

6. 其他 如不恰当停用利尿药、洋地黄类药物或降血压药等，原有心脏病加重或并发其他疾病等。

（三）发病机制

1. 代偿机制 当心肌收缩力减弱时，为了保证正常的心排血量，机体通过以下的机制进行代偿。

（1）Frank-starling 机制 即增加心脏的前负荷，使回心血量增多，心室舒张末期容积增加，从而增加心排血量及提高心脏做功量。心室舒张末期容积增加，意味着心室扩张，舒张末压力也增高，心房压、静脉压也随之升高（图 3-2-1），达到一定程度出现体循环和（或）肺循环淤血。

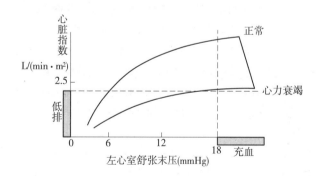

图 3-2-1 左心室功能曲线

左心室功能曲线表明在正常人和心力衰竭时左心室收缩功能（以心脏指数表示，为纵坐标）和左心室前负荷（以左心室舒张末压表示，为横坐标）的关系。心力衰竭时，心功能曲线向右下偏移。当左心室舒张末压 > 18mmHg 时，出现肺充血的症状和体征；若心脏指数 < 2.2L/（min·m²）时，出现低心排血量的症状和体征。

（2）神经体液的代偿机制 ①交感神经兴奋性增强：心力衰竭患者血液中去甲肾上腺素水平升高，作用于心肌 β_1 肾上腺素能受体，增强心肌收缩力并加快心率，以提高心排血量。但同时周围血管收缩，增加心脏后负荷，心率加快，均使心肌耗氧量增加。此外，去甲肾上腺素对心肌细胞有直接的毒性作用，可促使心肌细胞凋亡，参与心脏重塑的病理过程。②肾素－血管紧张素系统（RAAS）激活：由于心排血量降低，导致肾血流量随之减低，RAAS被激活。一方面，使心肌收缩力增强，周围血管收缩维持血压，调节血液的再分配，保证心、脑等重要脏器的血液供应；另一方面，促进醛固酮的分泌，使水、钠潴留，增加总体液量及心脏前负荷，起到代偿作用。近年的研究表明，RAAS被激活后，血管紧张素Ⅱ（AⅡ）及醛固酮分泌增加使心肌、血管平滑肌、血管内皮细胞等发生一系列变化，称之为细胞和组织的重塑。以上各种不利因素的长期作用形成恶性循环，加重心肌损伤和心功能恶化。

（3）心肌肥厚　当心脏后负荷增高时常以心肌肥厚作为主要的代偿机制，心肌肥厚心肌收缩力增强，克服后负荷阻力，使心排血量在相当长时间内维持正常。心肌肥厚时心肌细胞数目并不增多，以心肌纤维增多为主，细胞核及作为供给能源的物质线粒体增大和增多，但程度和速度均落后于心肌纤维的增多。心肌从整体上显得能源不足，继续发展终至心肌细胞死亡。

2. 各种体液因子的改变

（1）心钠肽（atrial natriuretic peptide，ANP）和脑钠肽（brain natriuretic peptide，BNP）　当心房压力增高，房壁受牵引时，心钠肽分泌增加，其生理作用为扩张血管、利尿排钠，对抗肾上腺素、肾素－血管紧张素等的水、钠潴留效应。正常人脑钠肽主要储存于心室肌内，其分泌量亦随心室充盈压的高低变化，其生理作用与心钠肽相似。心力衰竭时，心室壁张力增加，心室肌内脑钠肽分泌明显增加，其增加的程度与心衰的严重程度呈正相关。在心衰状态下，循环中的心钠肽和脑钠肽降解很快，其生理效应明显减弱。

（2）精氨酸加压素（arginine vasopressin，AVP）　由垂体分泌，具有抗利尿和周围血管收缩的生理作用。对维持血浆渗透压起关键作用。AVP的释放受心房牵张受体的调节和控制。心衰时心房牵张受体敏感性下降，使AVP的释放不能受到相应的抑制，导致水的潴留增加；且周围血管的收缩作用又使心脏后负荷增加。AVP的效应对于心衰早期有一定的代偿作用，而长期AVP的增加，其负面影响将使心衰进一步恶化。

（3）内皮素　是由血管内皮释放的肽类物质，具有较强的收缩血管作用。内皮素还参与心脏重塑过程。

3. 心室重塑与心肌损害　原发性心肌损害和心脏负荷过重使心脏功能受损，导致心室扩大或心室肥厚等各种代偿性变化，心肌细胞、胞外基质、胶原纤维网等均发生相应变化，产生心室重塑。目前大量研究表明，心力衰竭发生发展的基本机制是心室重塑。除了由于代偿能力有限、代偿机制的负面影响外，肥厚心肌在长期负荷过重的状态下处于能量相对、绝对不足及能量的利用障碍，导致心肌相对缺血、缺氧，最终使心肌细胞死亡，继以纤维化也是失代偿发生的一个重要因素。心肌细胞减少使心肌整体收缩力下降，纤维化的增加又使心室的顺应性下降，重塑更趋明显，心肌收缩力不能发挥其应有的射血效应，为此形成恶性循环，最后发展至不可逆的心肌损害终末阶段。

【临床表现】

（一）左心衰竭

以肺循环淤血和心排血量降低表现为主。

1. 症状

（1）呼吸困难　表现为劳力性呼吸困难、夜间阵发性呼吸困难、端坐呼吸或急性肺水肿等不同程度的呼吸困难。劳力性呼吸困难是左心衰竭最早出现的症状，急性肺水肿是左心衰竭呼吸困难最严重的形式。

（2）咳嗽、咳痰和咯血　咳嗽、咳痰是肺泡和支气管黏膜淤血所致，常发生在夜间，坐位或立位时减轻或消失。痰呈白色泡沫状，有时痰中带血丝。肺淤血明显加重或肺水肿时，咳粉红色泡沫痰。

（3）头晕、心悸、疲倦、乏力　心排血量不足致使器官组织灌注不足及代偿性心率加快所致。

（4）少尿及肾功能损害症状　严重左心衰竭时血液重新分配，肾血流量明显减少，患者可出现少尿。长期慢性的肾血流量减少可出现血尿素氮、肌酐升高甚至肾功能不全的相应症状。

2. 体征

（1）肺部湿性啰音　由于肺毛细血管压增高，液体渗出到肺泡而出现湿性啰音。随着病情由轻到重，肺部啰音从双侧肺底直至全肺。

（2）心脏体征　除基础心脏病的固有体征外，慢性左心衰竭患者均有心脏扩大，肺动脉瓣区第二心音亢进及舒张期奔马律。

（二）右心衰竭

以体循环静脉淤血的表现为主。

1. 症状

（1）消化道症状　胃肠道及肝脏淤血引起腹胀、食欲不振、恶心、呕吐等，是右心衰竭最常见的症状。

（2）劳力性呼吸困难　右心衰竭呼吸困难常继发于左心衰竭。单纯性右心衰竭是分流性先天性心脏病或肺部疾患所致，也有明显的呼吸困难。

2. 体征

（1）水肿　主要是由于水钠潴留和静脉淤血使毛细血管内压增高所致。其特征为水肿首先出现在身体的低垂部位，常为对称性凹陷性水肿。胸腔积液也是因体循环静脉压力增高所致，多见于全心衰竭时，以双侧多见，如为单侧则以右侧更为多见。腹水多发生于病情晚期，与心源性肝硬化有关。

（2）肝大　持续慢性右心衰竭可导致心源性肝硬化，肝脏因淤血肿大常伴有压痛，晚期可出现黄疸和血清转氨酶升高，肝功能受损及大量腹腔积液。

（3）颈静脉征　颈静脉搏动增强、充盈、怒张是右心衰竭时的主要体征，提示体循环静脉压增高；肝颈静脉反流征阳性则更具特征性。

（4）心脏体征　除基础心脏病的相应体征外，右心衰竭时可因右心室显著扩大而出现三尖瓣关闭不全的反流性杂音。

（三）全心衰竭

左心衰竭继发右心衰竭而形成全心衰竭，当右心衰竭出现后，右心排血量减少，因此阵发性呼吸困难等肺淤血症状反而有所减轻。扩张型心肌病等表现为左、右心室同时衰竭者，肺淤血症状常表现不严重，左心衰竭的表现主要为心排血量减少的相关症状和体征。

（四）心功能分级与分期

将心力衰竭患者的心功能状况分级可大体上反映病情严重程度，对治疗措施的选择、劳动能力的评定、预后的判断等有实用价值。

1. 纽约心脏病学会（NYHA）分级　目前通用的心功能分为四级，是美国纽约心脏病学会（NYHA）1928 年提出的分级方案（表 3 - 2 - 1）。

表 3 - 2 - 1　心功能分级方案（NYHA，1928）

心功能分级	特征
Ⅰ级	患者患有心脏病，但平时一般活动不引起疲乏、心悸、呼吸困难或心绞痛等症状
Ⅱ级	体力活动轻度受限。休息时无自觉症状，但平时一般活动可出现上述症状，休息后很快缓解
Ⅲ级	体力活动明显受限。休息时无症状，低于平时一般活动量时即可引起上述症状，休息较长时间后症状方可缓解
Ⅳ级	不能从事任何体力活动。休息时亦有心力衰竭的症状，体力活动后加重

2. 心功能分期　美国心脏病学院、美国心脏协会提出心功能分期的概念，主要根据患者的症状和客观检查结果分为四期（表 3 - 2 - 2）。

表 3 - 2 - 2　心功能分期方案（2001）

功能分期	特征
A 期 （前心衰阶段）	患者有发生心力衰竭的高度危险性，但尚无器质性改变
B 期 （前临床心衰阶段）	患者有心脏器质性改变，但从未有过心力衰竭的症状
C 期 （临床心衰阶段）	患者过去曾出现或反复出现与基础器质性心脏病有关的心力衰竭
D 期 （难治性终末期心衰阶段）	进展性器质性心脏病患者，在强效药物治疗的基础上，安静时仍有明显的心力衰竭症状，需要特殊的干预治疗

3. 6 分钟步行试验　简单易行、安全方便，通过评定慢性心力衰竭患者的运动耐力评价心衰严重程度和疗效。要求患者在平直走廊里尽可能快地行走，测定 6 分钟的步行距离，若 6 分钟步行距离 <150 米，表明为重度心力衰竭；150～450 米为中度心力衰竭；>450 米为轻度心力衰竭。

【实验室及其他检查】

1. 血液检查　BNP 和氨基末端 B 型利钠肽前体（NT - proBNP）是心力衰竭诊断、患者管理、临床事件风险评估中的重要指标。BNP 和 NT - proBNP 在未经治疗者若水平正常可基本排除心力衰竭诊断，已接受治疗者若水平高则提示预后差，但左心室肥厚、心肌缺血、慢性阻塞性肺疾病缺氧状态、肾功能不全、肝硬化等均可引起 BNP 和 NT - proBNP 增高，因此缺乏特异性。其他血液检查包括血常规、肝肾功能、血糖、血脂、电解质、肌钙蛋白等。

2. X 线检查

（1）心影大小及外形可为心脏病的病因诊断提供重要的依据。

（2）肺淤血的有无及其严重程度直接反映心功能状态。Kerley B 线是在肺野外侧清晰可见的水平线状影，是肺小叶间隔内积液的表现，是慢性肺淤血的特征性表现。

3. 心电图　左心室肥厚劳损，右心室肥大的心电图特征。

4. 超声心动图　较 X 线更准确地提供各心腔大小变化、心脏瓣膜结构及功能情况，用于评估心脏功能和判断病因，是诊断心力衰竭最主要的仪器检查。

5. 放射性核素检查　放射性核素心血池显影，除了有助于判断心室腔大小外，还可反映心脏收缩及舒张功能。

6. 有创性血流动力学检查　为抢救心力衰竭患者提供可靠的血流动力学改变依据。目前多采用漂浮导管在床边进行，测定各部位的压力及血液含氧量，直接反映左心功能。

7. 心肺运动试验　仅适用于慢性稳定性心力衰竭患者，可评估心功能并判断心脏移植的可行性。

【诊断要点】

心力衰竭的诊断依据是综合病因、症状、体征及客观检查而作出的。有明确的器质性心脏病，左心衰竭的肺循环淤血引起不同程度的呼吸困难，右心衰竭的体循环淤血引起的颈静脉怒张、肝大、水肿等是诊断心力衰竭的重要依据。

【处理原则】

心力衰竭采取综合治疗措施。其目的是：①提高运动耐量，改善生活质量；②阻止或延缓心室重塑，防止心肌损害进一步加重；③降低死亡率。

（一）病因治疗

1. 基本病因　对所有可能导致心脏功能受损的疾病给予有效治疗，如控制高血压、应用药物、介入及手术治疗改善冠心病心肌缺血等。

2. 消除诱因　如积极控制呼吸道感染、纠正心律失常等。

（二）药物治疗

1. 利尿剂　利尿剂是心力衰竭治疗中最常用的药物，是改善症状的基石，通过排钠排水减轻心脏的容量负荷，对缓解淤血症状，减轻水肿有显著的效果。常用的利尿剂有氢氯噻嗪、呋塞米、螺内酯等。

2. RAAS 抑制剂

（1）血管紧张素转换酶抑制剂（angiotensin converting enzyme inhibitor，ACEI）　ACEI 是被证实能降低心力衰竭患者病死率的一线药物，通过扩张血管、改善血流动力学，亦可通过降低心力衰竭患者神经-体液代偿机制的不利影响，改善心室重塑。AECI 的不良反应主要包括低血压、肾功能一过性恶化、高血钾、干咳和血管性水肿等。常用药物有贝那普利、卡托普利、依那普利等。

（2）血管紧张素受体拮抗剂（angiotensin receptor blocker，ARB）　心力衰竭患者治疗首选 ACEI，不能耐受 ACEI 副作用时选择 ARB。常用药物有氯沙坦、缬沙坦、厄贝沙坦等。

（3）醛固酮受体拮抗剂　螺内酯等醛固酮受体拮抗剂能阻断醛固酮效应，抑制心血管重塑，改善心力衰竭的远期预后。

3. β 受体阻滞剂　可抑制慢性心力衰竭患者的长期持续性交感神经系统的过度激活和刺激，从而减轻症状、改善预后、降低死亡率和住院率。常用药物有美托洛尔、比索洛尔、卡维地洛等。

4. 洋地黄类正性肌力药物　其药理作用包括增强心肌收缩力、抑制心脏的传导系统、兴奋迷走神经、作用于肾小管细胞减少钠的重吸收并抑制肾素分泌。常用洋地黄制剂如下。①地高辛（digoxin）：适用于轻、中度心力衰竭患者。目前，采用持续维持量的给药方法称之为维持量法。②毛花苷 C（lanatoside C，西地兰）：快速起效的静脉注射用药，适用于急性心力衰竭或慢性心力衰竭加重时，特别适用于心力衰竭伴快速心房颤动者。③毒毛花苷 K（strophanthin K）：快速起效的静脉注射用药，适用于急性心力衰竭或慢性心力衰竭加重时。

5. 其他正性肌力药物　常用药物有 β 受体兴奋剂如多巴胺、多巴酚丁胺，磷酸二酯酶抑制剂如米力农等。

6. 伊伐布雷定　选择性特异性抑制心脏窦房结起搏电流，降低窦房结发放冲动的频率，从而减慢心率。适用于窦性心律的心力衰竭患者，药物治疗已达最大耐受剂量或不能耐受 β 受体阻滞剂，心率仍然 ≥70 次/分，并持续有症状者。

7. 血管扩张剂　通过扩张容量血管和外周阻力血管而减轻心脏前、后负荷，减少心肌耗氧量，改善心功能。常用药物如下。①降低前负荷的药物如硝酸甘油、硝酸异山梨醇酯，以扩张静脉和肺小动脉为主。②降低后负荷的药物如血管紧张素转换酶抑制剂，以扩张小动脉为主。③同时降低前、后负荷的药物如硝普钠，可同时扩张小动脉及静脉。

【护理诊断/问题】

1. 气体交换受损　与左心衰竭致肺循环淤血有关。

2. 体液过多　与右心衰竭致体循环淤血、水钠潴留、低蛋白血症有关。

3. 活动无耐力　与心排血量下降有关。

4. 潜在并发症　洋地黄中毒。

【护理措施】

1. 一般护理

（1）休息与活动　休息是减轻心脏负荷的重要措施。运动锻炼可以减少神经激素系统的激活和延缓心室重塑的进程，对减缓心力衰竭患者的自然病程有利。休息与活动的方式、时间需根据心功能情况安排，坚持动静结合，循序渐进增加活动量（表 3-2-3）。急性期或病情不稳定者应限制体力活动，卧床休息，保持舒适体位，如呼吸困难者取坐位、半坐位、下肢水肿者抬高下肢等，鼓励其经常变换体位，进行主动或被动的床上运动，以避免压疮、肺部感染、下肢静脉血栓形成、肌肉萎缩等并发症。鼓励病情稳定的心力衰竭患者主动运动，逐步增加有氧运动。若患者活动中出现面色苍白、头晕、心悸、疲乏、呼吸困难、胸痛、低血压等症状时应停止活动，协助患者卧床休息，医护人员与患者共同调整休息与活动计划。

表 3 - 2 - 3　心功能分级与活动计划

心功能分级	活动计划
Ⅰ级	不限制一般的体力活动，积极参加体育锻炼，但避免剧烈运动和重体力劳动
Ⅱ级	适当限制体力活动，增加午睡时间，下午多休息，可不影响轻体力工作和家务劳动
Ⅲ级	严格限制一般的体力活动，每天有充分的休息时间，日常生活可以自理或他人协助下自理
Ⅳ级	绝对卧床休息，生活由他人照顾。可在床上做肢体被动运动，轻微的屈伸运动和翻身，逐步过渡到坐位或下床活动，病情好转后，应尽早作适量的活动，避免因长期卧床导致静脉血栓形成、肺栓塞、便秘、虚弱、直立性低血压的发生

（2）—饮食护理　给予易消化、富含维生素、高蛋白、高纤维食物，限制总热量的摄入，少量多餐，避免过饱，水肿者限盐、限水，水的入量遵循"量出为入"的原则。

（3）环境　保持安静、整洁，避免各种不良刺激及各种致感染因素。

2. 病情观察

（1）密切观察呼吸困难、发绀、水肿等症状体征有无改善，监测血氧饱和度、血气分析等的结果是否正常等。若病情加重或血氧饱和度降低至94%以下，应报告医师。

（2）观察用药效果及药物的不良反应是否出现，如有无洋地黄中毒、低血钾表现等。

3. 对症护理

（1）呼吸困难　有明显呼吸困难者应卧床休息，以减轻心脏负荷，利于心功能恢复。劳力性呼吸困难者应减少活动量，以不引起症状为度。夜间阵发性呼吸困难者，加强夜间巡视，协助患者坐起。端坐呼吸者，注意患者体位的舒适与安全，加强生活护理，注意口腔清洁，协助大小便。患者应衣服宽松，盖被轻软，以减轻憋闷感。观察呼吸困难有无改善，皮肤发绀是否减轻，血气分析结果是否正常等。

（2）水肿　观察水肿的部位、范围及其他受压处皮肤有无发红、破溃现象发生，用手指压水肿部位5秒钟后放开，观察压陷程度及水肿严重程度的变化。保持床褥柔软、平整、干燥，可加用海绵垫，严重水肿者可使用气垫床。保持皮肤清洁、干燥，嘱患者穿柔软、宽松的衣服和鞋袜。定时协助或指导患者更换体位。遵医嘱使用利尿剂，观察用药后尿量、体重变化及水肿消退情况，准确记录24小时液体出入量，监测有无电解质紊乱。用药后注意观察血压及心率的变化。

4. 用药护理

（1）利尿剂、洋地黄、血管扩张剂　见本章第一节概述。

（2）RAAS抑制剂　血管紧张素转换酶抑制剂可致低血压、蛋白尿、干咳、间质性肺炎、高钾血症、血管性水肿等不良反应，应注意监测。

（3）β受体阻滞剂　可使心肌收缩力减弱、心率减慢、气管收缩等，用药从小量开始，逐渐增加到耐受量并长期维持，禁用于支气管痉挛、严重的心动过缓、二度及二度以上房室传导阻滞、严重周围血管疾病、重度急性心力衰竭等疾病患者。

（4）输液护理　输液患者应加强巡视，控制输液量和滴速，并告诉患者及家属此做法的重要性，以防其随意调快滴速，加重心脏负荷，诱发急性肺水肿。24小时输液量应控制在1500ml以内为宜，输液滴速宜控制在20～30滴/分，必要时使用输液泵控制输液速度。

5. 心理护理　由于心力衰竭患者病情易反复发作而影响日常生活及睡眠质量，导致患者产生焦虑、烦躁、痛苦、悲观失望等心理变化。应及时安慰患者及家属，鼓励采取积极的态度面对疾病，促进患者与性格乐观、自信的病友交流、沟通，提高患者战胜疾病的信心。

6. 安全护理　防止患者发生跌倒、坠床、循环负荷过重反应等。

7. 健康指导

（1）疾病预防知识指导　积极干预各种高危因素，如高血压、血糖、血脂等，积极治疗原发病。避免可增加心力衰竭危险的行为，如吸烟、饮酒等。避免心力衰竭的各种诱发因素，育龄期妇女的心力衰竭患者应在医师的指导下决定是否可以妊娠与自然分娩。

（2）疾病相关知识指导　①饮食：进食低盐、低脂、易消化、富含营养的饮食，不宜过饱。多食蔬菜、水果，防止便秘，戒烟酒。②活动：运动前进行医学与运动评估，根据心肺运动试验制定个体化运动处方，运动方式以有氧运动为主，阻抗运动可作为有氧运动的有效补充。运动过程中应做好监测，随时调整运动量。③用药指导：坚持遵医嘱服药，告知患者药物的名称、剂量、用法、作用、药物不良反应，掌握自我调整基本治疗药物的方法。教会服用地高辛的患者服药前自测脉搏并会识别洋地黄的中毒反应，当脉搏低于60次/分或出现中毒表现时暂停服药，及时就诊。④随访：一般1～2个月随访1次，病情加重时（如疲乏加重、水肿再现或加重、静息心率增加≥15～20次/分、活动后气急加重等）及时就诊。

知识链接

"互联网＋"在慢性心力衰竭中的应用

近年来，随着我国互联网技术的快速发展，将互联网技术融入慢性心力衰竭的延续护理中已成为必然趋势，其应用方式主要包括移动医疗应用程序（application，APP）、可穿戴医疗设备、远程医疗、手机短信服务（short message service，SMS）、结构化电话支持（structured telephone support，STS）、微信平台，覆盖了数据采集、疾病监控、护理、慢性病管理等多个领域。

目前，我国"互联网＋护理服务"尚处于初步发展阶段，在推进过程中面临的主要困难有相关法律法规的缺失、安全风险不明确、配套制度不完善、上门护理服务价格等。作为新时代的护理工作者，应刻苦学习，敢于挑战，勇于创新，针对问题探索解决方案，做好与实践工作有机结合，推动护理专业的发展，开创护理工作崭新的一页。

二、急性心力衰竭

案例引导

案例：患者因慢性心力衰竭入院第二日，其子在来医院陪护路途中突发车祸昏迷。患者知晓后出现剧烈情绪波动，继之突然出现呼吸困难，频繁咳嗽，咳粉红色泡沫痰，端坐卧位。查体：神志清楚，烦躁不安，体温 36.6℃，脉搏 132 次/分，呼吸 30 次/分，血压 190/110mmHg，双肺布满湿啰音，心尖部第一心音减弱，频率快，可闻及舒张期奔马律。

讨论：

1. 该患者发生了什么病情变化？

2. 为当班护士应该如何进行抢救配合？

急性心力衰竭（acute heart failure，AHF）是指心力衰竭急性发作和（或）加重的一种临床综合征。临床上以急性左心衰竭较为常见，表现为急性肺水肿或心源性休克。

【病因与发病机制】

1. 病因

（1）急性心肌坏死和（或）损伤　与冠心病有关的急性广泛前壁心肌梗死、乳头肌梗死断裂、室间隔破裂穿孔、重症心肌炎等。

（2）急性血液动力学障碍　心脏解剖或功能的突发异常，使心排血量急剧降低和肺静脉压突然升高均可发生急

性左心衰竭。如感染性心内膜炎引起的瓣膜穿孔、腱索断裂所致瓣膜急性反流、急性肺栓塞、高血压危象、心包填塞、主动脉夹层等。

（3）慢性心力衰竭急性加重　原有心脏病基础上由于感染、快速心律失常、严重心动过缓如各种类型的房室传导阻滞、输液过多过快等。

2. 发病机制　心脏收缩力突然严重减弱，或左室瓣膜急性反流，心排血量急剧减少，左室舒张末压迅速升高，肺静脉回流不畅。由于肺静脉压快速升高，肺毛细血管压随之升高，使血管内液体渗入到肺间质和肺泡内形成急性肺水肿。肺水肿早期可因交感神经激活而致血压升高，随着病情持续进展，血管反应减弱，血压逐步下降。

【临床表现】

1. 症状　突发严重呼吸困难，呼吸频率 30～50 次/分，强迫坐位、面色苍白、发绀、大汗、烦躁、频繁咳嗽，咳粉红色泡沫痰。发病开始可有一过性血压升高，如病情持续发展，血压可逐渐下降直至休克。严重者可因脑缺氧而致神志模糊。

2. 体征　听诊时两肺满布湿啰音和哮鸣音，心尖部第一心音减弱，频率快，可闻及舒张期奔马律，肺动脉瓣区第二心音亢进。

【抢救配合】

1. 体位　立即协助患者取坐位，双腿下垂，以减少回心血量而减轻肺水肿，减轻心脏负荷。

2. 氧气吸入　保证气道通畅，立即给予高流量氧气吸入，6～8L/min，并通过 20%～30% 的酒精湿化，使肺泡内泡沫的表面张力降低而破裂，以利于改善肺泡通气。如 PaO_2 仍低于 60mmHg，予机械通气辅助呼吸，包括持续气道正压通气（CPAP）或无创性正压机械通气（NIPPV），必要时使用气管插管通气支持。

3. 迅速建立两条静脉通道，遵医嘱正确、及时使用药物，观察药物疗效与不良反应。

（1）吗啡　吗啡可使患者镇静，减慢心率，同时扩张小血管而减轻心脏负荷，吗啡 3～5mg 皮下注射或静脉注射，必要时可重复使用一次，但肺水肿伴颅内出血、神志障碍、慢性肺部疾病时禁用，以免呼吸抑制，老年患者应减量或改为肌内注射。注意观察患者有无心动过缓或呼吸抑制。

（2）快速利尿剂　呋塞米 20～40mg 于 2 分钟内静注，10 分钟内起效，4 小时后可重复使用一次。

（3）血管扩张剂　选用硝酸甘油、硝普钠或酚妥拉明静滴，严密监测血压，有条件者用输液泵控制滴速，并根据血压调整剂量。

（4）洋地黄制剂　适用于快速心房颤动或已知有心脏增大伴左心室收缩功能不全的患者。可用毛花苷 C 或毒毛

花苷 K 等快速制剂缓慢静脉注射，首剂 0.4～0.8mg，2 小时后可酌情再给 0.2～0.4mg，注射时注意监测患者的脉搏。

（5）氨茶碱　解除支气管痉挛有效，并有一定的正性肌力及扩张血管、利尿作用。静脉给药时注意速度。

4. 病情观察　严密监测患者的血压、呼吸、血氧饱和度、心率、心电图，检查血电解质、血气分析等，对安置漂浮导管者应监测血流动力学指标的变化，记录 24 小时出入量。观察呼吸频率和深度、意识、精神状态、皮肤颜色及温度、肺部啰音的变化。

（五）心理护理

恐惧或焦虑可导致交感神经兴奋性增高，加重呼吸困难。医护人员在抢救时必须保持镇静，操作熟练，忙而不乱，使患者产生信任、安全感，避免在患者面前讨论病情，以减少误解。指导患者进行自我心理调整，如深呼吸，放松疗法等，向患者说明恐惧对病情的不良影响，如增加心脏负荷，诱发心律失常等，使患者主动配合，保持情绪稳定。

（六）健康指导

1. 向患者及家属讲解导致本病的诱因，并指导其如何尽量避免诱发因素的影响。

2. 遵医嘱积极治疗原有心脏病。

3. 嘱患者在静脉输液前主动告诉护士自己有心脏病史，便于护士在输液时控制输液量及速度。

【预后】

据统计心力衰竭患者经治疗好转出院后 1、3、6、12 个月因心力衰竭再住院率分别为 1.9%、10.1%、14.3%、17.4%；心力衰竭死亡率分别为 2.3%、6.6%、8.9%、11.6%，预后较差，其心源性病死率和总病死率、心血管事件发生率、再入院率均很高。一旦诊断为心力衰竭，90 天内的病死率很高，约半数患者在 5 年内死亡。

（郭庆平）

PPT

第三节　心律失常

学习目标

知识要求：

1. 掌握　常见心律失常的心电图波形特征、护理措施及抗心律失常药物的主要作用。

2. 熟悉　心律失常的定义、临床表现、处理原则及抗心律失常药物的不良反应。

3. 了解　心律失常的分类、病因和发病机制。

技能要求：

1. 熟练掌握严重心律失常患者抢救配合的技能。

2. 能够应用所学知识正确判读心电图，并解决心律失常患者的护理问题。

素质要求：

1. 具有应对和处理患者突发病情变化的心理素质。

2. 具备能适时安慰患者及家属的人文关怀素质。

案例引导

案例：患者，男，73 岁。因"发作性心悸、恶心、呕吐 6 小时"入院。入院心电图示：QRS 波群宽大畸形，心动过速；患者既往体健。入院检查：BNP 2146pg/ml，CK－MB 7.3ng/ml，MYO 476.6ng/ml，WBC 11.4×10⁹/L。

讨论：

1. 该患者最可能的疾病诊断是什么？

2. 入院后，如何对患者进行治疗？

3. 作为责任护士，应将如何进行护理？

正常情况下，心脏以一定的频率发出激动引起心脏搏动，这种冲动起源于窦房结（sinoatrial mode，SAN），以一定的顺序和速率传导至心房和心室，协调心脏各部位同步收缩，形成一次心搏，周而复始，为正常节律（rhythm）。心律失常（cardiac arrhythmia）是指心脏冲动的频率、节律、起源部位、传导速度或激动次序的异常。按发生部位分为室上性和室性心律失常两大类；按发生时心率的快慢，可分为快速性和缓慢性心律失常两大类；按其发生机制，分为冲动形成异常和冲动传导异常两大类。本节主要依据心律失常发生部位与机制以及心率快慢进行综合分类。

【分类】

1. 冲动形成异常

（1）窦性心律失常　包括窦性心动过速、窦性心动过缓、窦性心律不齐、窦性停搏。

（2）异位心律失常　包括被动性异位心律（房性房室交界区性、室性）和主动性异位心律（房性期前收缩、房室交界区性期前收缩、室性期前收缩、房性心动过速、房室交界区性心动过速、室性心动过速、心房扑动、心房颤动、心室扑动、心室颤动）。

2. 冲动传导异常

（1）生理性干扰及干扰性房室分离。

（2）病理性心脏传导阻滞（窦房传导阻滞、房内传导阻滞、房室传导阻滞、束支或分支阻滞、室内阻滞）。

（3）折返性心律　阵发性心动过速（房室结折返、房室折返和心室内折返）。

（4）房室间传导途径异常　预激综合征。

【病因与发病机制】

1. 冲动形成异常

（1）异常自律性　心脏传导系统是由具有自律性的心肌细胞组成，包括窦房结、结间束、房室结、希氏束、左右束支和浦肯野纤维网，若自主神经系统兴奋性改变或传导系统的内在病变，可导致不适当的冲动发放。此外，原来无自律性的心肌细胞（如心房、心室肌细胞）亦可在病理状态下（如心肌缺血、药物、电解质紊乱、儿茶酚胺增多等）出现异常自律性，而形成各种快速性心律失常。

（2）触发活动　是指心房、心室与房室束 - 浦肯野组织在动作电位后产生除极活动，被称为后除极。若后除极的振幅增高并达到阈值，便可引起一次激动，持续的反复激动即形成快速性心律失常。可见于局部儿茶酚胺浓度增高、心肌缺血 - 再灌注、低血钾、高血钙及洋地黄中毒时。

2. 冲动传导异常

（1）折返　是快速性心律失常的最常见发病机制。折返形成与维持的三个必备条件是折返环路、单向传导阻滞和缓慢传导。心脏两个或多个部位的传导性与不应期各不相同，相互连接形成一个闭合环；其中一条通道发生单向传导阻滞；另一通道传导缓慢，使原先发生阻滞的通道有足够时间恢复兴奋性；原先阻滞的通道再次激动。从而完成一次折返激动，冲动在环内反复循环，产生持续而快速的心律失常。折返机制形成的心动过速的特征是发作呈突发突止，且常由期前收缩诱发，也易被期前收缩或快速程序终止刺激。

（2）传导阻滞　冲动传导至某处心肌，如适逢生理性不应期，可形成生理性阻滞或干扰现象，若传导障碍由非生理性不应期所致，称为病理性传导阻滞。

（3）异常传导　主要是传导途径异常，房室旁道是最常见的异常途径。

一、窦性心律失常

正常窦性心律的冲动起源于窦房结，频率为 60～100 次/分，心电图显示窦性心律的 P 波在 Ⅰ、Ⅱ、aVF 导联直立，aVR 倒置；PR 间期 0.12～0.20 秒。窦性心律失常是由于窦房结冲动发放频率的异常或窦性冲动向心房的传导受阻所导致的心律失常。根据心电图及临床表现分为窦性心动过速、窦性心动过缓、窦性停搏、窦房传导阻滞以及病态窦房结综合征。

【窦性心动过速】

成人窦性心律的频率超过 100 次/分，称为窦性心动过速（sinus tachycardia）（图 3 - 3 - 1）。

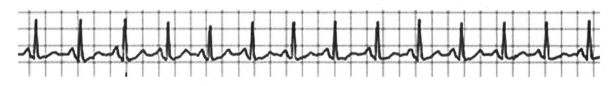

图 3 - 3 - 1　窦性心动过速

窦性心动过速通常逐渐开始与终止，其频率大多在 100～150 次/分，刺激迷走神经可使其频率逐渐减慢，停止刺激后又加速至原先水平。窦性心动过速可见于健康人、吸烟、饮茶或咖啡、饮酒、体力活动及情绪激动时，也可见于某些病理状态如发热、甲状腺功能亢进、贫血、休克、心肌缺血、充血性心力衰竭以及应用肾上腺素、阿托品等药物。窦性心动过速的治疗应针对病因和去除诱发因素，如治疗心力衰竭、纠正贫血、控制甲状腺功能亢进等。必要时单用或联合应用 β 受体阻滞剂（如美托洛尔）或非二氢吡啶类钙通道阻滞剂（如地尔硫革）。

【窦性心动过缓】

成人窦性心律的频率低于 60 次/分，称为窦性心动过缓（sinus bradycardia）（图 3 - 3 - 2）。

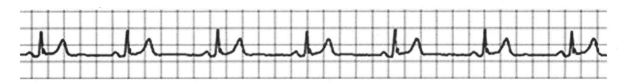

图 3-3-2　窦性心动过缓

窦性心动过缓常见于健康的青年人、运动员与睡眠状态，窦房结病变和急性下壁心肌梗死亦常发生窦性心动过缓，其他原因包括颅内疾患、严重缺氧、低温、甲状腺功能减退、阻塞性黄疸以及应用拟胆碱药物、胺碘酮、β受体阻滞剂、非二氢吡啶类钙通道阻滞剂或洋地黄等药物。

无症状的窦性心动过缓通常无需治疗。如因心率过慢，出现心排血量不足症状，可应用阿托品或异丙肾上腺素等药物，但长期应用往往效果不确定，易发生严重不良反应，应考虑心脏起搏治疗。

【窦性停搏】

窦性停搏或窦性静止（sinus pause or sinus arrest）是指窦房结在一个或多个心动周期中不能产生冲动。心电图表现为在较正常 PP 间期显著长的间期内无 P 波出现，或 P 波与 QRS 波均不出现，长的 PP 间期与基本的窦性 PP 间期无倍数关系（图 3-3-3）。

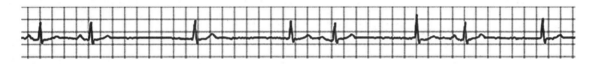

图 3-3-3　窦性停搏

窦性停搏多见于窦房结变性与纤维化、急性下壁心肌梗死、脑血管意外等病变以及迷走神经张力增高或颈动脉窦过敏；此外应用洋地黄类药物、乙酰胆碱等药物亦可引起窦性停搏。长时间的窦性停搏后，下位的潜在起搏点，如房室交界处或心室，可发出单个逸搏或逸搏性心律控制心室，过长时间的窦性停搏（>3 秒）且无逸搏发生时，患者可出现黑矇、短暂意识障碍甚至晕厥、抽搐，严重者可发生阿-斯综合征，甚至死亡。

窦性停搏的治疗可参照病态窦房结综合征。

【病态窦房结综合征】

病态窦房结综合征（sick sinus syndrome，SSS）简称病窦综合征，是由窦房结或其周围组织病变导致窦房结冲动形成障碍或冲动向心房传导障碍所致的多种心律失常的综合征。当合并快速性心律失常反复发作时，称心动过缓-心动过速综合征，简称慢-快综合征。众多病变过程，如纤维化与脂肪浸润、硬化与退行性变、淀粉样变性、甲状腺功能减退及某些感染等均可损害窦房结，导致窦房结起搏与窦房传导功能障碍；窦房结周围神经和心房肌的病变、窦房结动脉供血减少、迷走神经张力增高、某些抗心律失常药物抑制窦房结功能，亦可导致窦房结功能障碍。

1. 临床表现　患者出现与心动过缓有关的心、脑等脏器供血不足的症状，如发作性头晕、黑矇、心悸、乏力和运动耐力下降等；严重者可出现心绞痛、心力衰竭、短暂意识障碍或晕厥，甚至猝死。

2. 心电图特征　心电图的主要表现包括：①非药物引起的持续而显著的窦性心动过缓（50 次/分以下）；②窦性停搏或窦性静止与窦房阻滞；③窦房阻滞与房室阻滞并存；④心动过缓-心动过速综合征（指心动过缓与房性快速性心律失常交替发作）。

其他心电图改变包括：①房室交界区性逸搏心律；②心室率缓慢的心房颤动，或其发作前后有窦性心动过缓和（或）一度房室传导阻滞。

3. 处理原则　无症状者不必治疗，仅定期随诊观察，有症状者应接受起搏器治疗。心动过缓-心动过速综合征患者发作心动过速，单独应用抗心律失常药物治疗可能加重心动过缓，应用起搏器治疗后，患者仍有心动过速发作，可同时应用抗心律失常药物。

二、房性心律失常

【房性期前收缩】

房性期前收缩（atrial premature beats）简称房早，是指起源于窦房结以外心房的任何部位提前发出的异位激动，是临床上常见的心律失常。正常成人进行 24 小时心电检测，大约 60% 有房性期前收缩发生，烟酒、咖啡、情绪激动可作为诱因，各种器质性心脏病如冠心病、肺心病、心肌病等患者均可发生房性期前收缩，并可引发其他快速性房性心律失常。

1. 临床表现　患者一般无明显症状，频发房性期前收缩者可感心悸。

2. 心电图特征　①P 波提前发生，与窦性 P 波形态不同；②PR 间期大于 120 毫秒；③QRS 波群呈室上性，部分可有室内差异性传导；④多为不完全性代偿间歇；⑤下传的 QRS 波群形态通常正常，少数无 QRS 波群发生（称房

早未下传，为房早落于前次搏动的绝对不应期），或出现宽大畸形的 QRS 波群（称房早伴室内差异性传导，为房早落于前次搏动的相对不应期）（图 3 - 3 - 4）。

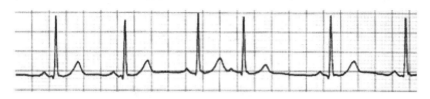

图 3 - 3 - 4　房性期前收缩

3. 处理原则　房性期前收缩通常无需治疗，若因吸烟、饮酒与咖啡诱发的房性期前收缩，应劝导患者戒除或减量；当有明显症状或因房性期前收缩触发室上性心动过速时，应给予 β 受体阻滞剂或普罗帕酮等治疗。

【房性心动过速】

房性心动过速（atrial tachycardia）简称房速，指起源于心房，且无需房室结参与维持的心动过速。发生机制包括自律性增加、折返与触发活动。根据起源点不同，分为局灶性房速和多源性房速。心肌梗死、慢性肺部疾病、洋地黄中毒、大量饮酒以及各种代谢障碍均可成为致病原因，心外科手术或射频消融术后所导致的手术瘢痕也可引起房性心动过速。

1. 临床表现　患者可有胸闷、心悸、头晕、乏力等症状，发作呈短暂、间歇或持续性，当房室传导比例发生变动时，听诊心律不齐。

2. 心电图特征　①发作开始时心率逐渐加速，心房率通常为 150 ~ 200 次/分；②P 波形态与窦性者不同；③常出现二度 I 型或 II 型房室传导阻滞（常呈现 2：1 房室传导），但心动过速不受影响；④P 波之间的等电位线仍存在；⑤刺激迷走神经不能终止心动过速，仅加重房室传导阻滞（图 3 - 3 - 5）。

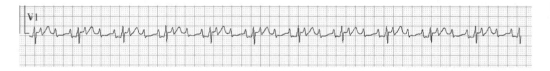

图 3 - 3 - 5　房性心动过速

3. 处理原则　主要取决于心室率的快慢及患者的血流动力学情况。如心室率不太快且无严重的血流动力学障碍，不必紧急处理，如心室率 140 次/分以上、临床上有严重充血性心力衰竭或休克征象，应进行紧急治疗。常用洋地黄、β 受体阻滞剂、非二氢吡啶类钙通道阻滞剂等药物控制心室率，若为洋地黄中毒引起者，需立即停用洋地黄，并纠正可能伴随的电解质紊乱，也可用 IA、IC 或 III 类抗心律失常药转复为窦性心律，药物效果不佳时，考虑直流电复律或射频消融治疗。

【心房扑动】

心房扑动（atrial flutter）简称房扑，是介于房速和心房颤动之间的快速性心律失常，多为阵发性，每次发作历时数分钟至数小时，有不稳定倾向，可恢复至窦性心律或发展为房颤，少数为持续性，可持续数月或数年。多见于器质性心脏病如风湿性心脏病、冠心病、高血压性心脏病、

心肌病等。此外，肺栓塞、慢性充血性心力衰竭、二尖瓣及三尖瓣狭窄与反流导致心房扩大，甲状腺功能亢进、酒精中毒、心包炎等，亦可出现房扑。

1. 临床表现　与心室率有关，心室率不快时患者可无症状，心室率快或不规则时可诱发心绞痛与充血性心力衰竭；房扑患者也可产生心房血栓，进而引起体循环栓塞。体格检查可见快速的颈静脉扑动。

2. 心电图特征　①窦性 P 波消失，代之以形态、振幅、间距规则的锯齿状扑动波，称为 F 波，扑动波之间的等电位线消失，在 II、III、aVF 或 V₁ 导联最为明显，频率常为 250 ~ 300 次/分；②心室率规则或不规则，取决于房室传导比例（以 2：1 房室传导最常见）；③QRS 波群形态正常，当出现室内差异性传导、原有束支传导阻滞或经房室旁路下传时，QRS 波增宽、形态异常（图 3 - 3 - 6）。

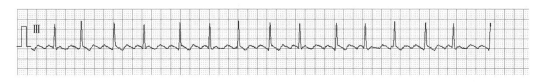

图 3 - 3 - 6　心房扑动

3. 处理原则　应针对原发病进行治疗。减慢心室率的药物包括 β 受体阻滞剂、钙通道阻滞剂（如维拉帕米、地尔硫草）或洋地黄制剂，转复房扑并预防复发的药物包括 I A 类、I C 和Ⅲ类抗心律失常药。直流电复律是最有效的终止房扑的方法。射频消融术可根治房扑，因房扑的药物治疗有限，对于症状明显或引起血流动力学不稳定者，应选择导管消融治疗。持续性或反复发作性房扑有血栓栓塞高风险的患者予华法林口服抗凝治疗。

【心房颤动】

心房颤动（atrial fibrillation，AF）简称房颤，是指规则有序的心房电活动丧失，代之以快速无序的颤动波，呈阵发性或持续性发作，是严重的心房电活动紊乱。心室律（率）紊乱、心功能受损和心房附壁血栓形成是房颤的主要病理生理特点。一般将房颤分为首诊房颤（首次发作或首次发现）、阵发性房颤（持续时间一般 ≤48 小时，最长时间不超过 7 天，能自行终止）、持续性房颤（持续时间 >7 天，非自限性）、长期持续性房颤（持续时间 ≥1 年，患者有转复愿望）、永久性房颤（持续时间 >1 年，不能终止或终止后又复发，无转复愿望）。房颤常发生于器质性心脏病患者，多见于如风湿性心脏病（尤以二尖瓣狭窄最常见）、冠心病、高血压性心脏病，其他如甲状腺功能亢进、肺部疾病、急性酒精中毒、电解质紊乱等也可为潜在病因。正常人也可在情绪激动、外科手术、运动或大量饮酒时诱发房颤。

1. 临床表现　房颤的症状主要取决于心室率的快慢、房颤的持续时间、存在的结构性心脏病及其程度。心室率不快时，患者可无症状，心室率超过 150 次/分，患者可发生心绞痛与充血性心力衰竭。房颤时易产生心房血栓，栓子多来自左心房心耳部，进而引起体循环栓塞如脑栓塞。心脏听诊心律极不规则，心音强度变化不定，可有脉搏短绌。

2. 心电图特征　①P 波消失，代之以形态、振幅、间距绝对不规则的房颤波（f 波），频率 350～600 次/分；②心室率极不规则，通常在 100～160 次/分；③QRS 波群形态正常，当心室率过快，发生室内差异性传导时，QRS 波增宽变形（图 3 - 3 - 7）。

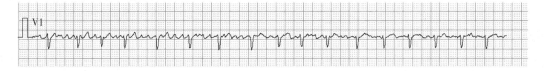

图 3 - 3 - 7　心房颤动

3. 处理原则　房颤的治疗目标为：控制心率，控制节律，预防栓塞性事件，针对房颤发生的病因或诱因进行治疗。具体如下。①控制心室率：药物包括 β 受体阻滞剂、钙通道阻滞剂、洋地黄制剂和某些抗心律失常药物（如胺碘酮），可单用或联合应用，但应注意药物禁忌。对于无症状的房颤，且左心室收缩功能正常，控制静息心率 <110 次/分。对于症状明显或出现心动过速心肌病时，应控制静息心率 <80 次/分且中等运动时心室率 <110 次/分。对于房颤伴快速心室率、药物治疗无效者，可施行房室结消融或改良术，并同时安置永久起搏器。对于心室率较慢的房颤患者，最长 RR 间期 >5 秒或症状显著者，亦应考虑起搏器治疗。②转复并维持窦性心律：将房颤转复为窦性心律的方法包括药物复律、电复律及导管消融治疗。I A、I C 或Ⅲ类抗心律失常药均可能转复房颤。胺碘酮致心律失常发生率最低，是目前常用的维持窦性心律药物，尤适用于合并器质性心脏病的患者。药物转复无效时行电复律，复律治疗成功率与房颤持续时间的长短、左心房大小和年龄有关。对于症状明显、药物治疗无效的阵发性房颤，导管消融可作为一线治疗。③抗凝治疗：房颤患者栓塞发生率较高，因此，抗凝治疗是房颤治疗的重要内容。华法林是房颤抗凝治疗的有效药物。口服华法林，使凝血酶原时间国际标准化比值（INR）维持在 2.0～3.0，能安全有效地预防脑卒中发生。房颤持续不超过 48 小时，复律前不需抗凝；若房颤持续超过 48 小时，应在复律前接受华法林有效抗凝治疗 3 周，待成功复律后继续治疗 3～4 周。紧急复律治疗可用静脉注射肝素或皮下注射低分子肝素抗凝。新型口服抗凝药物（NOACs）如达比加群酯、利伐沙班、阿哌沙班等目前主要用于非瓣膜性房颤的抗凝治疗。

三、房室交界区性心律失常

【房室交界区性期前收缩】

房室交界区性期前收缩（premature atrioventricular junctional beats）简称交界性期前收缩，是指冲动起源于房室交界区，可前向和逆向传导，分别产生提前发生的QRS波与逆行P波，逆行P波可位于QRS波之前（PR间期 < 0.12秒）、之中或之后（RP间期 < 0.20秒）。QRS波形态正常，当发生室内差异性传导，QRS波形态可有变化（图3-3-8）。房室交界区性期前收缩通常无需治疗。

【与房室交界区相关的折返性心动过速】

房室交界区相关的折返性心动过速主要包括房室结折返性心动过速（atrioventricular nodal reentrant tachycardia，AVNRT）和房室折返性心动过速（atrioventricular reentrant tachycardia，AVRT）两大类，其共同的发生机制为折返，但前者的折返环路位于房室结内，后者由房室交界区、旁道与心房、心室共同组成折返环路。

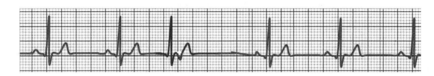

图3-3-8 房室交界区性期前收缩

阵发性室上性心动过速（paroxysmal supraventricular tachycardia，PSVT）简称室上速。广义的室上速包含所有起源和传导途径不局限于心室内的心动过速（但不包括房内大折返所致的心房扑动），包括：①窦性快速性心律失常；②房性心动过速；③房室结折返性心动过速；④房室折返性心动过速；⑤自律性交界性心动过速和非阵发性交界性心动过速。狭义的阵发性室上性心动过速特指房室结折返性心动过速和房室折返性心动过速，其中后者的发生与预激综合征密切相关。

（一）房室结折返性心动过速

AVNRT是最常见的阵发性室上性心动过速类型。患者通常无器质性心脏病表现，不同性别和年龄均可发生。

1. 临床表现 患者的症状轻重取决于发作时心室率的快慢及持续时间，亦与原发病的严重程度有关。心动过速突然发作与终止，持续时间长短不一，发作时患者常有心悸、胸闷、头晕，少数引起血流动力学不稳定者可有晕厥、心绞痛、心力衰竭、休克等。听诊心律绝对规则，心尖区第一心音强度恒定。

2. 心电图特征 ①起始突然，通常由一个房性期前收缩触发，心率150~250次/分，节律规则；②P波为逆行性（Ⅱ、Ⅲ、aVF导联倒置），常埋藏于QRS波内或位于其终末部分，与QRS波保持恒定关系；③QRS波群形态及时限正常（伴室内差异性传导或原有束支传导阻滞者可异常）（图3-3-9）。

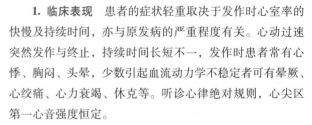

图3-3-9 与房室交界区相关的折返性心动过速

3. 处理原则 ①急性发作期：应根据患者基础的心脏状况、既往发作的频繁程度、发作的严重性以及对心动过速的耐受程度适当处理。心功能及血压正常者可尝试刺激迷走神经的方法，如Valsalva动作（深吸气后屏气，再用力作呼气动作）、颈动脉窦按摩（患者取仰卧位，先行右侧，每次5~10秒，无效再按摩左侧，忌双侧同时按摩）、刺激咽后壁诱导恶心或将面部浸没于水中等方法可使心动过速终止。多次尝试失败，应选择药物治疗或直流电复律。药物治疗是终止心动过速发作的最常用和有效的方法。首选腺苷，起效迅速，无效时改用静注维拉帕米，也可选用普罗帕酮和短效的β受体阻滞剂；伴心功能不全时可静脉注射去乙酰毛花苷；伴低血压时应用升压药去氧肾上腺素或间羟胺，通过反射性兴奋迷走神经终止心动过速，但忌用于老年人和高血压、急性心肌梗死患者。以上治疗无效时可行食道心房调搏术，合并严重心绞痛、低血压、充血性心力衰竭时，应立即施行电复律。②预防复发：导管消融技术已十分成熟、安全、有效，且能根治心动过速，应优先应用。也可选洋地黄制剂、长效钙通道阻滞剂或β受体阻滞剂等药物预防复发。

（二）房室折返性心动过速与预激综合征

预激综合征（preexcitation syndrome）是指心房部分激动由正常房室传导系统以外的先天性附加通道下传，使心室某一部分心肌预先激动（预激），导致以异常心电生理和（或）伴发多种快速性心律失常为特征的一种综合征。发生预激的解剖学基础是在正常的房室传导组织以外，存在一些异常的心肌纤维组成的肌束，最常见的是连接心房和心室之间的房室旁路，又称Kent束。一般而言，由Kent束引起的心室预激并伴有快速性心律失常者成为典型预激综合征，又称为Wolf - Parkinson - White综合征（WPW综合征）。患者大多无器质性心脏病，少数伴发于先天性心脏病如三尖瓣下移畸形、二尖瓣脱垂与心肌病等。40% ~ 65%的预激综合征患者为无症状者。

1. 临床表现　预激综合征本身不引起症状，但并发心动过速时可呈发作性心悸，发生率为1.8%，并随着年龄的增长而增加，过高频率的心动过速（特别是持续性发作心房颤动），可导致充血性心力衰竭、低血压或恶化为心室颤动和猝死。

2. 心电图特征　根据心前区导联QRS波的形态，将预激综合征分成A、B两型，A型胸前导联QRS波主波均向上，预激发生在左室或右室后底部；B型在V_1导联QRS波主波向下，V_5、V_6导联向上，预激发生在右室前侧壁。

典型房室旁路预激表现为：①窦性心律时PR间期短于0.12秒，QRS波群增宽，时限≥0.12秒，QRS波起始部分粗钝（称delta波），终末部分正常；ST - T波呈继发性改变，与QRS波主波方向相反；②预激综合征并发房室折返性心动过速，最常见的类型是通过房室结前向传导，经旁路作逆向传导，称正向房室折返性心动过速，QRS波群形态及时限正常；若经旁路前传、房室结逆向传导，产生逆向房室折返性心动过速，QRS波群增宽、畸形，易与室性心动过速混淆；③预激综合征患者亦可发生房扑与房颤，若冲动沿旁路下传，由于其不应期短，会产生极快的心室率，甚至演变为心室颤动（图3 - 3 - 10）。

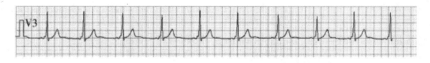

图3 - 3 - 10　预激综合征

3. 处理原则　若患者从无心动过速发作或偶尔发作但症状轻微者，可进行危险分层评估后决定是否需要治疗。危险分层评估手段包括无创心电学检查、药物激发、运动试验及有创的经食管或经心腔内电生理检查。若患者发作频繁、症状明显，应积极治疗，首选经导管消融旁路；伴心房扑动与颤动并出现晕厥或低血压时，应立即电复律；治疗药物宜选择延长房室旁路不应期的药物如普罗帕酮或胺碘酮。

四、室性心律失常

【室性期前收缩】

室性期前收缩（premature ventricular beats）是指希氏束分叉以下部位过早发生的、提前使心肌除极的心搏，是临床上最常见的心律失常。室性期前收缩可发生于正常人，并且随年龄的增长而增加，也见于器质性心脏病患者如高血压、冠心病、心肌病、风湿性心脏病与二尖瓣脱垂者；另外心肌炎、缺血、缺氧、麻醉和手术时心肌受到机械、电、化学性刺激也可诱发；药物（洋地黄、奎尼丁、三环类抗抑郁药）中毒、电解质紊乱（低钾、低镁等）、精神不安、过量烟酒及咖啡亦能诱发室性期前收缩。

1. 临床表现　室性期前收缩常无特异性症状，且是否有症状或症状的轻重程度与期前收缩的频发程度不一定直接相关。患者可感心悸、类似电梯快速升降的失重感或代偿间歇后有力的心脏搏动。听诊时室性期前收缩之第二心音强度减弱，仅能听到第一心音，其后出现较长的停歇。桡动脉搏动减弱或消失。

2. 心电图特征　①提前发生的QRS波群宽大畸形，时限通常大于0.12秒，T波的方向与QRS主波方向相反；②室性期前收缩后出现完全性代偿间歇（图3 - 3 - 11）；③室性期前收缩可孤立或规律出现，常见有二联律（每个窦性搏动后跟随一个室性期前收缩）、三联律（每两个正常搏动后跟随一个室性期前收缩）、成对室性期前收缩

（指连续发生两个室性期前收缩）、室性心动过速（指连续发生三个或以上室性期前收缩）、频发室性期前收缩（每分钟超过 5 次）、单形性室性期前收缩（同一导联内，室性期前收缩形态相同）、多形性或多源性室性期前收缩（同一导联内，期前收缩形态不同）、R－on－T 现象（室性期前收缩的 R 波落在前一个心搏的 T 波上）。

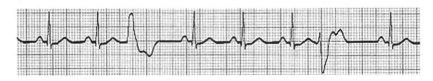

图 3－3－11　室性期前收缩

3. 处理原则　无器质性心脏病的患者若无明显症状，不必使用药物治疗；若症状明显，治疗以消除症状为目的。对患者做好解释，减轻患者的焦虑与不安，避免诱发因素如吸烟、咖啡、应激等，药物宜选用 β 受体阻滞剂、非二氢吡啶类钙通道阻滞剂和普罗帕酮等。器质性心脏病合并心功能不全者，原则上只处理心脏本身疾病，不必应用治疗室性期前收缩的药物。若症状明显，可选用 β 受体阻滞剂、非二氢吡啶类钙通道阻滞剂和胺碘酮等。急性心肌缺血或梗死合并室性期前收缩患者，首选再灌注治疗，不主张预防性应用抗心律失常药物。避免使用 I 类抗心律失常药。少部分起源于右心室流出道或左心室后间隔的频发性期前收缩，若患者症状明显，抗心律失常药物疗效不佳或不能耐受药物治疗，且无明显器质性心脏病，可考虑经导管射频消融治疗，成功率较高。

【室性心动过速】

室性心动过速（ventricular tachycardia）简称室速，是指起源于希氏束分支以下的特殊传导系统或者心室肌的连续 3 个或 3 个以上的异位心搏。常发生于各种器质性心脏病者，最常见的是冠心病，特别是曾有心肌梗死的患者，

其次是心肌病、心力衰竭、二尖瓣脱垂、心瓣膜病等，也可见于代谢障碍、电解质紊乱、长 QT 间期综合征等，偶可发生在无器质性心脏病者，及时正确的判断和治疗室速具有非常重要的临床意义。

1. 临床表现　临床症状的轻重视发作时心室率、持续时间、基础心脏病变和心功能状态不同而异。非持续性室速（发作持续时间短于 30 秒，能自行终止）患者通常无症状；持续性室速（超过 30 秒，需药物或电复律方能终止）常伴有明显血流动力学障碍与心肌缺血，临床上可出现气促、少尿、低血压、晕厥、心绞痛等。听诊心律轻度不规则，第一、二心音分裂，收缩期血压随心搏变化。

2. 心电图特征　①3 个或以上的室性期前收缩连续出现；②心室率通常为 100～250 次/分，心律规则或略不规则；③心房独立活动与 QRS 波无固定关系，形成室房分离；④心室夺获与室性融合波：室速发作时少数室上性冲动可下传心室，产生心室夺获，表现为在 P 波之后，提前发生一次正常的 QRS 波；室性融合波的 QRS 波形态介于窦性与异位心室搏动之间，其意义为部分夺获心室；心室夺获与室性融合波是确立室速的重要依据（图 3－3－12）。

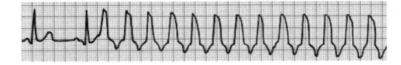

图 3－3－12　室性心动过速

3. 处理原则

（1）有器质性心脏病或有明确诱因者给予针对性治疗。

（2）无器质性心脏病患者非持续性室速，如无症状或血流动力学影响，处理原则同室性期前收缩。

（3）持续性室速发作，无论有无器质性心脏病，均应给予治疗。①终止室速发作：室速患者如无显著的血流动力学障碍，可选用利多卡因、胺碘酮或 β 受体阻滞剂静脉推注，但经中心静脉用药会引起低血压，因此用药时要严密监测生命体征。如患者已发生低血压、休克、心绞痛、充血性心力衰竭或脑血流灌注不足等症状，应迅速施行电

复律，但洋地黄中毒引起的室速，不宜电复律，应予药物治疗。②预防复发：积极寻找和治疗诱发及维持室速的可逆性病变，如缺血、低血压及低血钾等，积极治疗充血性心力衰竭有助于减少室速发作。窦性心动过缓或房室传导阻滞时，心室率过于缓慢，亦有利于室性心律失常的发生，可给予阿托品治疗或应用人工心脏起搏。急性心肌缺血合并室速的患者，首选冠脉血运重建，也可应用 β 受体阻滞剂预防室性心律失常。如室速频繁发作，且不能被电复律有效控制，可静脉应用胺碘酮。经完全血运重建和最佳药物治疗后，仍反复发作室速或电风暴者，可植入心律转复除颤器（ICD）。药物治疗后仍反复发作单形性室速或 ICD

植入后反复电击的患者可考虑导管消融治疗。

【心室扑动与心室颤动】

心室扑动（ventricular flutter）与心室颤动（ventricular fibrillation）简称室扑与室颤，为致命性心律失常。多发生于缺血性心脏病患者，此外抗心律失常药物尤其是引起 QT 间期延长与尖端扭转的药物、严重缺氧、预激综合征合并房颤等亦可引起。

1. 临床表现 突发意识丧失、抽搐、呼吸停止甚至死亡。触诊大动脉搏动消失，听诊心音消失、血压无法测到。

2. 心电图特征 心室扑动呈正弦波图形，波幅大而规则，频率为 150～300 次/分，有时难以与室速鉴别（图 3-3-13）；心室颤动的波形、振幅及频率均极不规则，无法辨认 QRS 波群、ST 段与 T 波（图 3-3-14）。

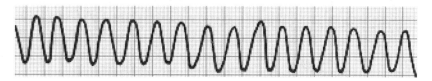

图 3-3-13 心室扑动

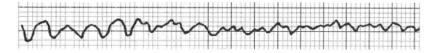

图 3-3-14 心室颤动

3. 处理原则 参见本章第十一节"心脏骤停与心脏性猝死"。

五、心脏传导阻滞

心脏传导阻滞是指冲动在心脏传导系统的任何部位的传导发生减慢或阻滞，如窦房传导阻滞（阻滞发生在窦房结与心房之间）、房室传导阻滞（阻滞发生在心房与心室之间）、房内阻滞（阻滞发生在心房内）、室内阻滞（阻滞发生在心室内）。按传导阻滞的严重程度，通常将其分为三度：一度传导阻滞的传导时间延长，全部冲动仍能下传。二度传导阻滞分为两型，即Ⅰ型（文氏型）和Ⅱ型。Ⅰ型阻滞表现为传导时间进行性延长，直至一次冲动不能传导；Ⅱ型阻滞表现为间歇出现的传导阻滞。三度又称完全性传导阻滞，此时全部冲动不能被传导。

【房室传导阻滞】

房室传导阻滞又称房室阻滞（atrioventricular block），指房室交界区脱离了生理不应期后，心房冲动传导延迟或不能传导至心室，房室阻滞可以发生在房室结、希氏束以及双束支等不同的部位。部分健康的成年人、儿童及运动员可出现一度或二度Ⅰ型房室传导阻滞，与静息时迷走神经张力增高有关，常发生在夜间；其他导致房室传导阻滞的器质性心脏病如急性心肌梗死、冠状动脉痉挛、病毒性心肌炎、心内膜炎、心肌病、先天性心血管病、原发性高血压、药物中毒等。

1. 临床表现 一度房室传导阻滞患者通常无症状；二度房室传导阻滞患者可有心悸与心搏脱漏感；三度房室传导阻滞的症状取决于心室率的快慢与伴随病变，症状包括疲倦、乏力、头晕、晕厥、心绞痛、心力衰竭。房室阻滞因心室率过慢导致脑缺血，患者可出现暂时性意识丧失，甚至抽搐，称为阿-斯综合征，严重者可猝死。

2. 心电图特征 ①一度房室传导阻滞：PR 间期超过 0.20 秒，QRS 波群形态与时限多正常（图 3-3-15）。②二度Ⅰ型房室传导阻滞：为最常见的二度房室阻滞类型。P 波规律出现，PR 间期进行性延长，相邻 RR 间期进行性缩短，直至一个 P 波受阻不能下传至心室，脱漏一个 QRS 波群。最常见的房室传导比例为 3：2 和 5：4。该型很少发展为三度房室阻滞（图 3-3-16）。③二度Ⅱ型房室传导阻滞：PR 间期恒定不变，部分 P 波后无 QRS 波群。当阻滞位于希氏束-浦肯野系统时，QRS 波群增宽，形态异常；当阻滞位于房室结内，可见 QRS 波正常（图 3-3-17）。④三度（完全性）房室传导阻滞：P 波与 QRS 波群无关，各自成节律，心房率快于心室率，心房冲动来自窦房结或异位心房节律，心室起搏点通常在阻滞部位稍下方；如位于房室束附近，心室率 40～60 次/分，QRS 波群正常，心律亦较稳定；如位于室内传导系统的远端，心室率可低至 40 次/分以下，QRS 波群增宽，心室率亦常不稳定（图 3-3-18）。

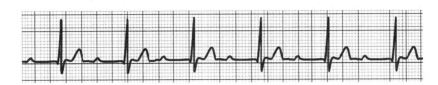

图 3 - 3 - 15　一度房室传导阻滞

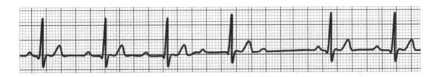

图 3 - 3 - 16　二度 I 型房室传导阻滞

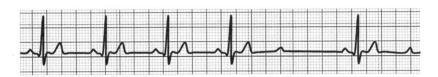

图 3 - 3 - 17　二度 II 型房室传导阻滞

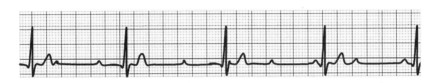

图 3 - 3 - 18　三度房室传导阻滞

3. 处理原则　针对不同的病因进行治疗，如停用抑制房室传导的药物，纠正电解质紊乱。一度或二度 I 型房室传导阻滞患者心室率不太慢者无需特殊治疗。二度 II 型或三度房室阻滞患者如心室率明显减慢，伴有明显症状或血流动力学障碍，甚至阿 - 斯综合征发作者，应给予心脏起搏治疗。阿托品、异丙肾上腺素仅适用于无心脏起搏条件的应急情况。

> ⊕ **知识链接**
>
> **人工智能在心律失常诊断中的作用**
>
> 　　心律失常是最常见的一类心血管疾病，但临床上的诊断较为繁琐且部分心律失常准确性不高。近年来飞速发展的人工智能（artificial intelligence，AI）科技以及包括可穿戴设备在内的诸多其他辅助技术，为心律失常的诊断提供了强有力的依据。计算机技术分析心电数据往往比医师有着更高的灵敏度，能够发现医师不能发现和理解的特点。利用 AI 对心电图高精度的自我学习并进行分类，能够辅助诊断甚至预测未来可能会发生的心律失常，并辅助监测患者在院及出院心律，对于未来心律失常患者的诊断及监测意义重大。

六、心律失常患者的护理

【护理诊断/问题】

1. 活动无耐力　与心律失常导致心排血量减少有关。

2. 潜在并发症　猝死。

3. 有受伤的危险　与心律失常引起的头晕、晕厥有关。

4. 焦虑　与心律失常反复发作疗效欠佳有关。

5. 潜在并发症　心力衰竭、脑栓塞。

【护理措施】

1. 一般护理

（1）休息与活动　有胸闷、心悸、头晕等不适时应卧床休息，以减少心肌耗氧量；避免情绪激动或紧张、快速改变体位等，以防跌伤；可采取高枕卧位、半卧位或其他舒适卧位，尽量避免左侧卧位，因左侧卧位时患者常感觉到心脏的搏动而使不适感加重。

（2）给氧　伴呼吸困难、发绀等缺氧表现时，给予氧气吸入，根据缺氧程度调整氧流量。

（3）饮食护理　戒烟酒，避免摄入刺激性饮料如咖啡、浓茶等；避免饱餐，多食含纤维素丰富的食物，保持大便通畅；避免诱发心律失常。

2. 病情观察

（1）严密观察患者的意识、生命体征及心电图变化，注意询问患者是否有胸闷、心悸、呼吸困难、心绞痛等症状。监测有无意识突然丧失、抽搐、大动脉搏动消失、呼吸停止等征象。

（2）心电监护　对严重心律失常者，应持续心电监护，严密监测心率、心律、心电图、生命体征、血氧饱和度变化。安放监护电极前注意清洁皮肤，用乙醇棉球去除油脂，电极放置部位应避开胸骨右缘及心前区，以免影响做心电图和紧急电复律，1~2天更换电极片一次，电极片松动时随时更换，观察有无皮肤发红、瘙痒等过敏反应。监测有无频发、多源、成对或呈 R-on-T 现象的室性期前收缩，室速，预激综合征伴发房颤，窦性停搏，二度Ⅱ型或三度房室传导阻滞等较严重的心律失常类型，立即报告医师。

3. 用药护理　严格遵医嘱按时按量给予心律失常药物（表3-3-1），静注时速度宜慢（腺苷除外），一般 5~15 分钟内注完，静滴药物时尽量用输液泵调节速度。胺碘酮静脉用药易引起静脉炎，应选择大血管，配制药物浓度不要过高，严密观察穿刺局部情况，谨防药物外渗。心率显著缓慢的患者可予阿托品、异丙肾上腺素等药物或配合人工心脏起搏治疗。观察患者的意识和生命体征，必要时监测心电图，注意用药前、用药过程中及用药后的心率、心律、PR 间期、QT 间期等的变化，以判断疗效和有无不良反应。患者出现意识突然丧失、抽搐、大动脉搏动消失、呼吸停止等征象，立即进行抢救，留置静脉通道，备好抗心律失常药物及其他抢救药品、除颤器、临时起搏器等，一旦发生猝死的表现，详见本章第十一节"心脏骤停与心脏性猝死"及第十二节"循环系统疾病常用诊疗技术及护理"。

表 3-3-1 常见抗心律失常药物的适应证及不良反应

类别	药名	适应证	不良反应
Ⅰ类阻断快速钠通道			
IA	普鲁卡因胺	各种快速心律失常的治疗和预防复发	发热，粒细胞减少，药物性狼疮，抑制心肌收缩力、低血压、传导阻滞、QT 间期延长与多形室速
IB	利多卡因	急性心肌梗死或复发性室性快速性心律失常的治疗；室颤复苏后预防复发	眩晕及不同程度的意识障碍；心脏方面：少数引起窦房结抑制、房室传导阻滞
IC	普罗帕酮	各种类型室上性心动过速、室性期前收缩，难治性、致命性室速	眩晕、味觉障碍、视物模糊，胃肠道不适；可能加重支气管痉挛，房室传导阻滞、心力衰竭
Ⅱ类			
阻断β肾上腺素能受体	美托洛尔	各种快速心律失常的治疗	支气管痉挛、间歇性跛行、低血压、心动过缓、心力衰竭、心绞痛患者突然撤药引起症状加重、心律失常、急性心肌梗死
Ⅲ类			
阻断钾通道与延长复极	胺碘酮	各种室上性与室性快速心律失常，尤其适用于器质性心脏病、心肌梗死后伴心功能不全的心律失常	转氨酶增高；光过敏，角膜色素沉着；甲亢或甲减；心动过缓、尖端扭转性室速
Ⅳ类			
阻断慢钙通道	维拉帕米	房室折返性心动过速，房扑、房颤时减慢心率	可引起心动过缓，血压下降，心脏停搏，禁用于严重心力衰竭、重度房室传导阻滞、严重窦房结病变
其他类	腺苷	房室折返性心动过速的首选药物，可鉴别室上性心动过速伴室内差异性传导与室速	皮肤潮红、呼吸困难，胸部压迫感，通常持续时间短于1分钟，可有短暂窦性停搏、室性期前收缩、短阵室速

4. 心理护理　加强心理疏导，关心、安慰患者，保持情绪稳定，必要时遵医嘱给予镇静剂，保证患者充分的休息与睡眠。

5. 健康指导

（1）疾病预防知识指导　向患者和家属讲解心律失常的常见病因、诱因及防治知识，如低血钾易诱发室性期前

收缩或室速，应注意预防、监测与纠正；心动过缓患者应避免排便时过度屏气，以免兴奋迷走神经而加重心动过缓。

（2）疾病相关知识指导　①生活指导：对无器质性心脏病的心律失常患者，鼓励其正常工作和生活，建立健康的生活方式，避免过度劳累、急性感染、寒冷刺激、情绪紧张、不良生活习惯，防止诱发心律失常。有头晕、晕厥

发作或曾有跌倒病史者应卧床休息，避免单独外出，防止意外。②病情自我监测指导：教会患者自测脉搏的方法，安置心脏起搏器的患者，讲解自我监测与家庭护理方法。反复发生危及生命的严重心律失常患者，教会家属心肺复苏术以备应急。③用药指导：向患者和家属讲解服用抗心律失常药物的重要性和可能出现的不良反应，不可自行减量、停药或擅自改用其他药物，有异常及时就诊。

（陈延萍）

PPT

第四节　冠状动脉粥样硬化性心脏病

📖 学习目标

知识要求：

1. 掌握　心绞痛及心肌梗死的临床表现、护理措施。

2. 熟悉　冠状动脉粥样硬化性心脏病的危险因素、心绞痛及心肌梗死的处理原则、护理问题、主要的辅助检查项目及意义。

3. 了解　心绞痛及心肌梗死的病因及发病机制、诊断要点。

技能要求：

1. 具备对急性心肌梗死患者进行护理抢救配合的技能。

2. 具备正确护理心绞痛与心肌梗死患者的技能。

素质要求：

1. 能理解疼痛给冠心病患者造成的痛苦并及时帮助患者解除疼痛。

2. 以强烈的责任心密切观察并及时处理冠心病患者的病情变化。

➡ 案例引导

案例：患者，男，58岁。因"反复胸痛10天"入院。患者1年前因劳累出现胸痛，持续约2分钟，休息后缓解。1年来，情绪激动或劳累时均有胸痛发作，含服硝酸甘油均能缓解，但未系统诊治。10天来胸痛发作较之前频繁，今晨再次发作，含服硝酸甘油1片无效，为进一步诊治入院。患者自发病以来，精神饱满，食欲较好，大小便正常，睡眠一般。

吸烟40年，20支/日。有高血压、冠心病家族史。体格检查：体温36.0℃，脉搏63次/分，呼吸20次/分，血压123/81mmHg。发育正常，自主体位，双肺呼吸音清，未闻及干湿啰音，心率63次/分，律齐，心音低钝，未闻及杂音，腹软，全腹无压痛及反跳痛，肝脾肋下未触及，双下肢不肿。

讨论：

1. 该患者的胸痛有什么特点？为进一步诊治，该患者的胸痛还应补充评估哪些内容？

2. 为进一步诊断，该患者需要做哪三项重要的辅助检查？有何意义？

3. 为该患者提出两个主要的护理问题并列出相应的护理措施。

冠状动脉粥样硬化性心脏病（coronary atherosclerotic heart disease）指冠状动脉发生粥样硬化引起血管腔狭窄或闭塞和（或）因冠状动脉功能性改变（痉挛），导致心肌缺血缺氧或坏死而引起的心脏病，统称为冠状动脉性心脏病（coronary heart disease，CHD），简称冠心病。冠心病是严重危害人类健康的常见病。2018年数据统计显示，中国心血管病患病率及死亡率仍处于上升阶段，冠心病患者数达1100万人。

【病因】

本病病因目前尚未完全明确，研究认为是多种因素作用于不同环节所致的冠状动脉粥样硬化，这些因素称为危险因素，主要危险因素如下。

1. 年龄、性别　多见于40岁以上人群，男性发病率高于女性，女性在更年期后发病率明显增加。近年来，发病年龄有年轻化趋势。

2. 血脂异常　脂质代谢异常是动脉粥样硬化最重要的危险因素。总胆固醇（TC）、甘油三酯（TG）、低密度脂蛋白胆固醇（LDL）或极低密度脂蛋白胆固醇（VLDL）增高；高密度脂蛋白胆固醇（HDL）减低，载脂蛋白A（ApoA）降低都被认为是危险因素。临床以TC及LDL增高最受关注。此外脂蛋白（a）[Lp（a）]增高是独立的危险因素。

3. 高血压　高血压患者动脉粥样硬化发生率明显增高，患冠心病者较血压正常者高 3~4 倍。60%~70% 的冠状动脉粥样硬化患者有高血压，收缩压和舒张压增高都与本病密切相关。

4. 吸烟　吸烟可促进动脉粥样硬化的形成。吸烟者冠心病的发病率和病死率较不吸烟者增高 2~6 倍，且与每日吸烟的支数呈正比，被动吸烟也是本病的危险因素。

5. 糖尿病和糖耐量异常　与非糖尿病患者相比，糖尿病患者心血管疾病风险增加数倍，且能加快动脉粥样硬化血栓形成和引起动脉管腔的闭塞，未来 10 年发生心肌梗死危险度高达 20%。近年来的研究认为，胰岛素抵抗与动脉粥样硬化的发生有密切关系。糖耐量减低也常见于本病患者。

6. 肥胖　肥胖可导致甘油三酯及胆固醇水平增高，并常伴发高血压或糖尿病，且常有胰岛素抵抗，均会导致动脉粥样硬化的发病率明显增高。

7. 家族史　有冠心病、糖尿病、高血压、血脂异常的家族史者，冠心病的发病率增加。家族中有年龄 <50 岁患本病，其近亲发病率为无此情况家族的 5 倍。

其他的危险因素包括：①A 型性格。②口服避孕药。③进食过多的动物脂肪、胆固醇、糖和钠盐。

【临床分型】

1979 年世界卫生组织（WHO）将冠心病分为隐匿或无症状性心肌缺血、心绞痛、心肌梗死、缺血性心肌病、猝死 5 型。近年来，将本病分为急性冠脉综合征（acute coronary syndrome，ACS）和慢性冠脉病（chronic coronary artery disease，CAD）也称慢性心肌缺血综合征（chronic ischemic syndrome，CIS）两大类。前者包括不稳定型心绞痛（unstable angina，UA）、非 ST 段抬高型心肌梗死（non-ST-segment elevation myocardial infarction，NSTEMI）、ST 段抬高型心肌梗死（ST-segment elevation myocardial infarction，STEMI）和冠心病猝死；后者包括稳定型心绞痛、缺血性心肌病和隐匿性冠心病等。本节重点介绍"心绞痛"和"心肌梗死"。

一、心绞痛

稳定型心绞痛

稳定型心绞痛（stable angina pectoris）又称劳力性心绞痛，是在冠状动脉狭窄的基础上，由于心肌负荷增加而引起心肌急剧、暂时缺血缺氧的临床综合征。其典型表现为发作性胸骨后压榨性疼痛或憋闷，可放射至心前区和左上肢尺侧，常发生于劳力负荷增加时，持续数分钟，休息或用硝酸酯制剂后消失。疼痛发生的程度、频率、性质及诱发因素在数周至数月内无明显变化。

【病因与发病机制】　🔲 微课

1. 病因　基本病因是冠状动脉粥样硬化。

2. 发病机制　当冠状动脉的供血与心肌的需血之间发生矛盾，冠状动脉血流量不能满足心肌代谢的需要时，心肌急剧、暂时的缺血缺氧引发心绞痛。正常情况下，冠状动脉循环储备量很大，通过神经和体液的调节，其血流量可随身体的生理情况发生显著变化，使冠状动脉的供血和心肌的需血两者之间保持动态平衡；当在劳力、情绪激动、饱食、受寒等对氧的需求增加时，冠状动脉适当扩张，血流量可增加至休息时的 6~7 倍，达到供求平衡。如果冠状动脉存在显著的固定狭窄，安静时尚能代偿，而在劳累、情绪激动、心力衰竭等使心脏负荷增加，心肌耗氧量增加时，可导致短暂的心肌供氧和需氧之间的不平衡，称为"需氧增加性心肌缺血"，即可引起心绞痛。

产生疼痛感觉的直接因素，可能是在缺血缺氧的情况下，心肌内积聚过多的代谢产物，如乳酸、丙酮酸、磷酸等酸性物质，或类似激肽的多肽类物质，刺激心脏内自主神经的传入纤维末梢，经 1~5 胸交感神经节和相应的脊髓段，传至大脑，产生疼痛感觉。这种痛觉反映在与自主神经进入水平相同脊髓段的脊神经所分布的区域，即胸骨后及两臂的前内侧与小指，尤其是在左侧，而大多不直接在心脏部位。

【临床表现】

1. 症状　以发作性胸痛为主要临床表现，典型疼痛特点如下。

（1）部位　主要在胸骨体中、上段之后，可波及心前区，范围有手掌大小，界限不很清楚，常放射至左肩、左臂尺侧达环指和小指，或至颈、咽或下颌部。

（2）性质　胸痛常为压迫样、憋闷感或紧缩感，也可有烧灼感，但不像针刺或刀扎样锐性痛，偶伴濒死感。部分患者感觉胸闷及胸前区不适而非胸痛。发作时，患者往往不自觉地停止原来的活动，直至症状缓解。

（3）诱因　体力劳动、情绪激动、饱餐、寒冷、吸烟、心动过速、急性循环衰竭、休克等。疼痛多发生在劳动或激动的当时，而不是在劳累之后。典型的心绞痛常在相似的诱因下反复发作。

（4）持续时间　疼痛出现后常逐渐加重，持续 3~5 分钟，很少超过半小时。可数天或数周发作 1 次，亦可 1 天内发作多次。

（5）缓解方式　一般在停止诱发因素后即可缓解，含服硝酸甘油等硝酸酯类药物后能在几分钟内迅速缓解。

2. 体征　心绞痛不发作时一般无异常体征。心绞痛发作时，患者面色苍白、出冷汗、心率增快、血压升高。心尖部听诊有时出现"奔马律"，可有暂时性心尖部收缩期杂音，是由于乳头肌缺血致功能失调引起二尖瓣关闭不全所致。

【实验室及其他检查】

1. 实验室检查 血糖、血脂检查可了解冠心病危险因素；胸痛明显者需查血清心肌坏死标记物。

2. 心电图 是发现心肌缺血、诊断心绞痛最常用的检查方法。约半数患者静息心电图正常。心绞痛发作时，绝大多数患者可出现暂时性心肌缺血引起的 ST 段压低（≥0.1mV），发作缓解后恢复，有时出现 T 波倒置；平时有 T 波持续倒置的患者，发作时可变为直立（"假性正常化"）。运动负荷试验及 24 小时动态心电图可显著提高缺血性心脏病的检出率。

3. 放射性核素检查 正电子发射型计算机断层显像可观察心肌的血流灌注，了解心肌的代谢变化，判断心肌存活性。利用放射性铊心肌显像所示灌注缺损提示心肌供血不足或血供消失，对心肌缺血诊断有一定的价值。

4. 冠状动脉造影 目前诊断冠心病最准确的方法。

【诊断要点】

根据典型的心绞痛发作特点，结合年龄和存在的冠心病危险因素，除外其他原因所致的心绞痛，即可诊断本病。诊断仍有困难者，可考虑作心电图运动负荷试验、冠状动脉造影或多层螺旋 CT 等。加拿大心血管病学会（CCS）将心绞痛严重程度分为 4 级（表 3－4－1）。

表 3－4－1　加拿大心血管病学会（CCS）的心绞痛分级

级别	心绞痛临床表现
Ⅰ级	一般体力活动不引起心绞痛，例如行走和上楼，但紧张、快速或持续用力可引起心绞痛发作
Ⅱ级	日常体力活动稍受限，快步行走或上楼、登高、饭后行走或上楼、寒冷或风中行走、情绪激动可心绞痛发作，或仅在睡醒后数小时内发作。在正常情况下以一般速度平地步行 200m 以上或登楼一层以上受限
Ⅲ级	日常体力活动明显受限，在正常情况下以一般速度平地步行 100～200m 或登一层楼梯时可发生心绞痛
Ⅳ级	轻微活动或休息时即可出现心绞痛症状

【处理原则】

稳定型心绞痛的治疗原则是避免诱发因素；改善冠状动脉的血供和降低心肌耗氧以改善患者症状；治疗动脉粥样硬化，预防心肌梗死和猝死；改善生存，提高生活质量。

1. 发作时的治疗

（1）休息　发作时立即就地休息，一般患者停止活动后症状可逐渐消失。

（2）药物治疗　首选硝酸酯制剂。该类药物除可扩张冠状动脉降低阻力，增加冠状动脉循环血流量外，还可扩张外周血管，减少静脉回心血量，减轻心脏负荷，从而缓解心绞痛。①硝酸甘油 0.5mg 舌下含化，1～2 分钟内显效，约 30 分钟后作用消失；一般连用不超过 3 次，每次相隔 5 分钟。②硝酸异山梨酯，5～10mg 舌下含化，2～5 分钟见效，作用维持 2～3 小时。

2. 缓解期的治疗 避免诱因，合理的运动锻炼，促进侧支循环建立，提高运动耐量。

（1）药物治疗

1）硝酸酯类药物　常用药物有硝酸甘油（片剂或皮肤贴片，使用皮肤贴片时注意定时揭去）、硝酸异山梨酯、单硝酸异山梨酯。硝酸酯类药物不良反应包括头痛、面色潮红、心率反射性加快和低血压等。

2）β 受体阻滞剂　常使用无内在拟交感活性的选择性 β_1 受体阻滞剂，如美托洛尔、阿替洛尔、比索洛尔等。禁忌证是：严重心动过缓和高度房室传导阻滞、窦房结功能紊乱、支气管痉挛或支气管哮喘、外周血管病及严重抑郁症。

3）钙通道阻滞剂　常用药物有维拉帕米、硝苯地平缓释制剂、氨氯地平、地尔硫䓬。不良反应有头痛、头晕、失眠、外周水肿、便秘、心悸、面部潮红、低血压等。禁用于严重心动过缓、高度房室传导阻滞和病态窦房结综合征患者。

4）抗血小板和抗凝治疗　①阿司匹林：主要不良反应为胃肠道出血或过敏。②氯吡格雷：主要用于支架植入以后及有阿司匹林禁忌的患者。③他汀类药物：常选用辛伐他汀、阿托伐他汀、普伐他汀等，使用时注意监测转氨酶及肌酸激酶等生化指标，及时发现药物可能引起的肝脏损害和肌病。

（2）经皮冠状动脉介入治疗（percutaneous coronary intervention，PCI）　PCI 现已成为冠心病治疗的重要手段。其创伤小、恢复快、危险性相对较低，而且可以改善患者生活质量，明显降低高危患者的心肌梗死发生率和死亡率。详见本章第十二节"循环系统疾病常用诊疗技术及护理"。

（3）冠状动脉旁路移植术（coronary artery graft，CABG）　冠状动脉左主干合并 2 支以上冠脉病变或多支血管病变合并糖尿病患者，首选 CABG 治疗。

不稳定型心绞痛

不稳定型心绞痛（unstable angina，UA）是由于冠状动脉硬化斑块破裂、血栓形成，引起血管痉挛及病变导致血管不同程度的阻塞所导致的一组临床症状。目前，临床上已趋向除典型的稳定型劳力性心绞痛以外的缺血性胸痛统称为不稳定型心绞痛。不稳定型心绞痛与非 ST 段抬高型心肌梗死合称为非 ST 段抬高型急性冠状动脉综合征（acute coronary syndrome，ACS），两者的区别主要是根据血中心肌坏死标记物的测定，因此对非ST段抬高型ACS患者必须检测心肌坏死标记物并确定未超过正常范围时方可诊断为UA。

【病因与发病机制】

1. 病因 少部分患者心绞痛发作时有明显的诱发因素。①增加心肌氧耗：感染、甲状腺功能亢进或心律失常。②冠状动脉血流减少：低血压。③血液携氧能力下降：贫血和低氧血症。以上表现称为继发性UA（secondary UA）。变异型心绞痛（variant anging pectoris）特征为静息心绞痛，表现为一过性ST段动态改变（抬高），是UA的一种特殊类型。

2. 发病机制 目前认为，不稳定型心绞痛最主要的发病机制是在稳定粥样硬化斑块破裂或糜烂基础上血小板聚集、并发血栓形成、冠状动脉痉挛收缩、微血管栓塞导致急性或亚急性心肌供氧的减少和缺血加重，导致缺血性心绞痛。本病也可因劳力负荷诱发，但劳力负荷终止后胸痛并不能缓解。

【临床表现】

不稳定型心绞痛的胸痛部位、性质与稳定型心绞痛相似，但通常程度更重，持续时间更长，可达数十分钟，休息时胸痛也可发生，常具有以下特点。①诱发心绞痛的体力活动阈值突然或持久降低，心绞痛发作的频率、严重程度和持续时间延长，出现静息或夜间心绞痛。②胸痛放射至附近新的部位，发作时伴有新的相关症状，如出汗、恶心、心悸或呼吸困难。③休息或舌下含服硝酸甘油只能暂时甚至不能完全缓解症状。症状不典型者多见于老年女性和糖尿病患者。不稳定型心绞痛包括以下5种亚型（表3-4-2）。

表3-4-2 不稳定型心绞痛的5种亚型

分型	临床表现
初发劳力型心绞痛	病程在2个月内新发生的心绞痛（从无心绞痛或有心绞痛病史但在近半年内未发作过心绞痛），很轻的体力活动可诱发（程度至少达CCSⅢ级）
恶化型心绞痛	在相对稳定的劳力型心绞痛基础上心绞痛恶化加重（疼痛更剧烈、时间更长或更频繁、诱发心绞痛的活动阈值明显减低、按CCS分级至少增加1级，程度至少达到Ⅲ级），硝酸甘油缓解症状的作用减弱，病程在2个月之内
静息心绞痛	心绞痛发生在休息或安静状态，发作持续时间相对较长（>20分钟），含服硝酸甘油效果欠佳，病程在1个月内
梗死后心绞痛	指急性心肌梗死发病24小时后至1个月内发生的心绞痛
变异型心绞痛	休息或一般活动时发生的心绞痛，发作时心电图显示ST段暂时性抬高

【诊断要点】

根据病史中典型的心绞痛症状、缺血性心电图以及心肌坏死标记物测定，可诊断UA。

【处理原则】

不稳定型心绞痛的治疗主要包括抗缺血、抗血栓及有创治疗。

1. 一般处理 立即卧床休息。保持环境安静，消除紧张情绪。床旁24小时心电监护，严密观察血压、脉搏、呼吸、心率、心律变化。有呼吸困难、发绀者给予氧气吸入，维持血氧饱和度达95%以上。必要时应重复检测心肌坏死标记物。

2. 止痛 烦躁不安、疼痛剧烈者，可考虑应用镇静剂，吗啡5~10mg皮下注射；舌下含服硝酸甘油连用3次以上无效时应用硝酸甘油或硝酸异山梨酯持续静滴或微量泵输注，直至症状缓解或出现明显不良反应（头痛或血压下降）。此外，可酌情选用β受体阻滞剂或钙通道阻滞剂等。其中变异型心绞痛以钙通道阻滞剂为首选。

3. 抗血小板和抗凝治疗 抗血小板和抗凝治疗是UA治疗至关重要的措施。应尽早应用阿司匹林、氯吡格雷、替罗非班和普通肝素或低分子肝素，以有效防止血栓形成，阻止病情进展为心肌梗死。

4. 调脂治疗 使用他汀类药物远期有抗炎症和稳定斑块作用，能降低冠状动脉疾病的死亡率和心肌梗死发生率。

5. 血管紧张素转换酶抑制剂（ACEI）或ARB 长期应用ACEI能降低心血管事件发生率，应该在第一个24小时内给予口服。

6. 冠状动脉血运重建术 包括PCI或CABG。对于个别病情极严重者，保守治疗效果不佳，应行早期介入或外科手术治疗。

心绞痛患者的护理

【护理诊断/问题】

1. 疼痛：胸痛 与心肌缺血缺氧有关。

2. 活动无耐力 与心肌氧的供需失调有关。

3. 潜在并发症 心肌梗死。

【护理措施】

1. 一般护理

（1）休息与活动 心绞痛发作时应立即停止活动，就地休息。为患者创造安静、舒适的休养环境。稳定型心绞痛缓解期患者一般不需要卧床休息，不稳定型心绞痛患者应卧床休息。评估患者由于心绞痛发作而带来的活动受限程度，根据患者的活动能力制定合理的活动计划，鼓励患者参加适当的体力活动，最大活动量以不引发心绞痛为宜。

（2）饮食护理　进食低盐、低脂、低热量食物，少食多餐，多食蔬菜、水果等富含纤维素的食物，控制体重。

2. 病情观察

（1）观察疼痛的部位、性质、程度、持续时间、有无明显诱因、缓解方式，有无放射性疼痛。

（2）描记疼痛发作时的心电图，严密监测心率、心律、血压变化，观察患者有无面色苍白、大汗、恶心、呕吐等。

3. 用药护理

（1）硝酸酯类　遵医嘱给硝酸酯类药物舌下含服，服药后3~5分钟胸痛仍不缓解，可间隔5分钟重复给药（舌下含服尽量减少唾液下咽），连用3次以上无效时应考虑ACS，并及时报告医师。心绞痛严重时遵医嘱静脉滴注硝酸酯类药物，注意严格控制滴速，监测血压、心率/脉率变化。注意观察患者有无颜面潮红、头痛、头晕、心悸等症状，嘱患者用药后卧床休息，变换体位时要慢防止直立性低血压发生意外。

（2）他汀类　严密监测转氨酶、肌酸激酶等生化指标，及时发现药物可能引起的肝脏损害和肌病。

4. 心理护理　建立良好的护患关系，安慰患者，消除其紧张、不安情绪，以减少心肌耗氧量，避免心绞痛发作。告知患者保持平和、积极乐观的心态，情绪变化可导致肾上腺素分泌增多、心脏负荷加重而诱发心绞痛。

5. 健康指导

（1）疾病预防知识指导　建议40岁以上人群经常体检，尤其有冠心病家族史者，通过饮食、运动、药物等维持正常血糖和血脂浓度，维持正常体重指数，戒烟、戒酒，高血压患者控制血压，使血压维持在理想范围。

（2）疾病相关知识指导

1）生活指导　①合理膳食，控制体重。保持大便通畅，防止便秘，必要时服用缓泻剂。②戒烟、限酒。③适量运动：参加适当的体力活动或有氧运动，注意运动强度和时间，必要时需要在医护人员监护下进行。④避免诱因：体力劳动、情绪激动、饱餐、寒冷、吸烟、用力排便、心动过速等均是心绞痛发作的诱因，应尽量避免。

2）用药指导　遵医嘱服药，不可随意增减药量。外出时随身携带硝酸甘油以备急用。指导硝酸甘油棕色瓶中保存，药品半年（有效期半年）更换。

3）病情监测　教会患者及家属心绞痛发作时的缓解方法。胸痛发作时应立即停止活动或舌下含服硝酸甘油。如连续含服硝酸甘油3次仍不缓解，或心绞痛发作比以往频繁、程度加重、疼痛时间延长应及时就医，警惕心肌梗死的发生。

4）定期门诊复查　及时发现病情变化并积极配合治疗。

【预后】 e微课

稳定型心绞痛患者除应用药物和血管重建等手段积极配合治疗外，还应在阻止冠状动脉粥样硬化进一步发展、预防心肌梗死等方面做好综合管理。不稳定型心绞痛有进展为急性心肌梗死的危险，需严密观察病情变化和长期药物治疗，严格控制危险因素。

二、心肌梗死

心肌梗死（myocardial infarction，MI）是指在冠状动脉病变的基础上，发生冠状动脉血供急剧减少或中断，使相应的心肌严重而持久地急性缺血，导致的心肌细胞死亡。本病过去在欧美国家常见，每年约有150万人发生急性心肌梗死（acute myocardial infarction，AMI）。我国本病虽不如欧美多见，但近年来发病率在逐渐上升。

【病因与发病机制】

1. 病因　本病的基本病因是冠状动脉粥样硬化，少数为冠状动脉栓塞、炎症、先天性畸形、痉挛和冠状动脉口阻塞所致，造成一支或多支冠状动脉管腔狭窄和心肌供血不足，而侧支循环尚未充分建立。在此基础上，一旦冠状动脉血供急剧减少或中断，使心肌严重而持久地急性缺血达20~30分钟以上，即可发生AMI。

2. 发病机制　大量研究证明，绝大多数的AMI是由于不稳定的冠状动脉粥样硬化斑块破溃，继而出血或管腔内血栓形成，而使血管腔完全闭塞，少数情况是粥样斑块内出血或血管持续痉挛。

促使粥样斑块破溃出血及血栓形成的诱因有：①晨起6~12时交感神经活性增加，机体应激反应增强，心肌收缩力、心率、血压增高，冠状动脉张力增高。②在饱餐尤其是进食多量高脂饮食后，血脂增高，血黏稠度增高。③重体力活动、情绪过分激动、血压急剧升高或用力排便时，左心室负荷明显加重，心肌需氧量剧增。④休克、脱水、出血、外科手术或严重心律失常，致心排血量骤降，冠状动脉灌流量锐减。

AMI可发生于频发心绞痛的患者，也可发生于原来从无症状者。AMI后发生的严重心律失常、休克或心力衰竭，均可使冠状动脉灌流量进一步降低，心肌坏死范围扩大。我国将心肌梗死分为5型，即1型（自发性心肌梗死）、2型（继发于心肌氧供需失衡的心肌梗死）、3型（心脏性猝死）、4型（经皮冠状动脉介入治疗（PCI）相关心肌梗死、支架血栓形成引起的心肌梗死）、5型（外科冠状动脉旁路移植术相关心肌梗死）。本节重点讲述1型心肌梗死，即缺血相关的自发性急性ST段抬高型心肌梗死（STEMI）。

【临床表现】

与梗死的部位、面积大小、冠状动脉侧支循环情况密切相关。

1. 先兆 半数以上患者在发病前数日出现乏力、胸部不适，活动时心悸、气急、烦躁、心绞痛等前驱症状，其中以新发生心绞痛（初发型心绞痛）或原有心绞痛加重（恶化型心绞痛）最为突出。心绞痛发作较以往频繁、程度较前加剧、持续时间较长，硝酸甘油疗效差，诱发因素不明显。心电图示 ST 段一过性明显抬高或压低，T 波倒置或增高，即不稳定型心绞痛表现。如及时发现并处理先兆，可使部分患者避免发生 MI。

2. 症状

（1）疼痛 最早、最突出的症状，多发生于清晨，疼痛的部位和性质与心绞痛相似，但诱因多不明显，且常发生于安静时，程度更剧烈，持续时间可达数小时或更长，多伴有胸闷、大汗、烦躁不安、恐惧及濒死感，休息和含服硝酸甘油多不能缓解。少数患者无疼痛，一开始即表现为休克或急性心力衰竭。部分患者疼痛位于上腹部，而被误诊为胃穿孔、急性胰腺炎等急腹症，或因疼痛向下颌、颈部、背部放射而误诊为骨关节痛或其他疾病。

（2）心律失常 多发生在起病 1~2 天，以 24 小时内最多见，可伴有乏力、头晕、晕厥等症状。各种心律失常中以室性心律失常最多，尤其是室性期前收缩，如室性期前收缩频发（每分钟 5 次以上）、成对出现或呈短阵室性心动过速、多源性或落在前一心搏的易损期时（R-on-T），常为心室颤动的先兆。室颤是 AMI 早期，特别是患者入院前主要的死因。前壁 MI 易发生室性心律失常，如发生房室传导阻滞表明梗死范围广泛，情况严重。下壁 MI 易发生房室传导阻滞及窦性心动过缓。

（3）胃肠道症状 疼痛剧烈时常伴有恶心、呕吐、上腹胀痛，与迷走神经受坏死心肌刺激和心排血量降低、组织灌注不足等有关。肠胀气亦多见，重者可发生呃逆。

（4）全身症状 表现为发热、心动过速、白细胞增高和红细胞沉降率增快等，因坏死物质吸收所引起。一般在疼痛发生后 24~48 小时出现，程度与梗死范围呈正相关，体温可升高至 38℃ 左右，很少达到 39℃，持续约 1 周。

（5）低血压和休克 疼痛发作期间多有血压下降，但不一定发生休克，如疼痛缓解而收缩压仍低于 80mmHg，患者表现为烦躁不安、面色苍白、皮肤湿冷、脉细而快、大汗淋漓、尿量减少（<20ml/h）、神志迟钝，甚至晕厥者则为休克表现。休克多发生在起病后数小时至数日内，约 20% 的患者出现，主要是心源性休克，为心肌广泛（40% 以上）坏死，心排血量急剧下降所致，神经反射引起的周围血管扩张和血容量不足也是休克发生的原因。

（6）心力衰竭 主要是急性左心衰竭，可在起病最初几天内发生，或在疼痛、休克好转阶段出现，为 MI 后心脏舒缩力显著减弱或不协调所致，发生率为 32%~48%。表现为呼吸困难、咳嗽、发绀、烦躁等症状，严重者可发生肺水肿，随后可有颈静脉怒张、肝大、水肿等右心衰竭表现。右心室 MI 者可一开始就出现右心衰竭表现，伴血压下降。

3. 体征 心脏浊音界可正常也可轻度至中度增大；心率多增快，少数也可减慢，心律不齐；心尖部第一心音减弱，可闻及"奔马律"；心尖区可出现粗糙的收缩期杂音或伴收缩中晚期喀喇音，为二尖瓣乳头肌功能失调或断裂所致；少数患者出现心包摩擦音；除 AMI 早期血压可增高外，几乎所有患者都有血压下降。

4. 并发症

（1）乳头肌功能失调或断裂 发生率可高达 50%。二尖瓣乳头肌因缺血、坏死等使收缩功能障碍，造成不同程度的二尖瓣脱垂及关闭不全。

（2）心脏破裂 少见，常在起病 1 周内出现，多为心室游离壁破裂，偶有心室间隔破裂造成穿孔，可引起心力衰竭和休克而在数日内死亡。

（3）栓塞 发生率为 1%~6%，见于起病后 1~2 周。

（4）心室壁瘤 主要见于左心室，发生率为 5%~20%。较大的室壁瘤体检时可见左侧心界扩大，心脏搏动范围较广，可有收缩期杂音。超声心动图可见心室局部有反常搏动，心电图 ST 段持续抬高。

（5）心肌梗死后综合征 发生率为 10%。于 MI 后数周至数月内出现，可能为机体对坏死组织的过敏反应，表现为心包炎、胸膜炎或肺炎，有发热、胸痛等症状，可反复发生。

【实验室及其他检查】

1. 心电图 对 MI 的诊断、定位、范围、病情演变和预后均有很重要的意义。疑似 MI 的胸痛患者，记录十二导联心电图，下壁和（或）正后壁心肌梗死时需加做 $V_{3R} \sim V_{5R}$ 和 $V_7 \sim V_9$ 导联。

（1）特征性改变

1）ST 段抬高型 MI 心电图特点 ①面向坏死区周围心肌损伤的导联上出现 ST 段抬高呈弓背向上型，面向透壁心肌坏死区的导联上出现宽而深的 Q 波（病理性 Q 波），面向损伤区周围心肌缺血区的导联上出现 T 波倒置。②在背向心肌坏死区的导联则出现相反的改变，即 R 波增高，ST 段压低和 T 波直立并增高。

2）非 ST 段抬高型 MI 心电图特点 ①无病理性 Q 波，有普遍性 ST 段压低 ≥0.1mV，但 aVR 导联（有时还有 V_1 导联）ST 段抬高，或有对称性 T 波倒置，为心内膜下 MI

所致。②无病理性 Q 波，也无 ST 段变化，仅有 T 波倒置变化。

（2）动态性改变 ST 段抬高型 MI 的心电图演变过程为：①起病数小时内可无异常或出现异常高大两肢不对称的 T 波，为超急性期改变。②数小时后，ST 段明显抬高，弓背向上，与直立的 T 波连接，形成单相曲线。数小时至 2 天内出现病理性 Q 波，同时 R 波减低，为急性期改变（图 3-4-1）。Q 波在 3~4 天内稳定不变，此后 70%~80% 永久存在。③如果早期不进行治疗干预，ST 段抬高持续数日至 2 周左右逐渐回到基线水平，T 波逐渐平坦或倒置，为亚急性期改变。④数周至数月后，T 波呈 V 形倒置，两支对称，波谷尖锐，为慢性期改变。T 波倒置可永久存在，也可在数月至数年内逐渐恢复。

非 ST 段抬高型 MI：先是 ST 段普遍压低（除 aVR，有时 V_1 导联外），继而 T 波倒置加深呈对称型；ST 段和 T 波的改变持续数日或数周后恢复。

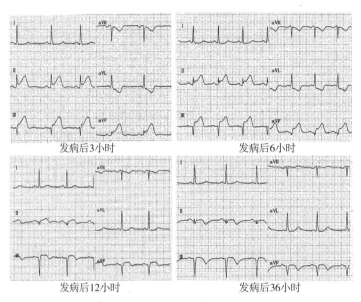

发病后 3 小时 发病后 6 小时

发病后 12 小时 发病后 36 小时

图 3-4-1 急性下壁心肌梗死

（3）定位诊断 ST 段抬高型 MI 的定位和范围可根据出现特征性改变的导联来判断：V_1~V_3 导联示前间壁 MI，V_3~V_5 导联示局限前壁 MI，V_1~V_5 导联示广泛前壁 MI，Ⅱ、Ⅲ、aVF 导联示下壁 MI，Ⅰ、aVL 导联示高侧壁 MI，V_7、V_8 导联示正后壁 MI，Ⅱ、Ⅲ、aVF 导联伴右胸导联（尤其是 V_{4R}）ST 段抬高，可作为下壁 MI 并发右室 MI 的参考指标。

2. 实验室检查

（1）血液检查 起病 24~48 小时后白细胞计数可增高到（10~20）×10^9/L，中性粒细胞增多，嗜酸性粒细胞减少或消失，红细胞沉降率增快，C 反应蛋白增高，均可持续 1~3 周。

（2）血清心肌坏死标记物 心肌坏死标记物增高水平与心肌坏死范围及预后明显相关。①肌红蛋白：起病后 2 小时内升高，12 小时内达高峰，24~48 小时内恢复正常。有助于早期诊断，但特异性较差。②肌钙蛋白 I（cTnI）或 T（cTnT）起病 3~4 小时后增高，cTnI 于 11~24 小时达高峰，7~10 天降至正常，cTnT 于 24~48 小时达高峰，10~14 天降至正常。cTnI 或 cTnT 结构蛋白含量的增高是诊断心肌坏死最特异和敏感的首选指标。③肌酸激酶同工酶（CK-MB）：在起病后 4 小时内增高，16~24 小时达高峰，3~4 天恢复正常，其增高程度对判断心肌坏死的临床特异性较高。由于首次 STEMI 后肌钙蛋白将持续升高一段时间（7~14 天），CK-MB 适于早期（<4 小时）AMI 诊断和再发 MI 诊断。

3. 超声心动图 二维和 M 型超声心动图有助于了解心室壁的运动和左心室功能，诊断室壁瘤和乳头肌功能失调，检测心包积液及室间隔穿孔等并发症。

4. 放射性核素检查 可显示 MI 的部位与范围，观察左心室壁的运动和左心室射血分数，有助于判定心室的功能、诊断梗死后造成的室壁运动失调和心室壁瘤。正电子发射型计算机断层显像可观察心肌的代谢变化，判断心肌存活性。

【诊断要点】

AMI 的诊断标准，必须至少具备下列 3 条标准中的 2 条。①典型的缺血性胸痛的临床病史。②特征性的心电图动态演变。③血清心肌坏死标记物浓度的动态改变。对于非 ST 段抬高型心肌梗死（NSTEMI）患者，血清肌钙蛋白测定的诊断价值更大。

【处理原则】

STEMI 患者应及早发现、及早入院治疗，并加强入院前的就地处理，尽量缩短患者就诊、检查、处置、转运等时间。治疗原则是尽快恢复心肌的血液灌注（到达医院后 30 分钟内开始溶栓或 90 分钟内行 PCI），以挽救濒死的心肌，防止梗死面积扩大或缩小心肌缺血范围，保护和维持心脏功能，及时处理严重心律失常、泵衰竭和各种并发症，防止猝死。

1. 一般治疗

（1）休息 急性期绝对卧床休息，保持环境安静，防止不良刺激，解除焦虑。

（2）吸氧 使用鼻导管或面罩持续或间断给氧，氧流量 2 ~ 5L/min。

（3）监测 急性期常规安置于心脏重症监护病房，进行心电、血压、呼吸、心功能监测，除颤仪随时处于备用状态。严重泵衰竭者还应监测肺毛细血管楔压和静脉压。

（4）保持患者大便通畅，必要时使用缓泻剂，避免用力排便导致心脏破裂、心律失常或心力衰竭。

2. 解除疼痛 ①哌替啶 50 ~ 100mg 肌内注射或吗啡 2 ~ 4mg 静脉注射，必要时 1 ~ 2 小时后重复使用，可减轻患者交感神经兴奋和濒死感，但应注意防止低血压和呼吸功能抑制等不良反应。②疼痛较轻者可用罂粟碱肌注或可待因口服。③硝酸甘油或硝酸异山梨酯舌下含服或静脉滴注。④β 受体阻滞剂：剧烈胸痛或伴血压显著升高且其他处理未缓解时，可静脉应用美托洛尔，但应排除心力衰竭、低血压、心动过缓或有房室传导阻滞。

3. 抗血小板治疗 阿司匹林为溶栓治疗前常规用药。无禁忌证者立即口服水溶性阿司匹林或嚼服肠溶性阿司匹林 150 ~ 300mg，然后以 75 ~ 150mg 每天 1 次长期维持。STEMI 静脉溶栓患者给予氯吡格雷口服。

4. 抗凝治疗 肝素在急性 STEMI 中的应用根据临床情况而定。①使用溶栓治疗的患者，肝素作为辅助用药，应根据溶栓制剂合理使用。②未使用溶栓治疗的患者，肝素的应用是否有利尚无充分证据。

5. 再灌注心肌 起病 3 ~ 6 小时，最多 12 小时内，使闭塞的冠状动脉再通，心肌得到再灌注，濒临坏死的心肌可能得以存活或使坏死范围缩小，减轻梗死后心肌重塑，改善预后。血管开通时间越早，挽救的心肌越多。

（1）经皮冠状动脉介入治疗（percutaneous coronary intervention，PCI） 如果证实为 STEMI，应优先将发病 12 小时内的患者转运至有条件行急诊 PCI 的医院，直接将患者送入心导管室尽快实施 PCI，可获得更好的治疗效果。溶栓治疗后仍有明显胸痛患者，可行补救性 PCI。

（2）溶栓疗法（thrombolytic therapy） 无条件施行急诊介入治疗或延误再灌注时机者，无禁忌证应立即行溶栓治疗。发病 3 小时内，心肌梗死溶栓治疗血流完全灌注率高，获益最大。

1）适应证 ①2 个或 2 个以上相邻导联 ST 段抬高（胸导联 ≥0.2mV，肢导联 ≥0.1mV），或病史提示 AMI 伴左束支传导阻滞，起病时间 <12 小时，患者年龄 <75 岁。②ST 段显著抬高的 MI 患者年龄 <75 岁，经慎重权衡利弊仍可考虑。③ST 段抬高的 MI 发病时间已达 12 ~ 24 小时，如有进行性缺血性胸痛，广泛 ST 段抬高者也可考虑。

2）禁忌证 绝对禁忌证：①既往脑出血史或不明原因的卒中。②已知脑血管结构异常。③颅内恶性肿瘤。④3 个月内发生缺血性卒中（不包括 4.5 小时内急性缺血性卒中）。⑤可疑主动脉夹层。⑥活动性出血或出血倾向（不包括月经来潮）。⑦3 个月内严重头部闭合伤或面部创伤。⑧2 个月内颅内或脊柱内外科手术。⑨严重未控制的高血压［收缩压 >180mmHg 和（或）舒张压 >110mmHg，对紧急治疗无反应］。相对禁忌证：①年龄 ≥75 岁。②3 个月前有缺血性卒中。③创伤（3 周内）或持续 >10 分钟心肺复苏。④3 周内接受过大手术。⑤4 周内有内脏出血。⑥近期（2 周内）不能压迫止血部位的大血管穿刺。⑦妊娠。⑧不符合绝对禁忌证的已知其他颅内病变。⑨活动性消化性溃疡。⑩正在使用抗凝药物，国际标准化比值（INR）水平越高，出血风险越大。

3）溶栓药物 常用药物有非特异性和特异性纤溶酶原激活剂，优先选用后者。特异性纤溶酶原激活剂能激活血栓中纤维蛋白溶酶原，使其转变为纤维蛋白溶酶而溶解冠状动脉内的血栓。①特异性纤溶酶原激活剂：重组组织型纤维蛋白溶酶原激活剂（rt-PA）阿替普酶，选择性激活血栓部位的纤溶酶原，对全身纤溶活性影响较小，无抗原性；其半衰期短，需要同时联合使用肝素（24 ~ 48h），防止再闭塞。可选择全量 90 分钟加速给药法或半量给药法。其他特异性纤溶酶原激活剂还有改良的组织型纤溶酶原激活剂（t-PA）衍生物如瑞替普酶，其溶栓治疗的选择性更高，药物剂量和不良反应均减少，可静脉推注，更适合院前使用，但需与肝素联合使用。②非特异性纤溶酶原激活剂：尿激酶（UK）和链激酶（SK）。尿激酶可直接将循环血液中的纤溶酶原转变为有活性的纤溶酶，无抗原性和过敏反应。链激酶为异种蛋白，可引起过敏反应，在 2 年内应避免再次应用。溶栓结束后 12 小时皮下注射普通肝素 3 ~ 5 天。

4）溶栓再通的标准 根据冠状动脉造影直接判断，或根据以下指标间接判断。①60 ~ 90 分钟内心电图抬高的 ST 段至少回落 50%。②cTnI、cTnT 峰值提前至发病 12 小时内，CK-MB 酶峰提前至 14 小时内。③2 小时内胸痛症状明显缓解。④ 2~3 小时内出现再灌注心律失常。上述 4 项中，①、②（心电图变化和心肌坏死标记物峰值前移）最重要。

（3）紧急主动脉 – 冠状动脉旁路搭桥术（CABG）介入治疗失败或溶栓治疗无效，有手术指征者，争取 6~8 小时内紧急施行 CABG。

6. 消除心律失常 心律失常必须及时消除，以免演变为严重心律失常甚至猝死。

（1）心室颤动或持续多形性室性心动过速 尽快采用非同步直流电除颤或同步直流电复律；单形性室性心动过速药物疗效不满意时也应及早用同步直流电复律。

（2）室性期前收缩或室性心动过速 立即利多卡因静脉注射，必要时可重复使用。

（3）缓慢性心律失常 阿托品肌内注射或静脉注射。

（4）二度或三度房室传导阻滞伴有血流动力学障碍者，宜用临时心脏起搏器起搏治疗。

（5）室上性快速心律失常 维拉帕米、美托洛尔、胺碘酮等药物治疗不能控制时，可考虑同步直流电复律。

7. 控制休克 MI 时有心源性休克，也伴有外周血管舒缩障碍、血容量不足等因素，因此，应在血流动力学（中心静脉压、肺动脉楔压）监测下，给予补充血容量及应用升压药、血管扩张剂和纠正酸中毒等抗休克处理。为降低心源性休克的病死率，有条件的医院可考虑主动脉内球囊反搏术或左心室辅助装置辅助循环，然后做选择性冠状动脉造影，行 PCI 或 CABG。

8. 治疗心力衰竭 急性左心衰竭者以吗啡和利尿剂为主，也可选用血管扩张剂减轻左心室的前、后负荷。严重心力衰竭（Killip Ⅲ级）或急性肺水肿患者应尽早使用机械辅助通气。MI 发生后 24 小时内尽量避免使用洋地黄制剂，右心室梗死的患者应慎用利尿剂。

9. 其他治疗

（1）β 受体阻滞剂、钙通道阻滞剂 在起病早期如无禁忌证可尽早使用 β 受体阻滞剂，如美托洛尔、阿替洛尔等，尤其是前壁心肌梗死伴有交感神经功能亢进者，可防止梗死范围扩大，改善预后。

（2）极化液疗法 氯化钾 1.5g、普通胰岛素 10U 加入 10% 葡萄糖溶液 500ml 中，静脉滴注，可促进心肌摄取和代谢葡萄糖，促使钾离子进入细胞内，恢复心肌细胞膜的极化状态，以利于心肌的正常收缩，减少心律失常发生。

【护理诊断/问题】

1. 疼痛：胸痛 与心肌缺血坏死有关。

2. 活动无耐力 与心肌氧的供需失调有关。

3. 有便秘的危险 与进食少、活动少、不习惯床上排便有关。

4. 潜在并发症 猝死。

5. 潜在并发症 心力衰竭。

【护理措施】

1. 一般护理

（1）休息与活动

1）发病 24 小时内绝对卧床休息，并告知患者和家属卧床休息，降低心肌耗氧量和交感神经兴奋性，缩小梗死范围，有利于缓解疼痛和心功能的恢复，以取得合作。

2）24 小时后病情平稳无并发症，指导并协助患者床上做关节被动与主动运动、腹式呼吸等，并根据患者情况制定活动计划（溶栓或急诊经皮冠状动脉腔内成形术 + 支架植入的患者，若闭塞的血管及时再通者可根据病情提早活动，尤其是年龄 55 岁以下的早发冠心病者）。3 天以后患者可以床上坐起及进行床边活动，1 周后开始室内活动，逐步过渡到室外活动（活动方式可选择散步、医疗体操等有氧运动）。活动时必须在医护人员监测下进行，以不引起任何不适为度。活动时心率增加小于 10 次/分可加大运动量，若运动时心率增加超过 20 次/分，收缩压降低超过 15mmHg，出现心律失常或心电图 ST 段缺血型下移 ≥ 0.1mV 或上升 ≥ 0.2mV，则应退回到前一个运动水平。出现下列情况时应减缓运动进程或停止运动：①胸痛、胸闷、心悸、气促、头晕、恶心、呕吐等。②心肌梗死 3 周内活动时，心率变化超过 20 次/分或血压变化超过 20mmHg。③心肌梗死 6 周内活动时，心率变化超过 30 次/分或血压变化超过 30mmHg。

（2）饮食护理 发病 4~12 小时内给予流食，逐步过渡到低脂、低胆固醇的清淡、易消化饮食，提倡少量多餐，忌过饱。增加富含纤维素食物（如水果、蔬菜等）的摄入。

（3）保持大便通畅 防止便秘时用力排便导致病情加重，一旦出现排便困难，可使用开塞露或低压盐水灌肠。

（4）环境 保持环境安静，限制探视，避免各种不良刺激。急性期安置于心脏重症监护病房（CCU），医护人员应将监护仪的报警声尽量调低，以免影响患者休息，增加患者心理负担；工作时做到紧张有序，避免忙乱带给患者不信任感和不安全感。

2. 病情观察 密切观察并记录心电、呼吸、血压、血氧饱和度等数值的变化，发现异常立即通知医师。观察胸痛的缓解情况及心肌酶的动态演变情况。准确记录 24 小时出入量。是否出现再灌注心律失常、出血、低血压等表现。

3. 对症护理

（1）疼痛 观察疼痛的部位、性质、诱因、持续时间及缓解情况。遵医嘱给氧，以增加心肌氧的供应，减轻缺血和疼痛。遵医嘱应用止痛剂及硝酸酯类药物等。

（2）心律失常　急性期严密心电监测，及时发现心率及心律的变化。在溶栓治疗后24小时内易发生再灌注性心律失常，特别是在开始溶栓治疗至溶栓结束后2小时内应设专人床旁心电监测，发现频发室性期前收缩，成对出现或呈非持续性室速，多源性或 R-on-T 现象的室性期前收缩及严重房室传导阻滞时，应立即通知医师，遵医嘱使用利多卡因等药物，警惕室颤或心脏骤停、心脏性猝死的发生。监测电解质和酸碱平衡（电解质紊乱或酸碱平衡失调时更容易并发心律失常）。准备好急救药物和抢救设备如除颤器、起搏器等，随时准备抢救。

（3）心力衰竭　严密观察患者有无呼吸困难、咳嗽、咳痰、少尿、颈静脉怒张、低血压、心率加快等，听诊肺部有无湿啰音。避免情绪激动、饱餐、用力排便等加重心脏负担的因素。一旦发生心力衰竭，则按心力衰竭进行护理。

4. 用药护理

（1）止痛剂　遵医嘱给予吗啡或哌替啶，注意有无呼吸抑制、低血压等。

（2）溶栓药物　观察患者使用溶栓药物后有无不良反应，如过敏反应、低血压、出血等。

（3）硝酸酯类药物　应用时随时监测血压变化，维持收缩压在90mmHg以上。

5. 心理护理　嘱患者保持情绪稳定，简明扼要地解释疾病过程与配合治疗密切相关，说明不良情绪会增加心肌耗氧量而不利于病情的控制。向患者讲明 AMI 急性期入住CCU后病情的任何变化均在医护人员的严密监控下并能得到及时治疗，能很大程度地降低急性期的危险性，以缓解患者的恐惧心理。

🌐 知识链接

心肌梗死患者 A 型行为与社会支持、心理健康、生活质量的关系

周苔花等采用 A 型行为问卷（TABP）、症状自评量表（SCL-90）、社会支持量表（SSRS）、生活质量量表（SF-36）对156例老年心肌梗死患者进行调查，结果纳入 A 型行为组101例，检出率为64.74%，纳入非 A 型行为组55例。A 型行为组主观支持和社会支持总分明显低于非 A 型行为组（P<0.001）；A 型行为组在情感指数、生活满意度、SF-36总分上明显低于非 A 型行为组（P<0.05）；A 型行为组在强迫状态、抑郁、焦虑、敌对、偏执因子得分、SCL-90总分均明显高于非 A 型行为组（P<0.05）。提示老年心肌梗死患者 A 型行为与社会支持、心理健康、生活质量之间相互联系，相互影响。对于患者的 A 型行为应采取合理措施调节，给予更多的支持与关心。

6. 健康指导　除参见"心绞痛"患者的健康教育外，还应注意如下内容。

（1）疾病预防知识指导　指导患者按照A，B，C，D，E（A：aspirin 阿司匹林或联合使用氯吡格雷，抗血小板聚集，anti-anginal therapy 抗心绞痛治疗，如硝酸酯类制剂；B：β-blocker β受体阻滞剂，blood pressure control 控制血压；C：cholesterol lowing 控制血脂水平，cigarette quitting 戒烟；D：diet control 控制饮食，diabetes treatment 治疗糖尿病；E：exercise 鼓励有计划的、适当的运动锻炼，education 患者及其家属教育，普及有关冠心病的知识）五项原则，积极做到全面综合的二级预防，预防再次梗死和其他心血管事件。

（2）疾病相关知识指导

1）康复指导　与患者一起制定个体化运动处方，指导患者出院后的运动康复训练。训练原则是：循序渐进、持之以恒。运动项目有氧步行、慢跑、太极拳等，个人卫生活动、家务劳动、娱乐活动等也对康复有益。运动强度：根据个体心肺功能，选择最大心率的40%～80%来控制。持续时间：开始每次训练6～10分钟，含各1分钟左右的热身活动和整理活动，随着对运动的适应和心功能的改善，可逐渐延长至每次30～60分钟。运动频率：5～7天/周，1～2次/天。经2～4个月的体力活动锻炼后，酌情恢复部分或较轻工作。

2）用药指导与病情监测　指导患者按医嘱服药，告知药物的用法、作用和不良反应，并教会患者定时测脉搏、血压，提高患者的用药依从性。若胸痛发作频繁、程度较重、时间较长，服用硝酸酯制剂疗效较差时，提示发生急性心血管事件，应及时就医。

3）急性发作自救指导　指导患者和家属学会心肌梗死及相关严重并发症院外急性发作时自救的相关知识和方法。急性发作时应避免一切用力或情绪激动等任何引起心脏负荷加重的因素，以免进一步加重心肌梗死，应迅速拨打120急救电话或采用不加重患者心脏负荷的方式如担架、轮椅等将患者送至医院，切忌采用步行、搀扶等运送方式。

【预后】

心肌梗死的预后与梗死范围的大小、侧支循环建立情况、治疗时间等有关。随着诊疗技术的不断提高，AMI 急性期死亡率明显下降。AMI 患者死亡多发生在第1周内，尤其是数小时内如果发生严重心律失常、心力衰竭或心源性休克者。

（刘永民）

PPT

第五节 原发性高血压

学习目标

知识要求：

1. 掌握 原发性高血压的分级、临床表现、护理措施及高血压急症的抢救配合。

2. 熟悉 原发性高血压治疗要点、心血管风险分层、诊断要点。

3. 了解 原发性高血压的病因及发病机制。

技能要求：

1. 具备高血压急症患者护理抢救配合的技能。

2. 具备正确护理原发性高血压患者的技能。

素质要求：

1. 具有高血压急症、亚急症病情甄别及急救护理的能力。

2. 具有高血压健康相关知识宣传能力。

案例引导

案例： 患者，男，52岁。因"血压高10余年，间断头晕4天"入院。患者10余年前发现血压160/90mmHg，无头痛、头晕，口服硝苯地平治疗，血压控制于140～150/90～95mmHg。4天前无明显诱因出现头晕，伴乏力，血压180/120mmHg入院。患者自发病以来，精神食欲尚可，大小便正常，睡眠一般。有高血压家族史。

体格检查：体温36℃，脉搏75次/分，呼吸20次/分，血压146/87mmHg，身高174cm，体重85kg。发育正常，自主体位，双肺呼吸音清，未闻及干湿性啰音，心率75次/分，律齐，心音低钝，未闻及杂音，腹软，全腹无压痛及反跳痛，肝脾肋下未触及，双下肢不肿。

心电图检查示T波倒置。尿液分析示尿蛋白微量，尿微量白蛋白172.5mg/L。

讨论：

1. 疾病诊断是什么？

2. 如何对其进行分级与危险度分层？

原发性高血压（primary hypertension）是指原因不明的以体循环动脉压持续升高［收缩压≥140mmHg和（或）舒张压≥90mmHg］为主要表现的综合征，简称为高血压病。原发性高血压是常见的慢性病之一，也是心脑血管疾病最主要的危险因素，可损伤心、脑、肾等重要脏器的结构和功能，导致心肌梗死、心力衰竭、脑卒中及慢性肾脏病等主要并发症。继发性高血压是指由某些确定的疾病或病因（原发性醛固酮增多症、嗜铬细胞瘤、肾血管性高血压、肾素分泌瘤等）引起的血压升高，约占高血压患者的5%。

高血压的患病率和发病率在不同国家、地区或种族之间也不同，欧美等国家较亚非国家高，工业化国家较发展中国家高，美国黑人患者数约为白人的2倍。我国高血压患病率和流行存在地区、城乡和民族差别。东部高于西部，沿海高于内地，城市高于农村，北方高于南方，但目前差异正在转变，呈现出大中型城市高血压患病率较高的特点；农村地区居民的患病率增长速度较城市快；不同民族间比较，藏族、满族和蒙古族高血压的患病率较汉族人群高，而回、苗、壮、布依族高血压的患病率均低于汉族人群。

【病因与发病机制】

1. 病因 原发性高血压的病因为多因素，尤其是遗传和环境因素交互作用的结果。其中遗传因素约占40%，环境因素约占60%。

（1）遗传因素 高血压有明显的家族聚集倾向。父母均有高血压，子女发病率高达46%。约60%的高血压患者有高血压家族史。遗传可能存在主要基因显性遗传和多基因关联遗传两种方式。

（2）环境因素 ①饮食：不同地区人群高血压患病率和血压水平与钠盐平均摄入量呈显著正相关，但改变钠盐摄入量并不会影响所有患者的血压水平，说明摄盐过多导致血压升高主要见于对盐敏感人群。另外，有人认为饮食中低钾、低钙、高蛋白、饱和脂肪酸增高或饱和脂肪酸与不饱和脂肪酸比值增高也属于升压因素。饮酒量也与血压水平线性相关，尤其是收缩压。②精神应激：人在长期精神紧张、压力、焦虑或环境噪声等因素刺激下也可引起高血压。③吸烟：吸烟可使交感神经末梢释放去甲肾上腺素增加而使血压增高，同时也可通过氧化应激损害一氧化氮（NO）介导的血管舒张引起血压增高。

（3）其他因素 ①体重：超重和肥胖是血压升高的重要危险因素。一般采用体重指数（BMI）来衡量肥胖程度，血压与 BMI 呈显著正相关。腹型肥胖者容易发生高血压，腰围男性≥90cm 或女性≥85cm，发生高血压的风险是腰围正常者的 4 倍以上。②药物：服用避孕药、麻黄碱、肾上腺皮质激素、非甾体抗炎药（NSAIDs）等可致血压增高。③睡眠呼吸暂停低通气综合征（SAHS）：SAHS 患者 50% 有高血压，血压升高程度与病程和严重程度有关。

除以上高血压发病危险因素外，其他危险因素还包括年龄、缺乏体力活动，以及糖尿病、血脂异常等。近年来大气污染也备受关注。

2. 发病机制 高血压的发病机制目前尚无完整统一的认识，主要体现在以下几个方面。

（1）神经机制 各种原因使大脑皮质下神经中枢功能发生变化，多种神经递质浓度与活性异常，包括去甲肾上腺素、肾上腺素、多巴胺、5-羟色胺、血管紧张素等，最终导致交感神经系统活性亢进，血浆儿茶酚胺浓度升高，小动脉收缩增强而导致血压增高。

（2）肾脏机制 各种原因引起肾性水钠潴留，心排血量增加，机体为避免心输出量增高使组织过度灌注，通过全身血流自身调节使阻力小动脉收缩增强，导致外周血管阻力增高和血压升高；也可能通过排钠激素分泌释放增加，在排泄水、钠同时使外周血管阻力增高而使血压升高。

（3）激素机制 肾素-血管紧张素-醛固酮系统（RAAS）激活。肾小球入球小动脉的球旁细胞分泌肾素，作用于肝脏产生的血管紧张素原（AGT），生成血管紧张素Ⅰ，再经肺循环的血管紧张素转换酶（ACE）的作用转变为血管紧张素Ⅱ，其作用于血管紧张素Ⅱ受体，使小动脉平滑肌收缩，外周血管阻力增加，并可刺激肾上腺皮质球状带分泌醛固酮，使水钠潴留，血容量增加。血管紧张素还可通过交感神经末梢突触前膜的正反馈使去甲肾上腺素分泌增加。

（4）血管机制 大动脉和小动脉结构和功能的变化在高血压发病中发挥着重要作用。血管壁内皮细胞能生成、激活和释放各种血管活性物质，例如一氧化氮、前列腺素、内皮素等，调节着心血管功能。年龄增长及各种心血管危险因素增加，均会导致血管内皮细胞功能异常，氧自由基产生增加，一氧化氮灭活增强，发生血管炎症、氧化应激反应等致动脉弹性和结构发生改变。由于大动脉弹性减退，导致收缩压升高，舒张压降低，脉压增大。

（5）胰岛素抵抗（insulin resistance，IR） 是指必须以高于正常的血胰岛素释放水平来维持正常的糖耐量，表示机体组织对胰岛素处理葡萄糖的能力减退。约 50% 原发性高血压患者存在不同程度的胰岛素抵抗，尤其在肥胖、三酰甘油增高、高血压及糖耐量减退同时并存的四联症患者中最为明显。

【临床表现】

1. 一般表现

（1）症状 大多数起病缓慢，缺乏特殊临床表现，导致诊断延迟，仅在测量血压时或发生心、脑、肾等并发症时才被发现。常见症状有头痛、头晕、颈项板紧、疲劳、心悸、耳鸣等，也可出现视物模糊、鼻出血等较重症状，但并不一定与血压水平成正比。可因过度疲劳、情绪剧烈波动、失眠等加剧，休息后多可缓解。典型的高血压头痛在血压下降后即可消失。如果突然发生严重头晕与眩晕，要注意可能是脑血管病或者降压过度、直立性低血压。高血压患者还可以出现受累器官的症状，如胸闷、气短、心绞痛、多尿等。

（2）体征 高血压体征较少。周围血管搏动、血管杂音、心脏杂音等是重点检查的项目。心脏听诊可闻及主动脉瓣区第二心音亢进、收缩期杂音或收缩早期喀喇音。长期持续高血压可有左心室肥厚出现抬举样心尖搏动。

2. 并发症 主要与高血压导致重要（靶）器官的损害有关，也是导致高血压患者致残甚至致死的主要原因。

（1）脑血管病 包括脑出血、脑血栓形成、腔隙性脑梗死、短暂性脑缺血发作、高血压脑病等，多属于高血压急症的范畴。

（2）心脏 ①高血压性心脏病：与持续左心室后负荷增加有关，主要表现为活动后心悸、气促，心尖搏动呈抬举样等。随着病情进展，最终可导致心力衰竭、心律失常等。②心力衰竭。③冠心病。

（3）肾脏 高血压肾病及慢性肾衰竭。早期主要表现为夜尿量增加、轻度蛋白尿、镜下血尿或管型尿等，效果控制不佳者最终可发展为慢性肾衰竭。

（4）其他 ①眼底改变及视力、视野异常。②主动脉夹层。

3. 高血压急症和亚急症 高血压急症（hypertensive emergency）指原发性或继发性高血压患者，在某些诱因作用下，血压突然和明显升高（一般超过 180/120mmHg），同时伴有进行性心、脑、肾等靶器官功能不全的表现。高血压急症包括高血压脑病、颅内出血（脑出血和蛛网膜下腔出血）、脑梗死、急性左心衰竭、急性冠状动脉综合征、主动脉夹层、子痫、急性肾小球肾炎、围手术期严重高血压等。少数患者病情急骤发展，舒张压持续≥130mmHg，并有头痛，视物模糊，眼底出血、渗出、肾脏损害出现持续蛋白尿、血尿与管型尿，称为恶性高血压。应注意血压水平的高低与急性靶器官损害的程度并非成正比。

高血压亚急症（hypertensive urgency）指血压明显升高但不伴严重临床症状及进行性靶器官损害。患者可有血压明显升高引起的症状，如头痛、胸闷、鼻出血和烦躁不安等。高血压亚急症与高血压急症的唯一区别是有无新近发生的、急性进行性的靶器官损害。

【实验室及其他检查】

1. 基础检查 血液生化检查（钾、空腹血糖、血清总胆固醇、甘油三酯、高密度脂蛋白胆固醇、低密度脂蛋白胆固醇和尿酸、肌酐等）；全血细胞计数、血红蛋白和血细胞比容；尿液分析（尿蛋白、尿糖和尿沉渣镜检）；心电图。

2. 推荐检查 24 小时动态血压监测（ambulatory blood pressure monitoring，ABPM）、超声心动图、颈动脉超声、餐后 2 小时血糖（当空腹血糖≥6.1mmol/L 时测定）、血同型半胱氨酸、尿白蛋白定量（糖尿病患者必查项目）、尿蛋白定量（用于尿常规检查蛋白阳性者）、眼底检查、胸片等。

3. 选择项目 怀疑为继发性高血压患者，根据需要可以选择以下检查：血浆肾素活性、血和尿醛固酮、血和尿皮质醇、血和尿儿茶酚胺、动脉造影、CT 和 MRI、睡眠呼吸检测等。对有并发症的高血压患者，进行相应的心、脑和肾检查。

⊕ 知识链接

动态血压监测

动态血压监测（ambulatory blood pressure monitoring，ABPM）是由仪器自动定时测量血压，每隔 15 ～30 分钟自动测压，连续 24 小时或更长时间。正常人血压呈明显的昼夜节律，表现为双峰一谷，在上午 6 ～10 时及下午 4 ～8 时各有一高峰，而夜间血压明显降低。目前认为动态血压的正常参考范围为：24 小时平均血压＜130/80mmHg，白天血压均值＜135/85mmHg，夜间血压均值＜120/70mmHg。动态血压监测可诊断白大衣高血压，发现隐匿性高血压，检查是否存在顽固性高血压，评估血压升高程度、短时变异和昼夜节律以及治疗效果等。

【诊断要点】

高血压的诊断主要根据诊室血压值，测量安静休息时上臂肱动脉血压，一般以未服用降压药物，非同日 3 次所测定的血压平均值为基准，收缩压≥140mmHg 和（或）舒张压≥90mmHg 时可诊断为高血压。既往有高血压史，正服用降压药，虽然血压＜140/90mmHg，仍可诊断高血压。一般人群左、右上臂的血压相差＜10～20mmHg，右侧＞左侧。也可参考家庭自测血压收缩压≥135mmHg 和（或）舒张压≥85mmHg、24 小时动态血压收缩压平均值≥130mmHg 和（或）舒张压≥80mmHg 进一步评估血压。

随着科学技术的发展，血压测量的准确性和便携性将进一步改进，现在血压的远程监测和无创每搏血压的测量已初步应用于临床。

1. 血压水平分类和定义 根据血压升高水平，进一步将高血压分为 1 级、2 级和 3 级（表 3－5－1）。

表 3－5－1 血压水平分类和定义 （mmHg）

分类	收缩压		舒张压
正常血压	＜120	和	＜80
正常高值	120～139	和（或）	80～89
高血压	≥140	和（或）	≥90
1 级高血压（轻度）	140～159	和（或）	90～99
2 级高血压（中度）	160～179	和（或）	100～109
3 级高血压（重度）	≥180	和（或）	≥110
单纯收缩期高血压	≥140	和	＜90

注：以上标准适用于成人，当收缩压和舒张压分属于不同分级时，以较高的级别作为标准。

2. 心血管危险分层 根据血压水平、心血管危险因素、靶器官损害、伴临床疾病，分为低危、中危、高危和很高危四个层次。分层标准（表 3－5－2）。影响分层的因素见表 3－5－3。

表 3－5－2 高血压患者心血管危险分层标准

其他危险因素和病史	高血压		
	1 级	2 级	3 级
无	低危	中危	高危
1～2 个其他危险因素	中危	中危	很高危
≥3 个其他危险因素，或靶器官损害	高危	高危	很高危
临床并发症或合并糖尿病	很高危	很高危	很高危

表 3 – 5 – 3 影响高血压患者心血管分层的重要因素

心血管危险因素	靶器官损害	伴临床疾病
·高血压（1～3级） ·性别 男性＞55岁；女性＞65岁 ·吸烟 ·糖耐量受损（2小时血糖7.8～11.0 mmol/L）和（或）空腹血糖异常（6.1～6.9mmol/L） ·血脂异常 TC≥5.7mmol/L（220mg/dl）或 LDL – C＞3.3mmol/L（130mg/dl）或 HDL – C＜1.0mmol/L（40mg/dl） ·早发心血管病家族史 （一级亲属发病年龄男性＜55岁，女性＜65岁） ·腹型肥胖 （腰围：男性≥90cm；女性≥85cm） 或肥胖（BMI≥28kg/m²） ·高同型半胱氨酸＞10μmol/L	·左心室肥厚 心电图：$SV_1 + RV_5 > 38mv$ 或 $RaVL + SV_3 > 2440mm \cdot ms$ 超声心动图 LVMI： 男≥125g/m²；女≥120g/m² ·颈动脉超声 IMT≥0.9mm 或动脉粥样斑块 ·颈股动脉 PWV＞12m/s ·踝/臂血压指数＜0.9 ·eGFR＜60ml/（min·1.73m²）或血清肌酐轻度升高： 男性115～133μmol/L（1.3～1.5mg/dl） 女性107～124μmol/L（1.2～1.4mg/dl） ·微量白蛋白尿30～300mg/24h 或白蛋白/肌酐≥30mg/g（3.5mg/mmol）	·脑血管病 脑出血，缺血性脑卒中，短暂性脑缺血发作 ·心脏疾病 心肌梗死，心绞痛，冠状动脉血运重建史，慢性心力衰竭 ·肾脏疾病 糖尿病肾病，肾功能受损，血肌酐： 男性＞133μmol/L（1.5mg/dl）； 女性＞124μmol/L（1.4mg/dl） 蛋白尿（＞300mg/24h） ·外周血管疾病 ·视网膜病变 出血或渗出，视乳头水肿 ·糖尿病

注：TC：总胆固醇；LDL – C：低密度脂蛋白胆固醇；HDL – C：高密度脂蛋白胆固醇；LVMI：左心室质量指数；IMT：颈动脉内膜中层厚度；BMI：体质量指数；PWV：脉搏波传导速度；eGFR：估测的肾小球滤过率。

【处理原则】

1. 目的和原则 原发性高血压目前尚无根治方法，治疗的主要目的是降低心脑血管并发症发生率和死亡率，干预可逆的心血管危险因素，处理存在的各种临床症状。高血压的治疗原则如下。

（1）生活方式干预 适用于所有高血压患者。①减少钠盐摄入，增加钾盐摄入。②控制体重。③戒烟、限酒。④适当参加体育运动。⑤减轻精神压力，保持心理平衡。

（2）降压药物适用范围 ①高危、很高危患者，应立即开始降压药物治疗；②高血压2级或以上患者；③高血压合并糖尿病，或者已经有心、脑、肾、靶器官损害或并发症患者；④凡血压持续升高，改善生活方式后血压仍未获得有效控制者。

（3）血压控制目标 目前主张将一般高血压患者的血压降至140/90mmHg以下；65岁及以上的老年人的收缩压控制在150mmHg以下（如能耐受还可进一步降低）；伴有慢性肾脏疾病、糖尿病或病情稳定的冠心病或脑血管病的高血压患者治疗更应个体化，一般将血压降至130/80mmHg以下，脑卒中后的高血压患者的血压应＜140/90mmHg。

（4）控制心血管危险因素 各种心血管危险因素之间存在关联，大部分高血压患者合并其他心血管危险因素。因此，治疗方案除了必须有效控制血压，还应兼顾对血糖、血脂、尿酸和同型半胱氨酸等多重危险因素控制。

4. 药物治疗

（1）降压药物种类与作用特点 目前常用降压药物主要有五大类，即利尿剂、β受体阻滞剂、钙通道阻滞剂（CCB）、血管紧张素转换酶抑制剂（ACEI）、血管紧张素Ⅱ受体拮抗剂（ARB），各类代表药物名称、剂量及用法（表3 – 5 – 4）。

表 3 – 5 – 4 常用降压药物名称、剂量、用法

药物分类	药物名称	每天剂量（mg）	用法（次/日）	主要不良反应
利尿药				
噻嗪类利尿药	氢氯噻嗪	6.25～25	1～2	血钾减低，血钠减低，血尿酸升高
	氨苯蝶啶	50	1～2	血钾增高
	呋噻米	20～80	2	血钾减低
β受体阻滞剂	比索洛尔	2.5～10	1	支气管痉挛，心功能抑制
	美托洛尔平片	50～100	2	
	美托洛尔缓释片	47.5～190	1	
	阿替洛尔	12.5～50	1～2	
	普萘洛尔	30～90	2～3	
	倍他洛尔	5～20	1	

续表

药物分类	药物名称	每天剂量（mg）	用法（次/日）	主要不良反应
钙通道阻滞剂				
二氢吡啶类	氨氯地平	2.5~10	1	踝部水肿，头痛，面部潮红
	硝苯地平	10~30	2~3	
	硝苯地平缓释片	10~20	2	
	硝苯地平控释片	30~60	1	
	左旋氨氯地平	1.25~5	1	
	非洛地平缓释片	2.5~10	1	
	拉西地平	4~8	1	
	尼群地平	20~60	2~3	
血管紧张素转换酶抑制剂	卡托普利	25~300	2~3	干咳，血钾升高，血管性水肿
	依那普利	2.5~40	2	
	贝那普利	5~40	1~2	
	赖诺普利	2.5~40	1	
	培哚普利	4~8	1	
血管紧张素Ⅱ受体拮抗剂	氯沙坦	25~100	1	血钾升高，血管性水肿（罕见）
	缬沙坦	80~160	1	
	厄贝沙坦	150~300	1	
	替米沙坦	20~80	1	
	坎地沙坦	4~32	1	

1）利尿剂 通过利钠排水、减少细胞外容量、降低外周血管阻力发挥降压作用。适用于轻、中度高血压患者，对单纯收缩期高血压、合并肥胖或糖尿病、合并心力衰竭和老年高血压患者有较强的降压效应。降压起效较平稳、缓慢，持续时间相对较长，作用持久。

2）β受体阻滞剂 主要通过抑制过度激活的交感神经活性、抑制心肌收缩力、减慢心率发挥降压作用。适用于各种不同程度的高血压患者。

3）钙通道阻滞剂 主要通过阻断血管平滑肌细胞上的钙离子通道，发挥扩张血管降低血压的作用。可用于合并糖尿病、冠心病或外周血管病患者。

4）血管紧张素转换酶抑制剂 通过抑制血管紧张素转化酶阻断肾素血管紧张素系统发挥降压作用，对于高血压患者具有良好的靶器官保护和心血管终点事件预防作用。适用于伴有慢性心力衰竭、心肌梗死、蛋白尿、糖尿病肾病等患者。降压起效缓慢，3~4周时达最大作用。

5）血管紧张素Ⅱ受体拮抗剂 通过阻断血管紧张素Ⅱ受体发挥降压作用。适用于伴左心室肥厚、心力衰竭、蛋白尿、糖尿病肾病，以及不能耐受ACEI的患者。降压起效缓慢，但持久而平稳，在6~8周时达最大作用。

（2）降压药物应用原则 使用降压药物应遵循以下原则。①小剂量开始：初始治疗时通常采用较小的有效剂量，根据需要，逐步增加。②优先选择长效制剂：有效控制夜间血压与晨峰血压，更有效预防心脑血管并发症发生。③联合用药：在低剂量单药疗效不满意时，可以采用两种或多种降压药物联合。对于2级高血压患者在治疗开始即可采用两种降压药物联合治疗。④依从性：依从性良好的患者，一般患者在治疗3~6个月内可达到血压控制目标值。⑤个体化：根据患者具体情况和耐受性及个人意愿，选择降压药物。

（3）伴靶器官损害的降压治疗 ①伴脑血管病者可选择ARB、长效钙通道阻滞剂、ACEI或利尿剂。②伴心肌梗死者可选择β受体阻滞剂和ACEI，对稳定型心绞痛患者可选择β受体阻滞剂和钙通道阻滞剂。③伴心力衰竭者，宜选择利尿剂、ACEI或ARB和β受体阻滞剂。④伴慢性肾衰竭者通常选择3种或3种以上降压药物，ACEI或ARB应在早、中期使用。⑤伴糖尿病者，一般选ACEI或ARB，必要时用钙通道阻滞剂和小剂量利尿剂。

4. 知识缺乏 缺乏高血压疾病相关知识。

【护理措施】

1. 一般护理

（1）休息与活动 休息可使高血压患者的部分症状减轻或改善，高血压初期可不限制一般的体力活动（如慢跑、步行、游泳等），但避免重体力活动，保证充足睡眠。血压较高、症状较重或有并发症的患者应卧床休息。高血压急症患者绝对卧床休息，抬高床头，避免一切不良刺激和不必要的活动，协助生活护理，保持呼吸道通畅，给予氧气吸入，必要时用镇静剂稳定患者情绪。

（2）饮食护理 限制钠盐摄入，每天钠盐摄入量应低于6g；增加钾盐摄入，减少含钠量高的加工食品，如咸菜、火腿等。营养均衡，适量补充蛋白质，增加新鲜蔬菜和水果，增加膳食中钙的摄入，选择低脂肪、易消化、高纤维素食物，控制总热量。

2. 病情观察

（1）观察头痛、头晕等症状的改善情况，定期监测血压以判断疗效。

（2）观察有无高血压急症发生 定期监测血压，一旦发现血压急剧升高、剧烈头痛、呕吐、大汗、视物模糊、面色及神志改变、肢体运动障碍等症状，立即通知医师并协助处理。

3. 对症护理

（1）头痛 嘱患者卧床休息，抬高床头，改变体位时动作要慢。避免劳累、情绪激动、精神紧张、环境嘈杂等不良因素。

（2）直立性低血压的预防及处理 ①直立性低血压表现：①首先向患者讲解直立性低血压的表现，即出现直立性低血压时可有乏力、头晕、心悸、出汗、恶心、呕吐等不适症状，特别是在联合用药、服首剂药物或加量时应特别注意。②一旦发生直立性低血压，应平卧，且下肢取抬高位，以促进下肢血液回流。③预防直立性低血压：避免长时间站立（尤其在服药后1~2小时内），因长时间站立腿部血管扩张，血液淤积于下肢，脑部血流量减少而发生低血压；变换体位，特别是从卧位、坐位、下蹲位起立时动作宜缓慢；服药时间可选在平静休息时，服药后需休息一段时间再下床活动，如在睡前服药，夜间起床排尿时应注意；避免用洗澡水过热或蒸汽浴；不宜大量饮酒。

（3）高血压急症的护理 ①避免诱因：应避免情绪激动、劳累、寒冷刺激和随意增减药量。②给予心电、血压、呼吸监护，密切观察生命体征及意识变化，迅速建立静脉通路，遵医嘱尽早应用降压药物，用药过程中注意监测血

主动脉夹层

主动脉夹层（aortic dissection）又称主动脉夹层动脉瘤，是指主动脉内膜撕裂后，腔内的血液通过内膜破口进入动脉壁中层形成夹层血肿，并沿血管长轴方向扩展，形成动脉真、假腔病理改变的主动脉疾病。临床特点为急性起病，突发剧烈胸痛、高血压、心脏表现以及其他脏器或肢体缺血症状等，如不及时诊治，48小时内死亡率高达50%，其主要致死原因为主动脉夹层动脉瘤破裂至胸、腹腔或者心包腔，进行性纵隔、腹膜后出血等。

高血压是发生主动脉夹层最重要的危险因素，动脉粥样硬化和增龄也是主动脉夹层的重要危险因素。先天性因素包括Marfan综征、Ehlers-Danlos综合征、家族性胸主动脉瘤、主动脉瓣二瓣畸形及先天性主动脉缩窄等。

（4）高血压急症的治疗 及时、正确地处理高血压急症十分重要，可在短时间内使病情缓解，预防进行性或不可逆性靶器官损害，降低死亡率。

1）处理原则 严密监测血压，尽快应用适宜的降压药物控制性降压。初始阶段（数分钟至1小时内）血压控制的目标为平均动脉压的降低幅度不超过治疗前水平的25%；在其后2~6小时内将血压降至安全水平，达160/100mmHg左右。如果可耐受，临床情况稳定，在随后的24~48小时逐步降至正常水平。如果降压后发现有重要器官缺血表现，血压降低幅度应更小。在随后的1~2周内，再将血压逐步降到正常水平。

2）常用降压药物 ①硝普钠：同时扩张静脉和动脉，降低前、后负荷。适用于各种高血压急症。②硝酸甘油：扩张静脉和选择性扩张冠状动脉与大动脉。主要用于高血压急症伴急性心力衰竭或急性冠状动脉综合征。③尼卡地平：作用迅速，持续时间较短，降压同时改善脑血流量。主要用于高血压急症合并急性脑血管病。

（5）高血压亚急症的治疗 通过口服降压药控制，在24~48小时内将血压缓慢降至160/100mmHg，注意药物的不良反应。

【护理诊断/问题】

1. 疼痛：头痛 与血压升高有关。

2. 有受伤的危险 与头晕、视物模糊、意识改变或发生直立性低血压有关。

3. 潜在并发症 高血压急症。

压变化，避免出现血压骤降。应用硝普钠和硝酸甘油时，应注意避光，严格遵医嘱控制滴速。③一旦发生急症，患者应绝对卧床休息，给予持续低浓度吸氧。对昏迷或抽搐的患者应加强护理，保持呼吸道通畅，防止咬伤、窒息或坠床。

4. 用药护理

（1）密切观察药物的不良反应　二氢吡啶类钙通道阻滞剂常见不良反应包括反射性交感活性增强，导致心跳加快、面部潮红、下肢水肿、牙龈增生等。α受体阻断剂易产生直立性低血压。其他降压药物，如利尿剂、β受体阻断剂、ACEI和ARB类的用药护理详见本章第二节"心力衰竭"。

（2）输液护理　静脉输注降压药物期间应严密监测血压变化并做好记录，特别是应用硝普钠和硝酸甘油时，应严格监测血压、控制滴速，密切观察药物的不良反应并及时通知医师。

5. 心理护理　向患者阐明不良情绪（情绪激动、精神紧张、身心过劳等）可使交感神经兴奋，引起血压升高，诱发高血压急症。调整生活节奏，避免情绪激动，保持情绪平和、轻松，血压稳定。采取各种措施，帮助患者预防和缓解精神压力以及纠正和治疗病态心理，必要时建议患者寻求专业心理辅导或治疗。

6. 安全护理　高血压患者由于头晕、视物模糊、意识改变或直立性低血压而容易受伤。告知患者有头晕、耳鸣、视物模糊等症状时，应卧床休息，必要时病床加用床栏。

上厕所或外出时有人陪伴，若头晕严重，应协助患者床上大小便。伴恶心、呕吐时，应将呼叫器、痰盂等物品放在患者伸手可取处。避免迅速改变体位及到光线昏暗、有障碍物、地面湿滑的活动场所。

7. 健康教育

（1）疾病预防知识指导　让患者了解自己的病情，包括高血压水平、危险因素及同时存在的临床疾患等，戒烟、不过量饮酒。限制钠盐摄入，选择营养平衡、低脂饮食，多补充新鲜蔬菜、水果、粗纤维食物。

（2）疾病相关知识指导　①运动指导：指导患者根据年龄和血压水平选择适宜的运动方式，可选择步行、慢跑、太极拳、气功等有氧运动。常用的运动强度指标为运动时最大心率达到（170 - 年龄），运动频率一般每周3～5次，每次30～60分钟。注意劳逸结合，运动强度、时间和频度以不出现不适反应为宜。②病情监测指导：教会患者和家属正确的血压监测方法，每次就诊携带血压记录，作为医师调整药量或选择用药的依据。③用药指导：强调长期药物治疗的重要性，遵医嘱按时按量服药，告知有关降压药的名称、剂量、用法、作用及不良反应，并提供书面材料。嘱患者服用降压药物时，不可擅自增减药量，更不可突然停服，以免血压突然急剧升高。④指导患者定期随访：患者的随访时间依据心血管风险分层。低危或中危者，每1～3个月随诊1次；高危者，至少每1个月随诊1次。

（陈延萍）

第六节　心脏瓣膜病

PPT

📖 学习目标

知识要求：

1. 掌握　心脏瓣膜病的临床表现和护理措施。

2. 熟悉　心脏瓣膜病的病因、分类、并发症及处理原则。

3. 了解　心脏瓣膜病的发病机制、诊断要点。

技能要求：

1. 学会熟练辨识不同心脏瓣膜病，并做出正确护理诊断的技能。

2. 具备对心脏瓣膜病的并发症进行观察及抢救配合的技能。

素质要求：

1. 树立正确的健康观念，恰当地引导患者改善居住条件，促进健康，防治心脏瓣膜病。

2. 能指导患者正确看待疾病，以积极的心态配合治疗和护理。

⇒ 案例引导

案例：患者，女，44岁，农民。患者1个月以来自觉劳累后呼吸困难、咳嗽、咯血，咳嗽为卧位时干咳。今日劳累后呼吸困难和咯血加重而入院。入院后检查，体温37.9℃，脉搏86次/分，呼吸28次/分，血压135/85mmHg，口唇及双颊紫红，心尖部触及舒张期震颤，心浊音界呈梨形，听诊心律不齐，第一心音亢进，心尖部闻及舒张中晚期隆隆样杂音。心电图示V_1导联P波及等电位线消失，代之以形态、大小不等的f波，QRS波群形态基本正常，R-R间期绝对不规则。

讨论：

1. 该患者最可能发生了哪些疾病？

2. 针对该患者的心电图所示提出1个最主要的护理问题/合作性问题。

3. 列出针对问题2的相应护理措施。

心脏瓣膜病（valvular heart disease）是由于炎症、黏液样变性、退行性改变、先天性畸形、缺血性坏死、创伤等原因引起的单个或多个瓣膜结构（包括瓣叶、瓣环、腱索、乳头肌等）的功能或结构异常，导致瓣口狭窄或关闭不全。心室扩大和主、肺动脉根部严重扩张也可产生相应房室瓣和半月瓣的相对性关闭不全。

风湿性炎症导致的瓣膜损害称为风湿性心脏病，简称风心病，与溶血性链球菌反复感染有关，感染后患者对链球菌产生免疫反应，使心脏结缔组织发生炎症病变，主要累及40岁以下人群，临床上以二尖瓣最常受累，其次为主动脉瓣。我国风心病的人群患病率有所下降，但仍是我国最常见的心脏病之一。随着我国人口老龄化越来越严峻，老年退行性瓣膜病也逐渐受到关注，钙化性主动脉瓣狭窄和瓣膜黏液样变性的发病率不断增加，其主要以主动脉瓣病变最为常见，其次为二尖瓣病变。本节重点介绍风心病中较常见的二尖瓣病变和主动脉瓣病变。

一、二尖瓣狭窄

二尖瓣狭窄一般在40~50岁发病，女性多见，约占2/3，约半数患者并无急性风湿热史，但多有反复链球菌感染所致的扁桃体炎或咽峡炎史。正常人的二尖瓣口面积为4~6cm²，瓣口面积减少至1.5~2cm²属轻度狭窄、1.0~1.5cm²属中度狭窄、小于1.0cm²属重度狭窄。严重狭窄时，左心房压需高达20~25mmHg才能使血液通过狭窄的瓣口充盈左心室以维持正常的心排血量，通过测量跨瓣压差可判断二尖瓣狭窄程度。

【病因与发病机制】

二尖瓣狭窄最常见的病因是风湿热。风湿性炎症导致瓣膜交界处、瓣叶游离缘、腱索等处粘连融合，上述病变导致二尖瓣开放受限，瓣口面积减少。轻度狭窄时，左心房压力升高，左心房代偿性扩张及肥厚以增强收缩，此时患者多无症状；中、重度狭窄时，左房压力开始升高，使肺静脉和肺毛细血管压力相继增高，导致肺顺应性减低，临床上出现劳力性呼吸困难，而左房压和肺静脉压升高，引起肺小动脉反应性收缩，最终导致肺小动脉硬化，肺动脉压力升高；重度肺动脉高压使右心室后负荷增加，右心室扩张肥厚，三尖瓣和肺动脉瓣关闭不全和右心衰竭。

【临床表现】

1. 症状 最常见的早期症状为呼吸困难，常在运动、情绪激动、妊娠、感染或快速房颤时诱发，随狭窄加重，出现夜间阵发性呼吸困难和端坐呼吸；常见咳嗽，多在劳动后或夜间睡眠时出现；可见咯血，为痰中带血或突然咯大量鲜血，伴有突发剧烈胸痛者要警惕肺梗死；少数患者出现声音嘶哑，由于扩大的左心房和肺动脉压迫左喉返神经所致。

2. 体征 重度二尖瓣狭窄常呈"二尖瓣面容"，心尖区可闻及局限性、低调、隆隆样的舒张中晚期杂音。

3. 并发症

（1）心房颤动 早期常见的并发症。房颤使心排出量减少20%~25%，一旦并发快速房颤，患者可突然出现严重的呼吸困难，甚至急性肺水肿。

（2）血栓栓塞 约20%二尖瓣狭窄患者发生，以脑栓塞最为常见，其次为外周动脉和内脏（脾、肾和肠系膜）动脉栓塞。

（3）右心衰竭 常见晚期并发症，主要表现为体循环淤血的症状及体征。

（4）肺部感染 感染后常诱发或加重心力衰竭，极少数患者发生感染性心内膜炎。

【实验室及其他检查】

1. X线检查 中、重度狭窄而致左心房显著增大时，心影呈梨形（二尖瓣型心脏）。

2. 心电图 窦性心律者可见"二尖瓣型P波"（P波宽度>0.12秒，伴切迹），QRS波群示电轴右偏和右心室肥厚。

3. 超声心动图 是确诊该病最敏感可靠的方法，M型超声心动图示二尖瓣前叶呈"城墙样"改变（EF斜率降低，A峰消失），二维超声心动图可显示狭窄瓣膜的形态和活动度，测量瓣口面积。

【诊断要点】

根据临床表现及心尖区有舒张期隆隆样杂音伴X线或

心电图示左心房增大，一般可诊断为二尖瓣狭窄，超声心动图检查可确诊。

【处理原则】

1. 一般治疗 无症状者，无需特殊治疗，避免剧烈体力活动，每 6～12 个月门诊随访；有风湿活动者应给予抗风湿治疗，长期甚至终生应用小剂量苄星青霉素肌注。

2. 并发症的治疗

（1）心房颤动 控制心室率，争取恢复和保持窦性心律，预防血栓栓塞。

（2）右心衰竭 限制钠盐摄入，应用利尿剂等。

3. 介入和手术治疗 为治疗本病的有效方法，当二尖瓣口有效面积＜1.5cm²，伴有症状，尤其症状进行性加重时，应用介入或手术扩大瓣口面积，减轻狭窄，包括经皮球囊二尖瓣成形术、二尖瓣分离术、人工瓣膜置换术等。

二、二尖瓣关闭不全

二尖瓣的瓣叶、瓣环、腱索和乳头肌任何部位的异常均可致二尖瓣关闭不全，风湿性病变是最常见的病因，约占二尖瓣关闭不全的 1/3，女性多见。

【病因与发病机制】

风湿热、感染、腱索断裂、黏液样变性、缺血性心脏病等均可使心室收缩时两瓣叶不能紧密闭合。急性二尖瓣关闭不全时左心室在收缩期射出的部分血液反流入左心房，与肺静脉至左心房的血流汇总，左心室舒张末压急剧上升，左心房压也急剧升高，导致肺淤血，甚至肺水肿；慢性二尖瓣关闭不全时，左心室在舒张末期容量负荷增加，出现代偿性离心性肥大，但通过 Frank‑Starling 机制使左心室心搏量增加，射血分数可维持正常，但持续严重的过度负荷，终致左室功能衰竭，一旦心排血量降低，即可出现症状。

【临床表现】

1. 症状 急性出现的二尖瓣轻度关闭不全仅有轻微劳力性呼吸困难，严重关闭不全很快发生急性左心衰竭，甚至心源性休克，慢性出现的二尖瓣轻度关闭不全可终身无症状，严重反流时心排血量减少，首先出现的突出症状是疲乏无力，肺淤血的症状如呼吸困难出现较晚。

2. 体征 典型杂音为心尖部收缩期高调吹风样杂音。

3. 并发症 与二尖瓣狭窄相似，相对而言，感染性心内膜炎较多见，而体循环栓塞较少见。

【实验室及其他检查】

1. X 线检查 慢性重度反流者常见左心房和左心室增大，左室衰竭时可见肺淤血和间质性肺水肿征。

2. 心电图 严重二尖瓣关闭不全患者可有左心室肥厚和劳损，如为窦性心律则可见 P 波增宽且呈双峰状（二尖瓣型 P 波），提示左心房增大。

3. 超声心动图 彩色多普勒血流显像诊断二尖瓣关闭不全的敏感性可达 100%，并可对二尖瓣反流进行半定量及定量诊断，脉冲多普勒超声可测出收缩期二尖瓣异常反流信号而确诊，M 型超声心动图和二维超声心动图不能确定二尖瓣关闭不全，但二维超声心动图可显示二尖瓣结构的形态特征，有助于明确病因。

【诊断要点】

根据心尖区典型收缩期杂音伴 X 线或心电图示左心房、左心室增大，超声心动图检查有确诊价值。

【处理原则】

1. 内科治疗 一般为术前过渡措施，包括预防风湿活动和感染性心内膜炎，以及针对并发症的治疗。

2. 手术治疗 恢复瓣膜关闭完整性的根本措施，应在左心室功能发生不可逆损害之前进行，手术方法有瓣膜修补术和人工瓣膜置换术。

三、主动脉瓣狭窄

主动脉瓣狭窄指主动脉瓣病变引起主动脉瓣开放受限、狭窄，导致左心室到主动脉内的血流受阻，风湿性主动脉瓣狭窄大多伴有关闭不全或二尖瓣病变。

【病因与发病机制】

正常成人主动脉瓣口面积为 3～4cm²，主动脉瓣先天性畸形、退行性病变和炎症性病变均可导致瓣膜交界处粘连融合、瓣叶纤维化、僵硬、钙化和挛缩畸形，引起狭窄。当瓣口面积≤1.0cm² 时，跨瓣压差显著，左室射血阻力增加，左心室壁向心性肥厚，引起左心室舒张末压进行性升高，该压力通过二尖瓣传导至左心房，使左心房的后负荷增加，临床上出现左心衰竭的症状；另外左心室肥厚使左心室射血时间延长，心肌耗氧量增加，使冠状动脉灌注减少及脑供血不足，导致心肌缺血缺氧和心绞痛发作。

【临床表现】

心绞痛、晕厥和呼吸困难是典型主动脉瓣狭窄的常见三联征，主动脉瓣听诊区可闻及喷射状全收缩期杂音并触及震颤。可并发晕厥甚至猝死，猝死一般发生于先前有症状者，右心衰竭、感染性心内膜炎、体循环栓塞少见。

【实验室及其他检查】

1. X 线检查 升主动脉根部见狭窄后扩张。

2. 心电图 中度狭窄者可出现 QRS 波群电压增高伴轻度 ST‑T 改变，严重者可出现左心室肥厚伴劳损和左心房增大的表现。

3. 超声心动图 为明确诊断和判定狭窄程度的重要方法，二维超声心动图对探测主动脉瓣异常十分敏感，有助于显示瓣膜结构；多普勒超声可测出主动脉瓣口面积及跨瓣压差。

【诊断要点】

根据主动脉瓣区典型收缩期杂音伴震颤，较易诊断，确诊有赖于超声心动图。

【处理原则】

1. 内科治疗　无症状的轻度狭窄患者，无需特殊治疗，每2年复查一次，体力活动不受限制；中度及重度狭窄者，应避免剧烈体力活动，每6～12个月复查1次，一旦出现症状，则需手术治疗；出现房颤应及时电复律，否则可能导致急性左心衰竭；心绞痛发作时可试用硝酸酯类药物。

2. 介入和外科治疗　包括经皮球囊主动脉瓣成形术（临床应用范围局限）、人工瓣膜置换术（治疗成人主动脉狭窄的主要方法）。

四、主动脉瓣关闭不全

【病因与发病机制】

主动脉瓣先天性畸形、黏液样变性、退行性病变、炎症性病变或主动脉根部疾病影响舒张期瓣叶边缘对合，造成关闭不全。主动脉瓣关闭不全时，左心室在舒张末期容积和压力显著增加，最终导致左心功能不全，另外左心室心肌代偿性肥厚使心肌耗氧量增加，同时主动脉反流致舒张压降低，使冠状动脉灌注减少，引起心肌缺血，也加速心功能恶化。

【临床表现】

1. 症状　与心搏出量减少及脉压增大有关的心悸、心前区不适、头颈部强烈动脉搏动感等，晚期因持续容量负荷增加而出现左心衰竭的表现。此外，常有体位性头晕。

2. 体征　心尖搏动向左下移位，可呈抬举样；主动脉瓣区为高调递减型叹气样舒张期杂音，坐位并前倾和深呼气时易听到；重度反流者，常在心尖区闻及柔和低调的舒张期隆隆样杂音；脉压增大，周围血管征常见，包括随心脏搏动的点头征、颈动脉和桡动脉可扪及水冲脉、股动脉枪击音、毛细血管搏动征等。

3. 并发症　感染性心内膜炎、室性心律失常、心力衰竭常见，心脏性猝死少见。

【实验室及其他检查】

1. X线检查　左心室明显增大，升主动脉扩张，呈"主动脉型"心脏（即靴形心）。

2. 心电图　左心室肥厚劳损及非特异性 ST－T 改变。

3. 超声心动图　二维超声可显示主动脉瓣关闭时不能合拢，多普勒超声心动图于左室流出道内探及全舒张期反流，为诊断主动脉瓣反流高度敏感和准确的方法，并可定

量判断其严重程度。

【诊断要点】

根据主动脉瓣区典型的舒张期杂音伴周围血管征，可诊断主动脉瓣关闭不全，超声心动图可明确诊断。

【处理原则】

1. 内科治疗　无症状且左心室功能正常者不需要内科治疗，但需随访，轻、中度主动脉瓣关闭不全者，每1～2年随访一次，重度主动脉瓣关闭不全者，每半年随访一次。如为风心病有风湿活动时应预防风湿热，左室收缩功能不全时应限制重体力活动，应用血管紧张素转换酶抑制剂，可延迟或减少主动脉瓣手术的需要。

2. 外科治疗　人工瓣膜置换术为严重主动脉瓣关闭不全的主要治疗方法，应在不可逆的左心室功能不全发生之前进行。

五、心脏瓣膜病患者的护理

【护理诊断/问题】

1. 体温过高　与风湿活动、并发感染有关。

2. 活动无耐力　与心输出量减少有关。

3. 潜在并发症　心力衰竭、栓塞。

【护理措施】

1. 一般护理

（1）休息与活动　有风湿活动征象者，须绝对卧床休息，待风湿活动征象消失，实验室检查正常后再逐渐增加活动。左房内有附壁血栓者应绝对卧床休息，以防血栓脱落。长期卧床患者应协助翻身、被动活动下肢及按摩、热敷或用温水泡脚，以促进末梢血液循环，防止下肢静脉血栓形成。

（2）饮食护理　给予高热量、高蛋白质、高纤维素的清淡、易消化饮食，以促进机体恢复，有心功能不全时控制钠盐的摄入。

（3）避免各种诱因　避免呼吸道感染、劳累和情绪激动等因素，以免诱发或加重心力衰竭；避免用力大便，因用力排便会使会厌关闭，胸腔内压力升高，导致收缩压升高，心脏负荷增加。

2. 病情观察　密切观察患者的体温及热型，观察有无风湿活动的表现，如皮肤环形红斑、皮下结节、关节红肿及疼痛不适等。观察患者有无呼吸困难、乏力、食欲减退、少尿等症状，检查有无肺部湿啰音、肝大、下肢水肿等体征，密切观察有无肢体剧痛，局部皮肤苍白、发凉、紫绀等及有无栓塞征象。

3. 用药护理　遵医嘱给予抗生素、抗心律失常及抗风湿药物治疗，合并心功能不全时给予强心剂及利尿剂，注

意疗效及不良反应。苄星青霉素使用前须询问过敏史并常规行青霉素皮试，注射后注意观察过敏反应和注射局部的压痛反应；阿司匹林可导致胃肠道反应、牙龈出血、血尿、柏油样便等不良反应，应选用肠溶片并观察有无出血。

4. 心理护理 与患者有针对性地交流与沟通，指导患者充分认识和对待自己的疾病，鼓励家属探视，缓解紧张、焦虑、恐惧心理，对高度焦虑、情绪波动大的患者可遵医嘱给予少量镇静药物。

5. 健康指导

（1）疾病预防知识指导 指导患者尽可能改善居住环境中潮湿、阴暗等不良条件，保持室内空气流通、温暖、干燥、阳光充足，防止风湿活动；根据心功能情况适当锻炼，加强营养，提高机体抵抗力，但不要过度疲劳，避免重体力劳动、剧烈运动和情绪激动而加重病情。加强防寒保暖，保持良好的口腔卫生，积极治疗龋齿及牙龈炎；在拔牙、内镜检查、导尿术、分娩、人工流产等手术操作前应告知医师自己有风心病史，便于预防性使用抗生素；劝

告扁桃体反复发炎者在风湿活动控制后 2~4 个月手术摘除扁桃体。

（2）疾病相关知识指导 向患者和家属讲解本病的病因和病程进展特点；告诉患者预防风湿活动，避免瓣膜病加重，向患者和家属讲解遵医嘱服药并定期门诊复查的重要性，指导用药方法。育龄期妇女根据心功能情况在医师指导下选择妊娠与分娩时机，如心功能 Ⅰ~Ⅱ 级可以妊娠，应在严密监护下安全度过妊娠、分娩及产褥各期，Ⅲ~Ⅳ 级则不宜妊娠；病情较重不能妊娠与分娩者，做好患者及家属的思想工作。

【预后】

各种风湿性心脏瓣膜病的病程长短不一，有的代偿期较长无明显症状，有的病情进展迅速，常见的死亡原因是心力衰竭，手术治疗可显著提高患者的生存率和生活质量。

（刘永民）

第七节 感染性心内膜炎

PPT

学习目标

知识要求：

1. 掌握 感染性心内膜炎的临床表现、护理措施及采集血培养标本的方法。

2. 熟悉 感染性心内膜炎患者的主要护理问题和治疗要点。

3. 了解 感染性心内膜炎的病因和发病机制、诊断要点。

技能要求：

1. 具备正确护理感染性心内膜炎患者的技能。

2. 具备对感染性心内膜炎的并发症进行观察和抢救配合的技能。

素质要求：

1. 具备及时、准确观察患者病情变化的职业素质。

2. 能够在护理患者的过程中体现团队合作和人文关怀。

案例引导

案例：患者，女，42 岁。因"反复不规则发热 5 个月，加重 1 周"入院。患者 5 个月前开始无明显诱因反复不规则发热，体温 38~39℃，服用阿莫西林 3~7 天即可退热；伴肌肉酸痛，偶见皮肤瘀斑。2 个月前因发热到某医院就诊，查 C-反应蛋白。血沉升高，心脏超声提示"主动脉瓣换瓣术后，机械瓣功能正常，主动脉窦部瘤样扩张"，诊断为"上呼吸道感染"，行抗炎治疗 1 周。几天前出现右下肢酸痛，行走

困难。查体：体温 38.1℃，脉搏 102 次/分，呼吸 22 次/分，血压 142/63mmHg；心脏听诊心前区可闻及 3/6 级隆隆样收缩期杂音及 2/6 级舒张期杂音，向左腋下传导。

讨论：

1. 该患者最可能的疾病诊断是什么？

2. 如何对患者进行用药治疗？

3. 为了预防并发症的发生，应如何对患者进行健康宣教？

感染性心内膜炎（infective endocarditis，IE）为心内膜、心瓣膜或邻近大动脉内膜的微生物感染，伴赘生物形成。赘生物为大小不等、形状不一的血小板和纤维素团块，内含大量微生物和少量炎症细胞。瓣膜为最常受累部位，也可发生在间隔缺损部位、腱索或心壁内膜。

感染性心内膜炎按瓣膜材质分为自体瓣膜心内膜炎和人工瓣膜心内膜炎；按病程分为急性和亚急性。急性感染性心内膜炎病程进展迅速，中毒症状明显，数天至数周引起瓣膜破坏，且多见感染迁延。病原体主要为金黄色葡萄球菌；亚急性感染性心内膜炎中毒症状较轻，病程数周至数月，少见感染迁延，病原体以草绿色链球菌多见。本节重点介绍亚急性感染性心内膜炎。

【病因与发病机制】

链球菌和葡萄球菌是引起 IE 的主要病原微生物。急性 IE 其发病机制尚不清楚，主要累及正常心瓣膜。主动脉瓣最常受累。亚急性 IE 占主要病例，发病与以下因素有关。①血流动力学因素：亚急性者多发生于器质性心脏病，首先为心脏瓣膜病，尤其是二尖瓣和主动脉瓣；其次为先天性心血管病。②非细菌性血栓性心内膜炎：当内皮受损时，血小板可聚集形成血小板微血栓和纤维蛋白沉着，成为结节样无菌性赘生物，成为细菌定居瓣膜表面的重要因素。③短暂性菌血症：各种感染或细菌寄居的皮肤黏膜的创伤（如手术、器械操作等）常导致暂时性菌血症。

【临床表现】

1. 症状　发热是 IE 最常见的症状。急性者可见寒战高热，亚急性者为弛张性低热，常见全身不适、乏力、食欲不振、体重减轻和头痛、背痛和肌肉关节痛等非特异性症状。赘生物引起动脉栓塞占 20%～40%，栓塞可发生于机体的任何部位如脑、心脏、脾、肾、肠系膜和四肢，其中脑栓塞的发生率为 15%～20%。也可见脾大、贫血等感染的非特异性症状。

2. 体征　高达 85% 的患者可闻及心脏杂音。锁骨以上的皮肤、口腔黏膜和睑结膜等部位可见瘀点；指和趾甲下线状出血；视网膜上可见卵圆形出血斑（亦称 Roth 斑）；指和趾垫出现豌豆大的红或紫色痛性结节（亦称 Osler 结节）；手掌和足底处直径 1～4mm 无痛性出血红斑（亦称 Janeway 损害），主要见于急性患者。

3. 并发症

（1）心脏　心力衰竭最常见，其次可见心肌脓肿、急性心肌梗死、心肌炎和化脓性心包炎等。

（2）细菌性动脉瘤　受累动脉依次为近端主动脉、脑、内脏和四肢。

（3）迁移性脓肿　常发生于肝、脾、骨髓和神经系统。

（4）神经系统　脑栓塞、脑细菌性动脉瘤、脑出血、中毒性脑病、脑脓肿和化脓性脑膜炎等不同神经系统受累表现。

（5）肾脏　大多数患者有肾脏损害，包括肾动脉栓塞、肾梗死、肾炎、肾脓肿。

【实验室及其他检查】

1. 实验室检查　①常规检验：尿液检查常有镜下血尿和轻度蛋白尿；血液检查常见进行性贫血，白细胞计数轻度或明显升高，红细胞沉降率升高。②免疫学检查。③血培养：是诊断菌血症和感染性心内膜炎的最重要方法。近期未接受过抗生素治疗者阳性率可高达 95% 以上，其中 90% 以上患者的阳性结果获自入院后第一日采取的标本。

2. 超声心动图　如超声心动图发现赘生物、瓣周并发症等支持心内膜炎的证据，可帮助明确 IE 诊断。经胸超声心动图可检出 50%～75% 的赘生物，经食管超声心动图可检出 <5mm 的赘生物，敏感性高达 95% 以上。

【诊断要点】

血培养阳性和超声心动图发现赘生物是诊断 IE 的两大基石，原有心脏瓣膜病变或其他心脏病的基础上，患者出现周围体征（瘀点、线状出血、Osler 结节、Roth 斑），提示亚急性 IE 的存在。具体诊断主要依据 Duke 诊断标准（2015 修订版）。

1. 主要标准

（1）血培养阳性（符合以下至少一项标准）　①两次不同时间的血培养检出同一典型 IE 致病微生物；②多次血培养检出同一 IE 致病微生物；③Q 热病原体 1 次血培养阳性或其 IgG 抗体滴度 >1∶800。

（2）心内膜受累证据（符合以下至少一项标准）①超声心动图异常；②新出现的瓣膜反流。

2. 次要标准

（1）易患因素　心脏本身存在易患因素，或静脉药物成瘾者。

（2）发热　体温≥38℃。

（3）血管征象。

（4）免疫性征象。

（5）致病微生物感染证据。

确诊：满足 2 项主要标准，或 1 项主要标准 +3 项次要标准，或 5 项次要标准。

疑诊：满足 1 项主要标准 +1 项次要标准，或 3 项次要标准。

【处理原则】

主要为抗微生物药物治疗和外科治疗。抗微生物药物治疗是最重要的治疗措施。用药原则是：已分离出病原微生物时，根据药物敏感试验结果选择用药，以静脉用药为主、早期、足量、联合、长疗程（至少6~8周）用药，病原微生物不明时，急性者选用针对金黄色葡萄球菌、链球菌和革兰阴性杆菌均有效的广谱抗生素，亚急性者选用针对大多数链球菌（包括肠球菌）的抗生素。对于存在心力衰竭并发症、感染难以控制及预防栓塞时间的患者应及时考虑手术治疗。

知识链接

感染性心内膜炎的手术指征及手术时机

2016年美国胸心外科协会（The American Association for Thoracic Surgery，AATS）发布了针对外科治疗感染性心内膜炎的专家共识。其中AATS指出IE的手术指征：心衰；严重瓣膜功能不全；人工瓣膜出现瓣周脓肿或瘘管；再次出现系统栓塞；大的、易脱落的赘生物。

超过5~7天抗生素治疗仍有持续的败血症。针对已存在严重瓣膜反流的患者，约50%以上迟早会进展出现严重并发症。早期手术，能有效预防这些严重并发症。

【护理诊断/问题】

1. 体温过高　与感染有关。

2. 营养失调：低于机体需要量与食欲下降、长期发热导致机体消耗过多有关。

3. 潜在并发症　心力衰竭。

【护理措施】

1. 一般护理

（1）休息与活动　心脏超声见巨大赘生物的患者，应绝对卧床休息，防止赘生物脱落。高热患者应卧床休息，调节适宜的病室温度和湿度，防止受凉。

（2）饮食护理　给予清淡、高蛋白、高热量、高维生素、易消化的半流质或软食，以补充发热引起的机体消耗。鼓励患者适量饮水，加强口腔护理。有心力衰竭征象的患者按心力衰竭患者饮食进行指导。

（3）正确采集血培养标本　未经治疗的患者，应在入院后立即采集血培养标本，每隔1小时采血1次共3次。如次日未见细菌生长，重复采血3次后，开始抗生素治疗。已用过抗生素者停药2~7天后采血。每次采血10~20ml，同时作需氧和厌氧培养，至少培养3周。本病的菌血症为持续性，无需在体温升高时采血。

2. 病情观察

（1）观察体温及皮肤黏膜变化　每4~6小时测量体温一次并准确绘制体温曲线，判断病情进展及治疗效果；

评估患者有无皮肤瘀点、指（趾）甲下线状出血、Osler结节和Janeway损害等及消退情况。

（2）观察有无栓塞　重点观察瞳孔、神志、肢体活动及皮肤温度等。患者突然出现胸痛、气急、发绀和咯血等症状，要考虑肺栓塞的可能；出现腰痛、血尿等考虑肾栓塞的可能；出现神志和精神改变、失语、吞咽困难、肢体功能障碍、瞳孔大小不对称，甚至抽搐或昏迷征象时，警惕脑血管栓塞的可能。一旦出现可疑征象，应及时报告医师并协助抢救。

3. 用药护理　抗生素的应用是治疗本病的关键，病原菌隐藏在赘生物内和内皮下，需要足量长疗程的抗生素治疗才能杀灭。遵医嘱应用抗生素治疗，注意观察药物疗效、可能产生的不良反应，并及时报告医师。严格按时间用药，以确保维持有效血药浓度。注意保护静脉，可使用静脉留置针，避免多次穿刺增加患者痛苦。合并瓣膜病出现心功能不全时既要控制输液速度及输液量，又要确保抗生素的有效血药浓度。

4. 健康指导

（1）疾病预防知识指导　指导患者坚持完成足够剂量和足够疗程的抗生素治疗，保持良好的口腔卫生习惯和定期的牙科检查，进行有创性操作过程必须严格无菌操作。在施行口腔手术（如拔牙、扁桃体摘除术）、上呼吸道手术或操作以及泌尿、生殖、消化道等侵入性诊治或其他外科手术前，应说明自己有心内膜炎的病史，以预防性使用抗生素，防止IE的发生。保持皮肤清洁，勿挤压痤疮、疖、痈等感染灶，减少病原体入侵的机会。

（2）疾病相关知识指导　①生活指导：合理休息，加强营养，增强机体抵抗力。注意防寒保暖，少去公共场所，避免感冒。养成良好的口腔卫生，保持口腔清洁，定期行牙科检查。②病情自我监测指导：教会患者自我监测体温变化及有无血栓栓塞的表现，定期门诊随访。③用药指导：告知患者早期、足量应用抗生素是治疗IE的关键，应遵医嘱用药，切勿擅自停药，一旦出现不良反应，应及时告知医师。

【预后】

IE患者院内死亡率为15%~30%，其中患者本身特征、是否存在心源性/非心源性并发症、感染的病原体以及心脏超声表现为影响预后的主要因素。除耐药的革兰阴性杆菌和真菌所致的心内膜炎者外，大多数患者可获细菌学治愈。2%~6%的患者治疗后可复发，需警惕再次出现发热、寒战或其他感染征象。

（陈延萍）

第八节　心肌炎

PPT

学习目标

知识要求：

1. 掌握　心肌炎的主要临床表现及护理措施。

2. 熟悉　心肌炎患者的主要护理问题及处理原则。

3. 了解　心肌炎的病因和发病机制。

技能要求：

1. 熟练掌握病毒性心肌炎严重并发症的临床表现，并能及时准确的做出正确判断。

2. 具备为患者正确使用药物并观察药物不良反应的技能。

素质要求：

1. 正确看待病毒性心肌炎给患者造成的痛苦，并鼓励患者树立战胜疾病的信心。

2. 具备敏锐的洞察力，随时发现患者隐匿的问题，强调休息对病毒性心肌炎康复的重要性。

案例引导

案例：患者，男，16岁，学生。3周前受凉后出现发热、乏力、全身肌肉酸痛，服用解热镇痛药后好转，5天前出现胸痛、胸闷、呼吸困难，服解热镇痛药未好转，今日就诊。入院后检查，体温38.9℃，脉搏110次/分，呼吸26次/分，血压120/80mmHg，心脏听诊闻及病理性第四心音，心电图示室性期前收缩。

讨论：

1. 该患者最可能是什么疾病？

2. 列出该患者目前的2个主要护理问题。

3. 为该患者做活动指导。

心肌炎（myocarditis）是指心肌的炎症性病变。心肌炎的病因包括感染性与非感染性两类，感染性心肌炎以病毒感染最常见，病毒感染引起的非特异性间质性炎症为主要病变的病毒性心肌炎，占30%~50%；细菌、真菌、原虫、立克次体等感染也可引起心肌的炎症，但相对少见。非感染性心肌炎的病因包括药物、毒物、血管炎等。起病急缓不定，少数呈暴发性导致急性泵衰竭或猝死。病程多为自限性，但也可进展为扩张型心肌病。本节重点阐述病毒性心肌炎。

【病因与发病机制】

病毒性心肌炎可由多种病毒感染引起，常见病毒包括柯萨奇B病毒、孤儿病毒和脊髓灰质炎病毒，尤其以柯萨奇B组病毒最为常见。细菌感染、营养不良、劳累、寒冷、缺氧等引起机体抵抗力下降，容易导致病毒感染而发病。

病毒性心肌炎的发病机制包括：①病毒直接侵犯心肌造成损害；②病毒与机体的免疫反应共同作用。

【临床表现】

病毒性心肌炎的临床表现取决于病变的部位与程度，轻者可无异常表现，重者可出现急性泵衰竭或猝死。

1. 症状　发病前1~3周，有发热、全身倦怠感等"感冒"样症状或呕吐、腹泻等消化道症状。心脏受累后出现心悸、胸闷、呼吸困难、心前区隐痛、乏力等表现。严重者甚至出现阿-斯综合征、心源性休克。

2. 体征　可见与发热程度不平行的心动过速，各种心律失常（房性与室性期前收缩最多见），心尖部第一心音减弱，可闻及第三、第四心音或奔马律，心衰患者可有颈静脉怒张、水肿、肝大及心脏扩大等体征。

【实验室及其他检查】

1. 实验室检查　血沉增快，C-反应蛋白增加，心肌炎急性期心肌损害标记物肌酸激酶（CK）、肌钙蛋白（T或I）、乳酸脱氢酶（LDH）增高。

2. 胸部X线检查　心影扩大或正常，有心包积液时心影可见烧瓶样改变。

3. 心电图　多有ST-T改变，R波降低，少数可出现病理性Q波以及各种心律失常，特别是房室传导阻滞、期前收缩较为常见。

4. 超声心动图　可正常，也可显示左心室增大，室壁运动减低，附壁血栓等。

【诊断要点】

目前主要采用综合诊断，依据典型的前驱感染史、相应的临床表现、心电图、心肌酶检查或超声心动图，应考虑此疾病。

【处理原则】

病毒性心肌炎尚无特效治疗方法，以休息与对症处理为主。急性期卧床休息，以减轻心脏负荷；有心律失常则予以抗心律失常药物，出现晕厥或明显低血压考虑使用临时起搏技术等对症处理；必要时应用抗病毒及免疫调节制剂。

【护理诊断/问题】

1. 活动无耐力 与心肌炎症损伤致心律失常、心功能不全有关。

2. 体温过高 与病毒感染有关。

3. 潜在并发症 心律失常、心力衰竭。

【护理措施】

1. 一般护理

（1）环境 保持病室环境清洁、安静，空气流通、阳光充足。

（2）休息与活动 急性期卧床休息1～3个月，直至症状消失，血清心肌酶、心电图等恢复正常，方可逐渐增加活动量。限制探视，减少不必要的干扰，保证患者充分的休息和睡眠时间。

（3）饮食护理 给予高蛋白、高维生素、易消化的低盐饮食。嘱患者少量多餐，避免刺激性食物。

2. 病情观察 注意患者心率、心律、心电图波形变化，密切观察生命体征、尿量、意识、皮肤黏膜颜色，有无呼吸困难、咳嗽、颈静脉怒张、水肿、奔马律、肺部湿啰音等表现。

3. 用药护理 遵医嘱准确、及时用药，观察药物的疗效及不良反应。

4. 心理护理 因病毒性心肌炎青少年和儿童发病率较高，担心学习受影响，易焦虑，向患者说明本病的演变过程及预后，使患者安心休养。

5. 健康指导

（1）疾病预防知识指导 加强锻炼，注意防寒保暖，减少到人多、空气流通不畅的公共场所，预防呼吸道、消化道等的病毒感染，避免心力衰竭和心律失常的诱因，出现异常及时复诊。

（2）疾病相关知识指导 告诉患者进食高蛋白、高维生素、易消化的食物，尤其补充富含维生素C的新鲜蔬菜和水果。出院后继续休息，避免劳累，3～6个月后可适当恢复部分或全部轻体力工作或学习，6个月至1年内避免剧烈运动或重体力劳动、妊娠等。教会患者及家属自测心率，发现异常随时就诊。坚持药物治疗，定期随访。

⊕ **知识链接**

《国际中医临床实践指南·病毒性心肌炎》推荐的预防与康复建议

《国际中医临床实践指南·病毒性心肌炎》在预防与康复部分强调，在中医理论指导下的合理预防调摄方法，可在一定程度上改善病毒性心肌炎患者症状，延缓疾病进展。具体方法包括调摄精神，避免情绪波动；避免受寒，生活起居规律；劳逸结合，坚持适当活动等。在病毒性心肌炎心脏康复的全程管理过程中，推荐在药物处方的基础上，增加运动处方和心理处方，包括太极拳、八段锦等，可以帮助患者恢复生理、心理和社会功能状态，预防并发症，提高患者生活质量。

【预后】

心肌炎的临床结局和预后取决于病因、临床表现和疾病阶段。约50%的急性心肌炎病例在2～4周恢复，约25%的病例发展为持续的心功能障碍，12%～25%的病例会急剧恶化、死亡或进展为晚期扩张型心肌病。

（刘永民）

第九节 心肌病

PPT

📖 **学习目标**

知识要求：

1. 掌握 扩张型心肌病及肥厚型心肌病的临床表现和护理措施。

2. 熟悉 扩张型心肌病及肥厚型心肌病的主要护理问题和处理原则。

3. 了解 心肌病的病因、发病机制和分型、诊断要点。

技能要求：

1. 熟练掌握心肌病并发症的临床表现并准确辨别和实施护理的技能。

2. 具备正确为患者使用药物并观察药物不良反应的能力。

素质要求：

1. 能向患者及家属主动讲解和宣传心肌病的危害与心肌病日常生活管理的重要性，引导患者及家属积极配合治疗和生活管理。

2. 关注心肌病预防、护理和康复相关的前沿知识，并正确应用于临床护理工作中。

⇒ 案例引导

案例： 患者，男，57岁。5年前体检时发现心脏增大，无明显不适，未诊治。1年前出现呼吸困难，呼吸困难为渐进性混合性呼吸困难，尤以活动后较重。1个月前呼吸困难加重，以劳力性呼吸困难为主，休息后减轻，同时出现咳嗽、咳痰，常于夜间发生，为白色浆液性泡沫痰，昨晚出现夜间阵发性呼吸困难和端坐呼吸，休息后无缓解而入院。入院后检查，体温36.9℃，脉搏90次/分，呼吸25次/分，血压125/75mmHg，心尖搏动向左下移位，叩诊心界向左下扩大，呈靴形心，听诊肺部有湿啰音。超声心动图示左心室扩大。

讨论：

1. 该患者目前患有哪些疾病？

2. 根据纽约心脏病协会（NYHA）的心功能分级法判断患者的心功能等级，并说出依据。

3. 列出该患者目前的2个主要护理问题名称。

心肌病（cardiomyopathy）是由遗传、感染等不同病因引起的以心肌结构及功能异常为主的一组心肌疾病，常表现为心室肥厚或扩张。由其他心血管疾病（如心脏瓣膜病、冠心病、高血压性心脏病、先天性心脏病等）继发的心肌理性改变不属于心肌病范畴。

根据心脏结构和功能表现把心肌病分为5型，即扩张型心肌病、肥厚型心肌病、限制型心肌病、致心律失常型右室心肌病、未定型心肌病。本节重点阐述扩张型心肌病和肥厚型心肌病。

一、扩张型心肌病

扩张型心肌病（dilated cardiomyopathy，DCM）指多种原因导致以左心室或双心室扩大伴心肌收缩功能减退为主要病理特征的心肌病，常并发心力衰竭和心律失常，是临床心肌病中最常见的一种类型。扩张型心肌病我国发病率为（13~84）/10万，好发于青中年男性，病死率较高。

【病因与发病机制】

病因不明，可能的病因包括感染、非感染的炎症、中毒（包括酒精等）、内分泌和代谢紊乱、遗传、精神创伤等。肉眼可见心室扩张，室壁多变薄，纤维瘢痕形成，且常伴有附壁血栓。病变的心肌收缩力减弱，将触发神经-体液机制产生水钠潴留、加快心率、收缩血管以维持有效循环，但这一代偿机制造成更多心肌损害，最终进入失代偿。

【临床表现】

1. 症状 本病起病隐匿，早期可无症状，或活动时心悸、呼吸困难和活动耐量下降，当患者出现气急甚至端坐呼吸、水肿等心力衰竭的表现时始被诊断，常出现各种心律失常，部分患者发生栓塞或猝死。

2. 体征 心界扩大，心率快时呈奔马律，随着心力衰竭加重出现肺循环和体循环淤血的表现。

【实验室及其他检查】

1. X线检查 心影常明显增大，心胸比>50%，肺淤血征。

2. 心电图 可见多种心律失常如室性心律失常、心房颤动、房室传导阻滞等，此外尚有ST-T改变、低电压、R波减低，少数患者可见病理性Q波。

3. 超声心动图 是诊断和评估DCM最常用的重要手段，心脏各腔均增大而以左心室扩大为显著，室壁多变薄，心肌收缩功能下降，左心室射血分数显著降低，可有二尖瓣、三尖瓣反流。

【诊断要点】

本病缺乏特异性诊断指标，患者有心脏增大、心力衰竭和心律失常的临床表现，如超声心动图证实有心腔扩大与心脏搏动减弱，即应考虑有本病的可能，但须除外各种病因明确的器质性心脏病后方可确立诊断。

【处理原则】

目前治疗原则是防治基础病因介导的心肌损害，控制心力衰竭和心律失常，预防栓塞和猝死，提高患者的生活质量。具体措施如下。①病因治疗：如控制感染，治疗相应的内分泌疾病或自身免疫病，纠正电解质紊乱，改善营养失衡等。②控制心力衰竭：使用β受体阻滞剂、血管紧张素转化酶抑制剂，减少心肌损伤和延缓病情，有适应证者可植入起搏器行心脏再同步治疗。③抗凝：心脏明显扩大、有心房颤动或深静脉血栓形成等发生栓塞风险且没有禁忌证者，长期口服华法林抗凝。④防治心律失常和预防猝死：包括控制诱发室性心律失常的可逆因素，如纠正低钾低镁、选用β受体阻滞剂和血管紧张素转化酶抑制剂以改善神经激素功能紊乱、选用辅酶 Q_{10} 改善心肌代谢，针对性地选择抗心律失常药物如胺碘酮。

二、肥厚型心肌病

肥厚型心肌病（hypertrophic cardiomyopathy，HCM）是一类由常染色体显性遗传造成的原发性心肌病，以心室壁非对称性肥厚、心室腔缩小、左心室血液充盈受阻为主要病理特征，需排除高血压等疾病和运动员心脏肥厚。临床上根据有无左心室流出道梗阻分为梗阻性与非梗阻性。我国 HCM 的患病率约 180/10 万，好发于男性，肥厚型心肌病是青少年运动猝死和运动员猝死的最主要原因之一。

【病因与发病机制】

肥厚型心肌病主要由基因突变所致，病理改变是室间隔肥厚，组织学改变有 3 大特点，即心肌细胞排列紊乱、小血管病变、瘢痕形成。梗阻性肥厚型心肌病因左心室流出道梗阻，左心室舒张期充盈不足，心排血量减低，易造成心肌缺血。

【临床表现】

非梗阻性患者可无症状或体征，临床上以梗阻性患者的表现较为突出。

1. 症状 主要表现为劳力性呼吸困难和乏力，部分患者可有劳力性胸痛和晕厥，甚至发生猝死。

2. 体征 肥厚型非梗阻性心肌病的体征不明显，肥厚型梗阻性心肌患者心脏轻度增大，胸骨左缘第 3~4 肋间可闻及较粗糙的喷射性收缩期杂音，心尖部常闻及吹风样收缩期杂音。心脏杂音的特点是增加心肌收缩力或减轻心脏后负荷的措施（如作 Valsalva 动作、含服硝酸甘油、应用正性肌力药、取站立位等）均可使杂音增强，减弱心肌收缩力或增加心脏后负荷因素（如取蹲位、使用β受体拮抗剂）可使杂音减弱。

【实验室及其他检查】

1. X 线检查 早期心影增大多不明显，后期出现心力衰竭时心影明显增大。

2. 心电图 最常见的表现为左心室肥大，可有 ST-T 改变、深而不宽的病理性 Q 波。此外，室内传导阻滞和室性心律失常亦常见。

3. 超声心动图 是临床最主要的诊断手段。可显示室

间隔的非对称性肥厚，舒张期室间隔的厚度达 15mm 或与左心室后壁厚度之比≥1.3，间隔运动低下。彩色多普勒血流显像可测定左室流出道与主动脉压力阶差，判断肥厚型心肌病是否伴有梗阻，若安静时流出道压力阶差≥30mmHg 为肥厚型梗阻性心肌病，负荷运动时流出道压力阶差≥30mmHg 为隐匿型肥厚型梗阻性心肌病。

【诊断要点】

超声心动图示舒张期室间隔的厚度达 15mm 或与左心室后壁厚度之比≥1.3，如有阳性家族史（猝死、心肌肥厚等）更有助于诊断。

【处理原则】

减轻流出道梗阻，改善心室顺应性，防治血栓栓塞事件。①药物治疗：β受体阻滞剂或非二氢吡啶类钙通道阻滞剂降低左心室流出道压力阶差和改善左心室顺应性；合并心力衰竭时，常用β受体拮抗剂、血管紧张素转化酶抑制剂、利尿剂及血管紧张素Ⅱ受体抑制剂，避免使用增加心肌收缩力的药物（如洋地黄类）及减轻心脏负荷的药物（如硝酸甘油）；合并房颤时，应用β受体阻滞剂控制心室率，选用胺碘酮减少房颤的发作，无禁忌证者口服华法林抗凝。②非药物治疗：室间隔切除术切除最肥厚部分的心肌，对年龄过大、手术耐受差、合并症多的患者行酒精室间隔消融术，药物治疗效果差而又不太适合手术或消融的患者行起搏器治疗。

三、心肌病患者的护理

【护理诊断/问题】

1. 潜在并发症 心力衰竭、心律失常、猝死。

2. 胸痛 与劳力负荷下肥厚的心肌需氧增加和供血供氧下降有关。

3. 有感染的危险 与机体抵抗力下降有关。

4. 有受伤的危险 与肥厚型梗阻性心肌病所致头晕及晕厥有关。

【护理措施】

1. 一般护理

（1）休息与活动 卧床休息，避免剧烈运动、突然屏气或站立、持重、饱餐、寒冷刺激等，防止诱发心绞痛。

（2）饮食护理 给予高蛋白、高维生素、富含纤维素的清淡饮食，以促进心肌代谢，增强机体抵抗力；戒烟戒酒、少食多餐、避免过饱；心力衰竭时进低盐饮食，限制含钠高的食物。

2. 病情观察

（1）扩张型心肌合并心律失常患者，注意观察患者的心率、心律、血压和心电图变化，必要时进行心电监护；注意观察患者的意识、皮肤温度及颜色，出现胸痛、四肢

疼痛、有肢体活动障碍时，应高度怀疑栓塞的可能。

（2）肥厚型梗阻性心肌病患者易发心绞痛，出现胸痛或伴有冷汗、恶心、呕吐等。

3. 用药护理

（1）扩张型心肌病患者对洋地黄耐受性差，使用时应监测血清药物浓度，警惕洋地黄中毒；应用利尿剂期间注意观察尿量，监测血清电解质；静脉用药时须严格控制输液量与速度，以免发生急性肺水肿。

（2）肥厚型心肌病患者出现心绞痛时不宜用硝酸酯类药物，遵医嘱用β受体拮抗剂或非二氢吡啶类钙通道阻滞剂，并注意观察有无心动过缓等不良反应。

4. 心理护理　患者对病程、疾病预后、治疗费用及严重程度有足够的认识和思想准备时，往往有焦虑、恐惧甚至绝望的感觉。护士要充分关爱及安慰患者，增强患者治疗的信心。

5. 健康指导

（1）疾病预防知识指导　避免引起心肌病的因素，如感染、非感染的炎症、中毒、内分泌和代谢紊乱、精神创伤等，发生这些因素时应及时就诊并积极治疗。

（2）疾病相关知识指导　女性心肌病患者不宜妊娠；肥厚型心肌病患者应避免情绪激动、持重或屏气用力、激烈运动如球类比赛等，以减少晕厥和猝死的危险。有晕厥史或猝死家族史者应避免独自外出活动。症状轻的扩张型心肌病患者可参加轻体力工作，但要避免劳累。保持室内空气流通，阳光充足，防寒保暖，预防上呼吸道感染。说明所用药物的名称、剂量、用法，教会患者及家属观察药物疗效及不良反应，嘱患者定期门诊随访，及时调整药物剂量，一旦症状加重立即就诊。

【预后】

扩张型心肌病预后较差，确诊后 5 年生存率约为 50%，10 年生存率约为 25%，死亡原因多为心力衰竭和严重的心律失常。HCM 预后差异较大，是青少年和运动猝死最主要的原因之一，少数进展为终末期心衰。

（刘永民）

PPT

第十节　心包疾病

📖 学习目标

知识要求：

1. 掌握　心包疾病的定义、临床表现，心包疾病的护理。

2. 熟悉　心包疾病的实验室及其他检查、诊断要点及处理原则。

3. 了解　心包疾病的病因及发病机制。

技能要求：

1. 具备正确护理心包疾病患者的技能。

2. 具备心包穿刺及心脏压塞的护理抢救配合技能。

素质要求：

1. 具有扎实的理论基础，能及时辨识心脏压塞的表现，抢救患者生命。

2. 在临床护理中保持工作热情，主动向患者演示，并积极指导其心包穿刺时如何做好配合。

➡️ 案例引导

案例： 患者，男，64 岁，农民。因"胸闷、气促、心悸 3 天"入院。患者 3 天前无明显诱因出现胸闷、气促、心悸，不能平卧，伴恶心、呕吐、腹胀，呕吐物为胃内容物，量不多，入院治疗。患者自发病来一般状况可。肺癌病史 1 年，无高血压、冠心病家族史。体格检查：体温 36.8℃，脉搏 134 次/分，呼吸 22 次/分，血压 143/84mmHg；发育正常，精神差，端坐位，口唇发绀，颈静脉怒张，双肺底可闻及少量湿啰音，心界大，心率 134 次/分，律齐，未闻及杂音，腹部无异常。心电图示窦性心动过速，QRS 波群低电压；心脏彩超示大量心包积液。

讨论：

1. 该患者的疾病诊断是什么？

2. 若出现心脏压塞，应如何紧急处理？

心包疾病是由于感染、肿瘤、代谢性疾病、自身免疫性疾病、尿毒症、外伤等引起的心包病理性改变。临床上按病程分为急性、亚急性及慢性；按病因分为感染性、非感染性、过敏性或免疫性。急性心包炎、心包积液和心脏压塞、缩窄性心包炎在临床最为常见，本节作重点介绍。

一、急性心包炎

急性心包炎（acute pericarditis）为心包脏层和壁层的急性炎症性疾病，可单独存在，也可因某种全身疾病累及心包而表现，但常被原发疾病所掩盖。

【病因与发病机制】

1. 病因　过去常见的病因为风湿热、结核及细菌性感染。近年来，病毒感染、肿瘤、尿毒症及心肌梗死引起的心包炎明显增多。

（1）感染性　最常见为病毒感染，也可由细菌、真菌、寄生虫、立克次体等感染引起。

（2）非感染性　常见的有急性非特异性心包炎（患者经检查仍无法明确病因）、自身免疫疾病（风湿热、系统性红斑狼疮、结节性多动脉炎、类风湿关节炎等）、肿瘤侵犯心包、尿毒症、代谢性疾病（如痛风等）等。

2. 发病机制　正常心包腔内有 10～50ml 浆膜液起润滑作用。急性炎症反应时，心包脏层和壁层出现由纤维蛋白、白细胞和少量内皮细胞组成的炎性渗出，此时尚无明显液体积聚，为纤维蛋白性心包炎。随着病程进展，心包腔渗出液增多，则转变为渗出性心包炎，常为浆液纤维蛋白性，液体量由 100ml 至 2000～3000ml 不等，亦可呈血性或脓性。当渗出液短时间内大量增多时，心包腔内压力迅速上升，导致心室舒张期充盈受限，并使外周静脉压升高，最终导致心排血量降低，血压下降，出现急性心脏压塞的临床表现。

【临床表现】

1. 症状　胸痛为主要症状。疼痛可位于胸骨后、心前区，并可向颈部、左肩、左臂放射，也可达上腹部，性质尖锐，呈压榨性，与呼吸运动有关，常因咳嗽、深呼吸、变换体位或吞咽动作而加重。随着病程进展，症状可由纤维蛋白期的胸痛转为渗出期的呼吸困难为主，多见于急性非特异性心包炎和感染性心包炎，缓慢进展的结核性或肿瘤性心包炎疼痛症状可能不明显。感染性心包炎可伴发热。部分患者可因心脏压塞出现呼吸困难、水肿等症状。

2. 体征　心包摩擦音是急性心包炎的典型体征，因炎症而变得粗糙的壁层与脏层心包在心脏活动时相互摩擦而发生，呈抓刮样粗糙的高频音，与心音的产生无关；多位于心前区，以胸骨左缘第 3～4 肋间、胸骨下端、剑突区最为明显，坐位时身体前倾、深吸气或将听诊器胸件加压更

易听到，可持续数小时、数天甚至数周，当积液增多将两层心包分开时，摩擦音即可消失。

【实验室及其他检查】

1. 实验室检查　取决于原发病，感染引起者常有外周血白细胞计数增加、红细胞沉降率增快，自身免疫性疾病可有免疫指标阳性，尿毒症患者可见肌酐明显升高等。

2. X线检查　心包积液较多时可见心影向两侧增大呈烧瓶状，而肺部无明显充血征象。

3. 心电图　常规导联（除 aVR、V_1 导联外）ST 段抬高呈弓背向下型，一至数天后，ST 段回到基线，出现 T 波低平及倒置，持续数周至数月后 T 波逐渐恢复正常。心包积液时可见 QRS 波群低电压，大量积液可见电交替，无病理性 Q 波，常伴窦性心动过速。

4. 超声心动图　可确诊有无心包积液，判断积液量。积液量较大时，可在超声引导下行心包穿刺引流，增加操作成功率和安全性。

5. 心脏磁共振成像（MRI）　能清晰显示心包积液容量和分布情况，帮助分辨积液的性质，测量心包厚度。延迟增强扫描可见心包强化，对诊断心包炎较敏感。有助于判断急性心肌炎、心包炎的心肌受累情况。

6. 心包穿刺　心包穿刺的主要适应证是心脏压塞、超声心动图下舒张期积液厚度超过 20mm、怀疑化脓性或结核性心包积液。抽液常规涂片、细菌培养和寻找肿瘤细胞等。

【诊断要点】

一般根据临床表现、X 线检查、心电图可诊断，超声心动图检查可以确诊并判断积液量。结合相关病史、心包穿刺、心包活检等作出病因诊断。

【处理原则】

1. 病因治疗　针对病因，应用抗生素、抗结核药物、化疗药物等。

2. 对症治疗　患者宜卧床休息，直至胸痛消失和发热消退；呼吸困难者给予半卧位、吸氧；疼痛者应用镇痛剂，首选非甾体抗炎药物，必要时可使用吗啡类药物；伴休克者，需扩容治疗；对使用其他药物治疗积液吸收效果不佳者，可给予糖皮质激素治疗。

3. 心包穿刺　解除心脏压塞和减轻大量渗液引起的压迫症状，对所有血流动力学不稳定的急性心脏压塞均应紧急行心包穿刺或心包切开引流，必要时可经穿刺在心包腔内注入抗菌药物或化疗药物等。

4. 反复穿刺引流　无法缓解、激素无法控制，或伴严重胸痛的患者可考虑外科心包切除术治疗。

二、心包积液及心脏压塞

心包疾病或其他病因累及心包可造成心包渗出和心包积液（pericardial effusion），当积液迅速或积液量达到一定程度时，可造成心输出量和回心血量明显下降而出现临床症状，即心脏压塞（cardiac tamponade）。

【病因与发病机制】

1. 病因 肿瘤、特发性心包炎和感染性心包炎为常见致病因素，近年来结核性心包炎造成的心包积液有上升趋势。严重的体循环淤血可产生漏出性心包积液，穿刺伤、心室破裂、心胸外科手术及介入操作造成的冠状动脉穿孔可造成血性心包积液。迅速或大量心包积液可引起心脏压塞。

2. 发病机制 正常情况下，心包内少量积液一般不影响血流动力学，但如果液体迅速增多，即使仅达 200ml，也导致心包无法迅速伸展而使心包腔内压力急剧上升，引起心脏受压，导致心室舒张期充盈受限，周围静脉压升高，最终使心排血量显著降低，血压下降，产生急性心脏压塞的表现。慢性心包积液则由于心包逐渐伸展而适应，积液量可达 2000ml。

【临床表现】

1. 症状 呼吸困难是最突出的症状，可能与支气管、肺、大血管受压及肺淤血有关。严重时可有端坐呼吸，伴身体前倾、呼吸浅速、面色苍白、发绀等。也可因压迫气管、喉返神经、食管而产生干咳，声音嘶哑及吞咽困难。还可出现发冷、发热、乏力、烦躁、上腹部疼痛、肝大、全身水肿，有胸腔积液或腹腔积液等全身症状，重症患者可出现休克。

2. 体征 心尖搏动减弱或消失，心音低而遥远，心脏浊音界向两侧扩大，皆为绝对浊音区。大量积液时在左肩胛骨下出现浊音及左肺受压迫所引起的支气管呼吸音，称心包积液征（Ewart 征）。大量心包积液可使收缩压下降，而舒张压变化不大，故脉压变小。根据心脏压塞程度，脉搏减弱或出现奇脉。大量心包积液影响静脉回流，出现体循环淤血表现，如颈静脉怒张、肝大、肝颈静脉回流征、腹腔积液及下肢水肿等。

3. 心脏压塞 临床特征为 Beck 三联征，即低血压、心音低弱、颈静脉怒张。由于积液速度及其对心脏的压塞程度不同而出现不同的临床症状，轻者尚能维持正常的血流动力学，重者可造成心输出量和回心血量明显下降而出现循环障碍或衰竭。急性心脏压塞表现为窦性心动过速、血压下降、脉压变小和静脉压明显上升，如心排血量显著下降可引起急性循环衰竭和休克。亚急性或慢性心脏压塞，产生体循环静脉淤血，表现为颈静脉怒张、Kussmaul 征

（吸气时颈静脉充盈更明显）、静脉压升高、奇脉等。

【实验室及其他检查】

1. X 线检查 可见心影向两侧增大呈烧瓶状，心脏搏动减弱或消失。肺野清晰而心影显著增大是心包积液的有力证据，可与心力衰竭相鉴别。

2. 心电图 可见肢体导联 QRS 低电压，大量渗液时可见 P 波、QRS 波、T 波电交替，常伴窦性心动过速。

3. 超声心动图 对诊断心包积液简单易行，迅速可靠，还可用于心包积液定量、定位，并引导心包穿刺引流。心脏压塞的特征为：整个心动周期可见脏层心包与壁层心包之间存在积液，大量时呈"游泳心"，舒张末期右心房塌陷及舒张早期右心室游离壁塌陷；吸气时右心室内径增大，左心室内径减少，室间隔左移等。

4. 心脏磁共振成像（MRI） 能清晰显示心包积液的位置、范围和容量，推测积液性质，显示心包膜厚度，心包腔内肿瘤等。

5. 心包穿刺 对穿刺液行常规、生化、细菌培养和查找抗酸杆菌及细胞学检查，了解心包积液的性质，明确病因。大量心包积液导致心脏压塞时，行心包治疗性穿刺抽液减压缓解症状，或针对病因向心包腔内注入药物进行治疗。

【诊断要点】

根据患者的症状、体征可作出初步诊断，超声心动图可确诊。病因诊断可根据临床表现、实验室检查，心包穿刺液检查结果等进一步明确。

【处理原则】

心包穿刺引流是解除心脏压塞最简单、有效的手段，对所有血流动力学不稳定的急性心脏压塞患者，均应紧急行心包穿刺或外科心包开窗引流，解除心脏压塞；对伴休克患者，需紧急扩容、升压治疗。对于血流动力学稳定的心包积液患者，应明确病因，针对原发病治疗。

三、缩窄性心包炎

缩窄性心包炎（constrictive pericarditis）指心脏被致密增厚的纤维化或钙化的心包所包围，使心室舒张期充盈受限而产生的一系列循环障碍的疾病，大多为慢性。

【病因与发病机制】

1. 病因 缩窄性心包炎多继发于急性心包炎。我国以结核性心包炎最为常见，其次为急性非特异性心包炎、化脓性或创伤性演变而来。近年来放射性心包炎和心脏手术后引起者逐渐增多，少数与恶性肿瘤、自身免疫性疾病、尿毒症、药物等有关。

2. 发病机制 急性心包炎后，随着渗出液逐渐吸收可

有纤维组织增生，心包增厚粘连、钙化，最终形成坚厚的瘢痕，使心包失去伸缩性，导致心室舒张期扩张受阻、充盈减少，心搏量下降而产生血液循环障碍。心包长期缩窄，心肌可萎缩。

【临床表现】

1. 症状 心包缩窄多于急性心包炎后1年内形成，少数可长达数年。主要症状与心输出量下降和体循环淤血有关，表现为劳力性呼吸困难、活动耐量下降、疲乏等症状，与心搏量降低有关；可出现畏食、上腹胀满或疼痛等体循环淤血的表现。

2. 体征 常见颈静脉怒张、肝大、胸腔积液、腹腔积液、下肢水肿、心率增快等；心尖搏动减弱或消失，心浊音界正常或稍大，心音轻而遥远，可闻及心包叩击音。

【实验室及其他检查】

X线检查心影偏小、正常或轻度增大。心电图可见QRS波群低电压、T波低平或倒置。超声心动图对缩窄性心包炎诊断价值较心包积液低，可见心包增厚、室壁活动减弱、室间隔异常运动等。心脏CT和MRI对缩窄性心包炎的诊断价值优于超声心动图。非侵入性检查手段不能明确诊断时或拟行心包切除术前可行右心导管检查。

【诊断要点】

典型缩窄性心包炎根据临床表现、实验室及其他检查可明确诊断。

【处理原则】

心包切除术是缩窄性心包炎的唯一治疗措施，应早期施行，避免出现心源性恶病质、严重肝功能不全、心肌萎缩等并发症。

四、心包疾病患者的护理

【护理诊断/问题】

1. 气体交换受损 与肺淤血、肺或支气管受压有关。

2. 疼痛：胸痛 与心包炎症有关。

3. 体温过高 与心包炎症有关。

4. 体液过多 与急性心包炎渗出、心包积液、缩窄性心包炎有关。

【护理措施】

1. 一般护理

（1）休息与活动 根据患者的病情合理安排休息与活动，症状严重者应卧床休息。限制探视，协助患者取舒适体位，如半坐卧位或坐位，心脏压塞患者被迫采取前倾坐位。注意病室的温度和湿度，避免受凉，以免发生呼吸道感染而加重呼吸困难。与患者及家属共同制定个体化的运动方案。

（2）饮食护理 进食高热量、高蛋白、高维生素的易消化饮食，少量多餐，避免过饱，限制钠盐摄入。

2. 病情观察 观察患者呼吸困难的程度，有无呼吸浅快、发绀，监测血氧饱和度及血气分析结果。胸痛者观察疼痛的部位、性质及其变化情况。行心包穿刺术后患者应密切观察生命体征、症状改善及心包积液引流情况。

3. 对症护理

（1）疼痛 指导患者勿用力咳嗽、深呼吸或突然改变体位，以免加重疼痛。疼痛明显者给予止痛剂，以减轻疼痛对呼吸功能的影响。

（2）体温过高 高热者遵医嘱给予物理降温，做好皮肤护理，并记录降温后的体温变化。

（3）心脏压塞 立即配合医师行心包穿刺术或切开引流术，以达到缓解压迫症状或向心包腔内注射药物的治疗目的。

1）术前护理 术前常规行心脏超声检查，以确定积液量和穿刺部位。备齐物品，向患者说明手术的意义和必要性，解除思想顾虑，必要时使用少量镇静剂。询问患者有无咳嗽，必要时给予可待因镇咳治疗。开放静脉通路，准备好急救药物和抢救设备，给予心电、血压监测。

2）术中配合 嘱患者勿用力咳嗽或深呼吸，穿刺过程中有任何不适要立即告知医护人员。严格无菌操作，抽液过程中随时夹闭胶管，防止空气进入心包腔；抽液要缓慢，每次抽液量不超过300ml，以防急性右心室扩张，一般第1次抽液量不宜超过100ml，若抽出新鲜血液，应立即停止抽吸，密切观察患者的反应和主诉，如面色、呼吸、血压、脉搏等变化，如有异常，及时协助医师处理。

3）术后护理 拔除穿刺针后，穿刺部位用无菌纱布覆盖，妥善固定。穿刺后2小时内继续心电、血压监测，嘱患者休息，密切观察其生命体征变化。心包引流者需做好引流管的护理，保持引流通畅，每天心包抽液量<25ml时考虑拔除导管。

4. 用药护理 严格控制输液速度，防止加重心脏负荷。应用非甾体抗炎药物注意观察患者有无胃肠道反应、出血等不良反应。遵医嘱应用抗生素或解热镇痛剂治疗时，观察药物疗效，发现异常及时报告医师。

5. 心理护理 出现呼吸困难、疼痛等症状，严重影响生活质量，以及因担心疾病及预后等，患者可出现焦虑、恐惧等心理反应。医护人员应做好与患者的沟通和交流，根据患者情况选择恰当的方式鼓励其积极面对疾病，保持情绪乐观，提高战胜疾病的信心。

6. 健康教育

（1）疾病预防知识指导 嘱患者注意休息，防寒保暖，防止呼吸道感染。

（2）疾病相关知识指导 ①饮食：合理进食，加强营养，增强机体抵抗力。②活动：运动前进行活动能力评估，制定个体化运动处方，运动过程中做好监测，随时调整运动量。③用药与治疗指导：结核性心包炎患者需告知坚持足够疗程药物治疗（如抗结核治疗）的重要性，不可擅自停药，防止复发。注意药物不良反应，定期检查肝肾功能。对缩窄性心包炎患者讲明行心包切除术的重要性，解除思想顾虑，尽早接受手术治疗，以利于心功能的恢复。④随访：嘱患者定期复查，定期随访。

【预后】

急性心包炎的预后取决于病因。病毒性心包炎、非特异性心包炎、心肌梗死后或心包切开术后综合征通常具有

自限性；心包炎并发于急性心肌梗死、恶性肿瘤、系统性红斑狼疮、尿毒症等，则预后严重；化脓性和结核性心包炎使用抗生素或抗结核药物治疗，部分可以痊愈，部分患者遗留心肌损害或发展为缩窄性心包炎。心包积液的预后不仅与发生积液的病因紧密相关，而且还与积液的量有关，心包积液量较少时，预后较好。及时进行心包穿刺引流是解除大量心包积液与心脏压塞最简单、有效的手段，预后较好。缩窄性心包炎手术治疗的 5 年及 15 年生存率分别为 84% 与 59%。

（郭庆平）

第十一节 心脏骤停与心脏性猝死

PPT

学习目标

知识要求：

1. 掌握 心脏骤停与心脏性猝死的定义、临床表现及初级心肺复苏法。

2. 熟悉 高级心肺复苏法及复苏后护理。

3. 了解 心脏骤停与心脏性猝死的病因及发病机制。

技能要求：

1. 具备正确识别心脏骤停的能力，正确实施初级心肺复苏。

2. 能够正确护理心脏骤停与心脏性猝死复苏后患者。

素质要求：

1. 具备急救综合能力，体现团队合作。

2. 具备良好的沟通能力，安抚心脏骤停与心脏性猝死患者的家属，体现人文关怀。

3. 具有自我保护意识，避免家属因患者猝死不能接受的过急行为而受伤。

案例引导

案例：患者，男，54 岁，退休工人。在公园与妻子晨练时突然倒地，伴四肢抽搐，呼之不应，妻子给予掐人中穴，神志未转清。妻子紧急拨打 120 求救。

既往史：高血压病史 5 年。

讨论：

1. 该患者发生了什么病情变化？

2. 作为一名救护人员，到场后应如何紧急处理？

心脏骤停（cardiac arrest，CA）是指心脏射血功能的突然终止。患者发生心脏骤停后，由于脑血流突然中断，10 秒左右即可出现意识丧失，如在 4~6 分钟黄金时间段及时救治存活概率较高，否则将发生生物学死亡。心脏骤停常是心脏性猝死的直接原因。

心脏性猝死（sudden cardiac death，SCD）指由于心脏原因所致的生物学死亡。可发生于原有或无心脏病的患者中，常无任何危及生命的前期表现，患者突然意识丧失，在急性症状出现后 1 小时内死亡，属非外伤性自然死亡。

【病因与发病机制】

1. 病因 多发生于有器质性心脏病者，其中 80% 有冠心病，这些冠心病患者中约 75% 发生过心肌梗死。各种心肌病引起的心脏性猝死占 5%~15%，是患者罹患冠心病年龄之前（<35 岁）心脏性猝死的主要原因，如肥厚型梗阻性心肌病、致心律失常型右心室心肌病。此外，还有离子通道疾病或心肌电活动异常，如 Brugada 综合征、长 QT 或短 QT 综合征等。严重电解质或酸碱平衡紊乱、严重心肌缺血或心力衰竭加重、严重应激或情绪波动均可能诱发恶性心律失常等也会引发心脏骤停。

2. 发病机制 心脏性猝死主要为致命性快速性心律失

常所致,如室扑、室颤和室速;严重缓慢型心律失常和心脏停搏也是心脏性猝死的重要原因,较少见的是无脉性电活动(电-机械分离)。非心律失常心脏性猝死所占比例较少,常由心脏破裂、心脏流入和流出道的急性阻塞、急性心脏压塞等所致。

【临床表现】

心脏性猝死可分为4个时期,即前驱期、终末事件期、心脏骤停、生物学死亡。不同患者各期表现有明显差异。

1. 前驱期 许多患者猝死前数天至数月,可出现胸痛、气促、疲乏、心悸等非特异性症状,但亦可无前驱表现,瞬间发生心脏骤停。前驱期症状仅提示有发生心血管病的危险。

2. 终末事件期 指心血管状态出现急剧变化到心脏骤停发生前的一段时间,自瞬间至持续1小时不等。典型表现有严重胸痛、急性呼吸困难、突发心悸、晕厥等。若心脏骤停瞬间发生,事前无预兆,则大多数为心源性,心电图异常以室颤、心室停搏多见。少部分患者以循环衰竭发病。

3. 心脏骤停 意识丧失为该期的特征。如不立即抢救,一般在数分钟内进入生物学死亡期。自发逆转者罕见。表现为:①意识突然丧失或伴有局部或全身性短阵抽搐。②呼吸断续,呈叹息样或短促痉挛性,随后呼吸停止。③皮肤苍白或明显发绀,瞳孔散大,大小便失禁。④颈、股动脉搏动消失,血压测不出。⑤心音消失。但此期尚未到生物学死亡。

4. 生物学死亡 从心脏骤停至发生生物学死亡时间的长短取决于原发病的性质以及心脏骤停至复苏开始的时间。心脏骤停发生后,大部分患者将在4~6分钟内开始发生不可逆脑损害,随后经数分钟发展到生物学死亡。

【心脏骤停的处理】

心脏骤停的生存率很低,抢救成功的关键是尽早进行心肺复苏(cardiopulmonary resuscitation,CRP)和尽早进行复律治疗。心肺复苏又分为初级心肺复苏和高级心肺复苏,按以下顺序进行。

1. 识别心脏骤停 首先判断患者的反应(如轻拍肩部并呼叫"你怎么啦"),快速判断呼吸和脉搏搏动情况(10秒内完成),若患者没有反应且没有呼吸或呼吸不正常(停止、过缓或喘息)时,视为心脏骤停,呼救并立即开始心肺复苏(CPR)。

2. 呼救 高声呼救,请求他人帮助。施救者在不延缓实施心肺复苏的同时,设法通知并启动急救医疗系统(打电话或呼叫他人打电话),有条件者尽快使用除颤器。

3. 初级心肺复苏 即基础生命支持(basic life support,BLS)。主要复苏措施包括:人工胸外按压(circula-

tion)、开通气道(airway)、人工呼吸(breathing),即按照C-A-B顺序进行。首先应使患者仰卧在坚固的平面上,施救者在患者的一侧进行复苏。

(1)胸外按压 建立人工循环的主要方法。胸外按压通过增加胸内压和直接按压心脏产生一定的血流,配合人工呼吸可为心脏和脑等重要器官提供一定的含氧血液,为进一步复苏创造条件。胸外按压的正确部位是胸骨中下部,双乳头连线之间。用一只手掌根部放在胸部正中双乳头之间的胸骨上,另一手掌平行重叠放于此手背上,手掌根部横轴与胸骨长轴方向确保一致,手指无论是伸展还是交叉在一起,都不要接触胸壁。按压时肘关节伸直,依靠肩部和背部的力量垂直向下按压,成人使胸骨下压至少5cm,但不超过6cm。随后突然松弛,允许每次按压后胸廓充分回弹,放松时双手不要离开胸壁,尽可能减少按压中断,直至自主循环恢复或复苏终止,若有中断,也尽量不超过10秒。按压频率为100~120次/分。胸外按压的并发症主要包括肋骨骨折、心包积血或心脏压塞、气胸、血胸、肺挫伤、肝脾撕裂伤、脂肪栓塞等,尽量避免并发症发生。

(2)开放气道 保持呼吸道通畅是复苏成功的重要步骤。主要有仰头抬颏法、仰头抬颈法、双手抬颌法3种。常用仰头抬颏法,即术者将一手置于患者前额加压使患者头后仰,另一手的示指、中指抬起下颏,使下颌尖、耳垂的连线与地面呈垂直状态,以畅通气道。应迅速清除患者口中的异物和呕吐物,必要时使用吸引器,取下活动性义齿。

(3)人工呼吸 开放气道后,在确保气道通畅的同时,立即采取人工通气。气管内插管是建立人工通气的最好方法。当时间或条件不允许时,采用口对口、口对鼻或口对通气防护装置呼吸。口对口呼吸时,术者用置于患者前额手的拇指、示指捏住患者鼻孔,吸一口气,用口唇把患者的口全部罩住,然后缓慢吹气,给予足够的潮气量产生可见的胸廓抬起,每次吹气应持续1秒以上。无论单人还是双人心肺复苏,按压和通气的比例为30∶2,交替进行。口对口呼吸只是临时性抢救措施,应争取尽快气管内插管,以人工气囊挤压或人工呼吸机进行辅助呼吸与给氧,纠正低氧血症。正在进行持续心肺复苏且有高级气道的患者,通气速率建议每5~6秒供给一次呼吸(每分钟10~12次呼吸)。

(4)除颤(defibrillation) 室颤是非创伤性心脏骤停常见和可以治疗的心律失常。无论是院外因室颤心脏骤停的患者还是监护中的室颤患者,迅速除颤(3~5分钟内)是首选的方法。如果具备自动体外除颤器(AED),应该与CPR联合应用,尽早进行。除颤1次后,立即继续5个周期的 CPR（约 2 分钟）后分析心律，如有指征则继续除颤。

心肺复苏起源于中国

早在 1700 多年前的东汉时期，名医张仲景在《金匮要略》中就已经提到复苏方法："救自缢死…上下按被卧之，一人以手按据胸上，数动之…"这是世界上最早有关心肺复苏的详细描述。晋代葛洪所著的《肘后方》中写到："塞两鼻孔，以芦管内其口中至咽，令人嘘之"，更直接描述了人工呼吸。唐代孙思邈所撰《千金药方》对复苏术在方法与细节上有所改进…。这是世界上最早关于胸外按压和人工呼吸的记载，而这两个步骤是现代心肺复苏术的核心步骤，因此心肺复苏起源于中国。

作为新一代医学生要继承弘扬传统文化，发扬传播传统中医及其他技术，使其在世界舞台上绽放中国风采。

4. 高级心肺复苏　即高级心血管生命支持（advanced cardiovascular support，ACLS），是以基础生命支持为基础，应用辅助设备、特殊技术等建立更有效的通气和血液循环。主要包括：气管插管建立通气、给氧、除颤、电复律、起搏和建立静脉通路给予药物治疗等。复苏过程中必须持续、严密监测心电图、血压、脉搏、血氧饱和度、呼气末二氧化碳分压等，必要时进行有创血流动力学监测，如动脉血气分析、动脉压、肺动脉压等。

（1）通气与给氧　自主呼吸未恢复，应尽早行气管插管，以纠正低氧血症。院外患者常用面罩、人工气囊维持通气，医院内患者常用呼吸机，根据血气分析结果调整参数。

（2）除颤、复律（cardioversion）与起搏（pacing）迅速恢复有效的心律是复苏成功至关重要的一步，如有条件越早进行越好。心脏骤停最常见的心律失常是室颤。心电监护一旦显示为心室颤动或扑动，应立即除颤。时间是治疗室颤的关键，每延迟 1 分钟除颤，复苏成功率下降 7%～10%。采用 150～200J 电量双相波除颤或 360J 电量单相波除颤，若无效立即进行第 2 次和第 3 次除颤，除颤能量相当或提高。一次除颤后立即实施胸外心脏按压和人工通气，5 个周期的 CPR（2 分钟），再评估患者自主循环是否恢复或有无明显循环恢复征象（如咳嗽、肢体明显的自主运动等），必要时再次除颤。心脏停搏与无脉电活动时除颤无益。除颤时应尽量改善通气和矫正异常的血液生化指标，以利于重建稳定的心律。有症状的心动过缓患者，尤其是高度房室传导阻滞发生在希氏束以下时，应立即施行起搏治疗。

（3）药物治疗　尽早开通静脉通路，给予急救药物。外周静脉通常选用肘正中静脉或颈外静脉，中心静脉可选用颈内静脉、锁骨下静脉和股静脉。

1）肾上腺素　CPR 的首选药物，应尽早使用。可用于电击无效的室颤、无脉性室速、无脉性电活动、心室停搏。若第 2 次除颤不成功，CPR 同时应给予肾上腺素 1mg 静脉注射，静注后再次除颤。以后可间隔 3～5 分钟多次重复使用，每次 1mg，静注 1～2 次并除颤 1 次，无效时使用抗心律失常药物。严重低血压时可用去甲肾上腺素、多巴胺、多巴酚丁胺。

2）抗心律失常药　给予 2～3 次除颤加 CPR 及肾上腺素之后仍然是室颤/无脉室速，考虑给予抗心律失常药。①胺碘酮 300mg（或 5mg/kg）快速静注，以提高再次电复律的成功率。胺碘酮可重复使用 1 次，第 2 剂 150mg（或 2.5mg/kg）静脉推注，若电复律仍无效，则不再使用。②利多卡因：无胺碘酮时使用。③阿托品：适用于缓慢型心律失常、心室停搏、无脉性电活动。

3）纠正代谢性酸中毒　5% 碳酸氢钠，适用于心脏骤停或复苏时间过长者，或早已存在代谢性酸中毒、高钾血症者。根据动脉血气分析结果调整用量。

【复苏后处理】

心肺复苏后的处理原则和措施包括维持有效的循环和呼吸功能，特别是脑灌注，预防再次心脏骤停，维持水、电解质和酸碱平衡，防治脑水肿、急性肾衰竭和继发感染等，重点是脑复苏，同时做好心理护理，减轻患者恐惧，更好地配合治疗。

1. 原发心脏骤停疾病的治疗　认真、仔细查找心脏骤停的原因，尤其判断是否发生急性心肌梗死及电解质紊乱，并及时处理。

2. 维持有效循环　心脏骤停后常出现血流动力学不稳定，导致低血压、低心排出量。对危重患者需放置肺动脉漂浮导管进行有创血流动力学监测。患者收缩压维持不低于 90mmHg，平均动脉压不低于 65mmHg。

3. 维持呼吸　自主循环恢复后，部分患者仍需机械通气和吸氧治疗，可依据动脉血气分析结果和（或）无创监测来调节各项参数。

4. 脑复苏　脑复苏是心肺复苏最后成功的关键。主要措施如下。①降温：低温治疗是保护神经系统和心功能的最重要策略。复苏后昏迷患者应在几分钟至几小时将体温降至 32～34℃为宜，持续 12～24 小时。②脱水：应用渗透性利尿剂 20% 甘露醇或 25% 山梨醇快速静滴，以减轻脑水肿和颅内压，促进脑功能恢复。③防治抽搐：冬眠药物控制缺氧性脑损害引起的四肢抽搐及降温过程中的寒战反应，可使用双氢麦角碱、异丙嗪稀释后静滴或地西泮静注。④高压氧治疗：通过增加血氧含量及弥散，提高脑组织氧分压，改善脑缺氧，降低颅内压，有条件者应尽早应用。⑤促进早期脑血流灌注：抗凝以疏通微循环，使用钙通道阻滞剂解除脑血管痉挛。

5. 防治急性肾衰竭 注意维持有效的循环功能，避免使用对肾脏有损害的药物。

【预后】

心脏骤停复苏成功的患者，及时评估左心室功能非常重要。与左心室功能正常者相比，左心室功能减退的患者心脏骤停复发的可能性大，对抗心律失常药物的反应差，

死亡率较高。

急性心肌梗死早期的原发性室颤为非血流动力学异常引起，经及时除颤复律易成功。急性下壁心肌梗死并发的缓慢型心律失常或心室停顿所致的心脏骤停，预后良好；相反，急性广泛前壁心肌梗死并发房室或室内阻滞引起的心脏骤停多预后不良。继发于急性大面积心肌梗死及血流动力学异常的心脏骤停，死亡率高达59%～89%。心肺复苏不易成功，即使复苏成功，亦难以维持稳定的血流动力学状态。

（郭庆平）

PPT

第十二节 循环系统疾病常用诊疗技术及护理

📖 学习目标

知识要求：

1. 掌握 循环系统疾病常用诊疗技术的定义及护理。

2. 熟悉 循环系统疾病常用诊疗技术的操作方法。

3. 了解 常用诊疗技术的适应证与禁忌证。

技能要求：

1. 具备循环系统疾病常用诊疗技术的操作配合技能。

2. 具备正确应用常用诊疗技术护理患者的技能。

素质要求：

1. 具备循环系统常用诊疗技术围检查操作期的病情观察能力。

2. 具备循环系统常用诊疗技术围检查操作期的健康指导能力。

一、心脏电复律

心脏电复律是指发生严重快速性心律失常时，在短时间内向心脏通以高能量脉冲电流，使全部或大部分心肌细胞瞬间同时除极，造成心脏短暂的电活动停止，然后由其有最高自律性的起搏点（通常为窦房结）重新主导心脏节律的治疗过程。心室颤动时的电复律治疗也常被称为心脏电除颤。

【适应证】

1. 心室颤动（简称室颤）和心室扑动（简称室扑）是心脏电复律的绝对指征。

2. 心房颤动（简称房颤）符合下列情况者可考虑进行电复律。

（1）房颤病史＜1年。

（2）房颤后心力衰竭或心绞痛恶化和不易控制者。

（3）房颤伴心室率较快，且药物控制不佳者。

（4）风湿性心脏病瓣膜置换或修复后3～6个月以上，先天性心脏病修补术后2～3个月以上仍有心房颤动者。

（5）原发病（例如甲状腺功能亢进）虽已得到控制，但房颤仍持续存在。

（6）预激综合征伴心室率快的房颤应首选电复律。

3. 药物及其他方法治疗无效或有严重血流动力学障碍（如出现低血压）的心房扑动、阵发性室上性心动过速、室性心动过速、预激综合征伴快速心律失常者。

【禁忌证】

1. 房颤病史多年，心脏（尤其是左心房）明显增大及心房内有新鲜血栓形成或3个月内有血栓栓塞性疾病。

2. 伴高度或完全性房室传导阻滞的心房颤动或扑动。

3. 房颤伴严重心功能不全者。

4. 伴病态窦房结综合征的异位性快速心律失常。

5. 有洋地黄中毒、低钾血症时，暂不宜电复律。

6. 风湿病、心包炎、心肌炎的活动期。

【电复律种类与能量选择】

1. 直流电非同步电复律（除颤） 临床上用于心室颤动，此时已无心动周期，也无 QRS 波，患者神志多已丧失，应立即实施放电除颤。除颤开始时间越早，除颤成功率越高。通常成人使用单相波除颤能量为 200～360J，双相波除颤能量为 150～200J。如果首次电击复律不成功，可加大能量再行电击。有时快速性室性心动过速或预激综合征合并快速心房颤动均有宽大的 QRS 和 T 波，除颤仪在同步工作方式下无法识别 QRS 波而不放电，此时也可用低电能非同步电复律，以免延误病情。

2. 直流电同步电复律 适用于除心室颤动与扑动以外的快速性心律失常。除颤器一般设有同步装置，使放电时电流正好与 ECG 的 R 波同步，即电流刺激落在心室肌的绝对不应期，从而避免在心室的易损期放电导致室速或室颤。通常经胸壁体外电复律，成人使用单相波能量选择见表 3-12-1，使用双相波时能量常为单相波能量的一半。如果一次电击不成功可增加电能再次电击，一般不超过 3 次。

表 3-12-1 经胸壁体外电复律使用单相波能量选择

心律失常	能量	心律失常	能量
心房颤动	100～200J	室性心动过速	100～200J
心房扑动	50～100J	心室颤动（扑动）	200～360J 或 200（双相波）
室上性心动过速	100～150J		

【操作方法】

1. 同步电复律者做好术前准备 备好各种急救药物和抢救设备。患者仰卧于绝缘的硬板床上，开放静脉通道，充分暴露胸壁。术前常规做心电图。按要求麻醉。连接除颤器和心电监护仪导线，接通电源，检查同步性能，选择 R 波较高导联进行示波观察。

2. 按要求放置电极板 将两电极板上均匀涂满导电糊或包以生理盐水浸湿的纱布，左右位复律（两电极板分别置于胸骨右缘第 2～3 肋间和心尖部）或前后位复律（两电极板一个放在左肩胛下区，另一个放在胸骨左缘第四肋水平）。两个电极板之间距离不小于 10cm，电极板放置紧贴皮肤，并有一定压力。

3. 选择电量，充电，放电。所有人员不得接触患者、病床以及与患者相连接的仪器设备，以免触电。

4. 电击后立即进行常规导联心电图检查，并进行心电、血压、呼吸和意识的监测，一般持续 24 小时。

5. 室颤时，不做术前准备，不需麻醉，尽快实施非同步电击除颤。

【同步电复律的护理】

1. 复律前护理

（1）患者准备 告知电复律的目的和必要性、方法、可能出现的并发症，征得患者和家属的签字同意。遵医嘱做好各项术前检查，如血电解质，肝、肾功能，心脏超声等。遵医嘱停用洋地黄类药物 24～48 小时。复律术当天晨禁食，排空膀胱，去除衣物内的金属及带电物质。

（2）用物准备 除颤器、生理盐水、导电糊、纱布垫、心电和血压监护仪及心肺复苏所需的急救药物和抢救设备。

（3）环境准备 选择安静、宽敞、舒适的环境。

2. 复律中护理

（1）有义齿者需取下，给予氧气吸入。

（2）充分清洁电击部位的皮肤，放心电监测电极片时注意避开除颤部位。

（3）配合医师麻醉，至患者睫毛反射开始消失。麻醉过程中严密观察患者的呼吸。

（4）两电极板之间距离不应小于 10cm，与皮肤紧密接触，并有一定压力。

（5）放电时嘱任何人避免接触患者及病床，两电极板同时放电，此时患者身体和四肢会抽动一下，通过心电示波器观察患者的心律是否转为窦性。

（6）根据情况决定是否需要再次电复律。

3. 复律后护理

（1）患者卧床休息 24 小时，清醒后 2 小时内避免进食，以免恶心、呕吐。

（2）持续心电监护 24 小时，注意心律、心率变化。

（3）密切观察病情变化，如意识、瞳孔、生命体征、皮肤及肢体活动情况，及时发现患者有无心律失常、低血压、急性肺水肿、栓塞、心肌损伤、局部皮肤灼伤等并发症，协助医师做好相应处理。

（4）遵医嘱继续服用洋地黄或其他抗心律失常药物。

二、人工心脏起搏

心脏起搏器简称起搏器（pacemaker），是一种医用电子治疗仪器，它通过发放一定形式的电脉冲刺激心脏，使之激动和收缩，即模拟正常心脏的冲动形成和传导，以治疗某些心律失常所致的心脏功能障碍。心脏起搏器由脉冲发生器和起搏电极导线组成。根据起搏器应用的方式分为：临时心脏起搏（采用体外携带式起搏器）和植入式心脏起搏（起搏器一般埋植在患者胸部的皮下组织内）。

【适应证】

1. 植入式心脏起搏

（1）病态窦房结综合征或房室传导阻滞，有明显临床症状，心室率低于 50 次/分，或虽无症状，但间歇发生心室率低于 40 次/分或心脏停搏时间 >3 秒。

（2）二度Ⅱ型及三度房室传导阻滞，无论有无临床症状；持续性二度Ⅰ型房室传导阻滞有明确的临床症状，明确阻滞部位位于希氏束及其以下水平者。

（3）有窦房结功能障碍或房室传导阻滞的患者，必须采用具有减慢心率作用的药物治疗时，应植入起搏器。

（4）颈动脉窦过敏综合征及神经介导性晕厥，反复发作的由颈动脉窦刺激或压迫导致的心室停搏 >3 秒所致的晕厥。

（5）药物治疗效果不佳的顽固性心力衰竭患者。

近年来，起搏器治疗的适应证不断扩展，如预防和治疗心房颤动，预防和治疗长 QT 间期综合征的恶性室性心律失常，辅助治疗肥厚型梗阻性心肌病等。

2. 临时心脏起搏

（1）急性心肌梗死后、药物中毒、严重感染等疾病引起完全性房室传导阻滞、显著窦性心动过缓（45 次/分以下）等并伴有明显临床症状者。

（2）阿-斯综合征反复发作。

（3）安置或更换植入式心脏起搏器前的过渡。

（4）显著心动过缓、双侧束支传导阻滞等患者在心脏介入或手术治疗时的保护性预防。

（5）预防性应用于某些特殊治疗与检查过程中可能出现明显心动过缓的患者。

【禁忌证】

1. 心脏急性活动性病变，如急性心肌炎、心肌缺血。

2. 合并全身急性感染性疾病。

【起搏器的功能及类型】

1. 起搏器命名代码 目前多采用 1985 年由北美起搏电生理协会（NASPE）与英国起搏和电生理组（BPEG）共同编制并于 2002 年修订的 NASPE/SPEG 起搏器代码，称为 NBG 代码，用以命名不同类型的起搏产品。另外，起搏器制造厂家用 S 代表单心腔（心房或心室）。由于起搏治疗技术的快速发展，现行的代码规则从出现至今已经有很大的改变，第四位和第五位的代码现在已少用或弃用，具体代码命名（表 3-12-2）。

表 3-12-2 NBG 起搏器代码

第一位起搏心腔	第二位感知心腔	第三位感知后反应	第四位程控功能	第五位抗快速性心律失常功能
V 心室	V 心室	T 触发	P 程控频率及（或）输出	P 抗心动过速起搏
A 心房	A 心房	I 抑制	M 多项参数程控	S 电击
D 双腔	D 双腔	D 双重	C 通讯	D 双重
O 无	O 无	O 无	R 频率应答 O 无	O 无

2. 植入式起搏器的功能类型及选择

（1）心室按需（VVI）型起搏器 起搏电极置于心室。起搏器按规定的周长或频率发放脉冲起搏心室，如有自身的心搏，起搏器能感知自身心搏的 QRS 波，抑制起搏器发放一次冲动，并重整脉冲发放周期，避免心律竞争。但此型起搏器只保证心室起搏节律，而不能保持房室顺序收缩，因而是非生理性的。适用于无器质性心脏病、心功能良好的一般心率缓慢者，间歇性发生的心室率缓慢及长 R-R 间隔患者。

（2）心房按需（AAI）型起搏器 起搏电极置于心房。起搏器按规定的周长或频率发放脉冲起搏心房，并下传激动心室，以保持心房和心室的顺序收缩，属生理性起搏，如有自身的心房搏动，起搏器能感知自身的 P 波，抑制起搏器发放一次冲动，并重整脉冲发放周期，避免心房节律竞争。适用于房室传导功能正常的病窦综合征患者。

（3）双腔（DDD）起搏器 心房和心室均放置电极。如自身心率慢于起搏器的低限频率，导致心室传导功能障碍，则起搏器感知 P 波触发心室起搏（呈 VDD 工作方式）。如心房的自身频率过缓，但房室传导功能良好，则起搏器起搏心房，并下传至心室（呈 AAI 工作方式）。此种起搏器能保持心房和心室的顺序收缩，属生理性起搏器。适用于房室传导阻滞伴或不伴窦房结功能障碍的患者。

（4）频率自适应（R）起搏器 起搏器的起搏频率能根据机体对心排血量的要求而自动调节适应，起搏频率加快，则心排血量相应增加，满足机体生理需要，属生理性起搏器。适用于需要从事中至重度体力活动者，可根据情况选用以下起搏器：具有频率自适应的 VVI 起搏器，称为 VVIR 型；具有频率自适应的 AAI 起搏器，称为 AAIR 型；具有频率自适应的 DDD 起搏器，称为 DDDR 型。

一般情况下，起搏器选用原则为：①窦房结功能障碍而房室传导功能正常者，以 AAI 方式最佳。②完全性房室传导阻滞而窦房结功能正常者，选择 VDD 最好。③窦房结功能及房室传导功能均有障碍者，宜选用 DDD。④需要从事中度至重度体力劳动者，应考虑加用频率自适应功能。

目前临床已开始使用体内植入型心律转复除颤器（implantable cardioverter defibrillator, ICD）和心脏再同步化治疗的起搏器（CRT）。ICD 具备除颤、复律、抗心动过速起搏及抗心动过缓起搏等功能。CRT 主要用于某些扩张型心肌病、顽固性心力衰竭的治疗。

【操作方法】

1. 临时心脏起搏 将电极导线经外周静脉（常用股静脉或锁骨下静脉）送至右心室，电极接触到心内膜，起搏器置于体外。放置时间应小于 1 个月，以免发生感染。

2. 植入式心脏起搏 适用于需长期起搏的患者。根据电极导线置入的部位不同，起搏器有 3 种类型，即单腔起搏器、双腔起搏器和三腔起搏器。单腔起搏：将电极导线在 X 线影像下从头静脉、锁骨下静脉或颈内静脉跨越三尖瓣送入右心室内嵌入肌小梁中，脉冲发生器多埋藏于胸壁胸大肌前皮下组织中。双腔起搏：一般将心房起搏电极导线顶端置于右心房心耳部，心室起搏电极置于右心室。三腔起搏时如行双房起搏则左房电极放在冠状窦内，如行心脏再同步治疗（双心室）时，左室电极经过冠状窦放在左室侧壁冠状静脉处。

【护理】

1. 术前护理

（1）患者准备 ①协助并指导患者完成相关的实验室及其他检查，如血常规、尿常规、血型、出凝血时间、胸部 X 线、心电图、动态心电图等。②选择恰当的方法告知患者手术目的、方法、必要性与注意事项，消除患者的思想顾虑，使其能放松心情，积极配合手术。必要时术前遵医嘱应用镇静剂，以保证充足的睡眠。③皮肤准备：通常经股静脉临时起搏，备皮范围为会阴部及双侧腹股沟；植入式起搏备皮范围为左上胸部，包括颈部和腋下，备皮后注意局部皮肤清洁。④抗生素皮试。⑤训练患者平卧位床上大小便。⑥应用抗凝剂者需停用至凝血酶原时间恢复至正常范围内。⑦建立静脉通道，术前 30 分钟至术后 2 小时预防性应用抗生素 1 次。

（2）用物准备 ①消毒用碘伏或碘酒、75% 乙醇、局部麻醉药 1% 利多卡因。②可撕开的静脉穿刺鞘管、起搏电极导线及起搏器。③手术用器械。④心脏监护仪和除颤器，氧气，气管插管和必备的急救药物。

2. 术中护理

（1）严密监测心率、心律、呼吸及血压的变化，发现异常立即通知医师。

（2）及时了解患者术中疼痛及其他不适情况，做好安慰解释工作，帮助患者顺利配合手术。

3. 术后护理

（1）术后将患者平移至床上，植入式起搏者需平卧位或略向左侧卧位 24～72 小时，避免右侧卧位。术侧肩关节避免大幅度活动，勿用力咳嗽，以防电极脱位。术后 3～5 天可下床活动，逐步活动术侧肩关节。安置临时起搏器患者需绝对卧床，术侧肢体避免屈曲或活动过度。术后第 1

次活动动作应缓慢，防止跌倒。卧床期间做好生活护理，进食易消化饮食，保持大便通畅，必要时应用缓泻剂。

（2）病情监测 术后描记十二导联心电图，给予心电监测，密切观察体温、脉搏、心率、心律变化及患者自觉症状，及时发现有无电极导线移位或起搏器起搏、感知障碍、起搏器异常的症状和体征（如头痛、眩晕、胸痛、气短、打嗝、肌肉痛等）。观察有无腹壁肌肉抽动、心脏穿孔等异常表现，发现后须及时报告医师并协助处理。出院前常规行胸部 X 线检查和起搏器功能测试。

（3）伤口护理 植入式起搏者伤口局部以砂袋加压 6～8 小时，且每隔 2 小时解除压迫 5 分钟。遵医嘱应用抗生素预防感染。观察起搏器囊袋有无肿胀，伤口有无渗血、红、肿，患者有无局部疼痛、皮肤变暗发紫、波动感等，及时发现出血、感染等并发症。保持切口处皮肤清洁干燥，严格无菌换药。如切口愈合良好，一般术后第 7 天拆线。临时起搏者需每天换药，防止感染。

【起搏器相关知识指导】

1. 起搏器相关知识 告知患者起搏器的设置频率（一般情况下均设置为 70 次/分）及平均所用年限。指导其妥善保管好起搏器卡（起搏器类型、品牌、型号、数字、设置频率、安装日期等），外出时随身携带，以便发生应急事件时为诊治提供信息。

2. 使用注意事项 告知患者安置起搏器后需要远离高电量、高磁场（如磁共振、激光、变电站等）场所，但家庭生活用电一般不影响起搏器工作。嘱患者一旦接触某种环境或电器后出现胸闷、头晕等不适，应立即离开现场或不再使用该种电器。不要将手机放在起搏器植入同侧的上衣口袋里，推荐平时将移动电话放置在距离起搏器至少 15cm 的口袋内，接听或拨打电话时采用对侧，如需除颤，应避开起搏器囊袋部位。

3. 病情监测指导 告知患者不要随意抚弄起搏器植入的部位，自行检查该部位有无红、肿、热、痛等炎症或出血现象，出现不适立即就医。教会患者自测脉搏，每日早、中、晚各 1 次，每次 1 分钟。如发现脉搏比设置频率低 10% 或再次出现安置起搏器前的症状时应及时就诊。如起搏器工作慢，注意电源是否耗竭。

4. 活动指导 早期靠近心脏起搏器的手臂只能进行轻微活动，避免剧烈运动，装有起搏器的一侧上肢应避免用力过度或幅度过大的动作（如打网球、举重物等），以免影响起搏器功能或电极脱落。植入起搏器的患者可以乘坐任何交通工具去旅行，包括汽车、飞机、轮船、高速火车、磁悬浮列车等，但乘坐飞机常规安检时会探测到起搏器，需要出示起搏器植入证明或起搏器植入卡，植入卡在国外同样有效。外出旅行时尽量随身携带起搏器植入卡。

5. 遵医嘱服药 CRT 及 ICD 患者，药物治疗非常重要，应按医嘱应用，不能随便自行调整。一旦 ICD 患者有放电现象，即回院随访。

6. 定期复查 植入起搏器后的随访时间与患者临床情况变化、植入的起搏器类型有关。一般要求植入后 1、3、6 个月各随访 1 次，以后每 3 个月至半年随访 1 次。接近起搏器使用年限时，应缩短随访间隔时间，改为每月至少 1 次，在电池耗尽之前及时更换起搏器。

三、心导管射频消融术

心导管射频消融术（radio frequency catheter ablation, RFCA）是将导管电极经静脉或动脉血管送入心腔特定部位，在心脏电生理技术进行心内标测定位的基础上，将导管电极置于引起心律失常的病灶或异常传导路径区域内，通过释放射频电流，使该区域内心肌细胞脱水、变性，发生凝固性坏死，以阻断和消除快速性心律失常异常传导路径和起源点，从而达到根治目的的一种心脏介入性治疗技术。射频电流是一种低压高频（300kHz ~ 1.5MHz）电能，转化为热能后局部可达到 46 ~ 90℃。

自 1989 年 RFCA 技术正式应用于人体，迄今数以万计的快速性心律失常患者由此得以根治；目前，RFCA 已成为快速性心律失常一种重要的治疗方法，在部分快速性心律失常如房室结折返性心动过速、房室结折返性心动过速及阵发性房颤等患者中，RFCA 已成为一线治疗方法。

【适应证】

1. 预激综合征合并阵发性心房颤动和快速心室率。

2. 房室折返及房室结折返性心动过速。

3. 发作频繁、心室率不易控制的房扑。

4. 发作频繁、症状明显的心房颤动。

5. 发作频繁、症状重、药物预防效果差并合并器质性心脏病的室速。

6. 症状明显、药物治疗效果不佳或不明原因左室功能障碍的频发室性期前收缩（> 10000 次/24 小时）。

7. 无器质性心脏病证据，室速反复发作，或合并有心动过速心肌病或血流动力学不稳定者。

【禁忌证】

1. 全身或局部感染性疾病，如感染性心内膜炎、败血症、肺部感染等。

2. 发热。

3. 严重心律失常及严重的高血压未控制者。

4. 严重电解质紊乱，洋地黄中毒。

5. 严重肝肾功能障碍。

6. 有出血倾向，现有出血性疾病或正在进行抗凝治疗者。

7. 外周静脉血栓性静脉炎者。

【操作方法】

1. 将导管插入部位（腹股沟、颈肩部）的皮肤消毒。

2. 进行局部麻醉后用穿刺针穿刺股静脉/股动脉。

3. 将电生理检查导管通过血管插入心腔，记录心脏不同部位的电活动，并发放微弱的电刺激来刺激心脏，以便诱发心律失常，明确诊断并确定消融靶点。

4. 通过导管找到心脏异常电活动的确切部位（此过程称为"标测"），再通过消融仪发送射频电流（能量 5 ~ 30W，放电 10 ~ 60 秒，温度 46 ~ 90℃）消融治疗，从而根治心律失常。消融左侧房室旁路时，消融导管经股动脉逆行或股静脉经房间隔置入；消融右侧房室旁路或改良房室结时，消融导管经股静脉置入。

5. 重复电生理检查，确认异常传导途径或异位兴奋灶消失。

【护理】

1. 术前护理

（1）患者准备 ①术前停用抗心律失常药物 5 个半衰期以上。②协助并指导患者完成相关的实验室及其他检查，如血常规、尿常规、血型、出凝血时间，常规十二导联心电图检查，必要时进行食管心电图、动态心电图等检查。③房颤消融者术前服用华法林维持 INR 在 2.0 ~ 3.0 之间，行食管超声检查确认心房内无血栓。术前 3 天停用华法林，改用低分子肝素皮下注射。④皮肤准备：两侧腹股沟和颈、胸部备皮。⑤训练床上大小便。⑥向患者及家属讲解手术目的、简单的操作过程及术中配合要点，安抚患者，消除恐惧、焦虑情绪。

（2）用物准备 ①消毒用碘伏或碘酒、75% 乙醇、局部麻醉药 1% 利多卡因。②穿刺鞘、电极导线、消融导管等。③手术用器械。④心脏监护仪和除颤器，氧气，气管插管和必备的急救药物。

2. 术中护理

（1）严密监测患者心率、心律、血压、呼吸等变化，密切观察有无心脏压塞、心脏穿孔、房室传导阻滞或其他严重心律失常等并发症，并积极协助医师进行处理。

（2）做好患者的解释工作，如药物、发放射频电能时引起的不适症状，或由于术中靶点选择困难导致手术时间长等，以缓解患者紧张与不适，帮助患者顺利配合手术。

3. 术后护理

（1）描记十二导联心电图。

（2）术后对于静脉穿刺伤口加压包扎 6 ~ 8 小时（动脉穿刺伤口压迫至少 8 ~ 10 小时），术侧肢体制动 10 ~ 24 小时。观察伤口有无渗血、周围肿胀、肢体远端动脉搏动及血液循环情况等，发现异常立即通知医师。

（3）观察术后并发症，如房室传导阻滞、窦性停搏、血栓与栓塞、气胸、心脏压塞等。

（4）保持穿刺部位清洁、干燥。

（5）术后遵医嘱使用常规抗凝药物。房颤消融者因抗凝治疗，需适当延长卧床时间，防止出血。术后根据出血情况，在术后12～24小时重新开始抗凝，出血风险高的患者可迟到48～72小时再重新开始抗凝治疗。术后起始可用肝素或低分子肝素与华法林重叠，华法林达标后停用肝素和低分子肝素。必要时遵医嘱使用胺碘酮、美托洛尔等药物。

（6）卧床期间做好生活护理，进食易消化饮食，保持大便通畅，必要时应用缓泻剂。

四、心导管检查术

心导管检查术是将心导管送入左心或右心，进行心脏各腔室、瓣膜、血管构造及功能检查的一种方法，包括左、右心导管检查与选择性左、右心造影等，是一种非常有价值的诊断方法。其目的是明确诊断心脏和大血管病变的部位与性质及是否引起血流动力学改变，并可评估心功能状态，用于诊断简单（房、室间隔缺损，动脉导管未闭）和复杂（法洛四联症）的先天性心脏病，为采用介入性治疗或外科手术提供依据。

【适应证】

1. 需作血流动力学检测者，从静脉置入漂浮导管至右心及肺静脉。

2. 先天性心血管疾病，特别是有心内分流的须明确诊断。

3. 瓣膜性心脏疾病，手术治疗前须明确瓣膜损害部位和程度。

4. 室壁瘤者需了解瘤体大小与位置以决定手术指征。

5. 心内电生理检查。

6. 静脉及肺动脉造影。

7. 选择性冠状动脉造影术，诊断冠状动脉、主动脉及周围动脉疾病。

8. 心脏移植前后判断心脏功能及全肺阻力情况。

9. 心肌活检术。

【禁忌证】

1. 明显发绀的先天性心脏病。

2. 严重的外周动脉疾病。

其余禁忌证同射频消融术。

【操作方法】

1. 一般采用 Seldinger 经皮穿刺法。

2. 局部麻醉后自股静脉、上肢贵要静脉或锁骨下静脉（右心导管检查术）及桡动脉或股动脉（左心导管检查术）插入导管到达相应部位。连续测量并记录压力，必要时采血行血气分析。插入造影导管至相应部位，注入造影剂，进行造影。

3. 右心导管检查术将导管向心送入右心房、右心室，肺小动脉等部位测压，抽取血标本作血氧分析，注入造影剂，进行造影。左心导管检查术将导管送至左心室、主动脉或相应的周围动脉等部位，注入造影剂，进行造影。

4. 退出导管即右心导管检查结扎静脉，缝合皮肤。左心导管检查拔出鞘管，局部加压包扎。

【护理】

1. 术前护理

（1）患者准备 ①指导患者完成相关的实验室检查（血尿常规、血型、出凝血时间、血电解质、肝肾功能）、胸部X线、超声心动图等。②皮肤准备：根据需要行双侧腹股沟及会阴部或上肢、锁骨下静脉穿刺区备皮及清洁皮肤；穿刺股动脉者检查两侧足背动脉搏动情况并标记，以便于术中、术后对照观察；穿刺桡动脉者行 Allen 试验（同时按压桡、尺动脉，嘱患者连续伸屈五指至掌面苍白时松开尺侧，如10秒内掌面颜色恢复正常，提示尺动脉功能好，可行桡动脉穿刺）。③碘过敏试验。④穿刺股静脉、股动脉者术前训练患者床上排便。⑤向患者及家属介绍手术的方法和意义、手术的必要性和安全性，以解除思想顾虑，保持情绪稳定，必要时术前晚遵医嘱给予镇静剂，保证睡眠充足。

（2）物品准备 ①消毒用碘伏或碘酒、75%乙醇，局部麻醉药1%利多卡因，肝素盐水，造影剂。②穿刺鞘、导引钢丝、心导管、血氧分析器材等。③手术用器械。④心脏监护仪和除颤器，静脉切开包，人工心脏起搏器，氧气、气管插管和必备的急救药物。

2. 术中护理

（1）严密监测生命体征、心律、心率变化，准确记录压力数据，出现异常及时通知医师并配合处理。

（2）维持静脉通路通畅，准确及时给药。

（3）告知患者出现不适及时向医护人员反映。

3. 术后护理

（1）静脉穿刺者肢体制动4～6小时；股动脉穿刺者压迫止血15～30分钟后进行加压包扎，以1kg沙袋加压伤口6～8小时，肢体制动10～24小时；桡动脉穿刺者使用加压止血器直接包扎。观察动、静脉穿刺点有无出血与血肿，如有异常立即通知医师。检查足背动脉搏动情况，比较两侧肢端的颜色、温度、感觉与运动功能情况。

（2）监测患者的一般状态及生命体征。观察术后并发症，如心律失常、静脉炎、静脉血栓形成、肺梗死、空气栓塞、心力衰竭、心脏压塞、心脏穿孔、感染等。

（3）鼓励患者饮水或予以静脉补液，促进造影剂排泄。注意纠正电解质紊乱。

（4）患者卧床期间，协助做好生活护理。

五、冠状动脉介入性诊治术

冠状动脉造影术

冠状动脉造影术（coronary arterial angiography，CAG）是将心导管经桡动脉、肱动脉或股动脉送至主动脉根部，分别插入左、右冠状动脉口，注入造影剂使冠状动脉及其主要分支显影的一种检查方法。它可以提供冠状动脉病变的部位、性质、范围、侧支循环状况等的准确资料，有助于选择最佳治疗方案，是诊断冠心病最可靠的方法。

冠状动脉狭窄根据直径变窄的百分率分为四级。①Ⅰ级为25%～49%；②Ⅱ级为50%～74%；③Ⅲ级为75%～99%（严重狭窄）；④Ⅳ为100%（完全闭塞）。一般认为，管腔直径减少70%～75%以上会严重影响血供，部分50%～70%者也有缺血意义。

冠状动脉 TIMI（thrombolysis in myocardial infarction）血流一般是指急性心肌梗死时梗死相关血管的血流情况，分为4级。①0级为无灌流，即在闭塞部位及远端无前向血流（造影剂）充盈；②Ⅰ级为微灌流，即造影剂通过闭塞部位，但在任一时刻都无通过闭塞段远端血管的前向血流；③Ⅱ级为部分灌流，造影剂通过闭塞段并到达远端血管，但其充盈速度与正常血管相比明显减慢；④Ⅲ级为完全灌流，前向血流充盈远端血管快速而完全。

【适应证】

1. 典型心绞痛发作，无创检查提示心肌缺血，明确动脉病变情况以选择治疗方案。

2. 难以解释的心力衰竭或室性心律失常。

3. 原因不明的心脏扩大、心律失常、心功能不全，疑有冠心病而无创性检查未能确诊者。

4. 冠状动脉病变介入治疗术前或外科手术前明确病变特征及术后症状复发。

5. 冠状动脉先天性畸形。

【禁忌证】

选择性冠状动脉造影术无特殊禁忌证，下列情况属于相对禁忌证。

1. 无心肌缺血或心肌梗死症状和证据者。

2. 冠状动脉轻度狭窄（<50%）或仅有痉挛者。

3. 近期有严重出血病史，凝血功能障碍，不能耐受血小板和抗凝双重治疗者。

4. 碘制剂过敏、严重心功能不全不能耐受手术、晚期肿瘤、消耗性恶病质、严重肝肾衰竭者。

经皮冠状动脉介入治疗

经皮冠状动脉介入治疗（percutaneous coronary intervention，PCI）是在冠状动脉造影诊断的基础上，用心导管技术解除狭窄甚至闭塞的冠状动脉管腔，重建冠状动脉血流，从而改善心肌血流灌注的一组治疗技术。主要包括经皮冠状动脉腔内成形术（percutaneous transluminal coronary angioplasty，PTCA）、冠状动脉内支架植入术（intracoronary stent implantation）、冠状动脉内斑块旋切术、斑块旋磨术和激光成形术等。其中，PTCA 是冠状动脉介入诊疗最基本的手段，PCI 的目的是为了防止和减少 PTCA 后急性冠状动脉闭塞和再狭窄，以保证血流通畅。PTCA 和 PCI 是目前冠心病治疗的重要手段，本节重点介绍。

【适应证】

1. 稳定性劳力型心绞痛

（1）药物治疗后仍有症状，并有缺血证据，狭窄≥50%的单支或多支病变患者。

（2）症状虽不严重或无明显症状，但有大面积心肌缺血（心肌核素等检测方法证实缺血面积大于左心室面积的10%）。

（3）PCI 或 CABG 术后再狭窄病变。

（4）前降支近段狭窄≥70%。

（5）左主干病变直径狭窄>50%，不宜行冠状动脉旁路移植术（CABG）。

（6）伴左心室功能减低的 2 支或 3 支病变。

（7）有外科手术禁忌或需要进行非心脏大手术的冠心病患者。

2. 非 ST 段抬高型急性冠状动脉综合征（不稳定型心绞痛及非 Q 波心肌梗死）

（1）不稳定型心绞痛经积极药物治疗，病情未能稳定。

（2）自发的 ST 段动态演变，心绞痛发作时心电图 ST 段压低>0.1mV 或短暂抬高，持续时间>20 分钟，或血肌钙蛋白升高的患者。

（3）血流动力学不稳定，出现严重室性心律失常。

3. 急性 ST 段抬高型心肌梗死（AMI）

（1）直接 PCI　发病 12 小时内属下列情况者：①ST 段抬高或新出现左束支传导阻滞；②发生心源性休克；③发病 12～24 小时伴有严重心力衰竭、血流动力学或心电不稳定或有持续心肌缺血症状者；④适合再灌注治疗，但有溶栓禁忌证者。

（2）溶栓后补救性 PCI ①溶栓后仍有明显胸痛，抬高的 ST 段无明显降低，或合并严重心力衰竭、肺水肿或心电不稳定者；②溶栓后仍有或新发生心源性休克或血流动力学不稳定者。

（3）急性期后的 PCI ①有自发或诱发心肌缺血或再梗死征象者；②心源性休克或持续血流动力学不稳定者；③左室射血分数 <40%、左心衰竭、严重室性心律失常患者；④对溶栓治疗后的患者，若无缺血证据，7～10 天后对闭塞的梗死相关动脉或严重狭窄病变行 PCI。

【禁忌证】

无特殊禁忌证，下列情况属于相对禁忌证。

1. 病变狭窄程度 <50%，且无明确客观缺血证据。

2. 左主干狭窄伴多支病变。

3. 过于弥漫的狭窄病变。

4. 在无血流动力学受损的 AMI 急性期不应对非梗死相关动脉行 PCI；AMI 发病已超过 12 小时，无心肌缺血症状，且心电图及血流动力学稳定者不应行 PCI。

【操作方法】

1. 一般采用 Seldinger 经皮穿刺法穿刺周围动脉（常用桡动脉、肱动脉或股动脉）。

2. 行冠状动脉造影检查确定狭窄病变并进行分级。

3. PTCA 将带球囊的导管送入冠状动脉到达狭窄节段，扩张球囊使狭窄管腔扩大。

4. PCI 在 PTCA 基础上，将不锈钢或合金材料等制成的支架植入病变的冠状动脉内，支撑其管壁，以保持管腔内血流畅通。

5. 治疗结束，拔出鞘管，局部加压包扎。

【护理】

1. 术前护理

（1）患者准备 同心导管检查术外，还应做好以下几点。①行呼吸、闭气、咳嗽训练以便术中顺利配合手术。②口服抗血小板聚集药物：择期 PTCA 者术前晚饭后口服氯吡格雷 300mg，行急诊 PCI 者遵医嘱服用负荷剂量的氯吡格雷。③对于已经服用华法林的患者，术前应停用 3 天。④拟行桡动脉穿刺者术前行 Allen 试验。非术侧上肢留置静脉套管针。⑤其他：为了减少造影剂的肾毒性作用，有肾损害者应适当补液和利尿，做好紧急血液透析的准备。

（2）用物准备 同心导管检查术外，还应根据病变情况准备引导导丝、引导导管、血栓抽吸导管、球囊、支架等。

2. 术中护理 同心导管检查术外，应注意如下内容。

（1）告知患者如术中有心悸、胸闷等不适，立即通知医师。球囊扩张时，患者可有胸闷、心绞痛发作的症状，应做好安慰解释工作，并给予相应处置。

（2）监测导管定位时、造影时、球囊扩张时、可能出现再灌注心律失常时的心电及血压变化，发现异常，及时报告医师并采取有效措施。

3. 术后护理 同心导管检查术外，应注意如下内容。

（1）严密监测生命体征，观察有无心律失常、心肌缺血、心肌梗死等急性期并发症。对血压不稳定者应每 15～30 分钟测量 1 次，直至血压稳定后改为每 1 小时测量 1 次。

（2）即刻做十二导联心电图，与术前对比，有症状时遵医嘱复查。

（3）经股动脉穿刺行冠状动脉造影术后，可即刻拔除鞘管，常规压迫穿刺点 15～30 分钟后，若穿刺点无活动性出血，穿刺侧肢体制动并加压包扎，24 小时后拆除弹力绷带自由活动。接受 PCI 治疗的患者因在术中追加肝素，需在拔除鞘管之前常规监测活化部分凝血激酶时间（APTT），APTT 降低至正常值的 1.5～2.0 倍范围内，可拔除鞘管；局部压迫穿刺点 30 分钟后，如穿刺点无活动性出血，再进行加压包扎并制动；用 1kg 沙袋压迫穿刺点 6～8 小时，注意观察足背动脉搏动情况，制动 24 小时后可正常活动。经桡动脉穿刺者术后可立即拔除鞘管，对穿刺点局部加压包扎 4～6 小时后，可去除加压弹力绷带。目前使用专门的桡动脉压迫装置进行止血，此种止血方法术侧肢体术后无需制动，患者痛苦相对小。经桡动脉穿刺者除急诊外，如无特殊病情变化，不强调严格卧床休息，但仍需注意病情观察。

（4）术后鼓励患者多饮水，以加速造影剂的排泄，注意观察尿量；指导患者合理饮食，少食多餐，避免过饱；保持大便通畅，必要时使用缓泻剂；卧床期间协助做好生活护理。

（5）抗凝治疗的护理 术后遵医嘱给予低分子肝素皮下注射，注意观察有无出血倾向，如伤口渗血、牙龈出血、鼻出血、血尿、血便、呕血等。

（6）术后负性效应的观察与护理

1）腰酸、腹胀 与经股动脉穿刺者术后要求平卧、术侧肢体伸直制动有关。告知患者起床活动后该症状会减轻或消失，可适当活动另一侧肢体，严重者可给予热敷，适当按摩腰背部。

2）与血管穿刺有关的并发症 ①手术区出血或血肿：经股动脉穿刺者，采取正确压迫止血方法后，嘱患者术侧下肢保持伸直位，咳嗽及用力排便时压紧穿刺点，观察手术区有无出血、渗血或血肿；必要时予以重新包扎并适当延长肢体制动时间。桡动脉穿刺者注意观察加压包扎是否有效，松紧度是否得当，监测桡动脉搏动情况。对于局部血肿及淤血者，出血停止后可用50%硫酸镁湿热敷或理疗，以促进血肿和淤血的消散与吸收。②腹膜后出血或血肿：常表现为低血压、贫血貌、血细胞比容降低>5%，腹股沟区疼痛、张力高和压痛等，一旦诊断应立即给予输血和压迫止血等处理，必要时行外科修补止血，否则可因失血性休克而死亡。③假性动脉瘤和动-静脉瘘：多在鞘管拔除后1~3天内形成，前者表现为穿刺局部出现搏动性肿块和收缩期杂音，后者表现为局部连续性杂音，一旦确诊应立即局部加压包扎，如不能愈合可行外科修补术。④穿刺动脉血栓形成或栓塞：可引起动脉闭塞产生肢体缺血，多见于经股动脉穿刺者。术后注意观察下肢足背动脉搏动情况，皮肤颜色、温度、感觉改变，下床活动后肢体有无疼痛或跛行等，发现异常及时通知医师。若术后桡动脉止血压迫和包扎过紧，可使动、静脉血流严重受阻而形成血栓，应注意密切观察桡动脉搏动和手的血运情况。⑤骨筋膜室综合征：见于经桡动脉穿刺者，为严重的并发症，较少发生。当前臂血肿快速进展引起骨筋膜室压力增高至一定程度时，可导致桡、尺动脉受压，进而引发手部缺血、坏死。出现此种情况时，应尽快行外科手术。

3）尿潴留　多由经股动脉穿刺后患者不习惯床上排尿而引起。给予心理疏导、诱导排尿等措施无效后，应遵医嘱行导尿术。

4）低血压　多为拔除鞘管时伤口局部加压后引发血管迷走反射所致。备好利多卡因，协助医师在拔除鞘管前局部麻醉，减轻患者疼痛感。备齐阿托品、多巴胺、甲氧氯普胺等急救药物，连接心电、血压监护仪，除颤器床旁备用。密切观察心率、心律、呼吸、血压变化。迷走反射性低血压常表现为血压下降伴心率减慢、恶心、呕吐、出冷汗，严重时心跳停止，一旦发生应积极配合医师处理。此外，静滴硝酸甘油时要严格控制滴数，并监测血压。

5）造影剂反应　极少数患者注入造影剂后出现皮疹或寒战，使用地塞米松后可缓解。肾损害及严重过敏反应罕见。术后可经静脉或口服补液，术后4~6小时内使尿量达到1000~2000ml，可起到清除造影剂，保护肾功能和补充容量的双重作用。

6）心肌梗死　由于病变处血栓形成、斑块脱落导致局部或远端血管急性闭塞或冠状动脉夹层所致。注意观察患者有无胸闷、胸痛等症状，动态监测心电变化，必要时复查心肌坏死标记物，以便及时发现并处理。

7）急性冠状动脉闭塞　多表现为血压下降、心率减慢或心率增快、心室颤动、心室停搏而死亡。应立即报告手术医师，尽快恢复冠脉血流。

8）指导患者出院后根据医嘱继续服用药物，以巩固冠状动脉介入治疗的疗效，定期门诊随访。

目标检测

答案解析

1. 心源性呼吸困难患者常见的护理诊断是
　　A. 低效型呼吸型态　　　　B. 体液过多
　　C. 清理呼吸道无效　　　　D. 气体交换受损

2. 右心衰竭患者出现了下肢水肿，卧床休息时适宜取
　　A. 仰卧位　　　　　　　　B. 半卧位
　　C. 抬高下肢　　　　　　　D. 高枕卧位

3. 左心衰竭最早出现的症状是
　　A. 咳嗽　　　　　　　　　B. 心悸
　　C. 水肿　　　　　　　　　D. 呼吸困难

4. 心衰患者的护理，下列错误的是
　　A. 根据心功能情况决定休息时间和方式

B. 给予低盐易消化饮食

C. 保持大便通畅，嘱患者勿用力排便

D. 严重左心衰竭者，应立即取平卧位休息

5. 心房颤动的心电图特征表现为

 A. PR 间期逐渐延长

 B. 窦性 P 波消失，代之以大小形态及规律不一的 f 波，频率 350～600 次/分

 C. 窦性 P 波规律出现，频率>100 次/分

 D. P 波提前出现，PR 间期>0.12 秒，QRS 波群形态无异常

6. 下列可以通过刺激迷走神经而缓解的心律失常是

 A. 心房颤动　　　　　B. 心室颤动

 C. 室性心动过速　　　D. 室上性心动过速

7. 2 级高血压合并糖尿病患者，高血压危险度分层属于

 A. 临界高危组　　　　B. 高危组

 C. 极高危组　　　　　D. 低危组

8. 下列不属于冠心病的危险因素是

 A. 吸烟　　　　　　　B. 血脂异常

 C. 遗传　　　　　　　D. 合理运动

9. 二尖瓣狭窄早期常见的并发症是

 A. 房颤　　　　　　　B. 血栓形成

 C. 栓塞　　　　　　　D. 肺部感染

10. 病毒性心肌炎最常见的病因是

 A. 孤儿病毒　　　　　B. 脊髓灰质炎病毒

 C. 结核分枝杆菌　　　D. 柯萨奇 B 组病毒

11. 诊断和评估扩张型心肌病最常用的重要辅助检查是

 A. 心电图　　　　　　B. 胸片

 C. 超声心动图　　　　D. 心肌坏死标志物

12. 下列有关感染性心内膜炎的叙述，正确的是

 A. 心肌内部的炎症

 B. 以右心室扩张为主

 C. 心包的微生物感染

 D. 心内膜有赘生物的形成

13. 纤维蛋白性心包炎特异性的体征是

 A. 心脏扩大　　　　　B. 心音低钝

 C. 颈静脉怒张　　　　D. 心包摩擦音

14. 急性心包积液时最突出的症状是

 A. 心前区疼痛　　　　B. 发热

 C. 呼吸困难　　　　　D. 声音嘶哑

15. 心包填塞时最快、最有效的缓解症状方法为

 A. 病因治疗　　　　　B. 使用镇静剂

 C. 心包切除术　　　　D. 心包穿刺抽液

16. 患者，男，45 岁。因间断胸闷、胸痛 1 周入院，1 天前于夜间睡眠中突然被迫坐起，频繁咳嗽，严重气急，咳大量粉红色泡沫痰，既往患冠心病 10 年，对该患者首要的护理措施是

 A. 多食蔬菜水果

 B. 端坐位，背部靠物支撑，双腿下垂

 C. 给温开水饮用

 D. 硝酸甘油快速静脉推注

17. 患者，女，48 岁。近 2 个月来休息时无自觉症状，日常活动可引起气急、心悸症状，评估此患者的心功能分级为

 A. 0 级　　　　　　　B. Ⅰ级

 C. Ⅱ级　　　　　　　D. Ⅲ级

18. 患者，女，65 岁。因"晕厥一次"入院，心电图示心室率 38 次/分，P 波与 QRS 波各自独立，互不相关，心房率快，QRS 形态时限正常，R - R 间期相等，患者最可能的疾病诊断是

 A. 二度Ⅱ型房室传导阻滞

 B. 三度房室传导阻滞

 C. 交界性逸搏

 D. 一度房室传导阻滞

19. 患者，男，47 岁。因"感染性心内膜炎"入院，住院期间心脏超声提示巨大赘生物，为防止栓塞，责任护士对该患者进行健康教育，不正确的是

 A. 卧床休息为主，适当活动

 B. 突发胸痛、气急，考虑外周动脉栓塞的可能

 C. 出现失语、吞咽困难等提示脑血管栓塞

 D. 出现腰痛、血尿，考虑肾栓塞的可能

20. 患者，男，52 岁。因"胸骨后压榨性疼痛半日"急诊入院，心电图示急性广泛前壁心肌梗死。最有可能导致患者 24 小时内死亡的是

 A. 左心衰竭　　　　　B. 心源性休克

 C. 室颤　　　　　　　D. 心脏破裂

21. 患者，男，39 岁。有慢性风湿性心脏病病史，近日轻度活动即感心悸、气促，护理评估心功能分级为

 A. Ⅰ级　　　　　　　B. Ⅱ级

 C. Ⅲ级　　　　　　　D. Ⅳ级

22. 患者，男，27 岁。因"发热 1 周、胸痛、胸闷"3 天入院，辅助检查示：血沉增快、CK - MB 及肌钙蛋白增高，护士对其护理不妥的是

 A. 卧床休息为主

 B. 保持环境安静

 C. 限制探视

D. 高维生素、清淡饮食

23. 患者，男，46 岁。因"胸痛、呼吸困难"入院，入院后检查提示扩张型心肌病，护士为其采取的护理措施不妥的是
    A. 低蛋白饮食
    B. 高维生素饮食
    C. 避免剧烈运动
    D. 富含纤维素饮食

24. 患者，男，30 岁。近 2 个月来感乏力，纳差，体重下降，低热。自测体温 37.6 ~ 37.8℃；2 天前自觉心悸、气促、下肢水肿就诊。查体：心界向两侧扩大，肝肋下 2.5cm，轻触痛，下肢水肿（＋）。超声心动图示：中至大量心包积液；X 线胸片示：心脏向两侧普遍性增大，心脏搏动减弱，右上肺有陈旧结核病灶。其诊断可能是
    A. 肝硬化
    B. 二尖瓣狭窄合并右心衰竭
    C. 营养不良
    D. 结核性心包炎

25. 患者，男，34 岁。发热 1 周伴胸痛，使用硝酸甘油治疗无效。查体：心音低钝，血压 110/80mmHg，心电图示 ST 段弓背向上抬高。该疾病诊断可能为
    A. 急性心肌梗死
    B. 缩窄性心包炎
    C. 急性渗出性心包炎
    D. 稳定型心绞痛

（26 ~ 28 题共用题干）

患者，女，35 岁。风湿性心脏病心力衰竭 10 年，应用洋地黄和利尿剂后，出现恶心、呕吐，心电图示：室性早搏呈二联律。

26. 首先应采取的护理措施是
    A. 卧床休息，给氧
    B. 补充钾、钠盐
    C. 加用血管扩张剂
    D. 立即停用洋地黄

27. 其次应注意补充
    A. 硫酸镁
    B. 钾盐
    C. 氯化钙
    D. 碘剂

28. 该患者的饮食护理下列不妥的是
    A. 低盐
    B. 富含维生素
    C. 适量纤维素
    D. 高热量

（29 ~ 31 题共用题干）

患者，女，20 岁。因心悸、气急伴双下肢水肿 3 年，加重 3 天入院，诊断为风湿性心脏病二尖瓣狭窄，心功能Ⅲ级，给予地高辛等药物治疗。

29. 护士给地高辛前，下列最不重要的是
    A. 测血压
    B. 询问有无恶心
    C. 询问有无呕吐
    D. 测脉搏和心率

30. 该患者在护理体检时有可能出现
    A. 奇脉
    B. 交替脉
    C. 水冲脉
    D. 绌脉

31. 该患者在用药期间，出现下列哪种情况应考虑为地高辛中毒
    A. 心率 75 次/分
    B. 心律变为不规则
    C. 体重减轻
    D. 双下肢水肿消退

书网融合……

 本章小结1　 本章小结2　 本章小结3　 本章小结4　 本章小结5

 本章小结6　 本章小结7　 本章小结8　 本章小结9　 本章小结10

 本章小结11　 本章小结12　 微课　 题库

第四章 消化系统疾病患者的护理

消化系统疾病包括食管、胃、肠、肝、胆、胰等脏器的器质性或功能性疾病，是临床常见病和多发病。病变可局限于消化系统或累及其他系统，其他系统的疾病也会引起消化系统的症状或疾病。近年来，随着社会环境和生活方式的变化以及医学科学的发展，我国消化系统的疾病谱也发生了改变。以往较少见的疾病的发病率有逐年增高的趋势，如胃食管反流病、急性胰腺炎、慢性胰腺炎、功能性胃肠病、炎症性肠病、酒精性和非酒精性脂肪性肝病等，恶性肿瘤中的结肠癌、直肠癌、胰腺癌的发病率也有明显的上升趋势。在诊疗手段方面，消化内镜技术的发展为消化系统疾病的诊断和治疗带来了革命性改变。目前的消化内镜几乎能到达消化系统所有部位，不仅能直接观察病变部位的外观变化、采集组织标本进行病理学检查及分子生物学诊断与研究，还可在消化内镜下进行胃肠道止血、胆道取石、十二指肠乳头切开术等治疗，具有微创、有效、可重复性的特点，减少了对普通外科手术的需求。胶囊内镜的应用以及小肠镜的改进成为小肠疾病的诊断与研究的全新技术手段。幽门螺杆菌的积极治疗，使易复发的消化性溃疡成为可治愈的疾病。

第一节 概 述

PPT

学习目标

知识要求：

1. **掌握** 消化系统常见疾病的护理诊断/问题、护理措施。
2. **熟悉** 消化系统常见疾病的症状体征、护理目标和护理评价。
3. **了解** 消化系统的护理评估、解剖结构和生理功能。

技能要求：

1. 能敏锐发现消化系统常见疾病患者的症状和体征、根据所学知识给予合理的健康指导。
2. 能对消化系统常见疾病患者进行正确的护理评估并给予有效的护理措施。

素质要求：

工作中学会换位思考，从患者的利益出发，尽可能满足患者的合理需求。

一、消化系统的结构功能与疾病关系

消化系统由消化道和消化腺组成。消化系统的主要功能是摄取和消化食物、吸收营养和排泄废物，为机体新陈代谢提供物质和能量来源。此外，消化系统还具有内分泌、防御和免疫功能。

（一）消化道

包括口腔、咽、食管、胃、小肠和大肠，临床上将口腔至十二指肠的消化道称上消化道，空肠以下的消化道称下消化道。

1. 食管 食管（esophagus）是连接咽和胃的肌性管道，全长约25cm。食管壁由黏膜、黏膜下层和肌层组成，没有浆膜层（除腹腔段），故食管病变容易扩散至纵隔。食管有上、中、下三处狭窄，是异物、憩室、肿瘤、瘢痕性狭窄的好发部位。食管下括约肌（lower esophageal sphincter，LES）是食管下端3～4cm长的环形肌束，正常人静息状态下LES的压力为10～30mmHg，可阻止胃内容物逆流入食管，其功能失调可引起胃食管反流病和贲门失弛缓症等疾病。门静脉高压症者食管下段静脉曲张，破裂时可引起消化道大出血。

2. 胃 胃（stomach）分为贲门部、胃底、胃体和幽门部四部分。上端与食管相接处为贲门，下端与十二指肠相接处为幽门。胃壁自内向外由黏膜层、黏膜下层、肌层和浆膜层组成。黏膜层腺体丰富，外分泌腺主要包括贲门腺、泌酸腺和幽门腺，其中泌酸腺分布在胃底和胃体部，主要由壁细胞、主细胞和黏液细胞组成。

（1）**壁细胞** 分泌盐酸和内因子。壁细胞表面分布着组胺 H_2 受体、胃泌素受体、乙酰胆碱受体，当组胺、胃泌素、乙酰胆碱与其相应的受体结合后，就会激活壁细胞内的 H^+,K^+ - ATP 酶（又称质子泵/酸泵），生成盐酸，由壁细胞内排入胃腔。盐酸能激活胃蛋白酶原使其转变为具有活性的胃蛋白酶，并为其生物活性提供必要的酸性环境，同时盐酸还能杀灭随食物进入胃内的细菌。盐酸分泌过多会引起胃肠黏膜损伤，是消化性溃疡发病的重要因素。内因子与食物中的维生素 B_{12} 结合，促进维生素 B_{12} 在回肠末端吸收。慢性萎缩性胃炎患者内因子缺乏，可发生巨幼细胞贫血，需要终身应用维生素 B_{12} 治疗。

（2）主细胞　分泌胃蛋白酶原。胃蛋白酶原被盐酸或已活化的胃蛋白酶激活，参与蛋白质的消化。

（3）黏液细胞　分泌碱性黏液，中和胃酸以保护胃黏膜。胃液 pH 为 0.9 ~ 1.5，成年人每天分泌量为 1.5 ~ 2.5L。胃的主要功能为暂时贮存食物和对食物进行初步消化，并促使胃内容物进入十二指肠。蛋白质的化学性消化从胃内开始。幽门括约肌可控制胃内容物进入十二指肠的速度，并阻止十二指肠内容物反流入胃；一餐含有糖、脂肪和蛋白质的混合性食物从胃排空需 4 ~ 6 小时。

3. 小肠　小肠（small intestine）由十二指肠、空肠和回肠构成。十二指肠始于幽门，止于十二指肠空肠曲与空肠相连，全长约 25cm，呈 "C" 型包绕胰头。十二指肠分球部、降部、横部和升部四段，球部是消化性溃疡好发部位。胆总管与胰管分别或汇合开口于十二指肠乳头，胆汁和胰液由此进入十二指肠。升部与空肠相连，连接处被屈氏韧带（Treitz's ligament）固定，将消化道分为上消化道和下消化道。小肠内有十二指肠腺和肠腺两种腺体，分泌的液体是构成小肠液的主要成分。小肠液呈弱碱性，含多种消化酶，成人每天分泌 1 ~ 3L，使消化产物得到稀释，渗透压降低，有利于营养物质的吸收。

小肠的主要功能是消化和吸收食物。小肠具有巨大的吸收面积，食物在其中停留时间长（3 ~ 8 小时），且食物已被消化成小分子物质，这些均为小肠的吸收创造了有利条件。另外，胰液、胆汁和小肠液的化学性消化及小肠的机械性消化使食物得以分解，营养物质被小肠吸收后进入门静脉，经过肝脏的处理被机体利用。小肠先天性或后天性酶缺乏、炎症、肿瘤、肠段切除所致的短肠综合征等，是造成消化和吸收障碍的主要原因。

4. 大肠　大肠（large intestine）包括盲肠、阑尾、结肠、直肠和肛管，全长约 1.5m。回肠末端与盲肠交界处形成回盲括约肌，可使回肠中的食物残渣间歇进入大肠，延长其在小肠内的停留时间，有利于充分的消化和吸收。回盲括约肌还有活瓣作用，可阻止结肠内容物反流到回肠。大肠腺分泌富含黏液和碳酸氢盐的碱性液体，其主要作用是保护肠黏膜和润滑粪便。肛管内的肛柱与肛瓣连成的锯齿状环行线，称齿状线，是直肠和肛管的交界线。肠腔内存在的正常菌群是人体的生物学屏障，大量应用广谱抗生素、免疫力低下、长期肠外营养等可导致菌群失调，引起腹泻、肠道功能障碍等疾病。

大肠的主要功能是吸收水分和无机盐，为食物残渣提供暂时的储存场所。肠内细菌利用肠内物质合成维生素 B 复合物和维生素 K，供机体利用。食物残渣在大肠内经过肠内细菌的发酵和腐败作用，形成粪便，排出体外。各种原因引起肠道对水分的吸收障碍可导致腹泻；肠道对水分吸收过多、肠内容物停留时间过长、肠运动功能障碍等可引起便秘。

（二）消化腺

包括唾液腺、肝胆、胰及消化管壁内的小消化腺。

1. 肝脏（liver）　是人体最大的腺体器官，由门静脉和肝动脉双重供血，血流量约为 1500ml/min，占心输出量的 1/4。其中，75% 的血供来自门静脉，25% 来自肝动脉。门静脉收集腹腔脏器的血液，血液中含有从胃肠道吸收的各种营养物质和有害物质，经过肝脏的处理供机体利用或排出体外。肝动脉中的血液含氧丰富，是肝脏耗氧的主要来源。

肝脏的主要功能如下。①参与物质代谢：肠道消化、吸收的各种营养成分通过肝脏的生物转化，才能被机体吸收和利用。肝脏参与糖、蛋白质、脂肪、维生素等几乎所有的物质代谢。白蛋白、大部分凝血因子全部由肝脏合成，故肝功能异常会导致低蛋白血症、出血等表现。②解毒功能：肝脏是人体内主要的解毒器官，外来的或体内产生的有毒物质，如细菌、毒素、血氨及化学药物均要经过肝脏去毒后随胆汁或尿液排出体外，多种激素如雌激素、醛固酮和抗利尿激素在肝脏灭活。肝功能损伤引起血氨、激素等的代谢异常，会导致肝性脑病、腹水、肝掌、蜘蛛痣等。③生成胆汁：胆汁由肝细胞产生，经胆道系统运输，消化期进入十二指肠，促进脂肪的消化和吸收；非消化期则流入胆囊储存。各种原因导致的胆汁合成、分泌、转运、排泄障碍，可引起胆道结石、胆汁淤积性肝病和脂溶性维生素缺乏等。

2. 胆道（biliary）　开始于肝细胞间的毛细胆管，毛细胆管集合成小叶间胆管，然后汇合成左、右肝管。左、右肝管出肝后汇合成肝总管，并与胆囊管汇合成胆总管，开口于十二指肠乳头。胆道运输和排泄胆汁至十二指肠，胆囊具有浓缩胆汁和调节胆流的作用。

3. 胰腺（pancreas）　为腹膜后器官，腺体狭长，分为头、颈、体、尾四部分。胰腺的输出管为胰管，自胰尾至胰头纵贯胰腺的全长，穿出胰头后与胆总管合并或分别开口于十二指肠乳头。胰腺具有外分泌和内分泌两种功能。

外分泌结构为腺泡细胞和小的导管管壁细胞，分泌胰液。胰液含有较高浓度的碳酸氢盐，可中和进入肠道的胃酸，并为各种消化酶提供最适宜的环境（pH 7～8）。胰液中的消化酶主要包括胰淀粉酶、胰脂肪酶、胰蛋白酶及糜蛋白酶，分别对淀粉、脂肪、蛋白质进行消化。胰液分泌不足，影响食物的消化和吸收；胰液排出受阻或分泌过多，使各种消化酶溢出胰管，则会引发胰腺炎。内分泌结构为散在于胰腺组织中的胰岛，包括 A 细胞和 B 细胞。A 细胞分泌胰高血糖素，促进糖原分解和葡萄糖异生，使血糖升高；B 细胞分泌胰岛素，促进全身各种组织加速摄取、贮存和利用葡萄糖，使血糖降低，以上激素分泌紊乱，导致糖代谢紊乱，最常见的是糖尿病。

（三）消化系统功能的调节

1. 胃肠的神经调节　胃肠道的运动、腺体的分泌受自主神经系统 – 肠神经系统（enteric nervous system，ENS）支配，自主神经系统的皮层下中枢位于下丘脑，而下丘脑是中枢神经系统和低位神经系统之间的中间环节，故中枢神经系统直接或间接调节胃肠功能，使精神因素与消化功能之间密切联系。精神因素可影响胃肠道黏膜的血液供应、消化腺的分泌及胃肠道的运动功能。

2. 胃肠的内分泌调节　从食管到直肠整个消化道以及胰腺分布着大量的内分泌细胞。消化道内的内分泌细胞和 ENS 的神经细胞分泌的各种生物活性物质统称胃肠激素。研究表明，一部分肽类激素既存在于胃肠道也存在于神经系统，这种双重分布的肽类激素称为脑 – 肠肽，已知的有促胃液素、生长抑素等二十余种，其主要作用是调节消化器官的运动和分泌功能，如胃体和胃窦部的 D 细胞释放生长抑素，胃窦部的 G 细胞分泌促胃液素，在调节胃酸、胃蛋白酶的分泌和胃肠运动中起着重要的作用。促胃液素分泌过多可导致卓 – 艾综合征（Zollinger – Ellison syndrome）。

二、消化系统疾病常见症状体征的护理

消化系统常见的疾病有胃食管反流病、急慢性胃炎、消化性溃疡、胃癌、炎症性肠病、肠结核和结核性腹膜炎、脂肪性肝病、肝硬化、原发性肝癌、肝性脑病、急性胰腺炎、上消化道出血等。

【常见症状体征】

1. 恶心与呕吐

（1）恶心（nausea）　是上腹部不适、紧迫欲吐的感觉。

（2）呕吐（vomiting）　是胃强烈收缩迫使胃或部分小肠内容物经食管、口腔排出体外的过程。恶心、呕吐多

同时发生，并伴有流涎、出汗、血压下降、心动过缓等迷走神经兴奋的表现，两者也可单独发生。不同疾病恶心、呕吐的特点不同。消化性溃疡并发幽门梗阻时，呕吐常在餐后发生，呕吐物量大、酸性发酵宿食；急性胰腺炎患者可出现频繁、剧烈的呕吐，呕吐物可能含有胆汁，呕吐后腹痛不减轻；上消化道出血时呕吐物呈咖啡色甚至鲜红色；低位肠梗阻时呕吐物带粪臭味。呕吐频繁且量大者可引起水电解质紊乱、代谢性碱中毒；长期呕吐伴畏食者可致营养不良；昏迷患者呕吐时易发生误吸，引起肺部感染、窒息等。

2. 腹痛（abdominal pain）　多由腹腔脏器的炎症、肿瘤、梗阻、扭转、破裂及腹腔内血管阻塞等引起。全身性疾病及其他系统的疾病也可引起腹痛。腹痛可表现为隐痛、钝痛、灼痛、胀痛、绞痛、刀割样痛、钻顶样痛等，可为持续性或阵发性疼痛，其部位、性质和程度常与疾病有关。胃、十二指肠疾病引起的腹痛为中上腹部隐痛、灼痛或不适感，伴畏食、恶心、呕吐、嗳气、反酸等。急性胰腺炎常出现上腹部剧烈疼痛，并向腰背部呈带状放射，弯腰抱膝位可减轻疼痛，但一般胃肠解痉药物无效。小肠疾病多为脐周疼痛，并有腹泻、腹胀等表现。大肠病变所致的腹痛为腹部一侧或双侧疼痛。急性腹膜炎时疼痛弥漫全腹，并有腹肌紧张，压痛、反跳痛的腹膜刺激征。

3. 腹泻（diarrhea）　正常人的排便习惯多为每天 1 次，每天 2～3 次或 2～3 天 1 次，只要粪便的性状正常，均属正常范围。腹泻是指排便次数多于平日，粪质稀薄或含有黏液、脓血或不消化的食物。腹泻多由肠道疾病引起，全身性疾病、过敏、某些药物、理化因素也可引起腹泻。急性腹泻起病急骤，病程较短，每日排便可达数十次，严重者可导致脱水和电解质紊乱，甚至低血容量性休克；慢性腹泻起病缓慢，病程较长，可致营养障碍、体重下降，甚至水肿。小肠病变引起的腹泻，粪便呈糊状或水样，可含有未完全消化的食物成分；大肠病变引起的腹泻，粪便可含黏液和脓血，病变累及直肠时可出现里急后重。频繁的排便及粪便的刺激，可引起肛周皮肤红肿、糜烂等。

4. 便秘（constipation）　指排便频率减少，一周内排便次数少于 2～3 次，排便困难，大便干结。引起便秘的因素有：①进食过少、使用某些药物或食物中缺乏纤维素、水分及运动过少，使肠道蠕动减慢；②结肠平滑肌张力减低和蠕动减弱；③各种原因引起的肠梗阻；④排便反射减弱或消失，腹肌、膈肌及盆底肌张力减低；⑤结肠痉挛缺乏驱动性蠕动等。便秘多见于全身性疾病、身体虚弱、不良排便习惯等，也可见于结肠、直肠、肛门等疾病。

5. 吞咽困难（dysphagia）　食物从口腔运送至胃的过程中受阻而产生咽部、胸骨后的梗阻感。多见于咽、食

管及食管周围疾病，如咽部脓肿、食管癌、胃食管反流病、贲门失弛缓症等。按吞咽困难的部位可分为口咽性吞咽困难和食管性吞咽困难两大类。

6. 嗳气（eructation） 指消化道内气体（主要来自食管和胃）从口腔溢出，气体经咽喉时发出特殊声响，有时伴有特殊气味，俗称"打饱嗝"，提示胃内气体较多。频繁嗳气可与精神因素、进食过急过快、饮用碳酸饮料或酒类有关，也可见于胃食管反流病、慢性胃炎、消化性溃疡、功能性消化不良、胆道疾病等。

7. 反酸（acid regurgitation） 指酸性胃内容物反流至口咽部，口腔内感觉到酸性物质。多由于食管括约肌功能不全或食管蠕动功能异常、胃酸分泌过多引起，多见于胃食管反流病和消化性溃疡。常伴有烧灼感、胸骨后疼痛、吞咽困难、吞咽痛以及间歇性声音嘶哑、慢性咳嗽等呼吸道症状，不伴有恶心、呕吐。

8. 烧灼感或烧心感（heartburn） 是一种胸骨后或剑突下的烧灼感，由胸骨下段向上延伸，常伴有反酸，主要由于炎症或化学性刺激作用于食管黏膜而引起。多见于胃食管反流病和消化性溃疡，也可发生于急性心肌梗死和心绞痛。

9. 畏食或食欲不振（stiophabia） 指惧怕进食或缺乏进食的欲望。多见于消化系统疾病如消化系统肿瘤、慢性胃炎、肝炎等，也可见于全身性或其他系统疾病如严重感染、垂体功能减退、尿毒症等。严重食欲不振称为厌食，长期发展可导致营养不良。

10. 腹胀（abdominal distention） 是一种腹部胀满、膨隆的不适感觉，可由胃肠道积气（flatulence）、积食或积粪、腹腔内肿物、腹水、胃肠功能紊乱、肠梗阻、低钾血症等引起。当胃肠道积气量过多，超过机体所吸收和排出的量时，可出现腹胀感。

11. 黄疸（jaundice） 是由于血清中胆红素升高，致使皮肤、黏膜和巩膜发黄的体征。黄疸的发生与血液中红细胞的破坏、肝脏的功能及胆道通畅状况有关，三者中任一环节出现病变均可引起黄疸。根据发病机制分为溶血性黄疸、肝细胞性黄疸和胆汁淤积性黄疸。溶血性黄疸由血液中的红细胞破坏增多所致，血清中以非结合性胆红素升高为主，患者表现为轻度黄疸，皮肤呈柠檬色，不伴皮肤瘙痒；肝细胞性黄疸主要由于肝脏处理胆红素的能力下降所致，血清中结合性和非结合性胆红素均有不同程度的升高，患者黄疸的程度与病情有关，皮肤浅黄至深黄，可有轻度瘙痒；胆汁淤积性黄疸主要由胆道梗阻所致，血清中以结合性胆红素升高为主，患者黄疸较重，皮肤呈暗黄色或黄绿色，常伴有瘙痒；胆道完全性梗阻者，尿液呈浓茶色，粪便呈陶土色。

12. 呕血与黑便

（1）呕血（hematemesis） 指上消化道出血时，血液从口腔呕出的现象。呕血的颜色取决于出血的量、速度及部位，可为鲜红色、暗红色、咖啡渣样等。

（2）黑便（melena） 指消化道出血时，肠道排出的黏稠、漆黑、发亮的粪便，又称柏油便。黑便是上消化道出血的特征性表现之一。大便的颜色取决于出血的量、速度及部位。

【护理评估】

在全面收集患者的主、客观资料的基础上，对消化系统疾病患者进行护理评估应着重注意以下内容。

（一）健康史

1. 患病及诊疗经过

（1）患病经过 了解患者患病的起始时间、主要症状及伴随症状，如恶心、呕吐、腹痛、腹泻、腹胀等的表现及其特点；询问有无诱因、症状加剧和缓解的相关因素或规律性等。消化系统疾病一般发病缓慢，但消化道大出血、胃肠穿孔、肠梗阻等病情进展迅速，甚至危及患者生命，需要积极抢救。

（2）诊治经过 询问患者曾做过何种检查，如幽门螺杆菌（HP）检测、胃镜、结肠镜、影像学、粪便等相关检查及结果。评估患者是否进行补液、止血、抑酸、保护胃黏膜等药物治疗，药物的用法及用量；是否采取胃肠减压、三（四）腔二囊管压迫止血、硬化剂注射等特殊治疗措施；有无特殊体位、特殊饮食等要求及从医情况，评估患者采取上述措施后病情是否好转。

（3）目前状况 评估患者生命体征是否平稳，目前主要的不适及病情变化；疾病对患者日常生活及自理能力的影响，消化性溃疡引起的疼痛可导致患者饮食不规律、睡眠障碍，消化道出血引起的组织缺氧可导致患者活动无耐力，频繁腹泻患者可出现肛周皮肤损伤，慢性腹泻、消化道肿瘤患者会出现消瘦、营养不良等表现。

2. 生活史与家族史 了解患者的出生地和居住地环境情况、生活条件、工作环境情况。

（1）个人史 患者年龄、性别、出生地和居住地、职业与工作环境、经济状况，有无疫水接触史和疫源地逗留史等。肝癌的发生与水源污染、进食霉变的食物有关，血吸虫肝硬化患者有疫水接触史等。

（2）生活方式 了解患者的生活方式及饮食、睡眠习惯，询问患者生活是否规律、有无烟酒嗜好、暴饮暴食、对食物有无特殊喜好和禁忌，有无失眠、嗜睡、昏睡等睡眠障碍等。暴饮暴食可诱发急性胰腺炎，慢性酒精中毒可发展为酒精性肝硬化等。

（3）家族史 询问患者直系亲属身体健康状况，有无与其患相同的疾病和传染病,如消化性溃疡、病毒性肝炎、肝癌、胃癌等。

(二)身体评估

1. 一般状态 评估患者的生命体征、精神、意识、营养状况等。消化道大出血的患者可出现周围循环衰竭,表现为脉搏加快、血压下降、呼吸急促,甚至休克。肝性脑病患者可有行为改变,神经系统和意识障碍等表现。慢性胃炎、消化性溃疡、消化道肿瘤患者常因消化吸收障碍和慢性失血,出现贫血、营养不良的表现。营养状态可根据患者的体重、体重指数、皮肤、毛发、肌肉、皮下脂肪状态进行评估。

2. 皮肤、黏膜 评估患者有无黄疸、出血、肝掌、蜘蛛痣等肝胆疾病的表现;有无皮肤干燥、弹性减退等失水的表现,甚至四肢湿冷等循环衰竭的表现。

3. 腹部 视诊腹部外形,有无膨隆或凹陷,有无胃、肠型及蠕动波,有无腹壁静脉曲张及曲张静脉分布与血流方向。腹水、肠胀气、肠麻痹等引起腹部膨隆;胃幽门梗阻可见胃型及蠕动波,小肠梗阻在脐周可见多层梯形肠型,大肠梗阻腹部周边可见宽大的肠型,肝硬化可见腹部静脉曲张等。听诊肠鸣音,腹泻患者可出现肠鸣音亢进,肠麻痹患者肠鸣音减弱或消失。触诊腹壁紧张度及有无压痛、反跳痛等,触诊肝脏、脾脏,判断其大小、硬度和表面情况等。

(三)心理-社会支持状况

评估患者对疾病的性质、过程、预后及防治知识的了解程度。对疾病的正确理解可提高患者治疗的依从性。评估患者的性格、心理状态及疾病对日常生活、工作的影响。评估患者的家庭成员组成,家庭经济、文化、教育背景,对患者所患疾病的认识,对患者的关怀和支持程度。询问医疗费用来源或支付方式,医保情况、慢性病患者出院后的继续就医条件,居住地的初级卫生保健设施等资源。

(四)实验室及其他检查

1. 粪便检查 包括粪便外观、显微镜、细菌学、寄生虫和潜血试验等,对腹泻、肠道出血、肿瘤等疾病的诊断具有重要价值。

2. 血液、尿液检查 蛋白质代谢、血清酶学、胆红素代谢等检查用于肝胆疾病的诊断;血、尿胆红素检查有助于鉴别黄疸的性质;血、尿液淀粉酶测定有助于急性胰腺炎的诊断;各型肝炎病毒标志物的测定用于确定病毒性肝炎的类型;甲胎蛋白(AFP)用于原发性肝癌的诊断和疗效判断,癌胚抗原(CEA)、糖链抗原19-9(CA$_{19-9}$)等用于胃癌、结直肠癌和胰腺癌的诊断和疗效估计。

3. 腹水检查 常规检查可以判断是渗出性或漏出性,

腹水的生化、细菌学及细胞学检查对于鉴别肝硬化、腹腔细菌感染、腹膜结核、腹腔肿瘤等有重要意义。

4. 内镜检查

(1)胃肠镜 胃镜是食管、胃、十二指肠疾病诊断最常用和最准确的检查方法,结肠镜则主要用于观察从肛门到回盲瓣所有结肠直肠的病变。内镜检查不仅可直接观察消化道黏膜病变,还可取活组织进行病理检查。胃肠镜直视下,可取出胃内异物、对出血性疾病进行止血、切除较小良性肿瘤和早期癌等。

(2)胶囊内镜 由胶囊、信号接收系统及工作站三部分组成。胶囊是一种一次性使用的"数码相机",让患者吞服后,胶囊随着消化道蠕动进入体内并拍摄图像,获得的图像同时被传送到信号接收系统。全程检查时间6~9小时,胶囊内镜能动态、清晰地显示小肠腔内的病变,突破了原有小肠检查的盲区,具有操作简单、安全、无痛苦、无交叉感染等优点。

(3)内镜逆行胰胆管造影(endoscopic retrograde cholangiopancreatography,ERCP) 是将内镜插入十二指肠降部,寻找胆胰管开口的乳头,再经活检孔道插入造影导管,注入造影剂,在X线下显示胆系和胰管形态。ERCP既可用于诊断也用于胆胰管疾病的治疗,治疗性ERCP包括内镜下乳头切开术、胆总管取石、狭窄扩张、置入支架等。

(4)超声内镜(endoscopic ultrasonography,EUS)是将内镜和超声相结合的消化道检查技术,经内镜导入微型高频超声探头,在内镜下观察腔内病变的同时进行实时超声扫描,了解黏膜下病变的性质、深度、大小及邻近周围脏器的情况,也可在超声引导下进行穿刺活检、注射药物等。

5. 影像学检查

(1)X线检查 腹部平片可观察腹腔内游离气体,肝、脾、胃等脏器的轮廓,以及肠曲内气体和液体。

(2)胃肠钡餐造影、钡剂灌肠造影 可发现食管、胃、小肠或结肠的炎症、溃疡、肿瘤、食管-胃底静脉曲张等。胃肠钡餐造影检查前禁食12小时;钡剂灌肠造影检查前要行肠道准备。

(3)腹部B超 用于检查肝、胆、脾、胰等脏器的病变,以及腹腔内肿块、腹水。彩色多普勒超声可显示门静脉和下腔静脉的形态,协助门静脉高压的诊断。

(4)计算机X线体层显像(CT)和磁共振显像(MRI) 敏感度和分辨率高,可显示轻微的密度改变而发现病变。

(5)正电子发射体层显像(PET)和放射性核素检查 PET可根据示踪剂的摄取水平将生理过程形象化和数量

化，反映的是生理功能而不是解剖结构，与 CT 和 MRI 互补，PET 可提高消化系统肿瘤诊断的准确性。

【护理诊断/问题】

1. 疼痛：腹痛 与腹腔脏器炎症、缺血、梗阻、溃疡、肿瘤或功能性疾病等有关。

2. 腹泻 与肠道疾病或全身性疾病有关。

3. 有体液不足的危险 与大量呕吐、腹泻、失血有关。

4. 活动无耐力 与频繁呕吐、腹泻导致水、电解质紊乱有关。

5. 焦虑 与频繁呕吐、剧烈腹痛不易缓解有关。

【护理目标】

1. 患者的腹痛逐渐减轻或消失。

2. 腹泻及其引起的不适感减轻或消失。

3. 保证机体所需水、电解质、营养素的摄入，尿量、血生化指标在正常范围。

4. 活动耐力恢复或有所改善。

5. 焦虑程度减轻。

【护理措施】

1. 一般护理

（1）休息与活动 症状明显的患者卧床休息，提供安静、舒适的病室环境，保持室内空气清新、洁净，定时通风，每日 2 次，每次 30 分钟，但避免对流，保持合适的温度（18～20℃）和湿度（50%～60%）。缓解期可适当活动，但应量力而行，避免过度劳累。协助患者采取合适的体位以减轻不适或疼痛。如大量腹水患者一般采取半卧位以减轻腹胀和呼吸困难，急性胰腺炎患者应取抱膝屈曲卧位以减轻疼痛等。

（2）饮食 适量高蛋白、高维生素、高热量、易消化的饮食，避免刺激性食物。具体视病情而定，如消化性溃疡患者避免进食刺激胃酸分泌增加的食物；肝硬化腹水患者应控制水、钠的摄入；肝性脑病患者应限制蛋白质摄入等。

2. 病情观察 密切观察生命体征变化，准确记录 24 小时出入量，动态观察患者的症状体征变化，了解患者病情进展、判断治疗效果。

3. 对症护理

（1）腹痛 观察并记录患者腹痛的部位、性质及程度，发作的时间、频率，持续时间等；指导患者采取深呼吸、冥想、音乐疗法、生物反馈、局部热疗法等非药物性方法缓解疼痛，必要时遵医嘱给予止痛药物。

（2）腹泻 观察排便的次数、量及性状，是否伴随腹痛、发热等症状；腹泻对机体的影响，是否有食欲减退、

睡眠障碍、水电解质酸碱平衡紊乱等表现。以少渣、易消化食物为主，避免生冷、多纤维、刺激性食物，必要时禁食。应用止泻药时注意观察患者排便情况。排便频繁者，排便后应用温水清洗肛周，保持肛周皮肤清洁、干燥，必要时，可使用皮肤保护膜、造口护肤粉以及涂氧化锌软膏、紫草油或肤乐霜等，避免因粪便的刺激导致肛周皮肤损伤。

4. 用药护理 根据患者病情实际情况，遵医嘱及时、准确、合理用药。用药后注意观察药物的疗效及不良反应，并及时与医生沟通，以便能及时调整用药方案。向患者说明药物的作用、用法、用量及影响用药效果的相关因素，以提高患者用药的依从性和治疗效果。

5. 心理护理 根据患者对疾病的了解程度，介绍疾病发生、发展规律，说明治疗和护理措施的目的及作用，解释病情变化状况及各项检查结果，使患者积极主动的配合治疗和护理。急性腹痛、腹泻、出血、穿孔的患者容易出现恐惧、焦虑等不良心理反应，护理中准确评估患者病情，及时了解患者的心理感受，加强沟通，给予鼓励，增强患者战胜疾病的信心。

6. 安全护理 对于恶心、呕吐、腹泻频繁及消化道出血的患者做好安全防护措施，防止跌倒、坠床等不良事件的发生；对于急性胰腺炎、癌症晚期等疼痛患者及情绪不稳定的患者，取得家属配合，加强巡视，避免意外情况的发生。

7. 健康指导

（1）疾病预防知识指导 宣传预防消化系统疾病发生的知识，如：注射甲肝、乙肝疫苗预防甲型、乙型病毒性肝炎；避免高盐、霉变、烟熏、腌制食品及注意饮水卫生，以预防胃癌、肝癌的发生；防治胆道系统疾病，避免暴饮暴食，预防急性胰腺炎的发生。

（2）疾病相关知识指导 注意劳逸结合，避免劳累。向患者说明合理饮食对疾病康复的重要性，介绍不同疾病的饮食要求，避免因饮食不当诱发或加重疾病。向患者介绍疾病的发生、发展和预后，治疗和护理措施的目的和意义，提高患者治疗的依从性。介绍药物的作用及不良反应，说明遵医嘱用药的重要性。遵医嘱按时复诊，病情变化随时就诊。

【护理评价】

1. 患者自述腹痛减轻或消失。

2. 患者的腹泻及其伴随症状减轻或消失。

3. 能保证机体所需水分及电解质、营养素的摄入。

4. 活动耐力增加，活动后无头晕、心悸、气促或直立性低血压。

5. 情绪稳定，焦虑程度减轻。

（冯德香）

PPT

第二节　胃食管反流病

📖 学习目标

知识要求：

1. 掌握 胃食管反流病的临床表现、护理诊断/问题、护理措施。

2. 熟悉 胃食管反流病的诊断要点和处理原则。

3. 了解 胃食管反流病的病因、发病机制、实验室及其他检查。

技能要求：

运用所学知识为胃食管反流病患者提供有效的护理措施。

素质要求：

1. 能在临床护理工作中学会换位思考，体现人文关怀。

2. 能对文化程度低、理解力差的胃食管反流病患者，用通俗易懂的语言进行健康教育。

➡ 案例引导

案例： 患者，男，57岁，因"胸痛1年余，再发1个月"入院。入院查体：T 36.3℃，P 84次/分，R 21次/分，BP 133/83mmHg，神志清，精神差，偶有反酸、胃灼热，多于夜间平卧位发作，未行诊治，后症状持续存在，伴口干、咽痛。心肺腹查体未见异常。

讨论：

1. 该患者得了什么病，依据是什么？

2. 为明确诊断，患者入院后应做哪些检查？

3. 确诊后应给予患者怎样的治疗？

4. 作为责任护士，应将如何进行护理？

胃食管反流病（gastroesophageal reflux disease，GERD）由胃十二指肠内容物反流入食管引起烧心、反酸等症状的一种疾病。根据反流是否导致食管黏膜糜烂、溃疡，GERD可分为糜烂性食管炎（erosive esophagitis，EE）和非糜烂性反流病（non-erosive reflux disease，NERD），其中NERD最常见。GERD是一种常见病，世界各国发病率不同，西方国家较为常见，发病率为10%～20%，40～60岁为发病年龄高峰，男女发病无差异。我国胃食管反流病发病率低于西方国家，病情也较轻。

【病因及发病机制】

胃食管反流病属于动力障碍性疾病，是抗反流防御机制减弱和反流物对食管黏膜攻击共同作用的结果。

1. 抗反流防御机制减弱 抗反流防御机制包括抗反流屏障、食管对反流物的清除功能和食管黏膜的屏障作用。

（1）抗反流屏障结构和功能异常　抗反流屏障是指食管和胃连接处的一个复杂的解剖区域，包括食管下括约肌、膈肌脚、膈食管韧带、食管与胃贲门之间的锐角（His角）等，上述各部分的结构和功能上的缺陷均可造成胃食管反流，其中最主要的是LES的功能状态。LES是功能性括约肌，位于食管下端和胃的连接处。静息状态时此处的压力略高于胃内压，并且维持张力性收缩，起到防止胃内容物逆流进入食管的高压屏障作用。贲门切除术后、食管裂孔疝、腹内压增高（如妊娠、腹水、肥胖、呕吐、负重劳动等）可导致LES结构受损；某些激素（如胆囊收缩素、胰高血糖素、血管活性肠肽等）、食物（如巧克力、高脂肪等）、药物（如钙通道阻滞剂、地西泮等）及胃内压增高（如胃扩张、胃排空延迟）等因素均可引起LES压力降低而导致胃食管反流。

一过性食管下括约肌松弛（transient lower esophageal sphincter relaxation，TLESR）是近年确定的可诱发胃内食物逆流入食管从而造成GERD的一个重要因素。正常吞咽时LES处于松弛状态以便于食物进入胃内，TLESR则是指非吞咽情况下LES一过性、自发性松弛，并且其持续时间明显长于正常吞咽时LES松弛的时间。TLESR既是生理性胃食管反流的主要原因，也是LES静息压力正常的GERD患者的主要发病机制。

（2）食管清除反流物功能下降　食管清除功能主要依靠食管的蠕动和唾液的中和作用来完成。正常情况下，一旦发生胃食管反流，通过食管自发和继发性蠕动性收缩可以清除大约90%的反流物，这是食管清除反流物的主要方式，称为容量清除（volume clearance）。剩余的反流物则由唾液缓慢中和。所以，食管蠕动异常和唾液分泌减少都可引发此病，常见疾病如干燥综合征等。

（3）食管黏膜屏障作用减弱　食管黏膜屏障包括食管

上皮前屏障、上皮防御机制和上皮后防御机制。上皮前屏障包括上皮表面的黏液层、不移动水层和黏膜表面的 HCO_3^-，其作用为防止反流胃酸中的 H^+ 与上皮表面直接接触。上皮防御机制是指上皮固有层，是一种有分泌能力的复层鳞状上皮，在结构及功能上均有防御胃酸损害的作用。上皮后防御机制包括黏膜下丰富的血液供应及相应的血液缓冲系统的作用。血液能调节组织的酸碱平衡，为细胞修复提供氧及营养物质，排出二氧化碳及有毒的代谢产物，并能给细胞间质提供 HCO_3^- 以缓冲 H^+。各种导致食管黏膜屏障功能下降的因素，均使食管黏膜抗反流能力下降，引起黏膜损伤，如长期吸烟、饮酒及进食刺激性食物。

（4）胃排空延迟 胃食管反流常于餐后发生，其反流频率与胃内容物的含量、成分及胃排空情况有关，胃排空延迟者可促进胃食管反流的发生。

2. 反流物对食管黏膜的攻击作用 反流物中具有大量损伤因子，如胆汁酸、胃酸、胃蛋白酶、胰淀粉酶等，这些物质均可以对食管黏膜造成不同程度的损伤。其中，胃酸和胃蛋白酶是反流物中损害食管黏膜的主要成分。此外，发生胆汁反流时，胆汁中的非结合胆盐和胰酶对食管黏膜也产生损害作用。

【临床表现】

1. 胃灼热或胸痛 胃灼热是 GERD 最常见的典型症状之一。胃灼热是指胸骨后烧灼感，多在进餐后 1 小时左右出现，卧位、弯腰或剧烈运动时可诱发，过热、过酸食物、吸烟可导致此症状加重，口服抑酸剂后症状多可消失。但胃酸缺乏者，胃灼热症状主要由胆汁反流所致，故服用抑酸剂效果不明显。需要注意的是，胃灼热的严重程度与病变的轻重程度往往不平行。部分 GERD 患者并无胃灼热感，可表现为胸痛、上腹痛、上腹烧灼感、嗳气等不典型的症状，甚至可引起类似于心肌缺血性胸痛的表现，而不伴典型的胃灼热症状。因此，在进行胃食管反流的评估前需先排除心脏因素。

2. 反流 反流也是本病最常见的典型症状之一，是指胃内容物向咽部或口腔方向流动的感觉，常于餐后、弯腰或夜间卧床睡眠时出现，多在胃灼热或胸痛发生前出现。

3. 吞咽困难 GERD 的初期常因食管炎引起继发性食管痉挛而出现间歇性吞咽困难，后期则由于食管瘢痕形成导致狭窄，此时胃灼热或胸痛可有所减轻，但出现永久性吞咽困难，进食固体食物时可在剑突处引起堵塞感或疼痛感。

4. 食管外症状 反流也可引起口腔、咽喉、气道等食管邻近组织损害，出现食管外表现，如哮喘、慢性咳嗽、特发性肺纤维化、声嘶、咽喉炎和牙蚀症等。反流的胃液侵蚀咽部、声带和气管可引起慢性咽炎、慢性声带炎和慢性气管炎，称为 Delahunty 综合征。胃液反流及胃内容物吸入呼吸道可引起吸入性肺炎。一些患者述咽部不适，有异物感、棉团感或堵塞感，但无真正吞咽困难，称为癔球症。

5. 并发症

（1）上消化道出血 食管黏膜糜烂及溃疡可导致呕血和（或）黑便，伴有不同程度的缺铁性贫血。

（2）食管狭窄 反流性食管炎长期、反复发作可导致纤维组织增生，最终导致瘢痕狭窄。

（3）Barrett 食管 食管下段的鳞状上皮被柱状上皮覆盖，称 Barrett 食管，其腺癌的发生率较正常人高 10～20 倍。

【实验室及其他检查】

1. X 线检查 食管钡剂造影可显示有无黏膜病变、狭窄、食管裂孔疝等，并可显示有无钡剂从胃反流至食管，因而对诊断有互补作用，但敏感度较低。

2. 内镜检查 内镜及病理检查对于诊断 GERD 及评估其严重程度具有重要的价值。所以对于具有反流症状的初诊患者，特别是症状发作频繁、程度严重、伴有消瘦、黑便或有肿瘤家族史的患者，应建议其首先行内镜检查。内镜检查未发现食管黏膜损伤时，一般不行活组织检查。

3. 质子泵抑制剂（PPI）试验 质子泵抑制剂试验简便有效，可作为 GERD 酸反流的诊断试验。PPI 试验原理是因为质子泵抑制剂可以抑制酸分泌，当反流物 pH > 4.0 时，胃灼热/反酸的症状会减轻或消失，这样就会提示症状与酸反流相关。对于出现胃灼热/反流症状，内镜阴性的患者，怀疑是 NERD，使用标准剂量 PPI，每日 2 次，连续使用 1～2 周。若症状减轻 50% 以上，则认为 PPI 试验阳性，这样可以确诊为 NERD。PPI 试验的敏感性虽然高，但是特异性较低。

4. 24 小时食管 pH 监测 内镜检查和 PPI 试验后仍不能明确诊断时，应采用 24 小时食管 pH 监测，这是目前鉴定反流的"金标准"。24 小时食管 pH 监测能详细显示酸反流、昼夜酸反流规律、酸反流与症状的关系以及患者对治疗的反应，主要检测指标如下。①总酸暴露时间：24 小时内食管 pH < 4 的总时间、立卧位时 pH < 4 的时间及其占总时间的百分比；②酸暴露频率：pH < 4 的次数；③酸暴露的持续时间：反流持续时间 ≥ 5 分钟的次数及最长反流持续时间。根据 pH 监测指标有计算机测算酸反流积分，> 15 分为阳性。

5. 食管测压 可测定 LES 的长度和部位、LES 压、LES 松弛压、食管体部压力及食管上括约肌压力等。LES 压 < 6mmHg 易导致反流。

6. 唾液胃蛋白酶检测 胃蛋白酶是由胃主细胞分泌的一种大分子消化酶，在 pH 值为 2.0 时活性最大，pH 值为 6.5 时失去活性，当 pH 值从 6.5 降为 2.0 以下时仍可恢复活性，其反流至食管和咽喉部时可引起不适症状。正常情况下咽喉、口腔、鼻腔及支气管中不存在胃蛋白酶，如在痰液、唾液、中耳分泌物/灌洗液、鼻腔分泌物/灌洗液中检测出胃蛋白酶存在，即提示胃食管反流存在，且如在以上部位检测出胃蛋白酶，则提示胃食管反流。对唾液中胃蛋白酶进行检测是一种敏感、简便、无创的诊断 GERD 的方法，可用于辅助 GERD 的诊断。

7. 食管滴酸试验　在滴酸过程中，出现胸骨后疼痛或胃灼热者为阳性，一般在滴酸的最初 15 分钟内出现。

【诊断要点】

（1）有反酸、胃灼热、胸骨后疼痛等典型症状者。

（2）质子泵抑制剂试验阳性者。

（3）内镜检查提示 RE 阳性者。

（4）24 小时食管 pH 监测阳性者。

（5）GredQ 量表对胃灼热、反流、上腹痛、恶心、有无睡眠障碍和是否需要服用非处方药物这 6 项症状在 1 周内的发作频率进行评分，将胃灼热、反流、有无睡眠障碍和非处方药物服用频率按 0、1、2～3、4～7d 分别评为 0、1、2、3 分。

（6）将上腹痛和恶心的发作频率，按 0、1、2～3、4～7d 分别评为 3、2、1、0 分，总分 18 分，≥8 分即可诊断为 GERD。

（7）高分辨率食管测压（high resolution manometry，HRM）　可明确是否合并食管裂孔疝。食管裂孔疝患者的食管测压主要表现为食管下段出现双压力带，呼吸压力反转点下移，LES 压力下降，低于正常值。HRM 还能够反映食管的运动功能，为手术方式的选择提供依据。

⊕ 知识链接

GERD 的多学科诊疗团队模式

GERD 的临床表现是多种多样的。为减少长期漏诊或误诊，提高我国 GERD 的诊治水平，需要通过多学科诊疗团队（multi - disciplinary team，MDT）模式在多个学科诊治的互鉴和融合下，选择最适合患者的个体化治疗方案，最大限度地改善 GERD 患者的生活质量。

参加胃食管反流病 MDT 的科室主要包括 GERD 专科、耳鼻喉科、呼吸科、心内科、消化科、胸外科、普外科、口腔科、急诊科、心理科、中医科、影像科等。必要时邀请其他相关学科以及营养、护理方面的专家参与。MDT 成员由相关科室具有一定临床经验、能够独立处理本学科方面的相关问题、了解专业相关前沿知识的人员组成。

【处理原则】

GERD 的治疗目标是缓解症状、治愈食管炎、提高生活质量、预防并发症和复发。

（一）生活方式干预

改变生活方式是 GERD 治疗的一部分，包括减轻体重、抬高床头、戒烟、限酒、避免睡前进食及避免食用可能诱发反流症状的食物，如浓茶、咖啡、可乐、巧克力、辛辣或酸性食物、高脂饮食等，避免降低 LES 压力和影响胃排空的药物，如硝酸甘油、抗胆碱能药物、茶碱、钙通道阻滞剂等以及减少引起负压增高的因素，如肥胖、便秘、长时间弯腰劳作等。改变生活方式是 GERD 的基础治疗，但仅对部分患者有效。

（二）抑制胃酸分泌

反流至食管的胃酸是 GERD 的主要致病因素。此外，GERD 的食管黏膜损伤程度与食管酸暴露时间呈正相关，食管炎的愈合率与 24h 胃酸抑制程度亦呈正相关。所以，抑制胃酸分泌是治疗 GERD 的主要措施，常用药物包括 H_2 受体拮抗剂（H_2RA）和质子泵抑制剂（PPI），包括初始与维持治疗两个阶段。

1. 初始治疗　目的是尽快缓解症状，治愈食管炎。

（1）H_2RA　常用药物有西咪替丁、雷尼替丁、尼扎替丁、法莫替丁和罗沙替丁等，治疗 GERD 的食管炎愈合率为 50%～60%，胃灼热症状缓解率为 50%，但不能有效抑制进食刺激引起的胃酸分泌，且症状缓解时间短，4～6 周后大部分患者出现药物耐受，长期疗效不佳，故适用于轻至中度 GERD 的治疗。H_2RA 安全性好、控制夜间酸分泌更有效，但如患者年龄大、伴肾功能损害和其他疾病时，易产生不良反应，常见腹泻、头痛、嗜睡、疲劳、便秘等，因此 H_2RA 在老年 GERD 患者需慎用。

（2）PPI　是 GERD 治疗中的首选药物，抑酸作用强，适用于症状重，有严重食管炎的患者。奥美拉唑用量一般为 20mg、bid 口服，推荐疗程 4～8 周，糜烂性食管炎的内镜下愈合率约 90%。单剂量 PPI 治疗无效可改用双倍剂量，一种 PPI 无效可尝试换用另一种 PPI。PPI 亦适用于 NERD，但疗效不如糜烂性食管炎，疗程也不确定。目前常用的其他 PPI 包括艾司奥美拉唑、兰索拉唑、右旋兰索拉唑、泮托拉唑、雷贝拉唑、艾普拉唑等。

2. 维持治疗　目的是巩固疗效、预防复发，用最小的剂量达到长期治愈的目的。PPI 是主要药物，H_2RA 长期使用会产生耐受性，一般不适合长期维持治疗。目前维持治疗的方法有 3 种，即维持原剂量、减量或间歇用药和按需治疗。

（三）促进胃肠动力

适用于轻症患者。常用药物包括多潘立酮、曲美布汀、西尼必利、莫沙必利、伊托必利等。此类药物可能通过增加 LES 压力、改善食管蠕动功能、促进胃排空从而达到减少胃内容物反流及减少其在食管的暴露时间。当抑酸药物治疗效果不佳时，应考虑联合使用促动力药物，特别是对于伴有胃排空延迟的患者。促动力药物存在一定的不良反应，如腹痛、腹泻、口干等消化系统以及心悸、心电图 QT 间期延长等心血管系统不良反应，多潘立酮亦可使血催乳素水平升高，引起非哺乳期泌乳等不良反应。

（四）抗酸治疗

中和胃酸，升高胃内容物 pH，常用药物有铝碳酸镁、碳酸氢钠、碳酸钙、氢氧化铝、氢氧化镁等。仅用于轻症、间歇发作患者缓解临床症状。而妊娠期的 GERD 管理必须个体化，抗酸剂或硫糖铝被认为是一线治疗药物。

（五）黏膜保护剂

主要包括硫糖铝和枸橼酸铋钾，黏膜保护剂不良反应较少，少数患者可引起便秘、皮疹、消化不良、恶心等不良反应。

（六）抗抑郁或焦虑治疗

三环类抗抑郁药和选择性 5 - 羟色胺再摄取抑制剂可用于伴有抑郁或焦虑症状的 GERD 患者的治疗。

（七）手术与内镜治疗

GERD 手术与内镜治疗的目的是增强 LES 抗反流作用，缓解症状，减少抑酸剂的使用，提高患者的生活质量。抗反流手术也是维持治疗的一种选择，但对症状不典型、抑酸治疗效果差的患者，手术疗效通常不能达到预期目标。相对于外科或腔镜手术，内镜治疗创伤小、安全性较好，但疗效需进一步评估。目前 GERD 内镜治疗方法有内镜缝合（胃腔内折叠术）、射频消融术、内镜下注射治疗和（或）植入治疗等。

（八）并发症的治疗

对于 Barrett 食管患者应长期维持 PPI 治疗，并定期进行内镜复查。GERD 相关食管狭窄的主要治疗方法是气囊扩张，但术后复发率较高，扩张后需 PPI 维持治疗，以改善吞咽困难的症状及减少再次扩张的需要。

【护理诊断/问题】

1. 疼痛：胸痛 与胃酸反流刺激食管黏膜有关。

2. 吞咽障碍 与反流引起食管狭窄有关。

3. 焦虑 与病程长、症状持续、生活质量受影响有关。

4. 知识缺乏 缺乏有关疾病的病因及防治知识。

【护理措施】

（一）一般护理

1. 环境 保持环境安静、整洁，空气清新，定时通风，温湿度适宜，减少对患者的不良刺激和心理压力。

2. 休息与活动 避免饭后剧烈运动，白天进餐后不宜立即卧床，睡眠时将床头抬高 15～20cm，以改善平卧位食管的排空功能。

3. 饮食 避免饮食过多、过快、过饱；避免睡前进食；避免应用引起胃排空延迟和促进反流的药物和食物，如钙拮抗剂、茶碱、地西泮、浓茶、咖啡、巧克力、西红柿、橘子，以高蛋白、低脂肪、无刺激、易消化食物为宜，少食多餐，戒烟、限酒。

（二）病情观察

观察胃灼热、吞咽困难的程度、持续时间及伴随症状；观察疼痛部位、性质、程度、持续时间及伴随症状，及时发现和处理异常情况。向患者及家属讲解疼痛的原因，消除患者的紧张情绪。

（三）对症护理

（1）疼痛时深呼吸 以腹式呼吸为主，减少胸部压力刺激。

（2）舒适体位 取患侧卧位及半卧位，可减轻腹壁紧张，减轻疼痛。

（3）保持情绪稳定 焦虑的情绪易引起疼痛加重。

（4）教会患者一些放松和转移注意力的技巧 如听轻音乐、嚼口香糖、看小说或漫画等分散注意力。

（四）用药护理

遵医嘱使用促进胃肠动力、减少胃酸分泌、保护食管黏膜和抗焦虑、抑郁的药物。向患者及家属说明药物的作用、机制、使用方法及可能出现的不良反应。鼓励患者足量足疗程治疗，避免随意的减药或停药。详见本章第四节"消化性溃疡"。

（五）心理护理

胃食管反流病为消化系统常见病和多发病，不少患者有许多叙述不清的身体不适，同时对自己健康有过度的担忧。应使患者认识到纠正和消除来自社会、环境的不良刺激，使不正常的心理状态恢复正常，再配合药物治疗，GERD 的治疗才能收到满意疗效。另外，病程较长、病情反复者存在焦虑、抑郁和恐惧等负性情绪，甚至失去治疗的信心。护理人员应多与患者沟通，倾听患者的心理需求，通过关爱患者、疏解患者不良情绪，设法减少和转移患者对疾病的过分担忧和注意，减轻心理压力，建立起战胜疾病的信心。

（六）健康指导

1. 疾病预防知识指导 嘱患者保持良好的心理状态，

穿宽松衣物，以减少由于衣物过紧而造成的腹压增高。鼓励患者适当控制体重，减少由于腹部脂肪过多引起的腹压增高。睡眠时抬高床头 15~20cm，利用重力作用改善平卧位食管的排空功能；避免如身体屈曲、鞠躬、头低位等可能诱发或加剧胃食管反流患者症状的姿势。

2. 疾病相关知识指导 ①活动与休息：餐后避免剧烈运动，劳逸结合，避免劳累。②饮食：多食蔬菜水果，保持大便通畅，防止便秘，避免腹压增高诱发反流。戒烟戒酒，控制体重，少量多餐，避免饱餐及摄入刺激胃酸分泌增多的食物，如高脂食物、巧克力、薄荷、浓茶、碳酸饮料等。避免睡前 3 小时进食。③用药指导：指导患者遵医嘱用药，了解药物的主要不良反应。应用抑酸剂的患者，治愈后逐渐减少用药剂量，直至停药或改用缓和的其他制剂再逐渐停药。嘱患者平时自备硫糖铝、铝碳酸镁等碱性药物，出现不适症状时可服用。避免使用降低食管下段括约肌（LES）张力和胃排空延缓的药物，如激素、抗胆碱能药物、茶碱、地西泮、钙通道阻滞剂等。④随访：指导患者出现胸痛、胸骨后灼热感、吞咽困难等症状加重时，应及时就诊。

⊕ **知识链接**

胃食管反流病的三级预防

一级预防：针对一般人群，普及防病知识，宣传健康生活方式，避免烟酒，节制饮食，如过重或肥胖需减轻体重，避免辛辣酸甜等刺激性食物，避免增加腹压的因素。

二级预防：针对高危人群定期社区筛查，对危险人群进行监测，积极控制危险因素。

三级预防：针对患患者群，积极进行治疗性生活干预，指导合理用药，控制食管反流症状及预防并发症，改善患者的生命质量，对伴有 Barrett 食管等并发症者，应定期接受内镜检查。

【预后】

GERD 的预后个体差异较大，内科治疗可以缓解大多数患者的症状，预后较好，但容易复发，需长期服药。

（冯德香）

PPT

第三节 胃 炎

📖 **学习目标**

知识要求：

1. 掌握 急、慢性胃炎的临床表现、护理诊断/问题、护理措施。

2. 熟悉 急、慢性胃炎的病因或诱因、诊断要点和处理原则。

3. 了解 急、慢性胃炎的实验室及其它检查。

技能要求：

1. 能运用所学知识正确地为急、慢性胃炎患者进行饮食护理。

2. 能运用所学知识为急、慢性胃炎患者进行用药指导。

素质要求：

1. 根据疾病特点，给予急、慢性胃炎患者疾病预防知识指导，减少疾病的复发。

2. 临床工作中根据患者的文化程度及理解力，给予急、慢性胃炎患者进行有效的健康教育。

⇒ **案例引导**

案例： 患者，女，26 岁，因"腹痛 1 天、呕吐 5 小时"入院。患者 1 天前因感冒口服抗病毒药物，2 小时后出现阵发性上腹部绞痛，伴有恶心、呕吐6~8次，为胃内容物及水样物，无呕血及黑便，伴头晕、全身无力。体格检查：T 37.1℃，P 88 次/分，R 22 次/分，BP 120/80mmHg，神志清，精神差，无脱水貌，心肺查体未见异常。腹软，剑突下偏左压痛，无反跳痛，麦氏点无压痛。

讨论：

1. 该患者最可能的疾病诊断是什么？

2. 疾病确诊后应该给予怎样的治疗？

3. 作为护士，应给予患者哪些护理措施？

胃炎（gastritis）是最常见的消化系统疾病之一，是多种不同病因引起的胃黏膜急性和慢性炎症，是胃黏膜对各种损伤的反应过程，包括上皮损伤、黏膜炎症反应和上皮再生三个过程。可表现为上腹部疼痛、消化不良、上消化道出血、癌变等。按照临床发病的缓急和病程的长短可分为急性胃炎和慢性胃炎。

一、急性胃炎

急性胃炎（acute gastritis）是由多种病因引起的急性胃黏膜非特异性炎症，病变严重者可累及黏膜下层与肌层，甚至深达浆膜层。内镜检查可见胃黏膜充血、水肿、糜烂和出血等一过性病变。临床上按病因及病理变化的不同，分为急性单纯性胃炎、急性糜烂出血性胃炎（acute erosive – hemorrhagic gastritis）、急性腐蚀性胃炎、急性化脓性胃炎、急性幽门螺杆菌（Hp）胃炎和急性胃黏膜病变，其中临床上以急性糜烂出血性胃炎最为常见，而由于抗生素广泛应用，急性化脓性胃炎已罕见。急性胃黏膜病变是以胃黏膜多发不同程度糜烂、浅溃疡和出血为特征的病变。

【病因与发病机制】

1. 理化因素

（1）过冷、过热、过于粗糙的食物和浓茶、咖啡等刺激性饮料及烈性酒、刺激性调味品等，均可刺激胃黏膜，破坏黏膜屏障，造成胃黏膜损伤和炎症。

（2）非甾体抗炎药（non – steroid anti – inflammatory drugs, NSAIDs） 是一类具有抗炎、镇痛、解热等作用的药物，如阿司匹林、吲哚美辛等。NSAIDs 主要是通过抑制环氧化酶（cyclooxygenase, COX）、阻断前列腺素和血栓素 A_2（thromboxane A_2, TXA_2）的产生而起到抗炎、镇痛、退热、抗血小板聚集等作用。NSAIDs 抑制 COX 的产生，使内源性的前列腺素特别是 PGE_1、PGE_2 和 $PGEI_2$ 的合成减少，继而影响胃黏膜细胞分泌黏蛋白和表面磷脂，削弱了胃黏膜屏障，同时抑制了胃和十二指肠上皮中碳酸盐的分泌，削弱了上皮的修复和更新。NSAIDs 还可以干扰生长因子，减少溃疡边缘的内皮细胞增生，减少溃疡创面的血管生成，减少肉芽组织的生长，使溃疡愈合延期。NSAIDs 引起的胃炎以黏膜弥漫的出血点、出血斑以及表浅糜烂为主要的内镜下表现。特别是要注意有高危因素的患者，如溃疡病史、吸烟、高龄（＞60 岁）、幽门螺杆菌感染、饮酒、服用两种以上 NSAIDs 以及长时间、大剂量服用 NSAIDs 等更易出现上消化道黏膜损伤、溃疡，甚至消化道出血。

2. 生物因素 包括细菌及其毒素。常见致病菌为沙门菌、嗜盐菌、致病性大肠埃希菌等，常见毒素为金黄色葡萄球菌或毒素杆菌毒素，尤其是前者较为常见。进食污染

细菌或毒素的食物数小时后即可发生胃炎或同时合并肠炎，此即急性胃肠炎。葡萄球菌及其毒素摄入后发病更快。近年因病毒感染而引起本病者也不在少数。

3. 精神、神经因素 精神、神经功能失调，各种急重症的危急状态，以及机体的变态（过敏）反应均可引起胃黏膜的急性炎症损害。全身感染、严重创伤、颅内高压、大手术、休克及过度紧张、劳累等均可导致应激状态。在应激状态下，交感神经及迷走神经均处于兴奋状态，前者使得黏膜血管收缩，血流量减少，后者则使得黏膜下动静脉短路开放，黏膜缺血缺氧加重，导致胃黏膜上皮损害，发生糜烂和出血。严重休克可导致 5 - 羟色胺及组胺释放，前者刺激胃壁细胞释放溶酶体，直接损伤胃黏膜；后者则增加胃蛋白酶及胃酸的分泌而损害胃黏膜屏障。如烧伤所致者称 Curling 溃疡（Curling's ulcer），中枢神经系统病变所致者称 Cushing 溃疡（Cushing's ulcer）。

4. 其他 胃内异物或胃石、胃区放射治疗均可作为外源性刺激，可导致胃黏膜糜烂，甚至溃疡。

【病理】

急性胃炎的组织学检查可见胃黏膜充血、水肿或糜烂，黏膜表面有片状灰黄色渗出物和黏液，呈点状、片状或者相互融合，受累部位可局限于胃窦、胃体和胃底，也可全胃受累。大多数患者病变局限在黏膜层，不侵及黏膜肌层。表层上皮细胞坏死脱落而产生浅表糜烂，固有膜血管损害则引起出血和血浆外渗。但是，严重者深度糜烂可累及黏膜下层甚至全层，发生穿孔，此种情况多出现在腐蚀性胃炎、化脓性胃炎、缺血性胃炎和放射性胃炎。急性胃炎在显微镜下还可看到固有膜组织中有大量中性多核粒细胞、浆细胞、单核细胞和少量的淋巴细胞、嗜酸性粒细胞浸润，并有水肿，表层上皮细胞变低平，特别是腺体细胞有不同程度的变性坏死。脱落的上皮细胞和中性粒细胞可充斥腺体的管腔，黏膜血管充血。偶见组织间质出血，严重者黏膜下层亦有水肿和充血。

【临床表现】

多数急性起病，症状轻重不一。

1. 急性单纯性胃炎 患者主要临床表现包括上腹饱胀、隐痛、食欲缺乏、嗳气、恶心、呕吐等。腹痛位于腹部正中偏左或脐周压痛，呈阵发性加重或持续性钝痛，伴腹部饱胀、不适。少数患者会出现剧痛。

2. 沙门菌或金黄色葡萄球菌及其毒素致病 患者常于进食不洁食物数小时或 24 小时内发病，多伴有腹泻、发热，严重者有脱水、酸中毒或休克等。

3. 糜烂出血性胃炎 患者可无症状或被原发疾病症状所掩盖，也可以表现为腹痛、腹胀、恶心等非特异性消化不良症状。严重者发病急骤，在原发病的病程中突发上消

化道出血，表现为呕血和（或）黑便。据统计，所有上消化道出血的患者中，由急性糜烂出血性胃炎引起者占 10%～30%，仅次于消化性溃疡。大量出血可引起晕厥或休克，查体时可表现为上腹部有不同程度的压痛。

【实验室及其他检查】

1. 胃镜检查　是最有价值、最可靠的诊断手段。可直接观察胃黏膜病变及其程度，一般应在大出血后 24～48 小时内进行，镜下可见黏膜广泛充血、水肿、糜烂、出血，表面附有黏液和炎性渗出物。幽门螺杆菌（Hp）感染时还可见到胃黏膜微小结节形成（又称胃窦小结节增生），可同时取病变部位组织进行幽门螺杆菌和病理学检查。一般 NSAIDs 或乙醇所致的胃黏膜损以胃窦为主，而应激所致者以胃底、胃体为主。

2. X 线钡餐造影　多数胃炎病变在黏膜表层，钡餐造影难有阳性发现。胃窦部位有浅表炎症者可呈现胃窦部激惹征，黏膜纹理增粗、迂曲、锯齿状，幽门前区呈半收缩状态，可见不规则痉挛收缩，气钡双重造影效果较好。

3. 幽门螺杆菌检测

（1）胃黏膜组织切片染色与培养　Hp 培养需在微氧环境下用特殊培养基进行，3～5 天可出结果，是最精确的诊断方法。

（2）尿素酶试验　此法快速、简单、特异性和敏感性可达 90% 以上。

（3）血清 Hp 抗体检测　即使是 IgM 抗体也可在 Hp 清除几个月后仍保持阳性，故限制了其诊断意义。

（4）核素标记尿素呼气试验　患者口服一定量同位素（^{13}C 或 ^{14}C）标记的尿素，如果患者消化道内含有 Hp，则 Hp 产生的尿素酶可将尿素分解产生 CO_2，由肺呼出，通过测定呼出气体中 ^{13}C 或 ^{14}C 含量即可判断胃内 Hp 感染程度，其特异性和敏感性均达 90% 以上。^{13}C 标记的尿素没有放射性，诊断的特异性和敏感性更高，可用于各类人群。^{14}C 标记的尿素具有一定的放射性，不宜用于孕妇、儿童及哺乳期妇女，其诊断的敏感性和特异性相对略低。

4. 粪便检查　粪便潜血试验阳性。

【诊断要点】

具有上述临床表现及相关危险因素者（如近期服用 NSAIDs 等药物、大量饮酒或疾病严重状态），如出现呕血和（或）黑便应考虑急性胃炎的诊断。依据病史、临床表现及胃镜检查发现胃黏膜糜烂及出血病灶诊断并不困难。糜烂出血性胃炎确诊依靠早期胃镜检查，超过 48 小时病变可能因胃黏膜快速修复而不复存在。

【处理原则】

1. 急性单纯性胃炎　首先应去除病因，适当休息，清淡流质饮食，酌情短期禁食 1～2 餐。呕吐、腹泻剧烈应注意维持水、电解质及酸碱平衡；对症处理，并可给予黏膜保护剂；细菌感染所致者应给予抗生素治疗；腹痛剧烈者可给予阿托品或山莨菪碱（654－2）。

2. 急性糜烂出血性胃炎　首先应积极治疗原发病，去除致病因素。除应用黏膜保护剂外，如疼痛明显、胃镜下糜烂、出血病灶广泛者应给予抑制胃酸分泌的药物 H_2RA 或 PPI。

3. 急性胃黏膜病变　对于存在应激状态，可能引起急性胃黏膜病变的患者应预防性应用抑酸药物；长期服用非甾体抗炎药物患者应首选肠溶片，选择性 COX－2 抑制剂，饭后服用或加用 PPI。已经发生急性胃黏膜病变的患者应予以黏膜保护剂及抑酸药物，首选 PPI。

【护理诊断/问题】

1. 舒适的改变　与胃黏膜受损、上腹痛有关。

2. 知识缺乏　缺乏有关疾病的病因及防治知识。

3. 潜在并发症　上消化道出血。

【护理措施】

目的在于去除致病因素，使患者疼痛缓解，减少相关并发症的发生，或并发症发生后能得到及时治疗与处理。

1. 一般护理

（1）活动与休息　患者应注意休息，减少活动。对急性应激所致或伴有消化道出血者应卧床休息，同时做好患者的心理疏导，减轻或解除其精神紧张、焦虑情绪，保证身心两方面得以充分的休息。

（2）饮食　进食应定时、有规律，少量多餐，避免辛辣、生硬刺激性食物，忌暴饮暴食、饮酒等。一般进食营养丰富的温凉、少渣、半流质饮食。若有少量出血者可给予牛奶、米汤等流质饮食，以中和胃酸并且有利于黏膜的修复。急性大出血或呕吐频繁时应禁食。

（3）环境　为患者创造整洁、舒适、安静的环境，定时开窗通风，保证空气新鲜及温湿度适宜，使其心情舒畅。

2. 病情观察　观察患者呕吐的次数及呕吐物的性质和量的情况。一般呕吐物为消化液和食物且时有酸臭味。混有大量胆汁时呈绿色，混有血液呈鲜红色或棕色残渣。及时为患者清理呕吐物、更换衣物，协助患者采取舒适体位。观察患者呕血与黑便的颜色、性状和量的情况，必要时遵医嘱给予输血、补液、补充血容量治疗。

3. 对症护理

（1）腹痛　急性发作时应卧床休息，并可用转移注意力、做深呼吸、听轻音乐等方法来减轻焦虑，缓解疼痛。用热水袋热敷胃部，以解除胃痉挛，减轻腹痛。遵医嘱给患者以黏膜保护剂及 PPI 时，注意观察药物的疗效及不良反应。

（2）呕吐 呕吐时应给予患者身体支持和心理安抚。扶住患者的前额或给予身体支撑，防止因头晕、乏力、虚弱等发生跌倒。观察呕吐物颜色、性状和量，必要时采集标本送检。患者呕吐后，及时帮助其漱口，保持口腔清洁和舒适。更换因呕吐污染的衣服、被褥，整理周围环境，避免不良刺激。轻度呕吐者进食清淡食物，鼓励口服补液；呕吐剧烈者应禁食，卧床休息，并遵医嘱使用止吐药物。避免食用刺激性强的食物，如咖啡、浓茶及过冷、过热、油炸、辛辣等食物。

4. 用药护理 指导患者正确服用阿司匹林、吲哚美辛等对胃黏膜有刺激的药物，必要时应用抑酸剂、胃黏膜保护剂预防本病的发生。详见本章第四节消化性溃疡的用药护理。

5. 心理护理 耐心解答患者及家属提出的相关问题，以消除其紧张情绪。紧张、焦虑还可影响食欲及消化能力，以及对治疗的信心，情绪稳定则有利于减轻患者症状。

6. 安全护理 防止因头晕、乏力、虚弱等发生意外事件。

7. 健康指导

（1）疾病预防知识指导 向患者及家属介绍急性胃炎的有关知识、预防方法和自我护理措施。

（2）疾病相关知识指导 ①休息与活动：生活要有规律，应保持轻松愉快的心情，避免过度劳累。②饮食：注意饮食卫生，进食应有规律，避免过热、过冷、辛辣食物及咖啡、浓茶等刺激性饮料；嗜酒者应戒酒，以防止酒精损伤胃黏膜。③用药指导：合理使用对胃黏膜有刺激的药物，使用时应同时服用抑酸剂。④随访：若患者出现呕血、黑便等消化道出血征象时，应及时就诊。

【预后】

多数胃黏膜糜烂和出血患者可自行愈合及止血；少数患者黏膜糜烂可发展为溃疡，使并发症增加，但通常药物治疗效果较好。

二、慢性胃炎

⇒ 案例引导

案例：患者，男，43 岁，因"上腹部隐痛、腹胀、嗳气 1 年"入院。体格检查：T 36.5℃，P 80 次/分，R 20 次/分，BP 125/70mmHg，神志清，精神差，心肺检查未见异常，腹软，有压痛、无反跳痛，肝脾肋下未触及。血常规示：WBC 5.4×10^9/L，Hb 100g/L，PLT 118×10^9/L，大便潜血试验阳性。

讨论：

1. 该患者最可能的疾病诊断是什么？

2. 确诊该病最主要的依据是什么？

3. 针对该患者应给予哪些护理措施？

慢性胃炎（chronic gastritis）是由多种病因引起的胃黏膜慢性炎症或萎缩性病变，病理以淋巴细胞和浆细胞浸润为主要特点，部分患者后期可出现胃黏膜固有腺体萎缩和化生，继而出现上皮内瘤变，与胃癌的发生密切相关。幽门螺杆菌（Helicobacter pylori，Hp）感染是最常见的原因。

大多数慢性胃炎患者无任何症状，由幽门螺杆菌引起的慢性胃炎呈世界范围分布，发展中国家的感染率高于发达国家，我国慢性胃炎发病率呈上升趋势，而 Hp 感染率呈下降趋势。我国 Hp 感染率已由 2000 年的 60.5% 降至 2017 年的 52.2% 左右。幽门螺杆菌感染几乎无例外地引起胃黏膜炎症，感染后一般难以清除而变成慢性感染。

【分类】

根据病理组织学改变和病变在胃的分布部位，结合可能病因，慢性胃炎可分为慢性非萎缩性胃炎（non - atrophic chronic gastritis）、慢性萎缩性胃炎（atrophic chronic gastritis）和特殊类型胃炎三大类。

1. 慢性非萎缩性胃炎 慢性非萎缩性胃炎既往称为慢性浅表性胃炎，是指病变不伴有胃黏膜萎缩性改变，胃黏膜层以淋巴细胞和浆细胞为主的慢性炎症细胞浸润。根据炎症分布的部位，可再分为胃窦胃炎、胃体胃炎和全胃炎。幽门螺杆菌感染首先发生胃窦胃炎，然后逐渐向胃近端扩展为全胃炎，全胃炎发展与否及发展速度存在明显的个体差异和地区差异；自身免疫引起的慢性胃炎主要表现为胃体胃炎。

2. 慢性萎缩性胃炎 慢性萎缩性胃炎是指胃黏膜上皮遭受反复损害导致固有腺体的减少，伴或不伴肠腺化生和（或）假幽门腺化生的一种慢性胃部疾病。慢性萎缩性胃炎又可再分为多灶萎缩性（rnultifocal atrophic）和自身免疫性（autoimmune）两大类。前者萎缩性改变在胃内呈多灶性分布，以胃窦为主，多由幽门螺杆菌感染引起的慢性非萎缩性胃炎发展而来；后者萎缩改变主要位于胃体部，多由自身免疫引起的胃体胃炎发展而来。

3. 特殊类型胃炎 特殊类型胃炎种类很多，由不同病因所致，临床上较少见，如感染性胃炎、化学性胃炎等。

【病因与发病机制】

1. 幽门螺杆菌感染 幽门螺杆菌（Hp）是慢性胃炎最主要的病因，其机制为：Hp 具有鞭毛，能在胃内穿过黏液层移向胃黏膜，其所分泌的黏附素能使其贴紧上皮细胞，直接侵袭胃黏膜；Hp 释放尿素酶分解尿素产生 NH_3，从而保持细菌周围中性环境，有利于其在胃黏膜表面定植，损伤上皮细胞；Hp 分泌空泡毒素引起细胞损害和炎症；Hp 菌体胞壁可作为抗原诱导免疫反应。这些因素的长期存在导致胃黏膜的慢性炎症。

幽门螺杆菌感染作为慢性胃炎病因的临床证据包括：①70%～90%慢性活动性胃炎患者胃黏膜中可检出幽门螺杆菌；②幽门螺杆菌在胃内的分布与胃内炎症分布一致；③根除幽门螺杆菌可使胃黏膜炎症消退；④从志愿者和动物模型中可复制幽门螺杆菌感染引起的慢性胃炎。

2. 饮食和环境因素　长期幽门螺杆菌感染，在部分患者可发生胃黏膜萎缩和肠化生，即发展为慢性多灶萎缩性胃炎。但幽门螺杆菌感染者胃黏膜萎缩和肠化生的发生率存在很大的地区差异，如印度、非洲、东南亚等地人群幽门螺杆菌感染率与日本、韩国、哥伦比亚等国相当甚至更高，但前者胃黏膜萎缩和肠化生发生率却远低于后者。这提示慢性萎缩性胃炎的发生和发展还涉及幽门螺杆菌感染之外的其他因素。流行病学研究显示，饮食中高盐和缺乏新鲜蔬菜水果与胃黏膜萎缩、肠化生以及胃癌的发生密切相关。

3. 自身免疫　自身免疫性胃炎以富含壁细胞的胃体黏膜萎缩为主；患者血液中存在自身抗体如壁细胞抗体（parietal cell antibody，PCA），伴恶性贫血者还可查到内因子抗体（intrinsic factor antibody，IFA）；本病可伴有其他自身免疫病如桥本甲状腺炎、白癜风等。上述表现提示本病属自身免疫性疾病。自身抗体攻击壁细胞，使壁细胞总数减少，导致胃酸分泌减少或丧失；内因子抗体与内因子结合，引起维生素 B_{12} 吸收不良从而导致恶性贫血。自身免疫性胃炎在北欧多见，我国少有报道。

4. 其他因素　幽门括约肌功能不全时含胆汁和胰液的十二指肠液反流入胃，可削弱胃黏膜屏障功能。其他外源因素，如酗酒、服用 NSAIDs、抗血小板药物、饮浓茶或咖啡，食用过冷、过热、过于粗糙的食物，均可反复损伤胃黏膜。理论上这些因素均可各自或与幽门螺杆菌感染协同作用而引起或加重胃黏膜慢性炎症，但目前尚缺乏系统研究的证据。

【病理】

1. 慢性浅表性胃炎　以胃小凹之间的固有膜内有炎性细胞浸润为特征，炎症细胞主要是浆细胞、淋巴细胞，偶有嗜酸细胞。固有膜常见水肿、充血甚至灶性出血。胃腺体正常，没有破坏或腺体减少，有时可见糜烂，即固有膜坏死（病变不涉及黏膜肌）。表层上皮细胞变扁平，其排列常不规则。按炎症程度，浅表性胃炎可分为轻度、中度和重度。炎症细胞浸润仅限于胃黏膜的上 1/3 者为轻度，炎症细胞超过黏膜的 1/3，但不超过全层的 2/3 者为中度；炎症细胞浸润达全层者为重度。

2. 慢性萎缩性胃炎　除慢性浅表性胃炎的病变外，病损还累及腺体，腺体萎缩，数目减少，使胃黏膜有不同程度的变薄，常伴有肠上皮化生。胃体部和胃底部黏膜的腺体含有壁细胞和主细胞，一旦此类细胞消失，腺体成为黏液腺而与幽门腺相似，则称为幽门腺化生。在慢性胃炎中，肠腺化生也十分常见。肠上皮化生常始于胃小凹颈部，向上发展可延及表层上皮，向下移行可达腺体的深部，起初可为灶性，随着病变进展，肠腺化生可联合成片。肠上皮化生的胃黏膜易诱发胃癌。

【临床表现】

慢性胃炎缺乏特异性症状，并且症状的轻重与胃黏膜的病变程度往往不平行。70%～80%患者常无症状，部分患者有程度不等的消化不良，表现为上腹隐痛、食欲缺乏、餐后饱胀、反酸、恶心等。严重慢性萎缩性胃炎可有贫血、消瘦、腹泻等。

1. 上腹痛　疼痛多无规律性，且与饮食无关。一般为弥漫性上腹部灼痛、隐痛、胀痛等，极少数患者可出现明显的上腹部绞痛并向背部放射，甚至可误诊为心绞痛。

2. 嗳气　由于唾液和空气不断被吞入胃内以及胃酸缺乏和胃内发酵产气等因素使胃内气体积存，导致嗳气发生。

3. 腹胀　由于消化不良、食物滞留和排空延迟而产生腹胀，特别是在进食不易消化的食物后，约50%以上的患者会出现定位不明的腹胀不适感。

4. 食欲不振　慢性胃炎患者多有食欲不振或食欲时好时坏的表现，部分患者会日渐消瘦，有时易被误诊为胃癌。

5. 恶心与呕吐　胃黏膜受到理化或生物因素的刺激及胃动力学障碍、胃逆蠕动等影响，而常发生恶心与呕吐。

6. 便秘　慢性浅表性胃炎患者大多有便秘症状，腹泻相对较少。

7. 腹泻　慢性萎缩性胃炎患者出现腹泻症状较多，约占50%。

8. 黑便与呕血　较严重病例可出现黑便，但呕血较少见。

9. 贫血　由于食欲减退，摄入量不足，再加胃腺体萎缩使盐酸、内因子等分泌减少，因而慢性萎缩性胃炎患者常发生缺铁性贫血或恶性贫血。

10. 其他　慢性萎缩性胃炎患者常伴有萎缩性舌炎，病程长的患者指甲脆性增加或出现反甲。

【实验室及其他检查】

1. 胃镜及活组织检查　胃镜检查并同时取活组织病理学检查是诊断慢性胃炎的最可靠方法，包括内镜诊断和病理诊断两部分。内镜下非萎缩性胃炎可见黏膜粗糙不平、出血点、水肿、渗出等基本表现。萎缩性胃炎则有两种类型，即单纯萎缩性胃炎和萎缩性胃炎伴增生。前者主要表现为黏膜红白相间、血管显露、色泽灰暗、皱襞变平甚至消失；后者主要表现为黏膜呈颗粒状或结节状。内镜下非萎缩性胃炎和萎缩性胃炎皆可见伴有糜烂、出血、胆汁反流。由于内镜所见与活组织检查的病理表现不尽一致，因此诊断时应两者结合，在充分活检基础上以组织病理学诊断为准。胃窦小弯、大弯、胃角及胃体下部小弯是常用的活检取材部位。

2. 幽门螺杆菌检测 活组织病理学检查时可同时检测幽门螺杆菌，并可在内镜检查时再多取 1 块活组织作快速尿素酶检查以增加诊断的可靠性。根除幽门螺杆菌治疗后，可在胃镜复查时重复上述检查。亦可采用非侵入性检查，包括血清抗体检测、^{13}C 或 ^{14}C 呼气试验、粪幽门螺杆菌抗原检查等。

3. 自身免疫性胃炎的相关检查 疑为自身免疫性胃炎者应检测血 PCA 和 IFA，如为该病 PCA 多呈阳性，伴恶性贫血时 IFA 多呈阳性。血清维生素 B_{12} 浓度测定及维生素 B_{12} 吸收试验有助恶性贫血诊断。

4. 血清促胃液素 G17、胃蛋白酶原 I 和 II 测定 属于无创性检查，有助判断萎缩是否存在及其分布部位和程度。胃体萎缩者血清促胃液素 G17 水平显著升高、胃蛋白酶原 I 和（或）胃蛋白酶原 I/II 比值下降；胃窦萎缩者血清促胃液素 G17 水平下降、胃蛋白酶原 I 和胃蛋白酶原 I/II 比值正常；全胃萎缩者则两者均低。

5. 胃液分析 测定基础胃酸分泌量（BAO）及注射组胺或五肽胃泌素后测定最大分泌量（MAO）和高峰泌酸量（PAO）以判断胃酸功能。自身免疫性胃炎时胃酸缺乏；多灶萎缩性胃炎时胃酸分泌正常或偏低。

⊕ 知识链接

幽门螺杆菌检测（呼气试验）

呼气试验，又名 ^{13}C 或 ^{14}C 尿素呼气试验。是一种简单、快速、敏感性高、特异性强的 Hp 诊断方法，已广泛应用于临床。

1. 原理 Hp 可产生高活性的尿素酶。当患者服用 ^{14}C 标记的尿素后，如患者胃内存在 Hp 感染，胃中的尿素酶可将尿素分解为氨和 ^{14}C 标记的 CO_2，^{14}C 标记的 CO_2 通过血液经呼气排出，定时收集呼出的气体，通过分析呼气中 ^{14}C 标记的 CO_2 的含量即可判断是否感染幽门螺杆菌。

2. 患者准备 检查前必须停用抗生素和铋剂 30 天，质子泵抑制剂停用 2 周；检查前禁饮食 6 小时以上。

3. 检查流程 检查时先让患者口服一粒 ^{14}C 尿素胶囊，静坐 25 分钟后，直接向集气袋内呼气，将集气袋交给工作人员即可。（检查过程中患者应当保持安静，剧烈运动后血中的酸碱度变化可影响同位素标记 CO_2）

【诊断要点】

确诊必须依靠胃镜检查及胃黏膜活组织病理学检查。幽门螺杆菌检测有助于病因诊断。怀疑自身免疫性胃炎应检测相关自身抗体及血清胃泌素。

【处理原则】

治疗的目标是去除病因、缓解症状、改善胃黏膜组织学、提高生命质量、预防复发和并发症。

1. 饮食 选择易消化、清淡饮食，避免刺激、粗糙食物，避免酸性、过甜的食物及饮料，忌烟酒、浓茶、咖啡，进食应细嚼慢咽，避免暴饮暴食。

2. 去除病因 避免服用损伤胃黏膜的药物，如阿司匹林、吲哚美辛、抗肿瘤药物等。

3. 根除 Hp 治疗 慢性萎缩性胃炎、慢性胃炎伴消化不良、计划长期使用非甾体抗炎药物及有胃癌家族史者应接受根除 Hp 治疗。目前国内外均将含质子泵抑制剂（PPI）的三联疗法作为一线 Hp 根除方案推荐使用，随着抗菌药物的大量使用，Hp 的耐药性逐渐增强，三联疗法的 Hp 根除率也逐渐下降。有研究结果表明，标准三联疗法的 Hp 根除率已经下降到 80% 以下，因此在获得同等疗效的前提下，四联疗法花费的成本最低，是一种高效、安全、经济的治疗方案，可在临床推广应用作为一线方案。详见本章第四节。

4. 对症治疗 无症状的慢性非萎缩性胃炎可不做任何处理。有胃黏膜糜烂和（或）以反酸、上腹痛等症状为主者，可根据病情或症状严重程度选用抗酸剂、H_2 受体拮抗剂或质子泵抑制剂（PPI）。胃酸和胃蛋白酶在胃黏膜糜烂（尤其是平坦糜烂）、反酸和上腹痛等症状的发生中起重要作用，抗酸或抑酸治疗对愈合糜烂和消除上述症状有效。抗酸剂作用短暂。包括奥美拉唑、埃索美拉唑、兰索拉唑、雷贝拉唑和泮托拉唑等在内的 PPI 抑酸作用强而持久，可根据病情或症状严重程度选用，某些患者选择适度抑酸治疗可能更经济，且不良反应较少。萎缩性胃炎伴恶性贫血者可给予维生素 B_{12} 和叶酸治疗。

以上腹饱胀、恶心或呕吐等为主要症状者可用促胃肠动力药,如莫沙必利、伊托必利、多潘立酮等均可改善上述症状,并可防止或减少胆汁反流;而伴胆汁反流者则可应用促动力药和（或）有结合胆酸作用的胃黏膜保护剂。胃黏膜保护剂常用硫糖铝、枸橼酸铋钾等药物,可改善胃黏膜屏障,促进胃黏膜糜烂愈合,但对症状改善作用尚有争议;铝碳酸镁制剂可增强胃黏膜屏障并可结合胆酸,从而减轻或消除胆汁反流所致的胃黏膜损伤。在排除了胃排空迟缓引起的饱胀、胃出口梗阻、胃黏膜屏障减弱或胃酸过多导致的胃黏膜损伤情况下,可针对进食相关的腹胀、纳差等消化不良症状应用各种消化酶制剂。

5. 癌前病变的干预 根治幽门螺杆菌可以减少胃癌发生及胃癌相关的死亡率。目前一致认为大于45岁的有消化不良症状的患者和小于45岁但有警告症状（如消瘦、黑便等）的患者应首先进行胃镜检查和幽门螺杆菌检查,然后根据检查结果进行治疗。中、重度慢性萎缩性胃炎有一定的癌变率。因此,内镜活检有中至重度萎缩并伴有肠化生的慢性萎缩性胃炎患者,1年随访1次,不伴有肠化生或上皮内瘤变的慢性萎缩性胃炎可酌情内镜和病理随访。伴有低级别上皮内瘤变者,根据内镜和临床情况缩短至6个月随访1次;而高级别上皮内瘤变须立即确认,证实后采取内镜下治疗或手术治疗。

【护理诊断/问题】

1. 疼痛：腹痛 与胃黏膜受损有关。

2. 营养失调：低于机体需要量 与消化吸收不良等有关。

3. 焦虑 与病情反复、病程迁延有关。

4. 活动无耐力 与自身免疫性胃炎致恶性贫血有关。

5. 知识缺乏 缺乏对慢性胃炎病因和预防知识的了解。

【护理措施】

目的在于去除致病因素,缓解胃部不适,指导合理饮食,改善患者的营养状况,减轻患者的焦虑程度,使其积极配合治疗及护理。

（一）一般护理

1. 休息与活动 指导患者急性发作时卧床休息,并注意腹部保暖。病情缓解时,进行适当锻炼,以增强机体抗病能力。嘱患者生活要有规律,避免过度劳累,注意劳逸结合。

2. 饮食护理

（1）饮食治疗原则 急性发作时可给予半流质饮食,恢复期患者指导其食用富含营养、易消化的清淡食物,避免食用辛辣、生冷等刺激性食物及浓茶、咖啡等饮料。嗜酒患者嘱其戒酒。指导患者加强饮食卫生并养成良好的饮食习惯,向患者说明摄取足够营养素的重要性,鼓励患者少量多餐,以进食高热量、优质蛋白、高维生素、易消化的饮食为原则,多食新鲜蔬菜、水果,以及鱼、肉、蛋、奶制品、维生素 B_{12}、叶酸等,少食或忌食腌制、熏烤和油炸食物。

（2）制定饮食计划 与患者及家属共同制定饮食计划,指导他们改进烹饪技巧,增加食物的色、香、味,以刺激患者食欲。胃酸低者食物应在完全煮熟后食用,以利于消化吸收,同时可给刺激胃酸分泌的食物,如肉汤、鸡汤等;高胃酸者应避免进食酸性及多脂肪食物。

（二）病情观察

观察并记录腹痛的部位、性质及程度,发作的时间、发作频率、持续时间、缓解方式以及伴随的其他临床表现。

（三）对症护理

1. 腹痛 急性发作期应指导患者卧床休息,并可用转移注意力、做深呼吸、自我暗示等方法来减轻焦虑,缓解疼痛。也可用热水袋热敷胃部,以解除胃痉挛,减轻腹痛。

2. 食欲不振 慢性胃炎患者常因腹痛、腹胀等不适导致食欲减退,部分患者会日渐消瘦,出现贫血、低蛋白血症、电解质紊乱等情况,应嘱其家属给予患者色、香、味俱全的流质或半流质、富含蛋白质、维生素的饮食,少量多餐,必要时遵医嘱给予营养支持治疗,以保证机体的需要。

（四）用药护理

遵医嘱给药以根除幽门螺杆菌感染治疗时,注意观察药物的疗效和不良反应。

1. 胶体铋剂 枸橼酸铋钾在酸性环境中方起作用,故宜在餐前半小时服用,服枸橼酸铋钾过程中可使牙齿、舌变黑,可用吸管吸入。部分患者服药后出现便秘、粪便变黑,停药后可自行消失。少数患者可有恶心、一过性血清转氨酶升高等,极少出现急性肾衰竭。

2. 抗菌药物 服用阿莫西林前应询问患者有无青霉素过敏史,使用过程中注意有无迟发性过敏反应,如皮疹。甲硝唑可引起恶心、呕吐等胃肠道反应,应在餐后半小时服用,并可遵医嘱使用甲氧氯普胺、维生素 B_{12} 等拮抗。

（五）心理护理

1. 减轻焦虑 提供安全舒适的环境,减少患者的不良刺激。避免患者与其他有焦虑情绪的患者或亲属接触。指导其散步、听音乐等转移注意力的方法。常规治疗无效和疗效差的患者可给予抗抑郁药或抗焦虑药。

2. 心理疏导 首先帮助患者分析这次产生焦虑的原因,了解患者内心的期待和要求;然后共同商讨这些要求是否能够实现,以及错误的应对机制所产生的后果。指导患者采取正确的应对机制。

3. 树立信心 向患者讲解疾病的病因及防治知识,指导患者如何保持合理的生活方式和去除对疾病的不利因素,并可以请有过类似疾病的患者讲解采取正确应对机制所取得的良好效果。

（六）健康指导

1. 疾病预防知识指导　向患者及家属介绍本病的病因，指导患者避免诱发因素。教育患者保持乐观的心态，生活要有规律，劳逸结合，积极配合治疗。

2. 疾病相关知识指导　①休息与活动：生活要有规律，合理安排工作和休息，注意劳逸结合，积极配合治疗。②饮食：指导患者注意饮食卫生和饮食营养，养成规律的饮食习惯；避免过热过冷、辛辣饮食及浓茶、咖啡等刺激性饮料；嗜酒者应戒酒，防止酒精损伤胃黏膜。③用药指导：根据患者的病因、具体情况进行相关指导，如尽量避免使用对胃黏膜有刺激的药物，必须使用时应同时服用抑酸剂或胃黏膜保护剂；介绍药物的不良反应。④随访：定期门诊复查如有异常及时就诊。

🌐 知识链接

慢性胃炎的三级预防

一级预防：在一般人群中开展健康教育，避免暴饮暴食、辛辣刺激性食物，少吃熏制、腌制、富含亚硝酸盐和硝酸盐的食物；避免长期大量饮酒、吸烟；

保持良好心理状态，生活规律，保证充足的睡眠。提倡公筷及分餐制，减少感染 Hp 的机会。

二级预防：对于慢性萎缩性胃炎、肠上皮化生、异型增生者及一级亲属中患有胃癌的危险人群纳入管理，定期随访。对于低叶酸水平患者，可适量补充叶酸，改善慢性萎缩性胃炎的状态。Hp 感染者应给予根除治疗，并遵医嘱复诊。

三级预防：针对慢性胃炎患者指导合理用药，控制症状。对于伴有上皮内瘤变或早期癌变者，需内镜下治疗，伴有中重度萎缩和肠化生或上皮内瘤变者要定期内镜检查随诊。

【预后】

慢性胃炎长期持续存在，但多数患者无症状，少数慢性非萎缩性胃炎可发展为慢性多灶萎缩性胃炎，极少数慢性多灶萎缩性胃炎经长期演变可发展为胃癌。约 15% ~20% 幽门螺杆菌感染引起的慢性胃炎可发展为消化性溃疡。

（冯德香）

第四节　消化性溃疡

PPT

📖 学习目标

知识要求：

1. 掌握　消化性溃疡的临床表现、护理诊断/问题、护理措施。

2. 熟悉　消化性溃疡的分类、病因、诱因、诊断要点及处理原则。

3. 了解　消化性溃疡的发病机制、实验室及其他检查。

技能要求：

1. 能为消化性溃疡患者提供有效的护理措施。

2. 能运用所学知识为消化性溃疡患者进行有效的健康教育。

素质要求：

1. 能运用所学知识熟练判断消化性溃疡的并发症，并给予相应的护理措施。

2. 对文化程度低、理解力较差的消化性溃疡患者，耐心给予用药指导，确保用药的准确性。

⇒ 案例引导

案例：患者，男，46岁。自上大学时饮食不规律，就开始出现上腹痛症状。疼痛位于中上腹部，多在餐后出现，服用抑酸药可缓解，一年发作2～3次，每次持续几周，常在精神紧张、工作压力大的时候出现，秋冬和冬春季节交替时也容易发作。最近1周由于经常熬夜加班，于是上腹痛症状又出现了，并且较前加重。入院后纤维胃镜检查见十二指肠球部黏膜水肿，球腔变形变小，前壁大弯处有一椭圆形溃疡，边缘光滑，周围黏膜明显水肿。入院诊断为十二指肠溃疡。

讨论：

1. 导致消化性溃疡的原因有哪些？
2. 消化性溃疡的诊断和治疗方法包括哪些？
3. 作为责任护士，你将如何对该患者进行护理？

消化性溃疡（peptic ulcer，PU）是指在各种致病因子的作用下，胃肠道黏膜发生的炎性反应与坏死、脱落、形成溃疡。虽然近年来消化性溃疡病发病率有下降趋势，但目前仍然是常见的消化系统疾病之一。本病在全世界均常见，一般认为人群中约有10%在其一生中患过消化性溃疡。不同国家、不同地区，其发病率有较大差异。欧美文献报道患病率为6%～15%。消化性溃疡病在我国人群中的发病率尚无确切的流行病学调查资料，本病可见于任何年龄，以20～50岁居多，男性多于女性［（2～5）∶1］。胃溃疡（gastric ulcer，GU）和十二指肠溃疡（duodenal ulcer，DU）是最常见的消化性溃疡，十二指肠溃疡多于胃溃疡，两者之比约为3∶1，DU好发于青壮年，GU则多见于中老年人群。消化性溃疡的自然复发率较高，1年的自然复发率为60%～80%，经成功根治幽门螺杆菌（Hp）后，复发率可降为3%～7%，如Hp根治失败，则溃疡的复发率可达到60%～95%。发病常有一定的季节性，秋冬、冬春之交发病。

【病因与发病机制】

消化性溃疡病的发病机制主要与胃十二指肠黏膜的损害因素和黏膜自身防御－修复因素之间失衡有关。其中，胃酸分泌异常、幽门螺杆菌（Hp）感染、非甾体抗炎药物是已知的主要病因。特别是阿司匹林广泛应用是引起消化性溃疡病的最常见病因。

1. 胃酸分泌异常　胃酸及胃蛋白酶的自身消化作用在消化性溃疡的发病中起重要作用。"无酸，无溃疡"的观点得到普遍公认。胃酸对消化道黏膜的损害作用只在正常黏膜防御和修复功能遭受破坏时才发生。许多十二指肠溃疡患者都存在基础酸排量（basal acid output，BAO）、夜间酸分泌、最大酸排量（maximal acid output，MAO）、十二指肠酸负荷等增高的情况。胃溃疡除幽门前区溃疡者外，胃酸分泌量大多正常甚至低于正常。一些神经内分泌肿瘤如胃泌素瘤大量分泌促胃液素，导致高胃酸分泌状态，过多的胃酸是溃疡形成的起始因素。

2. 幽门螺杆菌感染　幽门螺杆菌（Hp）感染为消化性溃疡的重要发病原因和复发因素之一。消化性溃疡患者的Hp检出率显著高于普通人群，而根除Hp后溃疡复发率明显下降，由此认为Hp感染是导致消化性溃疡的主要病因之一。不同部位的Hp感染引起溃疡的机制有所不同。胃窦部感染为主的患者中，Hp通过导致高胃泌素血症引起胃酸分泌增加。同时，Hp也可直接作用于肠嗜铬样细胞，后者释放组织胺引起壁细胞泌酸增加。这种胃窦部的高胃酸分泌状态易诱发十二指肠溃疡。胃体部感染为主的患者中，Hp直接作用于壁细胞，引起胃酸分泌减少及胃黏膜防御能力下降而致溃疡。此外，Hp感染者中仅15%左右的人发生消化性溃疡，说明除了细菌毒力，遗传易感性和环境因素也发挥一定的作用。

⊕ 知识链接

幽门螺杆菌与诺贝尔奖

1982年两位澳大利亚科学家罗宾·沃伦和巴比·马歇尔教授在高倍显微镜下意外地发现了幽门螺杆菌。马歇尔先后做了34次培养，结果都失败了，第35次培养的时候，培养皿里长出了他日思夜想的细菌。为了证明这个幽门螺杆菌可以导致胃炎和胃溃疡，马歇尔喝下了菌液，让自己得了严重的胃病，并且他又通过抗生素治好了自己的胃病！幽门螺杆菌的根除使消化性溃疡复发率大大降低，成为真正可以治愈的疾病，从而大大减轻了消化性溃疡患者的痛苦。勇于为医学事业奉献的两位教授于2005年获得诺贝尔生理学或医学奖。

3. 非甾体抗炎药物　NSAIDs尤其是阿司匹林应用日趋广泛，常用于抗炎镇痛、风湿性疾病、骨关节炎、脑血管等疾病，然而它具有多种不良反应，NSAIDs相关溃疡出血、穿孔等并发症发生的危险性比普通人群增加4～6倍，而老年人中消化性溃疡及并发症发生率和病死率约25%与NSAIDs有关。NSAIDs对胃肠道黏膜损害的机制包括局部和系统两方面作用。局部作用为NSAIDs对胃肠道黏膜的直接毒性作用导致黏膜细胞间连接完整性破坏，上皮细胞膜通透性增加，激活中性粒细胞介导的炎性反应，促进上皮糜烂、溃疡形成；系统作用主要是NSAIDs抑制环氧合酶（cyclooxygenase，COX - 1），减少对胃黏膜具有保护作用的前列腺素（prostaglandin，PG）合成，进而引起胃黏膜血供减少、上皮细胞屏障功能减弱，H^+反向弥散增多，进一步损伤黏膜上皮，致糜烂、溃疡形成。NSAIDs所致溃疡的发生危险与服用 NSAIDs 的种类、剂量、疗程长短、患者年龄（> 60 岁）及抗凝药物和肾上腺皮质激素的使用有关。男性、Hp 感染、吸烟、饮酒、心血管疾病都是可能的危险因素。

4. 其他因素 除 NSAIDs 的其他药物，如糖皮质激素、抗肿瘤药物和抗凝药的广泛使用也可诱发消化性溃疡病，是上消化道出血不可忽视的原因之一。尤其应重视目前已广泛使用的抗血小板药物，能增加消化道出血的风险，如噻吩吡啶类药物氯吡格雷等。长期吸烟使消化性溃疡发病率显著增高，不利于溃疡的愈合且易导致复发，其原因为烟草刺激胃酸分泌增加，导致胃黏膜血管收缩、抑制胰液和胆汁分泌，降低幽门括约肌张力，导致十二指肠持续酸化、胆汁反流，破坏胃黏膜屏障。高盐饮食可损伤胃黏膜，增加 GU 发生的危险。饮食因素、遗传、胃十二指肠运动异常、应激与心理因素等在消化性溃疡的发生中也起一定作用。

【病理】

消化性溃疡多为单发，也可多发，呈圆形或椭圆形。GU 多在胃窦、胃角和胃体小弯侧。DU 多发生于球部，前壁较常见。GU 直径一般小于 20mm，DU 直径多小于 15mm。溃疡浅者累及黏膜肌层，深者可贯穿肌层，甚至浆膜层，穿破浆膜层时可导致穿孔。

【临床表现】

反复周期性发作的节律性中上腹痛是消化性溃疡病的典型症状，少数患者无症状，特别是老年人溃疡、维持治疗中复发性溃疡和 NSAIDs 相关性溃疡。疼痛的发生与胃酸有关。部分患者以出血、穿孔等并发症为首发症状。

1. 疼痛

（1）部位 DU 疼痛多位于中上腹或脐上方偏右处；GU 疼痛多位于中上腹稍偏高处或在剑突下偏左处，胃或十二指肠后壁溃疡特别是穿透性溃疡可放射至背部。

（2）程度和性质 多为隐痛、钝痛、灼痛或饥饿样痛。持续性剧痛提示溃疡穿孔。

（3）节律性 疼痛与饮食之间可有明显的相关性和节律性。DU 疼痛好发于两餐之间，持续不减直至下餐进食或服用 PPI 后缓解，其疼痛节律为疼痛 - 进食 - 缓解；部分 DU 患者由于夜间胃酸分泌过多可发生夜间痛。GU 疼痛则多为餐后痛，发生较不规律，常在餐后 1 小时内发生，1~2 小时后逐渐缓解，直至下次进餐后再次出现，其疼痛节律为进食 - 疼痛 - 缓解。

（4）周期性 反复周期性发作是消化性溃疡的特征之一，尤以 DU 更为突出。上腹痛发作可持续几天、几周或更长，继以较长时间的缓解。以秋末至春初较冷的季节更为常见。疼痛反复发作进入慢性病程后或者 GU 发展为胃癌后可失去疼痛的节律性和周期性。

（5）影响因素 疼痛常因精神刺激、过度疲劳、饮食不当、药物和气候变化等因素诱发或加重。可因休息、进食、服抑酸药、以手按压疼痛部位、呕吐等方法而减轻或缓解。

2. 其他症状 包括唾液分泌增多、胃灼热感、反酸、嗳气、恶心、呕吐等其他胃肠道症状，但均缺乏特异性。

3. 特殊类型的消化性溃疡

（1）无症状型溃疡 15%～35% 溃疡患者无任何症状，仅在胃镜或 X 线钡餐检查时偶然发现；或当发生出血或穿孔等并发症时甚至于尸体解剖时才被发现。此类型可见于任何年龄，但老年人多见。

（2）老年人消化性溃疡 GU 更多见，临床表现可不典型，常表现为食欲不振、恶心、呕吐、腹胀、消瘦、贫血等症状。多发生于高位胃体的后壁或小弯侧，应与胃癌鉴别诊断。

（3）幽门管溃疡 幽门管位于胃远端，与十二指肠相连。与 DU 相似，幽门管溃疡常伴胃酸分泌过高，餐后可立即出现中上腹疼痛，程度较剧烈而无节律性，抑酸疗效差。由于幽门管痉挛和瘢痕形成，引起梗阻，可导致呕吐、穿孔或出血。

（4）球后溃疡 约占消化溃疡的 5%，指发生于十二指肠球部以下的溃疡，常为慢性。以夜间腹痛和背部放射性疼痛多见，常并发大量出血，穿孔时易穿透至浆膜腔而进入胰腺及周围脏器，内科治疗效果差。

（5）复合性溃疡 GU 与 DU 同时存在，多数 DU 发生在先。GU 与 DU 的特点及鉴别见表 4 - 4 - 1。

表 4 - 4 - 1　胃溃疡与十二指肠溃疡的特点及鉴别

项目	胃溃疡（GU）	十二指肠溃疡（DU）
常见部位	胃角或胃窦、胃小弯	十二指肠球部
胃酸分泌	正常或降低	增多
发病机制	主要是防御/修复因素减弱	主要是侵袭因素增强
发病年龄	中老年	青壮年
Hp 检出率	80%～90%	90%～100%
疼痛特点	餐后 1 小时疼痛—餐前缓解—进餐后 1 小时再痛，午夜痛少见	餐前痛—进餐后缓解—餐后 2～4 小时再痛—进食后缓解，午夜痛多见

4. 并发症

（1）出血　是本病最常见的并发症，DU 多于 GU，出血容易复发。约 10% 的患者以上消化道出血为消化性溃疡的首发症状。上消化道出血的临床表现取决于出血的部位、速度和出血量。出血部位在幽门以上者常有呕血和黑便，在幽门以下者可仅表现为黑便。但是出血量少而速度慢的幽门以上病变可仅见黑便，而出血量大、速度快的幽门以下的病变可因血液反流入胃，引起呕血。十二指肠后壁溃疡常因损伤毗邻的胰十二指肠动脉而致异常迅猛的大出血。发生上消化道出血前因溃疡局部充血致上腹疼痛加重，出血后则因出血缓解以及胃酸被血液稀释而使得腹痛不同程度的缓解。

（2）穿孔　溃疡病灶向深部发展穿透浆膜层则并发穿孔，可分为急性穿孔和慢性穿孔。急性穿孔指溃疡穿透浆膜层，胃肠内容物渗入腹膜腔而引起急性弥漫性腹膜炎，又称游离穿孔。溃疡多位于十二指肠前壁或胃前壁，表现为突发剧烈腹痛，常起于右上腹或中上腹，持续而较快蔓延至全腹，也可放射至肩部，多为右侧。患者因剧烈腹痛而卧床，两腿蜷曲而不愿移动。慢性穿孔指十二指肠后壁和胃后壁溃疡穿透浆膜层，与邻近器官、组织黏连，胃肠内容物不流入腹腔而在局部形成包裹性积液，又称穿透性溃疡。

（3）幽门梗阻　多由 DU 和幽门管溃疡所致。由溃疡周围组织的炎性充血、水肿所致的梗阻称功能性幽门梗阻；由溃疡愈合后瘢痕收缩或与周围组织黏连所致梗阻，需内镜下或外科手术治疗，称为器质性幽门梗阻。幽门梗阻可使胃排空延迟，患者会有上腹饱胀不适感，疼痛于餐后加重，且有反复大量呕吐，呕吐物为酸腐味的宿食，大量呕吐后腹痛可暂时缓解。上腹部空腹振水音，胃蠕动波以及空腹抽出胃液量 >200ml 是幽门梗阻的特征性表现。

（4）癌变　GU 癌变发生率 1%~3%，DU 不会引起癌变。对中年以上、长期 GU 病史，经内科正规治疗 4~6 周症状无好转，近来疼痛节律性消失、食欲缺乏、体重明显减轻和大便潜血持续阳性者应考虑癌变可能。

【实验室及其他检查】

1. 内镜检查　内镜检查是确诊消化性溃疡病首选的检查方法。检查过程中应注意溃疡的部位、形态、大小、深度、分期以及溃疡周围黏膜的情况。消化性溃疡通常呈圆形、椭圆形或线形，边缘锐利，基本光滑，为灰白色或灰黄色苔膜所覆盖，周围黏膜充血、水肿，略隆起。内镜下将溃疡分为活动期（A 期）、愈合期（H 期）和瘢痕期（S 期）。内镜检查对鉴别良恶性溃疡具有重要价值，但是内镜下溃疡的各种形态改变对病变的良恶性鉴别都没有绝对的界限。因此，对胃溃疡应常规做活组织检查，治疗后应复查胃镜直至溃疡愈合。此外，并发上消化道出血后 24~48 小时内急诊内镜检查可以提高消化性溃疡的确诊率，还可以进行内镜下止血治疗。

> ⊕ **知识链接**
>
> ### 内镜的发展过程
>
> 　　内镜是直接观察、诊断和治疗人体体腔或管腔内疾病的可靠工具，是一种重要的医疗器械。1795 年 Bozzine 在世界上第一次利用内镜观察到了直肠和子宫的内腔，在医学史上是一个伟大的创举。1868 年 Kussmual 受演艺者吞剑表演的启发，制成了世界上第一台食管胃镜。
>
> 　　1957 年美国 Hirschowitz 在美国胃镜学会上作了世界上第一篇纤维光学胃十二指肠镜的报告。纤维内镜的问世，使医用内镜进入了一个新时代。
>
> 　　美国 Welch Allyn 厂在世界上首先成功地研制出了电子内镜。随着技术的发展，近年来出现了一些新型内镜，如胶囊内镜、放大内镜、超生内镜、色素内镜、共聚焦内镜等。内镜不仅可以用于疾病的诊断，还可用于生理测试、功能检查和手术操作等。

2. X 线钡餐检查　钡剂填充溃疡的凹陷部分所形成的龛影是诊断溃疡的直接征象。切面观，壁龛突出胃壁轮廓之外；正面观，龛影呈圆形或椭圆形的密度增深影，边缘整齐，周围可见炎性水肿所致的透亮带。溃疡纤维组织收缩使周围黏膜皱襞呈放射状向壁龛集中。胃溃疡的龛影多见于胃小弯，且常在溃疡对侧见到痉挛性胃切迹。十二指肠溃疡的龛影常见于球部，通常比胃的龛影小。

3. 幽门螺杆菌（Hp）感染检测　消化性溃疡患者应常规做尿素酶试验、组织学检测或核素标记 ^{13}C 或 ^{14}C 呼气等试验，以明确是否存在 Hp 感染。细菌培养可用于药物敏感试验和细菌学研究。血清抗体检测只应用于人群普查，不能反映是否现症感染和治疗后复查是否根除。目前认为粪便抗原检测方法的准确性与呼气试验相似。其中 ^{13}C 或 ^{14}C 尿素呼气试验检测幽门螺杆菌的敏感性及特异性均较高而无需胃镜检查，常作为根除治疗后复查的首选方法。

4. 粪便潜血试验　粪便潜血试验持续阳性提示溃疡处于活动期。如 GU 患者持续阳性，应怀疑有癌变的可能。

【诊断要点】

　　病史是诊断消化性溃疡的初步依据，中上腹痛是消化性溃疡病的典型症状。根据慢性病程、周期性发作和节律性上腹疼痛等特点，可作出初步诊断。腹痛发生与进餐时间的关系是鉴别胃与十二指肠溃疡的重要临床依据。内镜检查是确诊消化性溃疡最主要的手段。对消化性溃疡病建议常规做尿素酶试验、组织学检测或核素标记^{13}C或^{14}C呼气等试验，以明确是否存在Hp感染。细菌培养可用于药物敏感试验和细菌学研究。血清抗体检测只应用于人群普查，不能反映是否现症感染和治疗后复查是否根除。国际共识认为粪便抗原检测方法的准确性与呼气试验相似。

【处理原则】

治疗的目的在于消除病因、缓解症状、促进溃疡愈合、预防复发和防止并发症。

（一）一般治疗

消化性溃疡在针对可能的病因治疗同时，要注意饮食、休息等一般治疗。在消化性溃疡活动期，要注意休息，避免剧烈运动，避免刺激性饮食，戒烟戒酒。

（二）抑酸治疗

抑酸治疗是缓解消化性溃疡病症状、愈合溃疡的最主要措施。胃内酸度降低与溃疡愈合存在直接的关系。

1. 质子泵抑制剂 质子泵抑制剂（PPI）是首选的抑酸药物。常用药物包括奥美拉唑、艾司奥美拉唑、雷贝拉唑、泮托拉唑、埃索美拉唑和兰索拉唑。消化性溃疡病治疗通常采用标准剂量的PPI，每日1~2次，早餐前半小时或睡前服药。治疗十二指肠溃疡疗程4~6周，胃溃疡为6~8周，通常胃镜下溃疡愈合率均在90%以上。对于存在高危因素及巨大溃疡的患者建议适当延长疗程。PPI的应用可减少上消化道出血等并发症的发生率。对于幽门螺杆菌阳性的消化性溃疡应常规行根除治疗，在抗幽门螺杆菌治疗结束后，仍应继续使用PPI至疗程结束。对胃泌素瘤的治疗，通常应用双倍标准剂量的PPI，分为每日2次用药。若BAO>10mmol/h，则还需增加剂量，以达到理想的抑酸效果为止。对胃泌素瘤根治性手术的患者，由于术前患者长期处于高胃泌素血症状态，术后仍需继续采用抑酸治疗，维持一段时期。

2. H₂受体拮抗剂 常用药物包括西咪替丁、雷尼替丁和法莫替丁。其抑酸效果略逊于PPI，常规采用标准剂量，每日2次，对十二指肠溃疡需要8周，用于治疗胃溃疡时应当更长。H₂受体拮抗剂在非酸溃疡中应与胃黏膜保护剂联用。

3. 碱性抗酸剂 碱性抗酸剂如铝碳酸镁、氢氧化铝等具有中和胃酸作用，目前常作为止痛的辅助用药，临时缓解症状，不作长期治疗。在用于治疗消化性溃疡病时建议与抑酸药联合应用。

4. 黏膜保护剂

（1）胶体铋剂 酸性环境下与溃疡面的黏蛋白形成螯合剂并覆盖于胃黏膜上，抑制胃蛋白酶活性，保护胃黏膜，常用药物有枸橼酸铋钾、胶体果胶铋等。且具有干扰幽门

螺杆菌代谢的作用，可用于根除Hp的联合治疗。因过量聚集可引起脑病不宜长期应用。

（2）硫糖铝 酸性环境下凝聚成黏稠的糊状物覆盖于黏膜表面起到保护作用。

（3）米索前列醇 可抑制胃酸分泌，增加黏膜黏液/碳酸氢盐分泌，增加黏膜血流量，加速黏膜修复，主要用于非甾体抗炎药所致溃疡的预防，但其可引起子宫收缩，孕妇禁用。

（4）其他 如吉法酯、替普瑞酮等。

（三）根除幽门螺杆菌

根除Hp是消化性溃疡的基本治疗，它是溃疡愈合及预防复发的有效防治措施。既往标准三联疗法如PPI＋克拉霉素＋阿莫西林及PPI＋克拉霉素＋甲硝唑某根除率已低于或远低于80%。因此推荐胶体铋剂＋PPI＋两种抗菌药物组成的四联疗法。常用药物见表4-4-2。

1. 抗生素的组成方案为 ①阿莫西林＋克拉霉素；②阿莫西林＋左氧氟沙星；③阿莫西林＋呋喃唑酮；④四环素＋甲硝唑或呋喃唑酮。

2. 青霉素过敏者推荐的抗菌药物组成方案为 ①克拉霉素＋左氧氟沙星；②克拉霉素＋呋喃唑酮；③四环素＋甲硝唑或呋喃唑酮；④克拉霉素＋甲硝唑。

疗程为10天或14天，可选择其中的1种方案作为初次治疗，如初次治疗失败，可在剩余的方案中再选择1种方案进行补救治疗。应用抗菌药物和胶体铋剂治疗的患者，应在停药至少4周后进行Hp感染检测以评价疗效；应用抑酸剂者应在停药至少2周后进行检测。

表4-4-2 具有杀灭和抑制Hp作用的药物

抗生素	克拉霉素、阿莫西林、甲硝唑、替硝唑、喹诺酮类抗生素、呋喃唑酮
PPI	奥美拉唑、艾司奥美拉唑、兰索拉唑、泮托拉唑、雷贝拉唑
铋剂	枸橼酸铋钾、果胶铋

（四）手术治疗

对于大量出血经内科治疗无效、并发急性穿孔、瘢痕性幽门梗阻、胃溃疡有癌变及正规治疗无效的顽固性溃疡可选择手术治疗。

【护理诊断/问题】

1. 疼痛：腹痛 与胃酸刺激溃疡面，引起化学性炎症反应有关。

2. 营养失调：低于机体需要量 与机体消化吸收障碍有关。

3. 焦虑 与疾病反复发作、病程迁延有关。

4. 知识缺乏 缺乏有关消化性溃疡病因、防治知

识等。

5. 潜在并发症 上消化道出血、穿孔、幽门梗阻、癌变。

【护理措施】

目的在于促进患者改善饮食习惯，合理摄取营养以改善营养状况，使得疼痛缓解或消除，减轻患者的焦虑程度，能够积极配合治疗及护理。

（一）一般护理

1. 休息与活动 溃疡活动期且症状较重或者有并发症时，嘱其卧床休息，可使疼痛等症状缓解。病情较轻者则应鼓励其适当活动，以分散注意力。生活有规律，注意劳逸结合，避免过度劳累。

2. 饮食护理 合理有效的饮食能促进溃疡愈合。

（1）食物选择 选择清淡、易消化、营养丰富的食物。若并发急性大出血伴恶心、呕吐者应禁食。少量出血无呕吐者，可进温凉、清淡流质。症状较重的患者以面食为主，因面食柔软易消化，呈弱碱性可中和胃酸。不习惯面食者可用米粥或软米饭替代。蛋白质类食物如脱脂牛奶，具有中和胃酸作用，宜安排在两餐之间饮用，但牛奶中的钙质吸收有刺激胃酸分泌的作用，故不宜多饮，只可适量摄取。脂肪到达十二指肠时能刺激小肠分泌抑胃肽，抑制胃酸分泌，但同时又可引起胃排空减慢、胃窦扩张，致胃酸分泌增多，故脂肪摄取亦应适量。避免食用机械性或化学性刺激强的食物。机械性刺激强的食物包括硬、生、冷及含粗纤维多的蔬菜、水果，如韭菜、洋葱、芹菜等；化学性刺激强的食物如浓肉汤、咖啡、浓茶、辣椒、酸醋等。食物的温度应适宜。

（2）进餐方式 指导患者规律进食，使胃酸分泌有规律，以维持正常消化活动的节律。在溃疡活动期，宜少量多餐，避免睡前进食。饮食不宜过饱，以免因胃窦部过度扩张而增加促胃液素的分泌。进餐时避免急食，注意细嚼慢咽，咀嚼可增加唾液分泌，唾液具有稀释和中和胃酸的作用。

（3）营养监测 监督患者采取合理的饮食方式和结构，定期测量体重、监测血清清蛋白和血红蛋白等营养指标。

（二）腹痛的护理

1. 病情观察 注意观察患者疼痛的诱发因素、部位、性质、程度、范围、持续时间、伴随症状及缓解方式，及时发现和处理异常情况。

2. 指导缓解疼痛 按照患者疼痛的特点指导缓解疼痛的方法。例如，DU 多表现为饥饿痛或夜间痛，可指导患者在疼痛前或疼痛时进食碱性食物或服用抑酸剂，也可采

用局部热敷或针灸的方法止痛。

（三）用药护理

根据医嘱给予相应药物治疗，并注意观察药效及不良反应。

1. 碱性抗酸剂 如氢氧化铝，应在饭后 1 小时或睡前服用。服用片剂时应嚼服或碾碎后服，服用乳剂前应充分摇匀。酸性的食物及饮料不宜与抗酸药同服。抗酸药应避免与奶制品同时服用，因二者相互作用可形成络合物。氢氧化铝凝胶能阻碍磷的吸收，引起磷缺乏症，临床表现为食欲不振、软弱无力等，甚至可引起骨质疏松。长期大量服用还可引起严重便秘、代谢性碱中毒与钠潴留，甚至造成肾损害。服用镁制剂则易引起腹泻。

2. H_2 受体拮抗剂 应在餐中或餐后即刻服用，也可在睡前服用。若需同时服用抗酸剂，则两药间隔时间应在 1 小时以上。若静脉给药应控制给药速度，给药过快可引起低血压和心律失常，西咪替丁对雄性激素受体有亲和力，导致男性乳腺发育、阳痿、性功能紊乱。西咪替丁主要经肾排泄，所以用药期间需监测肾功能。此外，少数患者还可出现一过性肝功能损害和粒细胞缺乏，亦可出现头痛、头晕、疲倦、皮疹、腹泻等症状，如出现上述反应需及时协助医生进行处理。西咪替丁可随母乳排出，哺乳期应停止用药。

3. 质子泵抑制剂 奥美拉唑可引起头晕，尤其是用药初期，故应嘱患者用药期间避免开车或做其他必须高度集中注意力的工作。兰索拉唑偶见皮疹、瘙痒、头痛、便秘、口苦、贫血、肝功能异常等不良反应，轻度不良反应不影响继续用药，较为严重时应及时停药。泮托拉唑的不良反应相对较少，偶可引起头痛、腹泻。埃索美拉唑可引起视物模糊、脱发、光过敏等不良反应，但较少见，静脉滴注时只能溶于 0.9% 氯化钠溶液中使用。

4. 胶体铋剂 此药可使舌、牙齿染黑，可用吸管吸入。部分患者服药后出现便秘和粪便变黑，停药后可自行消失。慢性肾功能不全的患者服药期间应监测肾功能。铋剂可导致铋在体内过量聚集从而引起脑病，故长期使用的患者应注意神志和意识。

（四）心理护理

向患者讲解疾病的相关知识，告知规律饮食、用药的重要性，减轻焦虑情绪，保持心情舒畅、乐观、平和，增强战胜疾病的信心。

（五）安全护理

腹痛、上消化道出血都是高危因素，加强巡视，防止跌倒事件的发生。

（六）健康指导

1. 疾病预防知识指导 向患者及家属讲解引起及加重

溃疡病的相关因素。指导患者保持积极乐观的情绪，规律生活，避免过度紧张。

2. 疾病相关知识指导 ①休息与活动：指导患者选择适当的锻炼方式，避免劳累，提高机体抵抗力。②饮食：指导患者建立合理的饮食习惯与结构，避免摄入刺激性食物，戒烟酒，饮食宜少量多餐、营养丰富、定时定量。少食盐腌及烟熏食品，避免过冷、过热、过辣、油煎及油炸食品。③用药指导：教育患者按医嘱正确服药，学会观察药物疗效及不良反应，不随便停药、减量，防止溃疡复发。指导患者慎用或勿用可以引起或加重溃疡药物，如阿司匹林、咖啡因、泼尼松等。若出现呕血、黑便时，应立即就医。④随访：定期复诊，若出现上腹疼痛节律发生变化或加剧等症状应及时就诊。

【预后】

有效的药物治疗可使溃疡的愈合率达到95%，青壮年患者消化性溃疡死亡率接近于零，老年患者主要死于严重的并发症，尤其是大出血和急性穿孔，死亡率＜1%。

（冯德香）

PPT

第五节 胃 癌

学习目标

知识要求：

1. 掌握 胃癌的临床表现、护理诊断/问题、护理措施。

2. 熟悉 胃癌的病因、诊断要点和处理原则。

3. 了解 胃癌的实验室及其他检查。

技能要求：

1. 能运用所学知识对胃癌患者进行有效的心理护理。

2. 能正确评估胃癌患者疼痛的程度并采取相应的护理措施。

3. 能采取切实有效的护理措施防范安全事件的发生。

素质要求：

1. 能够体会癌症对患者及家属带来的心理负担及经济压力，加强与患者及家属的沟通与交流，提供心理上的支持。

2. 在临床护理工作中尽可能减轻患者的痛苦与不适。条件允许的情况下，能够对胃癌患者实施安宁疗护或临终关怀。

案例引导

案例：患者，男，60岁。上腹部隐痛不适2个月，进食后明显，伴饱胀感，食欲逐渐下降，无明显恶心、呕吐及呕血，当地医院按"胃炎"进行治疗，稍好转。近半月自觉乏力，体重较2个月前下降3公斤。近日大便色黑。门诊查2次大便潜血（＋），血常规提示血红蛋白90g/L。既往吸烟20年，10支/天，有胃溃疡病史30余年。查体：一般状况尚可，浅表淋巴结未触及肿大，皮肤无黄染，结膜甲床苍白，心肺未见异常，腹平坦，未见胃肠型及蠕动波，腹软，肝脾未触及，腹部未及包块，剑突下区域深压痛，无肌紧张，移动性浊音（－），肠鸣音正常，直肠指检未及异常。辅助检查：上消化道造影示胃窦小弯侧见约2cm大小龛影，位于胃轮廓内，周围黏膜僵硬粗糙，腹部B超检查未见异常，胃肠部分检查不满意。

讨论：

1. 该患者需考虑哪些疾病？

2. 为了明确诊断，需进一步做哪些检查？

3. 作为责任护士，你将如何对患者进行护理？

胃癌（gastric cancer）是起源于胃黏膜上皮的恶性肿瘤，主要是胃腺癌。胃癌占胃部恶性肿瘤的95%以上，是我国发病率位居第一的消化道恶性肿瘤，预后较差，5年总体生存率为35.1%。根据国际癌症研究机构的统计数据显示，2020年全世界胃癌新发病例约为108.9万，居恶性肿瘤发病患者数的第5位。2020年全世界因胃癌死亡病例约

76.9万，居恶性肿瘤死亡人数的第4位，其中43.9%的发病病例和48.6%的死亡病例发生在中国。2015年我国肿瘤登记数据显示：胃癌发病率和死亡率分别为29.91/10万和21.16/10万，分别居恶性肿瘤发病率和死亡率的第2位和第3位。

日本、中国、俄罗斯、南美和东欧为高发区，而北美、西欧、澳大利亚和新西兰发病率较低。我国胃癌发病也有明显的地域性差别，西北与东部沿海地区胃癌发病率明显高于南方地区。好发年龄在50~79岁以上，其中以60~69岁居多。男女发病率之比为3∶1。近年来胃癌在我国发病率和死亡率有下降趋势，但由于我国人口基数大、老龄化等原因，胃癌负担仍较严重。

【病因与发病机制】

1. 环境与饮食 研究表明，化肥、农药的使用、工业废水、废气的排放、长期饮用被污染的水源、汽车尾气的排放等与胃癌的发生都有密切的关系。

长期食用熏烤、盐腌食品的人群中胃癌发病率高，与食品中亚硝酸盐、真菌毒素、多环芳烃化合物等致癌物或前致癌物含量高有关。高盐、低蛋白饮食、新鲜蔬菜水果摄入不足增加胃癌的罹患风险。流行病学研究显示，多食新鲜水果和蔬菜可降低胃癌的发生率。吸烟者的胃癌发病危险较不吸烟者高1.5~3倍，近端胃癌特别是胃食管连接处的肿瘤可能与吸烟有关。

2. 感染因素 我国胃癌高发区成人Hp感染率在60%以上。1994年WHO宣布幽门螺杆菌是人类胃癌的Ⅰ类致癌原，其发生机制可能有：幽门螺杆菌能促使硝酸盐转化成亚硝酸盐及亚硝胺而致癌；Hp感染引起胃黏膜慢性炎症，加上环境致病因素加速黏膜上皮细胞的过度增殖，导致畸变致癌；幽门螺杆菌的毒性产物可能也具有促进细胞变异，引发癌症的作用。此外，EB病毒和其他感染因素也可能参与胃癌的发生。

3. 癌前变化 癌前变化分为癌前疾病（即癌前状态）和癌前病变。前者指与胃癌相关的胃良性疾病，有发生胃癌的风险，如：慢性萎缩性胃炎、胃息肉、残胃炎、胃溃疡；后者指容易发生癌变的胃黏膜病理组织学改变，是从良性上皮组织转变成癌过程中的交界性病理变化，主要指异型增生。胃黏膜上皮的异型增生，根据细胞的异型程度，可分为轻、中、重三度，重度异型增生与分化较好的早期胃癌有时很难区分。

4. 遗传和基因 遗传与分子生物学研究表明，胃癌有明显的家族聚集倾向，尤其是浸润型胃癌，胃癌患者有血缘关系的亲属其胃癌发病率较对照组高4倍。胃癌的癌变是一个多因素、多步骤、多阶段发展过程，涉及癌基因、抑癌基因、凋亡相关基因与转移相关基因等的改变，而基因改变的形式也是多种多样的。

【病理】

1. 部位 胃癌可发生于胃的任何部位，胃窦部（58%），大弯、小弯及前后壁均可受累，其次为贲门部（20%），胃体部（15%）及累及全胃者（7%）。

2. 大体形态

（1）早期胃癌 指病变仅限于黏膜及黏膜下层，无论范围大小和有无淋巴结转移。原位癌是指未突破固有膜的癌肿，也属于早期胃癌。可分为隆起型、平坦型和溃疡型。

（2）进展期胃癌 胃癌深度一旦突破黏膜下层，侵入肌层者为中期，侵及浆膜或浆膜外者为晚期胃癌，也称进展期胃癌。包括息肉样癌、溃疡型癌、溃疡浸润型癌和弥漫浸润型癌。

（3）组织病理学 90%以上为腺癌，可分为乳头状腺癌、管状腺癌、低分化腺癌、黏液腺癌和印戒细胞癌；极少数为腺鳞癌、鳞癌、类癌等。胃癌的生长方式分为膨胀型和浸润型，膨胀型癌细胞以团块形式生长，预后较好；浸润型癌细胞以分散形式向纵深扩散，预后较差。根据癌细胞的分化程度可分为高分化、中分化、低分化。

3. 转移途径

（1）直接浸润 贲门胃底癌易侵及食管下端，胃窦癌可向十二指肠浸润。分化差、浸润性生长的胃癌突破浆膜后，易扩散至网膜、结肠、肝、胰腺等邻近器官。

（2）血行转移 发生在晚期，60%以上患者有此种转移，癌细胞进入门静脉或体循环向身体其他部位播散，形成转移灶。常见转移的器官有肝、肺、胰、骨骼等处，以肝转移最常见。

（3）腹膜种植转移 当胃癌组织浸润至浆膜外后，肿瘤细胞脱落并种植在腹膜和脏器浆膜上，形成转移结节。直肠前凹的转移癌，直肠指检可以发现。女性患者胃癌可发生卵巢转移性肿瘤，称为Krukenberg瘤。

（4）淋巴转移 是胃癌的主要转移途径，如Virchow淋巴结。进展期胃癌的淋巴转移率高达70%左右，早期胃癌也可有淋巴转移。胃癌的淋巴结转移率和癌灶的浸润深度呈正相关。胃癌的淋巴结转移通常是循序渐进的，但也可发生跳跃式淋巴转移。终末期胃癌可经胸导管向左锁骨上淋巴结转移，或经肝圆韧带转移至脐部。

【临床表现】

1. 症状

（1）早期胃癌 多数无明显症状，少数患者有恶心、呕吐或是类似消化道溃疡的上消化道症状。

（2）进展期胃癌 上腹痛为最早出现的临床症状，可急可缓。开始患者仅有上消化道症状，如上腹不适、进食后饱胀，随着病情进展上腹疼痛加重，不能被进食及抗酸药缓解,食欲下降、乏力。根据肿瘤的部位不同,也有其特殊表现。贲门胃底癌可有胸骨后疼痛和进行性吞咽困难;幽门附近的胃癌有幽门梗阻表现;肿瘤破坏血管后可有呕血、黑便等消化道出血症状;转移至肝可表现为右上腹痛、黄疸和(或)发热;转移至肺可引起咳嗽、咯血、呃逆等;胰腺转移则会出现持续性上腹痛并放射至背部。

2. 体征 早期胃癌无明显体征,进展期在上腹部可扪及肿块,有压痛。肿块多位于上腹部偏右,呈坚实可移动结节状。肝转移可出现肝大,并扪及结节,伴有黄疸。腹膜转移时可发生腹水,移动性浊音阳性。远处淋巴结转移时可扪及 Virchow 淋巴结,质硬不易推动。晚期胃癌患者常可出现贫血、消瘦、营养不良甚至恶病质等表现。

3. 并发症 可并发胃出血、贲门或幽门梗阻、穿孔等。

【实验室及其他检查】

1. 血标本检查 ①血常规检查:多数患者有缺铁性贫血表现,系长期失血所致。②肿瘤标记物:癌胚抗原(CEA)在 40%～50% 的胃癌病例中升高,在随访而非普查和诊断中有一定意义。其他标记物如 CA19 - 9、CA125 等均有可能在部分胃癌病例中出现不同程度的升高,但均无筛查或诊断价值。

2. X 线钡餐检查 数字化 X 线胃肠造影技术的应用,目前仍为诊断胃癌的常用方法。常采用气钡双重造影,通过黏膜相和充盈相的观察确定诊断。早期胃癌的主要改变为黏膜相异常,进展期胃癌的形态与胃癌大体分型基本一致。

3. 胃镜检查 胃镜直视下可直接观察胃黏膜病变的部位、性质和范围,并可获取病变组织作病理学检查,是诊断胃癌的最有效手段。目前采用带超声探头的内镜检查,对病变区域进行超声探测成像,有助于了解肿瘤浸润深度以及周围脏器和淋巴结有无侵犯和转移,对肿瘤侵犯深度的判断准确率可达 90%。

⊕ 知识链接

早期胃癌内镜诊断的研究进展

我国为胃癌的高发区,在癌症死因中仅次于肺癌排第 2 位。目前早期胃癌预后良好甚至可以治愈,5 年生存率非常高,可达 90% 以上;而中晚期胃癌 5 年生存率仅有 30%～40%,早发现、早诊断、早治疗是提高胃癌生存率和改善生活质量的重要原则,其中早诊断是早治疗的前提,因此,早期诊断尤为重要。

放大内镜、色素内镜、超声内镜等技术联合内镜下病理检查极大提高了早期胃癌的检出率。放大内镜下窄带成像已被应用于通过观察微血管结构和胃黏膜病变的微表面结构来检查早期胃癌,可用于检测癌前

状况,并通过早期干预来预防胃癌。超声内镜黏膜下变形模式分析对预测早期胃癌浸润深度和内镜黏膜下剥离术非常有用。色素内镜联动成像技术可提高早期胃癌的可见度,尤其是对于带红色或白色的早期胃癌。

4. 腹部超声 在胃癌诊断中,腹部超声主要用于观察胃的邻近脏器(特别是肝、胰)受浸润及淋巴结转移的情况。

5. 螺旋 CT 与正电子发射成像检查 螺旋 CT 扫描结合三维立体重建和模拟内腔镜技术,是一种新型无创检查手段,有助于胃癌的诊断和术前临床分期。利用胃癌组织对于氟和脱氧 - D - 葡萄糖(FDG)的亲和性,采用正电子发射成像技术(PET)可以判断淋巴结与远处转移病灶情况,准确性较高。

6. 粪便潜血试验 呈持续阳性,有辅助诊断意义。

【诊断要点】

确诊主要依靠胃镜检查和病理活检。早期诊断是根治胃癌的前提,因此对有中上腹痛、消化不良、呕血或黑便者应及时行胃镜检查。对以下高危患者应定期复查胃镜。

(1)慢性萎缩性胃炎伴肠化或异型增生者。

(2)良性溃疡经正规治疗 2 个月无效者。

(3)胃切除术后 10 年以上者。

【处理原则】

1. 内镜治疗 早期胃癌特别是黏膜内癌可行内镜下黏膜切除术(endoscopic mucosal resection,EMR)、黏膜下剥离术(endoscopic submucosal dissection,ESD)或内镜下全层切除术(endoscopic full - thickness resection,EFTR)。适用于高分化或中分化管状或乳头状早期胃癌,肿瘤直径小于 2cm、位于黏膜层、无溃疡且无淋巴结转移者。如病理检查发现切除组织边缘癌变或侵袭到黏膜下层应追加手术治疗。

2. 手术治疗 是目前唯一可能根治胃癌的方法,治疗效果取决于胃癌的病期、癌肿侵犯深度和扩散范围。早期胃癌一般可采取胃部分切除术。进展期胃癌如无远处转移则尽可能行根治性切除;伴远处转移或梗阻者可行姑息性手术以保持消化道通畅。外科手术切除加区域淋巴结清扫是目前进展期胃癌的主要治疗手段。

3. 化学治疗 用于根治性手术的术前、术中和术后,以抑制癌细胞的扩散和杀伤残存的癌细胞,延长生存期。晚期胃癌患者采用适量化疗,能减缓肿瘤的发展速度,改善症状,有一定的近期效果。早期胃癌根治术后原则上不必辅助化疗,有下列情况者应行辅助化疗:病理类型恶性

程度高；肿瘤直径 > 5 厘米；多发癌灶；年龄低于 40 岁。进展期胃癌根治术后、姑息手术后、根治术后复发者需要化疗。

胃癌化疗给药途径有口服、静脉、腹膜腔给药及动脉插管区域灌注给药等。常用的化疗药物有替加氟、氟尿嘧啶、丝裂霉素、顺铂或卡铂、多柔比星、依托泊苷、伊立替康等。近年来紫杉醇、奥沙利铂、拓扑酶抑制剂、替吉奥、卡培他滨、希罗达等新的化疗药物开始用于胃癌。

4. 对症治疗 止痛包括药物与非药物性措施。药物止痛根据患者疼痛的不同程度分别选择不同阶梯的止痛药物，目前治疗癌性疼痛的主要药物有：第一阶梯是以阿司匹林为代表的非阿片类药物；第二阶梯是以可待因为代表的弱阿片类药物；第三阶梯是以吗啡为代表的强阿片类药物；辅助性镇痛药有地西泮、异丙嗪、氯丙嗪等。给药时应遵循 WHO 推荐的三阶梯疗法，即选用镇痛药必须从弱到强，先以非阿片类为主，当不能控制疼痛时加用弱阿片类及强阿片类镇痛药，非阿片类药物可以增强阿片类药物的镇痛效果；针对疼痛不同性质均可以加辅助用药。非药物性止痛的护理包括音乐疗法、暗示疗法等。

5. 其他治疗 包括放疗、热疗、射频消融、靶向治疗、免疫治疗、中医中药治疗等。胃癌的免疫治疗包括非特异生物反应调节剂如卡介苗、香菇多糖等；细胞因子如白介素、干扰素、肿瘤坏死因子等。抗血管形成基因是研究较多的基因治疗方法，可能在胃癌的治疗中发挥作用。

【护理诊断/问题】

1. 焦虑、恐惧 与患者担忧疾病的预后有关。

2. 疼痛：腹痛 与癌细胞浸润有关。

3. 营养失调：低于机体需要量 与胃癌造成吞咽困难、消化吸收障碍等有关。

4. 活动无耐力 与疼痛及患者机体消耗有关。

5. 有体液不足的危险 与幽门梗阻致严重呕吐有关。

【护理措施】

1. 一般护理

（1）休息与活动 保持安静、整洁和舒适的环境，有利于睡眠和休息。早期胃癌患者经过治疗后可从事一些轻工作和锻炼，应注意劳逸结合。中晚期胃癌患者需卧床休息，以减少体力消耗。恶病质患者做好皮肤护理，定时翻身，避免压疮的发生。做好生活护理和基础护理，使患者能心情舒畅地休息和治疗。禁食或进行胃肠减压患者，予以静脉输液以维持营养需要。恶心、呕吐的患者，进行口腔护理。

（2）饮食 饮食应以合乎患者口味，又能达到身体基本热量的需求为主要目标。给予高热量、高蛋白、丰富维生素与易消化的食物，禁食霉变、腌制、熏制食品。宜少量多餐，选择患者喜欢的烹调方式来增加其食欲，注意色香味俱全。养成细嚼慢咽的饮食习惯，以此来减轻胃肠负担。胃切除手术后患者，食物状态需要由少到多，由稀到稠，让患者逐渐适应这种饮食。化疗患者往往食欲减退，应鼓励进食，化疗期间，以清淡饮食为主。

2. 病情观察 观察患者生命体征的变化，观察腹痛、腹胀及呕血、黑便的情况，观察化疗前后症状及体征改善情况。晚期胃癌患者抵抗力下降，身体各部位易发生感染，应加强护理与观察，保持口腔、皮肤的清洁。长期卧床患者，要定时翻身，指导并协助进行肢体活动，以预防压疮及深静脉血栓的发生。

3. 疼痛的护理 镇痛药应用遵医嘱选择合适的止痛药物，注意剂量、增减范围、间隔时间，做到个体化给药，观察药物的不良反应。

4. 用药护理 无论是对术后或未手术的患者，化疗中均应严密观察药物引起的局部及全身反应，如恶心、呕吐、白细胞降低及肝、肾功能异常等，并应及时与医生联系，及早采取处理措施。具体用药护理参见第六章第四节"白血病"的护理。

5. 心理护理

（1）护理人员应与患者建立良好的护患关系，运用倾听、解释、安慰等技巧与患者沟通，给予患者及家属心理上的支持。鼓励患者，用积极的心态面对疾病，树立战胜疾病的信心，使之能积极配合治疗。

（2）集体心理护理 组织患者定期交流，排解心中焦虑和孤独战斗的心情，获得认同感和支持。近年来，有学者将 King 达标理论引用到胃癌患者心理护理的研究中，也显著改善了患者不良应激心理情绪。

（3）转移注意力 培养兴趣爱好，消除紧张焦虑情绪。

（4）对晚期患者，应予以临终关怀，使患者能愉快地度过最后时光。

6. 健康指导

（1）疾病预防知识指导 对健康人群进行卫生宣教，多食新鲜蔬菜和水果，多食肉类、鱼类、豆制品及奶制品；少进或不进盐腌、烟熏、油炸和烘烤食物如咸鱼、火腿、腊肉等，科学贮存食物，不食霉变食物。对胃癌高危人群，应遵医嘱给予根除幽门螺杆菌治疗。对癌前状态者，应定期复查，以便早诊断、早治疗。

（2）疾病相关知识指导 ①活动与休息：指导患者生活规律，根据体力情况适量活动，增强机体的抵抗力。

②饮食指导：戒烟戒酒，少量多餐，避免暴饮暴食、进食过快、过烫等不良饮食习惯。③用药指导：指导患者合理使用止痛药物，注意用药时间、方式、剂量及副作用。避免服用对胃黏膜有损害性的药物，如消炎痛、皮质类固醇等。④心理指导：指导患者保持乐观的情绪和良好的心态，以积极的心态面对疾病。⑤随访：定期复查，教会患者及家属如何早期识别并发症，及时就诊。

🌐 知识链接

胃癌的三级预防

一级预防：要加强对群众预防胃癌的科普宣传教育，纠正不良的饮食习惯，应避免进食粗糙食物，不吃烫食、过咸食物、霉变食物；少吃或不吃盐腌食物、烟熏、油炸和烘烤食物。戒烟戒酒。提倡多吃新鲜蔬菜、水果，多喝牛奶、绿茶。

二级预防：早发现，早诊断，早治疗。加强对胃癌高危人群的监控，如慢性萎缩性胃炎、胃溃疡等患者，尤其是有胃癌家族史、40岁以上胃病久治不愈者，应定期复查。

三级预防：对中晚期胃癌患者加强综合治疗，提高生存率；对晚期患者要减轻其的痛苦，提高生活质量。

【预后】

胃癌的预后与诊断时的分期有关。目前为止，手术仍然是胃癌的主要治疗手段，但由于胃癌早期诊断率低（约10%），大部分胃癌在确诊时已处于中晚期，5年生存率7%～34%。

（冯德香）

PPT

第六节　炎症性肠病

📖 学习目标

知识要求：

1. 掌握　炎症性肠病的临床表现、护理诊断/问题及护理措施。

2. 熟悉　炎症性肠病的诊断要点和处理原则。

3. 了解　炎症性肠病的病因、发病机制及实验室检查。

技能要求：

1. 能运用所学知识为炎症性肠病患者提供护理措施。

2. 能运用通俗的语言为炎症性肠病患者提供有效的健康教育。

素质要求：

1. 能在临床护理工作中关心爱护患者，体现人文关怀。

2. 能换位思考，体谅疾病对患者身心的影响，耐心、亲切地对患者进行健康教育。

➡ 案例引导

案例：患者，男，55岁。因"间断黏液脓血便1年，排稀水样便3天"入院。患者1年前无明显诱因出现黏液脓血便，4～5次/天，伴中下腹无规律隐痛，休息后可稍缓解，未予重视。3天前患者排酱油色稀水样便，14～16次/天，无鲜血，伴脐周疼痛，恶心、呕吐。查体：T 37.6℃，P 80次/分，R 17次/分，BP 128/90mmHg。痛苦面容，全腹压痛，未触及包块，无反跳痛，无肌紧张。肠鸣音4～5次/分。拟诊为"溃疡性结肠炎"，为进一步诊治收入院。

讨论：

1. 该患者出现黏液脓血便的原因是什么？

2. 为明确诊断，入院后还应进行哪些检查？

3. 作为责任护士，应将如何进行护理？

炎症性肠病（inflammatory bowel disease，IBD）是一种病因尚不十分清楚的慢性非特异性肠道炎性疾病，包括溃疡性结肠炎（ulcerative colitis，UC）和克罗恩病（Crohn's disease，CD）。IBD是北美和欧洲的常见病，白种人和犹太人发病率较高，好发于青壮年，UC性别差异不明显，

CD 男性略多于女性。近 30 年来亚洲国家 IBD 发病率亦呈逐步增高趋势。中国疾病预防控制中心数据显示我国 IBD 总病例数从 2014 年的 35 万迅速增加，预计 2025 年达 150 万。IBD 在我国已成为消化系统常见病，发病率南方高于北方。

【病因与发病机制】

病因和发病机制尚未完全明确，已知肠道黏膜免疫系统异常反应所导致的炎症反应在 IBD 发病中起重要作用，认为是由多因素相互作用所致，主要包括环境、遗传、感染和免疫因素。

1. 环境因素　近年来发达国家 IBD 发病率持续增高，环境因素与之密切有关，包括饮食、吸烟、卫生条件、生活方式或某些不明因素的暴露。吸烟在西方发达国家被认为是 IBD 的独立危险因素，长期吸烟明显增加患 CD 的风险，但在亚洲和非洲的新兴工业化国家吸烟并不是 CD 的危险因素。动物蛋白、亚油酸、糖、脂肪等的过量摄入和膳食纤维摄入减少增加 IBD 患病和复发风险。

2. 遗传因素　遗传因素与 IBD 发病有关，主要来源于以下证据。

（1）流行病学研究显示 IBD 具有家族聚集现象　IBD 患者一级亲属发病率是普通人群的 30 ~ 100 倍。但 IBD 的家族聚集性现象并不符合孟德尔遗传规律，而是多基因遗传。目前研究发现与 IBD 相关的基因超过 200 个，大多数与 CD 和 UC 有共同相关基因位点，37 个与 CD 有敏感基因位点，最常见的 CARD15（NOD2）基因与亚洲人群 IBD 有关。

（2）IBD 的发病存在种族差异　白种人发病率较高，黑人、拉丁美洲及亚洲人群发病率相对较低。而在同一地区中，犹太人 IBD 发病风险高于其他种族 2 ~ 9 倍。目前认为 IBD 不仅是多基因疾病，也是一种遗传异质性疾病，患者在一定环境因素作用下由于遗传易感性而发病。

3. 感染和免疫因素　目前未发现直接特异性微生物感染与 IBD 的发病存在直接关系。但肠道感染可能是 IBD 的诱发因素。有实验证明，IBD（特别是 CD）是针对自身正常肠道菌丛的免疫反应引起的，IBD 可能存在对正常菌丛的免疫耐受缺失。并且肠道菌群的改变也可能通过抗原刺激、肠上皮细胞受损、黏膜通透性增加引起肠黏膜持续性炎症。

正常情况下肠道黏膜固有层对肠腔内大量抗原物质处于适应性反应状态，即低度慢性炎症。IBD 患者由于免疫耐受的丢失，导致异常的免疫反应，而肠道黏膜免疫反应异常激活是导致 IBD 肠道炎症持续存在、发展和转归的直接因素。

一、溃疡性结肠炎

溃疡性结肠炎（ulcerative colitis, UC）是一种局限于结肠黏膜及黏膜下层的连续性、非特异性的慢性肠道炎症。病变多位于乙状结肠和直肠，也可延伸至降结肠，甚至整个结肠。UC 为终身性疾病，常反复发作。本病见于任何年龄，发病高峰年龄为 20 ~ 49 岁，男女发病为（1.0 ~ 1.3）∶1。

【病理】

溃疡性结肠炎是一个病变局限在结肠黏膜和黏膜下层的疾病，其病理变化是非特异性的，在细菌性痢疾、阿米巴痢疾和淋菌性结肠炎中也可见到。

病变活动期，黏膜呈弥漫性炎症反应，可见水肿、充血与灶性出血，黏膜脆弱，触之易出血。由于黏膜和黏膜下层炎性细胞浸润，大量中性粒细胞在肠腺隐窝底部聚集，形成隐窝脓肿，是 UC 早期病理性特征，有助于早诊断、早治疗。随着病变进展，隐窝脓肿联合和覆盖上皮脱落，形成溃疡。溃疡区被胶原和肉芽组织占据，并深入溃疡，但罕有穿透肌层者。在暴发型溃疡性结肠炎和中毒性巨结肠时，这些病变可穿透整个肠壁，导致穿孔。早期 X 线表现为结肠袋消失，与黏膜肌层麻痹有关，钡灌肠中结肠短缩和僵直呈烟囱管状则是反复损伤后瘢痕形成的结果。

大多溃疡性结肠炎都累及直肠，但如病变局限在直肠则可称为溃疡性直肠炎，其原因不明。多数炎症向近端扩展，侵犯左侧结肠，约有 1/3 患者整个结肠受累，称为全结肠炎。在 10% 的全结肠炎患者中末端数厘米回肠也有溃疡，称为倒灌性回肠炎。溃疡性结肠炎时病变区域都是相邻的，罕有呈节段性或跳跃式分布。决定疾病病程和严重性的因素还不清楚，可能这些因素与免疫紊乱的范围有关。

【临床表现】

一般起病缓慢，少数急骤，偶见爆发起病。病程呈慢性经过，多为发作期与缓解期交替，少数持续并逐渐加重。病情轻重不一，易反复发作，临床表现与病程、病变范围和疾病病情有关。诱因有精神刺激、过度疲劳、饮食失调、继发感染等。

1. 消化系统症状和体征

（1）腹泻和黏液脓血便　本病活动期最重要的临床表现。腹泻主要由于炎症导致大肠黏膜对水钠吸收障碍及结肠运动功能失常所致。黏液脓血便是 UC 活动期最常见的症状，为炎症渗出和黏膜糜烂即溃疡所致，排便次数及便血程度反映病情轻重，轻者每日排便 2 ~ 3 次，便血轻或无；严重者 10 次/日以上，脓血明显，甚至呈血水样。病变限于直肠和乙状结肠的患者，因直肠排空功能障碍，偶有腹泻与便秘交替的现象。

（2）腹痛　活动期 UC 多于左下腹或下腹发生阵发性轻至中度隐痛，疼痛后多有便意，常有里急后重，排便后疼痛缓解。轻者无腹痛或仅有腹部不适，重者如并发中毒性结肠扩张或炎症波及腹膜时，呈持续性剧烈腹痛。

（3）其他症状　腹胀、恶心、呕吐、食欲下降等。

（4）体征　轻、中度患者仅左下腹轻压痛，有时可触及痉挛的降结肠或乙状结肠。重型患者可压痛明显。出现腹肌紧张、反跳痛、肠鸣音减弱等应警惕中毒性巨结肠、肠穿孔等并发症的发生。

2. 全身症状

（1）贫血　轻度贫血常见，急性起病大量便血时可出现严重贫血。

（2）发热　急性重症患者常伴有发热及全身毒血症状，为肠道活动性炎症及组织破坏后毒素吸收所致。

（3）营养不良　肠道吸收障碍和消耗过多常引起消瘦、贫血、低蛋白血症等。重症或病情持续活动者可有水与电解质平衡紊乱。年幼发病者可有生长发育迟缓。

（4）肠外表现　包括口腔黏膜溃疡、关节炎、虹膜睫状体炎、肝功能障碍和皮肤病变。这些肠外表现在结肠炎控制或结肠切除术后可缓解或恢复。

3. 并发症

（1）中毒性巨结肠　是 UC 的严重并发症，多发生在全结肠病变的患者，死亡率可高达 40%。临床表现为肠管高度扩张并伴有中毒症状，腹部明显胀气，最明显的扩张部位在横结肠，体检腹部可有压痛甚至反跳痛，肠鸣音显著减弱或消失。严重者可出现肠穿孔，预后差。

（2）肠狭窄和肠梗阻　多发生在病变广泛、病程持续长的病例，其部位多发生在左半结肠、乙状结肠或直肠。其原因是黏膜肌层的增厚，或假息肉成团阻塞肠腔。临床上一般无症状，严重时可引起部分肠梗阻。

（3）结肠癌　UC 并发结肠癌的机会要比同年龄和性别组的一般人群明显增高，一般认为癌变趋势和病程长短有关，病程 15~20 年后，癌变的危险性大约每年增加 1%。

4. 临床分型　根据病程、病变范围、疾病病情进行分型。

（1）临床类型　分为初发型、慢性复发型、慢性持续型、急性暴发型。①初发型：无既往病史而首次发作。②慢性复发型：临床缓解期再次出现症状，此型临床上最为常见。③慢性持续型：症状持续半年以上，中间有症状加重、急性发作的情况，病变范围广。④急性暴发型：少见，起病比较急，病情严重，全身毒血症状比较明显，可伴有中毒性巨结肠、肠穿孔、败血症等并发症。

（2）病变范围　蒙特利尔病变范围分型有助于癌变危险性的估计、监测方案的制定和治疗方案的选择。E1 型分布在直肠，E2 型在左半结肠，E3 为广泛结肠。

（3）疾病分期　分为活动期和缓解期，活动期按严重程度分为轻、中和重度。改良 Truelove 和 Witts 疾病严重度分型标准见表 4-6-1。

表 4-6-1　改良 Truelove 和 Witts 疾病严重程度分型

严重程度分型	排便（次/天）	便血	脉搏（次/分）	体温（℃）	血红蛋白	红细胞沉降率（mm/h）
轻度	<4	轻或无	正常	正常	正常	<20
重度	≥6	重	>90	>37.8	<75% 正常值	>30

注：中度介于轻、重度之间。

【实验室及其他检查】

1. 实验室检查　血常规示小细胞性贫血，中性粒细胞增高。血沉增快。C 反应蛋白增高。血清白蛋白降低，球蛋白升高。上述指标变化均提示 UC 处于活动期。严重者电解质紊乱，出现低血钾。大便外观有黏液脓血，镜下见红、白细胞及脓细胞，急性发作期可见巨噬细胞。粪便病原学检查能鉴别感染性结肠炎。

2. 内镜检查　结肠镜检查是本病诊断与鉴别诊断的最重要手段之一。临床上多数病变在直肠和乙状结肠，采用乙状结肠镜检查很有价值。对于慢性或疑为全结肠患者，宜行纤维结肠镜检查。一般不作清洁灌肠，急性期重型者应列为禁忌，以防穿孔。内镜检查有确诊价值，通过直视下反复观察结肠的肉眼变化及组织学改变，既能了解炎症的性质和动态变化，又可早期发现恶变前病变，在镜下准确地采集病变组织和分泌物以利于排除特异性肠道感染性疾病。

3. 钡剂检查　非首选检查手段，可作为结肠镜检查存在禁忌证时的补充，特别要注意重度溃疡性结肠炎作钡剂灌肠时，可加重病情或诱发中毒性巨结肠导致肠扩张与穿孔的可能性。临床缓解期的钡剂灌肠检查用以判断近端结肠病变，且需排除克罗恩者宜再作全消化道钡餐检查，气钡双重对比法更易发现黏膜浅表病变。常规钡剂灌肠 X 线检查可见：

（1）轻度溃疡性结肠炎患者，X 线检查阴性，中度和重度患者则有典型表现。

（2）结肠壁边缘呈小锯齿状，突出的钡影及铁轨样皱襞相。

（3）充盈缺损，假息肉形成，少数病例因结肠壁纤维化及息肉增生，可致肠腔变窄。

（4）结肠袋消失或变浅，结肠缩短僵直，甚至如水管样。

（5）雪花征 由于微小溃疡及糜烂而附着钡剂，气钡双重造影显示如雪花。

（6）排钡异常。

（7）直肠后间隙增大达2cm以上，表示直肠与直肠后组织有严重炎症。

【诊断要点】

1. 具备典型临床表现

（1）慢性病程，腹痛、腹泻，排黏液脓血便，患者按特异性肠炎治疗无效。

（2）全身表现及肠外表现。

（3）多次粪便常规检查及培养未发现病原体。

（4）有结肠镜或X线的特征性改变中的一项。

2. 临床表现不典型，但有典型结肠镜或X线表现或病理活检证实。

3. 排除细菌性痢疾、阿米巴痢疾、血吸虫病、肠结核及克罗恩病、放射性肠炎等特异性结肠炎症。

【处理原则】

（一）非手术疗法

1. 饮食和休息 充分休息，避免疲劳和精神过度紧张。给刺激性少、容易消化且营养丰富的饮食，避免含粗糙纤维食物。服铁制剂和叶酸治疗贫血。病情严重，腹泻频繁，营养严重不良的患者，可给予肠内营养或肠外营养。

2. 氨基水杨酸制剂 5-氨基水杨酸（5-ASA）制剂是治疗轻中度UC的主要药物，每日2~4g分次口服或顿服。常用药物为美沙拉嗪。

3. 糖皮质激素 通过抑制T细胞激活及细胞因子分泌发挥抗炎作用。轻、中度UC对足量5-ASA无反应，特别是病变较广泛者，可口服全身作用激素。重度UC患者首选静脉用糖皮质激素7~14天，甲泼尼龙40~60mg/d，或氢化可的松300~400mg/d，症状好转后改为泼尼松60mg/d，口服。糖皮质激素应予逐渐减量至停药，不宜长期使用。

4. 免疫调节剂 通过阻断淋巴细胞增殖、活化或效应机制而发挥作用，适用于激素依赖或无效以及激素诱导缓解后的维持治疗。常用药物为硫唑嘌呤（AZA）1~2mg/kg，每日1次，可改变疾病进程，抑制临床表现，但不能改变基础病，常用于缓解期减少复发。与氨基水杨酸制剂合用时，氨基水杨酸制剂会增加硫唑嘌呤类药物骨髓抑制，应加注意。6-硫基嘌呤（6-MP）与激素合用可减轻症状。

5. 生物制剂 英夫利昔单抗（IFX）是目前治疗IBD

应用时间较长的生物制剂，能使包括儿童在内的大部分患者得到长期维持缓解、组织愈合的作用。其他药物包括阿达木单抗、赛妥珠单抗、维多珠单抗。生物制剂有激活潜在的结核菌及乙型肝炎感染的风险，可影响机体免疫监视功能，增加肿瘤发生率。

（二）外科治疗

有20%~30%的UC患者由于并发症、内科治疗无效或激素依赖等原因需要接受手术治疗。治疗UC的最有效手术是结、直肠全部切除、永久性末端回肠造瘘。大出血、肠穿孔及合并中毒性巨结肠治疗无效伴严重毒血症者需行急诊手术。癌变、脓肿、瘘管及内科治疗不佳者需行择期手术。

> **⊕ 知识链接**
>
> **规范炎症性肠病治疗——中国医生的不懈努力**
>
> 炎症性肠病因肠道非特异性炎症长期、反复的折磨着患者，频繁的腹泻使患者的生活被不断按下暂停键，生活质量大打折扣。中国医生于1956年认识了这一疾病，并不断总结经验，先后制定并发布了6版"中国炎症性肠病诊断和治疗的共识意见"。共识意见从最初诊断难题的解决到诊疗措施的不断扩充和细化，再到现今重视和尊重患者参与决策，已经从单纯的诊断和治疗上升到了重视患者主观感受和交流合作的层面。共识意见的颁布和推广极大地规范和提高了我国的炎症性肠病临床诊治水平，缓解了患者的痛苦，提高了患者的生活水平。
>
> 这些共识意见不仅是集体的经验和智慧，更是医务人员长期拼搏奋斗与执着追求的结果。我们要继承和发扬敬佑生命、救死扶伤、甘于奉献、大爱无疆的医者精神，为早日实现《2030健康中国》努力奋斗。

二、克罗恩病

克罗恩病（crohn disease，CD）是一种原因不明的肠道炎症性疾病，可发生于整个胃肠道的任何部位，好发于末端回肠和右半结肠。以腹痛、腹泻、肠梗阻为主要症状，且有发热、营养障碍等肠外表现。病程多迁延，常有反复。CD最常发生于青年期，发病高峰年龄为18~35岁，男：女约为1.5∶1，我国近年发病率逐渐增多。

【病理】

大体上CD病变呈节段性。早期病变呈口疮样小溃疡，大小不等。最小者如针尖，伴有出血；较大者边界清楚浅表，底为白色。手术切除时如遗漏小的病变，可从该处复发。典型溃疡呈纵行，不连续，大小不等。鹅卵石样改变约在1/4的病例中存在。肠壁增厚、肠腔狭窄较多见。手术病例中95%左右存在狭窄。部分患者可见多发炎症性息肉。显微镜下病变见于肠黏膜层、黏膜下层和浆膜层，主要是黏膜下层。常见淋巴细胞聚集，可有生发中心。淋巴细胞聚集的部位与血管和扩张的淋巴管有密切关系。浆膜层的淋巴细胞聚集可形成玫瑰花环样，也可见到浆细胞、多核细胞和嗜酸性粒细胞。黏膜层可见到陷窝脓肿。非干酪性肉芽肿为本病的重要特征之一，由上皮样细胞和巨细胞组成，中心无干酪性坏死，并不常见，仅见于50%左右的病例。肉芽肿常常很不典型，有由淋巴细胞形成的明显边界。可见于肠壁的全层，但以黏膜下层和浆膜层最易出现。除肠壁外，局部淋巴结中也可发现肉芽肿。肠壁的裂隙溃疡深达固有肌层。跨壁性的穿透是形成内瘘管和皮肤瘘管以及脓肿的基础。肉眼下裂隙呈线状，可有分支，周围为水肿和岛状黏膜。横断面上，裂隙分支表现为壁内脓肿。由于水肿和淋巴管扩张及胶原纤维数量增加，黏膜下层增宽，肠壁增厚。

【临床表现】

与UC类似，CD一般起病缓慢，少数急骤。病情轻重不一，病程漫长，呈活动期与缓解期交替且反复发作。本病的主要临床三大症状表现为腹痛、腹泻和体重下降。精神刺激、过度疲劳、饮食失调、继发感染等因素可诱发CD急性加重。

1. 消化系统表现

（1）腹痛　CD患者最常见的症状，性质多为隐痛、阵发性加重或反复发作。部位以右下腹多见，与末端回肠病变有关，其次为脐周或全腹痛。常于餐后腹痛，与胃肠反射有关，排便或肛门排气后可缓解。少数患者首发症状类似于急腹症而在手术过程中发现CD引起的肠梗阻或肠穿孔。

（2）腹泻　CD的常见症状，主要由病变肠段炎性渗出、蠕动增加及继发性吸收不良引起。与UC相比便血量少，鲜红色少，粪呈糊状或水样，一般无脓血或黏液，每日2~6次。病变累及下段结肠或肛门直肠时可有黏液血便和里急后重。

（3）腹部包块　部分CD患者可出现腹部包块，以右下腹和脐周多见，系肠黏连、肠壁和肠系膜增厚、肠系膜淋巴结肿大所致，内瘘形成及腹内脓肿均可引起腹部包块。因透壁性炎性病变穿透肠壁全层至肠外组织或器官而形成瘘管。瘘管形成是CD较为常见且较为特异的临床特征。

（4）肛门症状　CD患者偶有肛门内隐痛，可伴肛周脓肿、肛瘘等，有时可作为本病的首发症状。

（5）其他　恶心、呕吐、食欲缺乏、体重减轻等。

2. 全身表现

（1）贫血　轻度贫血常见，急性起病大量便血时可出现严重贫血。

（2）发热　约1/3患者有中度热或低热，间歇出现，为肠道活动性炎症及组织破坏后毒素吸收所致。出现高热时应注意患者合并感染或脓肿形成。

（3）营养不良　肠道吸收障碍和消耗过多常引起消瘦、贫血、低蛋白血症等。年幼发病者可有生长发育迟缓。

（4）肠外表现　包括口腔黏膜溃疡、关节炎、虹膜睫状体炎、肝功能障碍和皮肤病变。

3. 并发症

（1）肠梗阻　40%以上病例有程度不等的肠梗阻，且可反复发生。系损伤的肠道修复过程中大量纤维组织增生形成的瘢痕所致，多见于小肠和结肠远端。

（2）肠穿孔　发生率10%~40%。

（3）其他　偶见肠瘘管、脓肿、出血和癌变、中毒性巨结肠等。

【实验室及其他检查】

1. 实验室检查

（1）血常规　白细胞常增高；红细胞及血红蛋白降低，与失血、骨髓抑制以及铁、叶酸和维生素B_{12}等吸收减少有关。血细胞比容下降；血沉增快。

（2）大便常规　可见红、白细胞；潜血试验可阳性。

（3）其他　血生化检查黏蛋白增加，白蛋白降低。血清钾、钠、钙、镁等可下降。

2. 内镜检查

结肠镜检查和黏膜组织活检是诊断CD的常规首选检查，镜检应达末段回肠。镜下主要表现为节段性、非对称分布的黏膜炎症，其中特征性表现为非连续性病变、纵行溃疡和鹅卵石样增生。小肠胶囊内镜对小肠黏膜表面病变的敏感性更高，由于有发生滞留的危险，检查前应排除肠腔狭窄。如内镜发现小肠多发性阿弗他溃疡，环形、线形或不规则溃疡≥3个，或发现狭窄应考虑CD的诊断。UC和CD的主要区别见表4-6-2。

表4-6-2　溃疡性结肠炎和克罗恩病的主要区别

项目	溃疡性结肠炎	克罗恩病
症状	脓血便多见	腹泻多见，脓血便少见
病变分布	连续分布，直肠和乙状结肠多见	节段性分布，消化道全程均可受累
直肠受累	绝大多数受累	少见
肠腔狭窄	少见，中心性	多见，偏心性
内镜表现	浅溃疡，黏膜弥漫性充血水肿 黏膜颗粒状，脆性增加	纵行溃疡，鹅卵石样外观 病变间黏膜正常

续表

项目	溃疡性结肠炎	克罗恩病
活检特征	固有膜全层弥漫性炎性反应 隐窝脓肿,隐窝结构明显异常 杯状细胞减少	裂隙状溃疡,非干酪样肉芽肿 黏膜下层淋巴细胞聚集

3. 影像学检查 CT 或磁共振肠道显影(CT/MR enterography,CTE/MRE)是评估小肠炎性病变的标准影像学检查,应做为 CD 诊断的常规检查。活动期 CD 典型的 CTE 表现包括肠壁明显增厚(>4mm),肠黏膜明显强化伴有肠壁分层改变,呈"靶征"或"双晕征",肠系膜血管呈"木梳征"等。钡剂灌肠和小肠钡剂造影已被结肠镜和 CTE/MRE 取代,但条件受限的单位仍可作为小肠病变的检查手段。可表现为裂隙状溃疡、卵石征、假息肉、单发或多发性狭窄、瘘管形成等。腹部超声检查显示肠壁病变的部位和范围、肠腔狭窄、肠瘘和脓肿等,对肠狭窄部位的炎症活动度判断有一定价值。

【诊断要点】

有典型临床表现为疑诊 CD,若符合结肠镜或影像学检查中一项,可为拟诊。若有非干酪样肉芽肿、裂隙性溃疡和瘘管及肛门部病变特征性改变之一,则可以确诊。初发病例、临床表现和结肠镜改变均不典型者应列为疑诊而随访。

【处理原则】

1. 非手术疗法

(1)**饮食和休息** 戒烟,因继续吸烟可明显降低药物疗效,增加手术率及术后复发率。CD 患者营养不良较常见,应注意患者的体重,有无铁、钙等营养物质及维生素(尤其是维生素 D 和维生素 B_{12})的缺乏,并做相应处理。重症患者可予肠内或肠外营养支持,首选肠内营养。

(2)**氨基水杨酸制剂** 美沙拉嗪使用方法见 UC 的治疗部分,适用于末段回肠型和回肠型。对中度活动性 CD 疗效不确切。

(3)**糖皮质激素** 是中度活动性 CD 治疗的首选,不应用于维持缓解。病变局限于回盲部者可考虑使用布地奈德以减少全身激素相关不良反应,但疗效不如全身激素治疗。病情严重并发症多、手术率及病死率高,应及早采取积极有效措施处理,应确定有无局部并发症如脓肿或肠梗阻,全身并发症如机会感染,并做相应处理。治疗上可考虑口服或静脉用激素,剂量为相当于泼尼松每日 0.75～1mg/kg。

(4)**免疫调节剂** 激素无效或激素依赖时加用硫嘌呤类药物或 MTX。这类免疫抑制剂对诱导活动性 CD 缓解与激素有协同作用。但起效慢,硫唑嘌呤要在用药达 12～16 周才到达最大疗效。因此其作用主要是在激素诱导症状缓解后,继续维持撤离激素的缓解。AZA 与 6 - MP 同为硫嘌呤类药物,两药疗效相似。

(5)**生物制剂** 英夫利昔单抗(IFX)是唯一批准用于 CD 治疗的生物制剂。IFX 用于激素及上述免疫抑制剂治疗无效或激素依赖者,或不能耐受上述药物治疗者。对于病情较重者亦可一开始就应用。

(6)**其他** 环丙沙星和甲硝唑仅用于有合并感染者。其他免疫抑制剂、沙利度胺、益生菌、外周血干细胞或骨髓移植等治疗 CD 的价值尚待进一步研究。

2. 外科治疗 激素治疗无效者可考虑手术治疗。手术指征和手术时机的掌握应从治疗开始就与外科医师密切配合共同商讨。治疗过程中约 70% 的患者始终面临着手术缓解症状的问题,但手术治疗不能治愈疾病,多次手术的概率很大。

【护理诊断/问题】

1. 腹泻及腹痛 与肠黏膜炎症所致的水钠吸收障碍、肠道运动功能以及肠道炎症、溃疡异常有关。

2. 有体液不足的危险 与肠道炎症导致的长期频繁腹泻有关。

3. 营养失调:低于机体需要量 与腹泻和吸收不良有关。

4. 焦虑 与病情反复、迁延不愈有关。

5. 潜在并发症 中毒性巨结肠、直肠结肠癌变、出血、肠梗阻。

【护理措施】

目的在于减少患者腹泻次数,使得疼痛程度减轻或消失,营养状况得到改善或维持。减轻患者焦虑、恐惧程度并愿意配合治疗及护理,让患者了解疾病的相关知识和自我保健知识。

1. 一般护理

(1)**休息与活动** ①在急性发作期或者病情严重时均需卧床休息,以减弱肠道活动,减少腹泻次数。②对于轻症或缓解期患者,鼓励其参加一般的轻松工作,适当休息。③避免过度劳累,注意劳逸结合。

(2)**饮食护理** ①急性发作期,应进食流质或半流质饮食;病情严重者应禁食,使肠道得到休息,以利于减轻炎症、控制症状。②保持室内空气新鲜,提供良好的进餐环境,避免不良刺激以增加食欲。③合理选择饮食,摄入高热量、高蛋白、多种维生素、柔软、少纤维的食物,少食多餐。④避免食用生冷、刺激性强、易产生过敏反应的食物。面食中的麸质蛋白和牛奶中的半乳糖可能加重患者肠道症状。因此,因服用这些食物导致腹泻加重者应注意避免。

知识链接

重视炎症性肠病患者的营养支持

营养支持治疗能改善溃疡性结肠炎患者的营养不良并降低营养风险。对于克罗恩病患者，营养支持治疗有诱导和维持疾病缓解的重要作用。全肠内营养和部分肠内营养治疗诱导和缓解炎症性肠病的机制、提高依从性的手段、家庭肠内营养治疗的延续性护理以及营养支持治疗的多学科团队合作是目前护理研究的热点。

2. 对症护理

（1）腹泻　记录排便的次数、颜色、性状及量，记录出入量，保护肛门及周围皮肤的清洁和干燥。手纸应柔软、动作应轻柔；排便后可用温开水清洗肛门及周围皮肤，必要时可局部涂抹紫草油或鞣酸软膏以保护皮肤。

（2）腹痛　观察腹痛的部位、范围、性质、程度、持续时间、伴随症状及缓解方式，指导患者缓解腹痛如采用深呼吸、音乐疗法、想象和回忆转移、局部用热水袋热敷等非药物方法。镇痛药物应根据病情、疼痛性质和程度选择药物，观察药物不良反应，如口干、恶心、呕吐、便秘和用药后的镇静状态。疼痛突然加重时不可随意使用镇痛药物以免掩盖症状，延误病情。

3. 用药护理　指导患者、家属识别药物的不良反应。5-ASA 可出现恶心、呕吐、食欲不振等不良反应，应餐后服药；糖皮质激素不可随意减量、停药，防止反跳现象发生。硫唑嘌呤或巯嘌呤有骨髓抑制不良反应，用药后需要反复全血细胞，以免耽误病情。

4. 心理指导

（1）正确认识此病，树立信心。保持心情平和、舒畅，自觉地配合治疗。

（2）慢性腹泻治疗效果不佳时患者往往对预后感到担忧，结肠镜等检查有一定的痛苦。

（3）情绪波动是起病或加重的诱因，注意心理状态变化，及时宣泄不良情绪，及时给予心理疏导和心理支持。

（4）在病情许可时，可参加适当的活动分散注意力，避免精神过度紧张焦虑。

5. 健康指导

（1）疾病预防知识指导　避免溃疡性结肠炎复发的常见诱因，如精神刺激、过度劳累、饮食失调、感染、擅自减药或停药。

（2）疾病相关知识指导　①用药指导：正确认识慢性疾病，增强自我保健意识，提高长期用药的依从性。②家庭支持：嘱家属观察患者情绪变化，建立积极的应对方式，提供较好的家庭及社会支持。③随访：定期复诊，如有腹泻、腹痛、食欲不振、消瘦等症状随时复查。发生腹痛加剧或出现黑便时，应立即就诊。

【预后】

溃疡性结肠炎呈慢性病程，大部分患者反复发作，轻度及长期缓解者预后较好，有并发症者、老年人预后不良。随着治疗水平的提高，病死率已显著下降。慢性持续性活动或反复发作频繁者预后较差，且病程漫长者癌变风险增加，病程 8~10 年及以上的广泛结肠炎和病程 15 年以上的左半结肠炎患者应每 2 年行一次监测性结肠镜检查。

克罗恩病可经治疗后好转，也可有部分患者自行缓解。多数患者反复发作，迁延不愈，出现并发症者需通过手术治疗。

（李　菁）

PPT

第七节　脂肪性肝病

学习目标

知识要求：

1. 掌握　非酒精性脂肪性肝病、酒精性肝病的护理诊断/问题、护理措施。

2. 熟悉　非酒精性脂肪性肝病、酒精性肝病的临床表现、诊断要点和处理原则。

3. 了解　非酒精性脂肪性肝病、酒精性肝病的病因、发病机制、实验室检查及其他检查。

技能要求：

能运用所学知识为非酒精性脂肪性肝病、酒精性肝病的患者提供有效的护理措施。

素质要求：

1. 能在临床护理工作中具备勇于钻研、不断创新的精神，体现高水平的专业素养。

2. 能理解酒精性肝病患者出现的戒断症状，给予耐心指导与护理。

⇒ 案例引导

> **案例**：患者，男，48岁。因"肝区胀痛4个月"就诊。患者神志清，食欲可。否认肝病史和家族史。饮酒30年，每天约半斤。体格检查：BP 160/90mmHg，体重80kg，身高171cm，腰围106cm。实验室检查：ALT 121U/L，TBil 21.9mmol/L，余正常。B超示脂肪肝。
>
> **讨论：**
>
> 1. 考虑该患者最可能的医疗诊断是什么？
> 2. 针对该患者的护理措施有哪些？
> 3. 针对该患者的健康教育重点是什么？

脂肪性肝病（fatty liver disease）是以肝细胞脂肪过度贮积和脂肪变性为特征的临床病理综合征。肥胖、饮酒、糖尿病、营养不良、部分药物以及感染等是发生脂肪性肝病的危险因素。不同种族、不同年龄组男女均可发病，以40~49岁发病率最高，我国成人患病率为15%~25%，近年有上升趋势，并且患病年龄日趋提前。临床上，根据有无长期过量饮酒分为非酒精性脂肪性肝病和酒精性脂肪性肝病。

一、非酒精性脂肪性肝病

非酒精性脂肪性肝病（non-alcoholic fatty liver disease，NAFLD）指除外酒精和其他明确的肝损害因素所致的，以肝脏脂肪变性为主要特征的临床病理综合征，包括单纯性脂肪性肝病以及由其演变的脂肪性肝炎、脂肪性肝纤维化、肝硬化甚至肝癌。本病是全球最常见的慢性肝病，普通成人患病率为6.3%~45%，其中10%~30%是脂肪性肝炎。中东和南美地区患病率最高，我国处于中上水平。我国近年患病率呈上升趋势，10年间从15%增长到31%以上，患病率变化与肥胖症、2型糖尿病和代谢综合征的流行趋势相平行，明显超过病毒性肝炎及酒精性肝病发病率，也是我国最常见的慢性肝病之一。男女患病率基本相同，以40~50岁最多见。

【病因与发病机制】

NAFLD的病因较多，包括摄入高热量饮食、含糖饮料和久坐少动等生活方式。最常见的易感因素是肥胖、2型糖尿病及高脂血症。本病的发病机制复杂，因其病因不同而存在差异，目前被广泛接受的是"两次打击"学说。初次打击是胰岛素抵抗引起的良性肝细胞内脂质沉积；肝细胞内脂质尤其是甘油三酯沉积是形成NAFLD的先决条件。导致脂质沉积的代谢异常机制可能与下列几个环节有关。①脂质摄入异常：高脂饮食、高脂血症以及外周脂肪组织动员增多，促使游离脂肪酸输送肝脏增多；②线粒体功能障碍，游离脂肪酸在肝细胞线粒体内氧化磷酸化和β氧化减少，转化为甘油三酯增多；③肝细胞合成游离脂肪酸和甘油三酯增多；④极低密度脂蛋白合成不足或分泌减少，甘油三酯运出肝细胞减少。第二次打击是疾病进展的关键，主要是氧化应激和脂质过氧化，使脂肪变性的肝细胞发生炎性、坏死，持续存在的脂肪性肝炎诱发肝细胞外基质的生成，形成脂肪性肝纤维化和脂肪性肝硬化。

【病理】

病理改变以大泡性或以大泡性为主的肝细胞脂肪变性为特征。根据肝内脂肪变、炎症和纤维化的程度，分为3个阶段。①单纯性脂肪肝：肝小叶内30%以上的肝细胞发生脂肪变，以大泡性脂肪变性为主；②脂肪性肝炎：为肝细胞大泡性或以大泡性为主的混合性脂肪变性的基础上，肝细胞气球样变，甚至伴肝细胞不同程度的坏死，小叶内混合性炎性细胞浸润；③脂肪性肝硬化：肝小叶结构完全损毁，代之以假小叶形成和广泛纤维化，大体为小结节性肝硬化。

【临床表现】

起病隐匿，发病缓慢。

1. 症状 NAFLD常无症状。少数患者可有乏力、右上腹轻度不适、肝区隐痛或上腹胀痛等非特异症状。严重脂肪性肝炎可有食欲减退、恶心、呕吐等症状。发展至肝硬化失代偿期则其临床表现与其他原因所致的肝硬化相似。

2. 体征 严重脂肪性肝炎可出现黄疸，部分患者可有肝大。

【实验室及其他检查】

1. 血清学检查 单纯性脂肪性肝病的肝功能基本正常，或有γ-谷氨酰转肽酶（γ-GT）水平轻度升高。脂肪性肝炎时血清转氨酶和γ-GT水平升高，通常以丙氨酸氨基转移酶（ALT）升高为主。部分患者转铁蛋白升高、血糖异常。

2. 影像学检查 B超、CT和MRI检查在脂肪性肝病的诊断上有重要的实用价值，其中B超敏感性高，能利用超声在脂肪组织中传播出现显著衰减特征定量肝脂肪变程度。CT特异性强，扫描可见肝脏密度降低，肝/脾平扫密度比值≤1时诊断为脂肪性肝病，肝/脾CT比值≤1.0但大于0.7者为轻度；肝/脾CT比值≤0.7但大于0.5者为中度；肝/脾CT比值≤0.5者为重度。MRI在局灶性脂肪肝与肝内占位性疾病鉴别时价值较大。

3. 病理学检查 肝穿刺活组织检查是确诊NAFLD的主要方法，也是判断预后的最敏感和特异的方法。

【诊断要点】

对疑有NAFLD的患者，需结合临床表现、实验室检查、影像学检查综合诊断，标准如下。①有肥胖、2型糖尿病、高脂血症等易患因素。②无饮酒史或酒精（乙醇）摄入量男性 < 140g/w，女性 < 70g/w。③排除过量饮酒以及病毒性肝炎、药物性肝病、全胃肠外营养、肝豆状核变性、糖原贮积病、自身免疫性肝病等可导致脂肪性肝病的特定疾病。④除原发病临床表现外，有乏力、肝区隐痛、肝脾大等症状和体征。⑤血清转氨酶或 γ-GT、转铁蛋白升高。⑥符合 NAFLD 影像学诊断标准。⑦肝组织学改变符合脂肪性肝病的病理学诊断标准。上述指标凡具备第 1 ~ 5 项和第 6 或第 7 项中任一项时可诊断为 NAFLD。

🜨 知识链接

"非酒精性"肝病的界定

"非酒精性"是指无过量饮酒史（男性饮酒折合乙醇量 < 30g/d，女性 < 20g/d）和其他可以导致脂肪肝的特定原因。"非酒精性"肝病的真实内涵是指营养过剩、胰岛素抵抗及相关代谢紊乱诱导的慢性肝损伤。

【处理原则】

处理原则主要针对不同的病因和危险因素，包括病因治疗、饮食控制、运动疗法和药物治疗。提倡中等量的有氧运动，饮食控制在正常范围，这些对 NAFLD 治疗至关重要。肥胖的 NAFLD 患者减重 3% ~ 5% 可改善肝脂肪变，减重 7% ~ 10% 可改善肝脏酶学和组织学异常。合并高脂血症的患者可采用降血脂治疗，选择对肝细胞损害小的降血脂药如贝特类、他汀类或普罗布考类药物，并定期检查肝功能，必要时联用保肝药物。合并 2 型糖尿病的患者可联用二甲双胍、吡格列酮等胰岛素增敏剂。目前临床治疗本病的药物疗效不肯定。维生素 E 具抗氧化作用，可减轻氧化应激反应，有建议可常规用于脂肪性肝炎治疗。生活方式和药物治疗无效者可考虑行减重手术。

【护理诊断/问题】

1. 营养失调：高于机体需要量 与饮食不当、缺少运动有关。

2. 焦虑 与病情进展、饮食受限有关。

3. 活动无耐力 与肥胖有关。

【护理措施】

1. 一般护理

（1）休息与活动 避免久坐少动，适当增加运动可以有效地促进体内脂肪消耗。合理安排工作，做到劳逸结合，选择合适的锻炼方式，避免劳累过度。以患者兴趣并能够坚持为原则，每天安排进行体力活动的量及时间应按减体

重目标计算，对于需要亏空的能量，一般多考虑采用增加体力活动量和控制饮食相结合的方法，其中 50% 应该由增加体力活动的能量消耗来解决，其他 50% 可由减少饮食总能量和减少脂肪的摄入量以达到需要亏空的总能量，如每天中等量有氧运动 30 分钟，每周 5 次，或每天高强度有氧运动 20 分钟，每周 3 次，同时每周 2 次 8 ~ 10 组抗阻训练。运动不宜在饭后立即进行，也应避开凌晨和深夜，以免扰乱人体生物节奏；合并糖尿病者应于饭后 1 小时进行锻炼。

（2）饮食护理 调整饮食结构，低糖低脂为饮食原则。在满足基本营养需求的基础上，减少热量的摄入，维持营养平衡，维持正常血脂、血糖水平，降低体重标准水平。指导患者避免高脂肪食物如动物内脏、甜食（包括含糖饮料），尽量食用含有不饱和脂肪酸的油脂（如橄榄油、菜籽油、茶油）。多吃青菜、水果和富含纤维素的食物，以及瘦肉、鱼肉、豆制品等；多选择有助于降低血脂的食物，如燕麦、绿豆、海带、茄子、芦笋、核桃、枸杞、木耳、山楂、苹果、葡萄、猕猴桃等。不吃零食。睡前不加餐，避免辛辣刺激性食物。一日三餐定时定量，严格控制晚餐的热量和餐后进食行为。可制作各种减肥食谱小卡片给患者，以增加患者健康饮食知识，提高依从性。

2. 病情观察 每半年检测体重指数、腹围、血压、肝功能、血脂和血糖，每年做包括肝脏、胆囊和脾脏等上腹部 B 超检查。

3. 对症护理 控制体重，合理设置减肥目标，逐步接近理想体重，防止体重增加或下降过快。用体重指数（BMI）和腹围等作为监测指标，以肥胖度控制在 0 ~ 10% [肥胖度 = （实际体重 - 标准体重）/标准体重 × 100%] 为宜。1 年内减重 3% ~ 5% 可改善代谢综合征组分和逆转单纯性脂肪肝，减重 7% ~ 10% 能显著降低血清氨基酸转移酶水平和改善肝组织学异常，减重 10% 并维持至少 1 年才能逆转肝纤维化。

4. 心理护理 指导患者改变不良生活习惯，吸烟、饮酒可致血清胆固醇升高，应督促患者戒烟戒酒；改变长时间看电视、用电脑上网久坐的不良生活方式，增加有氧运动时间。患者行为改变过程中可能出现不安、焦虑等负性情绪，应耐心鼓励患者，增强坚持行为改变的信心并教授一些行为改变的技巧，如听音乐分散注意力、给自己小奖励等。

5. 健康指导

（1）疾病预防知识指导 指导患者了解 NAFLD 的病因，理解不良生活方式与疾病的关系，帮助他们建立健康的生活方式，改变各种不良的生活习惯和行为习惯。告知患者和家属减少体质量和腰围是预防和治疗 NAFLD 及其并

发症最为重要的措施。

（2）疾病相关知识指导 ①心理指导：教育患者保持良好的心态，保持情绪稳定，鼓励患者积极就相关问题咨询医护人员。增强治疗信心，提高治疗依从性。②饮食指导：指导患者建立合理的饮食结构及习惯，去掉不良的饮食习惯，戒烟酒，规律饮食。避免不规律饮食，以免扰乱机体营养代谢。避免过量摄食，以免引发体内脂肪过度蓄积。此外，进食过快不易发生饱腹感，常使能量摄入过度。适宜的饮食可改善胰岛素抵抗，促进脂质代谢和转运，对脂肪肝的防治尤为重要。③运动指导：运动应以自身耐力为基础、循序渐进、保持安全心率（中等强度体力活动时心率为100～120次/分，低强度活动时则为80～100次/分）及持之以恒的个体化运动方案，采用中、低度的有氧运动，如慢跑、游泳、快速步行等。睡前进行床上伸展、抬腿运动，可改善睡眠质量。

【预后】

本病的自然病程尚不清楚，现有的资料表明大多数非酒精性脂肪性肝病呈良性经过。单纯性脂肪性肝病在积极治疗下可完全康复。早发现、早治疗脂肪性肝炎，多数患者可逆转。少数患者可进展为肝硬化甚至肝癌。

二、酒精性肝病

酒精性肝病（alcoholic liver disease，ALD）是由于长期大量饮酒导致的中毒性肝损伤，初期表现为肝细胞脂肪变性，进而可发展为酒精性肝炎、肝纤维化，最终导致酒精性肝硬化。短期严重酗酒也可诱发广泛肝细胞损害甚或肝功能衰竭。本病在欧美国家多见，近年来我国的发病率不断上升，已成为我国最主要的慢性肝病之一，严重危害人民健康。据我国一些地区的流行病学调查发现成人的酒精性肝病患病率为4%～6%，饮酒人群比例和酒精性肝病患病率呈现上升趋势。40～49岁人群ALD患病率最高，达11.6%。

【病因与发病机制】

饮酒后乙醇主要在小肠上段吸收，其中90%以上在肝内代谢。乙醇对肝细胞损害的机制尚未完全阐明，可能涉及多种机制。酒精性肝病发生的危险因素如下。①饮酒量及时间：乙醇造成的肝损伤有阈值效应，饮酒量与肝损伤的量效关系存在个体差异。短期内大量饮酒可发生酒精性肝炎，而平均每天摄入乙醇80g达10年以上可发展为酒精性肝硬化。酒精量换算公式为：酒精量（g）= 饮酒量（ml）×酒精含量（%）×0.8。②遗传易感因素：被认为与酒精性肝病的发生密切相关，汉族人群的酒精性肝病易感基因乙醇脱氢酶ADH$_2$、ADH$_3$和乙醛脱氢酶ALDH$_2$可能是中国嗜酒人群和酒精性肝病的发病率低于西方国家的原因之

一。③性别：同样乙醇摄入量女性比男性易患酒精性肝病，也更易发生严重的酒精性肝炎和肝硬化，与女性体内ADH含量较低有关。④其他肝病：如乙型或丙型肝炎病毒感染可增加酒精性肝病发生的危险性，对肝损伤起协同作用，从而可加重酒精性肝损害。⑤继发性营养不良：长期饮酒者对胆碱、维生素A、维生素B、维生素E、叶酸以及硒等微量元素的需求量增加，又由于长期饮酒者多不能保持正常饮食结构，常有其他营养物质的缺乏也可加重肝损伤。

【病理】

基本病理变化为大泡性或大泡性为主伴小泡性的混合性肝细胞脂肪变性。依据病变肝组织是否伴有炎性反应和纤维化，可分为：①酒精性脂肪肝：轻者散在单个肝细胞或小片状肝细胞受累，主要分布在小叶中央区，进一步发展呈弥漫性分布。肝细胞无炎症、坏死、小叶结构完整。②酒精性肝炎、肝纤维化：肝细胞坏死、中性粒细胞浸润、小叶中央区肝细胞内出现酒精性透明小体为酒精性肝炎的特征，严重时可出现融合性坏死和（或）桥接坏死。窦周/细胞周围纤维化和中央静脉周围纤维化，可扩展到门管区，中央静脉周围硬化性玻璃样变性，局灶性或广泛性的门管区星芒状纤维化，严重时出现局灶性或广泛性桥接纤维化。③酒精性肝硬化：肝小叶结构完全损毁，代之以假小叶形成和广泛纤维化，大体为小结节性肝硬化。

【临床表现】

因饮酒的方式、个体对乙醇的敏感性以及肝组织损伤的严重程度不同而有明显的差异。症状一般与饮酒的量和酗酒的时间长短有关。患者可在长时间内没有任何肝脏的症状和体征。

1. 症状 一般情况良好，常无症状或症状轻微，可有乏力、食欲减退、右上腹胀痛或不适；酒精性肝炎常在大量饮酒后，出现全身不适、食欲减退、恶心呕吐、乏力、腹泻、肝区疼痛等症状，严重者可并发急性肝衰竭表现；酒精性脂肪肝常无症状或有轻微症状，包括乏力、食欲下降、右上腹隐痛或不适等。酒精性肝硬化临床表现与其他原因引起的肝硬化相似，以门静脉高压症为主，可伴有其他慢性酒精中毒的表现如精神-神经症状、慢性胰腺炎等。一部分嗜酒者停止饮酒后出现四肢发抖、出汗、失眠、兴奋、躁动、乱语等戒断症状，如不及时抢救，严重者可致死亡。

2. 体征 肝脏有不同程度的肿大。酒精性肝炎可有低热、黄疸、肝大并有触痛。

【实验室及其他检查】

1. 血清学检查 血清天门冬氨酸氨基转移酶（AST）、丙氨酸氨基转移酶（ALT）轻度升高，AST升高比ALT升高明显是酒精性肝炎特征性的酶学改变，但AST和ALT值

很少大于 500IU/L。γ-GT 常升高。

2. 影像学检查 与非酒精性脂肪性肝病检查手段一致。B 超可见肝实质脂肪浸润的改变，多伴有肝脏体积增大。CT 平扫检查可准确显示肝脏形态改变及分辨密度变化。重度脂肪肝密度明显降低。影像学检查有助于酒精性肝病的早期诊断。

3. 病理学检查 肝活组织检查是确定酒精性肝病的可靠方法，是判断其严重程度和预后的重要依据，但很难与其他病因引起的肝脏损害鉴别。

【诊断要点】

饮酒史是诊断酒精性肝病的必备依据，应详细询问患者饮酒的种类、每天摄入量、持续时间和饮酒方式等。我国酒精性肝病诊断标准为：长期饮酒史（>5 年），折合酒精量男性≥40g/d，女性≥20g/d；或 2 周内有大量饮酒史，折合酒精量 >80g/d。根据饮酒史、临床表现及有关实验室及影像学检查的结果，分析患者是否患有酒精性肝病及其临床病理阶段，以及是否合并其他肝病等，必要时行肝穿刺活组织检查可确定诊断。

【处理原则】

酒精性肝病治疗原则是戒酒和营养支持，减轻酒精性肝病的严重程度，改善已存在的继发性营养不良和对症治疗酒精性肝硬化及其并发症。

1. 戒酒 完全戒酒是治疗酒精性肝病的关键，戒酒 4~6 周后可使酒精性脂肪肝恢复正常。彻底戒酒可使轻、中度的酒精性肝炎临床症状、血清转氨酶升高甚至病理学改变逐渐减轻，而且酒精性肝炎、肝纤维化及肝硬化患者的存活率明显提高。主动戒酒困难者可给予巴氯芬口服，酒精依赖者戒酒过程中要注意预防和治疗酒精戒断综合征。

2. 营养支持 长期酗酒者，酒精取代了食物所提供的热量，故蛋白质和维生素摄入不足引起营养不良。所以酒精性肝病患者需要良好的营养支持，在戒酒的基础上应给予高热量、高蛋白、低脂饮食，并补充维生素 B、维生素 C、维生素 K 和叶酸。酒精性肝硬化患者主要补充蛋白质热量的不足，重症酒精性肝炎患者应考虑夜间加餐，以增加骨骼肌质量。

3. 药物治疗 多烯磷脂酰胆碱可稳定肝窦内皮细胞膜和肝细胞膜，降低脂质过氧化，减轻肝细胞脂肪变性及其伴随的炎症和纤维化。美他多辛加速酒精从血清中清除，有助于改善酒精中毒症状、酒精依赖以及行为异常。糖皮质激素对重症酒精性肝炎可缓解症状，改善生化指标，进而改善患者 28 天生存率，但对更长期的生存率改善效果不显著。其他药物，如 S-腺苷甲硫氨酸也有一定疗效。酒精戒断症状严重者可考虑应用纳洛酮、苯二氮䓬类镇静剂。

4. 肝移植 如同其他晚期肝硬化的治疗，严重酒精性肝硬化患者可考虑肝移植，但要求术前戒酒 3~6 个月，且无其他脏器的严重酒精性损害。

【护理诊断/问题】

1. 自我健康管理无效 与长期大量饮酒有关。

2. 营养失调：低于机体需要量 与长期大量饮酒、蛋白质和维生素摄入不足有关。

3. 焦虑 与病情进展、戒酒有关。

【护理措施】

1. 一般护理

（1）休息与运动 嘱患者适当休息，合理安排工作，做到劳逸结合，选择合适的锻炼方式，避免劳累过度。

（2）饮食护理 以低脂肪、清淡、富有营养、易消化为饮食原则，少食多餐，禁忌生冷、辛辣刺激性食物。注意营养均衡，多吃瘦肉、鱼肉、牛奶及富含维生素的蔬菜和水果等。定期测量患者的体重，了解营养状况的变化。

2. 病情观察 观察患者有无乏力、食欲减退、恶心、呕吐、腹泻、右上腹胀痛或不适、肝区疼痛等症状。

3. 严格戒酒 积极引导患者戒酒，要坚持逐渐减量的原则，每天饮酒量以减少前一天的 1/3 为妥，在 1~2 周内完全戒断，以免发生酒精戒断综合征。减量期间要避免空腹饮酒和每日饮酒，因为二者更容易引起严重的酒精性肝损伤。出现严重的酒精戒断综合征时，光凭意志力或家人强行戒酒很容易发生危险，应及时治疗。有重度酒瘾的人戒酒，应寻求患者家属的支持和帮助。

⊕ **知识链接**

酒精戒断综合征

慢性饮酒会增加神经递质 γ-氨基丁酸（GABA）的活性，为了维持 GABA 的平衡，谷氨酸被过度激活。而在减少或停止饮酒后的几小时内，GABA 活性会急剧下降，导致谷氨酸活性失衡，出现以颤抖、出汗、激动或妄想为主要症状的酒精戒断综合征。酒精戒断综合征的发作主要对人的大脑和认知功能产生危害，甚至潜在威胁人的生命。

研究发现反复的酒精戒断危害更大，戒酒者会反复暴露于谷氨酸神经毒性中，其戒断症状越来越严重，并发症风险也会增加。此外，反复戒断会影响戒酒者戒酒动机、自控力、认知灵活性、决策能力和社交能力。另有研究表明，反复戒断者接受常规方法治疗的效果也会降低，如动机性访谈。

目前针对酒精戒断综合征的管理主要集中在预判严重的酒精戒断综合征，减少患者并发症的发生风险，增加患者的舒适度和增加患者长期戒酒动机等方面。

4. 心理护理　戒酒过程中，由于血液中乙醇浓度迅速下降，可能出现情绪不安、暴躁、易怒、出汗、恶心等反应，要适时对患者进行心理护理，鼓励患者在戒酒中保持积极、乐观的心态，配合医护人员，接受各项治疗。戒酒同时要配合进行心理行为治疗。鼓励家属对患者多加关心和照顾，帮助患者克服忧郁、疑虑、悲伤等不良情绪，让患者体会到社会的温暖，人生的价值和健康的重要。

5. 健康指导

（1）疾病预防知识指导　ALD 带来的健康危害和经济负担不容小觑，加强健康宣教，重在预防，增强国民对嗜酒和酗酒行为危害的认识，及早戒酒。

（2）疾病相关知识指导　选取宣传饮酒危害的教育片或书刊，供患者观看或阅读，宣传科学饮酒的知识，帮助患者认识大量饮酒对于身体健康的危害，协助患者建立戒酒的信心，培养健康的生活习惯，积极戒酒和配合治疗。

【预后】

酒精性脂肪肝一般预后良好，戒酒后可完全恢复。酒精性肝炎如能及时戒酒和治疗，大多可恢复，主要死亡原因为肝衰竭。若不戒酒，酒精性脂肪肝可直接经酒精性肝炎阶段发展为酒精性肝硬化。

⊕ 知识链接

**筛查危险饮酒和酒精依赖的"金标准"
——酒精使用障碍量表测试（AUDIT）**

AUDIT 是筛查危险饮酒和酒精依赖的"金标准"，共 10 个问题，涉及酒精消费、酒精依赖及酒精相关性疾病。评分从 0（从不/没有/1 或 2 杯）到 4（每周 >4 次/每天 1 次/在过去 1 年内有）分，累积总分 ≥8 分为阳性。问题 1~3 得分 ≥3 分提示严重危害性饮酒，问题 4~6 得分 ≥3 分表示酒精依赖，问题 7~10 得分 ≥3 分表示酒精有伤害。具体问题如下。

1. 你喝酒的次数是多少？

2. 在喝酒的那一天中所饮的酒量是多少"杯"？

3. 每次喝 6"杯"以上的次数为多少？

4. 是否一开始喝酒就无法中断？这种情况在最近 1 年中有几次？

5. 你有没有因为喝酒而耽误要做的事？这种情况在最近 1 年中有几次？ 6. 在一次大量饮酒后，你是否需要在次日早上喝一些酒才能正常生活？这种情况在最近 1 年中有几次？

7. 你会不会在饮酒后感到内疚或后悔？这种情况在最近 1 年中有几次？

8. 你会不会因为喝酒而回忆不起来前夜所发生的情况？这种情况在最近 1 年中有几次？

9. 有没有因为你喝酒而使本人或他人受到损伤的情况？这种情况在最近 1 年中有几次？

10. 你的亲戚好友、医生或其他卫生工作者有没有关心过你的饮酒问题，并劝过你戒酒？

注：饮酒中含有酒精 10g 为 1 杯。

（李　菁）

第八节　肠结核和结核性腹膜炎

PPT

📖 学习目标

知识要求：

1. 掌握　肠结核、结核性腹膜炎的临床表现、护理诊断/问题、护理措施。

2. 熟悉　肠结核、结核性腹膜炎的诊断要点和处理原则。

3. 了解　肠结核、结核性腹膜炎的病因、发病机制、实验室及其他检查。

技能要求：

能为肠结核、结核性腹膜炎患者提供有效的护理措施。

素质要求：

能在临床护理工作中关注患者的感受，体现爱伤观念。

⇒ 案例引导

案例：患者，女，25 岁。因"突发腹痛 5 小时"入院。患者 5 小时前曾大量饮酒。查体：生命体征正常，偏瘦，屈曲抱腹体位，腹膨隆，腹肌稍紧张，叩诊鼓音，移动性浊音、全腹压痛及反跳痛阳性，肠鸣音 6 ~ 8 次/分。腹部 B 超示腹腔大量积液，腹部立位 X 片示肠胀气，考虑为不全性肠梗阻。经急诊剖腹探查诊断为结核性腹膜炎、肠结核。

讨论：

1. 该病的主要表现是什么？

2. 作为责任护士，应将如何进行护理？

3. 对患者健康教育的内容是什么？

肠结核（intestinal tuberculosis）和结核性腹膜炎（tuberculous peritonitis）均由结核杆菌感染所致。据世界卫生组织统计，中国结核病例占全球病例的 9%，是第二位全世界结核病高负担国家。我国 2018 年预计 86.6 万新发结核。有研究显示 2019 年全国肺结核发病率（55.55/10 万）低于 2015 年（63.42/10 万），但由于耐药性结核病的出现及传播，我国结核病防控形势严峻。结核多见于中青年，女性略多于男性。

一、肠结核

肠结核（intestinal tuberculosis）是结核分枝杆菌侵袭肠道而引起的慢性特异性炎症，好发于回盲部，是我国常见的肺外结核之一，多继发于肠道外结核。患者以中青年居多，女性略多于男性，乡村发病率高于城镇。

【病因与发病机制】

肠结核主要是由人型结核杆菌引起，少数人可感染牛型结核杆菌致病。

其感染途径有：①胃肠道感染：是结核杆菌侵犯肠道的主要途径。患者多有开放性肺结核或喉结核，因经常吞咽含结核杆菌的痰液而致病；或经常与开放性肺结核患者共餐，餐具未经消毒隔离；或饮用未经消毒的带菌牛奶和乳制品等。肠结核易发生在回盲部，可能与以下因素有关：结核杆菌进入肠道后，含有结核杆菌的肠内容物在回盲部停留时间长，且回盲部淋巴组织丰富，结核杆菌又容易侵犯淋巴组织。但其他肠段亦可受累。②血行播散：肠外结核病灶经血行播散侵犯肠道，多见于粟粒型肺结核。③直接蔓延：由腹腔内结核病灶如女性生殖器结核直接蔓延而侵犯肠壁。

肠结核主要位于回盲部，其他部位依次为升结肠、空

肠、横结肠、降结肠、阑尾、十二指肠和乙状结肠，少数见于直肠。本病的病理变化随人体对结核杆菌的免疫力与过敏反应的情况而定。若人体过敏反应强，病变以渗出为主，感染菌量多，毒力大，可有干酪样坏死形成溃疡，称为溃疡型肠结核；如果机体免疫状况好，感染较轻，则表现为肉芽组织增生、纤维化，称为增生型肠结核；兼有两种病变者称为混合型肠结核。

【临床表现】

1. 症状及体征

（1）腹痛　多位于右下腹或脐周，间歇性发作，餐后加重，同时有排便感，排便或肛门排气后可有不同程度的缓解。腹痛可能与进餐引起胃肠反射或肠内容物通过炎症、狭窄肠段引起局部肠痉挛有关。并发肠梗阻时，可出现腹部绞痛、伴有腹胀、肠鸣音亢进、肠型与蠕动波。

（2）大便习惯改变　溃疡型肠结核常伴腹泻，粪便呈糊样，多无脓血，不伴里急后重。有时腹泻与便秘交替。增生型肠结核以便秘为主。

（3）腹部肿块　多位于右下腹，质中、较固定、轻至中度压痛，多见于增生型肠结核；而溃疡型者亦可因病变肠段和周围肠段、肠系膜淋巴结粘连形成腹部包块。

（4）全身症状和肠外结核表现　结核毒血症多见于溃疡型肠结核，有长期不规则低热、盗汗、消瘦、贫血和乏力表现，如同时有活动性肠外结核也可呈弛张热或稽留热。增生型肠结核全身情况一般较好。

2. 并发症　见于晚期患者，常有肠梗阻、瘘管形成，肠出血少见，也可并发结核性腹膜炎，偶有急性肠穿孔。

【实验室及其他检查】

1. 血液检查　血常规检查可有不同程度的贫血，无并发症的患者白细胞计数一般正常。血沉多明显增快，可作为评估结核病活动程度的指标之一。

2. 粪便检查　粪便为糊状，一般不混有黏液脓血，显微镜下可见脓细胞和红细胞。粪便浓缩有时可查出结核杆菌，对痰菌阴性者有意义。

3. X 线检查　X 线钡餐造影或钡剂灌肠检查对肠结核的诊断具有重要意义。溃疡型肠结核，钡剂于病变肠段呈现激惹征象，排空很快，充盈不佳，而在病变的上、下肠段则钡剂充盈良好，称为 X 线钡剂激惹征。增生型者肠黏膜呈结节状改变，肠腔变窄、肠段缩短变形、回肠和盲肠的正常角度消失。

4. 结肠镜检查　可直接观察全结肠和回肠末段，内镜下病变肠黏膜充血、水肿、溃疡形成，可伴有大小及形态各异的炎性息肉、肠腔狭窄等。如果活检找到干酪样坏死

性肉芽肿或结核杆菌，则可以确诊。

5. 其他　结核菌素试验强阳性或结核感染 T 细胞斑点试验（T – SPOT）阳性均有助于本病的诊断。

【诊断要点】

如有下列各点应考虑本病：①中青年患者有肠外结核，特别是肺结核。②临床表现有腹痛、腹泻、右下腹压痛、腹部肿块，原因不明的肠梗阻，伴有发热、盗汗等结核毒血症状。③X 线钡餐检查，有肠结核征象。④结肠镜检查发现主要位于回盲部的肠黏膜炎症、溃疡、炎性息肉或肠腔狭窄，如活检组织中找到干酪性肉芽肿具有确诊意义，找到抗酸染色阳性杆菌有助诊断。⑤结核菌素试验强阳性。对疑似病例，试行抗结核治疗 2～6 周，症状改善者临床可以诊断。

【处理原则】

肠结核的处理原则是消除症状、改善全身情况、促使病灶愈合及防治并发症，肠结核早期病变是可逆的，应强调早期治疗。

1. 抗结核化疗药物治疗　是本病治疗的关键。目前多主张采用短程疗法，疗程 6～9 个月。治疗方案参阅"肺结核"。

2. 对症治疗　腹痛可用阿托品或其他抗胆碱药物；严重腹泻或摄入不足者，应注意纠正水、电解质与酸碱平衡紊乱；对不完全肠梗阻患者，需进行胃肠减压，以缓解梗阻近端肠曲的膨胀与潴留。

3. 手术治疗　适应证：①完全性肠梗阻或部分性肠梗阻内科治疗无效者；②急性肠穿孔，或慢性肠穿孔瘘管形成经内科治疗而未能闭合者；③肠道大量出血经积极抢救不能有效止血者；④诊断困难需开腹探查者。

【预后】

本病的预后取决于早期诊断与及时治疗。当病变尚在渗出性阶段，经治疗后可以痊愈，预后良好。

二、结核性腹膜炎

结核性腹膜炎（tuberculous peritonitis）是由结核分枝杆菌引起的慢性弥漫性腹膜感染，占所有结核病例的 0.10%～3.50%，占所有肺外结核的 4.0%～10.0%。本病见于任何年龄，以 20～40 岁居多，男女发病率之比为 1∶2。

【病因与发病机制】

本病由结核杆菌感染腹膜引起，常继发于肺结核或体内其他部位结核病。依据侵入腹腔的结核菌数量与毒力及机体免疫力不同，常表现为三种基本的病理类型：渗出型、粘连型、干酪型，以前两型多见。也可有两种或三种类型的病变并存，称为混合型。

【临床表现】

结核性腹膜炎患者常合并全身其他脏器结核感染，本病由于其病理类型不同，病变活动性及机体反应性不一，临床表现各异。多数起病缓慢，少数起病急骤，以急性腹痛、高热为主要表现，多数患者有结核接触史。

1. 症状

（1）全身症状　有结核病的毒血症状，主要为低热和盗汗，发热呈弛张热或稽留热。高热主要见于渗出型、干酪型，或伴有粟粒型肺结核、干酪型肺炎等严重结核病的患者。部分患者可有食欲不振、体重减轻、贫血等表现。

（2）腹部症状　①腹痛、腹胀：出现脐周、下腹或全腹持续性隐痛或钝痛。如腹痛呈阵发性加剧，应考虑并发不完全性肠梗阻。偶可表现为急腹症，系肠系膜淋巴结核、腹腔内其他结核的干酪样坏死病灶破溃或肠结核急性穿孔所致。多数患者可出现不同程度腹胀，伴有腹部膨隆。如有腹腔积液，多为少量至中等量。②腹泻、便秘：腹泻常见，一般每日不超过 4 次，粪便呈糊样。腹泻多因腹膜炎所致的肠功能紊乱引起。少数患者腹泻与便秘交替出现。

2. 体征

（1）患者呈慢性病容，后期有明显的营养不良，表现为消瘦、水肿、苍白、舌炎、口角炎等。

（2）腹部压痛与反跳痛　多数患者有腹部压痛，一般轻微，少数压痛明显，且有反跳痛，常见于干酪型结核性腹膜炎。

（3）腹壁柔韧感　是结核性腹膜炎的临床特征，是由于腹膜慢性炎症、增厚、粘连所致。患者可全腹紧张，初诊腹壁时呈揉面团的柔韧感。

（4）腹部包块　见于粘连型或干酪型，常由增厚的大网膜、肿大的肠系膜淋巴结、粘连成团的肠曲或干酪样坏死脓性物积聚而成。常位于脐周，大小不一，边缘不清，表面不平，不易推动，可伴有压痛。

（5）腹水　多为少量至中等量腹水，多为渗出型淋巴管阻塞导致，移动性浊音可呈阳性。

3. 并发症　肠梗阻多见，主要发生在粘连型结核性腹膜炎。也可发生急性肠穿孔、肠瘘及腹腔脓肿等。

【实验室及其他检查】

1. 血液检查　部分患者有轻度至重度贫血，白细胞计数大多正常或稍偏高，少数偏低。干酪型患者或腹腔结核病灶急性扩散时，白细胞计数增高，多数患者血沉增快，可作为活动性病变的简易指标。多数患者有 C 反应蛋白升高。

2. 结核相关血清学检查 包括传统的结核抗体（TB－Ab）、结核菌素（PPD）及近年推荐的 T 细胞斑点实验（T－SPOT）检查。TB－Ab 是机体感染结核后产生的特异性抗体，PPD 试验呈强阳性对诊断本病有意义，T－SPOT 是检验结核感染的最新方法。三种方法检出阳性率由大到小排列依次为 T－SPOT、PPD 和 TB－Ab，因此有条件的机构应优先选择 T－SPOT 用于疑似结核性腹膜炎患者的排查。

3. 腹水检查 腹水多为草黄色渗出液，静置后可自然凝固，少数为浑浊或淡血性，偶见乳糜性，比重一般不超过 1.018，蛋白质定性试验阳性，定量在 30g/L 以上，白细胞计数超过 500×10^6/L，以淋巴细胞或单核细胞为主。但有时因低白蛋白血症，腹水蛋白含量减少，检测血清腹水白蛋白梯度有助于诊断。结核性腹膜炎的腹水腺苷脱氨酶（ADA）活性增高，但需排除恶性肿瘤，如测定 ADA 同工酶 2（ADA_2）升高则对本病诊断有一定特异性。腹水结核杆菌培养是诊断结核性腹膜炎的金标准之一，但其阳性率低，且费时较长，延迟了病例的诊断，一定程度上增加了病死率。

4. 影像学检查 腹部 X 线平片检查有时可见钙化影，提示钙化的肠系膜淋巴结结核。胃肠 X 线钡餐检查可发现肠粘连、肠结核、肠瘘、肠腔外肿块等征象，对本病有辅助诊断的价值。必要时可行腹部 CT 检查，有研究显示 CT 在鉴别诊断结核性腹膜炎与腹膜癌的准确率高达 92%，具有很高的诊断价值。

5. 腹腔镜检查 诊断结核性腹膜炎的金标准之一，典型腹腔镜下表现有：①可见腹膜、网膜、内脏表面有散在或聚集的黄白色结节；②腹膜、网膜增厚，浆膜失去正常光泽；③腹膜后、网膜后钙化的淋巴结，腹腔内条索状或幕状粘连。腹腔镜检查对结核性腹膜炎确诊有很高价值，但由于其有创性，可造成出血、脏器损伤、气胸及空气栓塞等并发症，因此临床主要针对病因不明且高度怀疑为结核性腹膜炎的患者，但禁用于腹膜有广泛粘连者。

【诊断要点】

本病的主要诊断依据是：①青壮年患者，有结核病史，伴有其他器官结核病证据；②不明原因发热达 2 周以上，伴有腹痛、腹胀、腹水、腹壁柔韧感或腹部包块；③腹腔穿刺有渗出性腹水，一般细菌培养结果阴性；④结核菌素试验呈强阳性；⑤X 线胃肠钡餐检查发现肠粘连等征象。典型病例可作出临床诊断，予抗结核治疗 2 周以上有效可确诊。不典型病例在无禁忌证情况下可行腹腔镜检查并进行活检。

【处理原则】

本病的治疗关键是及早给予规则、全程抗结核化学药物治疗，以达到早日康复，避免复发和防止并发症的目的。

1. 抗结核化学药物治疗 抗结核化学药物的选择、方法、疗程详见"肺结核"。

2. 腹腔穿刺放液治疗 对大量腹水者，可适当放腹水以减轻症状。

3. 手术治疗 适应证包括：①并发完全性或不完全性肠梗阻，内科治疗无好转者；②急性肠穿孔，或腹腔脓肿经抗生素治疗未见好转者；③肠瘘经抗结核化疗与加强营养而未能闭合者；④本病诊断有困难，与急腹症不能鉴别时，可开腹探查。

三、肠结核和结核性腹膜炎

【护理诊断/问题】

1. 疼痛：腹痛 与结核杆菌侵犯肠壁，结肠痉挛、肠蠕动增加，或腹膜炎症及伴有活动性肠结核、肠梗阻或盆腔结核有关。

2. 腹泻 与结核杆菌感染致盆腔结核有关。

3. 营养失调：低于机体需要量 与结核杆菌毒素所致毒血症、消化吸收功能障碍有关。

4. 潜在并发症 肠梗阻、肠穿孔、肠瘘等。

【护理措施】

1. 一般护理

（1）**休息与活动** 嘱患者卧床休息，采取舒适体位，减少活动，以降低代谢，减少毒素的吸收。结核活动期应提供患者充足的阳光和空气新鲜的环境。

（2）**饮食护理** 加强营养供给。结核病是慢性消耗性疾病，只有保证营养的供给，提高机体抵抗力，才能促进疾病的痊愈。①饮食的营养供给：应给予高热量、高蛋白、高维生素而又易于消化的食物，如新鲜蔬菜、水果、鲜奶、肉类及蛋类等。与患者及家属共同制定饮食计划，提供舒适的进食环境，促进患者食欲，保证营养摄入。腹泻明显的患者应少食乳制品、富含脂肪的食物和粗纤维食物，以免加快肠蠕动。肠梗阻的患者应禁食，并给予静脉营养。腹水患者应予低盐饮食。②肠外营养：严重营养不良者应协助医师进行静脉营养治疗，以满足机体代谢需要。定期对患者进行营养状况监测，以了解营养改善状况，确实保证营养的供给。

2. 病情观察 严密观察腹痛的性质、特点，正确评估病程进展状况。突发的急性腹痛应考虑结核病灶破溃或穿孔导致的并发症，及时报告医生，配合处理。监测患者的排便情况、伴随症状及全身情况及粪便的化验检查结果，以便及时发现病情变化。

3. 对症护理

（1）腹痛　如患者疼痛突然加重，压痛明显，或出现便血等应及时报告医师并积极配合采取抢救措施。当患者出现腹痛症状时，护理人员可与患者多交流，分散其注意力，教会患者相应心理防卫机制，以提高疼痛阈值，使疼痛减轻；或采用热敷、按摩、针灸方法，缓解疼痛；还可尝试教会患者放松技巧，如深呼吸、全身肌肉放松、自我暗示等；根据医嘱给患者解痉、止痛药物；对肠梗阻所致疼痛加重者，应行胃肠减压。

（2）腹泻　对腹泻的患者指导其选择恰当的饮食，注意腹部保暖，加强肛周皮肤的护理。

（3）口角炎、舌炎　注意患者口腔卫生，协助患者于晨起、餐后、睡前漱口，口唇干燥者涂无刺激性润唇膏或石蜡油保护。保证患者营养摄入，进食困难者遵医嘱予肠内营养，摄入量不足时予肠外营养。

4. 用药护理

（1）抗结核化学药物　嘱患者按时、按剂量服用药物，可帮助患者制定一个切实可行的用药计划，以免漏服。

（2）解痉、止痛药物　向患者解释药物的作用和可能出现的不良反应，如阿托品可松弛肠道平滑肌缓解疼痛，但由于同时抑制唾液腺的分泌，可出现口干现象。嘱患者多饮水，以解除不适。

（3）糖皮质激素　定期检查血压、血糖和大便潜血，警惕并发症的发生。

5. 心理护理　由于结核毒血症状以及腹痛、腹泻等不适，加之病程长，需长期服药，患者易产生焦虑情绪。护理人员应多与患者交谈，介绍有关肠结核和结核性腹膜炎的相关知识，说明只要早期、合理、足量应用抗结核药物，症状可以逐渐缓解和治愈。指导患者掌握放松的技巧，改变生活方式，保持轻松愉快的心情，以缓解紧张、焦虑。

6. 健康指导

（1）疾病预防知识指导　向患者及家属解释有关病因，配合医师对原发性结核病积极治疗。指导患者有关消毒、隔离等知识、防止结核菌的传播，如注意个人卫生，提倡公筷进餐及分餐制，牛奶应消毒后饮用，对结核患者的粪便要消毒处理等。

（2）疾病相关知识指导　①饮食：合理营养、少食多餐。②活动：多参加户外运动，加强身体锻炼、生活规律、劳逸结合。③心理：放松心情，保持良好心态以增强抵抗力。告知患者疾病虽然治疗时间较长，但可治愈，应树立信心，积极配合治疗。④用药指导：指导患者坚持按医嘱服药，不要自行停药，同时注意药物的不良反应，如恶心、呕吐等胃肠道反应以及肝肾功能损害等。⑤随访：定期复查，及时了解病情变化，以利于治疗方案的调整。⑥个人防护：避免到人群密集的地方，外出戴口罩。经常开窗通风，勤晾晒被褥。

> ⊕ **知识链接**
>
> ### 肠结核的院内消毒隔离
>
> 肠结核是临床上较为常见的肺外结核病，大多继发于肺结核。患者住院期间要做好院内消毒隔离，防止结核分枝杆菌的院内传播。措施包括：①进行床旁隔离，床边放置消毒剂，医护操作前后及时消毒；②床旁放置黄色垃圾袋，收集患者痰液、造口袋、分泌物及引流液等，并及时处理；③告知患者及家属传染病房消毒隔离制度；④落实各项操作无菌原则，防止二次感染。

【预后】

早诊断、早治疗对肠结核的预后有重要意义。病变早期及时治疗后可痊愈，一般预后较好，伴有严重并发症者则预后较差。合理选择并足量、足疗程使用抗结核药物是决定预后的关键。合并肠梗阻、肠穿孔等并发症，以及合并肝硬化、艾滋病和长期应用激素治疗的结核性腹膜炎患者预后较差。

（李　菁）

第九节　肝硬化

PPT

学习目标

知识要求：

1. 掌握　肝硬化的临床表现和护理要点。

2. 熟悉　肝硬化的病因、诊断要点和处理原则。

3. 了解　肝硬化的发病机制、实验室及其他检查。

技能要求：

1. 能及时发现肝硬化患者的病情变化并采取积极有效的护理措施进行处理。

2. 能运用所学的知识对肝硬化患者进行有效的健康教育。

素质要求：

1. 能理解男性肝硬化患者的乳腺发育，指导患者穿合适的衣服进行修饰。

2. 对文化程度较低、理解能力较差的肝硬化患者需反复多次给予指导。

案例引导

案例：患者，男，48 岁。因"反复腹胀，间断呕血、黑便 1 年，再发 3 天"入院。10 年前，患者体检发现乙肝标志物阳性，诊治具体不详。1 个月前无明显诱因再次出现腹胀，呕吐暗红色血液 2 次，量约 500ml，感头晕、乏力，遂来我院就诊，诊断为乙型肝炎肝硬化失代偿期上消化道出血，予以止血、输血、利尿、护胃、保肝、抗病毒等对症治疗后好转出院。3 天前患者再次出现腹胀，解柏油样大便 2 次，量约 100ml，乏力、纳差，食量减少至原来的 1/3，双下肢中度水肿，小便量少，每日约 500ml。为进一步诊治入院。

自起病以来，精神较差，胃纳略差，间断黑便，小便量少，体重增加 5kg，否认高血压、糖尿病、输血史。否认吸烟、饮酒史，否认食物、药物过敏史和家族传染病史。查体：T 36.7℃，P 90 次/分，R 18 次/分，BP 105/65mmHg，神志清楚，对答切题，肝病面容，无黄染，有肝掌，无蜘蛛痣；腹部膨隆，腹壁紧张，无腹部压痛、反跳痛，肝肋下未触及，脾肋下 3cm，质硬，腹部叩诊移动性浊音（ + ），双下肢中度水肿。辅助检查：RBC 2.65×10^{12}/L，Hb 70g/L，WBC 3.0×10^9/L，H 70.6%，PLT 5.0×10^9/L，PCT 0.0128ng/ml；PTA 67%，PT 14.2 秒；TP 51.0g/L，Alb 24.6g/L，ALT 14U/L，BUN 4.12mmol/L，NH_3 20μmol/L；AFP 12.80μmol/L，HBV - DNA 定量 3.0×10^5IU/ml。乙肝两对半检测：HBsAg（ + ），HBeAg

（ + ），HBcAb（ + ）；大便潜血（ － ）；B 超示腹腔大量积液；胃镜示食管胃底静脉曲张重度伴红色征；上腹部血管 CTA 示下腔静脉及三支肝静脉显示良好，胃底及食管下段静脉迂曲扩张。初步诊断为肝硬化、门脉高压、大量腹腔积液。

讨论：

1. 该患者入院护理评估要点有哪些？

2. 该患者出现了肝硬化的哪些并发症？

3. 作为责任护士，应将如何对该患者进行有效的健康知识指导？

肝硬化（hepatic cirrhosis）是一种常见的慢性肝病，为多种原因引起的以肝脏慢性炎症、弥漫性纤维化、假小叶、再生结节和肝内外血管增殖为特征的病理阶段。疾病代偿期无明显的症状，失代偿期以肝功能损害和门静脉高压为主要表现，晚期常出现消化道出血、感染、肝性脑病、肝肾综合征、门静脉血栓等严重并发症。肝硬化以青壮年男性多见，35～50 岁为发病高峰年龄，出现并发症时死亡率高。2015 年全球肝病相关死亡率评估，肝硬化每年导致 116 万人死亡，居全球常见死亡原因的第 16 位。我国现有肝硬化患者约 700 万，主要病因是感染乙型肝炎病毒。

【病因与发病机制】

1. 病因　大多数肝硬化只有一个病因，也有多个病因同时作用的，如 HBV、HCV 重叠感染，乙型肝炎或丙型肝炎患者长期大量饮酒等。此外，在主要病因的基础上，一些协同因素可以促进肝硬化的发展，如肥胖、胰岛素抵抗、某些药物等。在欧美国家，丙型肝炎、酒精性及非酒精性脂肪性肝病是肝硬化的主要病因，而在亚洲国家（除日本以外），慢性 HBV 感染是肝硬化的主要病因。

（1）病毒性肝炎 在我国最常见，为 60%~80%。多数由慢性肝炎引起，少数由急性或亚急性肝炎发展为肝硬化。最常见的病因是乙型病毒性肝炎，其次是丙型病毒性肝炎，甲型病毒性肝炎和戊型病毒性肝炎一般不演变为肝硬化，乙型和丙型或丁型肝炎病毒的重叠感染可加速病情进展。从病毒性肝炎发展为肝硬化短至数月，长达数十年。

（2）酒精 在我国约占全部肝硬化的 15%。长期大量饮酒，乙醇及其中间代谢产物（乙醛）可直接损伤肝细胞，引起肝脏脂肪沉积，进而发展为酒精性肝炎、肝脏纤维化，最终导致酒精性肝硬化。营养不良、肥胖、乙型肝炎病毒（HBV）或丙型肝炎病毒（HBV）感染、应用损伤肝脏的药物可增加酒精性肝硬化发生的危险。同样的酒摄入量女性比男性易患酒精性肝病，与女性体内乙醇脱氢酶（ADH）含量较低有关。

（3）胆汁淤积 各种原因引起的肝内、外胆管阻塞，导致胆汁淤积持续存在，均可使肝细胞发生变性、坏死，引起原发性或继发性胆汁性肝硬化。

（4）循环障碍 肝静脉和（或）下腔静脉阻塞（Budd-Chiari syndrome）、慢性心功能不全、缩窄性心包炎（心源性）等，可致肝脏长期淤血、肝细胞变性及纤维化，最终发展为淤血性肝硬化。

（5）药物或化学毒物 长期服用甲基多巴、双醋酚丁、异烟肼等损伤肝脏的药物，或长期接触四氯化碳、磷、砷等化学毒物，可引起中毒性肝炎，最终演变为肝硬化。随着新药种类增多，药物性肝病的发病率呈逐年上升趋势，年发病率为（1~10）/10 万人。

（6）营养障碍 长期食物中营养摄入不足或不均衡、慢性疾病导致消化吸收不良、肥胖或糖尿病等非酒精性脂肪性肝炎，都可发展为肝硬化。

（7）免疫疾病 自身免疫性肝病及其他累及肝脏的自身免疫性疾病可发展为肝硬化。自身免疫性肝病主要包括自身免疫性肝炎（autoimmune hepatitis，AIH）、原发性胆汁性胆管炎（primary biliary cholangitis，PBC）及原发性硬化性胆管炎（primary sclerosing cholangitis，PSC）这三种疾病。遗传易感性是自身免疫性肝病的主要因素。

（8）遗传和代谢性疾病 遗传和代谢性疾病可使某些物质或其代谢产物沉积于肝脏，引起肝细胞变性、坏死及肝脏纤维化，并逐渐发展为肝硬化，如肝豆状核变性（过多铜沉积）、血色病（过多铁沉积）、半乳糖血症、α_1-抗胰蛋白酶缺乏症、酪氨酸代谢紊乱症、遗传性出血性毛细血管扩张症等。

（9）寄生虫感染 血吸虫感染在我国南方依然存在，虫卵及其毒性产物沉积在肝脏汇管区，刺激纤维组织增生，导致以门静脉高压为突出表现的肝硬化。华支睾吸虫寄生于肝内、外胆管，引起胆道梗阻及炎症逐渐发展为肝硬化。

（10）隐源性肝硬化 部分患者发病原因暂时不能确定，称隐源性肝硬化，占 5%~10%。

2. 发病机制 各种肝硬化的病理变化和发展演变过程基本一致：肝细胞变性、坏死，正常的肝小叶结构破坏，再生结节和假小叶形成，肝脏纤维化、肝内血管增殖和循环紊乱。

在各种病因作用下，肝细胞发生变性、坏死，再生的肝细胞不再沿原支架排列，形成不规则的结节，使原有的肝小叶结构破坏。肝脏受损时，肝星状细胞被激活转化成纤维细胞，合成过多的胶原并沉积于细胞外基质，成为肝脏纤维化的基础。过多的胶原沉积于窦状间隙（Disse 间隙），使肝窦内皮细胞下基底膜形成，内皮细胞上窗孔变小、数量减少，甚至消失，形成弥漫性屏障，称肝窦毛细血管化。肝窦毛细血管化使肝窦内物质向肝细胞转运障碍、肝窦变窄、血流受阻，进而干扰肝细胞功能和门静脉的血流动力学，使发病的启动因子持续存在。纤维结缔组织增生，使纤维束从汇管区和肝包膜向肝小叶中央静脉延伸扩展，这些纤维间隔包绕再生结节或将残存肝小叶重新分割，从而形成假小叶。此外，肝纤维化进展的同时，由于血管增殖，使肝内门静脉、肝静脉和肝动脉三系血管之间失去正常关系，出现交通吻合支，这不仅是门静脉高压形成的基础，也是加重肝细胞营养障碍、促进肝硬化发展的重要机制。

【临床表现】

本病通常起病隐匿，进展缓慢，潜伏期可达 3~5 年或更长。临床上根据是否出现腹水、食管静脉曲张出血、肝性脑病等并发症，将肝硬化分为代偿期和失代偿期。

（一）代偿期肝硬化

多数患者无症状或症状较轻，常有腹部不适、疲乏无力、食欲减退、消化不良和腹泻等表现，多呈间歇性，常于劳累、精神紧张或伴发其他疾病时出现，休息或助消化药物治疗后可缓解。肝轻度肿大，质变硬，有压痛，脾脏轻、中度肿大。肝功能正常或轻度异常。

（二）失代偿期肝硬化

症状较明显，主要为肝功能减退和门静脉高压所致的全身多系统症状和体征。

1. 肝功能减退

（1）全身表现 一般状况较差，疲倦、乏力、精神不振，甚至因衰弱而卧床不起；营养状况较差，消瘦，面色灰暗黝黑（肝病面容），皮肤干枯粗糙、皮肤巩膜黄染、水肿、舌炎、口角炎等；半数以上的患者有轻度黄疸，表现为皮肤、巩膜黄染，尿色加深，肝细胞进行性或广泛性坏死及肝功能衰竭时黄疸持续性加重，此为肝功能严重减退的表现。部分患者有不规则发热，常与病情活动、感染有关。

（2）消化系统症状 食欲减退最为常见，甚至厌食。患者表现为上腹不适、恶心、呕吐，餐后加重，进食油腻食物易引起腹泻。上述症状与门静脉高压所致胃肠道淤血水肿、消化吸收障碍和肠道菌群失调有关。常有腹胀不适，可能与低钾血症、胃肠积气、肝脾大和腹水有关。肝区隐痛常与肝大累及包膜有关，左上腹疼痛可能与脾大、脾周围炎有关。

（3）出血倾向和贫血 患者常有皮肤紫癜、鼻衄、牙龈出血或胃肠道出血等，这与肝合成凝血因子减少、脾功能亢进和毛细血管壁脆性增加导致凝血功能障碍有关。患者贫血与营养不良（缺乏铁、叶酸和维生素 B_{12} 等）、肠道吸收障碍、消化道出血、脾功能亢进等因素有关。

（4）内分泌失调 ①雌激素增多、雄激素和糖皮质激素减少：雄激素转化为雌激素增加、肝功能减退对雌激素的灭活减少，使雌激素水平升高，进而负反馈抑制腺垂体分泌功能，使雄激素和肾上腺皮质激素合成减少。雌激素增多及雄激素减少的男性患者常出现性欲减退、睾丸萎缩、不育、毛发脱落及乳房发育等；女性患者出现月经失调、闭经、不孕等；部分患者出现肝掌、蜘蛛痣。肝掌为手掌大小鱼际和指端腹侧部位皮肤发红，蜘蛛痣为皮肤小动脉分支末段扩张所形成，主要分布在面颈部、上胸部、肩部、上肢等上腔静脉引流区域的皮肤。肾上腺皮质功能减退，促使黑色生成激素增加，患者表现为面部和其他暴露部位皮肤色素沉着、面色黑黄，晦暗无光。②胰岛素增多：肝脏对胰岛素灭活减少使得糖尿病的患病率增高。肝功能严重减退时，因肝糖原储备减少，患者易发生低血糖。③抗利尿激素增多：肝功能减退还可导致醛固酮和抗利尿激素继发性增多，使体内水钠潴留，对腹水的形成起重要的促进作用。

2. 门静脉高压 肝硬化时，门静脉血流量增加且门静脉阻力升高，导致门静脉压力增高。正常门静脉压力为 13～24cmH$_2$O，门静脉高压症时压力可增至 30～50cmH$_2$O，主要表现为腹水、侧支循环的建立和开放及脾大、脾功能亢进等一系列临床综合征。门静脉高压是继病因之后推动肝功能减退的重要病理基础，也是导致患者死亡的主要原因之一。

（1）腹水 是肝硬化失代偿期最突出的临床表现。少量腹水出现前及量少时患者常有腹胀，饭后明显；大量腹水使腹部高度膨隆，形似蛙腹，腹壁皮肤绷紧发亮，严重

时可形成脐疝，或使横膈抬高导致呼吸运动受限，患者出现呼吸困难、心悸（图 4-9-1）。移动性浊音阳性提示患者腹腔内液体 >1000ml，若阴性亦不能排除腹水。腹水的形成是肝功能减退和门静脉高压的共同结果，与下列因素有关。①门静脉压力增高：腹腔内脏血管床静水压增高，致组织液吸收减少而漏入腹腔，是腹水形成的决定性因素；②低白蛋白血症：肝功能减退使血清蛋白合成减少及蛋白质摄入和吸收障碍，发生低白蛋白血症，即血清白蛋白低于 30g/L，此时血浆胶体渗透压降低，致使血管内血液成分漏入腹腔或组织间隙；③有效循环血容量不足：循环血容量不足使肾血流量降低，激活肾素-血管紧张素-醛固酮系统，肾小球滤过率降低，导致体内水钠潴留；④肝淋巴液生成增多：肝静脉回流受阻，肝淋巴液生成增多，超过胸导管回吸收的能力，淋巴管内压力增高，使大量淋巴液自肝包膜表面和肝门淋巴管漏入腹腔；⑤肝脏对醛固酮和抗利尿激素灭活减弱：继发性的醛固酮和抗利尿激素增多，进一步加重体内水、钠潴留。

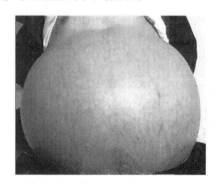

图 4-9-1 肝硬化腹水

（2）侧支循环的建立和开放 正常情况下，门静脉收集腹腔脏器的静脉血，经肝静脉注入下腔静脉回流入心脏，与腔静脉系之间的交通支细小。门静脉高压时，腹腔脏器的回心血流经肝脏受阻，导致门静脉系统与腔静脉之间建立侧支循环（图 4-9-2）。临床上重要的侧支循环包括：①食管和胃底静脉曲张：由门静脉系的胃冠状静脉和腔静脉系的食管静脉、奇静脉之间沟通开放形成，曲张的静脉破裂出血是肝硬化门静脉高压最常见的并发症，发生率近50%，与肝功能损害的严重程度有关。因曲张静脉管壁薄、弹性差，难以止血，患者死亡率高。②腹壁静脉曲张：由门静脉高压，出生后闭合的脐静脉与脐旁静脉重新开放，其血流经腹壁静脉分别进入上、下腔静脉，导致腹壁静脉曲张，脐周腹部浅静脉血流方向多呈放射状流向脐上及脐下。③痔静脉扩张：门静脉系统的直肠上静脉与腔静脉系统的直肠中、下静脉相吻合，形成痔静脉曲张，破裂时引起便血。④腹膜后吻合支曲张：门静脉高压时腹膜后门静脉与下腔静脉之间的细小分支增多和曲张，以缓解门静

高压。⑤脾肾分流：门静脉的属支脾静脉、尾静脉等可与左肾静脉沟通，形成脾肾分流。大量侧支循环的开放和建立不仅可因曲张静脉破裂引起致命性的出血，还可因大量异常分流影响肝细胞对物质的摄取、代谢等功能，从而引起一系列的病理生理改变，如肝性脑病、肝肾综合征、自发性腹膜炎等。此外，这些异常分流导致的门静脉血流缓慢，也是门静脉血栓形成的原因之一。

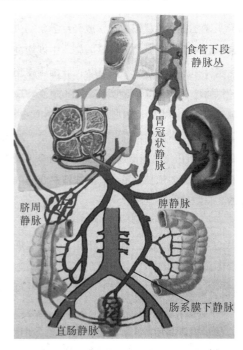

图4-9-2　侧支循环的建立和开放

（3）脾大、脾功能亢进　脾大是肝硬化门静脉高压较早出现的体征。一方面，门静脉高压引起脾静脉回流受阻，脾静脉压力增高使脾脏被动淤血性肿大，脾组织和脾内纤维组织增生。脾脏多为轻、中度肿大，有时可为巨脾。血吸虫性肝硬化脾大常较突出。另一方面，肠道抗原物质经门体侧支循环直接进入体循环，被脾脏摄取，刺激脾脏单核吞噬细胞增生，引起脾功能亢进，外周血象呈不同程度的白细胞、红细胞和血小板减少，易并发感染、增生性贫血和出血。上消化道出血时，脾脏可暂时缩小，待出血停止并补足血容量后，脾脏再度增大。

（三）并发症

1. 上消化道出血　是最常见的并发症，主要原因是食管下段或胃底静脉曲张破裂，多由进食粗糙食物造成的机械性损伤、胃酸反流腐蚀损伤、腹内压增高（恶心、呕吐、咳嗽、负重时）因素诱发，常突然发生大量呕血或黑便，可造成出血性休克或诱发肝性脑病。另外，急性胃黏膜糜烂、消化性溃疡及门静脉高压性胃病也可引起上消化道出血。门脉高压性胃病是胃黏膜下的动-静脉交通支广泛开放引起的胃黏膜毛细血管扩张和广泛渗血，主要表现

为反复或持续少量呕血、黑便及难以纠正的贫血，少数出现上消化道大出血，50%～80%的肝硬化患者可发生门脉高压性胃病。

2. 胆石症　肝硬化患者胆石症的发生率较高，约为30%，胆囊和胆外胆管结石比较常见，并随着肝功能减退的程度逐渐加重，其相关因素如下。①胆汁酸生成减少降低了胆红素及胆固醇的溶解性，使两者容易从胆汁中结晶析出，形成结石；②库普弗细胞减少，细胞免疫功能降低，增加了胆道系统感染的机率，进而引起胆道黏膜充血水肿，发生缺血坏死脱落，为结石的形成提供了核心物质；③脾功能亢进导致慢性溶血，胆汁中增多的游离胆红素与钙结合形成结石；④雌激素灭活减少，增多的雌激素对缩胆囊素有抵抗作用，使胆囊收缩无力、排空障碍，利于胆囊结石形成。

3. 感染　肝硬化患者易并发感染的可能原因有：①肝脏是机体的重要免疫器官，肝硬化使机体的细胞免疫严重受损；②门静脉高压使肠黏膜屏障功能降低，通透性增加，肠腔内细菌经过淋巴或门静脉进入血液循环；③脾功能亢进或全脾切除后，免疫功能降低；④肝硬化常伴有糖代谢异常，糖尿病使机体抵抗力降低。常见的感染包括自发性腹膜炎（spontaneous bacterial peritonitis，SBP）、胆道感染以及肺部、肠道及尿路感染。自发性腹膜炎是指无腹腔脏器穿孔的腹膜急性细菌性感染，主要与肝功能减退导致单核-吞噬细胞系统功能减弱、肠道菌群失调导致肠道细菌繁殖并进入腹腔、带菌的淋巴液漏入腹腔及腹水患者抗菌能力下降有关，致病菌多为革兰阴性杆菌。患者表现为发热、腹痛、腹胀、腹膜刺激征、腹水迅速增长或持续不减，少数病例发生低血压或中毒性休克、难治性腹水或进行性肝衰竭。

4. 门静脉血栓形成或海绵样变　门静脉血栓（portal vein thrombosis，PVT）是指门静脉主干和（或）门静脉左、右分支发生血栓，伴或不伴肠系膜静脉和脾静脉血栓形成，是肝硬化失代偿期常见的并发症，患病率为5%～20%，尤其是脾切除术后。肝硬化患者门静脉血栓发病隐匿，常在体格检查或筛查肝癌过程中偶然被发现，需要与恶性肿瘤导致的癌栓鉴别。门静脉血栓形成的临床表现变化较大：急性血栓形成可有中重度腹胀、剧烈腹痛、脾大、顽固性腹水、肠坏死、消化道出血等表现，且常诱发肝性脑病；慢性血栓形成可导致门静脉闭塞或门静脉海绵样变性，继发门静脉高压。门静脉海绵样变是指肝门部或肝内门静脉分支慢性阻塞，在门静脉周围形成细小迂曲的血管，也可视为门静脉血管瘤。由于肝硬化本身存在凝血功能障碍和出血风险的矛盾，肝硬化门静脉血栓形成患者的抗凝治疗难以实施。

5. 电解质和酸碱平衡紊乱　长期营养物质摄入不足、大量放腹水、利尿、腹泻和继发性醛固酮增多均是导致电

解质紊乱的常见原因。低钾、低氯血症与代谢性碱中毒，容易诱发肝性脑病，持续重度低钠血症（＜125mmol/L）容易引发肝肾综合征，预后较差。

6. 肝肾综合征（hepatorenal syndrome，HRS） 肝硬化时，肾脏无器质性病变，由于有效循环血容量减少及肝脏对扩血管物质（如前列腺素、一氧化氮、胰高血糖素、心房利钠肽、内毒素和降钙素基因相关肽等）的灭活减少，导致肾皮质缺血和肾小球滤过率下降，髓质血流量增加、髓袢重吸收增加引起的肾衰竭，又称功能性肾衰竭。常因难治性腹水、进食减少、利尿剂应用不当、自发性腹膜炎、肝衰竭时诱发，表现为少尿或无尿、氮质血症和稀释性低钠血症。

7. 肝肺综合征（hepatopulmonary syndrome，HPS） 排除原发性心肺疾病，严重肝病伴肺内血管扩张和动脉血氧和功能障碍称肝肺综合征，晚期肝病患者的发生率为13%～47%。肝硬化时，一氧化氮、胰高血糖素等内源性扩血管物质增加，使肺内毛细血管扩张、肺间质水肿、肺动-静脉分流以及胸腹水压迫引起通气障碍，导致通气/血流比例失调和弥散功能下降。临床上主要表现为顽固性低氧血症、呼吸困难、发绀和杵状指。吸氧只能缓解症状，不能逆转病程，预后较差。

8. 肝性脑病 是晚期肝硬化的最严重并发症，也是肝硬化患者最常见死亡原因。详见本章第十节"肝性脑病"。

9. 原发性肝癌 肝硬化患者短期内出现病情迅速恶化、肝脏进行性增大、原因不明的持续性肝区疼痛或发热、腹水增多且为血性等，应考虑并发原发性肝癌。详见本章第十节"原发性肝癌"。

⊕ 知识链接

肝硬化患者营养不良、肌肉衰减症及骨质疏松的防治

营养不良、肌肉衰减症及骨质疏松是肝硬化患者常见的营养相关并发症。营养物质摄入不足、代谢紊乱、激素水平异常、身体活动缺乏等促使肝硬化患者易出现营养不良、肌肉衰减症及骨质疏松。此外，肝病治疗常用药物如糖皮质激素、某些抗病毒药物等可能影响骨代谢。肌肉衰减症是营养不良的重要表现，而营养不良、肌肉衰减症又是骨质疏松发生的危险因素，三者相互关系密切，且都对肝硬化患者的临床结局和预后产生不良影响，故要及早发现、积极防治。合理的营养干预、适当的运动和基础疾病的治疗是防治营养不良、肌肉衰减症及骨质疏松的基础。一些针对性治疗药物可有助于改善患者的上述营养相关并发症，但仍需进一步研究证实。

【实验室及其他检查】

1. 化验检查

（1）血常规 代偿期多正常；失代偿期可有不同程度的贫血，脾功能亢进时白细胞、红细胞和血小板计数减少。

（2）尿液检查 代偿期无明显异常；失代偿期尿中可有管型、蛋白和红细胞；黄疸时尿胆红素阳性，尿胆原增加。

（3）肝功能检查 代偿期正常或轻度异常，失代偿期多有异常。肝细胞轻度损伤，转氨酶轻、中度增高，并以丙氨酸氨基转移酶（ALT）增高显著；肝细胞损伤、坏死严重，转氨酶增高以天门冬氨酸氨基转移酶（AST）为主，甚至出现转氨酶不高、胆红素显著增高的酶-胆分离现象。血清总蛋白正常、降低或增高，但白蛋白降低、球蛋白增高，白蛋白/球蛋白比值降低或倒置。血氨升高，凝血酶原时间可有不同程度的延长，重症患者血清结合胆红素、总胆红素增高，胆固醇酯降低。

（4）免疫功能检查 免疫球蛋白IgG增高最为显著，IgA、IgM也可升高；T淋巴细胞低于正常；可出现非特异性自身抗体，如抗核抗体、抗平滑肌抗体等。病毒性肝炎肝硬化患者，乙型、丙型、丁型肝炎病毒标记物可呈阳性反应。

（5）腹水检查 包括腹水颜色、比重、透明度、蛋白定量、细胞分类、葡萄糖、乳酸、乳酸脱氢酶测定及细菌培养等检查。腹水多为漏出液，若合并原发性腹膜炎、结核性腹膜炎或癌变时，腹水性质可发生相应的变化。

2. 内镜检查

（1）胃镜检查 可观察食管胃底静脉有无曲张及曲张的程度和范围，并发消化道出血的患者通过内镜检查不仅可明确病因，还可同时进行止血治疗。

（2）腹腔镜检查 可直接观察肝、脾情况。

3. 影像学检查

（1）X线钡餐检查 食管静脉曲张者钡剂在黏膜上分布不均，显示虫蚀样或蚯蚓状充盈缺损，纵行黏膜皱襞增宽，胃底静脉曲张时可见菊花样充盈缺损。

（2）腹部B超 是诊断肝硬化的简便方法，检查可示肝脾大小及外形异常、门静脉高压、腹水。肝硬化早期肝大，晚期萎缩，肝实质回声增强、不规则、反射不均匀；门静脉高压可见脾大、门静脉直径增宽、侧支血管存在；腹水可见液性暗区。超声多普勒检查可发现门静脉血流速率降低和门静脉血流反向等改变。超声检查与操作者经验关系较大，易受操作者主观判断影响。

（3）CT、MRI及磁共振弹性成像（magnetic resonance

elastogra phy，MRE）　　均可用于肝纤维化及肝硬化的评估，检查可显示肝、脾、肝内门静脉、肝静脉、侧支血管形态改变及腹水。

4. 肝穿刺活组织检查　对确诊代偿期肝硬化有重要意义，也有助于明确肝硬化的病因，确诊肝硬化的病理类型、炎症和纤维化的程度，鉴别肝硬化、慢性肝炎与原发性肝癌，指导治疗和判断预后。若见有假小叶形成，可确诊为肝硬化。

【诊断要点】

根据病毒性肝炎、长期饮酒、血吸虫病等相关病史，以及肝功能减退、门静脉高压症的症状体征，结合肝功能检查，一般能对肝硬化失代偿期进行诊断；但肝硬化代偿期的诊断不容易，故对原因不明的肝、脾大及慢性病毒性肝炎、长期大量饮酒者应定期随访，肝穿刺活组织检查利于早期确诊。

【处理原则】

目前无特效治疗方法，应重视早期诊断，加强病因治疗。对代偿期患者，以延缓代偿期、预防肝细胞癌为目标，争取逆转病变；对失代偿期患者，以改善肝功能、治疗并发症、延缓或减少对肝移植的需求为目标，有手术适应证者慎重选择时机进行手术治疗。

（一）保护或改善肝功能

1. 去除或减轻病因　积极进行病因治疗，如乙型肝炎肝硬化者口服恩替卡韦、替诺福韦、丙酚替诺福韦酯等进行抗病毒，酒精性肝硬化者戒酒等。

2. 保护肝细胞　避免滥用药物加重肝脏负担；使用保护肝细胞的药物，如多烯磷脂酰胆碱、水飞蓟素片、还原性谷胱甘肽、甘草酸二铵等。胆汁淤积时，口服熊去氧胆酸以减少胆汁淤积对肝细胞膜的破坏，胆汁淤积严重时可适当加用激素治疗。如因肝外梗阻引起者请外科积极协助治疗。

3. 维护肠内营养　肝脏是机体营养物质代谢的场所。肝硬化时若碳水化合物供能不足，机体将消耗蛋白质供能，加重肝脏代谢负担。肠内营养是机体获得能量的最好方式，是维护肝功能、防止肠源性感染的有效手段。只要肠道功能尚可，应尽量采取肠内营养，减少肠外营养。肝硬化患者常有消化不良，应进食高热量、高蛋白、高维生素、易消化的饮食，可给予适量的胰酶助消化。患者食物不能耐受、肝功能衰竭或有肝性脑病先兆时，应限制蛋白质的摄入。

（二）腹水治疗

临床上大致可将腹水分为以下两型，即普通型肝硬化腹水和顽固（难治）型肝硬化腹水。顽固性腹水是指较大剂量利尿药物（螺内酯160mg/d、呋塞米80mg/d）治疗至少1周或间断治疗性放腹水（每次4000～5000ml）联合白蛋白治疗2周腹水无应答反应；或出现难控制的利尿药物相关并发症或不良反应，如急慢性肾损伤、难控制的电解质紊乱等。

1. 限制水、钠的摄入　进水量<1000ml/d，低钠血症者应限制在500ml/d以内；氯化钠限制在1.2～2.0g/d（钠500～800mg/d）。部分患者通过水、钠限制可发生自发性利尿，加速腹水的消退。

2. 利尿　是目前临床用于腹水治疗最广泛的方法。

（1）醛固酮拮抗剂和袢利尿剂　常用的醛固酮拮抗剂是螺内酯，为保钾利尿剂。常用的袢利尿剂是呋塞米，为排钾利尿剂。两种药物具有协同作用，并可减少电解质紊乱，单独使用排钾利尿剂应注意补钾。使用方法首选螺内酯60mg/d加呋塞米20mg/d，逐渐增加至螺内酯120mg/d加呋塞米40mg/d。利尿速度不宜过快，以每天体重减轻不超过0.5kg为宜，以免诱发肝性脑病、肝肾综合征等。利尿效果不满意时可按比例逐渐加大药量，或酌情静脉输注白蛋白，但螺内酯不应超过400mg/d，呋塞米不超过160mg/d，腹水消退时应逐渐减量。

（2）高度选择性血管加压素 V_2 受体拮抗剂　可以改善肝硬化腹水、稀释性低钠血症及周围组织水肿，且几乎不影响心脏、肾脏功能，包括托伐普坦、利伐普坦等药物。托伐普坦对肝硬化腹水和（或）伴低钠血症患者、终末期肝病患者合并腹水或顽固性腹水均有较好的疗效及安全性。

（3）收缩血管活性药物　内脏血管扩张是肝硬化腹水、特别是顽固性腹水或大量放腹水后发生循环功能障碍的关键因素。常用药物为特利加压素及生长抑素类似物。研究表明在大量放腹水后给予特利加压素（6～12mg/d）联合人血白蛋白［1g/（kg·d）］可以有效预防大量放腹水后循环功能障碍及肝肾综合征。

⊕ **知识链接**

利尿药物治疗应答反应的评估和腹水治疗无应答反应的表现

利尿药物治疗应答反应（显效、有效及无效）包括24h尿量、下肢水肿及腹围3个主要指标综合评估。①24小时尿量：显效：较治疗前增加大于1000ml；有效：较治疗前增加500～1000ml；无效：较治疗前增加小于500ml。②下肢水肿：选择双足中水肿程度较重一侧，检查部位选择胫骨嵴或足背。显效：完全看不到压痕为无水肿；有效：可见压痕为轻度水肿；无效：明显压痕为重度水肿。③腹围：平卧以脐的位置水平绕腹一周测定腹围。显效：治疗后腹围减少2cm以上；有效：腹围减少0～2cm；无效：无减少或增加。

腹水治疗无应答反应表现包括：①4天内体质量平均下降<0.8kg/d，尿钠排泄少于50mEq/d；或已经控制的腹水4周内复发，腹水增加至少1级。②出现难控制的利尿药物相关并发症或不良反应。

3. 放腹水加输注白蛋白 适用于无感染、上消化道出血、肝性脑病等并发症，肝代偿功能尚可、凝血功能正常者。一般每放腹水1000ml，同时输注白蛋白8～10g，继续使用利尿剂。该方法效果较好，可重复使用，但缓解症状时间短，易于诱发肝性脑病、肝肾综合征等并发症。

4. 腹水超滤浓缩回输术 是借助体外机械、化学或生物性装置将自体腹水超滤浓缩的方法，对肝硬化腹水进行超滤，同步将腹水中的水分滤出，并将腹水中的蛋白质及大分子物质回输入腹腔的操作技术。腹水浓缩回输到腹腔，腹腔中腹水白蛋白浓度增加，通过腹膜细胞吞噬功能增强、淋巴管吸收能力增加、腹水与内脏的动态交换增加这三条吸收途径重新进入血管，最终使血浆胶体渗透压增加，同时有效循环血量增加，使肾血流灌注量不足得到纠正，尿量增加，能有效防治肝肾综合征。但感染性腹水、癌性腹水不能回输。此法有发生感染、电解质紊乱、DIC等风险，使用时应严格掌握适应证。

5. 经颈静脉肝内门体分流术（transjugular intrahepatic portosystemic shunt，TIPS） 是指经颈静脉入路从肝静脉穿刺肝内门静脉，在肝静脉与门静脉之间建立门-体分流道，使血液回流入体循环，是降低肝硬化患者门静脉压力的关键措施之一。目前TIPS已广泛地用于治疗肝硬化门静脉高压所致食管胃底静脉曲张破裂出血、顽固性胸腹水、Budd-Chiari综合征及肝窦阻塞综合征等。除此之外，TIPS也可作为肝硬化失代偿患者等待肝移植期间的桥接治疗手段。

TIPS适应证如下。①急性食管静脉曲张出血：早期TIPS和挽救性TIPS两种，前者是指对于食管静脉曲张急性出血的患者，在初次药物联合内镜治疗后，若存在治疗失败的高危因素［Child-Pugh评分C级（≤13分）或Child-Pugh评分B级且内镜证实有活动性出血］，在没有禁忌证的情况下，应在72小时内（最好在24小时内）行覆膜支架TIPS治疗；后者是指经内科药物治疗和内镜治疗失败

的急性食管静脉曲张出血，覆膜支架TIPS可以作为挽救治疗措施；②胃底静脉曲张出血；③预防食管静脉、胃底静脉曲张再出血；④门静脉高压合并门静脉血栓；⑤肝硬化顽固性或复发性腹水、肝性胸水和肝肾综合征；⑥布加综合征；⑦肝窦阻塞综合征。

TIPS绝对禁忌证如下。①重度瓣膜性心功能不全或充血性心力衰竭；②难以控制的全身感染或炎症；③终末期肝病评分>18分或Child-Pugh评分>13分；④重度肺动脉高压；⑤严重肾功能不全；⑥快速进展的肝衰竭；⑦肝脏弥漫性恶性肿瘤；⑧对比剂过敏。TIPS相对禁忌证如下。①重度凝血病；②多囊性肝病；③门静脉海绵样变；④中度肺动脉高压；⑤重度或顽固性肝性脑病。

TIPS并发症可发生于TIPS术中及术后，依据发生机制不同可分为操作及分流相关并发症。操作相关并发症主要包括胆道出血及损伤、腹腔出血、支架异位、肝动脉损伤、胆汁性腹膜炎、皮肤放射性灼伤、肾功能不全及穿刺部位血肿等，其中腹腔出血是最严重的并发症；分流相关并发症主要包括肝性脑病、急性肝功能衰竭、肝脏梗死、一过性肺水肿及急性血栓形成等，其中肝性脑病是较为常见的分流相关并发症，多出现在术后1～3个月。年龄>65岁、肝功较差、术前肝性脑病史或术前轻微肝性脑病是TIPS术后肝性脑病的主要预测因素。除肝性脑病外，TIPS并发症发生率均较低，且随着操作者经验的积累，发生率可进一步降低。操作相关并发症多数在对症治疗后好转，致死性并发症的发生率为1.7%（0.6%～4.3%）。

（三）食管胃底静脉曲张破裂出血的预防和治疗

1. 针对已有食管胃底静脉曲张但尚未出血的患者的预防 ①病因治疗。②口服PPI或H_2受体拮抗剂，减少胃酸对曲张静脉壁的损伤。③使用非选择性β受体拮抗剂，如普萘洛尔、卡地洛尔等，通过收缩内脏血管降低门静脉压力。④内镜下食管曲张静脉套扎术（endoscopic variceal ligation，EVL），经内镜用橡皮圈结扎曲张的静脉，使其局部缺血坏死，肉芽组织增生后形成瘢痕，封闭曲张静脉。适用于中度食管静脉曲张不伴胃底静脉曲张者。

2. 急性出血的治疗 详见本章第十三节"上消化道出血"。

3. 有食管胃底静脉曲张出血患者预防再出血的治疗 首次出血后，再出血率可达60%，死亡率可达33%。因此，预防再次出血至关重要。主要措施如下。①药物和内镜治疗，内镜治疗包括EVL、胃底曲张静脉硬化剂注射和组织黏合剂；②介入治疗：TIPS、部分脾动脉栓塞和球囊阻塞逆行曲张静脉闭塞术等。

（四）其他并发症的治疗

1. 自发性腹膜炎 易诱发肝性脑病、肝肾综合征等严

重并发症，故需及早进行经验性抗感染治疗。选用广谱、足量、肝肾毒性小、针对革兰阴性杆菌并兼顾革兰阳性球菌的抗生素进行治疗，首选三代头孢菌素，如头孢哌酮＋舒巴坦。也可根据患者情况使用喹诺酮类、哌拉西林钠＋他唑巴坦及碳青霉烯类抗生素。由于自发性腹膜炎易复发，用药不得少于2周。应用抗生素的同时，注意保持大便通畅、维护肠道菌群平衡、防治继发真菌感染。一旦培养出致病菌，则应根据药敏试验选择窄谱抗生素。

2. 肝肾综合征　积极预防或消除肝肾综合征的诱发因素，如感染、上消化道出血、电解质紊乱、过度利尿、使用肾毒性药物等。肝移植是肝肾综合征治疗的有效方法。在等待肝移植的过程中，可通过输注白蛋白、使用血管加压素、TIPS、血液透析、人工肝支持等方法保护肾功能。

3. 肝肺综合征　吸氧及高压氧舱适用于轻型、早期患者，增加肺泡内氧浓度和压力，有助于氧气弥散。肝移植可逆转肺血管扩张，使氧分压、氧饱和度及肺血管阻力均明显改善。

4. 胆石症　肝硬化并发胆结石手术死亡率约为10%，因此尽量以内科保守治疗为主。

5. 门静脉血栓　急性PVT的治疗目标是开通闭塞的门静脉，避免急性血栓进展为慢性血栓，防止血栓蔓延，主要为药物抗凝，首选低分子肝素，也可口服华法林；慢性PVT需根据患者情况进行个体化治疗。

6. 其他并发症　原发性肝癌、肝性脑病参见有关章节。

（五）手术治疗

包括治疗门静脉高压的各种分流、断流及限流手术。但由于TIPS具有微创、精准、可重复和有效性好，已成为延长生存期的有效方法。肝移植是终末期肝硬化治疗的最佳选择。

🔊 知识链接

肝移植手术

肝移植手术是指通过手术植入一个健康的肝脏到患者体内，使终末期肝病患者肝功能得到良好恢复的一种外科治疗手段。自1963年，现代肝移植之父美国医生Starzl实行世界上第1例人体原位肝移植以来，历经60余年的蓬勃发展，肝移植已在全世界步入成熟时期。目前肝移植术后一年存活率＞90%，5年存活率在70%~85%，也就是说大部分患者均能长期健康的存活。1977年我国开展了人体肝移植的尝试，随着经验的积累，我国的肝移植已跻身于国际先进行列，年肝移植例数达2500例以上，一些条件较好的肝移植中心1年、5年存活率已达国际水平。

【护理诊断/问题】

1. 营养失调：低于机体需要量　与肝功能减退，门静脉高压引起食欲减退、消化、吸收障碍有关。

2. 体液过多　与门静脉高压、低蛋白血症引起的水钠潴留有关。

3. 有感染的危险　与肝硬化导致机体抵抗力低下有关。

4. 潜在并发症　上消化道出血、肝性脑病、肝肾综合征等。

5. 有皮肤完整性受损的危险　与皮肤瘙痒、水肿及长期卧床有关。

6. 活动无耐力　与肝硬化所致肝功能减退、营养不良、大量腹水有关。

【护理措施】

（一）一般护理

1. 休息与活动　适当休息可减少能量消耗，减轻肝脏代谢的负担，增加肝脏血流量，改善肝循环，促进肝细胞修复。肝硬化代偿期的患者应减少活动量，可参加轻体力劳动，但应避免过度疲劳；失代偿期的患者以卧床休息为主，合并感染、出血等并发症的患者应绝对卧床休息。

2. 饮食护理　合理饮食是改善肝功能、延缓病情进展的基本措施。饮食原则为高热量、高蛋白、高维生素、易消化饮食，严禁饮酒，适当摄入脂肪，并根据病情随时调整饮食结构。

（1）饮食的摄入　①蛋白质：以豆制品、鸡蛋、牛奶、鱼、鸡肉、瘦猪肉为主；血氨升高时，应限制或禁食蛋白质，选择含较多支链氨基酸的植物蛋白，如豆制品，待病情好转后再逐渐增加蛋白质的摄入。②维生素：进食含有丰富维生素的新鲜蔬菜和水果，保持大便通畅。③限制水、钠的摄入：进水量应低于1000ml/d，低钠血症者应低于500ml/d，食盐摄入量限制在1.2~2g/d（钠500~800mg/d），可在食物中添加食醋、柠檬汁等调味品增加食欲；少食用高钠食物，如咸肉、腌制食品、罐头食品等。④有食管胃底静脉曲张者勿进食生冷、热烫、坚硬、粗糙的食物，如糠皮、甲壳、排骨、辣椒、油条等，药物应磨成粉末，应食菜泥、肉末、软食，进餐时细嚼慢咽，以免损伤曲张静脉导致出血。

（2）营养支持　必要时遵医嘱给予静脉补充营养，如高渗葡萄糖液、复方氨基酸、白蛋白或新鲜血浆。

3. 皮肤护理　保持床单、被褥和皮肤清洁、平整、干燥，衣着柔软、宽松，指导患者定时更换体位，臀部、足部及其他水肿部位可用棉垫，以防发生压疮。沐浴时应避免水温过高，勿用有刺激性的皂类和浴液，沐浴后可涂抹身体乳或润肤品。黄疸患者皮肤瘙痒时，勿用力搔抓皮肤，以免引起皮肤破损、出血和感染，可外用炉甘石洗剂涂抹止痒。

（二）病情观察

1. 监测生命体征 密切观察患者的血压、脉搏、意识状态及皮肤的温湿度。消化道出血时，患者出现血压降低、脉搏增快、皮肤湿冷、出汗等表现，应警惕失血性休克；患者出现性格、行为改变应警惕肝性脑病。患者出现生命体征变化，应及时通知医生，并做好抢救准备。

2. 监测营养状态 观察患者的食欲、进食的种类、量；监测患者的体重、血清白蛋白；皮肤、毛发、肌肉、脂肪状态。对营养不良的患者，积极寻找原因并对症处理。

3. 监测治疗及护理效果 监测患者的尿量、体重、腹围，了解水、钠限制及利尿剂的利尿效果；分析患者肝功能检查结果，了解肝功能状况；了解患者有无呕血、黑便、电解质紊乱、呼吸困难、意识障碍等，了解有无并发症的发生；观察患者的皮肤、黏膜有无损伤，了解皮肤护理效果。病情变化及时报告医生，并协助处理。

（三）对症护理

1. 腹水

（1）体位 轻度腹水者可采取平卧位，以增加肝、肾的血流量；大量腹水者取半卧位，使横膈下降，以减轻呼吸困难。避免腹压突然增加，如剧烈咳嗽、用力排便等。下肢水肿者可抬高下肢，阴囊水肿可用托带托起阴囊。

（2）限制水、钠摄入 具体措施见本节饮食护理。

（3）用药护理 遵医嘱使用利尿药物，防止水电解质平衡紊乱。

（4）皮肤护理 具体措施见本节皮肤护理。

（5）腹腔穿刺放腹水的护理 ①术前护理：向患者解释治疗目的、操作过程及配合方法，测体重、腹围、生命体征，排空膀胱以免误伤，必要时建立静脉通路以备用药或抢救。②术中护理：观察患者生命体征和腹水的量、性质、颜色以及患者有无不适，当患者出现面色苍白、血压下降，甚至意识障碍等反应时，立即停止放腹水并配合医生抢救。③术后护理：术毕用无菌敷料覆盖穿刺部位，并用多头腹带缚紧，以防腹内压骤降；记录抽出腹水的量、性质和颜色，及时送检标本；指导患者穿刺对侧侧卧位，保持穿刺部位干燥，必要时更换敷料。

2. 上消化道出血 详见本章第十三节"上消化道出血"。

（四）用药护理

1. 利尿剂 尽量日间服用，以免夜间给药后利尿影响患者睡眠；使用排钾利尿剂应注意补钾，口服氯化钾宜饭后服用，以免引起消化道反应；记录尿量，定期测量体重和腹围，观察利尿效果；利尿速度不宜过快，以每天体重减轻不超过 0.5kg 为宜，以免诱发肝性脑病、肝肾综合征等；监测出入量、电解质变化，防止水电解质和酸碱平衡紊乱。

2. 其他 遵医嘱用药，不宜服用不必要且疗效不确切的药物，防止药物加重肝脏损伤。

（五）心理护理

向患者及家属介绍本病相关的知识，说明稳定的情绪、良好的心态对疾病预后的积极影响。引导患者积极乐观的面对疾病，配合治疗和护理；对有明显的焦虑、抑郁患者，应加强巡视并积极干预，以免发生意外。

（六）安全护理

防止患者发生跌倒、坠床。

（七）健康指导

1. 疾病预防知识指导 肝硬化为慢性病，应指导患者和家属掌握本病的诱因与病因、临床表现和自我护理方法。积极预防并治疗可引起肝硬化的疾病，尤其是病毒性肝炎，尽量减少酒精的摄入，不滥用药物，防治血吸虫病等。如口服抗乙肝病毒的药物等，病情稳定者，每 3~6 个月应进行医疗随访，进行相关的实验室检测和超声、CT 及 MRI 检查。

2. 疾病相关知识指导 ①指导患者应保持情绪稳定，鼓励树立治病信心，保持愉快心情。②保证足够的休息和睡眠，生活起居规律。肝硬化代偿期患者可参加轻体力工作，失代偿期可适量活动，增强抵抗力，但应以不感乏力和加重其他症状为宜。③保持个人和居室卫生，注意保暖，以预防感染。④根据病情及时调整饮食，避免饮食不当加重体内水钠潴留，诱发上消化道出血、肝性脑病等；严格禁酒，避免进一步损伤肝脏。⑤乙型肝炎及丙型肝炎患者可与他人共餐。应避免血液途径传染，不宜共用剃须刀等可能有创的生活用品；接触患者开放伤口时应戴手套。⑥指导患者掌握药物的用法、给药时间、剂量、注意事项等，学会观察药物疗效和不良反应，避免使用肝毒性的药物。如服用利尿药者，应记录尿量，出现软弱无力、心悸等症状时，提示低钠、低钾血症，应及时就医。⑦病情稳定者，每 3 个月至半年到医院随访；病情变化及时就诊。⑧指导家属理解和关心患者，给予生活照顾的同时，细心观察、及早识别病情变化，如患者出现性格、行为改变等肝性脑病的前驱期症状时，应及时就诊。

【预后】

本病预后与病因、病理类型、营养状况、肝功能代偿能力、有无并发症等关系密切，与患者治疗和护理的依从性也有关系。一般来讲，病毒性肝炎后肝硬化预后较差；持续黄疸、难治性腹水、低白蛋白血症、持续或严重的凝血功能障碍，以及存在并发症的患者，预后较差；高龄患者预后较差。Child–Pugh 分级（Child–Pugh classification）与预后密切相关，总分越高（C 级），预后越差。详见表 4–9–1。

表 4–9–1　肝硬化患者 Child–Pugh 分级标准

临床或生化指标	1 分	2 分	3 分
肝性脑病（期）	无	1～2	3～4
腹水	无	轻度	中、重度
胆红素（μmol/L）	<34	34～51	>51
白蛋白（g/L）	>35	28～35	<28
凝血酶原时间延长（秒）	<4	4～6	>6

注：Child–Pugh 总分：A 级 <7 分，B 级 7 分～9 分，C 级 >9 分。

（罗　玲）

PPT

第十节　原发性肝癌

学习目标

知识要求：

1. 掌握 原发性肝癌的临床表现、护理诊断/问题、护理措施。

2. 熟悉 原发性肝癌的诊断要点和处理原则。

3. 了解 原发性肝癌的病因与发病机制、病理、实验室及其他检查结果的意义。

技能要求：

1. 能利用所学的知识对原发性肝癌患者进行护理。

2. 能正确评估原发性肝癌患者的疼痛程度并采取相应的护理措施。

素质要求：

1. 能够体会癌症给患者及家属带来的心理压力，多与患者及家属沟通，提供心理上的支持。

2. 理解患者的痛苦，在临床工作中尽可能减轻患者的症状，促进其舒适感。条件允许的情况对原发性肝癌患者实施安宁疗护或舒缓护理。

原发性肝癌（primary carcinoma of the liver），简称肝癌，是指肝细胞或肝内胆管细胞所发生的癌肿，是我国常见恶性肿瘤之一。据 Globocan2020 数据统计，中国 2020 年原发性肝癌发病率居恶性肿瘤第 5 位，新增 41 万例，其中男性 30.3 万例，年龄标化发病率（ASIR）分别为男性 27.6/10 万、女性 9.0/10 万；近 5 年全球肝癌平均年发病例数为 99.5 万例，其中中国 42.3 万例，占全球 42.5%。本病多见于中年男性，男女之比约为 5∶1。尽管近年我国肝癌发病率和病死率呈下降趋势，但由于人口基数大、老龄化等因素，肝癌负担仍较为严重。

【病因与发病机制】

原发性肝癌的病因与发病机制尚未明确，根据高发区流行病学调查的结果，可能与下列因素有关。

1. 病毒性肝炎 在我国，特别是东南沿海地区的肝癌高发区，90% 肝癌患者有乙型肝炎病毒（hepatitis B virus，HBV）感染背景。日本、欧洲的肝癌患者则以丙型肝炎病毒（hepatitis C virus，HCV）感染多见，其丙型肝炎病毒抗体阳性率显著高于普通人群。HBV 感染者发生肝癌风险为非感染者的 15～20 倍，HCV 感染者发生肝癌风险为非感染者的 5～20 倍。以上提示乙型肝炎和丙型肝炎病毒感染与肝癌的发病有关。其发病机制还不明确，可能与病变过程中肝细胞反复损伤和再生及激活癌基因有关。

2. 肝硬化 任何病因所致肝硬化都有发生肝癌的风险。临床上，原发性肝癌合并肝硬化的患者占 50%～90%。乙型肝炎肝硬化是我国肝癌的主要病因；在欧美国家，肝癌多在酒精性肝硬化的基础上发生。

3. 食物 ①流行病学调查显示，粮油、食品受黄曲霉毒素污染严重的地区，肝癌发病率高，长期食用霉变的食物与肝癌的发生密切相关。其中黄曲霉素的代谢产物黄曲霉素 B_1 是强烈的致癌物质。HBV 和黄曲霉毒素同时暴露的人群肝癌风险增加 73 倍。②长期大量饮酒者肝癌发生风险为非饮酒者的 2.07 倍，少量饮酒者肝癌发生风险亦较非饮酒者增加，戒酒可使肝癌发生风险每年降低 6% ~ 7%。③长期食用含亚硝胺的食物及食物中缺乏微量元素也与肝癌的发生有关。

4. 非酒精性脂肪性肝病（non - alcoholic fatty liver disease，NAFLD）/代谢相关性脂肪性肝病（metabolic - associated fatty liver disease，MAFLD）、代谢综合征合并肥胖、T_2DM、高血压病、血脂异常时，肝癌发生风险增加 8.1 倍。慢性丙型肝炎伴肥胖者（体重指数≥30kg/m²）肝癌风险为非肥胖者的 4.13 倍，伴 2 型糖尿病者风险增加 3.52 倍；慢性乙型肝炎伴 2 型糖尿病者肝癌风险为非糖尿病患者的 2.27 倍，HBV/HCV 合并感染伴有肥胖及 2 型糖尿病者，肝癌发生风险上升 100 倍以上。

5. **饮用水污染** 有研究表明，饮用水污染与肝癌的发生有关，长期饮用池塘水较其他人群罹患肝癌的风险提高。池塘水中含有多种致癌或促进基因突变的物质，其中滋生的蓝绿藻可产生藻类毒素，具有促癌或致癌作用。

6. **毒物与寄生虫** 偶氮芥类、有机氯农药等为可疑致癌物质。血吸虫及华支睾吸虫感染也与肝癌的发生有关。

7. **遗传因素** 肝癌的家族聚集现象与遗传易感性有关，也与家族相似的饮食习惯和生活环境有关。不同种族人群肝癌的发病率不同。

上述各种病因导致肝脏损伤，肝细胞在修复过程中可发生生物学特征变化、基因突变、增殖与凋亡失衡；各种致癌因素也可促进癌基因的表达和抑制抑癌基因，最终导致肝癌的发生。此外，肝脏慢性炎症及纤维化过程中血管增殖活跃，也为肝癌的发生发展创造了条件。

在我国，肝癌的高危人群主要包括：具有 HBV 和（或）HCV 感染、过度饮酒、非酒精性脂肪性肝炎、其他原因引起的肝硬化以及有肝癌家族史等人群，尤其是年龄 >40 岁的男性。

【病理】

1. **大体型态分型**

（1）块状型 最多见，分单个、多个或融合成块 3 个亚型。直径在 5 ~ 10cm，此型肿瘤中心易发生坏死、液化及出血，引起肝破裂及直接播散。

（2）结节型 常伴有肝硬化，呈大小、数目不等的癌结节，与周围组织的分界不如块状型清楚，直径 <5cm。单个癌结节直径 <3cm 或相邻两个癌结节直径之和 <3cm 称小肝癌。

（3）弥漫型 少见，有米粒至黄豆大小的癌结节散在全肝，不易与肝硬化区别。患者常因肝功能衰竭而死亡。

2. **组织学分型**

（1）肝细胞癌（hepatocellular carcinoma，HCC） 最多见，占原发性肝癌的 90%，癌细胞来自肝细胞。癌组织的肝动脉供血超过 90%，这是目前肝癌影像诊断及介入治疗的重要循环基础。

（2）胆管细胞癌（intrahepatic cholangiocarcinoma，ICC） 较少见，癌细胞由胆管上皮细胞发展而来，纤维组织较多，血窦较少。

（3）混合型肝癌（combined hepatocellular - cholangio-carcinoma，cHCC - CCA） 最少见，具有肝细胞肝癌和胆管细胞癌的两种结构。

3. **转移途径**

（1）肝内转移 发生最早、最常见，是肝癌切除术后早期复发的主要原因。肝癌易侵犯门静脉分支形成癌栓，脱落后在肝内形成多发转移灶，少数癌栓阻塞导致门脉高压及顽固性腹水。

（2）肝外转移 ①血行转移：最常转移至肺，其他部位有胸、肾、肾上腺、骨骼等。②淋巴转移：常转移至肝门淋巴结，也可达胰、脾、锁骨上淋巴结等。③种植转移：少见，从肝脱落的癌细胞可种植在腹膜、横膈、盆腔等，引起血性腹水、胸水等。女性可有卵巢转移。

【临床表现】

本病多在肝硬化的基础上发生，或以转移灶的症状为首发表现，疾病早期缺乏典型的表现。经甲胎蛋白（AFP）普查检出的早期患者无任何症状和体征，称亚临床肝癌。一旦出现症状来院就诊时多属中、晚期。主要表现如下。

1. **症状**

（1）肝区疼痛 最常见，半数以上的患者有肝区疼痛，呈持续性胀痛或钝痛，疼痛的原因与肿瘤迅速增长牵拉肝包膜有关。肿瘤生长缓慢者，无痛或有轻度钝痛；肿瘤侵犯膈肌，疼痛可放射至右肩；肝表面癌结节破裂，可引起突然剧痛，从肝区迅速蔓延至全腹，出现急腹症的表现，若出血量大可出现休克。

（2）消化道症状 常有食欲减退、消化不良、恶心、呕吐等。腹水或门静脉癌栓可导致腹胀、腹泻等症状。

（3）全身表现 常有乏力、营养不良、进行性消瘦、恶病质等，部分患者有低热，极少数可高热。

（4）转移灶症状 有肺、骨、脑、淋巴结、腹腔等转移者，可出现相应的症状。如转移至肺可引起咳嗽和咯血，胸膜转移可引起胸痛和血性胸腔积液。癌栓栓塞肺动脉及其分支可引起肺栓塞，产生严重的呼吸困难、低氧血症和胸痛。如转移至骨骼和脊柱，可引起局部疼痛或神经受压症状。颅内转移可有相应的神经定位症状和体征。

2. **体征**

（1）肝大 最常见的特征性体征。肝脏常呈进行性肿大，质地坚硬，表面凹凸不平，呈大小不等的结节状，边缘不规则，可有不同程度的压痛。癌肿突出于右肋弓或剑突下，上腹部呈现局部隆起或饱满；癌肿位于膈面，则表现为膈抬高而肝下界不下移。

（2）黄疸　一般出现在肝癌晚期，多为阻塞性黄疸，少数为肝细胞性黄疸。前者常因肿瘤侵犯胆管或肝门转移性淋巴结肿大压迫胆管造成阻塞所致，后者可因癌组织广泛浸润或合并肝硬化、慢性肝炎引起。

（3）肝硬化征象　在肝硬化基础上发病者，可表现为腹水迅速增加或难治，腹水多为漏出液，血性腹水多因癌肿侵犯肝包膜或向腹腔内破溃引起，少数由腹膜转移癌所致。

3. 伴癌综合征　指由于癌肿本身，引起机体内分泌或代谢异常的一组症候群。主要表现为自发性低血糖、红细胞增多症，罕见的有高钙血症、高脂血症、类癌综合征等。

4. 并发症

（1）肝性脑病　通常是肝癌终末期最严重的并发症，是 1/3 患者死亡的原因，一旦出现提示预后不良。

（2）上消化道出血　约占肝癌死亡原因的 15%。多数因肝硬化、肝静脉癌栓导致的门静脉高压引起食管胃底静脉曲张破裂出血所致，晚期患者可因胃肠道黏膜糜烂合并凝血功能障碍而引发广泛出血。消化道出血可加重肝功能损害，诱发肝性脑病。

（3）肝癌结节破裂出血　约 10% 的肝癌患者发生癌结节破裂出血。肝癌组织坏死、液化可致自发破裂或因外力而破裂。肝癌结节破裂仅限于肝包膜下，可有局部疼痛，出血量大可形成压痛性肿块；若破裂出血进入腹腔则引起急腹痛和腹膜刺激征，严重可致出血性休克或死亡。

（4）继发感染　因长期消耗、放疗、化疗等因素导致患者抵抗力低下，易继发肺炎、败血症、肠道感染、自发性腹膜炎和真菌感染等。

5. 临床分期　临床分期是判断肝癌预后和选择治疗方法的重要参考依据。2001 年全国肝癌会议制定的肝癌分期标准如下：

Ⅰa 期：单个肿瘤最大直径 ≤3cm，无癌栓、腹腔淋巴结及远处转移；肝功能分级 Child – Pugh A。

Ⅰb 期：单个或 2 个肿瘤最大直径之和 ≤5cm，在半肝，无癌栓、腹腔淋巴结及远处转移；肝功能分级 Child – Pugh A。

Ⅱa 期：单个或 2 个肿瘤最大直径之和 ≤10cm，在半肝或多个肿瘤最大直径之和 ≤5cm，在左、右两半肝，无癌栓、腹腔淋巴结及远处转移；肝功能分级 Child – Pugh A。

Ⅱb 期：单个或 2 个肿瘤最大直径之和 >10cm，在半肝或多个肿瘤最大直径之和 >5cm，在左、右两半肝，无癌栓、腹腔淋巴结及远处转移；肝功能分级 Child – Pugh A，或不论肿瘤情况，有门静脉分支、肝静脉或胆管癌栓和（或）肝功能分级 Child – Pugh B。

Ⅲa 期：不论肿瘤情况，有门静脉主干或下腔静脉癌栓、腹腔淋巴结及远处转移，肝功能分级 Child – Pugh A 或 Child – Pugh B。

Ⅲb 期：不论肿瘤、癌栓、转移情况，肝功能分级 Child – Pugh C。

【实验室及其他检查】

1. 肝癌标记物检测

（1）甲胎蛋白（AFP）　是肝细胞癌诊断的特异性标志物，阳性率约为 70%。现已广泛用于肝癌的普查、诊断、判断治疗效果及预测复发。AFP 浓度通常与肝癌大小呈正相关。在排除妊娠、活动性肝病和生殖腺胚胎癌的基础上，AFP >400μg/L 为诊断肝癌的条件之一。对于 AFP 逐渐升高不降或 AFP >200μg/L，持续 8 周以上，应结合临床综合分析或动态观察。AFP 异质体的检测有助于提高肝癌的诊断率，且不受 AFP 浓度、肿瘤大小和临床病期早晚的影响。

（2）其他标志物　γ-谷氨酰转移酶同工酶Ⅱ（γ-GT$_2$ 或 GGT$_2$）、血清岩藻糖苷酶（AFU）、异常凝血酶原（APT）等，对 AFP 阴性肝癌患者的诊断和鉴别诊断也有辅助意义。

2. 影像学检查

（1）超声显像　B 型超声检查是目前筛查肝癌首选的检查方法，可显示直径 >1cm 的占位病变。对于直径 <2cm、2~3cm、4~5cm、>5cm 的肝癌，超声诊断的灵敏度分别为 39%~65%、76%、84% 和 90%。AFP 结合 B 超检查对肝癌早期定位诊断有较大价值。超声多普勒不仅可以看到病变内的血液供应，还可以识别病变与血管之间的关系。超声造影使肝脏占位内的血流动力学变化可视化，并有助于鉴别诊断各种肝脏占位性病变的性质，有助于肝穿刺活检。

（2）CT 检查　是诊断肝癌的重要手段，是临床肝癌疑诊者和确诊后拟进行手术者的常规检查。螺旋 CT 增强扫描使 CT 检查肝癌的敏感性进一步提高，甚至可发现 1cm 以内的肿瘤。

（3）MRI 检查　能清楚显示肝细胞癌内部的结构特征，对 1cm 左右的肝癌检出率 >80%，应用于临床怀疑肝癌而 CT 未能发现病灶的情况，是诊断和确定治疗策略的重要手段。MRI 为非放射性检查，可以在短期重复进行。

（4）正电子发射计算机断层成像（PET – CT）、发射单光子计算机断层扫描（SPECT – CT）、正电子发射计算机断层磁共振成像（PET‑MRI） 可提高诊断和判断疾病进展的准确性。

（5）数字减影血管造影（DSA） 对 CT/MRI 不能确诊的病例，选择性肝动脉造影具有重要诊断价值。对直径 1～2cm 的小肝癌，肝动脉造影可进行准确的诊断，正确率 >90%。

3. 肝穿刺活组织检查 在超声或 CT 引导下，进行肝穿组织学检查是确诊肝癌最可靠的方法。但属于创伤性检查，且偶有出血或针道转移的风险。当上述非侵入性检查方法不能明确诊断时，可考虑采用。

【诊断要点】

凡有肝病史的中年人，特别是男性患者，如有不明原因的肝区疼痛、消瘦、进行性肝大，应作 AFP 测定和选做上述其他检查。目前，我国仍采用 2001 年中国抗癌协会肝癌专业委员会修订的《原发性肝癌临床诊断标准与分期标准》：①AFP >400μg/L，能排除活动性肝病、妊娠、生殖系胚胎源性肿瘤及转移性肝癌等，并能触及肿大、坚硬、有结节状肿块的肝脏，或影像学检查有肝癌特征的占位性病变。②AFP≤400μg/L，能排除活动性肝病、妊娠、生殖系胚胎源性肿瘤及转移性肝癌等，并有两种影像学检查具有肝癌特征的占位性病变；或有两种肝癌标志物（AFP、GGT2、AFU、APT 等）阳性及一种影像学检查有肝癌特征的占位性病变者。③有肝癌的临床表现，并有肯定的远处转移灶，如肉眼可见的血性腹水或在其中发现癌细胞，并能排除继发性肝癌者。

⊕ 知识链接

中国肝癌的早筛策略

中国学者基于全球 11 个前瞻性队列 17374 例慢性肝病长期随访队列，于 2020 年构建了适用于各病种（乙型肝炎、丙型肝炎等）、各种族（亚洲人、西方人等）的慢性肝病肝癌预测模型——aMAP 风险模型。aMAP 评分利用患者的年龄、性别、白蛋白、胆红素水平和血小板这 5 个常见的检验指标，将患者的肝癌发生风险综合评分为 0～100 分，并将其区分为低风险组（0～50 分）、中风险组（50～60 分）和高风险组（60～100 分），对应的 3 或 5 年肝癌累积发生率分别为 0/0.8%、1.5%/4.8% 和 8.1%/19.9%。其中，低风险组占总人群约 45%，肝癌年发生风险小于 0.2%，认为可免于频繁肝癌筛查，这样可显著减轻患者经济负担，节省医疗资源。目前，中国广大临床专家优先推荐 aMAP 模型用于肝癌的早期筛查，以提高早期诊断率，最终降低肝癌病死率。

【处理原则】

肝癌治疗的特点是多学科参与、多种治疗方法共存，常用的治疗方法有肝切除术、肝移植术、肝动脉化疗栓塞术（TACE）、射频消融术、系统抗肿瘤治疗等。早期发现和早期治疗是改善肝癌预后的最主要措施，早期肝癌应尽量采取手术切除，手术切除仍是目前治疗肝癌最有效的方法之一。手术可以切除一些大肝癌，但术后残留肝的功能是否能维持患者的生命需求是手术成败的关键所在。对于不能切除者可采取多种综合治疗措施。针对不同分期的肝癌患者选择合理的治疗方法可以使疗效最大化。

1. 外科手术

（1）肝切除术 肝癌的外科治疗是肝癌患者获得长期生存的重要手段，主要包括肝切除术和肝移植术。肝癌的治疗方案以手术切除为首选，对诊断明确并有手术指征者应及早手术，手术原则是完整切除肿瘤并且保留足够体积且有功能的肝组织，因此完善的术前肝脏储备功能评估与肿瘤学评估非常重要。近年来，腹腔镜肝脏外科飞速发展。腹腔镜肝切除术具有创伤小和术后恢复快等优点，其肿瘤学效果在经过选择的患者中与开腹肝切除术相当。腹腔镜肝切除术其适应证和禁忌证尽管原则上与开腹手术类似。由于手术切除仍有很高的复发率，术后宜加强综合治疗与随访。

（2）肝移植术 肝移植是肝癌根治性治疗手段之一，尤其适用于肝功能失代偿、不适合手术切除及消融治疗的小肝癌患者。肝癌肝移植术后一旦肿瘤复发转移（75% 的病例发生在肝移植术后 2 年内），病情进展迅速，在多学科诊疗基础上的综合治疗，可能延长患者生存时间。

2. 消融治疗

尽管外科手术被认为是肝癌根治性治疗的首选治疗方式，但由于大多数患者合并有不同程度的肝硬化，部分患者不能耐受手术治疗。目前已经广泛应用的消融治疗是借助医学影像技术的引导，对肿瘤病灶靶向定位，局部采用物理或化学的方法直接杀灭肿瘤组织的一类治疗手段，主要包括射频消融（RFA）、微波消融（MWA）、无水乙醇注射治疗（PEI）、冷冻消融（CRA）、高强度超声聚焦消融（HIFU）、激光消融（LA）、不可逆电穿孔（IRE）等。消融治疗常用的引导方式包括超声、CT 和 MRI，其中最常用的是超声引导。消融的路径有经皮、腹腔镜、开腹或经内镜四种方式。消融治疗具有对肝功能影响少、创伤小、疗效确切的特点，在一些早期肝癌患者中可以获得与手术切除相类似的疗效。

（1）射频消融术（RFA）　在超声引导或开腹条件下，将电极插入肝癌组织内，应用电流热效应等多种物理方法毁损癌组织，同样能达到治疗性切除的目的。RFA 是肝癌微创治疗最具代表性的消融方式，适用于肿瘤直径≤3cm 肝癌患者。其优点是操作方便、住院时间短、疗效确切、消融范围可控性好，特别适用于高龄、合并其他疾病、严重肝硬化、肿瘤位于肝脏深部或中央型肝癌的患者。对于能够手术的早期肝癌患者，RFA 的无瘤生存率和总生存率类似或略低于手术切除，但并发症发生率低、住院时间较短。

（2）微波消融（MWA）　适应证同 RFA，特点是消融效率高，但需要温度监控系统调控有效热场范围。其特点是消融效率高、所需消融时间短、能降低 RFA 所存在的"热沉效应"。

（3）经皮穿刺瘤内注射无水乙醇（PEI）　在超声或 CT 引导下，将无水乙醇直接注入癌组织中，使癌细胞脱水、变性、凝固性坏死。PEI 适用于肿瘤≤3cm 的患者，可达到治疗性切除的目的。PEI 对直径≤2cm 的肝癌消融效果确切，但＞2cm 肿瘤局部复发率高于 RFA。PEI 的优点是安全，特别适用于癌灶贴近肝门、胆囊及胃肠道组织等高危部位者。

3. 肝动脉化疗栓塞术　肝动脉化疗栓塞术（TACE）是经皮穿刺股动脉，在 X 线透视下将导管插至固有动脉或其分支注射抗肿瘤药物和栓塞剂（常用颗粒明胶海绵和碘化油），阻断肿瘤的供血，使其发生缺血性坏死，同时也可进行化学治疗。此种方法具有靶向好、创伤小、可重复、患者易接受的特点，是目前非手术治疗中、晚期肝癌的首选方案，可明显提高患者的 3 年生存率。

4. 放射治疗　放射治疗分为外放射治疗和内放射治疗。外放射治疗是利用放疗设备产生的射线（光子或粒子）从体外对肿瘤照射。内放射治疗是利用放射性核素，经机体管道或通过针道植入肿瘤内。

外放射治疗肝癌目前应用较少，由于正常肝脏组织对放射性的耐受有限，特别是有肝硬化基础的肝癌患者，特别容易出现放射诱导肝脏疾病等现象，甚至出现急性肝衰竭导致死亡，这些都极大程度地限制了外放射治疗的应用。

内放射治疗是肝癌局部治疗的一种方法，主要适用于肝门区肝癌的治疗，对于病灶较为局限、肝功能较好的早期病例，如能耐受 40Gy（4000rad）以上的放射剂量，疗效可显著提高。部分患者可以通过放射治疗转化获得手术切除机会。常用的剂量为 40～60Gy/5～6 周，治疗过程中联合化疗，同时结合中药或其他支持疗法，可提高缓解率

和减轻放射治疗的不良反应。

5. 系统抗肿瘤治疗　由于肝癌起病隐匿，首次诊断时只有不到 30% 的肝癌患者适合接受根治性治疗，系统抗肿瘤治疗在中晚期肝癌的治疗过程中发挥重要的作用，可以控制疾病的进展，延长患者的生存时间。系统治疗亦称为全身性治疗，主要指抗肿瘤治疗，包括分子靶向药物治疗、免疫治疗、化学治疗和中医中药治疗等。目前，我国已批准应用于临床一线的靶向及免疫治疗药物有：阿替利珠单抗联合贝伐珠单抗、信迪利单抗联合贝伐珠单抗类似物、多纳非尼、仑伐替尼、索拉非尼。肝癌化疗常用的药物包括顺铂（DDP）、阿霉素（ADM）、丝裂霉素 C（MMC）、5 - 氟尿嘧啶（5 - FU）等药物，一般认为单一用药疗效较差，常采用联合化疗方案，如 FP 方案、FAP 方案等。中医中药如槐耳颗粒、华蟾素、康莱特、康艾、肝复乐、金龙胶囊、艾迪、鸦胆子油、复方斑蝥胶囊和慈丹胶囊等，具有一定的疗效，患者的依从性、安全性和耐受性均较好，但是需要进一步开展规范化临床研究以获得高级别的循证医学证据支持。同时，根据患者病情需要和临床实际，还可以对患者实施针灸治疗、外敷治疗、中药泡洗、中药熏洗等。

除此之外，系统抗肿瘤治疗另外还包括针对肝癌基础疾病的治疗，如抗病毒治疗、保肝利胆和支持对症治疗等。合并有 HBV 感染的肝癌患者，口服核苷类似物抗病毒治疗应贯穿治疗全过程。肝癌患者在自然病程中或治疗过程中可能会伴随肝功能异常，应及时适当地使用具有抗炎、抗氧化、解毒、利胆和肝细胞膜修复保护作用的保肝药物，如异甘草酸镁注射液、复方甘草酸苷、双环醇、还原型谷胱甘肽、腺苷蛋氨酸、熊去氧胆酸等，以保护肝功能、提高治疗安全性，降低并发症和改善生活质量。肝癌患者往往合并有肝硬化、脾大，并因抗肿瘤治疗等导致一系或多系血细胞减少，可考虑给予血制品输注或药物治疗。中性粒细胞减少患者可酌情给予粒细胞集落刺激因子。血红蛋白＜80g/L 患者可酌情输注红细胞悬液或药物治疗，包括铁剂、叶酸、维生素 B_{12} 和促红细胞生成素。血小板减少患者可酌情考虑输注血小板，为减少血小板输注，非紧急情况下可使用重组人血小板生成素或血小板生成素受体激动剂等提升血小板计数。对于晚期肝癌患者，应给予最佳支持治疗，包括积极镇痛、纠正低白蛋白血症、加强营养支持，控制合并糖尿病患者的血糖水平，处理腹水、黄疸、肝性脑病、消化道出血及肝肾综合征等并发症。针对有症状的骨转移患者，可以使用双膦酸盐类药物。

知识链接

肝癌的多学科诊疗团队模式

目前肝癌临床治疗方法多样，但不同治疗方法都存在优劣，且适应证有重叠。因此，需要通过多学科诊疗团队（multidisciplinary team，MDT）模式在多个学科、多种治疗方法中选择最适合患者的个体化治疗方案，进一步提高肝癌的治疗效果。

参加肝癌 MDT 的科室主要有：影像诊断科、肝胆外科、介入科、肿瘤内科、放疗科、病理科、肝病内科等。必要时邀请麻醉、营养、护理方面的专家参与。MDT 成员由相关科室能够独立处理本学科方面的相关问题、了解专业相关前沿知识的人员组成。

肝癌多学科综合治疗的总目标是延长患者总生存期并最大限度地改善患者的生存质量。临床实施需要遵循以下原则：①分期治疗；②局部治疗和系统治疗并重；③循证医学；④遵循规范和个体化相结合；⑤兼顾生存率和生存质量；⑥中西医结合。

【护理诊断/问题】

1. 疼痛：腹痛 与肿瘤生长迅速、肝包膜被牵拉、坏死组织和血液流入腹腔或肝动脉栓塞术后综合征有关。

2. 活动无耐力 与肝功能减退、营养不良、肿瘤消耗、化疗所致胃肠道反应有关。

3. 悲伤 与患者知道疾病预后不佳有关。

4. 营养失调：低于机体需要量 与食欲下降、恶心、呕吐和机体消耗增加有关。

5. 潜在并发症 肝性脑病、上消化道出血、肿瘤破裂出血。

6. 有感染的危险 与长期消耗及化疗、放疗而致白细胞减少、抵抗力下降有关。

【护理措施】

（一）一般护理

1. 休息与活动 创造舒适、安静的休息环境。大量腹水、黄疸时应卧床休息，以减少机体消耗，有呼吸困难时应半卧位休息和氧气吸入；病情稳定时适当活动，以增强抵抗力，促进肠蠕动，避免便秘等。

2. 饮食护理 给予高蛋白、高维生素、适量热量、易消化饮食，避免高热量、高脂和刺激性食物，以免加重肝脏负担。有肝性脑病倾向的患者，应限制蛋白质的摄入；腹水患者应限制水、钠摄入；肝癌晚期患者，遵医嘱给予肠内、肠外营养支持，维持机体代谢需求。

（二）病情观察

密切观察生命体征及病情的变化，如发热的温度、热型、伴随症状等；疼痛的部位、程度、性质、及伴随症状；皮肤黏膜、巩膜及尿色的变化；观察有无恶心、呕吐等消化道症状以及呕吐物、粪便的颜色，血压和脉搏的变化，及时发现上消化道出血；患者有无性格和行为的改变，有无烦躁、嗜睡及扑翼样震颤等肝性脑病表现。如有可疑表现，应及时报告医生，以便及时治疗。

（三）对症护理

1. 疼痛的护理 认真倾听患者对疼痛的感受，并及时做出适当的回应。指导患者减轻或缓解疼痛的方法，如通过听音乐、看书报、与病友聊天分散注意力，深呼吸、冥想等；适当按摩，咳嗽时用手轻按肝区以减轻疼痛。遵医嘱使用止痛药物，注意观察药物的疗效和不良反应。如非甾体抗炎药常见的不良反应包括胃肠道毒性、肝肾毒性、心脏毒性、血液学毒性和神经系统毒性，阿片类药物常见的不良反应包括便秘、恶心呕吐、镇静、尿潴留、谵妄、皮肤瘙痒等。药物性止痛应遵循 WHO 提倡的三阶梯给药法（详见本章第五节）。也可采用患者自控镇痛泵（PCA）法进行镇痛，根据病情控制镇痛药物的用量和用药间隔。

2. 肝动脉化疗栓塞患者的护理

（1）术前护理 ①心理指导：向患者介绍肝动脉化疗栓塞的方法和意义，使其配合手术治疗；②完善各项检查，如生命体征测量、血常规、出凝血时间、肝肾功能、心电图等；③过敏试验：碘和普鲁卡因过敏试验；④物品和药品准备；⑤患者准备：术前 4 小时禁食，不绝对禁水，术前半小时遵医嘱给予镇静剂。

（2）术中配合 术中随时询问患者主观感受，并予心理支持，保持稳定的情绪；密切监测患者的生命体征、血氧饱和度等指标，及时将异常情况汇报给医生；如注射化疗药物后出现恶心、呕吐，帮助患者头偏向一侧，指导患者做深呼吸，胃肠道反应严重者遵医嘱给予止吐药物；如出现上腹部疼痛症状时，安慰患者，转移其注意力，疼痛剧烈者，可遵医嘱给予对症处理。

（3）术后护理 TACE 治疗的最常见不良反应是栓塞后综合征，主要表现为发热、疼痛、恶心和呕吐等。发热、疼痛的发生原因是肝动脉被栓塞后引起局部组织缺血、坏死，而恶心、呕吐主要与化疗药物有关。此外，还有穿刺部位出血、白细胞下降、一过性肝功能异常、肾功能损害以及排尿困难等其他常见不良反应。术后的不良反应会持续 5～7 天，经对症治疗后大多数患者可以完全恢复。术后也可能会出现并发症，包括急性肝、肾功能损害，消化道出血，胆囊炎和胆囊穿孔，肝脓肿和胆汁瘤形成，栓塞剂异位栓塞（包括碘化油肺和脑栓塞、消化道穿孔、脊髓损伤、膈肌损伤等）。因此，术后应做好相应护理：①观察并记录生命体征，多数患者于术后4~8小时体温升高，持续1周左右。高热者应给予物理降温或遵医嘱使用解热药物，避免机体大量消耗。②饮食护理：术后初期摄入清淡、易消化饮食，并少食多餐，以减轻恶心、呕吐；如恶心、呕吐时暂时停止进食，给予止吐等对症处理，并注意水、电解质平衡状况，待症状缓解或消失后再进食。③穿刺部位护理：压迫止血30分钟后加压包扎，盐袋压迫6~8小时，保持穿刺侧肢体伸直24小时，防止穿刺点出血，并观察穿刺部位有无血肿及渗血，以及肢体远端足背动脉搏动、皮肤颜色和温度等，出现异常及时通知医生并协助处理。④术后一周，因肝脏缺血影响肝糖原的储存和蛋白质的合成，应遵医嘱补充葡萄糖、白蛋白及其他液体，保持体液平衡。

（四）用药的护理

遵医嘱用药，注意观察用药效果及不良反应。化疗前，遵医嘱给患者使用止吐药物，减少消化道症状；化疗后监测患者血象及病情变化，出现感染、出血等骨髓抑制现象时配合医生处理。

（五）心理护理

护士应重视心理护理对患者的影响，根据患者的具体情况决定是否采取保护性医疗制度的方法。为患者创造发泄情绪、表达内心感受的环境和机会，认真倾听并表示理解和同情，根据具体情况给予相应的心理疏导，通过舒缓疗护让其享有安全感、舒适感，减少抑郁与焦虑。对处于愤怒和忧伤期的患者，要加强监控，并取得家属的配合，避免意外发生。协助患者建立家庭和社会支持系统，鼓励家属陪伴患者，指导家属、同事、朋友与患者进行良好交流，以增强患者战胜疾病的信心。

（六）健康指导

1. 疾病预防知识指导　积极宣传和普及肝癌的预防知识。注意食物和饮水卫生，避免食用霉变食物，改进饮用水质量。积极预防接种乙型疫苗，预防病毒性肝炎和肝硬化。对肝癌高发区定期普查，做到早发现、早

治疗。

2. 疾病知识指导　①休息与活动：指导患者生活规律，合理饮食，适当活动，对于肿瘤较大且位置接近体表的患者，告知其避免受外力冲击或压迫，以免肿瘤破裂；②遵医嘱用药，了解药物的主要不良反应，避免服用有肝损害的药物；③指导患者保持乐观情绪，建立健康的生活方式，有条件者可参加社会性抗癌组织活动，增加精神支持，以提高机体抗癌能力。④指导患者合理进食，饮食以高蛋白、适当热量、多种维生素为宜。避免摄入高脂、高热量和刺激性食物，戒烟、酒。如有肝性脑病倾向，应减少蛋白质摄入。⑤观察病情，定期复查。

> **◈ 知识链接**
>
> ### 肝细胞癌的三级预防
>
> 肝细胞癌预防的目的是识别和消除促进慢性肝病发生发展的危险因素，分为一级、二级和三级预防。一级预防是防止可导致肝细胞癌发生的危险因素对普通人群初始危害的措施，包括：乙型肝炎预防性疫苗接种、切断传播途径（如乙型肝炎母婴阻断等）、防止致癌因素暴露和改变不良生活方式等。二级预防是针对患有慢性肝病患者群，控制相关病因和危险因素并根据危险分层筛查及监测，以减少或延缓HCC发生的措施，包括：抗HBV/HCV及其他肝病病因治疗、抗纤维化治疗、控制相关危险因素、筛查及监测肝细胞癌发生。三级预防是对已发生肝细胞癌的患者行根治性治疗后，进一步采取减少HCC复发、降低病死率和提高总体生存率的措施。

【预后】

近年来随着诊断和治疗方法的不断进步，早期肝癌的根治切除率和术后5年生存率明显提高。对于瘤体小于5cm、能早期手术、癌肿包膜完整、尚无癌栓形成、机体免疫状态良好者预后较好。如合并肝硬化或有肝外转移、发生肝癌破裂、消化道出血、ALT显著升高者预后较差。

（罗　玲）

第十一节 肝性脑病

PPT

学习目标

知识要求：

1. 掌握 肝性脑病的临床表现、护理诊断/问题、护理措施。

2. 熟悉 肝性脑病的病因、诱因、诊断要点和处理原则。

3. 了解 肝性脑病的发病机制、实验室及其他检查的意义。

技能要求：

1. 能及时发现肝性脑病患者的病情变化并采取切实可行的护理措施。

2. 能根据患者的基础疾病特点对其开展健康教育。

3. 能正确判断肝性脑病患者的意识状态，采取切实有效的护理措施防范安全事件的发生。

素质要求：

肝性脑病患者存在烦躁、胡言乱语、性格行为改变等，要理解患者行为背后的原因，尊重患者人格，爱护患者。

案例引导

案例：患者，男，56岁。近2年来消瘦、乏力，近5天来发热、嗜睡，1天来意识障碍急诊入院。既往乙型肝炎多年，吸烟史20年。体格检查：T 37.5℃，P 82次/分，R 20次/分，BP 128/80mmHg，神志不清，巩膜轻度黄染，颈软，心肺检查未见异常，腹平软，肝肋下未及，脾肋下4cm，移动性浊音阳性。尿常规无异常。血生化检查：Hb 110g/L，WBC 3.4×10^9，PLT 92×10^9/L。

讨论：

1. 考虑该患者最可能的疾病诊断是什么？

2. 针对该患者的护理措施有哪些？

肝性脑病（hepatic encephalopathy，HE）过去称肝性昏迷（hepatic coma），是严重肝病或各种门静脉-体循环分流（简称门-体分流）异常引起的，以代谢紊乱为基础的、轻重程度不同的中枢神经系统功能失调综合征。轻者临床表现仅为轻微智力损害，严重者可表现为意识障碍、行为失常和昏迷。若脑病的发生是由门静脉高压、广泛门-腔静脉侧支循环所致，则称为门体分流性脑病。在我国住院的肝硬化患者中约40%的患者出现轻微肝性脑病；30%~45%的肝硬化患者和10%~50%的经颈静脉肝内门-体分流术后患者发生过显性肝性脑病。国外资料显示，肝硬化患者伴肝性脑病的发生率为30%~45%，在疾病进展期发生率可能更高。

【病因与发病机制】

（一）病因

各型肝硬化，特别肝炎后肝硬化是引起肝性脑病最常见的原因，如果把亚临床肝性脑病也计算在内，肝硬化发生肝性脑病者可达70%。部分可由改善门静脉高压的门体分流术引起。小部分肝性脑病见于重症病毒性肝炎、中毒性肝炎和药物性肝炎的急性或暴发性肝衰竭阶段。少数还可由原发性肝癌、妊娠期急性脂肪肝、严重胆道感染引起。

（二）诱因

肝性脑病最常见的诱发因素是感染（包括腹腔、肠道、尿路和呼吸道等感染，尤以腹腔感染最为重要），其次是消化道出血、电解质和酸碱平衡紊乱、高蛋白饮食、低血容量、腹泻、呕吐、大量排钾利尿剂和放腹水、苯二氮䓬类药物和麻醉药、便秘、尿毒症、低血糖、外科手术等。

（三）发病机制

肝性脑病的发病机制迄今尚未完全明确。一般认为本病产生的病理生理基础是由于肝衰竭和门-体分流造成或自然形成的侧支循环，使来自肠道的、正常情况下能被肝有效代谢的毒性产物，未被肝解毒和清除便经侧支进入体循环，透过血-脑脊液屏障而进入脑部，引起大脑功能紊乱。关于肝性脑病发病机制的学说主要如下。

1. 神经毒素 氨中毒是促发肝性脑病的最主要的神经毒素。氨代谢紊乱引起氨中毒是肝性脑病、特别是门体分流性脑病的重要发病机制。

（1）氨的形成和代谢　血氨主要来自肠道、肾和骨骼肌生成的氨，其中胃肠道是氨生成的主要部位。正常人胃肠道每日产氨约4g，并主要以非离子型氨（NH_3）在结肠部位弥散进入肠黏膜。游离的 NH_3 有毒性，能透过血-脑屏障；NH_4^+ 则相对无毒，不能透过血-脑屏障，两者受pH梯度改变的影响而相互转化。当结肠内 pH >6 时，NH_3 大量弥散入血；pH <6 时，则以 NH_4^+ 形式从血液转至肠腔，随粪便排出。肾产氨是通过谷氨酰胺酶分解谷氨酰胺成氨，亦受肾小管液 pH 的影响。此外，骨骼肌和心肌在运动时也可以产生少量氨。机体清除氨的主要途径为：①肾是排泄的主要场所。肾在排酸的同时，也以 NH_4^+ 形成排除大量氨。此外，大部分来自肠道的氨在肝内合成尿素并通过肾排泄。②在肝、脑、肾等组织消耗氨合成谷氨酸和谷氨酰胺。③血氨过高时，可从肺部呼出少量。

（2）肝性脑病时血氨增高的原因　血氨增高主要是由于氨的生成过多和（或）代谢消除减少所致。血氨生成过多可以是外源性的，如摄入过多含氨食物（高蛋白饮食）或药物，在肠道转化为氨；也可以是内源性的，如上消化道出血后，停留肠内的血液分解成氨。肾前性与肾性氮质血症时，血中的大量尿素弥散至肠腔转变为氨，再进入血液。肝衰竭时，其合成尿素的能力减退；门体分流存在时，肠道的氨未经肝解毒而直接进入体循环，使血氨升高。

（3）氨对中枢神经系统的毒性作用　游离的氨能通过血-脑屏障，对中枢神经系统产生毒性。主要影响为：①干扰脑细胞三羧酸循环，使大脑细胞的能量供应不足。②增加了脑对中性氨基酸如酪氨酸、苯丙氨酸、色氨酸的摄取，它们对脑功能具有抑制作用。③脑星形胶质细胞含谷氨酰胺合成酶，当脑内氨浓度升高，谷氨酰胺合成增加。谷氨酰胺是很强的细胞内渗透剂，其增加不仅导致星形胶质细胞、神经元细胞肿胀，还是肝性脑病时脑水肿发生的重要原因。④氨还可直接干扰神经的电活动。

2. 胺、硫醇和短链脂肪酸的协同毒性作用　蛋氨酸在胃肠道内被细菌代谢形成甲基硫醇及其衍生物二甲基亚砜，二者均可在实验动物中引起意识模糊、定向力丧失、昏睡和昏迷。肝臭可能是甲基硫醇和二甲基二硫化物挥发的气味。在严重肝病患者中，甲基硫醇的血浓度增高，伴脑病者增高更明显。短链脂肪酸（主要是戊酸、己酸和辛酸）能诱发实验性肝性脑病，在肝性脑病患者的血浆和脑脊液中明显增高。在肝衰竭的实验动物中，较少量地单独使用胺、硫醇或短链脂肪酸，都不足以诱发肝性脑病，但联合使用，即使剂量不变也可以引起脑病症状。因此，胺、硫醇和短链脂肪酸对中枢神经系统的协同作用，可能是导致肝性脑病发生的重要机制。

3. 假性神经递质学说　神经冲动传导是通过递质来完成。神经递质分兴奋性和抑制性两类，兴奋性递质有儿茶酚胺中的多巴胺和去甲肾上腺素、乙酰胆碱、谷氨酸和门冬氨酸等；抑制性递质如 5-羟色胺、γ-氨基丁酸等。正常时，兴奋性递质与抑制性递质保持生理平衡。食物中的芳香族氨基酸，如酪氨酸、苯丙氨酸等，经肠菌脱羧酶的作用分别转变为酪胺和苯乙胺。正常时这两种胺在肝内被单胺氧化酶分解清除，肝衰竭时，清除发生障碍，此两种胺进入脑组织并在 β-羟化酶的作用下分别形成 β-羟酪胺和苯乙醇胺，后两者的化学结构与正常神经递质去甲肾上腺素相似，但传导神经冲动的能力仅有正常神经递质的1%，故称为假性神经递质。当假性神经递质被脑细胞摄取而取代正常递质时，神经传导发生障碍，兴奋冲动不能正常传至大脑皮层而产生异常抑制，出现意识障碍或昏迷。

4. γ-氨基丁酸/苯二氮䓬（GABA/BZ）神经递质　大脑神经元表明 GABA 受体与 BZ 受体及巴比妥受体紧密相连，组成 GABA/BZ 复合体，共同调节氯离子通道。复合体中任何一个受体被激活均可促使氯离子内流而使神经传导被抑制。弥散入大脑的氨可上调脑星形胶质细胞 BZ 受体表达，引发肝性脑病。

5. 氨基酸代谢不平衡学说　肝硬化失代偿期患者血浆芳香族氨基酸（如苯丙氨酸、酪氨酸、色氨酸）增多而支链氨基酸（如缬氨酸、亮氨酸、异亮氨酸）减少。正常人的芳香族氨基酸在肝脏代谢分解，支链氨基酸主要在骨骼肌分解，胰岛素可促使支链氨基酸进入肌肉组织。肝衰竭时，芳香族氨基酸分解减少而使血中浓度增高；支链氨基酸则由于胰岛素在肝内灭活作用降低，血中浓度增高，因而促使大量支链氨基酸进入肌肉组织，使其在血中浓度降低。上述两组氨基酸在相互竞争和排斥中通过血-脑脊液屏障进入大脑，进入脑中的芳香族氨基酸增多，可进一步形成假性神经递质。并且脑中增多的色氨酸可衍生为 5-羟色胺，后者是中枢神经系统某些神经元的抑制性递质，有拮抗去甲肾上腺素的作用，可能与昏迷有关。

【临床表现】

肝性脑病的临床表现常因原有肝病的性质、肝细胞损害的严重程度以及诱因的不同有较大差异。慢性肝性脑病多是门体分流性脑病，常见于肝硬化患者和门体分流术后患者，以慢性反复发作性木僵与昏迷为突出表现。肝硬化终末期肝性脑病，起病缓慢，反复发作，逐渐转入昏迷至死亡。一般根据意识障碍的程度、神经系统表现和脑电图改变，将肝性脑病由轻到重分为五期。

1. 0 期（潜伏期）　又称轻微肝性脑病（minimal hepatic encephalopathy，MHE），无行为、性格的异常，无神经系统病理征，脑电图正常，只在心理测试或智力测试时有轻微异常。

2. 1期（前驱期） 轻度性格改变和行为异常，如焦虑、欣快激动或淡漠少言、衣冠不整或随地便溺。应答尚准确，但语言不清楚且较缓慢，可有扑翼样震颤。此期历时数日或数周。有时症状不明显，脑电图多正常，易被忽视。

3. 2期（昏迷前期） 以意识错乱、睡眠障碍、行为异常为主要表现。前一期的症状加重。定向力及理解力均减退，对时间、地点、人物的概念混乱，不能完成简单的计算和智力构图，言语不清、书写障碍，举止反常，并多有睡眠倒错。患者有明显神经体征，如腱反射亢进、肌张力增高、踝阵挛及巴宾斯基征阳性等。此期扑翼样震颤存在，脑电图异常。患者可出现不随意运动及运动失调。

4. 3期（昏睡期） 以昏睡和精神错乱为主，大部分时间呈昏睡状态，但可以唤醒，醒时尚可应答，但常有神志不清和幻觉。各种神经体征持续或加重，肌张力增高，四肢被动运动常有抵抗，锥体束征常阳性。扑翼样震颤仍可引出，脑电图异常。

5. 4期（昏迷期） 意识完全丧失，不能唤醒。浅昏迷时，对疼痛等强刺激尚有反应，腱反射和肌张力仍亢进，扑翼样震颤无法引出；深昏迷时，各种反射消失，肌张力降低，瞳孔常散大，可出现阵发性惊厥、踝阵挛。脑电图明显异常。

以上各期的分界常不清楚，前后期临床表现可有重叠，其程度可因病情发展或治疗好转而变化。少数肝性脑病患者还可因中枢神经系统不同部位有器质性损害而出现暂时性或永久性智力减退、共济失调、锥体束征阳性或截瘫。肝功能损害严重的肝性脑病患者有明显黄疸、出血倾向和肝臭，且易并发各种感染、肝肾综合征和脑水肿等。

⊕ 知识链接

扑翼样震颤的原因和检查方法

扑翼样震颤是由于既有基底节病变又有小脑共济失调而引起。此种震颤粗大，节律稍慢，通常呈对称性，累及上肢及下肢，肌张力高低可变。扑翼样震颤检查方法是，嘱患者闭上双眼，将两臂平举，肘关节固定，手掌背伸展，当手指分开时，如患者出现两上肢向外偏斜，腕和掌指关节有快速而不规则的阵发性鸟翼拍击样的屈伸动作，即为扑翼样震颤体征阳性。

【实验室及其他检查】

1. 血氨及血浆氨基酸 正常人空腹静脉血血氨为18～

72μmmol/L。血氨正常者亦不能排除肝性脑病，急性肝性脑病患者的血氨可以正常。慢性肝性脑病特别是门体分流性脑病患者多有血氨增高，但血氨的升高水平与病情的严重程度不完全一致。正常人血中支链氨基酸与芳香氨基酸的比值>3，门－体分流性脑病患者的这一比值<1。止血带压迫时间过长、采血后较长时间才检测、高温下运送，均可能引起血氨假性升高。

2. 脑电图检查 典型改变为节律变慢，主要出现普遍性每秒4～7次θ波或者三相波，也可有每秒1～3次的δ波。对诊断和预后的判断有意义。

3. 简易智力测验 测验内容包括书写、构词、画图、搭积木、用火柴搭五角星等，常规使用的数字连接试验和数字试验，结果容易计量，便于随访。简易智力测验对于诊断早期肝性脑病包括亚临床肝性脑病最有价值。

4. 神经心理学测试 神经心理学测试是临床筛查、早期诊断轻微肝性脑病及1期肝性脑病最简便的方法。

5. 影像学检查 行CT或MRI检查，急性肝性脑病患者可发现脑水肿，慢性肝性脑病患者则可发现不同程度的脑萎缩。

【诊断要点】

肝性脑病的主要诊断依据为：①严重肝病和（或）广泛门－体静脉侧支循环；②精神紊乱、昏睡或昏迷；③肝性脑病的诱因；④明显肝功能损害或血氨增高；⑤扑翼样震颤和典型的脑电图改变；⑥头部CT或MRI检查排除脑血管意外和颅内肿瘤等疾病。

【处理原则】

本病尚无特效疗法，常采用综合处理措施。治疗要点包括：去除肝性脑病发作的诱因，保护肝功能免受进一步损伤，治疗氨中毒及调节神经递质。

1. 及早识别和消除诱因，避免诱发和加重肝性脑病 及时控制感染和上消化道出血并清除积血，避免快速和大量的排钾利尿和放腹水。注意纠正水、电解质和酸碱平衡失调。缓解便秘，并控制使用麻醉、止痛、安眠、镇静等药物。

2. 减少肠内毒物的生成和吸收 ①饮食：开始数日内禁食蛋白质。食物以碳水化合物为主，每日供给热量5.0～6.7MJ和足量维生素。神志清醒后，可逐渐增加蛋白质。②灌肠和导泻：以清除肠内积食、积血或其他含氮物，可用生理盐水或弱酸性溶液灌肠，或口服33%硫酸镁导泻。也可口服乳果糖或乳梨醇，乳果糖的剂量为30～60g/d，分3次口服，从小剂量开始，以调节到每日排便2～3次，粪便pH 5～6为宜。乳梨醇疗效与乳果糖相同，剂量为30～45g/d，分3次口服。对急性门体分流性脑病昏迷患者以 66.7% 乳果糖 500ml 灌肠为首选治疗。③抑制肠道细菌生长：口服新霉素 2～4g/d；或甲硝唑 0.2g，每日 4 次。也可选巴龙霉素、去甲万古霉素、利福昔明。④益生菌制剂：含双歧杆菌、乳酸杆菌的微生态制剂可通过调节肠道菌群结构，抑制产氨、产尿素酶细菌的生长，对减少氨的生成有一定作用。

3. 促进有毒物质的代谢清除，纠正氨基酸代谢紊乱 ①降氨药物：谷氨酸钾（每支 6.3g/20ml）和谷氨酸钠（每支 5.75g/20ml），每次用 4 支，加入葡萄糖溶液中静脉滴注，每日 1～2 次；精氨酸 10～20g 加入葡萄糖液中静脉滴注，每日 1 次，可促进尿素合成而降低血氨；苯甲酸钠口服每次 5g，每日 2 次，用于治疗急性门体分流性脑病的效果与乳果糖相当；苯乙酸、鸟氨酸、门冬氨酸亦有显著降氨作用。②纠正氨基酸代谢紊乱药物：口服或静脉输注以支链氨基酸为主的氨基酸混合液，理论上可纠正氨基酸代谢不平衡，有利于恢复患者的正氮平衡。③GABA/BZ 复合受体拮抗药：氟马西尼是 BZ 受体拮抗剂，通过抑制 GA-BA/BZ 受体发挥作用，剂量为 1～2mg，静脉注射。④人工肝支持系统：用活性炭、树脂等进行血液灌流可清除血氨，对于肝性脑病有一定疗效。

4. 对症治疗 ①纠正水、电解质和酸碱失衡：每日液体总入量以不超过 2500ml 为宜。肝硬化腹水患者一般以尿量加 1000ml 为标准控制入液量，以免血液稀释，血钠过低而加重昏迷。注意纠正低钾和碱中毒，及时补充氯化钾或静脉滴注精氨酸溶液。②保护脑细胞功能：可用冰帽降低颅内温度。③保持呼吸道通畅：深昏迷者，应做气管切开排痰，给氧。④防止脑水肿：静脉滴注高渗葡萄糖、甘露醇等脱水剂。

5. 肝移植 是治疗各种终末期肝病的有效方法，严重肝性脑病在肝移植术后能得到显著改善。

6. 并发症治疗 重度肝性脑病患者常并发脑水肿和多器官衰竭，应积极防治各种并发症。注意纠正电解质失衡，维护有效循环血容量，保证能量供应及避免缺氧；保持呼吸道通畅，深昏迷者，应做气管切开，排痰给氧；可用冰帽降低颅内温度，保护脑细胞功能；静脉滴注高渗葡萄糖、甘露醇等脱水药，防治脑水肿。

【护理诊断/问题】

1. 意识障碍 与血氨增高，干扰脑细胞能量代谢和神经传导有关。

2. 照顾者角色困难 与患者意识障碍、照顾者缺乏有关照顾知识及经济负担过重有关。

3. 营养失调：低于机体需要量 与肝功能减退、消化吸收障碍以及控制蛋白摄入有关。

4. 活动无耐力 与肝功能减退、营养摄入不足有关。

5. 有感染的危险 与长期卧床、营养失调、抵抗力低下有关。

【护理措施】

1. 一般护理

（1）休息与运动 嘱患者卧床休息，减轻肝脏负担。提供安静、舒适、温湿度适宜的环境，保持病室空气清洁、流通，限制探视。

（2）饮食护理 因食物中的蛋白质可被肠菌的氨基酸氧化酶分解产生氨，故肝性脑病患者应限制蛋白质的摄入。在发病开始数日内禁食蛋白质，每日供给足够的热量和维生素，以碳水化合物为主要食物，可口服蜂蜜、葡萄糖、果汁、面条、稀饭等。昏迷患者以鼻饲 25% 葡萄糖液供给热量，以减少体内蛋白质分解。糖类可促使氨转变为谷氨酰胺，有利于降低血氨。注意胃排空不良时应停止鼻饲，改用深静脉插管滴注 25% 葡萄糖溶液维持营养。患者神志清楚后，可逐步增加蛋白质，每天 20g，以后每 3～5 天增加 10g，但短期内不超过 40～50g/d，以植物蛋白为好。因植物蛋白含支链氨基酸较多，而含蛋氨酸、芳香族氨基酸较少，且能增加粪氨排泄。此外，植物蛋白含非吸收性纤维，被肠菌酵解产酸有利于氨的排除，并有利于通便。脂肪可延缓胃的排空，因尽量少用。不宜用维生素 B$_6$，因其可使多巴在周围神经处转为多巴胺，影响多巴进入脑组织，减少中枢神经系统的正常传导递质。

（3）及时去除或避免诱发因素 应协助医生迅速去除本次发病的诱发因素，并注意避免其他诱发因素。①避免应用催眠镇静药、麻醉药等。②避免快速利尿和大量放腹水，及时处理严重的呕吐和腹泻，加重肝脏损害。③防止感染，应遵医嘱及时、准确地应用抗生素，有效控制感染。④禁止大量输液，过多液体可引起低血钾、稀释性低血钠、脑水肿等，从而加重肝性脑病。⑤保持大便通畅，防止便秘。可采用灌肠和导泻的方法去除肠内毒物。灌肠应使用生理盐水或弱酸性溶液；忌用肥皂水，因其为碱性，可增加氨的吸收。⑥积极预防和控制上消化道出血，上消化道出血可使肠道产氨增多，使血氨增高而诱发本病，出血停止后应灌肠和导泻，以清除肠道内积血，减少氨的吸收。

2. 病情观察 密切注意肝性脑病的早期征象，如患者有无冷漠或欣快，理解力和近期记忆力减退，行为异常（哭泣、叫喊、当众便溺）以及扑翼样震颤，观察患者思维及认识的改变，采用给患者刺激，定期唤醒等方法判断其意识障碍的程度。监测并记录患者生命体征及瞳孔变化。评估有无肝性脑病各种诱因的发生，定期复查血氨、肝肾功能、电解质。进行血氨标本采集时嘱患者勿紧握拳头，止血带压迫时间不可过长，采集后标本需要低温转运并尽快检测。

3. 对症护理 意识障碍、烦躁者应加床档，必要时使用约束带，防止发生坠床及撞伤等意外，限制探视，以免增加患者额外负担，尽量安排专人护理。患者清醒时向其讲解意识模糊的原因，训练患者的定向力，利用电视为患者提供环境刺激。

患者昏迷时，做好昏迷患者的护理：①患者取仰卧位，头偏向一侧以防舌后坠阻塞呼吸道。②保持呼吸道通畅，深昏迷患者应作气管切开以排痰，保证氧气的供给。③保持床褥干燥、平整，定时协助患者翻身，按摩受压部位，防止压疮。④尿潴留患者给予留置尿管，并详细记录尿量、颜色、气味。⑤定期给患者做肢体的被动运动，防止静脉血栓形成及肌肉萎缩。⑥做好口腔、眼部护理。⑦保持大便通畅，防治便秘。肝性脑病患者因肠蠕动减弱且长期卧床活动减少，易发生便秘。发生便秘时，可采用灌肠和导泻缓解症状。

4. 用药护理

（1）应用谷氨酸钾和谷氨酸钠时，两者比例应根据血清钾、钠浓度和病情而定。患者尿少时少用谷氨酸钾。

（2）应用精氨酸时，滴注速度不宜过快，否则可出现流涎、呕吐、面色潮红等反应。因精氨酸呈酸性，含氯离子，不宜与碱性溶液配伍使用。

（3）乳果糖因在肠内产气较多，可引起腹胀、腹绞痛、恶心、呕吐及电解质紊乱等，应用时应从小剂量开始。

（4）长期服用新霉素的患者中少数可出现听力或肾功能损害，故服用新霉素不宜超过1个月，用药期间应做好听力和肾功能的监测。

（5）大量输注葡萄糖的过程中，必须警惕低钾血症、心力衰竭和脑水肿。

（6）静脉滴注甘露醇时速度应快。

（7）根据医嘱及时纠正水、电解质紊乱和酸碱失衡，做好出入量的记录。

5. 心理护理

（1）患者心理护理 向患者家属说明心理护理的重要性，要以尊重、体谅、和蔼的态度对待患者，对患者的某些不正常行为不嘲笑，尊重患者的人格；不在患者面前表露出对治疗丧失信心和失望、绝望；患者清醒时，提供感情支持，安慰患者，解释患者提出的问题，帮助其树立战胜疾病的信心。

（2）照顾者心理护理 ①评估照顾者存在的困难和应对能力，与照顾者建立良好的关系，了解他们的基本情况，正确估计照顾者所具备的应对能力。②给照顾者提供各种社会支持，对照顾者表示关心和信任，给予感情上的支持。对其照顾患者所起的重要作用给予积极肯定，使其确定自我价值。③协助照顾者制定照顾计划，与照顾者一起讨论护理问题，让其了解本病的特点，做好充分的心理准备。帮助照顾者合理安排时间，制定一个切实可行的照顾计划，将各种需要照顾的内容和方法进行讲解和示范，帮助照顾者进入角色。

6. 健康指导

（1）疾病预防知识指导 指导患者和家属认识肝性脑病的各种诱发因素，要求患者自觉避免诱发因素，如限制蛋白质的摄入，不滥用对肝有损害的药物，保持大便通畅，避免各种感染，戒烟酒等。

（2）疾病相关知识指导 ①向患者和家属介绍肝脏疾病和肝性脑病的有关知识，防止和减少肝性脑病的发生。②指导患者及家属识别肝性脑病发生的早期征象，以便患者发病时能及时得到诊治。③加强患者及家属对疾病的认识，患者要加强自我保健意识，树立战胜疾病的信心。家属要给予患者精神支持和生活照顾。④轻微肝性脑病患者的反应常降低，不宜驾车及高空工作。⑤指导患者按医嘱规定的剂量、用法服药，了解药物的主要副作用，定期随访复诊。

【预后】

肝性脑病的预后主要取决于肝衰竭的程度。轻微肝性脑病患者经积极治疗多能好转。急性肝衰竭所导致的肝性脑病诱因常不明显，发病后很快昏迷甚至死亡。肝功能较好、分流术后及诱因明确且易消除者预后较好。有腹水、黄疸、出血倾向的患者多数肝功能差，预后亦差。暴发性肝衰竭所致的肝性脑病预后最差。

（罗　玲）

PPT

第十二节 急性胰腺炎

学习目标

知识要求：

1. 掌握 急性胰腺炎的临床表现、护理诊断/问题和护理措施。

2. 熟悉 急性胰腺炎的病因、诊断要点和处理原则。

3. 了解 急性胰腺炎的发病机制、实验室及其他检查。

技能要求：

1. 能为急性胰腺炎患者提供有效的护理措施。

2. 能运用所学知识对急性胰腺炎患者进行健康教育。

素质要求：

1. 能在临床护理工作中保持严谨、谨慎的态度，体现专业素养。

2. 在抢救患者的过程中，能与医护人员进行良好的沟通和团队协作。

案例引导

案例：患者，男，26岁。6小时前参加朋友聚会，大量饮酒后呕吐1次，为胃内容物，出现上腹部疼痛，呕吐后腹痛未减轻，腹痛阵发性加重，向腰背部放射，弯腰抱膝位可减轻。体格检查：体温37.3℃，脉率80次/分，呼吸20次/分，血压120/80mmHg，上腹有压痛，轻度肌紧张。

讨论：

1. 该患者最可能的疾病诊断是什么？

2. 为明确诊断，该做哪些实验室检查？

3. 作为责任护士，该患者的护理措施有哪些？

急性胰腺炎（acute pancreatitis，AP）是多种病因导致胰腺组织自身消化所致的胰腺水肿、出血及坏死等炎性损伤。临床主要表现为急性上腹痛、发热、恶心、呕吐、血和尿淀粉酶增高，大多数患者的病程呈自限性，重症伴腹膜炎、休克等并发症，20%~30%患者临床经过凶险。在世界范围内，AP是常见的需要住院治疗的消化系统急症，发病率为（4.9~73.4）/10万，具有地方差异。我国目前缺乏完整的流行病学资料，但近年来其发病呈上升趋势。本病可见于任何年龄，但以青壮年居多。

【病因与发病机制】

引起AP的病因较多，我国以胆道疾病为常见病因，西方国家则以大量饮酒引起的多见。

1. 病因

（1）胆道疾病 国内报道约50%以上的AP并发于胆石症（我国急性胰腺炎的主要原因）、胆道感染或胆道蛔虫等胆道系统疾病，引起胆源性胰腺炎的因素可能为：①胆石症、感染、蛔虫等因素致Oddi括约肌水肿、痉挛，使十二指肠壶腹部出口梗阻，胆道内压力高于胰管内压力，胆汁逆流入胰管，造成胰管黏膜完整性受损，使消化酶易于进入胰实质，引起急性胰腺炎。②胆石在移行过程中损伤胆总管、壶腹部或胆道感染引起Oddi括约肌松弛，使十二指肠液反流入胰管引起AP。③胆道感染时细菌毒素、游离胆酸、非结合胆红素等，可通过胆胰间淋巴管交通支扩散到胰腺，激活胰酶，引起AP。老年患者以胆源性居多。

（2）代谢障碍 高甘油三酯血症是仅次于胆石病的AP病因，多见于年轻男性患者。可能因脂球微栓影响胰腺微循环及胰酶分解甘油三酯致毒性脂肪酸损失细胞而引发或加重AP。当甘油三酯≥11.3mmol/L时极易发生AP。

（3）酗酒和暴饮暴食 大量饮酒和暴饮暴食均可致胰液分泌增加，并刺激Oddi括约肌痉挛，十二指肠乳头水肿，使胰管内压增高，胰液排出受阻，引起AP。慢性酗酒者常有胰液蛋白沉淀，形成蛋白栓阻塞胰管，致胰液排泄障碍。酒精在胰腺内氧化代谢可产生大量活性氧，从而激活炎症反应。进食量因人而异，荤食常常是AP的诱因，一般单纯过度进食引起AP的相对较少，所以应寻找潜在的病因。

（4）胰管阻塞 胰管结石、狭窄、肿瘤或蛔虫钻入胰管等均可引起胰管阻塞，胰管内压过高，使胰管小分支和胰腺腺泡破裂，胰液外溢到间质引起AP。

（5）其他 腹腔手术，特别是胰腺、胆或胃手术，腹部钝挫伤等，如逆行胰胆管造影术（ERCP）术后胰腺炎；某些急性传染病如流行性腮腺炎、传染性单核细胞增多症等；某些药物如噻嗪类利尿剂、糖皮质激素等；都可能损伤胰腺组织引起急性胰腺炎。尽管 AP 病因繁多，多数可找到致病因素，但仍有 8%～25% 的患者病因不明。

2. 发病机制 各种致病因素导致胰管内高压，腺泡细胞内 Ca^{2+} 水平显著上升，溶酶体在腺泡细胞内提前激活酶原，大量活化的胰酶消化胰腺自身。①损伤腺泡细胞，激活炎症反应的枢纽分子 NF－KB，它的下游系列炎症介质如肿瘤坏死因子 α、白介素－1、花生四烯酸代谢产物、活性氧等均可增加血管通透性，导致大量炎性渗出。②胰腺微循环障碍使胰腺出血、坏死。炎症过程中参与的众多因素可以正反馈方式相互作用，使炎症逐级放大，当超过机体的抗炎能力时，炎症向全身扩散，出现多器官炎性损伤及功能障碍。

【病理】

AP 的病理变化一般分为急性水肿型和急性出血坏死型。急性水肿型较为多见，病变累及部分或整个胰腺。可见胰腺肿大、分叶模糊、间质水肿、充血和炎性细胞浸润等改变；急性出血坏死型相对较少，可见明显出血，分叶结构消失，胰实质有较大范围的脂肪坏死，坏死灶周围有炎性细胞浸润，常见静脉炎和血栓，病程稍长者可并发脓肿、假性囊肿和瘘管形成。

【临床表现】

AP 的临床表现和病程，取决于其病因、病理类型，以及治疗是否及时。根据其临床表现及病情严重程度分为轻症急性胰腺炎（mild acute pancreatitis, MAP）、中度重症急性胰腺炎（moderately severe acute pancreatitis, MSAP）、重症急性胰腺炎（severe acute pancreatitis, SAP）。轻症以胰腺水肿为主，临床多见，病情常呈自限性，预后良好；中度重症具有 AP 的临床表现，并伴有一过性的器官功能衰竭（48 小时内可恢复）；重症以胰腺出血坏死为主，伴有持续性的器官功能衰竭，病死率高。

1. 症状

（1）急性腹痛 为本病的主要表现和首发症状，常在暴饮暴食或酗酒后突然发生。急性发作的持续上腹部剧烈疼痛是 AP 的典型症状，可呈钝痛、钻痛、绞痛或刀割样痛，可有阵发性加剧。腹痛常位于中左上腹，向腰背部呈带状放射，取弯腰抱膝位可减轻疼痛，一般胃肠解痉药无效。轻症者腹痛一般 3～5 天后缓解。重症者腹部剧痛，持续较长，由于渗液扩散可引起全腹痛。极少数患者腹痛较轻微或无腹痛。

（2）恶心、呕吐及腹胀 起病后多出现恶心、呕吐，大多频繁而持久，吐出食物和胆汁，呕吐后腹痛并不减轻。常同时伴有腹胀，甚至出现麻痹性肠梗阻，伴有排气排便停止。

（3）发热 多数患者有中度以上发热，一般持续 3～5 天。若持续发热一周以上并伴有白细胞升高，应考虑有胰腺脓肿或胆道炎症等继发感染。

（4）水、电解质及酸碱平衡紊乱 多有轻重不等的脱水，呕吐频繁者可有代谢性碱中毒。重症者可有显著脱水和代谢性酸中毒，并伴有血钾、血镁、血钙降低。

（5）低血压和休克 见于重症急性胰腺炎，极少数患者可突然出现休克，甚至因严重心律失常发生猝死，表现为心动过速、低血压、少尿。亦可逐渐出现，或在有并发症时出现。其主要原因为有效循环血容量不足，胰腺坏死释放心肌抑制因子致心肌收缩不良、并发感染和消化道出血等。

2. 体征

（1）轻症急性胰腺炎 腹部体征较轻，多数有上腹压痛，但无腹肌紧张和反跳痛，可有肠鸣音减弱。

（2）重症急性胰腺炎 患者常呈急性重病面容，痛苦表情，脉搏增快，呼吸急促，血压下降。出现急性腹膜炎体征，腹肌紧张，全腹显著压痛和反跳痛，伴麻痹性肠梗阻时有明显腹胀，肠鸣音减弱或消失。可出现移动性浊音，腹水多呈血性。少数患者由于胰酶或坏死组织液沿腹膜后间隙渗到腹壁下，致两侧腰部皮肤呈暗灰蓝色，称 Grey－Turner 征，或出现脐周围皮肤青紫，称 Cullen 征。如有胰腺脓肿或假性囊肿形成，上腹部可扪及肿块。胰头炎性水肿压迫胆总管时，可出现黄疸。低血钙时有手足抽搐，提示预后不良。

3. 并发症 主要见于重症急性胰腺炎。局部并发症有急性胰周液体积聚、胰腺脓肿、包裹性坏死和假性囊肿。全身一个或多个器官功能障碍常在病后数天出现，以呼吸功能、肾功能损害常见，如并发急性肾衰竭、急性呼吸窘迫综合征、腹腔内高压、腹腔间隔综合征、心力衰竭、消化道出血、肝性脑病、弥漫性血管内凝血、肺炎、败血症、糖尿病等，病死率极高。

⊕ **知识链接**

妊娠期急性胰腺炎

妊娠期急性胰腺炎可发生于整个妊娠期，以妊娠晚期及产褥期较多。重症急性坏死性胰腺炎发病急、病情重，威胁母婴生命。妊娠期急性胰腺炎产妇死亡率为 33.3%，非孕期死亡率为 22.2%。

病因可能与妊娠剧吐、增大的子宫机械性压迫致胰管内压增高、妊娠期高血压疾病等有关。引起宫缩致流产、早产。胰腺炎症坏死组织及消化酶通过血循环及淋巴管进入体内各脏器，使子宫胎盘血液循环障碍，导致胎儿严重缺氧或死胎。

【实验室及其他检查】

1. 白细胞计数　多有白细胞增多及中性粒细胞核左移。

2. 淀粉酶测定　血清淀粉酶一般在起病后 6～12 小时开始升高，48 小时开始下降，持续 3～5 天。血清淀粉酶超过正常值 3 倍即可诊断本病，但淀粉酶的高低不一定反映病情轻重，出血坏死型胰腺炎血清淀粉酶值可正常或低于正常。尿淀粉酶升高较晚，常在发病后 12～14 小时开始升高，持续 1～2 周逐渐恢复正常，但尿淀粉酶受患者尿量的影响。

3. 淀粉酶、内生肌酐清除率比值　正常为 1%～4%，急性胰腺炎可增高 3 倍。

4. 血清脂肪酶测定　血清脂肪酶常在发病后 24～72 小时开始升高，持续 7～10 天，其敏感性和特异性略优于血淀粉酶。脂肪酶升高的程度与疾病的严重程度无关。

5. 血清正铁血清蛋白　出血坏死型胰腺炎起病 72 小时内常为阳性。

6. 其他生化检查　C 反应蛋白在发病后 72 小时 > 150mg/L 提示胰腺组织坏死可能。可有血钙降低，若低于 1.75mmol/L 则预后不良。动态测定血清白介素 6（IL－6）水平增高提示预后不良。持续尿素氮（> 7.5mmol/L）、红细胞压积（Hct > 44%）升高提示病情加重。血糖升高较常见。持久空腹血糖高于 10mmol/L 反映胰腺坏死。此外，可有血清 AST、LDH 增加，血清蛋白降低。

7. 影像学检查　腹部 X 线平片可见肠麻痹或麻痹性肠梗阻征象；腹部 B 超是 AP 常规的初筛影像检查，是胰腺炎胆源性病因的初筛方法。腹部 CT 是诊断 AP 的重要影像学检查方法，有助于确定有无胰腺炎、胰周炎性改变及胸、腹腔积液和胰腺坏死程度。AP 早期典型的影像学表现为胰腺水肿、胰周渗出、胰腺和（或）胰周组织坏死等。磁共振胰胆管造影（MRCP）有助于判断胆源性 AP 的病因，超声内镜（EUS）有助于胆道微结石的诊断。

【诊断要点】

确定是否为 AP 时，一般应具备下列 3 条中任意 2 条。①急性、持续性中上腹部疼痛。②血淀粉酶或脂肪酶 > 正常值上限 3 倍。③AP 的典型影像学改变。

根据器官衰竭、胰腺坏死及感染情况判断 AP 为下列 4 种程度：①轻症急性胰腺炎（MAP）；②中度重症急性胰腺炎（MSAP）；③重症急性胰腺炎（SAP）；④危重急性胰腺炎（CAP）。除外 MAP，其余 3 种均可发生器官衰竭和胰腺坏死。

【处理原则】

AP 治疗的两大任务是寻找并去除病因以及控制炎症。病变早期采取以器官功能维护为中心的非手术治疗，包括液体治疗、镇痛与营养支持，以及针对病因和早期并发症的治疗。对无菌性坏死尽量采取非手术治疗，出现坏死后采用手术治疗，目的是为减轻腹痛、减少胰腺分泌、纠正水和电解质紊乱、防止局部及全身并发症。

1. 减少胰腺分泌　可采用：①禁食及胃肠减压。②抗胆碱能药，如阿托品、山莨菪碱（654－2）等肌内注射。③生长抑素、胰升糖素和降钙素能抑制胰液分泌，尤以生长抑素类药物奥曲肽疗效较好，首剂 100μg 静脉注射，以后按 25μg/h 静脉滴注，持续 3～7 天。

2. 解痉镇痛　明显疼痛的 AP 患者应在入院 24 小时内接受镇痛治疗。阿托品或山莨菪碱肌内注射，每日 2～3 次。疼痛剧烈者可加用哌替啶 50～100mg 肌内注射，必要时 6～8 小时可重复使用一次，禁用吗啡。亦可用吲哚美辛镇痛退热。

3. 抗感染　因多数急性胰腺炎与胆道疾病有关，故多应用抗生素，选择针对革兰阴性菌和厌氧菌的、能透过血－胰屏障的抗生素，常有碳青霉烯类、第三代头孢菌素 + 抗厌氧菌类、喹诺酮 + 抗厌氧菌类等，一般疗程 7～14 天。

4. 抗休克及纠正水、电解质平衡紊乱　早期液体治疗须在诊断 AP 后即刻进行。积极补充液体和电解质，改善组织灌注，维持有效循环血容量。首选乳酸林格液、生理盐水等晶体液，输注速度为 5～10ml/（kg·h）。重症患者应给予清蛋白、全血及血浆代用品，休克者在扩容的基础上用血管活性药，注意纠正酸碱失衡。

5. 抑制胰酶活性　适用于出血坏死型胰腺炎的早期，常用抑肽酶、加贝酯、乌司他丁等。

6. 并发症的处理　对重症急性胰腺炎伴腹腔内大量渗液者，或伴急性肾衰竭者，可采用腹膜透析治疗；急性呼吸窘迫综合征除药物治疗外，可作气管切开和应用呼吸机治疗；并发糖尿病者可使用胰岛素。

7. 早期肠内营养　经营养评估后，可以经口进食的患者直接口服喂养，无需禁食。无法耐受口服喂养的患者在 24～72 小时开始肠内营养，重症 AP 患者尽量在 48 小时内开始早期肠内营养，相比延后启动，48 小时内启动肠内营养能改善胃肠黏膜屏障，减轻炎症反应，感染及器官功能障碍发生率和病死率更低。

8. 中医治疗　有助于促进患者胃肠道功能恢复，减轻症状。主要有柴胡、黄连、黄芩、枳实、厚朴、木香、白芍、芒硝、大黄（后下）等，根据症状加减用量。

9. 手术治疗　对于急性出血坏死型胰腺炎经内科治疗无效，或胰腺并发脓肿、假性囊肿、弥漫性腹膜炎、肠穿孔、肠梗阻及肠麻痹坏死时，需实施外科手术治疗。

【护理诊断/问题】

1. 疼痛：腹痛　与胰腺及其周围组织炎症、水肿或出血坏死有关。

2. 有体液不足的危险 与呕吐、禁食、胃肠减压、出血有关。

3. 体温过高 与胰腺炎症、坏死和继发感染有关。

4. 营养失调：低于机体需要量 与禁食及机体消耗有关。

5. 恐惧 与腹痛剧烈及病情进展急骤有关。

6. 潜在并发症 急性肾衰竭、心力衰竭、DIC、败血症、急性呼吸窘迫综合征。

【护理措施】

1. 一般护理

（1）休息与活动 患者应绝对卧床休息，以降低机体代谢率，增加脏器血流量，促进组织恢复和体力恢复。协助患者取弯腰、屈膝侧卧位，以减轻疼痛。因剧烈辗转不安者应防止其坠床，周围不要有障碍物，以保证安全。

（2）饮食护理 多数患者急性期需禁食1~2天，明显腹胀者需行胃肠减压，同时给予静脉输液支持，其目的在于减少胃酸分泌，进而减少胰液分泌，以减轻腹痛和腹胀。疼痛缓解后可先给予口服少量易消化的低脂流食，少食多餐。不能口服的患者在24~72小时内予以经鼻胃管或鼻肠管途径肠内营养，重症患者尽量在48小时内开始肠内营养。经鼻喂养采取连续注入或间歇注入，空肠喂养最好用营养泵进行连续输注。在呕吐缓解、肠道通畅后恢复经口进食。肠内营养无法耐受及营养需求不能达标时考虑使用肠外营养支持。患者症状消退后，可进食低脂、低蛋白流质食物，在病情进一步好转后，进食低脂流质饮食，逐渐过渡至低脂半流食。

2. 病情观察 注意观察呕吐物的量及性质，行胃肠减压者，观察和记录引流液的颜色、量及性质。观察患者皮肤黏膜色泽、弹性有无变化，判断失水程度。严密监测患者生命体征并及时记录，脉搏细速、呼吸急促和尿量减少提示患者血容量不足。准确记录24h出入量，作为补液的依据。定时留取标本，监测血、尿淀粉酶，血糖及血清电解质的变化，做好动脉血气分析的测定。重症急性胰腺炎患者应注意有无多器官功能衰竭的变化。随时观察患者体温的变化，注意热型及体温升高的程度。监测血象中白细胞计数和分类的变化。

3. 对症护理

（1）疼痛 遵医嘱给予解痉镇痛药，如阿托品能抑制腺体分泌，解除胃、胆管及胰管痉挛，但持续应用时应注意有无心动过速等不良反应。止痛效果不佳时遵医嘱配合使用其他镇痛药如哌替啶等。若疼痛伴高热，则应考虑是否并发胰腺脓肿；如疼痛剧烈，腹肌紧张，压痛和反跳痛明显，提示并发腹膜炎，应报告医师及时处理。

（2）维持水、电解质平衡 禁食患者每天的液体入量

常需达3000ml以上，重症患者起初24小时内输液入量应达5000ml以上。根据患者脱水程度、年龄和心肺功能调节输液速度，及时补充因呕吐、发热和禁食所丢失的液体和电解质，纠正酸碱平衡失调。

（3）防止低血容量性休克 定时测量患者的体温、血压、脉搏、呼吸，特别注意患者血压、神志及尿量的变化，如出现神志改变、血压下降、尿量减少、皮肤黏膜苍白、冷汗等低血容量性休克的表现，应积极配合医生进行抢救：①迅速准备好抢救用物如静脉切开包、人工呼吸器、气管切开包等。②患者取平卧位，注意保暖，给予氧气吸入。③保持畅通的静脉通路，必要时静脉切开，按医嘱输注液体、血浆或全血，补充血容量。根据血压调整给药速度，必要时测定中心静脉压，以决定输液量和速度。④如循环衰竭持续存在，遵医嘱给予升压药。

（4）高热的护理 高热时可采用头部冰敷、酒精擦浴等物理降温的方法，并观察降温效果。注意定期进行病房的空气消毒，减少探视人员，协助患者做好皮肤、口腔的清洁护理。并遵医嘱使用抗生素，严格执行无菌操作。

4. 用药护理

（1）镇痛药物 哌替啶反复使用可致成瘾。应当禁用吗啡，以防引起Oddi括约肌痉挛，加重病情。注意用镇痛药后观察疼痛有无减轻，疼痛的性质和特点有无改变。

（2）生长抑素类药物 本品半衰期短，需要维持滴注。输注过程中，应严格控制药物的浓度和输入速度，以维持药物的有效浓度，最好使用微量注射泵泵入。治疗过程中，如果中断5分钟以上，应重新注射首次剂量。

5. 心理护理 患者疼痛剧烈时，应给予心理支持，解除患者紧张情绪。指导并协助患者采用非药物止痛方法，如松弛疗法、皮肤刺激疗法等缓解疼痛。重症患者因需长时间治疗，会出现烦躁情绪，甚至不配合治疗，护理人员应多与患者沟通，倾听患者的心理需求，通过关爱患者疏解患者不良情绪。

6. 健康指导

（1）疾病预防知识指导 向患者及家属介绍本病的主要诱发因素和疾病的过程。教育患者积极治疗胆道疾病，注意防治胆道蛔虫。

（2）疾病相关知识指导 ①饮食指导：指导患者及家属掌握饮食卫生知识，平时养成规律进食习惯，避免暴饮暴食。腹痛缓解后，应从少量低脂（脂肪不超过50g/d）、低糖饮食开始逐渐恢复正常饮食，避免刺激性强、产气多、高脂肪和高蛋白食物，戒除烟酒，忌辛辣食物，防止复发。②随访：对有局部并发症者，嘱患者定期随访，每6个月对胰腺功能进行评估，出现腹痛、腹胀、恶心等表现者应及时就诊。

【预后】

轻症者预后良好，常在 1 周内康复且不留后遗症。重症者死亡率可达 15%，经抢救存活者易遗留不同程度胰腺功能不全，其发生率 1 年内可高达 61%～85%。有 21% 的首发 AP 患者会发展为复发性 AP，病因治疗是预防 AP 反复发作的主要手段。高龄，有低血压、低清蛋白血症、低氧血症、低血钙及各类并发症者预后较差。

（李　菁）

PPT

第十三节　上消化道出血

📖 **学习目标**

知识要求：

1. 掌握　上消化道出血的临床表现、护理诊断/问题、护理措施。

2. 熟悉　上消化道出血的病因、诊断要点和处理原则。

3. 了解　上消化道出血的发病机制、实验室及其他检查。

技能要求：

1. 能准确地对上消化道再出血进行判断并进行出血量的评估。

2. 能运用所学知识尽早地识别消化道出血并防范安全事件的发生。

素质要求：

1. 在抢救上消化道出血患者的过程中保持沉着、冷静、迅速、有效的工作状态，体现专业素养。

2. 临床工作过程中，密切观察患者的病情变化，并及时给予有效的护理措施。

3. 在护理患者的过程中，关注患者的心理变化，加强沟通与交流，减轻患者焦虑、恐惧的情绪。

➡ **案例引导**

案例：患者，男，30 岁。间断呕血、黑便 8 小时，急诊胃镜示十二指肠球部溃疡伴出血收住院。患者患病前饮酒后呕吐咖啡色胃内容物，随后排黑便数次，夜间由同事送入院。今晨又解黑便 2 次，量约 500g，伴心慌、口渴、出冷汗。体格检查：T 38℃，P 120 次/分，R 20 次/分，BP 80/50mmHg，腹部平软，肝脾肋下未触及，肠鸣音亢进。

讨论：

1. 患者目前出血是否停止及其依据？

2. 入院后，应给予患者怎样的治疗？

3. 根据患者目前状况应采取的护理措施有哪些？

上消化道出血（upper gastrointestinal hemorrhage）是指屈氏韧带以上的消化道，包括食管、胃、十二指肠、胰腺、胆道以及胃空肠吻合术后的空肠病变等引起的出血。可由消化道疾病或全身性疾病引起。

上消化道出血根据出血的速度和出血量分为慢性隐性出血、慢性显性出血和急性出血。本节重点介绍上消化道急性大出血。上消化道出血，在数小时内失血量超过 1000ml 或占循环血容量的 20%，是上消化道大出血。患者主要表现为呕血和（或）黑便，常伴有急性周围循环衰竭，甚至引起失血性休克而危及生命，是临床常见的急症。上消化道急性大量出血的死亡率约为 10%，老年人、伴有其他严重疾病的患者死亡率可达 25%～30%。尽早识别出血征象，严密观察周围循环状况的变化，迅速给予有效的治疗和细致的护理，是抢救患者生命的重要环节。

【病因】

上消化道出血的病因很多，常见的有消化性溃疡、食管胃底静脉曲张破裂、急性糜烂出血性胃炎和胃癌，这些疾病占上消化道出血的 80%～90%。另外，食管贲门黏膜撕裂综合征（Mallory-weiss syndrome）引起的出血也不少见。现将病因归类如下。

1. 上胃肠道疾病

（1）食管疾病和损伤　食管贲门黏膜撕裂综合征、反流性食管炎、食管憩室炎、食管癌等病变，器械检查或异物等引起的物理性损伤，强酸、强碱等引起的化学性损伤以及放射性损伤等。

（2）胃、十二指肠疾病和损伤　消化性溃疡、胃泌素瘤（卓-艾综合征）、胃癌、急性胃炎（包括药物和嗜酒引起的急性胃黏膜损害）、慢性胃炎、胃黏膜脱垂、急性胃扩张、胃扭转、恒经动脉破裂（Dieulafoy病变）、十二指肠炎、钩虫病等病变；胃部手术、胃镜检查或治疗等引起的损伤。

（3）空肠疾病　胃肠吻合术后空肠溃疡、空肠克罗恩病等。

2. 门静脉高压引起的食管胃底静脉曲张破裂或门静脉高压性胃病　肝硬化最常见，门静脉炎、门静脉血栓形成、邻近肿块压迫所致的门静脉阻塞等均可引起食管胃底静脉曲张破裂出血。

3. 上消化道邻近器官或组织疾病

（1）胆道出血　胆管或胆囊结石、胆道蛔虫症、术后胆管引流、胆道肿瘤等引起胆道受压坏死，肝癌、肝脓肿或肝动脉瘤破裂出血，由胆道流入十二指肠。

（2）胰腺疾病　胰腺癌、急性胰腺炎并发胰腺脓肿破裂出血流入十二指肠。

（3）其他　纵隔肿瘤、肝或脾动脉瘤、主动脉瘤破入食管、胃或十二指肠。

4. 全身性疾病

（1）血管性疾病　动脉粥样硬化、过敏性紫癜、遗传性出血性毛细血管扩张症等。

（2）血液病　白血病、再生障碍性贫血、血友病、血小板减少性紫癜、弥散性血管内凝血及其他凝血机制障碍。

（3）风湿性疾病　结节性多动脉炎、系统性红斑狼疮等。

（4）应激性胃黏膜损伤（stress-related gastric mucosal injury）　严重感染、休克、创伤、手术、精神刺激、脑血管意外、重症心力衰竭、肺源性心脏病、急性呼吸窘迫综合征等应激状态下，产生的急性糜烂出血性胃炎、应激性溃疡等急性胃黏膜损伤，统称应激性胃黏膜损伤。以上病变可引起上消化道出血，甚至大出血。

（5）其他　尿毒症、肾综合征出血热、暴发型肝炎、流行性出血热、钩端螺旋体病等。

【临床表现】

上消化道出血的临床表现主要取决于出血量、出血速度、出血部位及性质，还与患者的年龄、基础疾病及全身状态有关，如有无贫血及心、肾、肝功能等。

1. 呕血与黑便　是上消化道出血的特征性表现。上消化道大出血后均会出现黑便。出血部位在幽门以上者，常有呕血伴黑便，但出血量小、出血速度慢者可仅有黑便；幽门以下出血者，多仅有黑便，若出血量大且速度快，血液反流入胃也可有呕血。呕血多呈咖啡渣样，是血液与胃酸作用形成正铁血红素所致；若出血量大，血液与胃酸未能充分混合，呕血可呈鲜红色或含凝血块。黑便黏稠、漆黑、发亮呈柏油样，又称柏油便，是血红蛋白经肠内硫化

物作用形成硫化铁所致。若出血量大，血液在肠内推进较快，粪便可呈暗红或鲜红色。

2. 失血性周围循环衰竭　上消化道大量出血时，循环血容量迅速减少，导致心排血量降低，常出现急性周围循环衰竭，其严重程度与出血量及出血速度有关，患者可出现头晕、乏力、心悸、出汗、口渴、晕厥等一系列组织缺血的表现。

失血性休克早期，患者可有脉搏增快、脉压变小，血压可因机体的代偿功能正常或一时偏高，此时应密切观察血压变化并予以及时抢救，否则血压会迅速下降。出现休克状态时，患者可有面色苍白、口唇发绀、呼吸急促、脉搏细速、皮肤湿冷、体表静脉塌陷、烦躁不安或意识不清，血压明显下降，收缩压降至80mmHg以下，脉压小于25~30mmHg，心率加快至120次/分以上。休克时尿量减少或无尿，补足血容量后仍少尿或无尿，应考虑并发急性肾损伤。

3. 氮质血症　分为肠源性、肾前性和肾性氮质血症。上消化道大出血后，肠道血液中的血红蛋白分解后被大量吸收，引起血尿素氮浓度增高，称为肠源性氮质血症。血尿素氮一般在大出血后数小时开始升高，24~48小时达高峰，一般不超过14.3mmol/L（40mg/dl），3~4天后降至正常。若患者血尿素氮持续升高超过3~4天，血容量已纠正，且出血前肾功能正常，提示上消化道有继续出血或再次出血。

出血导致的循环血量减少，使肾血流量和肾小球滤过率减少，以致氮质潴留，导致血尿素氮升高为肾前性氮质血症，出血停止并补足循环血量，血尿素氮可降至正常水平。如血容量基本补足，并无活动性出血的证据，尿量仍少，血尿素氮不能恢复到正常水平，则应考虑因长时间休克或缺血加重了原有肾脏病变而导致急性肾衰竭，此种氮质血症为肾性氮质血症。

4. 发热　在上消化道大出血后，多数患者在24小时内出现发热，一般不超过38.5℃，可持续3~5天。发热机制可能与周围循环衰竭导致的体温调节中枢功能障碍有关。临床上分析发热原因时，应考虑有并发肺炎或其他感染等引起发热的因素。

5. 贫血及血象变化　急性失血早期，血象常无变化。出血3~4小时后，由于组织液渗入血管，血液稀释出现贫血，24~72小时最明显。急性失血为正细胞正色素性贫血，慢性失血为小细胞低色素性贫血。因骨髓的代偿功能，出血后24小时内网织红细胞可增高，出血停止后逐渐恢复正常；出血不止，则持续升高。白细胞计数在出血后2~5小时升高，可达（10~20）×10⁹/L，止血后2~3天即恢复正常。出血伴脾功能亢进者，白细胞计数可不增高。

【实验室及其他检查】

1. 实验室检查　测定血红蛋白浓度、红细胞、白细胞、血小板计数、网织红细胞，以及肝功能、肾功能、大便潜血试验等，有助于评估出血量、监测病情、判断治疗效果和协助病因诊断。

2. 内镜检查　是上消化道出血定位、定性诊断的首选方法。急诊内镜（emergency endoscopy）检查，一般在出血后 24~48 小时内进行，直视下观察病灶部位、出血情况，不仅可明确病因，还可对出血灶进行止血治疗。急诊胃镜检查前应先补充血容量、纠正休克、改善贫血，在患者生命体征平稳后进行，并尽量在出血的间歇期进行。胶囊内镜对排除小肠病变引起的出血有特殊的价值。

3. X 线钡餐造影　对明确病因亦有价值，一般主张在出血停止并病情稳定数日后进行，不是病因诊断首选方法，主要适用于不宜或不接受胃镜检查的患者。

4. 其他　选择性动脉造影或放射性核素扫描，适用于内镜检查或 X 线钡餐造影未能确诊以及病情严重不宜作内镜检查者，有助于明确疾病诊断。

【诊断要点】

1. 建立上消化道出血的诊断　根据患者呕血、黑便、周围循环衰竭的临床表现以及血象变化，结合胃镜检查，可确诊上消化道出血。需要注意以下几点：①排除口、鼻、咽喉部出血；②排除咯血；③排除下消化道出血；④排除食物、药物引起的黑便；⑤及早发现出血：部分患者因出血速度快，可先出现周围循环衰竭而无呕血及黑便，如不能排除上消化道大出血，应作直肠指检，及早发现尚未排出的黑便。

2. 出血病因的诊断　消化性溃疡、急性胃黏膜病变、食管胃底静脉曲张和胃癌是上消化道出血常见的病因，特点为：①消化性溃疡：患者多有慢性、周期性、节律性上腹痛，出血冬春季节多见；出血前常有饮食不当、精神紧张、劳累或受寒等诱因，并伴有上腹痛加剧，出血后疼痛减轻或缓解。②急性胃黏膜损伤：有服用阿司匹林、吲哚美辛、保泰松、糖皮质激素等药物史或饮酒史，有手术、休克、创伤、严重感染等应激状态。③食管胃底静脉曲张破裂出血：多有病毒性肝炎、慢性酒精中毒、血吸虫病等病史，并伴有肝硬化门静脉高压的临床表现；出血以突然呕出大量鲜红血液为特征，易引起失血性休克，可加重肝细胞坏死，诱发肝性脑病。④胃癌：患者多发生在 40 岁以上男性，有进行性食欲减退、腹胀、上腹持续性疼痛，进行性贫血、体重减轻、上腹部肿块，出血后上腹痛未见缓解等特点。其他引起上消化道出血的疾病也具有不同的临床特点，但最终的病因诊断还需进行胃镜检查。

【处理原则】

上消化道大出血为临床急症、进展快，积极抗休克及补充血容量，纠正水电解质失衡是治疗的首要措施。止血治疗的同时，要积极进行病因诊断和治疗。

（一）一般抢救措施

协助患者侧卧位，保持呼吸道通畅，避免呕血时误吸引起窒息，必要时吸氧。活动性出血期间应禁食。严密监测病情的变化，必要时进行心电监护。

（二）补充血容量

立即建立静脉通路、交叉配血，迅速补充血容量。输液宜先快后慢，可用平衡液或葡萄糖盐水甚至胶体液进行扩容，尽早输入浓缩红细胞或全血，以尽快恢复和维持有效血容量，防止微循环障碍引起脏器功能衰竭。根据病情确定输液的速度和量，原有心脏病或老年患者以中心静脉压为依据，应避免输液过快引起肺水肿。紧急输注浓缩红细胞的指征为：①收缩压 <90mmHg，或较基础收缩压降低幅度 >30mmHg；②心率增快（>120 次/分）；③血红蛋白 <70g/L，或血细胞比容 <25%。输血量以血红蛋白达到 70g/L 为宜。肝硬化患者应输新鲜血，以免血钾升高诱发肝性脑病。

（三）止血

1. 食管胃底静脉曲张破裂出血的止血措施　此类疾病往往出血量大、速度快、再出血率和死亡率高，需要采取特殊的治疗措施。

（1）药物止血　尽早使用生长抑素及其类似物、血管加压素及其类似物等血管活性药物，减少门静脉血流量，降低门静脉压力，从而止血。

①生长抑素及其类似物：此类药物能明显减少内脏血流量，对全身血流动力学影响小，短期使用无严重不良反应，是目前治疗食管胃底静脉曲张破裂出血的常用药物。临床应用的 14 肽天然生长抑素，首剂负荷量 250μg 缓慢静注后，以 250μg/h 维持静滴。由于此药半衰期短，应确保用药的持续性，如静脉滴注中断超过 5 分钟，应重新静注首剂 250μg。人工合成的 8 肽奥曲肽，首剂负荷量 100μg 缓慢静注后，以 25~50μg/h 维持静滴。

②血管加压素及其类似物：血管加压素为常用药物，作用机制是通过收缩内脏血管达到降低门静脉及侧支循环压力的目的，以控制食管胃底张静脉的出血。特利加压素起始剂量为 2mg/4h，出血停止后改为每次 1mg，每天 2 次，维持 5 天。血管加压素的剂量为 0.2u/min 维持静脉滴注，可逐渐增加剂量到 0.4u/min。该药可引起腹痛、血压升高、心律失常、心绞痛甚至心肌梗死。老年患者应同时使用硝酸甘油，以减轻大量使用血管加压素的不良反应，且硝酸甘油有协调降低门静脉压力的作用。

（2）内镜直视下止血　当有中等量以下的出血时，应紧急进行内镜止血。一般食管静脉曲张采取硬化剂注射或橡皮圈套扎治疗，胃底静脉曲张采取组织胶注射治疗。上述方法多数能达到止血的目的，可有效预防早期再出血，是本病治疗的重要手段。本法治疗可并发局部溃疡、出血、穿孔、瘢痕狭窄及异位栓塞等并发症，应注意预防和处理。

①食管曲张静脉硬化剂注射治疗：常用的硬化剂包括无水乙醇、1% 乙氧硬化醇和 5% 鱼肝油酸钠。1% 乙氧硬化醇静脉内注射形成血栓，静脉旁注射迅速引起水肿、炎症，大量成纤维细胞增生，注射时无明显胸痛。5% 鱼肝油酸钠有血栓素 A_2 的作用，促进血栓形成，用于静脉内注射。此药价格便宜，但注射后胸痛明显。两次硬化剂注射治疗间隔时间以 6~7 天为宜，共进行 3~5 次直至曲张静脉完全消失。

②食管曲张静脉套扎疗：进行套扎前首先进行胃镜检查，了解食管曲张静脉是否适合套扎，患者条件合适方可进行套扎治疗。方法：从齿状线开始，自下而上呈现螺旋式套扎，两个套扎点距离约 2~3cm，一次套扎需要 6~12 个环。套扎时，先将套扎器 360 度接触靶静脉后吸引，当镜面呈红色时，扭动把手或牵拉引线，橡皮"O"形圈即脱落，套扎成功。套扎 10~14 天后，复查胃镜可见套扎环脱落、有溃疡形成，可酌情再补充套扎一次或补充硬化剂注射治疗。

③胃底曲张静脉组织胶注射治疗：常用的组织胶为 N－丁基－氰基丙烯酸酯。组织胶和血接触立刻发生聚合反应，从液态转为固态，即刻堵塞静脉腔，达到即时止血的效果。

（3）经颈静脉肝内门－体分流术（TIPS） 具体方法见本章第九节肝硬化。

（4）三（四）腔二囊管压迫止血 仅适用于食管和胃底静脉曲张破裂出血者，对药物治疗无效时暂时使用，为进一步进行内镜止血等治疗争取时间。该管的两个气囊分别为胃囊和食管囊，三腔管内的三个腔分别通往两个气囊和患者的胃腔，四腔管比三腔管多了一条在食管囊上方开口的管腔，用以抽吸食管内积蓄的分泌物或血液。方法：经鼻腔插入三（四）腔二囊管，先注气于胃囊 150~200ml（囊内压 50~70mmHg），然后向外牵拉，并连接 0.5 公斤重的沙袋，用以压迫胃底曲张静脉；若未能止血，再注气于食管囊约 100ml（囊内压 35~45mmHg），用以压迫食管下段的曲张静脉。气囊压迫止血效果肯定，但患者痛苦大、并发症多，如吸入性肺炎、窒息、食管炎、食管黏膜坏死、心律失常等，并且停用后早期再出血的发生率高。因此，本法不宜长期使用，合并充血性心力衰竭、呼吸衰竭、心律失常的患者也不宜使用，三（四）腔二囊管目前在临床上已很少使用。

2. 非曲张静脉出血的止血措施 指除食管胃底静脉曲张破裂出血之外的其他原因引起的上消化道出血，其最常见的病因是消化性溃疡。主要止血措施如下：

（1）抑制胃酸分泌 血小板聚集及血浆凝血功能诱导

的止血作用需在 pH > 6.0 时才能发挥作用，并且新形成的凝血块在 pH < 5.0 的胃液中会迅速消化。临床常用质子泵抑制剂或 H_2 受体拮抗剂，抑制胃酸分泌，提高胃内 pH，起到止血作用。常用药物及用法有奥美拉唑 40mg，每 12 小时 1 次；西咪替丁 200~400mg，每 6 小时 1 次；雷尼替丁 50mg，每 6 小时 1 次；法莫替丁 20mg，每 12 小时 1 次，静脉滴注优于单次快速静脉推注。

（2）内镜直视下止血 约 80% 消化性溃疡出血的患者能自行止血，若有活动性出血或暴露血管的溃疡应进行内镜止血。对局部黏膜糜烂、溃疡渗血的患者，可于内镜下喷洒止血药物；有小血管外露或活动性出血的患者，可于内镜下向黏膜注射止血药物，常用的药物有：1：10000 的肾上腺素盐水、无水酒精、巴曲酶等。另外，内镜下还可采取血管高频电凝、激光光凝、微波、热探头止血，血管夹钳夹等止血治疗。

（3）介入治疗 对内镜治疗不成功者，可选择肠系膜动脉造影进行血管栓塞治疗。上消化道各供血动脉间的侧支循环丰富，选择病变血管介入治疗，可减少组织坏死的危险。

（4）手术治疗 药物、内镜及介入治疗仍不能止血、持续出血危及患者生命时，应不失时机的选择手术治疗。

【护理诊断／问题】

1. 潜在并发症 血容量不足。

2. 有受伤的危险 与呕血反流入气管、气囊阻塞气道、气囊压迫食管胃底黏膜过久有关。

3. 活动无耐力 与失血性周围循环衰竭有关。

4. 恐惧 与生命或健康受到威胁有关。

5. 知识缺乏 缺乏有关引起上消化道出血的疾病及其防治的知识。

【护理措施】

（一）一般护理

1. 休息与体位 大出血时绝对卧床休息，取去枕平卧位，呕血时，嘱患者头偏向一侧，尽量将血液吐出，不要下咽，防止误吸导致窒息；床边配备吸引器，及时清除气道内的血液及呕吐物，保持呼吸道通畅，遵医嘱给予吸氧。少量出血的患者增加卧床休息时间，可适当活动，但避免过劳。

2. 做好抢救准备 备好抢救药品，如强心药物、呼吸兴奋剂、止血、升压等药物，以及深静脉穿刺包、吸引器、开口器、三（四）腔二囊管等急救物品，内镜治疗的患者做好内镜治疗的相关准备。患者病情一旦发生变化，配合医生积极抢救。

3. 饮食护理 急性大出血的患者应禁食；少量出血者，给予温凉流质饮食，这对消化性溃疡患者尤为重要，因进食可中和胃酸并减少胃的收缩运动。出血停止 24~48

小时后,给予半流质饮食、软食,逐渐过渡到正常饮食。饮食应营养丰富、易消化,少量多餐,不同的疾病参照相关疾病进行护理。

(二)病情观察

1. 估计出血程度

(1)观察呕血及黑便状况 大便潜血试验阳性提示每天出血量在 5 ~ 10ml 以上;黑便提示每天出血量在 50 ~ 100ml 以上,一次出血后黑便持续时间取决于患者排便次数,如每天排便 1 次,黑便色泽约持续 3 天后消失;呕血提示胃内积血量在 250 ~ 300ml。出血量在 400ml 以下时,由于组织液和脾脏对血容量的补充,一般不引起全身症状;出血量在 400 ~ 500ml 以上,可出现头晕、心悸、乏力等全身症状;出血量超过 1000ml,可出现急性周围循环衰竭的表现,甚至引起失血性休克。

(2)观察周围循环状况 呕血与黑便分别混有胃内容物及粪便,且出血停止后仍有部分血液滞留在胃肠道,故不能据此准确判断出血量。生命体征及周围循环状况对出血量的估计具有重要价值,应密切观察患者的血压、心率、神志状态、皮肤色泽及温湿度等。患者出现血压下降、心率增快、烦躁不安、面色苍白、皮肤湿冷等,提示微循环灌注不足;患者从卧位到半卧位,心率增快超过 10 次/分、血压下降幅度超过 15 ~ 20mmHg,也说明出血量大、血容量不足。以上情况,应通知医生并配合抢救。患者血压、脉搏恢复正常,皮肤由湿冷转暖、出汗停止则提示微循环灌注好转。

(3)监测出入量 准确观察并记录 24 小时出入量,必要时留置尿管观察尿量,保持尿量 >30ml/h。出量大于入量、少尿、无尿均提示血容量不足。

2. 判断出血是否停止 肠道内积存的血液需经数日才能排尽,故不能单以黑便作为上消化道继续出血的指标。出现以下情况应考虑有消化道活动性出血:①反复呕血,或呕吐物由咖啡渣样转为鲜红色提示出血增加;黑便次数增多,色泽转为暗红色甚至鲜红色,伴肠鸣音亢进;②周围循环衰竭的表现经充分补液未见好转,或好转后又恶化,血压波动,中心静脉压不稳定;③血红蛋白浓度、红细胞计数持续下降,网织红细胞计数持续增高,提示继续出血;④补液充足,尿量正常,血尿素氮继续增高或再次增高;⑤肝硬化上消化道大出血时,肿大的脾脏可暂时缩小,补足血容量后脾脏恢复肿大。

(三)对症护理

1. 三(四)腔二囊管气囊压迫止血的护理

(1)插管前护理 向患者介绍治疗作用、操作过程及配合方法。检查三(四)腔二囊管,确保管道通畅,气囊无漏气,然后抽尽囊内气体备用。

(2)插管中的护理 用液体石蜡润滑管道,协助医生经鼻腔或口腔进行插管。插管过程中关心、安慰患者,指导其配合深呼吸和吞咽动作,尽量减少患者的不适感。

(3)置管期间的护理 ①观察止血效果,记录引流液的性状、颜色及量;②定时冲洗胃腔,清除积血,减少肝性脑病的发生;③清洁口腔和鼻腔,并涂抹液体石蜡保持湿润,减少黏膜损伤;④预防创伤:胃囊内的压力维持在 50 ~ 70mmHg,食管囊内的压力维持在 35 ~ 45mmHg,避免压力过大损伤黏膜,压力过小起不到止血作用。气囊压迫 12 ~ 24 小时放松牵引 15 ~ 30 分钟,如出血未止,再注气加压,以免压迫过久导致食管、胃黏膜缺血坏死;⑤防窒息:胃囊充气不足或破裂时,食管囊和胃囊向上移动阻塞喉部,引起呼吸困难甚至窒息,一旦发生应立即抽出囊内气体,拔出管道;⑥防误吸:及时抽吸食管内的液体,指导患者将口腔分泌物流入备好的弯盘内,不要下咽;三腔管无食管引流管,必要时另留置一管进行抽吸,以免引起吸入性肺炎。

(4)拔管的护理 出血停止后,放出囊内气体,继续观察 24 小时,未再出血可考虑拔管。拔管前口服液体石蜡 20 ~ 30ml,以缓慢、轻巧的动作拔管。气囊压迫一般以3 ~ 4 日为宜,仍有出血者可适当延长时间。

2. 食管胃底曲张静脉破裂出血内镜治疗的护理 上消化道出血是临床常见急症,近年来,舒适护理、预见性护理、系统护理、临床护理路径等新型护理干预模式,在上消化道出血患者中得到了较好的应用,为上消化道出血内镜治疗的护理研究提供了新的发展前景。

(1)术前护理 ①向患者解释止血治疗的方法和注意事项,减轻其紧张、焦虑、恐惧的情绪,取得患者的配合;②术前常规禁饮食 8 小时,保证充足的睡眠时间;③常规检查血常规、血凝、血型及心电图等;④建立静脉通路,应用生长抑素类药物降低门脉压力;⑤手术室温湿度适宜,备好器械、急救药品等;⑥术前半小时酌情给予镇静、解痉等药物。

(2)术中配合 术中指导患者摆放合适体位,配合插入胃镜和止血,套扎时辅助医生在适当的时间释放套扎环,并确保在套环过程中始终维持一定负压,但防止压力过大导致曲张静脉破裂出血。将口腔分泌物流入弯盘内,不能下咽,以免误吸;密切观察血压、脉搏,注意有无恶心、呕吐及呕吐物的性质,出血异常积极配合医生处理。

(3)术后护理 ①术后禁饮食 24 小时,以后给予流质、半流质饮食,逐渐过渡到软食,禁食辛辣刺激、坚硬粗糙食物;②患者卧床期间给予低坡卧位(床头抬高 30°)防止胃酸反流刺激食管;③遵医嘱应用抗生素、止血、抑酸及降低门静脉压力的药物;④密切观察病情变化,注意有无出血、溃疡、穿孔、狭窄等并发症的发生,并予积极处理。

（四）用药护理

1. 补充血容量 迅速建立静脉通路，及时、准确补液、输血、应用止血药物等。补液应先快后慢，必要时测量中心静脉压以调整输液的量和速度，以免输液、输血过多、过快引起急性肺水肿。

2. 生长抑素类药物 本品半衰期短，需要持续滴注。输注过程中，应严格控制药物的浓度和输注速度，以维持药物的有效浓度，最好使用微量注射泵。治疗过程中，如果中断 5 分钟以上，应重新注射首次剂量。

3. 血管加压素类药物 该类药不仅收缩内脏血管，对冠状动脉和子宫也有收缩作用。用药后可出现腹痛、血压升高、心律失常、心绞痛甚至心肌梗死等不良反应。故应严格控制输注速度，遵医嘱配合使用扩张冠状动脉的药物，密切观察用药效果及不良反应，发现问题及时通知医生并给予积极处理。

4. 其他 肝病患者禁用肥皂水灌肠、禁用镇静、催眠类药物，以免诱发肝性脑病。肝胆疾病患者禁用吗啡止痛，以防加重 Oddi 括约肌痉挛。

（五）心理护理

观察患者有无恐惧、紧张或悲观、沮丧等心理反应，特别是慢性病或全身性疾病致反复出血者。护理患者时要及时、有序，给患者以信任感和安全感；积极主动与患者进行沟通交流，鼓励其表达内心的感受和需求，并耐心解答患者提出的问题；呕血或黑便后及时清除血迹、污物，以减少对患者的不良刺激；留置三（四）腔二囊管给患者带来不适或痛苦，会导致患者，尤其是有过插管经历的患者出现恐惧心理，故应对患者进行耐心的解释和安慰，说明治疗中配合的方法，以取得患者的合作；解释各项检查；

对患者家属做好相关的健康教育，使其理解患者并配合治疗和护理工作。

（六）安全护理

防止误吸、窒息、食管胃底黏膜损伤、跌倒等事件发生，不私自调整输液速度等。

（七）健康指导

1. 疾病预防知识指导 ①休息与活动：生活要有规律，劳逸结合，避免长期精神紧张、过度劳累。②饮食：注意饮食卫生及规律性，进食营养丰富、清淡易消化的饮食；避免过冷、过热，粗糙、刺激性强及易产气的食物；避免暴饮暴食。戒烟、戒酒。

2. 疾病相关知识指导 ①用药指导：遵医嘱用药，避免用药不当引起消化道出血。②帮助患者和家属掌握自我护理的有关知识，减少再出血的风险。③病情监测：教会患者及家属早期识别出血倾向及护理措施：出现头晕、心慌，或呕血、黑便时，应立即卧床休息，减少活动；呕吐时头偏向一侧，避免误吸，立即送医院就诊。④随访：告知患者遵医嘱定期复查，病情变化及时就诊。

【预后】

上消化道出血患者经治疗后大多数可止血或自然停止出血，15%～20% 的患者持续或反复出血的主要相关因素为：60 岁以上的老年人；伴有严重心、肺、肝、肾功能不全、脑血管意外等疾病；出血量大或短期内反复出血；食管胃底静脉曲张破裂导致的出血；内镜下见暴露的血管或活动性出血的消化性溃疡。

（冯德香）

PPT

第十四节 消化系统常用诊疗技术及护理

🎯 学习目标

知识要求：

1. 掌握 消化系统常用诊疗技术的术前、术中、术后的护理。

2. 熟悉 消化系统常用诊疗技术的操作方法。

3. 了解 消化系统常用技术的适应证及禁忌证。

技能要求：

能对消化系统常用诊疗技术进行配合和护理。

素质要求：

1. 能在护理患者中保持严谨、负责的态度，体现职业道德。

2. 能在护理患者中尊重患者隐私，体现爱伤观念。

一、腹腔穿刺术

腹腔穿刺术（abdominocentesis）是常用于确定有无腹水及鉴别腹水性质的简易诊断和治疗手段，通过穿刺技术抽取腹腔液体，以明确腹水的性质、降低腹腔内压或向腹腔内注射药物，进行局部治疗的方法。

【适应证】

1. 抽取腹水进行各种实验室检查。

2. 对大量腹水患者，可适当抽放腹水，以缓解胸闷、气短、腹胀等症状。

3. 腹腔内注射药物，以协助治疗疾病。

【禁忌证】

1. 有肝性脑病先兆者，禁忌腹腔穿刺放腹水。

2. 确诊有黏连性结核性腹膜炎、包虫病、卵巢肿瘤者。

【操作方法】

1. 协助患者坐在靠椅上，或平卧、半卧、稍左侧卧位，屏风遮挡。

2. 选择适当穿刺点 一般常选择左下腹部脐与髂前上棘连线的中外 1/3 交界处，也有取脐与耻骨连合中点上1cm，偏左或偏右 1.5cm 处。或侧卧位脐水平线与腋前线或腋中线的交点。对少量或包裹性腹水，须在 B 超定位下穿刺。穿刺时应避开手术瘢痕及可见的静脉。

3. 穿刺部位常规消毒，戴无菌手套，铺消毒洞巾，自皮肤至腹膜壁层用 2% 利多卡因逐层作局部浸润麻醉。

4. 术者左手拇指和食指固定穿刺部位皮肤，右手持腹穿针经麻醉处逐步刺入腹壁，待感到针尖抵抗突然消失时，表示针尖已穿过腹膜壁层，即可抽取和引流腹水，并置腹水于消毒试管中以备检验用。诊断性穿刺可选用 7 号针头进行穿刺，直接用无菌的 20ml 或 50ml 注射器抽取腹水。大量放液时可用针尾连接橡皮管的 8 号或 9 号针头，在放液过程中，用血管钳固定针头并夹持橡皮管。

5. 放液结束后拔出穿刺针，穿刺部位盖上无菌纱布，并用多头绷带将腹部包扎，如遇穿刺处继续有腹水渗漏时，可用蝶形胶布或涂上火棉胶封闭。

6. 术后应密切观察患者有无头晕、恶心、心悸、气短、面色苍白等，一旦出现应立即停止操作，并对症处理。注意腹腔放液速度不宜过快，以防腹压骤然降低，内脏血管扩张而发生血压下降甚至休克等现象。肝硬化患者一次放腹水一般不超过 3000ml，过多放液可诱发肝性脑病和电解质紊乱，但在补充输注大量白蛋白的基础上，也可以大量放液。

【护理】

1. 操作前护理

（1）患者准备 向患者解释穿刺的目的、方法及操作中可能会产生的不适，一旦出现立即告诉术者。检查前嘱患者排尿，以免穿刺时损伤膀胱。

（2）个人准备 洗手、带口罩、带帽子。

（3）用物准备 备好穿刺包、无菌手套、无菌纱布、所需药物等物品。

（4）环境准备 操作室干净，整齐，常规消毒，无闲杂人员。

2. 操作中护理

（1）指导和协助患者保持腹腔穿刺的正确体位。

（2）放液前测量腹围、脉搏、血压，注意腹部体征，以观察病情变化，出现问题配合医生及时处理。

（3）协助医生留取所需的腹水标本。

3. 操作后护理

（1）休息与体位 术后卧床休息 8 ~ 12 小时。

（2）穿刺部位的护理 保持穿刺部位干燥，出现渗液、渗血要及时更换敷料，24 小时内不宜淋浴。

（3）病情观察 测量腹围，观察腹水消长情况。观察患者面色、血压、脉搏等变化，如有异常及时处理。密切观察穿刺部位有无渗液、渗血，有无腹部压痛、反跳痛和腹肌紧张等腹膜炎征象。

二、上消化道内镜检查术

（一）胃镜检查术

上消化道内镜检查包括食管、胃、十二指肠的检查，是应用最广、进度最快的内镜检查，亦称胃镜检查。通过此检查可直接观察食管、胃、十二指肠炎症、溃疡或肿瘤等的性质、大小、部位及范围，并可行组织学或细胞学的病理检查。

【适应证】

适应证比较广泛，一般来说有诊断不明的食管、胃、十二指肠疾病，上消化道术后有无法解释的症状者，均可行此项检查。主要适应证为：

1. 有明显消化道症状，但不明原因者。

2. 上消化道出血需查明原因者。

3. 疑有上消化道肿瘤，但 X 线钡餐检查不能确诊者。

4. 急性摄入腐蚀剂需评估损伤程度的患者。

5. 需要随访观察的病变，如消化性溃疡、萎缩性胃炎、胃手术后及药物治疗前后对比观察。

6. 需做内镜治疗者，如摘取异物、进行上消化道出血的止血、食管静脉曲张的硬化剂注射与结扎、食管狭窄的扩张治疗等。

【禁忌证】

1. 严重心、肺疾病，如严重心律失常、心力衰竭、严重呼吸衰竭及支气管哮喘发作等。

2. 各种原因所致休克、昏迷等危重状态。

3. 急性食管、胃、十二指肠穿孔，腐蚀性食管炎的急性期。

4. 神志不清、精神失常不能配合检查者。

5. 严重咽喉部疾病、主动脉瘤及严重的颈胸段脊柱畸形等。

【操作方法】

1. 局部麻醉 检查前 5 ~ 10 分钟用 2% 利多卡因咽部喷雾 2 ~ 3 次。

2. 体位 协助患者取左侧卧位，双腿屈曲，头垫低枕，使颈部松弛，松开领口及腰带。患者口边置弯盘，嘱患者咬紧牙关。

3. 胃镜插入法 胃镜插入的方法有单人法和双人法。①单人法：术者面对患者，左手持操作部，右手持镜端约 20cm 处，直视下经胃镜咬口插入口腔，缓慢沿舌背、咽后壁向下推进至环状软骨水平时，可见食管上口，并将胃镜轻轻插入。②双人法：助手站立于术者右后方，右手持操作部，左手托住镜身。术者右手持镜端约 20cm 处，左手示指、中指夹住镜端，右手顺前方插入，当进镜前端达环状软骨水平时，嘱患者做吞咽动作，即可通过环咽肌进入食管。当胃镜进入胃腔内时，要适量注气，使胃腔张开至视野清晰为止。

4. 插入胃镜 检查中配合医生将内镜从患者口腔缓缓插入。插镜过程中，护士应密切观察患者的反应，保持患者头部位置不动，当胃镜插入 15cm 到达咽喉部时，嘱患者吞咽动作，但不可以将唾液咽下以免呛咳，让唾液流入弯盘或用吸管吸出。如患者出现恶心不适，护士应适时作些解释工作，并嘱患者深呼吸，肌肉放松，如恶心较重，可能是麻醉不足，应重新麻醉。检查过程中应随时观察患者面色、脉搏、呼吸等改变，由于插镜刺激迷走神经及低氧血症，患者可能发生心跳骤停、心肌梗死、心绞痛等，一旦发生应立即停止检查并积极抢救。

5. 配合医生处理插镜中可能遇到的问题 ①如将镜头送入气管，术者可看到环形气管壁，患者有明显呛咳，应立即将内镜退出，重新进镜。②如镜头在咽喉部打弯，患者会出现明显疼痛不适，术者可看到镜身，应把角度扭放松，慢慢将内镜退出重新插入。③插镜困难可能是镜头未对准食管入口或食管入口处的环咽肌痉挛等原因，应查明原因，切不可用力，必要时在镇静药物的辅助下再次试插。④当镜面被黏液血迹、食物遮挡时，应注水冲洗。

6. 检查完毕 退出内镜时尽量抽气，以防止患者腹胀，并手持纱布将镜身外粘附的黏液、擦净。

【护理】

1. 操作前护理

（1）个人准备 洗手、带口罩、带帽子。

（2）用物准备 ①胃镜检查仪器一套；②喉头麻醉喷雾器，胃镜注射器及针头；③2% 利多卡因、地西泮、肾上腺素等药物；④其他用物如无菌手套、弯盘、牙垫、润滑剂、酒精棉球、纱布、甲醛固定液标本瓶等。

（3）环境准备 操作室干净，整齐，常规消毒，无闲杂人员。

（4）患者准备 向患者解释检查的目的、方法、如何配合及可能出现的不适，使患者消除紧张情绪，检查时放松并主动配合。仔细询问病史，如有无青光眼、高血压、是否装有心脏起搏器，有无胃肠道传染病等，进行体格检查，以排除检查禁忌证。检测乙、丙型肝炎病毒标志，对阳性者用专门胃镜检查。检查前禁食 8 小时，有幽门梗阻者，在检查前 2 ~ 3 天进食流质，检查前 1 晚应洗胃。曾做过 X 线胃肠钡餐造影者，3 天内不宜做胃镜检查。如患者过分紧张，可遵医嘱给予地西泮 5 ~ 10mg 肌注或静注；为减少胃蠕动和胃液分泌，可于术前半小时遵医嘱给予山莨菪碱 10mg，或阿托品 0.5mg 静注。

2. 操作中护理 病情观察：应随时观察患者面色、脉搏、呼吸等变化，有无腹痛、腹胀等，出现异常时立即停止检查并作相应处理。如患者有恶心、呕吐等反应，指导患者深呼吸，肌肉放松，让唾液流入弯盘内，可缓解以上反应。

3. 操作后护理

（1）饮食 术后因患者咽喉部麻醉作用尚未消退，嘱其不要吞咽唾液，以免呛咳。麻醉作用消失后，可先饮少量水，如无呛咳可进饮食。当天饮食以流质、半流质为宜，行活检的患者应进食温凉饮食。

（2）病情观察 检查后少数患者出现咽痛、咽喉部异物感，嘱患者不要用力咳嗽，以免损伤咽喉部黏膜。若患者出现腹痛、腹胀，可进行按摩，促进排气。检查后数天内应密切观察患者有无消化道穿孔、出血、感染等并发症，一旦发现及时协助医生进行对症处理。

（3）用物处置 彻底清洁、消毒内镜及有关器械，妥善保管，避免交叉感染。

（二）无痛胃镜检查术

无痛胃镜检查相对于一般胃镜而言，指在做胃镜检查前，先有医生对患者实施麻醉，减轻患者检查时的痛苦，缩短检查时间。

【适应证】

1. 有胃镜检查适应证但恐惧常规胃镜检查者。

2. 剧烈呕吐或其他原因难以完成常规胃镜检查者。

3. 伴有其他疾病而急需胃镜检查者。如伴有高血压、轻度冠心病、陈旧性心肌梗死、有癫痫病史者及小儿患者或精神疾病等不能合作者。

【禁忌证】

1. 原则上同常规胃镜检查的禁忌证。

2. 有药物过敏史，特别是有镇静药物过敏史。

3. 孕妇及哺乳期妇女。

4. 容易引起窒息的疾病，如支气管炎致多痰者、急性上消化道大出血至胃内潴留较多血液者等。

5. 严重鼾症及过度肥胖者慎重。

6. 心动过缓者慎重。

【操作方法】

1. 体位 按常规胃镜操作摆好体位，松开腰带及衣领，取下活动义齿。取左侧卧位，下肢微屈，在推注异丙酚前咬好牙垫。

2. 同时给予吸氧，监测血压、心率、血氧饱和度。建立有效静脉通道，严密（格）执行无菌操作原则，确保输液通畅。

3. 麻醉 进镜前检查牙垫是否固定恰当，再次监测血压、心率、血氧饱和度。缓慢而均匀地推进异丙酚，注药速度为 40~60mg/min，一般需要 40~70mg，使患者达到不能应答、睫毛反射消失及全身肌肉松弛等程度。及时清除口腔分泌物，保持呼吸道通畅，即可开始进镜检查。

4. 病情观察 术中密切观察患者的血压、心率、血氧饱和度、神志等情况，如有异常立即报告医生以便及时处理。

【护理】

1. 操作前护理

（1）个人准备 洗手、带口罩、带帽子。

（2）用物准备 ①仪器用物，如麻醉机、监护仪、吸引器、吸氧装置、电子胃镜、活检钳等。②麻醉药品，如异丙酚。③备用盐酸肾上腺素、阿托品、0.9%氯化钠注射液、地塞米松等抢救药品。④其他用物如无菌手套、弯盘、牙垫、润滑剂、酒精棉球、纱布、甲醛固定液标本瓶等。

（3）环境准备 操作室干净，整齐，常规消毒，无闲杂人员。

（4）患者准备 向患者解释检查的目的、方法、如何配合及可能出现的不适，使患者消除紧张情绪，检查时放松并主动配合。仔细询问病史，如有无青光眼、高血压、是否装有心脏起搏器，有无胃肠道传染病等，进行体格检查，以排除检查禁忌证。详细询问是否有镇静药物过敏史。检测乙、丙型肝炎病毒标志，对阳性者用专门胃镜检查。

检查前禁食8小时，有幽门梗阻者，在检查前2~3天进食流质，检查前1晚应洗胃。曾做过X线胃肠钡餐造影者，3天内不宜做胃镜检查。如患者过分紧张，可遵医嘱给予地西泮 5~10mg 肌注或静注；为减少胃蠕动和胃液分泌，可于术前半小时遵医嘱给予山莨菪碱 10mg，或阿托品 0.5mg 静注。

2. 操作中护理 同常规胃镜检查。

3. 操作后护理

（1）同常规胃镜检查。

（2）病情观察 术后应在医院观察30分钟，并监测血压、心率、血氧饱和度及意识情况。患者坐起时需观察有无头晕、四肢无力的症状，防止跌倒等意外发生。

（3）健康宣教 向患者或家属告知术后注意事项，如术后3小时需有人陪护，术后当天尽量不骑车、驾车，不从事高空作业或操作重型机器等危险工作，以防意外。

三、食管胃底静脉曲张内镜下止血术

食管胃底静脉曲张内镜下止血术主要包括内镜食管静脉曲张硬化剂治疗（endoscopic variceal sclerotherapy, EVS）和内镜食管静脉套扎术（endoscopic variceal ligation, EVL）。前者主要目的是控制急性出血和预防再出血，后者则主要适合于中度和重度静脉曲张的患者，与硬化剂治疗联合应用可以提高疗效。

【适应证】

1. 食管静脉曲张和（或）胃底静脉曲张破裂出血药物止血无效者。

2. 既往曾接受分流术、断流术或脾切除术后再出血。

3. 经三腔管压迫和血管加压素或生长抑素暂时止血后数小时。

4. 重度食管静脉曲张，有出血史，全身状况差，不能耐受外科手术者。

5. 拟接受外科手术治疗，术前行 EVS。

6. 预防食管静脉曲张破裂出血的择期治疗。

【禁忌证】

1. 心、肺、脑、肾严重功能不全。

2. 严重出血，出血性休克未纠正。

3. 全身情况极差，不能配合和耐受治疗者。

【操作方法】

1. 内镜下食管静脉曲张硬化剂治疗 主要作用包括增厚静脉管壁、静脉内血栓形成以及静脉周围黏膜凝固坏死形成或纤维化，增强静脉的覆盖层，从而防止静脉曲张破裂出血。

（1）体位 患者体位、内镜插入方法等同胃镜检查。

（2）用2%利多卡因咽部喷雾局麻后、插入内镜达十二指肠球部，在胃镜顺序退出的同时，观察并记录出血病变部位和（或）静脉曲张的程度、范围。常用的硬化剂有0.5%～1.0%乙氧硬化醇、5%鱼肝油酸钠、95%乙醇组织黏合胶。协助操作医师将准备好的硬化剂自活检孔道送入注射针，在食管或胃底静脉外选择穿刺点，先远端后近端，不在同一平面上注射，以防止术后狭窄，然后伸出针尖穿刺静脉，可静脉内外结合注入硬化剂。剂量为静脉外每点1ml，静脉内每点3～6ml，总剂量不超过20～30ml，一般共选择4～5个点。注射结束后拔出针头再观察数分钟，有穿刺点出血者立即喷洒肾上腺素或凝血酶原或压迫注射点。

（3）有套管压迫法、气囊压迫法和镜身压迫法 注射点压迫的目的包括：①注射前压迫曲张静脉的近侧端，使血管充盈，易于穿刺；②注射后压迫使血流缓慢，有利于硬化剂与血管壁有较长时间接触，不至于快速消散于血流；③对注射后针孔予以压迫，可以止血。

（4）病情观察 术后注意监测患者的血压、脉搏，如有异常及时通知医师给予对症处理。

2. 内镜下食管静脉套扎术 是在内镜下，用食管静脉曲张套扎器把安装在内镜头端的橡皮圈套扎在被吸入的曲张静脉上，形成息肉状，数天后自行脱落。EVL不影响食管壁肌层，不会导致食管腔狭窄。

（1）体位 患者体位及插管方法同胃镜检查。

（2）协助操作医师将安装好套装器的胃镜送入食管或胃内确定套扎的部位 套扎器由以下几部分组成。①外罩：接于内镜末端；②内环：为可滑入外罩的小圆圈，其内有一缺口用于连接操作钢丝；③装线圆锥：与内环连接；④操作钢丝。

（3）直视下使内环全周与套扎部位接触后进行负压吸引，将曲张静脉吸入内环所形成的腔内，此时视野成红色，即拉操作钢丝，"0"形橡皮圈则从内环脱落自然固定在病变基底部，将病变套扎，然后退镜即完成1次套扎。用多发连续结扎器（有5环、6环）1次插入可连续结扎多个点。结扎顺序从贲门与食管交界处开始，然后依次向近侧结扎，一般应在距切牙30cm范围内多次结扎。每次结扎数目根据静脉曲张数量与严重程度而定。

（4）病情观察 术中严密监测血压、脉搏，注意患者有无恶心、呕吐，呕吐物是否为血性，以防大出血。

（5）套扎治疗可反复进行，一般需间隔2周，有利于病灶的修复。

【护理】

1. 操作前护理

（1）个人准备 洗手、带口罩、带帽子。

（2）用物准备 食管静脉曲张套扎器，其余同胃镜检查的准备。

（3）环境准备 操作室干净，整齐，常规消毒，无闲杂人员。

（4）患者准备 术前向患者解释止血术的目的、方法、注意事项，解除其顾虑，取得配合。观察患者全身情况和生命体征，失血性休克或肝性脑病需纠正后才能施行内镜下止血术。术前常规禁食8小时，检查血常规、出凝血时间。准备足量的新鲜血以备用，建立静脉通道（选用静脉留置针）。第一次做硬化剂注射或曲张静脉套扎术者可在术前和术中静滴降门脉压药物（如生长抑素等），以后酌情应用。术前半小时按医嘱酌情给予镇静剂及解痉剂如地西泮及丁溴东莨菪碱。

2. 操作中护理 术中密切观察患者的血压、心率、血氧饱和度、神志情况等，注意患者有无恶心、呕吐，呕吐物是否为血性，以防大出血。如有异常立即报告医生以便及时处理。

3. 操作后护理

（1）饮食 术后禁食24小时，并遵医嘱静脉补液，以后进流质饮食2天。

（2）药物治疗 遵医嘱给予抗生素2～3天，并连续服用氢氧化铝凝胶3天。

（3）病情观察 术后严密观察病情，定时测定血压、脉搏，观察有无呕血、便血，注意有无迟发性出血、溃疡、穿孔、狭窄等并发症出现，并给予积极处理。

四、小肠镜检查术

小肠镜（enteroscope）指通过口腔或肛门插入，循腔进镜，进行全小肠的直视检查，同时可进行取活组织标本、黏膜颜色、标记病变部位、黏膜下注射、息肉切除等处理。包括单气囊小肠镜、双气囊小肠镜和螺旋式小肠镜，下面主要介绍临床应用较多的双气囊小肠镜。

【适应证】

1. 原因不明的消化道出血，经胃镜、肠镜检查未能发现病变者。

2. 原因不明的贫血、消瘦和发热，疑有小肠恶性肿瘤者。

3. 疑有小肠结核、克罗恩病。

4. 不完全小肠梗阻。

5. 原因不明的腹痛、慢性腹泻、疑有小肠病变者。

6. 相关检查提示小肠存在器质性病变可能者。

7. 小肠吸收不良综合征。

【禁忌证】

1. 不适合胃、肠镜检查者。

2. 完全性小肠梗阻者。

3. 急性腹膜炎、急性胰腺炎、急性胆道感染等。

4. 腹腔广泛粘连者。

【操作方法】

小肠镜检查可经口腔进镜，也可经肛门进镜，这主要取决于病灶位置。如怀疑病灶位于空肠段，可经口腔进镜；如病灶位于回肠段，可经肛门进镜。

1. 经口腔途径法　患者经麻醉后取左侧卧位，固定好外套管，操作者左手操镜，右手持镜插入，当内镜镜身全部插入进外套管时，内镜气囊充气，外套管气囊放气，固定内镜，将外套管沿镜身滑进 155 ~ 160cm 刻度处，到位后外套管气囊充气，内镜气囊放气，外套管被固定后，继续插入镜身。如此借助外套管和双气囊的固定作用反复进镜直至到达检查部位。

2. 经肛门途径法

（1）体位　患者取左侧卧位，操作者左手操镜，右手持镜插入肛门，当进镜至乙状结肠交接时镜身前端气囊充气并固定，外套管滑进镜身 155 ~ 160cm 刻度处，外套管气囊充气、固定，术者旋拉镜身和外套管，将乙状结肠拉直，将患者改为仰卧位。

（2）固定　固定外套管及镜身，内镜气囊放气，进镜于结肠脾曲，内镜前端气囊充气并固定。外套管气囊放气后，将其滑进脾曲处，外套管前端气囊充气并固定，将镜身前端气囊放气，进镜至结肠肝曲，镜身气囊充气后固定，再将外套管气囊放气、滑至肝曲，充气后固定。

（3）移动至检查部位　外套管气囊充气并固定的状态下，将镜身气囊放气并进镜至回肠末端，镜身前端气囊充气并固定，外套管气囊放气，滑进至回肠末端、充气、固定。进入回肠后，按镜身气囊放气、进镜。重复以上操作直至到达检查部位。

【护理】

1. 操作前护理

（1）个人准备　洗手、带口罩、带帽子。

（2）用物准备　内镜及相关附件，其余准备基本同胃镜。

（3）环境准备　操作室干净，整齐，常规消毒，无闲杂人员。

（4）患者准备　向患者详细讲解检查目的、方法、注意事项、解除其顾虑，取得配合。建立静脉通道，以备术中用药；经口腔进镜者取左侧卧位，松开领口及腰带，放松身躯，经肛门进镜者按结肠镜检查体位；术前适量应用镇静剂和解痉剂，经口进镜者，行气管插管呼吸机辅助呼吸更安全。

2. 操作中护理　协助医生进镜，并遵医嘱给药，操作气泵、观察患者呼吸、循环、意识状态。

3. 操作后护理

（1）病情观察　观察患者生命体征是否平稳；患者清醒后，详细询问患者有无不适，住院者由专人护送至病房。注意观察患者意识和胸腹部体征，腹胀明显者，可行内镜下排气，腹胀明显或排血便者应留镜继续观察。如发现剧烈腹痛、腹胀、面色苍白、心率增快、血压下降、大便次数增多呈暗红色或黑色，提示并发肠出血、肠穿孔，应及时告知医生，协助处理。

（2）日常护理　检查结束后，嘱患者注意卧床休息，做好肛门清洁。术后 3 天内进少渣饮食。如行息肉摘除、止血治疗者，应给予抗生素治疗、半流质饮食和适当休息 3 ~ 4 天，避免剧烈运动。

（3）用物处置　做好内镜的清洗消毒工作，妥善保管，避免交叉感染。

五、胶囊内镜检查术

胶囊内镜（capsule endoscopy）全称"智能胶囊消化道内镜系统"，又称"医用无线内镜"。受检者通过口服内镜摄像与信号传输装置的智能胶囊，借助消化道蠕动使之在消化道内运动并拍摄图像，医生利用体外的图像记录仪和影像工作站，了解受检者的整个消化道情况，从而对其病情做出诊断。

【适应证】

1. 不明原因的消化道出血。

2. 其他检查提示的小肠影像学异常。

3. 原因不明的腹痛、腹泻，疑有小肠器质性病变者。

4. 各种炎症性肠病，不含肠梗阻者及肠狭窄者。

5. 疑有小肠肿瘤、多发性息肉及克罗恩病者。

6. 原因不明的缺铁性贫血。

7. 小肠吸收不良综合征。

【禁忌证】

1. 经检查证实（或怀疑）患有消化道畸形、胃肠道梗阻、消化道穿孔、狭窄或瘘管者。

2. 体内植入心脏起搏器或其他电子医学仪器者。

3. 严重胃肠功能动力障碍者，包括未经治疗的贲门失弛缓症。

4. 无手术条件者或拒绝接受任何外科手术者。

5. 有严重吞咽困难者。

6. 妊娠妇女。

【操作方法】

1. 吞服胶囊　受检者穿戴背心记录仪，检查和调整天线单元位置，确定胶囊工作正常后，用 50 ~ 100ml 水送服胶囊。已做过胃镜检查的受检者，可遵医嘱在吞服胶囊后立即予甲氧氯普胺 10mg 肌内注射，有助于胶囊尽快通过幽门，争取有更充分的时间在小肠内。

2. 饮食控制 吞服胶囊后，2 小时内禁食禁水，2 小时后可进少量水（100ml 以下），待实时监视中胶囊进入小肠 2 小时后，受检者可进少量简单餐食，如面包、蛋糕等。

3. 避免干扰 检查期间，受检者可日常活动，但避免剧烈运动、屈体、弯腰及可造成图像记录仪无线移动的活动，切勿撞击受外力的干扰。不能接近任何强电磁波区域。受检者如出现腹痛、恶心、呕吐或低血糖等情况，应及时予以处理。

4. 定位检查 检查期间，每 15 分钟确认 1 次记录仪上指示灯是否闪烁或进行实时监视，如指示灯闪烁变慢或停止，则立即通知医生，并记录当时的时间，同时也需记录进食、饮水及有不正常感觉的时间，一起交给医生，检查结束。

【护理】

1. 操作前护理

（1）个人准备 洗手、带口罩、带帽子。

（2）用物准备 胶囊内镜，数据记录仪套件，工作站，扩张器械，解痉药及止血药。

（3）环境准备 内镜室干净，整齐，常规消毒，无闲杂人员。

（4）患者准备 向受检者讲解胶囊内镜的构造和应用原理、检查步骤、安全可靠性、检查目的和配合方法，以消除受检者紧张、焦虑、恐惧的心理。嘱受检者检查前 2 天勿做钡餐或钡灌肠检查，以免钡剂残留影响检查结果，检查前 8 小时禁食、禁饮，检查前 1 天无渣饮食。体毛较多时需备皮，检查当天着宽松的衣物，以利于穿戴背心记录仪。

2. 操作中护理 注意嘱患者不要咬破胶囊，吞服胶囊后至少 2 小时不能进食或饮水，4~5 小时后可吃少量简餐，但需记录用餐时间及用餐量。检查期间每 15 分钟确认记录仪的指示灯是否闪烁，闪烁频率为每秒 2 次。如果指示灯在检查后的前 6 小时闪烁停止或闪烁频率减慢，记录当时时间并通知医生。

3. 操作后护理 嘱受检者观察胶囊内镜排出情况。一般胶囊内镜在胃肠道内 8~72 小时后随粪便排出体外，若受检者出现难以解释的腹痛、呕吐等肠道梗阻症状或检查后 72 小时仍不能确定胶囊内镜是否还在体内，应及时告知医师，必要时行 X 线检查。

六、结肠镜检查术

结肠镜（colonoscope）是通过肛门插入内镜，可检查到直肠、乙状结肠、降结肠、横结肠、升结肠和盲肠以及与大肠相连的一小段小肠（回盲末端）。不但可以清楚地

发现肠道病变，还可对部分肠道病变进行治疗，是诊断和治疗大肠疾病安全有效的方法之一。

【适应证】

1. 原因不明的慢性腹泻、便血及下腹疼痛，疑有结肠、直肠、末端回肠病变者。

2. 钡剂灌肠有可疑病变需进一步明确诊断者。

3. 炎症性肠病的诊断与随访。

4. 需做止血及结肠息肉摘除等治疗者。

5. 结肠癌术前诊断、术后随访，息肉摘除术后随访。

6. 大肠肿瘤的普查。

【禁忌证】

1. 严重心肺功能不全、休克及精神病患者。

2. 急性弥漫性腹膜炎、腹腔脏器穿孔、多次腹腔手术、腹内广泛粘连及大量腹水者。

3. 肛门、直肠严重狭窄者。

4. 急性重度结肠炎，如急性细菌性痢疾、急性重度溃疡性结肠炎及憩室炎等。

5. 妊娠妇女。

6. 极度虚弱，不能支持术前肠道准备者。

【操作方法】

1. 体位 协助患者穿上检查裤后取左侧卧位，双腿屈曲，腹部放松，嘱患者尽量在检查中保持身体不要摆动。

2. 肛门入镜 术者先作直肠指检，了解有无肿瘤、狭窄、痔疮、肛裂等。助手将镜前端涂上润滑剂（一般用硅油，不可用液体石蜡）后，嘱患者张口呼吸，放松肛门括约肌，以右手示指按压镜头，使镜头滑入肛门，此后按术者口令，遵照循腔进镜配合滑进、少量注气、适当拉钩、去弯取直、防袢、解袢等插镜原则逐渐缓慢插入肠镜。

3. 密切观察 检查过程中，护士密切观察患者反应，如患者出现腹胀不适，可嘱其做缓慢深呼吸，对于过分紧张或高度肠痉挛的受检者，酌情使用镇静剂或解痉药物。如出现面色、呼吸、脉搏改变常应停止插管，同时建立静脉通路以备抢救及术中用药。

4. 操作及退镜 根据情况可摄像或取活组织行细胞学等检查。检查结束退镜时，应尽量抽气以减轻腹胀。

5. 物品处置 内镜消毒，妥善保管，避免交叉感染。

【护理】

1. 操作前护理

（1）个人准备 洗手、带口罩、带帽子。

（2）用物准备 电子或纤维肠镜检查仪 1 套、高频电发生器，2% 利多卡因、地西泮、肾上腺素等药物，一次性手套、弯盘、肠镜检查裤、润滑剂、装有 10% 甲醛固定液标本瓶、纱布、卫生纸、治疗单等。

（3）环境准备 操作室干净，整齐，常规消毒，无闲杂人员。

（4）患者准备 向患者详细讲解检查目的、方法、注意事项，解除其顾虑，取得配合。嘱患者检查前 3 天进食无渣或少渣半流质饮食，检查前 1 天进流质饮食，若疑为肠息肉，准备做电切术者禁食牛奶及乳制品；做好肠道准备。肠道清洁有多种方法，现多用 20% 甘露醇 500ml 和 5% 葡萄糖生理盐水 1000ml 混合液于检查前 4 小时口服，导致渗透性腹泻，其对结肠黏膜无刺激作用；或口服 50% 硫酸镁 50～60ml，同时在 20 分钟内饮水 1000～1500ml；根据医嘱术前给予患者肌注地西泮，由于药物会使患者对疼痛的反应性降低，发生肠穿孔等并发症时腹部症状可不明显，应予特别注意。术前半小时用阿托品 0.5mg 肌注或山莨菪碱 10mg 肌注。

2. 操作中护理 密切观察患者反应，如患者出现腹胀不适，可嘱其作缓慢深呼吸；如面色、呼吸、脉搏等有异常，随时停止插镜，同时建立静脉通道，以备抢救及术中用药。

3. 操作后护理

（1）活动及饮食 检查结束后，患者稍事休息，观察 15～30 分钟再离去。嘱患者注意卧床休息，做好肛门清洁。术后 3 天内进少渣饮食。如行息肉摘除、止血治疗者，应给予抗生素治疗、半流质饮食和适当休息 3～4 天，避免剧烈运动。

（2）病情观察 注意观察患者腹胀、腹痛及排便情况。腹胀明显者，可行内镜下排气；观察粪便颜色，必要时行粪便潜血试验，腹痛明显或排血便者应留院继续观察。如发现剧烈腹痛、腹胀、面色苍白、心率增快、血压下降、大便次数增多呈黑色，提示并发肠出血、肠穿孔，应及时报告医生，协助处理。

（3）用物处置 做好内镜的消毒工作，妥善保管，避免交叉感染。

七、肝穿刺活组织检查术

肝穿刺活组织检查术（liver biopsy）简称肝活检，是由穿刺采取肝组织标本进行组织学检查或制成涂片做细胞学检查，以明确肝脏疾病诊断，或了解肝病演变过程、观察治疗效果以及判断预后。

【适应证】

1. 原因不明的肝大、肝功能异常者。

2. 原因不明的黄疸及门静脉高压者。

3. 协助各型肝炎诊断，判断疗效及预后。

【禁忌证】

1. 全身情况衰竭者。

2. 肝外阻塞性黄疸、肝功能严重障碍、大量腹水者。

3. 肝包虫病、肝血管瘤、肝周围化脓性感染者。

4. 严重贫血、有出血倾向者。

5. 精神障碍、烦躁等不能合作者。

【操作方法】

1. 体位 嘱患者取仰卧位，身体右侧靠近床沿，并将右手置于枕后，保持固定的体位。

2. 确定穿刺点 根据 B 超定位确切穿刺点，一般取右侧腋中线 8～9 肋间或腋中线第 9～10 肋间，取叩诊实音最明显处穿刺。

3. 局部麻醉 消毒穿刺部位皮肤，铺无菌孔巾，以 2% 利多卡因由皮肤至肝被膜进行局部麻醉。

4. 选取适宜穿刺针 备好快速穿刺套针，根据穿刺目的不同，一般选择 12 或 16 号穿刺针，活检时选较粗的穿刺针。取 1 支 10～20ml 注射器与穿刺针连接，吸取 3～5ml 无菌生理盐水，使其充满穿刺针。

5. 避免针头堵塞 先用穿刺锥在穿刺点皮肤上刺孔，由此孔将穿刺针沿肋骨上缘与胸壁呈垂直方向刺入 0.5～1.0cm，然后将注射器内液推注 0.5～1ml，冲出存留在穿刺针内的组织，以免针头堵塞。

6. 抽吸 将注射器抽吸负压并保持，同时嘱患者先深吸气，然后于深吸气后屏气，术者将穿刺针迅速刺入肝内，穿刺深度不超过 6cm，立即进行抽吸，吸取标本后，立即拔出。

7. 按压穿刺部位 穿刺部位以无菌纱布按压 5～10 分钟，再以胶布固定，以多头腹带束紧 12 小时，压上小沙袋 4 小时。

8. 标本送检 将抽吸的肝组织标本制成玻片，或注入 95% 乙醇或 10% 甲醛固定液中送检。

【护理】

1. 操作前护理

（1）个人准备 洗手、带口罩、带帽子。

（2）用物准备 备好穿刺包、压力表包、无菌手套、氧气、所需药物等物品，用普鲁卡因局麻时先做好过敏试验。

（3）环境准备 操作室干净，整齐，常规消毒，无闲杂人员。

（4）患者准备 向患者解释穿刺的目的、意义、方法、消除顾虑和紧张情绪，并训练其屏息呼吸的方法（深吸气、呼气、憋住气片刻），以利于术中配合。情绪紧张者可于术前 1 小时口服地西泮 5mg。穿刺前测量血压、脉搏；根据医嘱测定患者肝功能，出凝血时间，凝血酶原时间及血小板计数，若异常应根据医嘱肌注维生素 K₁ 10mg，连用 3 天后复查，正常者方可穿刺。验血型，以备必要时输血；术前行胸部 X 线检查，观察有无肺气肿、胸膜增厚。有大量腹水又必须作肝穿刺活检者，可在术前作腹腔放液治疗；术前禁食 8~12 小时。

2. 操作中护理　在患者床旁，协助医生完成操作，并密切观察生命体征变化，如有异常及时处理。

3. 操作后护理

（1）生活护理　术后患者应卧床 24 小时，术日给予流质饮食，满足患者生活要求，保证充足睡眠。

（2）测量血压、脉搏，术后 4 小时内每 15~30 分钟测量 1 次。如有脉搏细速、血压下降、烦躁不安、面色苍白、出冷汗等内出血征象，应立即通知医生紧急处理。

（3）注意观察穿刺部位，注意有无伤口渗血、红肿、疼痛。若穿刺部位疼痛明显，应仔细检查原因，若为一般组织创伤性疼痛，可遵医嘱给予止痛剂，若为气胸、胸膜休克或胆汁性腹膜炎，应及时处理。

（李　菁）

目标检测

答案解析

1. 胃食管反流病最常见、最典型的症状是

　　A. 胸痛　　　　　　　　　B. 吞咽困难

　　C. 烧心和反流　　　　　　D. 慢性咳嗽

2. 消化性溃疡最突出的临床症状为

　　A. 嗳气、反酸　　　　　　B. 上腹痛

　　C. 恶心、呕吐　　　　　　D. 营养不良

3. 关于消化性溃疡的并发症不正确的是

　　A. 幽门梗阻　　　　　　　B. 穿孔

　　C. 上消化道出血　　　　　D. 肝性脑病

4. 上消化道大量出血时，紧急处理首选

　　A. 冰盐水洗胃

　　B. 静滴垂体后叶素

　　C. 快速输血输液，补充血容量

　　D. 口服去甲肾上腺素

5. 提高胃癌早期发现的关键检查是

　　A. OB 试验　　　　　　　　B. 胃镜

　　C. 幽门螺杆菌检测　　　　　D. 钡餐

6. 诊断溃疡性结肠炎最重要的手段是

　　A. 血常规　　　　　　　　　B. 钡剂灌肠

　　C. 粪便检查　　　　　　　　D. 结肠镜

7. 患者，男，50 岁。体检 ALT、γ-GT 轻度升高，乙肝、丙肝病毒标志物（-）。既往饮酒史 8 年，约 80g/d。该患者最可能的疾病诊断是

　　A. 酒精性肝病

　　B. 非酒精性脂肪性肝病

　　C. 药物性肝炎

　　D. 自身免疫性肝炎

8. 肝性脑病灌肠时不能使用

　　A. 清水　　　　　　　　　B. 肥皂水

　　C. 生理盐水　　　　　　　D. 新霉素液

9. 肠结核最常见的发病部位是

　　A. 回盲部　　　　　　　　B. 升结肠

　　C. 空肠　　　　　　　　　D. 横结肠

10. 我国肝硬化的最常见病因是

　　A. 病毒性肝炎　　　　　　B. 慢性酒精中度

　　C. 非酒精性脂肪肝　　　　D. 药物性肝炎

11. 肝癌非手术治疗的首选方法是

　　A. 肝动脉化疗栓塞术　　　B. 射频消融术

　　C. 放射治疗　　　　　　　D. 中医治疗

12. 我国急性胰腺炎的主要病因是

　　A. 高甘油三酯血症　　　　B. 胆结石

　　C. 酗酒　　　　　　　　　D. ERCP

（13~14 题共用题干）

患者，女，51 岁。昨天因发热、鼻塞、流涕、服用感冒药物，今晨突然呕吐咖啡样液体及黑便，总量约 500ml。查体：BP 88/60mmHg，P 100 次/分，肝脾无肿大。

13. 该患者最可能的疾病是

　　A. 消化性溃疡穿孔

　　B. 食管曲张静脉破裂出血

　　C. 急性胃炎并出血

　　D. 慢性胃炎并出血

14. 为确诊疾病，首选的检查是

　　A. 血常规　　　　　　　　B. 胃镜检查

　　C. 彩超检查　　　　　　　D. 钡餐检查

15. 男性，38 岁。聚餐大量饮酒后突发剧烈腹痛，伴恶心、呕吐，怀疑"急性胰腺炎"收入院。为明确诊断最有价值检查是

　　A. 白细胞升高　　　　　　B. 血沉加快

　　C. 血清淀粉酶升高　　　　D. C 反应蛋白升高

16. 患者，男，消化性溃疡患者。因上腹痛，反酸入院。治疗期间由于饮食不当并发大出血，此时不会出现

　　A. 上腹痛加重　　　　　　B. 黑便

　　C. 呕血　　　　　　　　　D. 休克

17. 患者，女，30 岁。因低热、脐周和下腹痛就诊，诊断为结核性腹膜炎。近 2 日出现呕吐、腹胀、未解大便。查体示肠鸣音亢进。该患者最可能出现的并发症是

A. 肠穿孔   B. 肠瘘

C. 肠梗阻   D. 中毒性肠麻痹

18. 患者，女，25岁。诊断为溃疡性结肠炎。护士应注意观察处于活动期该患者大便的情况，可能出现

     A. 柏油样便   B. 黏液脓血便

     C. 米泔水样便   D. 陶土样便

19. 患者，男，33岁。因"克罗恩病"入院治疗后即将出院，护士对其进行出院健康教育，以下不正确的是

     A. 必须戒烟

     B. 劳逸结合，避免劳累

     C. 避免进食粗糙、刺激性食物

     D. 症状消失即可停药

20. 患者，女，59岁。因肝硬化并发肝性脑病。经治疗后神志转清，为避免诱发肝性脑病，下列护理措施中不妥的是

     A. 生理盐水灌肠

B. 适量应用镇静催眠药

C. 防止感染

D. 保持大便通畅

21. 下列不是判断上消化道出血是否停止的指标的是

     A. 尿素氮测定   B. 网织红细胞计数

     C. 血红蛋白浓度测定   D. 血沉测定

22. 上消化道出血特征性的表现为

     A. 失血性周围循环衰竭   B. 呕血与黑便

     C. 失血性贫血   D. 肠性氮质血症

23. 原发性肝癌最主要的转移部位是

     A. 肝内转移   B. 肺部转移

     C. 左锁骨上淋巴结转移   D. 腹腔转移

24. 非甾体抗炎药引起急性胃炎的主要机制是

     A. 激活磷脂酶   B. 抑制前弹性蛋白酶

     C. 抑制前列腺素合成   D. 促进促胃液素合成

25. 肝硬化患者内分泌功能异常主要是

     A. 雄激素增多   B. 雌激素增多

     C. 肾上腺皮质激素增多   D. 雌激素减少

书网融合……

 本章小结1   本章小结2   本章小结3   本章小结4   本章小结5

 本章小结6   本章小结7   本章小结8   本章小结9   本章小结10

 本章小结11   本章小结12   本章小结13    题库

第五章　泌尿系统疾病患者的护理

📖 **学习目标**

知识要求：

1. 掌握　泌尿系统疾病患者常见症状体征的概念、临床表现及护理措施。

2. 熟悉　泌尿系统疾病患者常见症状体征的护理评估要点、诊断要点与处理原则。

3. 了解　泌尿系统的结构功能与疾病关系，常见疾病的病因、发病机制与实验室检查内容。

技能要求：

1. 学会应用护理程序对泌尿系统疾病患者实施责任制整体护理。

2. 具备正确评估泌尿系统疾病患者常见症状体征的能力，能够根据护理诊断/问题为泌尿系统疾病患者提供护理措施，并进行健康指导和护理评价。

素质要求：

1. 能够把爱心、知识和技能融入对患者的关爱和临床照护过程。

2. 具备严谨求实的工作作风和善于科学研究的职业素养。

泌尿系统疾病主要指肾脏疾病。近年来，慢性肾脏疾病的发病率逐年增长，目前，全球肾脏疾病患者已超过5亿人，我国人群中慢性肾脏疾病的患病率为11.8%～13.0%，人数超过1亿人，肾脏疾病已成为全球继心脑血管疾病、恶性肿瘤、糖尿病之后又一威胁人类健康的重要疾病。本章主要讨论内科范畴的常见肾脏疾病的护理。

第一节　概　述

一、泌尿系统的结构功能与疾病关系

泌尿系统由肾脏、输尿管、膀胱、尿道及相关的血管、神经等组成。其主要功能包括滤过功能（生成和排泄尿液，排出人体多余水分和代谢废物）；重吸收和排泌功能（调节机体内环境稳态、保持水电解质及酸碱平衡）；内分泌功能（调节血压、红细胞生成和骨骼生长等）。

（一）肾脏的解剖和组织学结构

人体有两个肾脏，左右各一个，形似蚕豆，位于腹膜后脊柱两旁，约为第12胸椎至第3腰椎的位置。肾实质分为表层的肾皮质（renal cortex）和深部的肾髓质（renal medulla）两部分。肾皮质厚1～1.5cm，富含血管并可见许多红色点状细小颗粒，由肾小体（renal corpuscles）与肾小管（renal tubulus）构成。肾髓质由肾锥体（renal pyramid）构成。2～3个肾锥体尖端合并成肾乳头（renal papillae）并突入肾小盏（minor renal calices），肾脏产生的终尿

经乳头孔流入肾小盏内。尿液经集合管在肾乳头开口处流入肾小盏，再进入肾大盏和肾盂，经输尿管进入膀胱后经尿道排出体外（图5-1-1）。

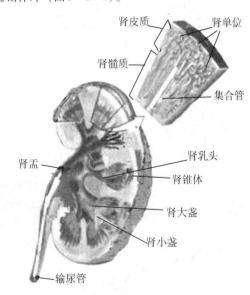

图5-1-1　肾脏结构图

肾单位由肾小体和肾小管组成，是肾脏结构和功能的基本单位，每个肾脏约有100万个肾单位。肾小体是由肾小球和肾小囊两部分构成。肾小球为肾单位的起始部分，包括入球小动脉、毛细血管丛、出球小动脉及系膜组织。系膜组织由系膜细胞和基质组成，系膜细胞异常增生、基质增多及免疫球蛋白沉积是某些肾小球疾病的病理基础。肾小囊包绕肾小球，分为脏、壁两层，其间为肾小囊腔，

与近曲小管相通。肾小管分为近端小管、细段和远端小管，近、远端小管又分为曲部和直部两段，近、远端小管的直部和细段组成U字形的肾小管袢。远端小管最后汇入集合管。集合管汇集尿液流经肾乳头至肾盏并最终至输尿管（图5-1-2）。

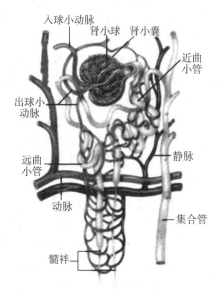

入球小动脉 肾小球 肾小囊
近曲小管
出球小动脉
远曲小管
静脉
动脉
集合管
髓袢

图5-1-2 肾单位结构图

肾小球毛细血管的内皮细胞、基底膜和肾小囊脏层上皮细胞（足细胞）的足突构成滤过膜。不同物质通过滤过膜的能力取决于被滤过物质分子的大小及其所带的电荷。肾小球的滤过功能如下：①滤过膜内层的毛细血管内皮细胞构成窗孔，可通过小分子溶质和小分子量蛋白质，但血细胞不能通过。②毛细血管内皮细胞表面有带负电荷的糖蛋白，阻碍带负电荷的蛋白质通过。③基质和一些带负电荷的蛋白质构成基底膜，膜上的多角形网孔大小决定可通过的溶质分子的大小，是阻碍血浆蛋白滤过的重要屏障。④滤过膜外层是肾小囊脏层上皮细胞，上皮细胞的长突起相互交错，其间的裂隙是滤过膜的最后一道屏障。病理情况下，滤过膜的面积和通透性发生变化，从而影响肾小球的滤过功能。

肾小球旁器由球旁细胞、致密斑和球外系膜细胞组成。球旁细胞位于入球小动脉终末部的中膜内，其内有许多分泌肾素的特殊颗粒。致密斑位于皮质部髓袢升支，可感受远曲小管内液体容量和钠浓度的变化，调节球旁细胞分泌肾素。球外系膜细胞是入球小动脉和出球小动脉之间的一群细胞，具有吞噬功能，其细胞内的肌丝收缩可调节肾小球的滤过面积。肾间质为填充于肾单位各部分和血管之间的少量结缔组织，内有血管、淋巴管和神经穿行。从皮质到髓质内区，肾间质数量和间质细胞的数目不断增加。

（二）肾脏的生理功能

1. 肾小球的滤过功能 正常成人双侧肾脏血流量约为

1L/min，当血液流经肾小球时，除血细胞和大分子蛋白质外，几乎所有的血浆成分均可通过肾小球滤过膜进入肾小囊，形成与血浆等渗的原尿，即肾小球滤过液。肾小球滤过功能是代谢产物排泄的主要方式。肾小球滤过率（glomerular filtration rate，GFR）受滤过膜的通透性、滤过面积、有效滤过压及肾血流量的影响。

2. 肾小管的重吸收和分泌功能

（1）**重吸收功能** 肾小球每天滤过的原尿可达180L，其中电解质成分与血浆基本相似。但正常人每天排出的尿液约1500ml，原尿中99%以上的水和物质被肾小管重吸收进入血液，如大部分的葡萄糖、氨基酸、维生素、钾、钙、钠、水、无机磷等，一些毒物、药物和代谢废物随尿液排出体外。

（2）**分泌和排泄功能** 肾小管上皮细胞可将本身产生的或血液内的 H^+、NH_3、肌酐、药物等物质排泄到尿液中，以调节机体电解质、酸碱代谢的平衡、排出废物。

（3）**浓缩和稀释功能** 肾脏通过逆流倍增、髓质渗透梯度及抗利尿激素的作用完成对水的调节。肾衰竭时肾脏调节水的功能障碍，可发生水潴留或脱水。体内水过多时，肾脏稀释尿液，排水量增加；体内缺水时，肾小管对水的重吸收增加，排水量减少。肾脏的浓缩和稀释功能可反映远端肾小管和集合管对水平衡的调节能力。

3. 肾脏的内分泌功能 肾脏分泌的激素可分为血管活性肽和非血管活性激素。前者作用于肾脏本身，参与肾脏的生理功能，主要调节肾脏的血流动力学和水盐代谢，包括肾素、血管紧张素、前列腺素、激肽释放酶-激肽系统、内皮素、利钠肽等；非血管活性激素主要作用于全身，包括1α-羟化酶和促红细胞生成素等。①调节血压：肾脏在调节血压并保持其稳定方面起重要作用。当血压下降、肾小管液量和钠减少或交感神经兴奋时均使肾小球旁器分泌肾素增多，从而使血管紧张素生成增加，进而使小动脉收缩及醛固酮分泌，致血压升高。当血压升高时引起肾分泌激肽释放酶，致激肽增多，激肽能扩张小动脉、促进钠和水的排泄，使血压下降。激肽、儿茶酚胺、血管紧张素均可使肾间质细胞生成和分泌前列腺素 A_2、E_2增加，A_2、E_2有扩张血管、增加钠和水排泄作用，因而使血压下降。②纠正贫血：促红细胞生成素具有促进骨髓造血细胞和原红细胞的分化成熟、促进网织红细胞释放入血及加速血红蛋白合成等作用。③维持钙、磷代谢平衡：（1,25）-二羟维生素 D_3 在肾脏生成，它能促进小肠和肾小管对钙、磷的吸收及成骨细胞的成熟与钙化，维持钙、磷代谢平衡。

二、泌尿系统疾病患者常见症状体征的护理

【常见综合征】

肾脏及其他泌尿系统疾病经常会出现一组临床症状和体征，临床上称为综合征，识别患者属于哪一种综合征有利于疾病诊断、治疗和护理。

1. 肾病综合征 各种原因所致的大量蛋白尿（>3.5g/d），低白蛋白血症（<30g/L），明显水肿和（或）高脂血症的临床综合征。

2. 肾炎综合征 以血尿、蛋白尿、水肿和高血压为特点的综合征。按起病急缓和转归，可分为急性肾炎综合征、急进性肾炎综合征和慢性肾炎综合征。

3. 急性肾衰竭综合征 各种原因引起的血肌酐在短时间内绝对值升高≥26.5μmol/L或推测在7天内较基础值升高≥50%或尿量<0.5ml/（kg·h），持续超过6小时，称为急性肾损伤（acute kidney injury，AKI）。急性肾衰竭是AKI的严重阶段，临床主要表现为少尿、无尿、含氮代谢产物在血中潴留、水电解质失衡及酸碱平衡紊乱等。

4. 慢性肾衰竭综合征 慢性肾脏病（chronic kidney disease，CKD）是指肾脏损伤或肾小球滤过率<60ml/（min·1.73m²），时间>3个月。慢性肾衰竭是慢性肾脏病的严重阶段，临床主要表现为消化系统症状、心血管并发症、贫血及肾性骨病等。

【常见症状体征】

1. 肾源性水肿 水肿（edema）是肾小球疾病最常见的临床表现。指人体组织间隙有过多的液体积聚使组织肿胀，隐性水肿仅体重增加，早期仅于局部组织水肿，后延至全身。泌尿系统疾病引起的水肿按发生机制分为两类。包括①肾炎性水肿：因肾小球毛细血管炎症使滤过面积和血流量减少致滤过率下降，而肾小管重吸收功能基本正常或因尿液减少而重吸收增多，引起尿少、水钠潴留于血管及组织间隙引起，水肿多始于眼睑、颜面部等组织疏松部位，重者可波及全身，指压凹陷不明显，常伴血压升高。②肾病性水肿：长期大量蛋白尿造成血浆白蛋白减少，血浆胶体渗透压降低，液体从血管内进入组织间隙诱发水肿，肾病性水肿多始于身体的低垂部位、凹陷性水肿，随病情加重可遍及全身。

2. 尿路刺激征 尿路刺激征（urinary irritation symptom）指膀胱颈和膀胱三角区受炎症或机械刺激而引起的尿频、尿急、尿痛，可伴有排尿不尽感及下腹坠痛。

（1）尿频 指单位时间内排尿次数增多，尿意频繁而每次尿量不多。正常成人白天4~6次，夜间0~2次。引起尿频的常见原因包括膀胱炎、尿道炎等炎症疾病所致，糖尿病、尿崩症等疾病所致以及癔症等神经性尿频。

（2）尿急 指患者一有尿意即迫不及待需要排尿，难以忍耐控制。见于泌尿道炎症，尤其是膀胱三角区和后尿道黏膜炎症，尿急症状特别明显；此外膀胱和尿道结石或异物刺激黏膜等也可产生尿频。

（3）尿痛 指患者排尿时感觉会阴耻骨上区、会阴部、尿道内疼痛或烧灼感或下腹部疼痛。是由于炎症刺激，使膀胱收缩、痉挛或尿液流经发炎的尿道而引起。

3. 肾性高血压 肾脏疾病常伴有高血压，称肾性高血压，按病因可分为肾血管性和肾实质性两类。主要由急性或慢性肾小球肾炎、慢性肾盂肾炎、慢性肾衰竭等肾实质性疾病引起高血压多见。肾性高血压按发生机制又可分为容量依赖型高血压和肾素依赖型高血压。

（1）容量依赖型高血压 肾实质损害后，肾脏处理钠、水的能力减退，导致机体内水钠潴留。水钠潴留使血容量增加，即可发生高血压；同时水钠潴留可使血管平滑肌细胞内水钠含量增加，血管壁增厚，弹性降低，血管的阻力以及对儿茶酚胺的反应性增强，使血管紧张素Ⅱ对血管受体亲和力提高，从而导致高血压的发生。

（2）肾素依赖型高血压 肾内灌注压降低和肾实质疾病，以及分泌肾素的肿瘤，均能使球旁细胞释放大量肾素。从而引起血管紧张素Ⅱ活性增高，全身小动脉管壁收缩导致血压升高。肾素及血管紧张素Ⅱ又能促使醛固酮分泌增多，导致钠水潴留，使血容量增加血压升高。肾实质损害后激肽释放酶及前列腺素的释放减少，这些舒张血管物质的减少也是高血压形成的重要因素。

4. 尿异常

（1）尿量异常 正常成人24小时平均尿量为1000~2000ml，尿量的多少取决于肾小球滤过率和肾小管重吸收量。尿量异常包括少尿、无尿、多尿和夜尿增多。

1）少尿和无尿 少尿（oliguresis）指24小时尿量少于400ml，若24小时尿量少于100ml称为无尿（anuresis）。少尿可因肾前性（如血容量不足或肾血管痉挛等）、肾性（如急、慢性肾衰竭等）以及肾后性（如尿路梗阻等）因素引起。

2）多尿 多尿（hyperdiuresis）指24小时尿量超过2500ml。多尿分肾性和非肾性两类，肾性多尿见于肾小管功能不全，非肾性多尿多见于糖尿病、尿崩症和溶质性利尿等。

3）夜尿增多 夜尿增多（nocturia）指夜间尿量超过白天尿量或夜间尿量超过750ml。持续的夜尿增多，且尿比重低而固定，提示肾小管浓缩功能减退。

（2）蛋白尿 健康人的尿液中含有极微量的蛋白质，尿常规检查尿蛋白呈阴性。每天尿蛋白定量超过150mg或

尿蛋白质定性试验阳性称为蛋白尿（albuminuria）。蛋白尿按发生机制分为以下几类。

1）生理性蛋白尿　①功能性蛋白尿：轻度、暂时性的蛋白尿，多见于发热、剧烈运动或充血性心力衰竭；②体位性蛋白尿：常见于青春发育期的青少年，于直立和脊柱前凸姿势时出现蛋白尿，卧位时尿蛋白消失，一般蛋白质排泄量 <1g/d。

2）病理性蛋白尿　①肾小球性蛋白尿：最常见，主要是由于肾小球滤过膜通透性增加或所带负电荷改变，导致原尿中蛋白量超过肾小管重吸收能力而引起。若病变较重血浆中各种分子量的蛋白质均可无选择地滤出，称非选择性蛋白尿；若病变较轻以白蛋白为主的中小分子量的蛋白质滤出，称为选择性蛋白尿，选择性蛋白尿主要见于各种肾小球器质性疾病，其尿蛋白排出量较多，一般 >2g/d。②肾小管性蛋白尿：肾小管重吸收能力下降所致。蛋白尿常由β微球蛋白、溶菌酶等小分子蛋白质构成，一般 <2g/d。多见于肾小管病变以及其他引起肾间质损害的病变。③溢出性蛋白尿：由于血中低分子量的异常蛋白（血红蛋白、肌红蛋白等）增多，经肾小球滤过后未被肾小管全部重吸收所致。多见于急性溶血性疾病、多发性骨髓瘤、巨球蛋白血症等。④混合性蛋白尿：为肾脏病变同时累及肾小球及肾小管时产生的蛋白尿，尿中所含的蛋白成分具有上述两种蛋白尿的特点，见于各种肾小球疾病的后期。⑤组织性蛋白尿：由于炎症、中毒或药物的刺激，肾小管分泌糖化蛋白增多，或肾组织破坏释放入尿液的蛋白质增多所致的蛋白尿，见于肾小管炎症、中毒等。

（3）血尿　包括镜下血尿和肉眼血尿。新鲜尿沉渣每高倍视野红细胞 >3 个，或 1 小时尿红细胞计数超过 10 万，称为镜下血尿（microscopic hematuria）。尿外观呈血样、酱油样或洗肉水样，提示 1000ml 尿液中含有 1ml 以上的血液，称肉眼血尿（gross hematuria）。血尿是泌尿系统疾病最常见的症状之一，98% 的血尿是由于泌尿系统疾病引起的，2% 的血尿是由全身性疾病或泌尿系统邻近器官病变所致。此外，剧烈运动后可发生功能性血尿。临床上将血尿按病因分为肾小球源性血尿和非肾小球源性血尿。肾小球源性血尿系肾小球基底膜断裂所致，可伴大量蛋白尿和（或）多种管型尿尤其红细胞管型，且新鲜尿显微镜检查可见多形红细胞。非肾小球源性血尿为肾小球外病变如尿路感染、结石及肿瘤等所致，尿中红细胞大小形态均一。

（4）白细胞尿、脓尿和菌尿　新鲜离心尿液每高倍视野白细胞 >5 个，或新鲜尿液白细胞计数超过 40 万，称为白细胞尿（leucocyturia）或脓尿（pyuria）。尿中白细胞明显增多常见于泌尿系统感染，肾小球肾炎等疾病也可出现轻度白细胞尿。菌尿（bacteriuria）指中段尿涂片镜检，每

个高倍视野均可见细菌，或尿细菌培养菌落计数超过 10^5/ml，见于泌尿系统感染。

（5）管型尿　若 12 小时尿沉渣计数管型超过 5000 个或镜检发现大量管型，称为管型尿（cylindruria）。尿中管型是由蛋白质、细胞或其崩解产物在肾小管、集合管内凝聚而成圆柱形蛋白聚体，包括细胞管型、颗粒管型、透明管型、蜡样管型、脂肪管型、肾衰竭管型。正常人尿中偶见透明及颗粒管型。白细胞管型是活动性肾盂肾炎的特征，上皮细胞管型可见于急性肾小管坏死，红细胞管型见于急性肾小球肾炎，蜡样管型见于慢性肾衰竭，肾衰竭管型见于急性肾衰竭多尿期，若在慢性肾衰竭患者尿液出现则提示预后不良。

5. 肾区痛　肾盂、输尿管内张力增高或包膜受牵拉所致的肾区痛，表现为肾区胀痛或隐痛、肾区压痛和叩击痛阳性。多见于肾脏或附近组织炎症、肾肿瘤等。肾绞痛是一种特殊的肾区痛，其特点为疼痛常突然发作，可向下腹外阴及大腿内侧部位放射。主要由输尿管内结石、血块等移行所致。

【护理评估】

在全面收集患者的主客观资料的基础上，将泌尿系统疾病患者护理评估的内容归纳如下。

1. 健康史

（1）患病及治疗经过

1）患病经过　详细询问起病时间、起病急缓、有无明显诱因、有无相关的疾病史和家族史、患病后的主要症状及其特点。如急性肾小球肾炎应重点了解有无反复咽炎、扁桃体炎等上呼吸道感染和皮肤脓疱疮等化脓性感染史，肾功能受损者有无肾脏疾病史及有无高血压、糖尿病、过敏性紫癜、系统性红斑狼疮等疾病史。

2）检查及治疗经过　了解患者曾做过哪些检查及其结果，治疗的经过、效果及是否遵医嘱治疗，目前用药情况包括药物种类、剂量、用法，有无明确的药物过敏史。

（2）目前主要不适及病情变化　询问目前最突出的症状及其变化，患者食欲、睡眠、体重等方面一般情况有无改变。

2. 身体状况

（1）水肿　①水肿部位（开始部位及蔓延情况）、全身性或局部性、是否对称性、是否凹陷性，与体位变换及活动的关系。②水肿伴随症状，如伴重度蛋白尿常为肾源性水肿，伴轻度蛋白尿见于心源性水肿。

（2）尿路刺激征　①评估尿频的程度、排尿间隔时间和尿量。②尿频、尿急、尿痛伴随症状，如伴有发热见于泌尿系感染、盆腔炎，伴有午后低热、乏力、盗汗见于泌尿系统结核。

（3）尿异常

1）少尿 评估少尿发生时的状况、持续时间、伴随症状等明确少尿发生的原因，如伴肾绞痛主要由肾动脉血栓或栓塞、肾结石引发，伴大量蛋白尿、水肿、高脂血症和低蛋白血症见于肾病综合征。

2）多尿 评估多尿发生时的状况、持续时间、伴随症状等明确多尿发生的原因，如伴有烦渴多饮、低比重尿见于尿崩症，伴有多饮多食和消瘦见于糖尿病。

3）血尿 评估尿的颜色、血尿出现的尿程、持续时间、伴随症状等寻找血尿发生的原因，如血尿伴肾绞痛是肾或输尿管结石的特征，血尿伴尿流中断见于膀胱和尿道结石，血尿伴尿频、尿急、尿痛见于泌尿道感染。

3. 心理 - 社会支持状况

（1）心理状态 了解患者的情绪和精神状态，有无紧张、焦虑、抑郁、绝望等负性情绪及其程度。由于肾脏疾病大多时轻时重、迁延不愈，治疗上较为困难，加上反复的治疗费用支出，患者常会出现各种不利于其疾病治疗的负性情绪，尤其是病情未控制、反复发作、预后差的患者，因此需注意评估患者的心理状态，以便及时予以干预。

（2）社会支持 了解患者的家庭经济状况、有无医疗保障，尤其慢性肾衰竭患者需长期维持治疗，高额的医疗费用难以承担，故对其社会支持系统的评估非常重要。

4. 实验室及其他检查

（1）尿液检查 包括①尿液一般性状检查，如尿量、颜色、性状、气味、酸碱度及尿比重等；②生化检查，如蛋白质、葡萄糖检测等；③尿显微镜检查，如细胞、管型、细菌检测等。临床常用尿液标本采集见表 5 - 1 - 1。

表 5 - 1 - 1 常用尿液标本采集

标本种类	采集要求	用途
晨尿	清晨起床后第一次尿	浓缩、酸化、有形成分含量高。适用于有形成分、化学成分和早孕检查
随机尿	采集任意时间的尿液标本	采集方便，标本新鲜易得；但影响因素多，适合门诊、急诊检查
3h 尿	采集上午 6~9 时的时段内尿液标本	适用于尿液有形成分的排泄率检查，如白细胞排泄率等
12h 尿	采集晚 8 时至次日晨 8 时的全部尿液	用于有形成分计数，已较少用
24h 尿	采集晨 8 时至次日晨 8 时的全部尿液	化学成分定量检查
餐后尿	午餐后 2h 的尿液标本	适用于检查病理性蛋白尿、尿糖、尿胆原检测
清洁中段尿	清洗外阴后，排尿或一次性导尿，无菌容器留取中段尿液。留取尿标本注意事项：①应用抗菌药之前或停用抗菌药 5d 之后；②最好清晨第一次尿，留取尿液时严格无菌操作，先充分清洁外阴或包皮，消毒尿道口；③尿标本必须在 1h 内细菌培养，否则需冷藏保存	细菌培养

尿标本留取后宜立即送检，从标本采集到检验完成，夏天不超过 1 小时，冬天不超过 2 小时。若不能立即送检，应加防腐剂并冷藏保存。收集标本的容器清洁干燥，女性患者避开月经期，防止阴道分泌物或经血混入。

（2）肾功能检查

1）肾小球滤过功能 主要检测肾小球的滤过率，多用内生肌酐清除率（endogenous creatinine clearance rate, Ccr）评估肾小球的滤过率。Ccr 测定前，要求患者连续 3 天低蛋白饮食（<40g/d），禁食鱼、肉（无肌酐饮食），禁饮咖啡、茶等具有兴奋作用的饮料，避免剧烈运动。第 4 天晨 8 点将尿排尽后，收集 24 小时尿液，加入甲苯 4~5ml 防腐。并在同一天采血 2~3ml 进行测定。临床上也常用血尿素氮和血肌酐值来判断肾小球的滤过功能，但两者均在肾功能严重损害时才明显升高，故不能作为早期诊断指标。血尿素氮还受肾外因素的影响，其特异性不如血肌酐，但血尿素氮增高的程度与病情严重程度成正比，故对肾衰竭诊断有特殊价值。

2）肾小管功能测定 包括近端和远端肾小管功能测定。近端肾小管功能常用尿 β_2 微球蛋白（β_2 - MG）测定，远端肾小管功能常采用尿浓缩稀释试验和尿渗量（尿渗透压）测定。①β_2 微球蛋白是体内除成熟细胞和胎盘滋养层细胞外的所有细胞，特别是淋巴细胞和肿瘤细胞膜上组织相容性抗原的轻链蛋白组分，成人尿低于 0.3mg/L，或以尿肌酐校正为 0.2mg/g 肌酐以下。当血 β_2 - MG <5mg/L，尿 β_2 - MG 升高才反映肾小管损伤。②尿浓缩稀释试验是在日常或特定的饮食条件下，通过测定尿量及其比重，以判断肾单位远端（髓袢、远端小管、集合管）对水平衡的调节能力。常用方法有昼夜尿比重试验（又称莫氏试验，Mosenthal's test）和 3 小时尿比重试验。③尿渗量和尿比重均反映尿中溶质的含量，但尿蛋白、葡萄糖等对尿比重的

影响较尿渗量大，故在判断肾浓缩－稀释功能上，测定尿渗量较尿比重更有意义。尿渗量测定：前一天晚餐后，患者需禁饮水 8 小时，然后留取晨尿，同时采集静脉血。尿渗量/血浆渗量的比值降低，说明肾浓缩功能受损；尿渗量/血浆渗量的比值等于或接近 1，说明肾浓缩功能接近完全丧失。

（3）免疫学检查　多数原发性肾脏疾病与免疫炎症反应有关，故免疫学检查有助于疾病类型及病因的判断。常用的检查项目包括血清补体成分测定（血清总补体、C3 等），血清抗链球菌溶血素 "O" 的测定，滴度增高对急性肾小球肾炎的诊断有重要价值。

（4）肾活组织检查（renal biopsy，RB）　肾穿刺活体组织检查有助于确定肾脏疾病的病理类型，对协助肾实质疾病的诊断、指导治疗及判断预后有重要意义。

（5）影像学检查　了解泌尿系统器官的形态、位置、功能及有无占位性病变，以协助诊断。常用的检查项目包括泌尿系统 X 线平片、静脉尿路造影（intravenous urography，IVU）及逆行肾盂造影（retrograde pyelography）、肾血管造影、膀胱镜检查、B 超、CT、磁共振等。静脉尿路造影和逆行肾盂造影检查前患者少渣饮食，避免摄入豆类等产气食物；检查前一天晚饭后 2 小时开水冲服番泻叶以清洁肠道；检查日晨禁食，造影前 12 小时禁饮水。另外，检查前应做碘过敏试验，检查后嘱患者多饮水，以促进残留在体内的造影剂尽快排出，减少对肾脏的毒性作用。

【护理诊断/问题】

1. 体液过多　与肾小球滤过功能下降致水钠潴留或大量蛋白尿导致血浆渗透压下降有关。

2. 有皮肤完整性受损的危险　与皮肤水肿、营养不良有关。

3. 头痛　与肾性高血压有关。

4. 排尿障碍：尿频、尿急、尿痛　与尿路感染所致的炎症或理化因素刺激膀胱有关。

5. 体温过高　与尿路感染有关。

6. 疼痛：肾区疼痛　与肾炎、肾盂肾炎、结石、肿瘤等有关。

【护理目标】

1. 患者水肿减轻或完全消退。

2. 患者无皮肤破损或皮肤感染发生。

3. 患者血压平稳，自觉头痛减轻或消退。

4. 患者尿频、尿急、尿痛等尿路刺激征减轻或消失。

5. 患者体温恢复正常。

6. 患者肾区疼痛逐渐减轻或消失。

【护理措施】

1. 一般护理

（1）环境　提供安静、舒适的病室环境，护理操作注意使用屏障或单人间操作，保护患者的隐私。

（2）休息与体位　注意休息，避免劳累，疾病急性期或病情重者卧床休息。

（3）饮食　根据病情提供高热量、高维生素、易消化、适量优质蛋白饮食。①钠盐：限制钠的摄入，以 2～3g/d 为宜。②液体：液体入量视水肿程度及尿量而定。若尿量 >1000ml/d 者，不严格限水，但不可过多饮水；若尿量小于 500ml/d 或严重水肿者需限制水的摄入，量出为入，每天液体入量不应超过前一天 24 小时尿量加上不显性失水量（约 500ml）。液体入量包括饮食、饮水、服药、输液等各种形式或途径进入体内的水分。③蛋白质：低蛋白血症所致水肿者，若血尿素氮正常，可给予 0.8～1.0g/（kg·d）正常量的优质蛋白质，优质蛋白质指富含必需氨基酸的动物蛋白如牛奶、鸡蛋、鱼肉等，但不宜给予高蛋白饮食，因为高蛋白饮食可致尿蛋白增多而加重病情。有氮质血症的水肿患者，则应限制蛋白质的摄入，一般给予0.6～0.8g/（kg·d）的优质蛋白。慢性肾衰竭患者需根据 GFR 来调节蛋白质摄入量。④热量：补充足够的热量以免引起负氮平衡，尤其低蛋白饮食的患者，每天摄入的热量不应低于 126kJ/（kg·d），即 30kcal/（kg·d）。⑤其他：注意补充各种维生素。

2. 病情观察　观察患者血压、尿液、体重、皮肤情况，有无胸腔、腹腔、心包积液；记录 24 小时出入量；观察是否有伴随症状如头痛、脱水、意识改变等。密切监测实验室检查结果包括尿常规、肾小球滤过率、血尿素氮、血肌酐、血浆蛋白、血清电解质等变化情况。

3. 对症护理

（1）肾源性水肿

1）休息　重度水肿者，卧床休息可减轻肾脏负担，并有利尿作用，促进水肿消退。卧床期间，经常变换体位，年老体弱者，可协助其翻身或用软垫支撑受压部位，防止发生压疮。下肢水肿明显者抬高下肢；眼睑面部水肿者头部应稍高；阴囊水肿者可用吊带托起阴囊；胸腔积液者宜取半卧位。水肿减轻后，患者可起床活动，但应避免劳累。

2）皮肤护理　观察皮肤有无红肿、破损和化脓等情况发生。水肿较重的患者应注意衣着柔软、宽松。水肿患者皮肤变薄，易发生破损而感染，故需协助患者做好全身皮肤的清洁，清洗时勿过分用力，避免损伤皮肤。严重水肿者避免肌内注射，可采用静脉途径保证药物准确及时地输入。

（2）排尿障碍　尿频、尿急、尿痛

1）休息　急性发作期应注意卧床休息，宜取屈曲位，尽量勿站立或坐直。

2）增加水分的摄入　在无禁忌证的情形下，应尽量多饮水、勤排尿，以达到不断冲洗尿路、减少细菌在尿路停留的目的。

3）保持皮肤黏膜的清洁　尤其女性阴道、尿道、肛门相距近，加强个人卫生，减少肠道细菌侵入尿路而引起感染的机会。

4）缓解疼痛　指导患者进行膀胱区中药热奄包疗法、手法按摩或针灸肾俞、关元等穴位，以缓解局部肌肉痉挛，减轻疼痛。

（3）肾区疼痛

1）休息　疼痛时停止活动，卧床休息，日常生活中避免从事重体力劳动，保证充足的休息和睡眠；泌尿系统感染者应多饮水，起到冲洗尿道的作用；保证营养，适当锻炼，增强抵抗力。

2）疼痛护理　肾区或膀胱区疼痛者，局部按摩或热敷以缓解疼痛；分散患者注意力，根据其兴趣爱好，选择娱乐活动，针灸肾俞、三阴交等穴位，起到镇痛作用。对高热、头痛及腰痛者，遵医嘱给予退热、镇痛剂，用药过程中观察疗效和不良反应。

4. 用药护理　注意观察药物疗效和不良反应。水肿者遵医嘱使用利尿剂，长期使用利尿剂监测血清电解质和酸碱平衡情况，观察有无低钾血症、低钠血症、低氯性碱中毒。利尿剂应用不可过快过猛（如使用大剂量呋塞米），因其可导致有效血容量不足，出现恶心、直立性眩晕、口干、心悸等症状。此外，呋塞米等强效利尿剂具有耳毒性，可引起耳鸣、眩晕以及听力丧失。高血压者遵医嘱使用降压药物，不可随意减量或停药，降压速度不宜过快、过猛，以免重要脏器血供减少和增加肾损害。

5. 心理护理　病程较长、病情易反复、使患者常常对治疗失去信心。应向患者说明情绪稳定有助于血压稳定，而紧张、焦虑可导致血压升高；保持愉快心情，缓解尿路刺激。劝慰患者保持良好的心态，正确面对疾病。

6. 健康指导

（1）疾病预防指导　教会患者根据病情合理安排每天食物的含盐量和饮水量。指导限钠患者避免进食腌制食品、罐头食品、啤酒、汽水、味精、面包、豆腐干等含钠丰富的食物。

（2）疾病知识指导　教会患者通过正确测量每天出入液量、体重等评估水肿的变化。向患者详细介绍有关药物的名称、用法、剂量、作用和不良反应，并告诉患者不可擅自加量、减量和停药，尤其是糖皮质激素和环磷酰胺等免疫抑制剂。

【护理评价】

1. 患者水肿有无减轻或完全消退。

2. 患者是否有皮肤破损或感染发生。

3. 患者血压是否平稳，头痛是否减轻或消失。

4. 患者尿频、尿急、尿痛等尿路刺激征是否减轻或完全消失。

5. 患者体温是否正常。

6. 患者肾区疼痛是否逐渐减轻或消失。

（郭　玲）

第二节　肾小球疾病

PPT

📖 学习目标

知识要求：

1. 掌握　肾小球疾病的定义、临床表现、护理措施。

2. 熟悉　原发性肾小球疾病的护理诊断、诊断要点以及处理原则。

3. 了解　原发性肾小球疾病的病因、发病机制及相关检查内容。

技能要求：

1. 能够运用整体护理程序对肾小球疾病患者实施护理。

2. 具备肾衰竭患者的护理抢救配合技能。

素质要求：

1. 在临床护理工作中保持热情、和蔼的态度，体现人文关怀。

2. 能结合患者自身情况合理制订健康计划，体现严谨的科学护理思维。

一、概述

肾小球疾病是一组以血尿、蛋白尿、水肿、高血压、肾功能损害等为主要临床表现，病变通常累及双肾肾小球的常见疾病。其病因、发病机制、病理改变、病程和预后不尽相同。根据病因分为原发性、继发性和遗传性三大类。原发性肾小球疾病大多病因不明，占绝大多数，是我国终末期肾衰竭最主要的病因；继发性肾小球疾病系指继发于全身性疾病的肾小球损害，如系统性红斑狼疮、糖尿病肾病等；遗传性肾小球疾病为遗传变异基因所致的肾小球病，如 Alport 综合征等。其中，原发性肾小球疾病占绝大多数，是引起慢性肾衰竭的最主要原因。本节主要介绍原发性肾小球疾病。

【发病机制】

原发性肾小球疾病的发病机制尚未完全明确。多数肾小球疾病是免疫介导性炎症疾病。免疫机制是肾小球疾病的始动机制，在此基础上炎症介质（如补体、细胞因子、活性氧等）参与，最后导致肾小球损伤并产生临床症状。在肾小球疾病的慢性进展过程中也有非免疫、非炎症机制参与，有时可成为病变持续和恶化的重要因素。遗传因素、自身免疫在肾小球疾病的易感性、疾病的严重性和治疗反应上发挥着重要作用。

1. 免疫反应 包括体液免疫和细胞免疫。体液免疫是原发性疾病的始发因素。机制包括两类。①循环免疫复合物沉积：某些外源性抗原（如致肾炎链球菌的某些成分）或内源性抗原（如 DNA 的降解产物）可刺激机体产生相应抗体，在血液循环中形成免疫复合物沉积于肾小球致肾小球损伤。②原位免疫复合物形成：系指血液循环中游离抗体（或抗原）与肾小球固有抗原［如肾小球基底膜（glomerular basement membrane，GBM）抗原或促细胞的抗原］或种植于肾小球的外源性抗原（或抗体）相结合，在肾脏局部形成免疫复合物，并导致肾脏损伤。研究发现细胞免疫在肾小球肾炎发病机制中也起着重要作用。

2. 炎症反应 免疫反应需引起炎症反应才能导致肾小球损伤及其临床症状。其机制包括炎症细胞（单核 - 吞噬细胞、中性粒细胞、嗜酸性粒细胞及血小板等）及炎症介质，二者共同作用，最终导致肾小球损伤。

【原发性肾小球疾病的分类】

目前常用的分类方法包括病理分型和临床分型。

1. 原发性肾小球疾病的病理分型 肾小球疾病依据基本病变的性质和病变累及的范围可分为以下几种病理类型。

（1）肾小球轻微病变（minor glomerular abnormalities）包括肾小球微小病变（minimal change disease，MCD）。

（2）局灶节段性肾小球病变（focal segmental glomerular lesions） 包括局灶性肾小球肾炎（focal glomerulonephritis）和局灶节段性肾小球硬化（focal segmental glomerulosclerosis，FSGS）。

（3）弥漫性肾小球肾炎（diffuse glomerulonephritis）

1）膜性肾病（membranous nephropathy，MN）。

2）增生性肾小球肾炎（proliferative glomerulonephritis）①系膜增生性肾小球肾炎（mesangial proliferative glomerulonephritis）。②毛细血管内增生性肾小球肾炎（endocapillary proliferative glomerulonephritis）。③系膜毛细血管性肾小球肾炎（mesangiocapillary glomerulonephritis）。④新月体性和坏死性肾小球肾炎（crescentic and necrotizing glomerulonephritis）。⑤致密物沉积性肾小球肾炎（dense deposit glomerulonephritis）。

3）硬化性肾小球肾炎（sclerosing glomerulonephritis）。

（4）未分类的肾小球肾炎（unclassified glomerulonephritis）

2. 原发性肾小球疾病的临床分型 肾小球疾病的临床分型可根据临床表现分为肾炎综合征（nephritic syndrome）和肾病综合征（nephrotic syndrome）。肾炎综合征以肾小球源性血尿为主要表现，常伴有蛋白尿，但也可以为单纯血尿，可有水肿和高血压的疾病为肾炎综合征；肾炎综合征根据起病急缓又可分为急性肾炎综合征、慢性肾炎综合征和急进性肾炎综合征。肾病综合征以大量蛋白尿和低蛋白血症为主要表现，常伴有水肿和高脂血症。

（1）急性肾小球肾炎（acute glomerulonephritis，AGN）。

（2）急进性肾小球肾炎（rapidly progressive glomerulonephritis，RPGN）。

（3）慢性肾小球肾炎（chronic glomerulonephritis，CGN）。

（4）肾病综合征（nephrotic syndrome，NS）。

（5）无症状性血尿和（或）蛋白尿（asymptomatic hematuria with or without proteinuria）。

肾活组织检查是确定肾小球疾病病理类型和病变程度的必要手段，而正确的病理诊断又必须与临床紧密结合。同一病理类型可有多种临床表现，而同种临床表现又可见于不同的病理类型。

二、急性肾小球肾炎

⇒ 案例引导

案例：患者，男，67岁。3周前咽部不适，食欲差，无用药史，10天前晨起发现双眼水肿，可见肉眼血尿，近1周尿量进行性减少。查体：T 36.9℃，P 80次/分，R 18次/分，BP 138/80mmHg，眼睑水肿，精神差，咽部充血，无出血点，未见脓性分泌物，双肺呼吸音清，心律齐，未闻及杂音，腹部检查（-）。实验室检查：白细胞 16×10^9/L，尿中红细胞（++），抗ASO 800IU/L，24小时尿蛋白定量2.25g。入院诊断：急性肾小球肾炎。

讨论：

1. 该患者相关护理诊断有哪些？

2. 可以为该患者提供哪些护理措施？

3. 作为责任护士，应如何对该患者及家属提供健康教育？

急性肾小球肾炎（acute glomerulonephritis，AGN），简称急性肾炎，是以急性肾炎综合征为主要临床表现的一组疾病，并以双侧肾脏弥漫性肾小球非化脓性炎症为主要病理特征的疾病，常为感染后免疫反应引起。其特点为起病急，表现为血尿、蛋白尿、水肿和高血压，可伴有一过性肾功能不全。

【病因与发病机制】

患者常因感染A组β溶血性链球菌"致肾炎菌株"而致病。常见于上呼吸道感染（多为急性扁桃体炎）、猩红热、皮肤感染（多为脓疱疮）等链球菌感染后，感染的严重程度与急性肾炎的发生和病变轻重并不完全一致。本病主要是由感染诱发免疫反应后通过循环免疫复合物沉积于肾小球致病，或种植于肾小球的抗原与循环中的特异抗体相结合形成原位免疫复合物而致病。

【临床表现】

本病高发于2～6岁儿童，男性多于女性。起病较急，病情轻重不等，潜伏期多数1～3周，平均10天，有明确的链球菌感染史，如上呼吸道感染、咽炎、扁桃体炎及皮肤感染等。首发症状多为水肿和血尿，呈典型急性肾炎综合征表现。典型表现如下。

1. 尿液异常 几乎所有患者都有肾小球源性血尿，约30%患者可有茶色或洗肉水样的肉眼血尿，常为首发症状。多伴有轻、中度蛋白尿，少数患者有大量蛋白尿。

2. 水肿 80%以上患者有水肿。轻者仅晨起眼睑水肿，重者延及全身，体重亦随之增加。典型水肿晨起以面部为著，严重者下肢被累及。

3. 高血压 见于80%的患者，多为暂时的轻、中度高血压。产生主要与水钠潴留有关，积极利尿治疗后血压恢复正常。

4. 肾功能异常 部分患者在起病早期出现一过性肾功能受损，表现为尿量减少、血肌酐升高，常于1～2周后恢复至正常。

5. 心力衰竭 多见于老年患者，与水钠潴留、循环血量过多有关，在起病后1～2周内发生。

【实验室及其他检查】

1. 尿液检查 几乎所有患者均有镜下血尿，为多形性红细胞。红细胞管型提示肾小球急性炎症的重要特点。尿蛋白多为（+～++），1～3g/d，仅少数患者可有大量蛋白尿。

2. 抗链球菌溶血素"O"抗体（ASO）测定 有链球菌感染，ASO滴度明显升高，其滴度高低与链球菌感染严重性相关。

3. 血清补体测定 发病初期血清总补体（CH50）及补体C3均明显下降，8周内逐渐恢复正常，此规律性变化是本病的典型特征。

4. 肾功能检查 偶有肾小球滤过率轻度降低，出现一过性血尿素氮升高。

【诊断要点】

链球菌感染后1～3周出现肾炎综合征典型表现，血尿、蛋白尿、水肿和高血压，甚至少尿，血清C3降低，发病8周内恢复，即可诊断为急性肾小球肾炎。

【处理原则】

以卧床休息、对症处理为主，本病为自限性疾病，不宜使用糖皮质激素及细胞毒药物治疗。

1. 一般治疗 急性期应卧床休息2～3周，待肉眼血尿消失、水肿消退及血压恢复正常可适当下床活动。3个月内宜避免剧烈体力活动。急性期低盐（每天3g以下）饮食。肾功能正常者不需限制蛋白质摄入量，但肾功能不全时应考虑限制蛋白质摄入，并以优质动物蛋白为主（如鸡肉、鱼肉）。明显少尿者应注意控制液体摄入量。

2. 对症治疗 包括利尿消肿、降血压、预防心脑并发症的发生。凡经控制水、盐后仍少尿、水肿、血压高者均应给予利尿剂，休息、低盐和利尿后高血压控制仍不满意时，可加用降压药物。

3. 透析治疗 本病有自愈倾向，一般无需长期透析。发生急性肾衰竭且有透析指征者，应及时给予短期透析。

【护理诊断/问题】

1. 体液过多 与肾小球滤过率下降导致水钠潴留有关。

2. 有皮肤完整性受损的危险　与皮肤水肿、营养不良有关。

3. 活动无耐力　与疾病所致高血压、水肿等有关。

4. 潜在并发症　急性左心衰竭、高血压脑病、急性肾衰竭。

【护理措施】

1. 一般护理

（1）休息与活动　急性期患者绝对卧床休息 2～3 周，部分患者可延长卧床休息时间至 4～6 周，待肉眼血尿消失、水肿消退、血压恢复正常后，方可逐步增加活动量。患者病情稳定后可从事一些轻体力活动，但 1～2 年内应避免重体力活动和劳累。

（2）饮食护理　根据病情调节水、钠盐、蛋白质的摄入。急性期应严格限制钠的摄入，以减轻水肿和心脏负担。病情好转，水肿消退、血压下降后，可由低盐饮食逐渐转为正常饮食。根据肾功能调整蛋白质的摄入量，氮质血症时应适当减少蛋白质的摄入，并以优质蛋白为主。同时注意给予足够的热量和维生素，一般不限制糖类和脂肪的摄入。

2. 病情观察　观察尿量、尿液的颜色、性质，准确记录 24 小时出入量。重点观察全身皮肤有无水肿及胸腹腔积液等表现，每周测量体重 1 次。观察有无高血压脑病征象，如剧烈头痛、呕吐、烦躁、嗜睡、意识不清等。

3. 用药护理　遵医嘱使用利尿剂，使用利尿剂需观察有无低血钾、低血钠以及低血容量性休克的表现，用药期间严密观察生命体征，利尿剂的疗效、不良反应及水、电解质的变化，准确记录出入量。

4. 健康指导

（1）疾病预防知识指导　讲解保暖、加强个人卫生、少去封闭公共场所等预防上呼吸道或皮肤感染的措施。告诉患者患感冒、咽炎、扁桃体炎和皮肤感染后，应及时就医，因为急性肾小球肾炎的发生与呼吸道感染或皮肤感染关系密切。勿用损害肾脏的药物，以防止病情反复。患病期间应注意休息，病情好转后可逐渐增加运动量，但应注意避免劳累。

（2）疾病相关知识指导　水肿者应及时更换体位，保持床单位干燥、清洁、平整，防止皮肤损伤或感染。指导患者用药方法，包括不同药物的药名、剂量、给药方法，观察药物的疗效和不良反应。向患者及家属介绍本病为自限性疾病，预后良好，避免出现不良情绪。病情变化随时就诊。

【预后】

绝大多数急性肾小球肾炎预后良好，仅少数镜下血尿和微量蛋白尿可迁延半年至 1 年消失。合并严重的并发症如高血压脑病、严重循环充血及肺水肿、肾功能不全和肾病水平的蛋白尿时预后差。

三、急进性肾小球肾炎

急进性肾小球肾炎（rapidly progressive glomerulonephritis，RPGN），简称急进性肾炎，是一组以少尿、血尿、蛋白尿、水肿和高血压等急性肾炎综合征为临床表现，肾功能急剧恶化，短期内出现少尿性急性肾衰竭的临床综合征，在几周或几个月内进展至终末期肾衰竭，预后恶劣的肾小球肾炎。常伴贫血和低蛋白血症，病理特点为肾小球囊腔内广泛新月体形成，故又称为新月体性肾小球肾炎。急进性肾炎包括原发性肾小球疾病和继发性肾小球疾病，原发性肾小球疾病包括特发性急进性肾小球肾炎和在其他原发性肾小球疾病（如膜增生性肾小球肾炎、膜性肾病、IgA 肾病等）基础上发生的急进性肾小球肾炎。继发性肾小球疾病则有感染性疾病（如链球菌感染后肾炎、感染性心内膜炎、乙型肝炎等）；多系统疾病（如系统性红斑狼疮、过敏性紫癜、血管炎综合征、Wegener 肉芽肿、冷球蛋白血症等）；药物所致（如青霉胺、别嘌醇、利福平等）。本病占肾穿刺病例的 2.7%，我国占 2%，男性较多，男女之比为（1.5～3.0）∶1，且以成人为多见。春、夏季发病者较多，及时有效的治疗可以改变本病的预后。本节重点讨论（特发性）原发性急进性肾小球肾炎。

⇨ 案例引导

案例：患者，女，16 岁，高中在读学生。因颜面部水肿 3 个月伴咳嗽、咳痰、乏力 4 天入院。患者在 3 个月前受凉后流涕，咳嗽、咳痰，5 天后双眼睑水肿，尿少，在当地医院对症治疗，效果差无好转，水肿加重并出现肉眼血尿，头晕、恶心、呕吐。5 天前因淋雨受凉，继而出现咳嗽，有泡沫状痰，发热。近日来尿量进行性减少至 300～450ml。体格检查：T 38.5℃，P 140 次/分，R 34 次/分，BP 160/135mmHg，双眼睑水肿，精神差，面色苍白，全身高度水肿，双肺部呼吸音粗，右肺听诊湿啰音，触诊蛙状腹，有移动性浊音，会阴部明显水肿。实验室检查：血红蛋白 60g/L，白细胞 5.4×10^9/L，钾 5.4mmol/L，钠 139mmol/L，尿素氮 22mmol/L，血肌酐 170μmol/L，尿酸 347mmol/L。尿常规：蛋白（＋），红细胞（＋）。诊断：急进性肾小球肾炎。

讨论：

1. 该患者的相关护理诊断有哪些？

2. 针对现存护理问题，应为患者提供哪些护理措施？

3. 作为责任护士，应如何对患者及家属进行健康教育？

【病因与发病机制】

急进性肾小球肾炎是一种免疫损伤性弥漫增生性新月体性肾炎，基本发病机制为免疫反应，根据免疫病理表现不同可分为 3 型。Ⅰ型为抗肾小球基底膜型，是由抗肾小球基底膜抗体与肾小球基底膜抗原结合，激活补体而致病；Ⅱ型为免疫复合物型，因循环免疫复合物沉积或原位免疫复合物种植于肾小球，激活补体而致病；Ⅲ型为少免疫复合物型，其发生可能与肾小血管炎肾损害有关，肾脏可为首发、甚至唯一受累器官或与其他系统损害并存。患者血清抗中性粒细胞胞质抗体（ANCA）常呈阳性。

RPGN 患者可有上呼吸道感染的前驱病史，以Ⅱ型多见，致病抗原可能为细菌或病毒，但感染与 RPGN 发病的关系尚未明确。接触某些有机化学溶剂、碳氢化合物如汽油，与 RPGN Ⅰ型发病有较密切的关系。某些药物如丙硫氧嘧啶、肼苯达嗪等可引起 RPGN Ⅲ型发病。RPGN 的诱发因素有吸烟、吸毒、接触碳氢化合物等。

本病病理类型为新月体性肾小球肾炎（毛细血管外增生性肾炎），光镜下 50% 以上的肾小囊腔内有大量新月体形成，早期为细胞性新月体，后期可逐渐发展为纤维性新月体，最后导致肾小球硬化。

【临床表现】

我国急进性肾炎以Ⅱ型为主，Ⅰ、Ⅲ型少见。Ⅰ型多见于中青年，Ⅱ型和Ⅲ型多见于中老年，男性较女性多见。本病起病较急，病情进展急骤，大多数表现为急性肾炎综合征。Ⅰ型常有前驱感染症状，伴有发热、疲乏和体重下降等非特异性症状。少数患者起病隐匿，以原因不明的发热、关节痛、乏力或咯血等系统性血管炎为前驱表现，直到出现尿毒症症状时才就诊，多见于Ⅲ型。Ⅱ型常可伴随肾病综合征的表现，蛋白尿一般在 1.0 ~ 2.0g/d，部分患者蛋白尿 > 3.5g/d。早期可有尿量减少、血尿、蛋白尿、水肿和高血压。但随病情进展可迅速出现少尿或无尿，肾功能损害进展急速，多在数周至半年内发展为尿毒症，常伴中度贫血。

【实验室及其他检查】

1. 尿液检查 常为肉眼血尿，镜下可见大量红细胞、白细胞和红细胞管型。尿蛋白常呈阳性，程度 + ~ + + + + 不等。

2. 血液检查 常出现贫血，为正色素正细胞性贫血。贫血程度轻重不一，红细胞沉降率于急性期增快。

3. 肾功能检查 血肌酐、血尿素氮进行性升高，内生肌酐清除率进行性下降。

4. 免疫学检查 Ⅰ型可有血清肾小球基底膜抗体阳性；Ⅱ型可有血液循环免疫复合物和冷球蛋白阳性，血清补体 C3 降低；Ⅲ型 50% ~80% 检测 ANCA 阳性，血清补体 C3 多为正常。

5. B 超检查 半数患者双侧肾脏增大，皮髓质交界不清。

6. 肾活组织检查 肾小囊腔内可见新月体的形成，有利于确诊，有助于估计病变程度、病程阶段、治疗有效的可能性，并有助于制订治疗方案和估计预后。

【诊断要点】

根据急性起病、病程进展迅速、少尿或无尿、血尿、蛋白尿和进行性肾功能损害等典型临床表现，可初步诊断。肾活检显示 50% 以上肾小球有新月体形成，在排除继发因素后可确诊。

【处理原则】

本病的治疗关键在于早期诊断和及时强化治疗，治疗措施的选择取决于疾病的病理类型和病变程度。

1. 强化疗法

（1）甲泼尼龙冲击联合环磷酰胺治疗 甲泼尼龙 0.5 ~1.0g 溶于 5% 葡萄糖中静脉点滴，每日或隔日 1 次，3 次为 1 疗程，两疗程间隔 3 ~5 天，一般 1 ~3 个疗程。甲泼尼龙冲击疗法需要辅以泼尼松和环磷酰胺常规口服，泼尼松口服 1mg/（kg·d），2 ~3 个月后开始逐渐减至维持量，再维持治疗 6 ~12 个月后继续减量至停药；环磷酰胺口服 2 ~3mg/（kg·d），总量 6 ~8g。该疗法适用于Ⅱ、Ⅲ型急进性肾小球肾炎，对Ⅰ型疗效较差，应注意继发感染和水、钠潴留等不良反应。

（2）血浆置换疗法 主要用于Ⅰ型急进性肾小球肾炎，但需早期施行。血浆置换疗法指用血浆置换机分离患者的血浆和血细胞，弃去患者血浆后，以等量正常人血浆或血浆白蛋白与患者血细胞一起重新输入体内，每天或隔天 1 次，每次置换血浆 2 ~4L，直至血清抗体转阴或病情好转，一般需置换 10 次左右。此疗法需同时联合泼尼松及细胞毒药物口服治疗。

⊕ 知识链接

血浆净化技术

指通过分离（置换）、吸附等原理对血浆中特定血浆蛋白成分进行清除的技术。包括 5 种类型。①治疗性血浆置换术是指通过分离原理清除血浆，同时补充外源性血浆的一种技术。②双重滤过血浆置换术是指通过分离原理清除致病性大分子血浆蛋白成分（自身抗体、免疫复合物、脂蛋白、纤维蛋白原、α_2 - 巨球蛋白），同时保留白蛋白、水和电解质等血浆成分的一种技术。③免疫吸附是通过吸附原理清除免疫球蛋白的一种技术。④脂蛋白单采术特指清除血浆中脂蛋白的技术。⑤β₂ 微球蛋白吸附是通过吸附原理清除 β_2 微球蛋白的一种技术。

2. 替代治疗 急性肾衰竭符合透析指征的患者应及时行透析治疗。强化治疗无效而进入终末期肾衰竭的患者，应予以长期维持性透析治疗或在病情稳定 1 年后做肾移植。

3. 支持对症治疗 包括利尿、降压、抗感染和纠正水、电解质、酸碱平衡紊乱等。

【护理诊断/问题】

1. 潜在并发症 急性肾衰竭。

2. 体液过多 与肾小球滤过率下降、大剂量激素治疗导致水钠潴留有关。

3. 有感染的危险 与激素、细胞毒药物的应用、血浆置换、大量蛋白尿致机体抵抗力下降有关。

4. 有皮肤完整性受损的危险 与水肿、营养失调机体抵抗力下降有关。

5. 恐惧 与病情进展快、预后差有关。

【护理措施】

1. 一般护理

（1）**休息与活动** 保持病区安静，减少人员探视，避免影响休息，防止患者情绪波动。叮嘱患者卧床休息，以保护脏器功能，预防并发症的发生，缓解期应劳逸结合，病情稳定后也应避免劳累和诱发因素。

（2）**饮食护理** 指导患者低盐、低脂饮食，限制蛋白质入量，补充体内蛋白应给予瘦肉、牛奶、鱼等优质蛋白，忌食豆制品及其他植物性蛋白。

2. 病情观察 密切观察病情，及时识别急性肾衰竭的发生。监测内容包括：①尿量：若尿量迅速减少或出现无尿，往往提示发生了急性肾衰竭。②血肌酐、血尿素氮及内生肌酐清除率：急性肾衰竭时可出现血肌酐、血尿素氮快速地进行性升高，内生肌酐清除率快速下降。③血清电解质：重点观察有无高钾血症，急性肾衰竭常可出现血钾升高，可诱发各种心律失常，甚至心脏骤停。④其他：有无食欲明显减退、恶心、呕吐，有无气促、端坐呼吸等。

3. 对症护理

（1）**肾源性水肿** 参见本章第一节"肾源性水肿"的护理，从水肿评估、休息与饮食、病情观察、皮肤护理、用药护理及健康指导等几个方面护理。

（2）**肾性高血压** 参见本章第一节"肾性高血压"的护理，从饮食和用药等方面进行护理。

（3）**预防感染**

1）定期进行病室空气消毒，告知家属减少探视的人员和次数，以免发生交叉感染。

2）加强全身皮肤和口腔黏膜的清洁卫生，对水肿部位应保证皮肤完整，加强翻身。注意观察口腔黏膜情况，定时行咽拭子培养，每日用碳酸氢钠漱口，预防真菌感染。

3）对于有颈静脉插管行血浆置换治疗的患者，要加强对颈静脉插管处的皮肤护理。保持插管处干燥清洁，定期更换插管处敷料，同时指导患者保护好管道，勿扭曲及污染。当敷料受潮或污染时，应及时消毒和更换。

4）监测生命体征变化，尤其是体温的变化，体温升高，提示可能存在感染，应早期发现感染灶，及早治疗。当体温超过 38.5℃时，应抽血进行血培养，怀疑有颈静脉插管感染时应从插管处抽血行血培养，必要时拔管行管道细菌培养，再重置新置管。

4. 用药护理 严格遵医嘱用药，密切观察激素、免疫抑制剂、利尿剂的疗效和不良反应。糖皮质激素可导致水钠潴留、血压升高、血糖上升、精神兴奋、消化道出血、骨质疏松、继发感染、伤口不愈合及类肾上腺皮质功能亢进症的表现如满月脸、水牛背、多毛、向心性肥胖等。对于肾脏疾病患者，使用糖皮质激素后应特别注意有无发生水钠潴留、血压升高和继发感染，因这些不良反应可加重肾损害，导致病情恶化。此外，大剂量激素冲击疗法可明显抑制机体的防御能力，必要时需对患者实施保护性隔离，防止继发感染。利尿剂的不良反应观察具体参见本章第一节"肾源性水肿"的护理。

5. 心理护理 告知患者早期合理治疗可使部分患者病情得到缓解，少数患者肾功能可完全恢复。本病缓解后远期转归多数逐渐转为慢性并发展为慢性肾衰竭，部分长期维持缓解，少数复发。增强治疗信心，积极配合治疗。

6. 透析疗法的护理 参见本章第六节。

7. 健康指导

（1）**疾病预防知识指导** 肾炎的发病和反复发作常与受凉、受湿、上呼吸道感染有关，且寒冷可刺激皮肤，使肾小动脉发生反射性痉挛加重肾脏缺血，从而加重病情。故告知患者注意保暖，避免受凉、感冒，戒烟，减少接触有机化学溶剂和碳氢化合物的机会。

（2）**疾病相关知识指导** 指导低盐低脂优质蛋白易消化饮食。每日食盐量在 5g 以下为宜，限制含钠高的食品，如烟熏、腌制食品。介绍本病的疾病特点，告知避免感染、避免摄入大量蛋白质以及避免使用肾毒性药物、避免劳累，以保护肾功能。急性期绝对卧床休息，督促患者及家属不可擅自更改用药和停止治疗；告知患者激素及细胞毒药物的作用、不良反应和服药的注意事项，鼓励患者配合治疗。病情需较长时间的随访，以防止疾病复发及恶化。

【预后】

急进性肾小球肾炎的预后取决于及时的诊断和尽早给予合理的治疗，否则患者大多于数周至半年内发展成尿毒症，甚至死亡。早期合理治疗可使部分患者病情得到缓解，少数患者肾功能可完全恢复。缓解后的远期转归多数逐渐转为慢性并发展为慢性肾衰竭，部分长期维持缓解，少数复发。预后与病理类型、严重度等有关：Ⅰ型预后差；治疗前血清肌酐水平高，治疗开始时已出现少尿预后较差；老年、持续高血压、大量蛋白尿或肾功能不全者预后较差；散发者较流行者预后差。

四、慢性肾小球肾炎

慢性肾小球肾炎（chronic glomerulonephritis，CGN），简称慢性肾炎，是一组以血尿、蛋白尿、高血压和水肿为临床表现的肾小球疾病。临床特点为病程长，起病初期常无明显症状，以后缓慢持续进行性发展，最终可至慢性肾衰竭。

【病因与发病机制】

绝大多数慢性肾炎由不同病因的原发性肾小球疾病发展而来，仅有少数慢性肾炎是由急性肾炎发展所致（直接迁延或临床痊愈若干年后再现）。由于慢性肾炎不是一种独立的疾病，其病因、发病机制和病理类型不尽相同，大部分是免疫复合物疾病，可由循环内可溶性免疫复合物沉积于肾小球，或由抗原与抗体在肾小球原位形成免疫复合物，激活补体引起组织损伤。也可不通过免疫复合物，而由沉积于肾小球局部的细菌毒素、代谢产物等通过"旁路系统"激活补体，从而引起一系列的炎症反应而导致肾小球肾炎。

此外，非免疫介导的肾脏损害在慢性肾炎的发生和发展中，亦可能起很重要的作用，这种非免疫机制包括下列因素。①肾小球病变引起的肾内动脉硬化，肾内动脉硬化可进一步加重肾实质缺血性损害。②肾血流动力学代偿性改变引起肾小球损害。当部分肾小球受累，健存肾单位的肾小球滤过率代偿性增高，这种高灌注、高滤过状态可使健存肾小球硬化，终至肾衰竭。③高血压引起肾小动脉硬化。长期高血压状态引起缺血性改变，导致肾小动脉狭窄、闭塞，加速了肾小球硬化，高血压亦可通过提高肾小球毛细血管静水压，引起肾小球高滤过，加速肾小球硬化。④肾小球系膜的超负荷状态。正常肾小球系膜细胞具有吞噬、清除免疫复合物功能，但当负荷过重，则可引起系膜基质及细胞增殖，终至硬化。

【临床表现】

本病以中青年男性多见，多数起病缓慢、隐匿，临床表现呈多样性。

1. 临床起病特点

（1）隐匿起病　有的患者可无明显临床症状。偶有轻度水肿，血压可正常或轻度升高，多通过体检发现。

（2）慢性起病　患者可有乏力、疲倦、腰痛、食欲减退；眼睑和（或）下肢水肿，伴有不同程度的血尿或蛋白尿，部分患者可表现为肾病性大量蛋白尿。也有患者以高血压为突出表现，伴有肾功能正常或不同程度受损（内生肌酐清除率下降或轻度氮质血症）。

（3）急性起病　部分患者因劳累、感染、血压增高、水与电解质紊乱使病情呈急性发作，或使用肾毒性药物后病情急剧恶化，经及时去除诱因和适当治疗后病情可一定程度缓解。

2. 疾病表现

（1）水肿　在整个疾病过程中，大多数患者会出现不同程度的水肿。水肿程度可轻可重，轻者仅早晨起床后发现眼眶周围、面部肿胀或午后双侧踝部水肿，往往容易被忽视。

（2）高血压　部分患者以高血压为首发症状，高血压的程度差异较大，轻者仅 140~160/95~100mmHg，重者达到或超过 200/110mmHg。持续高血压容易导致心功能受损、加速肾功能恶化，其程度与预后关系密切。

（3）尿液异常改变　是慢性肾炎的基本标志。部分水肿的患者会出现尿量减少，且水肿程度越重，尿量减少越明显，无水肿患者尿量多数正常。当患者肾脏受到严重损害，尿液的浓缩稀释功能发生障碍后，会出现夜尿量增多和尿比重下降等现象。几乎所有的患者都有蛋白尿，尿蛋白的含量不等，可以从微量到大量。在尿沉渣中可以见到程度不等红细胞、白细胞、颗粒管型、透明管型。当急性发作时，可有明显的血尿，甚至出现肉眼血尿。

（4）肾功能不全　主要表现为肾小球滤过率（GFR）下降，肌酐清除率（Ccr）降低。轻中度肾功能受损患者可无任何临床症状，当 Ccr < 10ml/min，临床上可见少尿或者无尿，恶心、呕吐、食欲缺乏、乏力、嗜睡、皮肤瘙痒。

（5）贫血　肾功能损害到一定程度，可出现贫血表现。患者可出现头晕、乏力、心悸、面色苍白、唇甲色淡等临床表现。如果患者无明显营养不良，多属正细胞、正色素性贫血。

【实验室及其他检查】

1. 尿液检查　多数尿蛋白（＋～＋＋＋），尿蛋白定量为 1～3g/24h，镜下可见多形性红细胞（＋～＋＋），可有红细胞管型。

2. 血常规检查　早期血常规检查多正常或轻度贫血，晚期红细胞计数和血红蛋白明显下降。

3. 肾功能检查　晚期血肌酐和血尿素氮增高，内生肌酐清除率明显下降。

4. B 超检查　早期肾脏大小正常，晚期可出现双肾对称性缩小，皮质变薄。

【诊断要点】

凡尿化验异常（蛋白尿、血尿）、伴或不伴水肿及高血压病史达 3 个月以上，无论有无肾功能损害均应考虑此病，排除继发性肾小球肾炎及遗传性肾小球肾炎后，临床上可诊断为慢性肾炎。

【处理原则】

以防止和延缓肾功能进行性恶化、改善临床症状以及防止严重并发症为主要目的，而不以消除尿红细胞或尿蛋白为目标。可采用以下综合治疗措施。

1. 限制食物中蛋白及磷的入量　肾功能不全患者应限制蛋白及磷的入量，根据肾功能的状况给予优质低蛋白饮食 [0.6g～1.0g/（kg·d）]，同时控制饮食中磷的摄入。以减轻肾小球内高压、高灌注及高滤过状态，从而延缓肾小球硬化和肾功能减退。在进食低蛋白饮食时，适当增加碳水化合物的摄入以满足机体生理代谢所需要的热量，防止负氮平衡。

2. 积极控制高血压和减少尿蛋白　高血压和蛋白尿是加速肾小球硬化、促进肾功能恶化的重要因素，积极控制高血压和减少尿蛋白是两个重要的环节。高血压的治疗目标是：把血压控制在理想水平（＜130/80mmHg）。尿蛋白的治疗目标：争取减少至＜1g/d。

慢性肾炎常有水钠潴留引起的容量依赖性高血压，故高血压患者应限盐（NaCl＜6g/d）；可选用噻嗪类利尿剂，如氢氯噻嗪 12.5～25mg/d。Ccr＜30ml/min 时，噻嗪类无效应改用袢利尿剂，但一般不宜过多和长久使用。血管紧张素转换酶抑制剂（ACEI）和血管紧张素 Ⅱ 受体拮抗剂（ARB）除具有降低血压作用外，还有减少蛋白尿和延缓肾功能恶化的肾脏保护作用。血压控制欠佳时，可联合使用多种抗高血压药物将血压控制到靶目标值。多数学者认为肾病患者的血压应较一般患者控制更严格，蛋白尿≥1.0g/24h，血压应控制在 125/75mmHg；如果蛋白尿≤1.0g/24h，血压应控制在 130/80mmHg。

3. 糖皮质激素和细胞毒药物　一般不主张积极应用，但是如果患者肾功能正常或仅轻度受损，病理类型较轻（如轻度系膜增生性肾炎、早期膜性肾病等），而且尿蛋白较多，无禁忌证者可试用，无效者则应及时逐步撤去。

4. 避免加重肾脏损害的因素　感染、劳累、妊娠及肾毒性药物（如氨基糖苷类抗生素、含马兜铃酸的中药等）均可能损伤肾脏，导致肾功能恶化，应予避免。

> ◈ **知识链接**
>
> **益肾化湿颗粒在治疗**
> **慢性（肾小球）肾炎中的应用**
>
> 益肾化湿颗粒原名肾安，对脾虚湿盛证慢性肾小球肾炎有较好的治疗作用，能明显减轻患者水肿、疲倦乏力、食少纳呆或便溏、畏寒肢冷、腰脊酸痛等症状体征，减少蛋白尿、血尿，稳定肾功能。
>
> 《益肾化湿颗粒治疗慢性肾炎临床应用专家共识》推荐，用于脾虚湿盛证者，给药剂量为 1 袋/次，3 次/天，常用治疗周期为 2～3 个月，可以降低慢性肾炎患者的蛋白尿，调节机体免疫功能，可利水消肿、升阳健脾、益肾化湿。益肾化湿颗粒可与 ACEI 或 ARB 等 RAS 抑制剂联用，未见明显不良反应。

【护理诊断/问题】

1. 体液过多　与肾小球滤过率下降导致水钠潴留等因素有关。

2. 有营养失调的危险：低于机体需要量　与低蛋白饮食，长期蛋白尿致蛋白丢失过多有关。

3. 有感染的危险　与皮肤水肿、营养失调、应用糖皮质激素和细胞毒性药物致机体抵抗力下降有关。

4. 焦虑　与疾病的反复发作、预后不良有关。

5. 潜在并发症　慢性肾衰竭、心功能不全。

【护理措施】

1. 一般护理

（1）休息与活动　提供安静舒适的休息环境，保证患者睡眠充足，并应有适度的活动。急性发作期及高血压、水肿严重伴有肾功能不全、心功能不全及感染者，应绝对卧床休息，同时做好基础护理，病情好转后可逐渐增加活动。肥胖者应通过活动减轻体重，减少肾脏和心脏的负担。

（2）饮食护理　根据患者水肿及高血压情况，提供低盐、低脂、低磷、优质低蛋白、高热量、丰富维生素饮食。

蛋白质摄入可根据肾功能减退程度确定摄入量，轻度肾功能减退者蛋白质每日 0.8～1.0g/kg），以优质蛋白为主，可适当增加 α-酮酸及必须氨基酸。低蛋白饮食时，应适当增加碳水化合物和脂类的摄入，以满足机体生理代谢所需要的热量，避免因热量供给不足加重负氮平衡。控制磷的摄入，同时注意补充多种维生素及锌元素，因锌有刺激食欲的作用。尿量正常的患者，应充分饮水，增加尿量以排泄体内废物；而肾功能减退、尿量减少水肿者，应限制水钠摄入，摄入水为前一日尿量再加 500ml，钠每日不超过 3g，尿少者限制钾的摄入。有高脂血症者可选用一些能降低血脂、改善血压的食品如芹菜、黄花菜、山楂等；伴贫血者可选用含铁和蛋白质丰富的食物，如瘦肉、动物肝脏等。

2. 病情观察 记录患者血压情况，观察其变化，血压的突然升高或持续高压状态可加重肾功能的恶化。密切观察患者的水肿情况，包括水肿的分布、部位、特点及消长等。注意观察患者有无出现胸腔积液、腹腔积液等全身水肿的征象。定期监测体重和上臂肌围，有无体重减轻、上臂环围缩小；检测血红蛋白浓度和血清清蛋白浓度是否降低。应注意体重指标不适合水肿患者的营养评估。准确记录 24h 出入量，监测血压体重每日 2 次，监测血液电解质的变化。按医嘱正确使用利尿剂和降压药，并观察药物的作用和副作用。观察患者有无精神和神经系统方面的变化，如出现头痛、精神萎靡、意识恍惚、抽搐、恶心、呕吐及尿量减少时，应考虑到尿毒症脑病的可能，及时报告医生。

3. 用药护理 使用利尿剂注意监测有无电解质、酸碱平衡紊乱，如低钾血症、低钠血症；肾功能不全者使用 ACEI 降压时，应检测电解质，防止高血钾。另外，注意观察有无持续性干咳的不良反应，严重时要及时报告医生更换药品；用抗血小板聚集药时，注意观察患者有无出血倾向，检测出血、凝血时间等；激素或免疫抑制药用于肾炎伴肾病综合征的患者，应观察糖皮质激素类药物的不良反应。

4. 心理护理 本病病程长、病情反复，长期服药疗效差、不良反应大，患者易产生悲观、恐惧、抑郁等不良情绪，护士应密切观察患者的情绪变化，向患者介绍疾病的基本知识、临床表现、治疗措施，消除患者的顾虑，指导患者从消极情绪中振作起来，配合治疗及护理。长期患病使患者生活、工作能力下降，经济负担加重，进一步增加患者及家属的思想负担，护士应积极主动与患者沟通，鼓励其说出内心感受，对提出的问题给予耐心解答，与患者亲属一起做好患者的心理疏导工作，建立良好的护患关系，

保持长期医患沟通，关注居家康复护理，使患者以良好的心态面对现实。

5. 健康教育

（1）疾病预防知识指导 保持环境清洁、空气流通，注意休息。告知患者及家属临床表现，使其掌握，以便及时发现病情的变化。指导患者避免感染、劳累、接种、妊娠和应用肾毒性药物等因素，建立良好的生活方式，延缓病情进展。

（2）疾病相关知识指导 向患者解释优质低蛋白、低磷、低盐、高热量饮食的重要性，指导患者根据自己的病情选择合适的食物和量。向患者介绍各类降压药的疗效、不良反应及使用时的注意事项，如告诉患者血管紧张素转换酶抑制剂可致血钾升高，以及高血钾的表现等。慢性肾炎病程长，需定期随访疾病的进展，包括肾功能、血压、水肿等的变化。患者在血压和肾功能正常情况下，在医生的指导用药下，可以妊娠，服用免疫抑制剂以及细胞毒性药物，或肾功能异常情况下应严格避孕，必要时行人工流产。

【预后】

慢性肾小球肾炎病程迁延，最终可发展至慢性肾衰竭。病变进展速度与病理类型有关，且存在明显的个体差异。长期大量蛋白尿、伴高血压或肾功能已受损者预后较差。此外，是否采取有效的延缓肾功能进展的措施、治疗是否恰当以及是否避免肾脏损害因素也与预后密切相关。

五、IgA 肾病

IgA 肾病（IgA nephropathy，IgAN）是指肾小球系膜区以 IgA 或 IgA 沉积为主的肾小球肾炎，是目前世界范围内最常见的原发性肾小球疾病。IgA 肾病的发病有明显的地域差异，亚洲地区明显高于其他地区。在欧洲和亚洲占原发性肾小球疾病的 15%～40%，是我国最常见的原发性肾小球疾病，患患者群数量大、分布广、异质性强，约占肾活检中原发性肾小球疾病的 30%～50%，并且有上升趋势。IgA 肾病可发生于任何年龄，但以 20～30 岁男性为多见，5%～25% 患者确诊后 10 年内进入终末期肾病（end stage renal disease，ESRD），15%～40% 患者 20 年内进展至 ESRD，是导致我国 ESRD 的重要病因。IgA 肾病主要病理特点是肾小球系膜细胞增生和基质增多，可涉及肾小球肾炎几乎所有的病理类型，如系膜增生性肾小球肾炎、轻微病变型、局灶增生性肾小球肾炎、毛细血管内增生性肾小球肾炎、新月体肾小球肾炎、局灶节段性肾小球硬化和

增生硬化性肾小球肾炎等。

【病因与发病机制】

IgA 肾病是免疫复合物性肾炎，其发病与免疫、遗传等因素有关。

1. 免疫介导炎症的发病机制 IgA 肾病是由于循环免疫复合物在肾小球系膜区异常沉积，激活补体替代途径所致。其中 IgA_1 分子糖基化的异常是致病的关键原因。IgA_1 分子重链的两个恒定区之间有一个独特的铰链结构，可结合 3~5 个 O 糖链。IgA_1 分子 O 聚糖链半乳糖化异常致使 O 聚糖链半乳糖缺失，异常的 IgA_1 分子自身聚合或作为自身抗原与体内的 IgG 或 IgA_1 抗体结合，形成免疫复合物，后者与细胞外基质（如 Fibronectin、胶原 IV）亲和力增加，从而沉积于肾小球系膜区，促进炎症反应和补体激活，导致系膜细胞增生和细胞外基质合成增多。补体激活还可增加血小板衍生生长因子或肿瘤坏死因子 α 等细胞因子或化学趋化因子对足细胞的直接损伤。

2. 遗传因素 IgA 肾病发病率随种族和地理分布而不同，部分具有家族聚集现象，表明遗传因素在 IgA 肾病的发病机制中起重要作用。IgA_1 糖基化异常具有遗传性。异常 IgA_1 在病毒、细菌等抗原的二次打击作用下，变成能结合异常 IgA_1 的 IgG_1 抗体，从而形成循环免疫复合物，最终导致本病。目前越来越多的研究专注于寻找 IgA 肾病的致病基因，并已发现一些与其发病的关联位点。

【临床表现】

1. 单纯性尿检异常 尿检异常主要表现为单纯性血尿或血尿伴蛋白尿或单纯蛋白尿。如患者不伴有水肿、高血压、肾功能损害和肾病综合征的临床表现，则可称单纯性尿检异常。IgA 肾病起病隐匿，40%~50% 患者起病时表现为单纯镜下血尿或肉眼血尿。其中约 50% 患者的肉眼血尿发生在上呼吸道感染后数小时至 2 日内，少数于胃肠道或尿道感染后发生。肉眼血尿可持续数小时至数日，个别达 1 周。30%~40% 表现为无症状持续或间歇性镜下血尿，伴或不伴蛋白尿，常于健康体检或其他疾病就诊时被发现。

2. 高血压 IgA 肾病合并高血压的发病率明显高于正常人。据我国相关资料显示，IgA 肾病合并高血压的患者高达 37.5%，慢性肾小球肾炎高血压的发病率可随患者年龄增长而增高。肾功能受损，肾小球滤过率逐渐下降时，往往伴随高血压的升高，IgA 肾病患者高血压的发病率也逐渐增高。当患者处于终末期肾病时高血压的发病率可达 80%~90%。血压升高的原因主要与水钠潴留、肾素－血管紧张素－醛固酮系统激活、肾脏内降压物质减少有关。

3. 肾病综合征 约有 5% 者表现为肾病综合征，病理表现常为弥漫性系膜增生。

4. 急性肾损伤 不到 10% 的患者表现重度急性肾损伤，主要由于肾小球病变严重（新月体形成）或大量血尿致肾小管或输尿管堵塞而引起。约 10% 患者确诊时已有肾功能减退，尤其是确诊时年龄较大的患者。

【实验室及其他检查】

尿液检查可表现为镜下血尿或肉眼血尿，以畸形红细胞为主；约 60% 的患者伴有不同程度蛋白尿，有些患者可表现为肾病综合征（>3.5g/d）。30%~50% 患者伴有血 IgA 增高，但与病情严重程度和病程不相关，血清补体水平多数正常。部分患者 IgA－纤维连接蛋白聚集物含量增高。

【诊断要点】

IgA 肾病的临床诊断线索 中华医学会肾脏病临床诊疗指南指出，尽管 IgA 肾病的临床表现和实验室检查缺乏特征性的改变，但如果出现以下表现，应怀疑 IgA 肾病，包括①上呼吸道感染或扁桃体炎发作同时或短期内出现肉眼血尿、感染控制后肉眼血尿消失或减轻；②典型的畸形红细胞尿，伴或不伴蛋白尿；③血清 IgA 值增高。

IgA 肾病是病理诊断，必需通过肾活检明确，主要表现为以 IgA 为主的免疫球蛋白在肾小球系膜区呈团块状或颗粒状弥漫沉积，可伴有 IgG 和 IgM 的沉积。绝大多数病例合并 C3 沉积，并与 IgA 分布一致。出现 C4、C_1q 沉积要注意除外继发性因素。常见的继发性肾小球 IgA 沉积包括狼疮性肾炎、紫癜肾炎、乙肝肾炎等继发性肾小球疾病，同时需要与肝硬化、腹部疾病和人类免疫缺陷病毒（HIV）感染等引起的肾小球 IgA 沉积相鉴别。

IgA 肾病与急性链球菌感染后肾炎进行鉴别，前者潜伏期短，呈反复发作；后者潜伏期较长（7~21 天）有自愈倾向。结合实验室检查（如 IgA 肾病可伴有血 IgA 水平增高，而急性链球菌感染后肾炎常有血 C3 水平的动态变化，ASO 阳性等），尤其是肾活检可鉴别。

【处理原则】

本病的临床表现、病理改变和预后差异较大，治疗需根据不同的临床表现、病理类型等综合制订合理的治疗方案。

1. 疾病评估 对所有病理确诊的 IgA 肾病患者，治疗前均须进行下列 3 个方面的评估。①排除继发性因素。②在诊断时和随访中评估尿蛋白、血压和 eGFR，判断疾病进展的风险。③根据病理改变评估预后。

2. 支持治疗 对于 24 小时尿蛋白 >1.0g 的 IgA 肾病患者，推荐使用长效血管紧张素转换酶抑制剂（ACEI）或者血管紧张素受体拮抗剂（ARB）治疗，并且在能够耐受的范围内逐步增加 ACEI 或者 ARB 的剂量，以使蛋白尿降至 <1.0g/d；若 24 小时尿蛋白在 0.5～1.0g，建议使用 ACEI 或者 ARB 治疗。血压的控制应该首选 RAS 阻断剂，24 小时尿蛋白 <1.0g 的患者，血压的控制目标应当 <130/80mmHg；当 24 小时尿蛋白 >1.0g 则血压控制目标应 <125/75mmHg。ACEI 和 ARB 是改善全球肾脏疾病预后组织（KDIGO）指南中唯一推荐的治疗方法，证据级别较高。

中华医学会肾脏病临床诊疗指南中指出，对于血尿患者，扁桃体摘除、抗血小板聚集及抗凝促纤溶治疗，有利于患者完全缓解。KDIGO 指南建议使用鱼油治疗 3～6 个月的支持疗法。但由于证据不充分，KDIGO 指南不建议对 IgA 肾病患者进行扁桃体摘除和抗血小板药物治疗。

3. 糖皮质激素 IgA 肾病糖皮质激素治疗适宜人群包括：①经过 3～6 个月最佳的支持治疗（包括使用 ACEI 或者 ARB 和控制至目标血压的治疗）后，24 小时尿蛋白仍然持续 ≥1g 且 GFR ≥50ml/min 的患者；②临床上呈肾病综合征同时病理表现为微小病变的 IgA 肾病患者；③新月体性 IgA 肾病或伴有肾功能快速下降的患者。对 24 小时尿蛋白持续 ≥1g 的患者，中华医学会肾脏病临床诊疗指南中，建议给予泼尼松每日 0.6～1.0mg/kg，4～8 周后酌情减量，总疗程 6～12 个月；临床上呈肾病综合征同时病理表现为微小病变的 IgA 肾病患者，建议按微小病变肾病综合征处理，常用泼尼松每日 1mg/kg（不超过 80mg/d）或 2mg/kg 隔日口服（不超过 120mg）连续使用 4 周以上直至缓解（最长不超过 16 周），之后在 6 个月内缓慢减量；新月体型 IgA 肾病是指肾活检提示 IgA 肾病同时有超过 50% 肾小球新月体形成伴快速进展性肾衰竭。中华医学会肾脏病临床诊疗指南建议激素联合免疫抑制剂治疗，在没有严重感染、活动性消化道溃疡出血等禁忌证的前提下，可给予甲泼尼龙冲击治疗，即静脉滴入甲泼尼龙 0.5～1.0/d，连续 3 日。随后给予常规剂量的糖皮质激素（强的松每日 1.0mg/kg）联合免疫抑制剂治疗。

4. 免疫抑制剂 KDIGO 指南中，除非新月体型 IgA 肾病伴有肾功能快速下降，不建议应用糖皮质激素联合免疫抑制剂治疗；除新月体型 IgA 肾病伴肾功能迅速恶化外，GFR <30ml/min 的患者不建议免疫抑制剂治疗。但在中华医学会肾脏病临床诊疗指南中，免疫抑制剂治疗适宜人群更广，除新月体型 IgA 肾病需糖皮质激素联合免疫抑制剂治疗外，还包括：①24 小时尿蛋白持续 ≥1g 的 IgA 肾病患者，在激素反应不佳、不良反应不能耐受或有禁忌证，可联用或单独应用免疫抑制剂治疗。②临床表现为大量蛋白尿，病理表现为肾小球系膜细胞增殖、球囊粘连、间质炎细胞浸润明显的重症 IgA 肾病患者，建议糖皮质激素联合免疫抑制剂治疗。KDIGO 指南中环磷酰胺、硫唑嘌呤都可作为治疗 IgA 肾病的免疫抑制剂选择。常用环磷酰胺每日 1.5～2.0mg/kg 3 个月诱导治疗，后接续硫唑嘌呤每日 1.5～2.0mg/kg，总疗程 1～2 年。KDIGO 指南中不建议应用霉酚酸酯（MMF）治疗 IgA 肾病，而我国的一项随机临床研究认为 MMF 能降低 IgA 肾病患者的蛋白尿水平，并具有肾功能保护作用，因此目前对于 MMF 在 IgA 肾病患者中的应用仍有争议，尚需大规模临床试验进一步评价。环孢素 A 和他克莫司在 IgA 肾病中应用证据较少，KDIGO 指南和中华医学会肾脏病临床诊疗指南都未推荐其应用于 IgA 肾病。

【护理诊断/问题】

1. 体液过多 与肾小球滤过率下降、蛋白尿导致的血浆胶体渗透压降低以及激素治疗后导致水钠潴留有关。

2. 活动无耐力 与高血压导致头痛、血尿及低蛋白血症有关。

3. 疼痛：头痛 与血压升高有关。

4. 焦虑 与病情反复发作、患者舒适度改变有关。

5. 有皮肤完整性受损的危险 与皮肤水肿、营养失调、机体抵抗力降低有关。

【护理措施】

1. 一般护理

（1）休息与活动 患者可以正常工作，但应避免劳累，如有疲劳感时则应注意休息。过度劳累可能出现血压增高和机体的免疫力下降，患者尿液检查异常的发生率会增高。

（2）饮食护理 应以清淡为主，不食辛辣油腻、燥热的食物。控制饮食结构，避免酸性物质摄入过量，如烟、酒、肉类，多食用富含植物有机活性碱的食品，如绿色有机食品、蔬菜，否则很容易加重肾脏的负担，不利于 IgA 肾病的痊愈。

2. 病情观察 及早发现并治疗感染，密切观察肾功能、水肿、尿量、血尿变化并记录；每日监测血压，一旦血压上升，尿量减少时，应警惕慢性肾衰竭。

3. 对症护理

（1）水肿 参见本章第一节"肾源性水肿"的护理。

（2）排尿异常 血尿是 IgA 肾病患者最常见的排尿异常症状，正确护理尤为重要。

1）卧床休息 松弛肌肉有利于疾病的康复，剧烈活动可见血尿。因剧烈活动时，肾脏血管收缩，导致肾血流量减少，氧供应暂时不足，导致肾小球毛细血管的通透性增加，从而引起血尿，使原有血尿加重。

2）多饮水 饮水可减少尿中盐类结晶，加快药物和结石排泄。已发生水肿者应控制饮水量。

3）遵医嘱应用止血药物，如安络血、止血敏、维生素 K，还可合用维生素 C；口服和注射抗生素，如氟哌酸、呋喃嘧啶、氨苄青霉素、青霉素、灭滴灵等药，治疗感染。

4. 心理护理 IgA 肾病患者应该保持健康的心态，治疗 IgA 肾病是一个漫长的过程，需要给予患者精神上安慰，生活上帮助。压力过重会导致酸性物质的沉积，影响代谢的正常进行。多鼓励，树信心，引导患者积极治疗。避免病急乱投医，以免失治误治，反而加重病情。

5. 健康指导

（1）疾病预防知识指导 锻炼身体，增强体质，预防感染，积极消除易感和诱发因素，如上呼吸道、皮肤、肠道、尿路、真菌感染，对反复因扁桃体炎而诱发血尿发作者，可行扁桃体切除术，儿童包皮过长者宜适时环切。一旦出现炎症感染，积极治疗。

（2）疾病相关知识指导 劳逸结合，适当参加有氧运动，可帮助排除体内多余的酸性物质，从而预防肾病的发生。在医生的指导下，合理使用糖皮质激素（包括泼尼松和甲泼尼龙）免疫抑制药物，不得私自减药，必须在医生的指导下方可减药。IgA 肾炎患者应禁止性生活、即使治好后仍禁半年至 1 年，如需咨询，要及时向医生寻求科学指导。此外还需定期复查，随时门诊就医看诊。

【预后】

IgA 肾病 10 年肾脏存活率为 80%～85%，20 年约为 65%，但是个体差异很大，有些患者长期预后良好，但有些患者快速进展至肾衰竭。疾病预后不良的指标包括难以控制的持续高血压和尿蛋白（尤其是蛋白尿持续 >1g/d）；肾功能损害；肾活检病理表现为肾小球硬化、间质纤维化和肾小管萎缩或伴大量新月体形成。

六、肾病综合征

⇒ 案例引导

案例：患者，女，27 岁。颜面部、双下肢水肿，尿液检查：尿蛋白 4.5g/d，颗粒管型 6～8/LP。血液检查：白细胞 $13.5 \times 10^9/L$，红细胞 $4.1 \times 10^{12}/L$，血红蛋白 35g/L，甘油三酯 3.6mmol/L，血清白蛋白 23g/L。诉发病前曾患感冒。诊断为"肾病综合征"。

讨论：

1. 根据该患者的哪些相关检查结果有助于疾病诊断？

2. 假设你是责任护士，应如何为患者进行健康指导？

肾病综合征（nephrotic syndrome，NS）指由各种肾脏疾病所致的，以大量蛋白尿（尿蛋白 >3.5g/d）、低蛋白血症（血浆白蛋白 <30g/L）、水肿、高脂血症为临床表现的一组综合征。

【病因与发病机制】

NS 可分为原发性和继发性两大类，由多种不同病理类型的肾小球病所引起（表 5-2-1）。原发于肾脏本身的肾小球疾病称原发性肾病综合征，其发病机制为免疫介导性炎症所致的肾损害，微小病变、系膜增生性肾小球肾炎、膜性肾病、局灶节段性肾小球硬化、系膜毛细血管性肾小球肾炎是引起原发性肾病综合征的肾小球疾病的主要病理类型。继发于全身性或其他系统疾病的肾损害称继发性肾病综合征，如系统性红斑狼疮、糖尿病、过敏性紫癜、肾淀粉样变性病、多发性骨髓瘤等。本节仅讨论原发性肾病综合征。

表 5-2-1 肾病综合征的分类和常见病因

分类	儿童	青少年	中老年
原发性	微小病变型肾病	系膜增生性肾小球肾炎	膜性肾病
		微小病变型肾病	
		局灶性节段性肾小球硬化	
		系膜毛细血管性肾小球肾炎	
继发性	过敏性紫癜肾炎	系统性红斑狼疮肾炎	糖尿病肾病
	乙型肝炎病毒相关性肾炎	过敏性紫癜肾炎	肾淀粉样病变
	系统性红斑狼疮肾炎	乙型肝炎病毒相关性肾炎	骨髓瘤性肾病
			淋巴瘤或实体肿瘤性肾病

【临床表现】

原发性肾病综合征的起病缓急与病理类型有关。系膜增生性半数起病急骤，部分为隐匿性；系膜毛细血管性大多起病急骤；局灶性节段性多隐匿起病；膜性肾病通常起病隐匿。典型原发性肾病综合征的临床表现如下。

1. 大量蛋白尿 典型病例尿蛋白 >3.5g/d。其发生机制为肾小球滤过膜的屏障作用受损，尤其是电荷屏障受损，肾小球滤过膜对血浆蛋白（多以清蛋白为主）的通透性增高，致使原尿中蛋白含量增多，当超过肾小管的重吸收量时，形成大量蛋白尿。

2. 低蛋白血症 血浆白蛋白低于 30g/L，主要为大量白蛋白自尿中丢失所致。肝代偿性合成血浆白蛋白不足、胃黏膜水肿致蛋白质摄入与吸收减少等因素可进一步加重低蛋白血症。除血浆白蛋白降低外，血中免疫球蛋白和补体成分、抗凝及纤溶因子、金属结合蛋白等其他蛋白成分也可减少，尤其是肾小球病理损伤严重，大量蛋白尿和非选择性蛋白尿时更为显著。而 NS 初期虽有大量蛋白尿，如摄入足够蛋白质仍可维持血浆白蛋白在正常水平。

3. 水肿 水肿是 NS 患者最突出的体征。其发生与低蛋白血症所致血浆胶体渗透压明显下降有关，使水分从血管腔进入组织间隙。此外，由于肾灌注不足，激活肾素 – 血管紧张素 – 醛固酮系统，促进机体水钠潴留也是 NS 出现水肿的原因。水肿严重甚至可出现胸腔、腹腔和心包积液。

4. 高脂血症 肾病综合征常伴有高脂血症。其发病机制与低蛋白血症刺激肝脏代偿性地增加脂蛋白合成以及脂蛋白分解减少有关。高胆固醇血症最常见；甘油三酯、低密度脂蛋白（LDL）、极低密度脂蛋白（VLDL）和脂蛋白（α）增高也常见。

5. 并发症

（1）感染 为肾病综合征常见的并发症，可导致本病复发和影响疗效，以呼吸道感染、泌尿道感染、皮肤感染最多见。其发生与蛋白质营养不良、免疫功能紊乱及应用糖皮质激素治疗有关。因糖皮质激素的应用，感染的临床征象常不明显，尽管有多种抗生素可供选择，若治疗不及时或不彻底，感染仍是引起肾病综合征复发和疗效不佳的主要原因之一，甚至可造成患者死亡，应给予高度重视。感染可导致本病复发和影响疗效。

（2）血栓、栓塞 由于有效血容量减少，血液浓缩及高脂血症使血液黏稠度增加；某些蛋白质自尿中丢失，以及肝脏代偿性合成蛋白质增加，引起机体凝血、抗凝和纤溶系统失衡，加之强效利尿剂的应用进一步加重高凝状态，易发生血管内血栓形成和栓塞，其中以肾静脉血栓最为多见。血栓形成和栓塞是直接影响肾病综合征治疗效果和预后的重要因素。

（3）急性肾损伤 因水肿导致有效循环血容量减少，肾血流量下降，可诱发肾前性氮质血症，经扩容、利尿治疗后多可恢复。少数可出现急性肾衰竭，多见于微小病变型肾病，表现为无明显诱因出现少尿、无尿，扩容利尿无效，其发生机制可能是肾间质高度水肿压迫肾小管及大量蛋白管型阻塞肾小管，导致肾小管高压，肾小球滤过率骤减所致。

（4）蛋白质及脂肪代谢紊乱 长期低蛋白血症可导致营养不良、小儿生长发育迟缓；免疫球蛋白减少造成机体免疫力低下，易致感染；金属结合蛋白丢失可使微量元素（铁、铜、锌等）缺乏；内分泌激素结合蛋白不足可诱发内分泌紊乱（如低 T_3 综合征等）；药物结合蛋白减少可能影响某些药物的药代动力学（使血浆游离药物浓度增加、排泄加速），影响药物疗效。高脂血症增加血液黏稠度，促进血栓、栓塞并发症的发生，还将增加心血管系统并发症，并可促进肾小球硬化和肾小管 – 间质病变的发生，促进肾脏病变的慢性进展。

⊕ 知识链接

肾病综合征患者易并发感染的原因

NS 患者抵抗力下降易并发感染最主要的原因是：①免疫抑制剂的长期使用引起机体免疫损害。②尿中丢失大量 IgG。③B 因子（补体的替代途径成分）的缺乏导致对细菌免疫力调理作用缺陷。④营养不良时，机体非特异性免疫应答能力减弱，造成机体免疫功能受损。⑤转铁蛋白和锌大量从尿中丢失。转铁蛋白为维持正常淋巴细胞功能所必需，锌离子浓度与胸腺合成有关。⑥局部因素，胸腔积液、腹水、皮肤高度水肿引起的皮肤破裂和严重水肿使局部体液因子稀释、防御功能减弱，均为肾病综合征患者的易感因素。

【实验室及其他检查】

1. 尿液检查 尿蛋白定性一般为（＋＋＋～＋＋＋＋），24 小时尿蛋白定量超过 3.5g。尿中可有红细胞、颗粒管型等。

2. 血液检查 血浆白蛋白低于 30g/L，血中胆固醇、甘油三酯、低密度脂蛋白及极低密度脂蛋白均可增高，血中补体 C3 可正常或降低，血 IgG 可降低。

3. 肾功能检查 内生肌酐清除率正常或降低，血肌酐、尿素氮可正常或升高。

4. 肾脏 B 超 发病早期双肾可正常，晚期双肾可缩小。

5. 肾活组织病理检查　可明确肾小球病变的病理类型，指导治疗及判断预后。

【诊断要点】

NS 的诊断标准：①大量蛋白尿（尿蛋白＞3.5g/d）；②低蛋白血症（血浆白蛋白＜30g/L）；③水肿；④高脂血症。排除继发性肾病综合征和遗传性疾病即可明确诊断，其中尿蛋白＞3.5g/d、血浆白蛋白＜30g/L 为诊断的必要条件。肾病综合征的病理类型有赖于肾活组织病理检查。

【处理原则】

1. 一般治疗　水肿者卧床休息并保持适度的床上及床旁活动，减少血栓形成机会。症状缓解后，可逐步增加活动量。给予高热量、低脂、高维生素、低盐及富含可溶性纤维的饮食。给予正常量 0.8～1.0g/（kg·d）优质蛋白饮食。水肿应低盐饮食（＜3g/d）。

2. 对症治疗

（1）利尿消肿　经使用糖皮质激素和限水、限钠治疗水肿不能消退者可用利尿剂，包括：①噻嗪类利尿剂：常用氢氯噻嗪 25mg，每天 3 次。②保钾利尿剂：常用氨苯蝶啶 50mg 或螺内酯 20mg，每天 3 次作为基础治疗，与噻嗪类利尿剂合用可提高利尿效果，减少钾代谢紊乱。③袢利尿剂：常用呋塞米 20～120mg/d。④渗透性利尿剂：常用不含钠的低分子右旋糖酐静脉点滴，随之加用袢利尿剂可增强利尿效果。少尿者应慎用渗透性利尿剂，因其易与蛋白一起形成管型阻塞肾小管，导致急性肾损伤。⑤静脉输注血浆或血浆白蛋白，提高胶体渗透压，同时加用袢利尿剂常有良好的利尿效果，心力衰竭患者慎用。此外，应注意利尿不能过猛，以免血容量不足，诱发血栓形成和肾损害。一般以每天体重下降 0.5～1.0kg 为宜。

（2）减少尿蛋白　减少尿蛋白可有效延缓肾功能恶化。应用血管紧张素转换酶抑制剂或血管紧张素Ⅱ受体拮抗剂，可有效控制高血压，可通过降低肾小球内压和直接影响肾小球基底膜对大分子的通透性而达到不同程度的减少尿蛋白的作用。

（3）降脂治疗　高脂血症可加速肾小球疾病的发展，增加心、脑血管病的发生率，故肾病综合征的高脂血症应予以治疗。大多数患者仅用低脂饮食难以控制血脂，需用降脂药物，常用有羟甲戊二酰辅酶 A 还原酶抑制剂（他汀类）、氯贝丁酯类。

3. 抑制免疫与炎症反应　为肾病综合征的主要治疗方法。

（1）糖皮质激素　糖皮质激素可抑制免疫反应，减轻、修复滤过膜损害，并有抗炎、抑制醛固酮和抗利尿激素等作用。起始足量、缓慢减药和长期维持是激素的使用原则。目前常用泼尼松，开始口服剂量 1mg/（kg·d），8～

12 周后每 2 周减少原用量的 10%，当减至 0.4～0.5mg/（kg·d）时，维持 6～12 个月。激素可采用全天量顿服；维持用药期间，两天量隔天 1 次顿服，以减轻激素的不良反应。

（2）细胞毒药物　用于"激素依赖型"或"激素抵抗型"肾病综合征，常与激素合用。环磷酰胺为最常用的药物，每天 100～200mg，分次口服，或隔天静脉注射，总量达到 6～8g 后停药。

（3）环孢素　用于激素抵抗和细胞毒性药物无效的难治性肾病综合征。环孢素可通过选择性抑制 T 辅助细胞及 T 细胞毒性效应细胞而起作用。常用剂量为 5mg/（kg·d），分 2 次口服，服药期间需监测并维持其血浓度谷值为 100～200μg/L。服药 2～3 个月后缓慢减量，共服半年左右。

4. 中医中药治疗　单纯中医、中药治疗 NS 疗效较缓慢，一般主张与激素及细胞毒药物联合使用。如雷公藤总苷 10～20mg，每日 3 次口服，该药具有抑制免疫、抑制系膜细胞增生、改善滤过膜通透性的作用，可与激素及细胞毒药物联合应用。

5. 并发症防治

（1）感染　一般不主张常规使用抗生素预防感染，但一旦发生感染，应选择敏感、强效及无肾毒性的抗生素进行治疗，激素治疗时无需应用抗生素预防感染。

（2）血栓及栓塞　当血液出现高凝状态时应给予抗凝剂如肝素，并辅以抗血小板药如双嘧达莫。一旦出现血栓或栓塞时，应及早予尿激酶或链激酶溶栓，并配合应用抗凝剂。

（3）急性肾损伤　利尿无效且达到透析指标时应进行透析治疗。

6. 蛋白质及脂肪代谢紊乱　在肾病综合征缓解前常难以完全纠正代谢紊乱，但应调整饮食中蛋白和脂肪的量和结构，力争将代谢紊乱的影响减少到最低限度。目前，不少药物可用于治疗蛋白质及脂肪代谢紊乱，如 ACEI 及血管紧张素Ⅱ受体拮抗剂均可减少尿蛋白；中药黄芪（30～60g/d，煎服）可促进肝脏白蛋白合成，并可能兼有减轻高脂血症的作用。降脂药物可选择降胆固醇为主的羟甲戊二酸单酰辅酶 A 还原酶抑制剂，如洛伐他汀；或降甘油三酯为主的氯贝丁酯类，如非诺贝特等。肾病综合征缓解后高脂血症可自然缓解，无需再继续药物治疗。

【护理诊断/问题】

1. 体液过多　与低蛋白血症致血浆胶体渗透压下降等有关。

2. 营养失调：低于机体需要量　与大量蛋白尿、摄入量不足及吸收障碍有关。

3. 有感染的危险　与机体抵抗力下降、激素和（或）

免疫抑制剂的应用有关。

4. 有皮肤完整性受损的危险 与皮肤水肿，营养不良有关。

5. 潜在并发症 血栓形成、急性肾损伤、感染、心脑血管并发症。

【护理措施】

1. 一般护理

（1）活动与休息 全身严重水肿，并发胸腔积液、腹腔积液，出现呼吸困难者应绝对卧床休息，取半卧位，以增加肾血流量，增加尿量。对下肢水肿患者应抬高肢体，减轻水肿。保持肢体的适度活动，以防肢体血栓形成。水肿消失、情况好转后，可起床活动。

（2）饮食护理 给予正常量0.8~1.0/（kg·d）的优质蛋白（富含必需氨基酸的动物蛋白）饮食。保证热量供给，每日每公斤体重不少于126~147kJ（30~35kcal）。尽管患者丢失大量尿蛋白，但由于高蛋白饮食增加肾小球滤过，加重蛋白尿并促进肾脏病变进展，故目前一般不主张应用。水肿时予以低盐（＜3g/d）饮食。为降低高脂血症，应少进富含饱和脂肪酸（动物油脂）的饮食，而多吃富含多聚不饱和脂肪酸（如植物油、鱼油）及富含可溶性纤维（如燕麦、米糠）的饮食。脂肪酸摄入≤50~70g/d。注意对患者营养的监测，记录进食情况，了解饮食结构是否合理，热量供给是否充足。定期监测血浆清蛋白、血红蛋白等指标，评估机体的营养状态。

（3）水肿皮肤的护理 水肿可分为轻、中和重三个程度，轻度仅见眼睑、眶下软组织、胫骨前、踝部组织，指压后可见组织轻度下陷，平复较快；中度全身组织均可见明显水肿，指压后可出现明显的或较深的组织轻度下陷，平复缓慢；重度全身组织严重水肿，身体低位皮肤紧张发亮，甚至有液体渗出，此外胸腔、腹腔等浆膜腔内均见积液，外阴部亦可见严重水肿。患者皮肤水肿时，床铺应平整、干燥、清洁，内衣裤应柔软、宽松、勤换洗。清洗时动作应轻柔，避免擦伤皮肤。活动时注意安全，避免撞伤、跌伤皮肤，用热水袋取暖时注意做好保护措施，避免烫伤皮肤。

2. 病情观察 监测患者的生命体征和体重，详细记录患者24小时出入液量，特别是尿量变化。中、重度水肿患者应严格控制水的摄入。饮水原则是：前一日尿量加500ml，并给予低盐饮食。观察有无感染征象，定期监测尿常规、肾功能、血浆白蛋白、血清电解质等变化。

3. 用药护理 长期应用利尿剂可能导致低血钠、低血钾的发生，故应定期监测血电解质的变化；激素用药过程中应注意用药时间及使用原则，长期应用激素的患者可出现感染、骨质疏松等副作用，少数病例还可能发生股骨头无菌性缺血性坏死，需要加强监测，及时处理；使用免疫抑制剂应注意有无骨髓抑制及肝肾毒性、胃肠道反应、出血性膀胱炎、高血压、高尿酸血症、多毛及牙龈增生等。

4. 预防感染 保持环境清洁，定时开门窗通风换气，定期进行空气消毒（可用紫外线或过氧乙酸空气喷雾），保持室内温度和湿度适宜；每日用消毒溶液拖地、擦桌；尽量减少非病室人员的走动和探访人次，特别限制上呼吸道感染者探访。

5. 心理护理 给予患者精神上的支持，行为上的纠正，护士应多与患者沟通交流，鼓励患者增强治疗的信心；向患者及家属介绍肾病综合征的有关知识，使之能正确领会治疗及护理计划，主动配合。

6. 健康指导

（1）疾病预防知识指导 告诉患者感染能加重病情，应避免受凉、感冒，特别是天气变化要及时增减衣物；服用激素期间，尽量不去人口密集的地方，注意个人卫生。注意休息，避免劳累，应结合病情适当活动，以防发生血栓等并发症。

（2）疾病相关知识指导 ①饮食：告诉患者优质蛋白、高热量、低脂、丰富的膳食纤维和低盐饮食的重要性，指导患者根据病情合理安排饮食。②用药指导：告之患者药物的种类、各种药物的作用、副作用、用药的剂量及用法。肾病综合征患者通常服用多种药物，不同的药物给药时间不同，并需长期用药，如激素，患者不能擅自减量或停服，因此必须让患者正确掌握药物的自我管理。患者必须理解即使症状消失也要坚持用药的重要性，知晓当症状加重或出现严重副作用时应及时就诊。③病情监测：指导患者在家中自行监测病情变化，重点掌握监测水肿、蛋白尿和肾功能变化，定期复查。

【预后】

影响肾病综合征预后的因素如下。①病理类型：微小病变型肾病综合征和轻度系膜增生性肾小球肾炎预后较好，系膜毛细血管性肾炎及重度系膜增生性肾小球肾炎预后较差。早期膜性肾病也有一定的缓解率，晚期则难以缓解。②临床表现：大量蛋白尿、严重高血压及肾功能损害者预后较差。③激素治疗效果：激素敏感者预后相对较好，激素抵抗者预后差。④并发症：反复感染导致肾病综合征经常复发者预后差。

（李雪阳）

PPT

第三节　尿路感染

学习目标

知识要求：

1. 掌握　尿路感染的定义、临床表现、护理及预防措施。

2. 熟悉　尿路感染的病因、易感因素、并发症及处理原则。

3. 了解　尿路感染的发病机制、实验室及其他检查、治疗要点。

技能要求：

1. 具备正确护理尿路感染患者的技能。

2. 能够运用整体护理程序对尿路感染患者实施护理，并进行健康指导。

素质要求：

1. 能够在临床护理工作中保持热情勤恳的工作态度，审慎地为患者提供服务，充分展现人文关怀。

2. 为患者提供健康指导及护理患者过程中，能够充分体现耐心和细心，提供专业的健康咨询内容。

案例引导

案例：患者，女，57 岁。因左侧腰痛伴发热，1 天入院。患者 1 天前突然出现左侧腰痛，体温 38.5℃，1 个月前有过尿频尿急尿痛病史，自服抗生素 5 天症状消失后未再检查。查体：体温 38℃，脉搏 84 次/分，血压 121/75mmHg。血常规：白细胞 12.9×10^{12}/L。尿常规：白细胞 60 个/HP。处理根据尿细菌培养结果选用抗生素治疗 2 周，患者复查尿常规及尿细菌培养结果均阴性后出院。

讨论：

1. 此患者患了何种疾病？

2. 为何此患者抗生素治疗需 2 周时间？

3. 尿细菌培养的注意事项有哪些？

4. 如何指导患者预防疾病复发？

尿路感染（urinary tract infection，UTI）简称尿感，是指各种病原微生物在尿路中生长、繁殖而引起的尿路急、慢性炎症性疾病，多见于育龄期女性、老年人、免疫力低下及尿路畸形者。本章主要叙述由细菌感染引起的尿路感染。

根据感染发生部位可分为上尿路感染和下尿路感染，上尿路感染主要是肾盂肾炎（pyelonephritis），下尿路感染主要是膀胱炎。肾盂肾炎、膀胱炎又分急性和慢性。临床根据有无尿路结构或功能异常，又分为复杂性尿路感染和非复杂性尿路感染。复杂性尿路感染是指伴有尿路引流不畅、畸形、结石、膀胱-输尿管反流等结构或功能异常，或在慢性肾实质性疾病基础上发生的尿路感染。不伴上述

情况者称为非复杂性尿路感染。此外，导尿相关性尿路感染主要为留置导尿管或拔除导尿管 48 小时以内发生的尿路感染。

【病因与发病机制】

1. 病因　主要是细菌感染所致。革兰阴性杆菌为尿路感染最常见致病菌，其中以大肠埃希菌最为常见，占非复杂尿路感染的 75%～90%，其次为克雷伯菌、变形杆菌、柠檬酸杆菌属等。5%～15% 的尿路感染由革兰阳性菌引起，主要为肠球菌和凝固酶阴性的葡萄球菌。大肠埃希菌最常见于无症状性细菌尿、非复杂性尿路感染或首次发生的尿路感染。医院内感染、复杂性或复发性尿感、尿路器械检查后发生的尿感，则多由肠球菌、变形杆菌、克雷伯菌和铜绿假单胞菌所致。其中变形杆菌常见于伴有尿路结石者，铜绿假单胞菌多见于尿路器械检查后，金黄色葡萄球菌则常见于血源性尿感。此外，偶见结核分枝杆菌、衣原体、病毒和原虫等引起的尿路感染。近年来，由于抗生素和免疫抑制剂的广泛应用，革兰阳性菌和真菌性尿感增多，耐药甚至耐多药现象呈增加趋势。

2. 发病机制

（1）感染途径

1）上行感染　病原菌经由尿道上行至膀胱，甚至输尿管、肾盂引起的感染称为上行感染，约占尿路感染的 95%。正常情况下阴道前庭和尿道口周围有少量肠道菌群定居，如链球菌、乳酸菌、葡萄球菌和类白喉杆菌等，一般不致病。当机体抵抗力低下、尿道黏膜有损伤、入侵细菌毒力大、致病力强时，如性生活、尿路梗阻、医源性操作、生殖器感染等可导致上行感染的发生。

2）血行感染 病原菌通过血运到达肾脏和尿路其他部位引起的感染称为血行感染，此种感染途径少见，不足2%。多发生于患有慢性疾病或接受免疫抑制剂治疗的患者。常见的病原菌有金黄色葡萄球菌、假单胞菌属、沙门菌属和白色念珠菌属等。

3）直接感染 泌尿系统周围器官、组织发生感染时，病原菌偶可直接侵入到泌尿系统导致感染。

4）淋巴道感染 盆腔和下腹部的器官感染时，病原菌可从淋巴道感染泌尿系统，但罕见。

（2）机体防御能力 正常情况下，细菌进入泌尿系统后是否发生尿感染与细菌的数量、毒力以及机体的防御功能有关。机体的防御机制包括：①排出尿液的冲刷作用可清除绝大部分入侵的细菌；②尿道和膀胱黏膜的抗菌能力可抵御细菌入侵；③尿液中高浓度尿素、高渗透压和低pH值等不利于细菌生长；④男性前列腺分泌物中含有的抗菌成分可抑制细菌生长；⑤感染出现后，白细胞快速进入膀胱上皮组织和尿液中，起清除细菌的作用；⑥输尿管膀胱连接处的活瓣具有防止尿液、细菌进入输尿管的功能；⑦女性阴道的乳酸杆菌菌群对限制致病病原体的繁殖有重要作用。

（3）易感因素

1）性别 女性尿道较短（约4cm）而宽直，距离肛门较近，开口于阴唇下方，是女性容易发生尿路感染的重要因素。尤其在经期、妊娠期、绝经期、性生活后更易发生感染，容易将尿道口周围的细菌挤压入膀胱引起尿路感染。前列腺增生导致的尿路梗阻是中老年男性尿路感染的一个重要原因。包茎、包皮过长是男性尿路感染的诱发因素。

2）尿路梗阻 任何妨碍尿液自由流出的因素，如结石、前列腺增生、狭窄、肿瘤等均可导致尿液积聚，细菌不易被冲洗清除，而在局部大量繁殖引起感染，尿路梗阻合并感染可使肾组织结构快速破坏，因此及时解除梗阻非常重要。

3）膀胱输尿管反流 输尿管壁内段及膀胱开口处的黏膜形成阻止尿液从膀胱输尿管口反流至输尿管的屏障，当其功能或结构异常时可使尿液从膀胱逆流到输尿管，甚至肾盂，导致细菌在局部定植，发生感染。

4）机体免疫力低下 长期使用免疫抑制剂以及全身性疾病如糖尿病、长期卧床、严重的慢性病和艾滋病等，可使机体抵抗力低下而易发生尿路感染。女性糖尿病患者尿路感染及无症状性细菌尿的发病率较无糖尿者增加2~3倍。

5）医源性因素 导尿或留置导尿管、膀胱镜和输尿管镜检查、逆行性尿路造影等可引起尿路黏膜损伤，可将细菌带入泌尿道，易诱发尿路感染。据文献报道，即使严格消毒，单次导尿后，尿感发生率约为1%~2%，留置导尿管1天感染率约50%，超过3天者，感染发生率可达90%以上。

6）神经源性膀胱 支配膀胱的神经功能障碍，如糖尿病、脊髓损伤、多发性硬化等疾病，因长时间的尿液潴留和（或）应用导尿管引流尿液导致感染。

7）妊娠 2%~8%妊娠妇女可发生尿路感染，与孕期输尿管蠕动功能减弱、暂时性膀胱-输尿管活瓣关闭不全及妊娠后期子宫增大致尿液引流不畅有关。

8）泌尿系统结构异常 如肾发育不良、肾盂及输尿管畸形、移植肾、多囊肾等，也是尿路感染的易感因素。

9）遗传因素 越来越多的证据表明，尿路感染的易感性与宿主的基因有关。反复发作尿路感染的妇女，其尿路感染的家族史显著多于对照组，这类患者由于阴道和尿道黏膜细胞具有特异的、更多数目的受体，结合大肠埃希菌的数量是非反复发作尿感女性的3倍。另外，编码Toll样受体、IL-8受体的宿主应答基因突变也与尿路感染反复发作有关。

（4）细菌的致病力 细菌进入膀胱后能否引起尿感，与其致病力有很大关系。以大肠埃希菌为例，并不是其所有菌株均能引起症状性尿感，能引起感染的少数菌株（O、K和H血清型菌株）具有特殊的致病力。

【临床表现】

1. 膀胱炎 占尿路感染的60%以上，分为急性单纯性膀胱炎和反复发作性膀胱炎。主要表现为尿频、尿急、尿痛等膀胱刺激症状。可有耻骨上方疼痛或压痛，部分患者出现排尿困难。尿液常浑浊，约30%有血尿。一般无全身感染症状，致病菌多为大肠埃希菌，占75%以上。

2. 肾盂肾炎

（1）急性肾盂肾炎 可发生于各年龄段，育龄女性最多见。临床表现因感染程度有较大差异，通常起病急骤。

1）症状 ①全身症状：常有发热、寒战，伴有头痛、全身酸痛、恶心、呕吐等，体温多在38.0℃以上，多为弛张热，也可呈稽留热或间歇热。部分患者出现革兰阴性杆菌败血症。②泌尿系统症状：常有尿频、尿急、尿痛等膀胱刺激症状，伴有排尿困难、下腹部疼痛、腰痛等。腰痛程度不一，多为钝痛或酸痛，可有脓尿和血尿。部分患者以全身症状为主，或表现为血尿伴低热、腰痛。

2）体征 除发热、心动过速和全身肌肉压痛外，体检时还可出现一侧或两侧肋脊角或输尿管点压痛和（或）

肾区叩击痛。

3）并发症 较少，当细菌毒力强、合并尿路梗阻、机体抵抗力下降及未及时治疗或治疗不当时可并发肾乳头坏死和肾周围脓肿。前者主要表现为高热、剧烈腰痛和血尿，可有坏死组织脱落随尿液排出，发生肾绞痛；后者除原有肾盂肾炎症状加重外，常出现明显单侧腰痛，向健侧弯腰时疼痛加剧。

（2）慢性肾盂肾炎 临床表现较为复杂，全身及泌尿系统局部表现可不典型，有时仅表现为无症状性菌尿。半数以上患者可有急性肾盂肾炎病史，后出现程度不同的低热、间歇性尿频、排尿不适、腰部酸痛及肾小管功能受损表现，如夜尿增多、低比重尿等。病情持续可发展为慢性肾衰竭。急性发作期患者症状明显，类似急性肾盂肾炎。

3. 无症状性菌尿 无症状性菌尿是指患者有真性菌尿，而无尿路感染的症状，可由症状性尿感演变而来或无急性尿路感染病史。20～40 岁女性无症状性细菌尿的发病率低于 5%，而老年女性及男性发病率为 40%～50%。致病菌多为大肠埃希菌，患者可长期无症状，尿常规可无明显异常或白细胞增加，但尿培养有真性菌尿。

4. 导管相关性尿路感染 导管相关性感染（catheter - associated urinary tract infection，CAUTI）是指留置导尿管后或拔除导尿管 48 小时内发生的泌尿系统感染。留置导尿管后或拔除导尿管 48 小时内出现尿路感染相应症状和体征，如发热、寒战、神经状态的改变、全身乏力、嗜睡、急性血尿、骨盆不适及耻骨上压痛等，且无其他原因可以解释。经导尿管留取的标本或拔除导尿管 48 小时内留取的清洁中段尿标本中，细菌培养菌落计数 $\geq 10^3$ cfu/ml 或检出真菌。

⊕ 知识链接

手卫生与导管相关性感染（CAUTI）

国内外发布的相关政策法规、指南、专家共识、操作规范均将手卫生作为预防 CAUTI 最重要的措施之一。多项研究表明，认真洗手、带无菌手套、严格执行手卫生可以显著降低 CAUTI 的发生率。共识对手卫生的时机和手套的使用做了证据总结，共有 6 条。①留置导尿管前应进行手卫生；②收集尿液标本或排空引流袋等操作前应进行手卫生；③在收集尿液标本、排空引流袋、拔除导尿管等操作后应进行手卫生；④戴手套前及摘除手套后应进行手卫生；⑤当手部被体液或引流液污染时应洗手，而不能使用手卫生消毒；⑥置管时应使用无菌手套，每日进行导尿管相关护理时应使用清洁手套，不同患者间应更换手套。

【实验室及其他检查】

1. 尿液检查

（1）尿液检查 尿液常混浊，可有异味，有白细胞尿、血尿、蛋白尿。尿沉渣镜检白细胞 >5 个/HP 称为白细胞尿，几乎所有尿路感染都有白细胞尿，对尿路感染诊断意义较大；部分尿感患者有镜下血尿，少数急性膀胱炎患者可出现肉眼血尿；蛋白尿多为阴性或微量。尿中发现白细胞管型提示肾盂肾炎。

（2）白细胞排泄率 准确留取 3 小时尿液，立即进行尿白细胞计数，所得白细胞数按每小时折算，正常人白细胞计数 $<2 \times 10^5$/h，白细胞计数 $>3 \times 10^5$/h 为阳性，介于 $(2 \sim 3) \times 10^5$/h 为可疑。

（3）细菌学检查

1）涂片细菌检查 未离心新鲜中段尿沉渣涂片，革兰染色用油镜或不染色用高倍镜检查，计算 10 个视野细菌数，取其平均值，若每个视野下可见 1 个或更多细菌，提示尿路感染。本法设备简单、操作方便，可初步确定是杆菌或球菌、是革兰阴性菌还是革兰阳性细菌，对及时选择有效抗生素有重要参考价值。

2）细菌培养 尿细菌培养对诊断尿路感染有重要价值。可采用清洁中段尿、导尿及膀胱穿刺尿做细菌培养，其中膀胱穿刺尿培养结果最可靠。清洁中段尿细菌定量培养 $\geq 10^5$/ml，如临床上无尿感症状，则要求做两次中段尿培养，细菌数均 $\geq 10^5$/ml，且为同一菌种，称为真性菌尿，可确诊尿路感染；耻骨上膀胱穿刺尿细菌定性培养有细菌生长，即为真性菌尿。尿细菌定量培养可出现假阳性或假阴性结果。假阳性主要见于：①中段尿收集不规范，标本被污染；②尿标本在室温下存放超过 1 小时才进行接种；③检验技术错误等。假阴性主要原因为：①近 7 天内用过抗生素；②尿液在膀胱内停留时间不足；③收集中段尿时，消毒药混入标本内；④饮水过多，尿液被稀释；⑤感染灶排菌呈间歇性等。

（4）硝酸盐还原试验 其原理为大肠埃希菌等革兰阴性细菌含硝酸盐还原酶，可使尿内硝酸盐还原为亚硝酸盐，此法诊断尿路感染的敏感性为 70% 以上，特异性为 90% 以上。该试验需要尿中有一定量硝酸盐存在，同时需要尿液在膀胱内有足够的停留时间，否则易出现假阴性。革兰阳性菌不含硝酸还原酶，所以为阴性。该方法可作为尿感的过筛试验。

（5）其他辅助检查 急性肾盂肾炎可有肾小管上皮细胞受累，出现尿 N - 乙酰 - β - D - 氨基葡萄糖苷酶（NAG）升高。慢性肾盂肾炎可有肾小管和（或）肾小球功能异常，表现为尿比重和尿渗透压下降，甚至肾性糖尿、肾小管酸中毒等。

2. 血液检查

（1）血常规　急性肾盂肾炎时血白细胞常升高，中性粒细胞增多，核左移，血沉可增快。

（2）肾功能　慢性肾盂肾炎肾功能受损时可出现肾小球滤过率下降，血肌酐升高等。

3. 影像学检查　影像学检查如B超、X线腹平片、IVP、排尿期膀胱输尿管反流造影、逆行性肾盂造影等，目的是了解尿路情况，及时发现有无尿路结石、梗阻、反流、畸形等导致尿路感染反复发作的因素。尿路感染急性期不易做静脉肾盂造影，可做B超检查。对于反复发作的尿路感染或急性尿路感染7～10天无效的女性，应行影像学检查。

【诊断要点】

典型的尿路感染有膀胱刺激征、感染中毒症状、腰部不适等，结合尿液改变和尿液细菌学检查，予以确诊。不典型尿路感染的诊断主要依靠尿细菌学检查，要求两次细菌培养均为同一菌种的真性菌尿。尿细菌学检查的诊断标准为新鲜清洁中段尿细菌定量培养菌落计数 $\geq 10^5/ml$。对于留置导尿管的患者出现典型的尿路感染临床表现，且无其他原因可以解释，尿标本细菌培养菌落计数 $>10^3/ml$，可考虑导管相关性尿路感染的诊断。下尿路感染（膀胱炎）常以膀胱刺激征为突出表现，一般少有发热、腰痛等。上尿路感染（肾盂肾炎）常有明显的全身感染症状、腰痛、肋脊角压痛和肾区叩击痛、血液中白细胞计数增高，伴或不伴尿路刺激征。当女性有明显尿频、尿急、尿痛，尿白细胞增多，可拟诊为尿路感染。

【处理原则】

以抗感染治疗为主。根据细菌学检查，按疗程应用抗菌药物是疾病痊愈的关键。

用药原则是：①选用致病菌敏感的抗生素。无病原学结果前，一般首选对革兰阴性杆菌有效的抗生素，尤其是首发尿感。治疗3天症状无改善，应按药敏结果调整用药。②抗生素在体内的血药浓度要合适。③选用肾毒性小，副作用少的抗生素。④单一药物治疗失败、严重感染、混合感染、耐药菌株出现时应联合用药。⑤对不同类型的尿路感染给予不同治疗时间。

1. 急性膀胱炎

（1）单剂量疗法　常用磺胺甲恶唑2.0g、甲氧苄啶0.4g、碳酸氢钠1.0g，1次顿服（简称STS单剂）；氧氟沙星0.4g，一次顿服；阿莫西林3.0g，一次顿服。

（2）短疗程疗法　目前更推荐此法，与单剂量疗法相比，短疗程疗法更有效；耐药性并无增高；可减少复发，增加治愈率。可选用磺胺类、喹诺酮类、半合成青霉素或头孢菌素类等抗生素，任选一种药物，连用3天，约90%的患者可治愈。

停服抗生素7天后，需进行尿细菌定量培养。如结果阴性表示急性细菌性膀胱炎已治愈；如仍有真性细菌尿，应继续给予2周抗生素治疗。对于妊娠妇女、老年患者、糖尿病患者、机体免疫力低下及男性患者不宜使用单剂量及短程疗法，应采用较长疗程。

2. 肾盂肾炎　首次发生急性肾盂肾炎的致病菌80%为大肠埃希菌，在留取尿细菌检查标本后应立即开始治疗，首选对革兰阴性杆菌有效的药物。72小时显效者无需换药，否则应按药敏结果更改抗生素。

（1）病情较轻者　可门诊口服药物治疗，疗程10～14天。常用药物有喹诺酮类、半合成青霉素类、头孢菌素类等。治疗14天后，通常90%可治愈。如尿菌仍阳性，应参考药敏试验选用有效抗生素继续治疗4～6周。

（2）严重感染全身中毒症状明显者　住院治疗，应静脉给药。常用药物，如氨苄西林、头孢噻肟钠、头孢曲松钠、左氧氟沙星等，必要时联合用药。氨基糖苷类抗生素肾毒性大，应慎用。经过上述治疗若好转，可于热退后继续用药3天再改为口服抗生素，完成2周疗程。治疗72小时无好转，应按药敏结果更换抗生素，疗程不少于2周。经此治疗，仍有持续发热者，应注意肾盂肾炎并发症，如肾盂积脓、肾周脓肿、感染中毒症等。

慢性肾盂肾炎治疗的关键是积极寻找并去除易感因素。急性发作时治疗同急性肾盂肾炎。

3. 反复发作尿路感染　包括再感染和复发。

（1）再感染　治疗后症状消失，尿菌阴性，但在停药6周后再次出现真性细菌尿，菌株与上次不同，称为再感染。多数病例有尿路感染症状，治疗方法与首次发作相同。对半年内发生2次以上者，可用长疗程低剂量抑菌治疗，即每晚临睡前排尿后服用小剂量抗生素1次，如复方磺胺甲恶唑1～2片或呋喃妥因50～100mg或氧氟沙星200mg，每7～10天更换药物一次，连用半年。

（2）复发　治疗后症状消失，尿菌阴转后在6周内再出现菌尿，菌种与上次相同（菌种相同且为同一血清型），称为复发。复发且为肾盂肾炎者，特别是复杂性肾盂肾炎，在去除诱发因素（如结石、梗阻、尿路异常等）的基础上，应按药敏选择强有力的杀菌性抗生素，疗程不少于6周。反复发作者，给予长程低剂量抑菌疗法。

4. 无症状性菌尿　是否治疗目前有争议，一般认为有下述情况者应予治疗：①妊娠期无症状性菌尿；②学龄前儿童；③出现有症状感染者；④肾移植、尿路梗阻及其他尿路有复杂情况者。根据药敏结果选择有效抗生素，主张短疗程用药，如治疗后复发，可选长疗程低剂量抑菌疗法。

5. 妊娠期尿路感染　宜选用毒性小的抗菌药物，如阿莫西林、呋喃妥因或头孢菌素类等。孕妇的急性膀胱炎治疗时间一般为 3~7 天。孕妇急性肾盂肾炎应静脉滴注抗生素治疗，可用半合成广谱青霉素或第三代头孢菌素，疗程为两周。反复发生尿感者，可用呋喃妥因行长疗程低剂量抑菌治疗。

疗效评价如下。①治愈：症状消失，尿菌阴性，疗程结束后 2 周、6 周复查尿菌仍阴性。②治疗失败：治疗后尿菌仍阳性，或治疗后尿菌阴性，但 2 周或 6 周复查尿菌转为阳性，且为同一种菌株。

【护理诊断/问题】

1. 排尿困难：尿频、尿急、尿痛　与泌尿系统感染有关。

2. 体温过高　与急性肾盂肾炎有关。

3. 知识缺乏　缺乏预防尿路感染的知识。

4. 潜在并发症　肾乳头坏死、肾周围脓肿等。

【护理措施】

1. 一般护理

（1）饮食护理　高热者注意补充水分，同时做好口腔护理。给予清淡、易消化、高热量、高蛋白、富含多种维生素的食物，禁食辛辣食物。鼓励患者多饮水，每天饮水量不低于 2000ml，勤排尿以达到冲洗尿道、促进细菌和毒素排出的作用。

（2）休息和睡眠　为患者提供一个安静、舒适的环境，尽量避免噪声。治疗与护理操作尽量集中进行，不影响患者的睡眠。急性期卧床休息至症状消失，肾区、腰腹部疼痛者采取双腿屈曲侧卧位，按摩或用热水袋热敷局部，以减轻局部肌肉痉挛、缓解疼痛。症状缓解后也应增加休息与睡眠，避免劳累。

2. 病情观察

（1）注意观察体温的变化以及尿液的量、性质、颜色、次数等，尿路刺激征有无缓解，有无腰痛加剧。如高烧持续不退或体温升高，且出现腰痛加剧等，应考虑可能出现肾周围脓肿、肾乳头坏死等并发症，需及时告知医生。高热患者可采用冰敷、温水擦浴等措施进行物理降温，若体温下降不明显时，按医嘱给予药物降温，出汗后应及时更换衣被、注意保暖，并观察及记录降温效果。

（2）注意药物的疗效及不良反应等。如口服复方磺胺

甲噁唑期间要注意多饮水，并同时服用碳酸氢钠，以增强疗效、减少磺胺结晶的形成。

3. 正确采集清洁中段尿培养标本

（1）最好采用清晨第 1 次的清洁、新鲜中段尿液（保证尿液在膀胱内停留的时间达到 6~8 小时）送检。

（2）留取标本前用肥皂水清洗会阴部，不宜使用消毒剂。

（3）宜在抗生素使用前或停药 5 天后收集尿标本，以保证结果的准确性。

（4）留取中段尿至于无菌容器中，于 1 小时内送检。

（5）尿液标本中不能混入消毒液和分泌物等。

4. 用药护理　按医嘱正确使用抗菌药物，注意药物疗效及副作用，发现不良反应应及时报告医生，用药过程中加强尿液监测，以了解药物疗效。喹诺酮类药物，用药后注意消化道反应；氨基糖苷类药物，要防止肾毒性和听力损害；青霉素类药物，一定要做皮肤过敏试验方可使用，并预防过敏性休克；复方磺胺类药物，服用期间要多饮水，防止在经肾脏排泄时形成结晶；对长期服用抗生素者，注意监测肾功能的变化，了解药物对肾脏是否产生毒性等。

5. 健康指导

（1）疾病预防知识指导　①多饮水、勤排尿是预防尿路感染最简便有效的方法，每天补充足够的水分，饮水量应在 2000ml 以上；勤排尿保证每 2~3 小时排尿 1 次，少憋尿。②保持规律生活，避免劳累，坚持体育运动，增加机体免疫力。③注意个人卫生，尤其是女性，要注意会阴部及肛周皮肤的清洁，特别是月经期、妊娠期、产褥期。教会患者正确清洁外阴部的方法（由前向后、毛巾及清洁器具需专用）。④与性生活有关的反复发作者，应注意性生活后立即排尿以冲洗尿道，并口服一次常用量抗生素。⑤膀胱–输尿管反流者，需要"二次排尿"，即每次排尿后数分钟再排尿一次。

（2）疾病相关知识指导　嘱患者按时、按量、按疗程服药，勿随意停药。告知患者尿路感染的病因、疾病特点和治愈标准，使其理解多饮水、勤排尿以及会阴部、肛周皮肤清洁的重要性，确保其出院后仍能严格遵从。教会患者识别尿路感染的临床表现，一旦发生尽快诊治。

【预后】

经积极治疗，90% 以上尿路感染能痊愈，预后好。若存在尿路梗阻、畸形等易感因素，则必须纠正易感因素，否则很难治愈，且可演变为慢性肾盂肾炎，甚至发展为慢性肾衰竭。

（李雪阳）

PPT

第四节　急性肾损伤

学习目标

知识要求：

1. 掌握　急性肾损伤的概念、常见护理诊断/问题和护理措施。

2. 熟悉　急性肾损伤的病因、临床表现和治疗原则。

3. 了解　急性肾损伤的发病机制、实验室及其他检查、诊断要点。

技能要求：

1. 具备正确护理急性肾损伤患者的技能。

2. 具备急性发作期患者抢救配合的能力。

素质要求：

1. 具备关心、爱护、尊重患者的职业素养，体现人文关怀。

2. 具备医护密切协作素养。

案例引导

案例： 患者，男，27 岁。因恶心、食欲不振、尿少 3 天入院。入院前 1 周因上呼吸道感染在当地卫生所静脉应用更昔洛韦（具体剂量不详），第 4 天开始出现尿少并伴有恶心、食欲不振，停药后上述症状未减轻，为进一步治疗入院。查体：体温 37℃，血压 123/72mmHg，双下肢无水肿。血生化示：肌酐 358μmol/L，尿素氮 19.8mmol/L，血红蛋白 112g/L。初步诊断：急性肾损伤。治疗：静脉应用活血及改善细胞代谢药物，嘱卧床休息，进食清淡易消化食物。1 周后复查血生化：肌酐 98μmol/L，尿素氮 7.8mmol/L。

讨论：

1. 该患者急性肾损伤的病因属于肾前性、肾性还是肾后性？

2. 如何对该患者进行健康宣教？

急性肾损伤（acute kidney injury，AKI）以往称为急性肾衰竭（acute renal failure，ARF），是指由多种病因引起的短时间内肾功能快速下降而出现的临床综合征，表现为肾小球滤过率（GFR）下降，伴有代谢产物如肌酐、尿素氮等潴留、水电解质酸碱平衡紊乱，重者出现多系统并发症。AKI 是常见危重病症，涉及临床各科，发病率在综合医院为 3%～10%，重症监护病房为 30%～60%，危重 AKI 患者死亡率高达 30%～80%，存活患者约 50% 遗留永久性肾功能减退，部分患者需终身透析，防治形势十分严峻。ARF 是 AKI 的严重阶段，临床主要表现为少尿、无尿、含氮代谢产物在血中潴留、水电解质及酸碱平衡紊乱等。与 ARF 相比，AKI 的提出更强调对这一综合征早期诊断、早期治疗的重要性。

【病因与发病机制】

1. 病因　根据病因发生的解剖部位不同，急性肾损伤可分为三大类，即肾前性、肾性和肾后性。

（1）肾前性　最常见，肾脏本身无器质性病变，见于细胞外液容量减少，或细胞外液容量正常，有效循环容量下降的某些疾病，或某些药物引起的肾小球毛细血管灌注压降低引起的肾脏血流灌注不足。常见病因包括：①血容量减少；②心排量降低；③全身血管扩张；④肾动脉收缩；⑤肾自主调节反应受损。

（2）肾性　由于肾实质损伤所致，按照损伤部位，分为小管性、间质性、血管性和小球性。其中以急性肾小管坏死（acute tubular necrosis，ATN）最为常见。不同病因、不同程度的 ATN，可以有不同的始动因素和持续发展因素。其发病机制主要涉及小管因素、血管因素和炎症因子等方面。

1）肾小管因素　缺血/再灌注、肾毒性物质可引起近端肾小管损伤，小管严重受损可导致肾小球滤过液的反渗，通过受损的上皮或小管基底膜漏出，致肾间质水肿和肾实质进一步损伤。

2）血管因素　肾缺血可使血管收缩刺激和肾自主神经刺激敏感性增加，导致血管内皮损伤和炎症反应，进一步引起血流动力学异常，包括肾血流量下降，肾内血流重新分布，肾皮质血流量减少，肾髓质充血等，这些均可引起 GFR 下降。

3）炎症因子的参与　肾缺血可通过炎症反应直接使血管内皮细胞受损，也可通过小管细胞产生炎症介质（IL-6，IL-18、TNFα、TGFβ、MCP-1、RANTES 等）

使内皮细胞受损，导致白细胞黏附及移行增加，肾组织进一步损伤，GFR 下降。

（3）肾后性　由于各种原因的急性尿路梗阻所致，梗阻可发生在从肾盂到尿道整个尿路的任一水平。双侧尿路梗阻或孤立肾患者单侧尿路出现梗阻时可发生肾后性 AKI。尿路发生梗阻时，尿路内反向压力首先传导到肾小球囊腔，由于肾小球入球小动脉扩张，早期 GFR 尚能暂时维持正常。

2. 发病机制　ATN 的发病机制尚未完全明了，不同病因、不同病理损害类型有其不同的始动机制和持续发展因素。主要与肾小球滤过率（GRF）下降，肾小管上皮细胞损伤有关。

（1）肾血流动力学改变　肾前性 AKI 时肾脏灌注不足，肾通过自我调节机制扩张入球小动脉并收缩出球小动脉，以维持 GFR 和肾血流量。当血容量严重不足超过肾自我调节能力时，可导致 GFR 降低。

（2）肾小管上皮细胞损伤　当肾小管上皮细胞损伤时出现凋亡或者死亡，使入球小动脉和肾血管收缩，肾血管阻力增加引起 GFR 下降；肾小管上皮细胞脱落形成管型堵塞近端肾小管使肾小球囊内压力升高，引起肾小球滤过停止；肾小管严重受损时肾小球滤过液反漏引起肾间质水肿，压迫肾单位，加重肾缺血。上述因素相互作用最终导致 GFR 进一步降低。

（3）炎症反应　肾缺血及恢复血液灌注时可引起血管内皮细胞损伤、缺血再灌注损伤和炎症反应，导致白细胞浸润和小管上皮细胞释放多种炎症介质（如 TNF－a、IL－6、IL－8、IL－18、IL－1β、TGF－β），引起肾实质进一步损伤。

【临床表现】

典型 ATN 临床病程可分为三期。

1. 起始期　此期患者常遭受低血压、缺血、脓毒血症和肾毒素等因素影响，但尚未发生明显的肾实质损伤。在此阶段 AKI 是可预防的。

2. 维持期　又称少尿期。此期肾实质损伤已经发生。该期一般持续 7～14 天，但也可短至数天或长至 4～6 周。GFR 维持在低水平。患者常出现少尿（<400ml/d）和无尿（<100ml/d）。个别患者尿量在 400ml/d 以上，称为非少尿型 AKI，其病情大多较轻，预后较好。

（1）AKI 的全身症状

1）消化系统　为最早出现的系统症状，可有食欲减退、恶心、呕吐、腹胀、腹泻等，严重者可发生消化道出血。

2）呼吸系统　除肺部感染症状外，因容量负荷过度，可出现呼吸困难、咳嗽、憋气等症状。

3）循环系统　多因尿少及未控制饮水，以致体液过多，出现高血压及心力衰竭表现；因毒素蓄积、电解质紊乱、贫血及酸中毒引起各种心律失常及心肌病变。

4）神经系统　出现意识障碍、躁动、谵妄、抽搐、昏迷等尿毒症脑病症状。

5）血液系统　可有出血倾向及轻度贫血表现。

（2）水、电解质和酸碱平衡紊乱　可有以下表现。①代谢性酸中毒：主要因为肾小球滤过功能降低，使酸性代谢产物排出减少，同时又合并高分解代谢状态，使酸性产物明显增多，表现为恶心、呕吐、疲乏、嗜睡和呼吸深长。②高钾血症：少尿期钾排泄减少使血钾升高，另外酸中毒、组织分解过快也是原因之一。高钾血症是患者少尿期的重要死亡原因。③低钠血症：主要是由于水潴留引起的稀释性低钠血症。④可有低钙、高磷、低氯血症，但远不如慢性肾衰竭时明显。

3. 恢复期　从肾小管细胞再生、修复，直至肾小管完整性恢复称为恢复期。GFR 逐渐恢复正常或接近正常范围。少尿型患者开始出现利尿，可有多尿表现，在不使用利尿剂的情况下，每天尿量可达 3000～5000ml 甚至更多。通常持续约 1～3 周，继而逐渐恢复正常。

【实验室及其他检查】

1. 血液检查　可有轻、中度贫血、血肌酐和尿素氮进行性升高，血清钾浓度升高，血 pH 值和碳酸氢根离子浓度降低，可有低钠、低钙、高磷血症。

2. 尿液检查　尿蛋白多为 ±～＋。尿沉渣检查可见肾小管上皮细胞、上皮细胞管型和颗粒管型及少许红细胞和白细胞等；尿比重降低且较固定，多在 1.015 以下；尿渗透压低于 350mOsm/（kg·H₂O）。注意尿液检查必须在输液、使用利尿药和高渗药物之前进行，否则结果容易出现偏差。

3. 影像学检查　尿路超声显像：对排除尿路梗阻和慢性肾功能不全很有帮助；CT 等检查可显示是否存在与压力相关的扩张，如逆行性或下行性肾盂造影；CT、MRI 或放射性核素检查对发现血管病变有帮助，但要明确诊断仍需行肾血管造影。

4. 肾活体组织检查　重要诊断手段。活检结果可确定包括急性肾小球肾炎、系统性血管炎、急进性肾炎及急性间质性肾炎等肾脏疾病。此外，原有肾脏疾病出现 AKI 以及肾功能持续不恢复等情况，也可行肾活检明确诊断。

【诊断要点】

根据原发病因，结合相应临床表现和实验室及影像学检查，一般不难明确诊断。

按照最新国际 AKI 临床实践指南，符合以下情况之一者即可临床诊断 AKI：①肾功能在 48 小时内突然减退，血肌酐（Scr）绝对值升高≥26.5μmol/L（≥0.3mg/dl）；②确认或推测在7天内Scr较基础值升高≥50%，或尿量减少，<0.5ml/（kg·h），持续≥6小时。急性肾损伤的分期标准见表5-4-1。

表5-4-1　急性肾损伤的分期标准

分期	血清肌酐标准	尿量标准
1期	绝对值升高≥26.5μmol/L（≥0.3mg/dl）或较基础值相对升高≥50%，但<1倍	<0.5ml/（kg·h）（≥6h，但<12h）
2期	相对升高≥1倍，但<2倍	<0.5ml/（kg·h）（≥12h，但<24h）
3期	升高至≥353.6μmol/L（≥4.0mg/dl） 或相对升高≥2倍 或开始时肾脏替代治疗 或<18岁患者估算肾小球滤过率下降至<35ml/（min·1.73m²）	<0.3ml/（kg·h）（≥24h）或无尿≥12h

注：需要注意的是，单纯用尿量改变作为诊断与分期标准时，必须考虑其他影响尿量的因素，如尿路梗阻、血容量状态、使用利尿剂等。此外由于Scr影响因素众多且敏感性较差，故不是AKI最佳诊断标志物。

【处理原则】

不同病因、不同类型AKI治疗方法有所不同。早期诊断、及时干预能最大限度地减轻肾损伤、促进肾功能恢复。AKI总体治疗原则是：尽早识别并纠正可逆病因、维持内环境稳定、营养支持、防治并发症及肾脏替代治疗等。AKI治疗主要包括以下几个方面。

1. 早期病因干预治疗　AKI治疗首先要纠正可逆的病因，最大限度减轻肾脏损伤，促进肾功能恢复。对于肾前性因素AKI应积极处理血容量不足、休克和感染等，对于肾性AKI应停用影响肾灌注或具有肾毒性的药物；肾后性AKI如存在尿路梗阻时，应及时采取措施去除尿路梗阻。

2. 维持体液平衡　每天补液量应为显性失液量加上非显性失液量减去内生水量。坚持"量出为入"的原则，控制液体入量。由于非显性失液量和内生水量估计常有困难，因此每天大致的进液量，可按前一天尿量加500ml计算。发热患者只要体重不增加可适当增加进液量。

3. 营养支持治疗　可优先通过胃肠道补充营养以维持机体的营养状况和正常代谢，有助于损伤细胞的修复和再生，提高存活率，不能口服者需静脉营养，营养支持总量与成分应根据临床情况增减。AKI患者每天所需能量应为1.3倍基础能耗量（BEE），即147kJ/（kg·d）[35kcal/（kg·d）]，主要由碳水化合物和脂肪供应；蛋白质摄入量应限制为0.8g/（kg·d），对于有高分解代谢或营养不良以及接受透析治疗的患者蛋白质摄入量可适当放宽。尽量减少钠、钾、氯的摄入量。

4. 并发症治疗　密切监测Scr、尿素氮和血电解质变化。

（1）高钾血症是AKI的主要死因之一　密切监测血钾的浓度，当血钾超过6.5mmol/L，心电图表现为QRS波增宽等明显的变化时，应予以紧急处理。包括：①钙剂：10%葡萄糖酸钙10~20ml稀释后缓慢静脉注射（不少于5分钟）。②11.2%乳酸钠或5%碳酸氢钠100~200ml静滴，

纠正酸中毒并同时促进钾离子向细胞内移动。③50%葡萄糖溶液50~100ml加胰岛素6~12U缓慢地静脉注射，可促进糖原合成，使钾离子向细胞内移动。④口服钠离子交换树脂15~30g，每天3次。⑤以上措施无效时，或为高分解代谢型ATN的高钾血症，血液透析是最有效的措施。

（2）及时纠正代谢性酸中毒，如血清HCO₃⁻浓度低于15mmol/L，可选用5%碳酸氢钠125~250ml静滴。对于严重酸中毒患者，如静脉血HCO₃⁻浓度<12mmol/L或动脉血pH<7.15~7.20时，应立即开始透析治疗。

（3）AKI心力衰竭患者对利尿剂反应较差，对洋地黄制剂疗效也差，且容易发生洋地黄中毒。药物治疗多以扩血管为主，减轻心脏前负荷。通过透析超滤脱水，纠正容量超负荷缓解心衰症状最为有效。

（4）感染是AKI的常见并发症，也是死亡主要原因之一，应尽早使用抗生素。根据细菌培养和药物敏感试验选用对肾脏无毒性或毒性低的药物，并按GFR调整用药剂量。

5. 肾脏替代治疗　肾脏替代治疗是AKI治疗的重要组成部分。

（1）治疗目的包括"肾脏替代"和"肾脏支持"透析治疗指征：严重高钾血症（>6.5mmol/L）、代谢性酸中毒（pH<7.15）、容量负荷过重对利尿剂治疗无效、心包炎和严重脑病等。重症患者则倾向于早期进行血液净化治疗，目的是：①对容量负荷过重者可清除体内过多的水分；②清除尿毒症毒素；③纠正高钾血症和代谢性酸中毒以稳定机体的内环境；④有助于液体、热量、蛋白质及其他营养物质的补充。

（2）AKI的透析治疗方式　可选择腹膜透析（peritoneal dialysis，PD）、间歇性血液透析（intermittent hemodialysis，IIID）或连续性肾脏替代治疗（continuous renal replacement therapy，CRRT）。腹膜透析无需抗凝和较少发生

心血管并发症，适合于血流动力学不稳定的患者，但其透析效率较低，且有发生腹膜炎的危险，在重症 AKI 已少采用；血液透析的优点是代谢废物的清除率高、治疗时间短，但易有心血管功能不稳定和症状性低血压，且需要应用抗凝药，对有出血倾向的患者增加治疗的风险；CRRT 包括连续性静 - 静脉血液滤过（CVVH）、连续性静 - 静脉血液透析（CVVHD）、连续性静 - 静脉血液透析滤过（CVVH-DF）等一系列方法，对血流动力学影响较小，适用于多器官衰竭患者。

6. 多尿期治疗 多尿开始时，由于 GFR 尚未恢复，肾小管的浓缩功能较差，治疗仍应以维持水、电解质和酸碱平衡，控制氮质血症，治疗原发病和防治各种并发症为主。对已行透析的患者，应继续透析。多尿期 1 周后可见血肌酐和尿素氮水平逐渐降至正常范围，饮食中蛋白质摄入量可逐渐增加，并逐渐减少透析频率直至停止透析。

7. 恢复期治疗 AKI 恢复期一般无需特殊处理。AKI 存活患者需按照诊治要求定期随访肾功能，并避免肾毒性药物的使用。

【护理诊断/问题】

1. 体液过多 与 GFR 下降导致水钠潴留、水摄入控制不严引起的容量过多有关。

2. 潜在并发症 水、电解质紊乱及酸碱平衡失调。

3. 营养失调：低于机体需要量 与患者食欲减退、恶心、呕吐、限制蛋白质摄入、透析和原发疾病等因素有关。

4. 有感染的危险 与限制蛋白质饮食、透析、机体抵抗力降低及侵入性操作有关。

5. 恐惧 与肾功能急骤恶化、病情重等因素有关。

6. 有皮肤完整性受损的危险 与体液过多、抵抗力下降有关。

【护理措施】

1. 一般护理

（1）休息与活动 应绝对卧床休息以减轻肾脏负担。下肢水肿严重者应适当抬高下肢以促进血液回流。昏迷者按照昏迷患者护理常规进行护理。长期卧床者，做床上主动和被动肢体活动，避免发生静脉血栓和肌肉萎缩；对有高分解代谢者，会出现肌肉无力现象，应避免独自下床。

（2）饮食护理 能进食的患者优先经胃肠道提供营养支持，不能经口进食者可用鼻饲或肠外营养。给予高生物效价的优质蛋白饮食，蛋白质的摄入量应限制在 0.8g/（kg·d），并补充适量必需氨基酸和非必需氨基酸。对有高分解代谢、营养不良或接受透析治疗的患者，蛋白质摄入量可适当放宽。给予足够热量：每天 35kcal/kg（147kJ/kg），其中 2/3 由碳水化合物提供，1/3 由脂类提供，以减少机体蛋白质分解。

2. 病情监测 及时监测并处理电解质、酸碱平衡失调：①及时监测血清电解质的变化，如发现异常通知医生立即处理。②密切观察有无高钾血症的征象，如脉率不齐、肌无力、感觉异常、恶心、腹泻、心电图改变（T 波高尖、S - T 段压低、PR 间期延长、房室传导阻滞、QRS 波宽大畸形、心室颤动甚至心脏骤停）等。③观察治疗效果及有无并发症。

3. 对症护理

（1）维持水、电解质平衡 坚持"量出为入"的原则。每日定时测量体重、尿量，严格记录 24 小时出入液量，同时将出入量的记录方法、内容以及重要性告诉患者，以便得到患者的充分配合。血钾高者应严格限制钾的摄入，少用或忌用含钾丰富的食物，如紫菜、菠菜、苋菜、薯类、山药、坚果、香蕉、菌类、番茄、榨菜等。预防高钾血症的措施还包括积极预防和控制感染、及时纠正代谢性酸中毒、禁止输入库存血等。

（2）预防感染 患者因抵抗力低下以及透析插管、留置尿管等侵入性操作的原因，易引起各种感染。患者尽量安置在单人房间，做好病室清洁消毒，病室限制陪护及探视人员，必要时每天紫外线消毒，预防交叉感染的发生。各种操作注意严格无菌，加强口腔、皮肤、泌尿道等部位的护理。留置尿管者，应加强尿道口消毒及定期更换尿管，及时倾倒尿液；卧床及虚弱者，定时协助翻身，做好患者全身皮肤清洁，防止皮肤感染；意识清醒者，鼓励患者每小时进行深呼吸及有效排痰；意识不清者，定时通过吸痰等清理气道内分泌物；唾液中的尿素可引起口角炎及腮腺炎，协助做好患者口腔护理，保持口腔清洁、舒适，增进食欲。由于尿素霜刺激导致皮肤瘙痒者，每日用温水擦洗皮肤，嘱患者勿搔抓，以免破溃引起皮肤感染。

4. 心理护理 AKI 起病较急且进展迅速，患者急性起病，心理承受力差，容易产生恐惧感，更甚者有濒死感，护理时应多与患者交流，详细讲解 AKI 发展过程、预后情况以及不良情绪对疾病预后常出现的不良后果，尽可能缓解不安情绪，提高患者及家属对治疗的依从性。

5. 健康指导

（1）疾病预防指导 老年人、糖尿病、原有慢性肾脏病史及危重患者，应注意慎用肾毒性药物如氨基糖苷类抗生素、扩容药低分子右旋糖酐、非类固醇抗炎镇痛药等；避免需用大剂量造影剂的影像学检查；加强劳动防护，避免接触重金属、工业毒物等，误服或误食毒物时，应立即进行洗胃或导泻，并采用有效解毒剂。

（2）疾病知识指导 恢复期患者应加强营养，增强体质，适当锻炼，但需注意劳逸结合，不做剧烈运动；加强个人清洁卫生，注意保暖，防止受凉；避免妊娠、手术、外伤等以免加重肾脏负担；叮嘱患者定期随访，指导监测肾功能、尿量，定期复查尿常规、肾功能及双肾 B 超；有病情变化及时就医，以免延误病情。

【预后】

AKI 结局与患者原有疾病严重性、年龄、肾功能损害的严重程度、诊断和治疗时机及并发症严重程度等密切相关。肾前性 AKI 如能早期诊断和治疗，肾功能常可恢复至基础水平，死亡率小于 10%；肾后性 AKI 及时（尤其是 2 周内）解除梗阻，肾功能也大多恢复良好。根据肾损伤严重程度不同，肾性 AKI 死亡率在 30% ~ 80%，部分患者

AKI 后肾功能无法恢复，特别是 CKD 基础上发生 AKI，肾功能常无法恢复至基础水平，且加快进入终末期肾病阶段。原发病为肾小球肾炎或血管炎者，受原发病本身病情发展影响，肾功能也不一定完全恢复至基础水平。患者主要死于原发病和并发症，尤其是多脏器功能衰竭。存活患者约 50% 遗留永久性肾功能减退，原有慢性肾脏病、高龄、病情严重或诊治不及时者可发展为慢性肾衰竭。

（郭 玲）

PPT

第五节 慢性肾衰竭

📖 学习目标

知识要求：

1. 掌握 慢性肾衰竭的定义、常见护理诊断/问题及护理措施。

2. 熟悉 慢性肾衰竭的临床表现和处理原则。

3. 了解 慢性肾衰竭的病因、发病机制、相关辅助检查及诊断要点。

技能要求：

1. 具备正确护理慢性肾衰竭患者的技能。

2. 具备急性发作期患者抢救配合能力。

素质要求：

1. 具备关心、爱护、尊重患者的职业素养，体现人文关怀。

2. 能够在护理患者的过程中体现团队协作的职业素养。

➡ 案例引导

案例：患者，男，36 岁。最近无明显诱因出现乏力、纳差、伴有恶心、腹胀、自服多潘立酮症状不见好转，反而呈进行性加重，为求进一步诊治收住院。患者自述 5 年前无明显诱因出现水肿，以晨起眼睑部位较为明显，无腰痛、血尿等症状。当时测血压 155/90mmHg，因个人原因未行规律治疗。之后眼睑水肿间断出现，时轻时重，亦有下肢水肿出现。近 3 年来出现夜尿增多，每晚 3 ~ 4 次，未诊治。

讨论：

1. 根据该患者目前的病情，最主要的护理诊断/问题是什么？

2. 如果你是该患者的责任护士，你如何进行健康宣教？

慢性肾脏病的防治已成为世界各国所面临的重要公共卫生问题，近年来慢性肾脏病的患病率有明显上升趋势。

流行病学调查数据显示，2011 年美国成人慢性肾脏病患病率已高达 15.1%，终末期肾病患病率为 1738/百万人口。我国目前慢性肾脏病发病率为 9.4% ~ 12.1%，患病率为 10.8%，患者数近 1.2 亿。慢性肾衰竭发病率约为 100/百万人口，患患者数约 100 多万，男女发病率分别占 55%、45%，高发年龄为 45 岁 ~ 50 岁。慢性肾脏病患病率高、预后差、医疗费用昂贵，严重影响国人健康，因此，有效预防和延缓慢性肾脏病进展的需求迫在眉睫。

慢性肾衰竭（chronic renal failure，CRF）是各种慢性肾脏病持续进展至后期的共同结局。是在各种慢性肾脏疾病的基础上，缓缓出现的肾功能进行性减退。它是以代谢产物潴留，水、电解质代谢紊乱及酸碱代谢失衡和全身各系统症状为表现的一种临床综合征。慢性肾脏病（chronic kidney disease，CKD）指各种原因引起的慢性肾脏结构和功能异常（肾脏损伤 ≥ 3 个月），伴或不伴肾小球滤过率（GFR）下降，表现为肾脏病理学检查异常或肾脏损伤（血、尿成分异常或影像学检查异常）；或不明原因的 GFR 下降 [< 60ml/（min·1.73m^2）] 超过 3 个月。慢性肾脏病

（CKD）包含了疾病的整个过程，即 CKD 1 期至 CKD 5 期，部分慢性肾脏病在疾病进展过程中 GFR 可逐渐下降，进展至慢性肾衰竭（CRF）。慢性肾衰竭则代表慢性肾脏病中 GFR 下降至失代偿期的那一部分群体，主要为 CKD 4～5 期。本节主要介绍慢性肾衰竭。CKD 概念的提出强调了疾病早期识别和防治的重要性。

依据美国肾脏基金会制定的慢性肾脏病分期指南，CKD 分为 1～5 期，见表 5-5-1。该分期方法将 GFR 正常 $[\geq 90\text{ml}/(\text{min} \cdot 1.73\text{m}^2)]$ 的慢性肾脏病称为 CKD 1 期，其目的是为了早期识别和防治 CKD；同时将终末期肾病（end stage renal disease，ESRD）的诊断放宽到 GFR < $[15\text{ml}/(\text{min} \cdot 1.73\text{m}^2)]$，有助于晚期 CRF 的及时诊治。

表 5-5-1 慢性肾脏病分期和治疗计划

分期	特征	GFR [ml/(min·1.73m²)]	治疗计划
1	GFR 正常或稍高	≥90	CKD 病因诊治；缓解症状；保护肾功能，延缓 CKD 进展
2	GFR 轻度降低	60～89	评估、延缓 CKD 进展；降低 CVD（心血管病）风险
3a	GFR 轻到中度降低	45～59	延缓 CKD 进展
3b	GFR 中到重度降低	30～44	评估、治疗并发症
4	GFR 重度降低	15～29	综合治疗；肾脏替代治疗准备
5	终末期肾脏病（ESRD）	<15 或透析	如出现尿毒症，需及时替代治疗

【病因与发病机制】

1. 病因 在我国主要病因有糖尿病肾病、高血压肾小动脉硬化、肾小球肾炎、肾小管间质疾病、肾血管疾病、遗传性肾病等。在发达国家，糖尿病肾病、高血压肾小动脉硬化是主要病因。慢性肾衰竭进展缓慢，但在一些诱因下可急性加重。引起慢性肾衰竭持续进展的危险因素主要包括高血糖、高血压、蛋白尿、低蛋白血症、吸烟等。引起慢性肾衰竭急性加重的危险因素包括：累及肾脏的疾病复发或加重、有效循环血容量不足、肾脏灌注急剧减少、严重高血压未有效控制、使用肾毒性药物、尿路梗阻、其他（如严重感染、其他器官功能衰竭等）。

2. 慢性肾衰竭的发病机制

（1）慢性肾衰竭进展的机制

1）肾单位高滤过 研究认为慢性肾衰竭时残余肾单位肾小球出现高灌注和高滤过状态是导致肾小球硬化和残余肾单位进一步丧失的重要原因。

2）肾单位高代谢 慢性肾衰竭时残余肾单位肾小管高代谢状况，是肾小管萎缩、间质纤维化和肾单位进行性损害的重要原因之一。

3）肾组织上皮细胞表型转化的作用 在某些生长因子（如 TGF-β₁）或炎症因子的诱导下，肾小管上皮细胞、肾小球上皮细胞、肾间质成纤维细胞等均可转分为肌成纤维细胞（myofibroblast），在肾间质纤维化、局灶节段性或球性肾小球硬化过程中起重要作用。

4）细胞因子和生长因子的作用 慢性肾衰竭肾组织内一些细胞因子和生长因子参与了肾小球和肾小管间质的损伤过程，对对细胞外基质的产生起重要的促进作用。

5）其他 肾脏固有细胞凋亡增多与肾小球硬化、小管萎缩、间质纤维化有密切关系。此外，醛固酮增多也参与肾小球硬化和间质纤维化的过程。

（2）尿毒症症状的发生机制 虽然血清尿素氮和肌酐水平被用于评价肾小球滤过功能，但这两种分子本身与尿毒症症状和体征无关。尿毒症症状及体内各器官系统损害的原因主要包括：①肾脏排泄和代谢功能下降，导致水、电解质紊乱和酸碱平衡失调；②尿毒症毒素（uremic toxin）的毒性作用；③肾脏的内分泌功能障碍，如促红细胞生成素（EPO）分泌减少可引起肾性贫血，骨化三醇 $[1,25-(OH)_2D_3]$ 产生不足可致肾性骨病。另外，持续炎症状态、营养素缺乏也可引起或加重尿毒症的症状。

【临床表现】

CKD 1～3 期患者可以无任何症状，或仅有乏力、腰酸、夜尿增多等轻度不适；少数患者可有食欲减退、代谢性酸中毒及轻度贫血。进入 CKD 4 期以后，疾病发展至残余肾单位无法代偿满足机体最低需求时，上述症状更趋明显。到 CKD 5 期时，可出现急性左心衰竭、严重高钾血症、消化道出血、中枢神经系统障碍等，甚至有生命危险。尿毒症时出现全身多个系统的功能紊乱。

1. 水、电解质代谢紊乱 慢性肾衰竭时常导致各种电解质代谢紊乱和酸碱平衡失调，可出现水、钠潴留或脱水、低钠血症、高钾或低钾血症、高磷血症、低钙血症、高镁血症、代谢性酸中毒等，其中以代谢性酸中毒和水、钠平衡紊乱最为常见。

（1）代谢性酸中毒 在部分轻中度慢性肾衰竭（GFR >25ml/min，或 Scr <350μmol/L）患者，由于肾小管分泌氢离子障碍或肾小管 HCO_3^- 的重吸收能力下降，可引起阴离子间隙正常的高氯血症性代谢性酸中毒，即肾小管性酸中毒。当 GFR 降低 <25ml/min（或 Scr >350μmol/L）时，代谢产物如磷酸、硫酸等酸性物质因肾排泄障碍而潴留，可发生高氯血症性（或正氯血症性）高阴离子间隙性代谢性酸中毒，即"尿毒症性酸中毒"。

（2）水、钠代谢紊乱　主要为水、钠潴留，可表现为不同程度的皮下水肿和（或）体腔积液；此时易出现血压升高、左心衰竭和脑水肿。

（3）钾代谢紊乱　当GFR降至20~25ml/min或更低时，肾脏排钾能力下降，易出现高钾血症；尤其当钾摄入过多、酸中毒、感染、创伤、溶血、出血、输血等情况发生时，更易出现高钾血症。严重高钾血症（血清钾 > 6.5mmol/L）需及时治疗抢救。

（4）钙、磷代谢紊乱　主要表现为钙缺乏和磷增多。钙缺乏主要与钙摄入不足、活性维生素D缺乏、高磷血症、代谢性酸中毒等因素有关，明显钙缺乏时可出现低钙血症。血磷浓度由肠道对磷的吸收及肾的排泄来调节。当肾小球滤过率下降、尿磷排出减少时，血磷浓度逐渐升高。

（5）镁代谢紊乱　当GFR < 20ml/min时，由于肾脏排镁减少，常有轻度高镁血症。患者可无任何症状，但不宜使用含镁的药物，如含镁的抗酸药、泻药等。低镁血症也偶可出现，与镁摄入不足或过多应用利尿剂有关。

2. 蛋白质、糖类、脂类和维生素代谢紊乱　慢性肾衰竭患者蛋白质代谢紊乱一般表现为蛋白质代谢产物蓄积（氮质血症），也可有白蛋白、必需氨基酸水平下降等。糖代谢异常主要表现为糖耐量减低和低血糖症两种情况，前者多见。慢性肾衰竭患者常出现高脂血症，多数表现为轻到中度高甘油三酯血症，少数患者表现为轻度高胆固醇血症，或两者兼有。维生素代谢紊乱在慢性肾衰竭中也很常见，如血清维生素A水平增高、维生素B_6及叶酸缺乏等。

3. 各系统症状体征

（1）消化系统表现　食欲不振是最常见和最早期表现，还可表现为恶心、呕吐、腹胀、腹泻，晚期患者口中呼出气体有尿味。口腔炎、口腔黏膜溃疡、胃十二指肠溃疡以及上消化道出血也较常见，发生率比正常人明显增高，多是由于胃黏膜糜烂或消化性溃疡所致。

（2）心血管系统表现　心血管病变是慢性肾脏病患者的常见并发症和最主要死因。尤其进入终末期肾病阶段，心血管事件及动脉粥样硬化性心血管病的发生比普通人群升高约15~20倍，死亡率进一步增高（占尿毒症死因45%~60%）。

1）高血压和左心室肥厚　大部分患者存在不同程度的高血压，多由于水、钠潴留、肾素－血管紧张素增高和（或）某些舒张血管的因子产生不足所致。高血压可引起动脉硬化、左心室肥厚和心力衰竭。

2）心力衰竭　是尿毒症患者最常见死亡原因。多与水、钠潴留，高血压及尿毒症心肌病变有关。发生急性左

心衰竭时可出现呼吸困难、不能平卧、肺水肿等症状，但一般无明显发绀。

3）尿毒症性心肌病　可能与代谢废物的潴留及贫血等因素有关，部分患者可伴有冠状动脉粥样硬化性心脏病。

4）心包病变　心包积液在慢性肾衰竭患者中常见，其原因多与尿毒症毒素蓄积、低蛋白血症、心力衰竭等有关，少数情况下也可能与感染、出血等因素有关。轻者可无症状，重者可有心音低钝、遥远，少数情况下还可有心包填塞。

5）血管钙化和动脉粥样硬化　由于高磷血症、钙分布异常和"血管保护性蛋白"（如胎球蛋白A）缺乏而引起的血管钙化，在慢性肾衰竭心血管病变中起着重要作用。除冠状动脉外，脑动脉和全身周围动脉亦可发生动脉粥样硬化和钙化。

（3）呼吸系统症状　体液过多或酸中毒时均可出现气短、气促，严重酸中毒可致呼吸深长。体液过多、心功能不全可引起肺水肿或胸腔积液。由尿毒症毒素诱发的肺泡毛细血管渗透性增加、肺充血，可引起"尿毒症肺水肿"，此时肺部X线检查可出现"蝴蝶翼"征。

（4）血液系统表现　主要为肾性贫血和出血倾向。①肾性贫血：多数患者均有轻、中度贫血，主要由于肾组织分泌促红细胞生成素（EPO）减少所致，故成称为肾性贫血；同时伴有缺铁、营养不良、失血等因素，可加重贫血程度。②出血倾向：晚期慢性肾衰竭患者有出血倾向，多与血小板功能障碍有关，部分患者可有凝血因子Ⅷ缺乏。轻者可出现鼻出血、牙龈出血、皮肤瘀斑、月经过多等；重者则可发生消化道出血、颅内出血等。

（5）皮肤变化　皮肤瘙痒是慢性肾衰竭最常见症状之一，与继发性甲状旁腺功能亢进等因素有关。表现为皮肤干燥伴有脱屑；尿毒症患者因贫血出现面色苍白或色素沉着异常呈黄褐色，为尿毒症患者特征性面容。

（6）骨骼病变　慢性肾脏病患者存在钙、磷等矿物质代谢及内分泌紊乱，导致矿物质异常、骨病、血管钙化等临床综合征，被称为慢性肾脏病－矿物质和骨异常（CKD－mineral and bone disorder，CKD－MBD）。肾性骨营养不良是指慢性肾衰竭时出现的骨矿化和代谢异常，简称肾性骨病。包括纤维囊性骨炎、骨软化症、骨质疏松症和骨硬化症。典型表现为骨痛、行走不便和自发性骨折。①高转化性骨病：主要由于破骨细胞过度活跃引起骨胶原基质破坏，形成纤维囊性骨炎，易发生肋骨骨折。X线检查可见骨骼囊样缺损及骨质疏松的表现。②低转化性骨病：主要包括骨软化症和骨再生不良。③混合型骨病：是指以上两种因素均存在，兼有纤维性骨炎和骨软化的组织学特点。④透析相关性淀粉样变骨病（DRA）：只发生于透析多年

以后，X线片在腕骨和股骨头有囊肿性变，可发生自发性股骨颈骨折。

（7）神经肌肉系统症状　神经系统异常包括中枢和周围神经病变。中枢神经系统异常早期可有疲乏、失眠、注意力不集中，后期会出现性格改变、抑郁、记忆力减退、判断力、计算力和定向力障碍。尿毒症时常有反应淡漠、谵妄、惊厥、幻觉、昏迷、精神异常等表现。周围神经病变以感觉神经障碍为著，最常见的是肢端袜套样分布的感觉丧失，也可有肢体麻木、烧灼感或疼痛感、深反射迟钝或消失，并可有神经肌肉兴奋性增加，以及肌萎缩、肌无力等。

（8）内分泌功能紊乱　主要表现如下。①肾脏本身内分泌功能紊乱：如 $1,25-(OH)_2D_3$、EPO 不足和肾素－血管紧张素 II 过多。②糖耐量异常和胰岛素抵抗：与骨骼肌及外周器官糖吸收能力下降、酸中毒、肾脏降解小分子物质能力下降有关。③下丘脑－垂体内分泌功能紊乱：泌乳素、促黑色素激素、促黄体生成激素、促卵泡激素、促肾上腺皮质激素等水平增高。④外周内分泌腺功能紊乱：大多数患者均有继发性甲状旁腺功能亢进，大约四分之一的患者有轻度甲状腺素水平降低。

（9）免疫系统　CKD 患者常伴有感染，其发生与机体免疫功能低下、白细胞功能异常、淋巴细胞和单核细胞功能障碍等有关。

【实验室及其他检查】

1. 尿常规检查　尿沉渣检查中可见蛋白、红细胞、白细胞、颗粒管型和蜡样管型等。尿比重或尿渗透压下降，或出现等渗尿。

2. 血常规检查　红细胞计数和血红蛋白浓度均下降，白细胞计数可升高或降低。

3. 血生化检查　肾功能检查中血肌酐、血尿素氮水平增高，内生肌酐清除率降低。血浆清蛋白降低；血钙降低，血磷增高，血钾和血钠可增高或降低；可有血二氧化碳结合力降低、代谢性酸中毒等。

4. 影像学检查　B超、X线平片、CT 等示双肾体积缩小。

5. 其他实验室检查　可有出凝血功能障碍，出血时间延长；缺铁时血清铁水平偏低。

【诊断要点】

主要依据病史、肾功能检查及相关临床表现。GFR 下降，血肌酐、血尿素氮升高，影像学检查示双肾缩小，即可做出诊断。但其临床表现复杂，各系统表现均可成为首发症状，仔细询问病史和查体，并重视肾功能的检查，以尽早明确诊断，防止误诊。对既往病史不明，或存在近期急性加重诱因的患者，需与急性肾损伤鉴别。如有条件，可行肾活组织检查以尽量明确导致慢性肾衰竭的基础肾病。

【处理原则】

早期治疗原发疾病和加重因素，根据 CKD 不同分期采取不同的防治策略（见表 5-5-1），以延缓肾功能减退，减少并发症，提高患者生活质量。

1. 早期防治对策和措施　早期诊断、有效治疗原发疾病和去除导致肾功能恶化的因素，是慢性肾衰竭防治的基础，也是保护肾功能和延缓慢性肾脏病进展的关键。

CKD 的防治具有系统性、综合性，同时也需要个性化对策。对慢性肾脏病患者开展长期随访和管理，有针对性地进行治疗。首先要提高对慢性肾脏病的警觉，重视询问病史、查体和肾功能的检查，即使对正常人群，也需每年筛查一次，努力做到早期诊断。同时，对已有的肾脏疾患或可能引起肾损害的疾患（如糖尿病、高血压病等）进行及时有效的治疗，并需每年定期检查尿常规、肾功能等至少 2 次或以上，以早期发现慢性肾脏病。

对诊断为慢性肾脏病的患者，要采取各种措施延缓、停止或逆转慢性肾衰竭发生，防止进展至终末期肾病。其基本对策是：①坚持病因治疗，如对高血压病、糖尿病肾病、肾小球肾炎等坚持长期合理治疗。②避免和消除肾功能急剧恶化的危险因素。③阻断或抑制肾单位损害渐进性发展的各种途径，保护健存肾单位。对患者血压、血糖、尿蛋白定量、血肌酐上升幅度、GFR 下降幅度等指标，都应当控制在"理想范围"（见表 5-5-2）。

表 5-5-2　CKD-CRF 患者血压、蛋白尿、血糖、HbA1c、GFR 或 Scr 变化的治疗目标

项目	目标
血压	
CKD 1~4 期（GFR≥15ml/min）	<130/80mmHg
CKD 5 期（GFR<15ml/min）	<140/90mmHg
血糖（糖尿病患者，mmol/L）	空腹 5.0~7.2mmol/L，睡前 6.1~8.3mmol/L
HbA1c（糖尿病患者）	<7%
蛋白尿	<0.5g/24h
GFR 下降速度	<4ml/(min·year)
Scr 升高速度	<50μmol/(L·year)

（1）及时、有效地控制高血压　24 小时持续、有效地控制高血压，对保护靶器官具有重要作用。目前认为 CKD 患者血压控制目标需在 130/80mmHg 以下。尽可能减少尿蛋白到最低水平（<0.5g/24h）。

（2）ACEI 和 ARB 的独特作用　具有良好降压作用，还有其独特的减少肾小球高滤过、减轻蛋白尿的作用，主要通过扩张出球小动脉实现，同时也有抗氧化、减轻肾小球基底膜损害、减少系膜基质沉积等作用。此外，ACEI 和 ARB 类药物还能减少心肌重塑，降低心血管事件的发生率。

（3）严格控制血糖　严格控制血糖，使糖尿病患者空腹血糖控制在 5.0～7.2mmol/L（睡前 6.1～8.3mmol/L），糖化血红蛋白（HbA1c）<7%，可延缓慢性肾脏病进展。

（4）控制蛋白尿　将蛋白尿控制在 <0.5g/24h，或明显减轻微量白蛋白尿，均可改善疾病预后，包括延缓病程进展和提高生存率。

（5）其他　积极纠正贫血、应用他汀类药物、戒烟等，可能对肾功能有一定保护作用。

2. 营养治疗　限制蛋白饮食是治疗的重要环节。非糖尿病肾病患者在 CKD 1～2 期推荐蛋白入量 0.8g/（kg·d）。从 CKD 3 期起应开始低蛋白饮食治疗，推荐蛋白入量 0.6g/（kg·d）。糖尿病肾病患者则从出现显性蛋白尿起就应该限制蛋白摄入，推荐蛋白入量 0.8g/（kg·d）。一旦出现 GFR 下降，蛋白入量需降至 0.6g/（kg·d）以下。摄入足量热量，一般为 125.6～146.5 kJ/（kg·d）［30～35 kcal/（kg·d）］，此外还需注意补充维生素及叶酸等营养素以及控制钾、磷等的摄入。磷摄入量一般应 < 600～800mg/d；对严重高磷血症患者，还应同时给予磷结合剂。

3. 慢性肾衰竭及其并发症的药物治疗

（1）纠正水、电解质和酸碱平衡失调

1）纠正代谢性中毒　主要为口服碳酸氢钠，必要时可静脉输入。可将纠正酸中毒所需之碳酸氢钠总量分 3～6 次给予，在 48～72 小时或更长时间后基本纠正酸中毒。

2）水、钠紊乱的防治　为防止出现水、钠潴留需适当限制盐和水的摄入量，一般氯化钠摄入量不应超过 6～8g/d。有明显水肿、高血压者，钠摄入量限制在 2～3g/d（氯化钠摄入量 5～7g/d），个别严重病例可限制为 1～2g/d（氯化钠 2.5～5g/d）。对严重水钠潴留、急性左心衰竭者，常需及时给予血液透析或持续性血液滤过，以免延误治疗时机。

3）高钾血症的防治　尿毒症患者易发生高钾血症，首先应积极预防高钾血症的发生。GFR < 25ml/min 时，应适当限制钾摄入。当 GFR < 10ml/min 或血清钾水平 > 5.5mmol/L 时，则应更严格地限制钾摄入。在限制钾摄入的同时，还应注意及时纠正酸中毒，并适当应用利尿剂（呋塞米、布美他尼等），增加尿钾排出。对已有高钾血症患者，还应采取更积极的措施。①积极纠正酸中毒，除口服碳酸氢钠外，必要时（血钾 >6mmol/L）可静脉给予碳酸氢钠；②给予袢利尿剂，静脉或肌内注射呋塞米（或布美他尼）；③应用葡萄糖－胰岛素溶液输入（葡萄糖 4～6g 中，加胰岛素 1 单位）；④口服聚磺苯乙烯，增加肠道钾排出；⑤对严重高钾血症（血钾 >6.5mmol/L），应及时给予血液透析治疗。

4）低钙血症、高磷血症和肾性骨营养不良的治疗　GFR <30ml/min 时，除限制磷摄入外，可应用磷结合剂口服。碳酸钙餐中服用效果最好。对明显低钙血症患者，可口服 1,25-(OH)$_2$D$_3$（骨化三醇），0.25μg/d，连服 2～4 周。

（2）高血压的治疗　严格、有效控制高血压是延缓慢性肾衰竭进展的重要措施之一。对高血压进行及时、合理的治疗，不仅是为了控制高血压的症状，也是为了保护心、肾、脑等靶器官。ACEI、ARB、钙通道阻滞剂（CCB）、袢利尿剂、β 受体拮抗剂、血管扩张剂等均可应用，以 ACEI、ARB、CCB 应用较为广泛。一般透析前患者应控制血压 130/80mmHg 以下，维持透析患者血压不超过 140/90mmHg。ACEI 及 ARB 有使钾升高及一过性血肌酐升高的作用，在使用过程中，应注意观察血清钾和肌酐水平的变化。血压控制目标一般在 130/80mmHg 以下，CKD5 期患者可控制在 140/90mmHg 以下。

（3）贫血的治疗和重组人促红细胞生成素（rHuEPO）的应用　如排除失血、造血原料缺乏等因素，血红蛋白（Hb）<100g/L 可考虑开始应用 rHuEPO 治疗。一般开始用量为每周 80～120U/kg，分 2～3 次（或每次 2000～3000U，每周 2～3 次），皮下或静脉注射，并根据患者 Hb 水平、Hb 升高速率等调整剂量；以皮下注射更为理想，既可达到较好疗效，又可节约用量 1/4～1/3。功能性缺铁是影响 rHuEPO 疗效的重要原因。在应用 rHuEPO 时，应同时重视补充铁剂。除非存在需要快速纠正贫血的并发症（如急性出血、急性冠脉综合征等），慢性肾衰竭贫血患者通常无需输注红细胞治疗。因其不仅存在输血相关风险，而且可导致致敏状态影响肾移植疗效。

⊕ **知识链接**

规范肾性贫血诊疗——历代专家接续奋斗

我国肾性贫血发病率高，但知晓率、治疗率与达标率均较低；透析患者贫血治疗达标率仅为 60%。肾性贫血不仅会引起体力不支等导致生活质量下降，更重要的是增加心脑血管疾病风险和死亡率，并可能加速肾脏疾病进展和增加透析风险。

针对肾性贫血，2007 年中华医学会肾脏病学分会发布《重组人促红细胞生成素在肾性贫血中合理应用的专家共识》；后经 2013、2014、2018 多次修订，于 2021 年出版了《中国肾性贫血诊治临床实践指南》，系统介绍了肾性贫血的病因与发病机制、诊断与病情评估、治疗原则、靶目标与具体方案、治疗低反应性以及特殊肾脏疾病患者贫血诊疗，为肾性贫血患者开辟了全新的诊疗方案。

不同时期的肾脏病专家们不懈努力的研究成果，旨在规范肾性贫血的诊断以及相关药物的合理应用。我们要继承和发扬专家们求真务实、执着追求的科研探索精神，接续奋斗，不断提高肾性贫血诊疗水平和治疗效果。

（4）控制感染 平时应注意预防各种病原体感染。抗生素的选择和应用原则与一般感染相同，应结合细菌培养和药物敏感试验进行选择。但剂量需要根据 GFR 水平调整。在疗效相近的情况下，应选用肾毒性小或无肾毒性的抗生素治疗。

（5）高脂血症的治疗 透析前患者与一般高血脂患者治疗原则相同，应积极治疗。但对维持透析患者，高脂血症的标准宜放宽，血胆固醇水平保持在 6.5～7.8mmol/L（250～300mg/dl），血甘油三酯水平保持在 1.7～2.3mmol/L（150～200mg/dl）为宜。

（6）其他 ①促进肠道清除尿毒症毒素：通过口服吸附疗法和导泻疗法，口服氧化淀粉、活性炭制剂或大黄制剂等，均是应用胃肠道途径增加尿毒症毒素的排出。这些疗法主要应用于透析前患者，对减轻氮质血症起到一定辅助作用。②皮肤瘙痒：口服抗组胺药物，控制高磷血症及强化透析，对部分患者有效。③糖尿病肾衰竭患者随着 GFR 下降，因胰岛素灭活减少，需相应调整胰岛素用量，一般应逐渐减少。④高尿酸血症，如有痛风，参考相关章节。有研究显示别嘌醇治疗高尿酸血症有助于延缓肾功能恶化，并减少心血管疾病风险，但需大规模循证医学证据证实。

4. 肾脏替代治疗 当 GFR 小于 10ml/min 并有明显尿毒症表现，则应进行肾脏替代治疗。对糖尿病肾病患者，可适当提前至 GFR 10～15ml/min 时安排替代治疗。肾脏替代治疗包括血液透析、腹膜透析和肾脏移植。血液透析和腹膜透析疗效相近，各有优缺点，临床上可互为补充。但透析疗法仅可部分替代肾脏的排泄功能（对小分子溶质的清除，仅相当于正常肾脏 10%～15%），也不能代替其内分泌和代谢功能。肾移植是目前最佳的肾脏替代疗法，成功的肾移植可恢复正常的肾功能（包括内分泌和代谢功能）。肾移植后需要长期使用免疫抑制剂。

⊕ **知识链接**

肾移植及影响移植肾长期存活的关键因素

慢性肾脏病（CKD）是一个全球性的健康问题，尤其是终末期肾病（ESRD），其发病率和死亡率逐年增加，肾移植是治疗 ESRD 最有效的手段，能给患者带来比透析更好的生活质量和更长的存活时间，同时也能改善透析相关并发症。随着我国肾移植技术的不断开展，越来越多的 ESRD 患者获得了肾移植的机会，但是肾移植在很多方面存在着个体差异，排异反应、免疫耐受和缺血－再灌注损伤（IRI）等，是影响移植肾长期存活的关键因素。

1. 排异反应 近年来，研究认为慢性排斥反应主要是体内存在供体特异性抗体（donor specific antibody, DSA），激活内皮细胞和补体，募集免疫细胞等，引起移植肾肾小球的病变发生，进而导致移植肾功能减退，产生蛋白尿，最终移植肾失活。

2. 免疫耐受 移植免疫耐受是指在不使用任何免疫抑制剂的情况下移植肾能长期存活且具有良好稳定的功能。

3. 缺血－再灌注损伤 是肾移植术后常见的并发症，主要发生在微小血管网，是造成急性肾衰竭的主要原因。

【护理诊断/问题】

1. 营养失调：低于机体需要量 与食欲减退、消化吸收功能紊乱、长期限制蛋白质摄入等因素有关。

2. 潜在并发症 水、电解质紊乱及酸碱平衡失调等。

3. 有皮肤完整性受损的危险 与皮肤水肿、瘙痒、凝血机制异常、机体抵抗力下降有关。

4. 潜在并发症 贫血。

5. 有感染的危险 与机体免疫功能低下、白细胞功能异常、透析等有关。

6. 其他潜在并发症 上消化道出血、心力衰竭、病理性骨折、继发性甲状旁腺功能亢进。

7. 活动无耐力 与并发高血压、心力衰竭、贫血、水电解质紊乱和酸碱平衡失调等因素有关。

8. 知识缺乏 缺乏慢性肾脏病相关知识、用药及治疗方式、适宜的饮食及生活方式等知识。

【护理措施】

1. 一般护理

（1）休息与活动 患者应卧床休息，避免过度劳累。慢性肾衰竭患者休息与活动的量视病情而定。①病情较重或心力衰竭者,应绝对卧床休息。②能起床活动的患者,则应鼓励其适当活动,以不感到劳累为宜,但应预防受凉。③贫血严重者应卧床休息,并告诉患者坐起、下床时须有人陪同,动作宜缓慢,以免发生头晕。有出血倾向者活动时应注意个人防护,避免皮肤黏膜受损。④长期卧床患者应指导或帮助其进行适当的床上活动,如屈伸肢体、按摩四肢肌肉等,指导其家属定时为患者进行被动的肢体活动,以预防血栓或肌肉萎缩的发生。

(2) 饮食护理 饮食治疗在慢性肾衰竭的治疗中具有非常重要的意义,合理的营养膳食调配不仅减少体内氮代谢产物的积聚及蛋白质的分解,维持氮平衡,还能在维持营养,增强机体抵抗力,延缓病情发展,提高生存率等方面发挥重要的作用。饮食原则为优质低蛋白、充足热量、低盐、低钾、低磷饮食。

1) 蛋白质 慢性肾衰竭患者应根据肾内肌酐清除率来调整蛋白质的摄入,且饮食中 50% 以上的蛋白质为富含必需氨基酸的优质蛋白,如鸡蛋、牛奶、瘦肉等,由于植物蛋白中含非必需氨基酸多,因此应尽量减少摄入,如花生、豆类及其制品等。其具体摄入量应根据患者的 GFR 来调整。①非糖尿病肾病患者:当 GFR ≥ 60ml/(min·1.73m²) 时,蛋白质摄入量为 0.8g/(kg·d);当 GFR < 60ml/(min·1.73m²) 时,蛋白质摄入量为 0.6g/(kg·d);当 GFR < 25ml/(min·1.73m²) 时,蛋白质摄入量为 0.4g/(kg·d)。②糖尿病肾病患者:从出现蛋白尿起,蛋白质摄入量应控制在 0.8g/(kg·d);当出现 GFR 下降后,蛋白质摄入量减至 0.6g/(kg·d)。

2) 热量 供给患者足够的热量,以减少体内蛋白质的消耗。每天供应的热量为 126~147kJ/kg (30~35kcal/kg),摄入热量的 70% 主要由碳水化合物和脂肪供给。可选用含热量高蛋白质低的食物,如麦淀粉、藕粉、薯类、粉丝等。同时供给富含维生素 C 和 B 族维生素的食物。

3) 其他 ①钠:严格限制食盐摄入,予以低盐饮食,每天以 2~3g 为宜,一般不超过 6g,水肿、高血压、少尿者需限制食盐摄入量不超过 5g;教会患者根据病情合理安排每天食物的含盐量和饮水量;指导患者避免进食腌制食品、罐头食品、啤酒、汽水、味精、面包、豆腐干等含钠丰富的食物,并指导其使用无钠盐、醋和柠檬等增进食欲;教会患者通过正确测量每天出入液量、体重等评估水肿的变化。②钾:每天尿量 < 1000ml 时,需限制饮食中钾的摄入,蔬菜经沸水煮后沥出可有效减少钾的含量。③磷:低磷饮食,每天磷摄入量应 < 600mg。④补充水溶性维生素,如维生素 C、维生素 B₂、叶酸。⑤补充矿物质和微量元素,如铁、锌等。

4) 改善患者食欲 适当增加活动量,加强口腔护理,提供整洁、舒适的进食环境,提供色、香、味俱全的食物,烹调时可加用醋、番茄汁、柠檬汁等调料以增强患者食欲,少食多餐。

5) 必需氨基酸(EAA)治疗的护理 α-酮酸主要用于低蛋白饮食的肾衰竭患者和蛋白质营养不良且难以解决的患者,当患者蛋白质摄入低于 0.6g/(kg·d),应补充必需氨基酸或 α-酮酸。以 8 种必需氨基酸配合低蛋白高热量的饮食治疗尿毒症,可使患者达到正氮平衡,并改善症状。必需氨基酸有口服制剂和静脉滴剂,成人用量为 0.1~0.2g/kg,能口服者以口服为宜,α-酮酸用量为 0.1~0.2g/(kg·d),口服。静脉输入必需氨基酸时应注意输液速度。如有恶心、呕吐,及时减慢输液速度,同时可给予止吐剂。切勿在静脉输入的氨基酸内加入其他药物,以免引起不良反应。因 α-酮酸内含一定剂量的钙,高钙血症患者慎用,用药期间应定期检测血钙浓度。

🌐 知识链接

持续关注 CKD 患者营养问题

营养不良是 CKD 常见并发症,是 CKD 发生、进展以及心血管事件与死亡的危险因素。我国 CKD 患者营养不良的患病率为 22.5%~58.5%;血液透析患者营养不良的患病率为 30.0%~66.7%;腹膜透析患者营养不良的患病率为 11.7%~47.8%。由陈香美院士牵头,组建了肾脏病、血液净化及营养学专家组成的指南编写委员会,形成了最新《中国慢性肾脏病营养治疗临床实践指南(2021 版)》。

作为新时代的医学生,我们要努力学好知识和技能,继承和发扬前辈们刻苦钻研、护祐生命、大爱无疆的从医精神,持续关注 CKD 患者营养问题,将营养治疗贯穿于整个 CKD 治疗过程,为提高 CKD 患者整体诊治水平、延缓疾病进展、改善预后以及减少医疗费用支出做出自己应有的贡献。

6) 监测肾功能和营养状况 定期监测患者的体重变化、血尿素氮、血肌酐、血清清蛋白和血红蛋白水平等,以了解其营养状况。

(3) 皮肤护理

1) 评估皮肤的颜色、弹性、温湿度及有无水肿、瘙痒,检查受压部位有无发红、水疱、感染、脱屑等。

2) 皮肤的一般护理 避免皮肤过于干燥,应以中性肥皂和沐浴液进行皮肤清洁,洗后涂润肤剂,以避免皮肤瘙痒。指导患者修剪指甲,以防皮肤瘙痒时抓破,造成感染。必要时，按医嘱给予抗组胺类药物和止痒剂，如炉甘石洗剂等。

3）水肿较重的患者应注意衣着柔软、宽松。严重水肿者应避免肌注，可采用静脉途径保证药物准确及时地输入。

4）长期卧床者，应嘱其经常变换体位，防止发生压疮；年老体弱者，可协助其翻身或用软垫支撑受压部位。水肿患者皮肤变薄，易发生破损而感染，故需协助患者做好全身皮肤的清洁，清洗时勿过分用力，避免损伤皮肤。

2. 对症护理

（1）贫血护理　肾性贫血是指各种肾脏疾病导致红细胞生成素（erythropoietin，EPO）绝对或相对生成不足，以及尿毒症毒素影响红细胞生成及其寿命而发生的贫血。

1）评估患者贫血情况　评估患者有无疲乏、心悸、气促、呼吸困难、心动过速、甲床或黏膜苍白、红细胞计数和血红蛋白浓度有无下降。

2）寻找患者贫血的原因　评估患者有无消化道出血、月经量过多，有无叶酸和维生素 B_{12} 缺乏，有无应用免疫抑制剂等药物不良反应引起的贫血，有无因体液过多引起的红细胞、血红蛋白稀释效应，有无合并血液系统疾病或恶性肿瘤，如骨髓增生异常综合征、地中海贫血等。

3）积极遵医嘱应用EPO纠正患者的贫血　每次皮下注射应更换注射部位。因EPO可使患者血压升高，促进血栓形成引发卒中风险，血红蛋白升高过快（2周内升高幅度>10g/L）可引起心血管事件发生，故治疗期间注意控制血压，Hb>110g/L时，应减少EPO的使用剂量。观察有无高血压、头痛、血管通路栓塞、肌病或流感样症状、癫痫、高血压脑病等不良反应，遵医嘱用降压药、强心药等。每月定期检测血红蛋白和血细胞比容、血清铁、转铁蛋白饱和度、铁蛋白等。

（2）预防感染　预防感染措施如下：①尽量单间安置，病室应每天开窗通风，必要时每天空气消毒，限制探视及陪护人员，尽量避免去人多聚集的公共场所，预防交叉感染。②各项检查治疗严格无菌操作，避免不必要的侵入性治疗与检查，患者留置导尿时要及时倾倒尿液，做好尿道口护理。③加强患者生活护理，尤其是口腔及会阴部皮肤的护理。④长期卧床患者应定期翻身，指导有效咳痰。⑤接受血液透析的患者，其乙型和丙型肝炎的发生率明显高于正常人群，可进行乙肝疫苗的接种，并尽量减少输注血液制品。

3. 用药护理

（1）必须氨基酸（EAA）治疗的护理　切勿在静脉输入的氨基酸内加入其他药物。

（2）EPO治疗的护理　每次皮下注射应更换注射部位，治疗期间注意控制血压。观察药物疗效及不良反应。

（3）遵医嘱合理使用对肾脏无毒或毒性低的抗生素，并观察药物的疗效和不良反应。

4. 心理护理　慢性肾衰竭患者的治疗是一个漫长的过程。随着病情的持续恶化、治疗费用的增加，患者会有焦虑、抑郁等情绪波动，甚至出现抵触情绪。护理应及时发现情绪变化，做好疾病知识指导，告知患者只要积极治疗，虽然预后较差，但可以延缓疾病进展，提高生活质量，使患者树立生活的信心。指导家属关心、照料患者，给患者以情感支持，使患者保持稳定积极的心理状态。

5. 健康指导

（1）疾病预防指导　早期发现和积极治疗各种导致肾损害的疾病。老年、高血脂、肥胖、有肾脏疾病家族史是慢性肾脏病的高危因素，此类人群应定期检查肾功能。已有肾脏基础疾病者，注意避免加速肾功能减退的各种因素，如血容量不足、肾毒性药物使用、尿路梗阻等。

（2）疾病知识指导　向患者及家属讲解慢性肾衰竭的相关知识，使其理解本病虽然预后较差，但只要坚持积极治疗，消除或避免加重病情的各种因素，可以延缓病情进展，提高生存质量。指导患者根据病情和活动耐力适当进行活动，以增强机体抵抗力。避免劳累，注意防寒保暖。注意个人卫生，保持室内空气清洁。尽量避免去公共场所，避免与呼吸道感染患者接触。指导患者遵医嘱用药，避免使用肾毒性药物，不要自行用药。向患者解释有计划的使用血管以及尽量保护前臂、肘等部位的大静脉，对于日后进行血透治疗的重要性，使患者理解并配合治疗。病情变化时及时就医。

【预后】

慢性肾衰竭为不可逆病变，病程可长达数年，发展至尿毒症时死亡率较高，心血管疾病是主要死因。患者的预后受原发疾病治疗情况、是否存在加重肾脏损害的危险因素，血压、血糖、血脂控制情况、营养状况、并发症、替代治疗等多种因素影响。

（郭　玲）

第六节　泌尿系统常用诊疗技术及护理

PPT

血液透析和腹膜透析可替代肾脏部分排泄功能，是最常用的血液净化方法之一。但两者各有利弊，临床上需根据患者病情选择合适的血液净化术。

一、血液透析

血液透析（hemodialysis，HD）简称血透，主要替代肾脏对溶质（主要是小分子溶质）和液体的清除功能，其利用半透膜原理，通过溶质交换清除血液内的代谢废物、维持电解质和酸碱平衡，同时清除过多的液体。溶质清除主要依靠弥散，即溶质依半透膜两侧溶液浓度梯度差从浓度高的一侧向浓度低的一侧移动。溶质清除的另一种方式是对流，即依照膜两侧压力梯度，水分和小于膜截留分子量的溶质从压力高一侧向压力低一侧移动。在普通血液透析中弥散起主要作用，血液滤过时对流起重要作用。

目前临床采用的透析膜材料以改良纤维素膜和合成膜为主。透析液多用碳酸氢盐缓冲液，并含有钠、钾、钙、镁、氯、葡萄糖等物质。钠离子通常保持在生理浓度，其余物质根据患者情况调整。

动-静脉内瘘是目前最理想的永久性血管通路，包括自体血管和人造血管内瘘。常用自体动-静脉内瘘选择桡动脉或肱动脉与头静脉或贵要静脉吻合，使前臂浅静脉"动脉化"，血液流速可达 400ml/min，且便于穿刺。一般需在预计开始血液透析前至少 1~3 个月行内瘘成形术，以便于瘘管成熟、内瘘功能评价或修复，以确保有功能的内瘘用于血液透析。对于无法建立自体静脉内瘘者可行人造血管内瘘，但血栓和感染发生率相对较高。

【**适应证**】

1. 急性肾损伤　应及时开始血液透析治疗，透析指征

参见的本章第四节"急性肾损伤"。

2. 慢性肾衰竭　非糖尿病肾病 GFR < 10ml/(min · $1.73m^2$)。如出现严重并发症，药物治疗未能有效控制者（如急性左心衰、顽固性高血压），高钾血症、代谢性酸中毒、高磷血症、贫血等，可提前透析。

3. 急性药物或毒物中毒　药物或毒素分子量低于透析器膜截留分子量、水溶性高、与组织蛋白结合率低者尤其适合血液透析治疗，如巴比妥类、地西泮、氯丙嗪、水合氯醛等镇静安眠药物，阿米替林等三环类抗抑郁药，氨基糖苷类、万古霉素、多黏菌素等抗生素，海洛因，地高辛，有机磷、四氯化碳、砷、汞等毒物。

4. 难治性充血性心力衰竭和急性肺水肿的急救。

5. 其他疾病　如严重的水、电解质和酸碱平衡紊乱，常规治疗难以纠正者。

【**禁忌证**】

血液透析无绝对禁忌证，但下列情况应慎用：颅内出血或颅内压增高；药物难以纠正的严重休克、严重心肌病变并有难治性心力衰竭、心律失常、极度衰竭、活动性出血、精神障碍不能配合血液透析治疗。

【**操作方法**】

1. 物品准备　血液透析器、血液透析管路、穿刺针、无菌治疗巾、生理盐水、碘伏和棉签等消毒物品、止血带、一次性手套、透析液等。护士治疗前核对 A、B 浓缩透析液浓度、有效期；检查 A、B 透析液连接。

2. 开机自检　检查透析机电源线连接是否正常，打开机器电源，按照要求进行机器自检。

3. 血液透析器和管路的安装　检查血液透析器及透析管路有无破损，外包装是否完好；查看有效日期、型号；

按照无菌原则进行操作；安装管路顺序按照体外循环的血流方向依次安装。

4. 密闭式预冲 启动透析机血泵 80~100ml/min，用生理盐水先排净透析管路和透析器血室（膜内）气体。生理盐水流向为动脉端→透析器→静脉端，不得逆向预冲。将泵速调至 200~300ml/min，连接透析液接头与透析器旁路，排净透析器透析液室（膜外）气体。生理盐水预冲量应严格按照透析器说明书。推荐预冲生理盐水直接流入废液收集袋中，并且废液收集袋放于机器液体架上，不得低于操作者腰部以下；不建议预冲生理盐水直接流入开放式废液桶中。冲洗完毕后根据医嘱设置治疗参数。

5. 建立体外循环 动-静脉内瘘穿刺：检查血管通路有无红肿，渗血，硬结；并摸清血管走向和搏动。选择穿刺点后，用碘伏消毒穿刺部位。根据血管的粗细和血流量要求等选择穿刺针。采用阶梯式、钮扣式等方法，以合适的角度穿刺血管。先穿刺静脉，再穿刺动脉，动脉端穿刺点距动静脉内瘘口 3cm 以上、动静脉穿刺点的距离 10cm 以上为宜，固定穿刺针。

6. 中心静脉留置导管 连接准备碘伏消毒棉签和医用垃圾袋，打开静脉导管外层敷料，患者头偏向对侧，将无菌治疗巾垫于静脉导管下。取下静脉导管内层敷料，将导管放于无菌治疗巾上，分别消毒导管和导管夹子，放于无菌治疗巾内。先检查导管夹子处于夹闭状态，再取下导管肝素帽，分别消毒导管接头。用注射器回抽导管内封管肝素，推注在纱布上检查是否有凝血块，回抽量为动、静脉管各 2ml 左右。如果导管回血流不畅时，认真查找原因，严禁使用注射器用力推注导管腔。根据医嘱从导管静脉端推注首剂量肝素（使用低分子肝素作为抗凝剂，应根据医嘱上机前静脉一次性注射），连接体外循环。

7. 回血下机 推荐密闭式回血下机，调整血液流量至 50~100ml/min，打开动脉端预冲侧管，用生理盐水将残留在动脉侧管内的血液回输到动脉壶，关闭血泵，靠重力将动脉侧管近心侧的血液回输入患者体内。夹闭动脉管路夹子和动脉穿刺针处夹子。打开血泵，用生理盐水全程回血。当生理盐水回输至静脉壶、安全夹自动关闭后，停止继续回血。不宜将管路从安全夹中强制取出，将管路液体完全回输至患者体内（否则易发生凝血块入血或空气栓塞）。夹闭静脉管路夹子和静脉穿刺针处夹子，先拔出动脉内瘘针，再拔出静脉内瘘针，压迫穿刺部位 2~3 分钟。用弹力绷带或胶布加压包扎动、静脉穿刺部位 10~20 分钟后，检查动、静脉穿刺针部位无出血或渗血后松开包扎带。整理用物，测量生命体征，记录治疗单，签名。治疗结束嘱患者平卧 10~20 分钟，生命体征平稳，穿刺点无出血，听诊内瘘杂音良好，向患者及家属交代注意事项后送其离开血

液净化中心。

【护理】

1. 透析前护理

（1）教育患者纠正不良习惯，包括戒烟、戒酒及饮食调控。向患者介绍透析的有关知识，消除患者恐惧心理，取得其配合。当 eGFR < 20ml/（min·1.73 m²）或预计 6 个月内需接受透析治疗时，对患者进行透析知识宣教，增强其对透析的了解，消除顾虑，为透析治疗做好思想准备。

（2）对患者进行系统检查及评估，决定透析模式及血管通路方式。

1）系统病史询问及体格检查 评估患者的一般情况，包括生命体征、有无水肿、体重增长情况、有无出血倾向。评估患者的干体重，干体重指患者感觉舒适，身体内没有多余水分潴留也没有脱水时的体重，是一个相对数值。干体重的确定需要结合患者的食欲、营养状况、症状及实验室检查结果综合评价，一般指患者无不适症状、血压正常、无水肿和体腔积液、X 线胸片心胸比 < 50%，无肺淤血表现时的体重。

2）进行心脏、肢体血管、肺、肝、腹腔等器官组织检查，了解其结构及功能。

3）在全面评估基础上，了解患者的透析方式、透析次数、透析时间和抗凝血药物应用情况。检查患者血管通路是否通畅，局部有无感染、渗血、渗液等，对患者进行上肢血管保护教育，以避免损伤血管，为以后建立血管通路创造好的血管条件。血管通路应于透析前合适的时机建立。

4）如有血液检查项目，一般在透析前取血标本送检。

2. 透析中护理

（1）血液透析过程中，严密观察患者生命体征及透析的各项监测指标是否正常，及时发现患者的不适或透析并发症、监测系统的报警、机器故障等，并及时处理。①体外循环建立后，立即测量血压、脉搏，询问患者的自我感觉，详细记录在血液透析记录单上。②自我查对：按照体外循环管路走向的顺序，依次查对体外循环管路系统各连接处和管路开口处，未使用的管路开口应处于加帽密封和夹闭管夹的双保险状态。根据医嘱查对机器治疗参数。③双人查对：自我查对后，与另一名护士同时再次查对上述内容，并在治疗记录单上签字。④血液透析治疗过程中，每小时 1 次仔细询问患者自我感觉，测量血压、脉搏，观察穿刺部位有无渗血、穿刺针有无脱出移位，并准确记录。⑤如果患者血压、脉搏等生命体征出现明显变化，应随时监测，必要时给予心电监护。

（2）血液透析过程中常见并发症及预防和处理

1）低血压 透析中低血压是血液透析最常见的并发

症之一，是指透析过程中收缩压下降≥20mmHg，或平均动脉压下降≥10mmHg。患者可出现恶心、呕吐、胸闷、面色苍白、出冷汗、头晕、心悸，甚至一过性意识丧失等。预防措施是：①严格控制透析间期体重增加，给予低钠饮食。②透析前停服一次降压药或减量，透析期间禁食或少量进食，有低血压倾向者尽量不在透析时进食。③采用可调钠透析方式。出现低血压时的处理措施是：①立即减慢血流速度，停止超滤，协助患者平躺，抬高床尾，并给予吸氧。②输注生理盐水或高渗葡萄糖溶液等。③监测血压变化，必要时使用升压药，若血压仍不能回升，需停止透析。

2）失衡综合征　是指透析中或透析结束后不久出现的以神经精神症状为主的临床综合征，多发生于严重高尿素氮血症的患者接受透析治疗的初期。轻者表现为头痛、恶心、呕吐、躁动，重者表现为抽搐、昏迷等。预防措施是：①血清尿素氮下降水平控制在30%～40%。②减慢血流速度。③缩短透析时间，控制在2～3小时。④适当提高透析液钠浓度和葡萄糖浓度。出现失衡综合征时的处理措施是：轻者减慢血流速度、吸氧，静脉输注高渗葡萄糖溶液、高渗盐水，严重者立即终止透析，静滴甘露醇并进行相应抢救。

3）肌肉痉挛　多出现在血液透析中后期，主要表现为足部肌肉、腓肠肌痉挛性疼痛，常见原因包括低血压、低血容量及电解质紊乱（低钠、低钙、低钾）、超滤速度过快、应用低钠透析液等。预防措施是：①防止透析低血压的发生，严格控制透析间期体重增加水平。②采用高钠透析、碳酸氢盐透析或序贯透析。③纠正电解质紊乱。透析中出现肌肉痉挛的处理措施是：降低超滤速度，快速输注生理盐水100～200ml，或输入高渗葡萄糖溶液。

4）透析器反应　又称首次使用综合征，因使用新透析器所产生的一组症状。表现为透析开始1小时内出现的皮肤瘙痒、荨麻疹、流涕、腹痛、胸痛、背痛，重者可发生呼吸困难，甚至休克、死亡。主要与透析器生物相容性差而引起的Ⅰ型或Ⅱ型变态反应有关。预防措施是：采用生物相容性好的透析器或复用透析器可减少发生。处理措施是：一般给予吸氧、抗组胺药物、止痛药物等对症处理后可缓解，一般无需停止透析。但如果明确为Ⅰ型变态反应，需立即停止透析，舍弃透析器和管路中的血液，并使用异丙嗪、糖皮质激素、肾上腺素等控制症状。

5）其他并发症　如心律失常、栓塞（如空气栓塞、血栓栓塞）、溶血、出血、发热、透析器破膜、体外循环凝血等。立即汇报医生并配合处理。

3. 透析后护理

（1）血液透析结束后　自体动静脉内瘘者穿刺部位给予压迫止血，中心静脉留置导管者使用肝素或枸橼酸钠封管。询问患者有无头晕、出冷汗等不适，如患者透析后血压下降，应卧床休息或补充血容量。测量并记录体重、血压。

（2）透析间期患者的管理　加强指导，提高患者依从性，定期监测相关指标（见表5-6-1）。透析间期患者的管理如下。①加强教育，纠正不良生活习惯。包括戒烟、戒酒、生活规律等。②饮食控制。包括控制水和钠盐摄入，使透析间期体重增长不超过5%或每日体重增长不超过1kg；控制饮食中磷的摄入，少食高磷食物；控制饮食中钾摄入，以避免发生高钾血症。保证患者每日蛋白质摄入量达到1.0～1.2g/kg体重，并保证足够的碳水化合物摄入，以避免出现营养不良。③指导患者记录每日尿量及每日体重情况，并保证大便通畅；教育患者有条件时每日测量血压情况并记录。④指导患者维护和监测血管通路。对采用动-静脉内瘘者每日应对内瘘进行检查，包括触诊检查有无震颤，也可听诊检查有无杂音；对中心静脉置管患者每日应注意置管部位出血、局部分泌物和局部出现不适表现等，一旦发现异常应及时就诊。

表5-6-1　血液透析患者监测指标及频率

指标	频率
血常规、肾功能、肝功能、血电解质	每月1次
血糖、血脂	每1～3个月1次
铁代谢指标、血iPTH、营养状况、透析充分性	每3月1次
乙肝、丙肝、梅毒、HIV血清学指标	透析<6个月者，每1～3个月1次 透析≥6个月者，每6个月1次
心血管结构和功能（心电图、心脏超声、周围血管彩色超声检查）	每6～12个月1次

二、腹膜透析

腹膜透析（peritoneal dialysis，PD）简称腹透，是急、慢性肾衰竭患者最常用的替代性疗法之一。是利用患者自身腹膜的半透膜特性，通过弥散和对流的原理，规律、定时的向腹腔内灌入透析液并将废液排出体外，以清除体内的代谢废物，纠正水、电解质紊乱和酸碱平衡失调，同时清除过多水分的肾脏替代治疗方法。腹膜透析治疗模式有持续非卧床腹膜透析（CAPD）、间歇性腹膜透析（IPD）、夜间间歇性腹膜透析（NIPD）、持续循环腹膜透析（CCPD）、自动腹膜透析（APD）等，目前以双连袋可弃式"Y"型管道系统（简称双联系统）的持续非卧床腹膜透析（CAPD）在临床应用最为广泛。PD是治疗AKI的合适方式，可根据患者条件和当地医疗现有水平决定急性 PD 通路、PD 模式、透析液、透析处方和透析并发症处理。

PD 治疗成人 AKI 指南概要如下。

1. 在所有情况下，应将 PD 视为治疗 AKI 的合适方式。

2. PD 通路选择

（1）有条件和专业技术的医疗单位应使用柔韧性好的导管。

（2）在资源匮乏的医疗环境中可使用硬性导管、简易导管或其他腔体引流导管，这些导管仍然可以挽救生命。

（3）建议建立隧道以固定导管减少腹膜炎和管周渗漏。

（4）建议基于患者自身条件和当地医院现有技术水平选择导管置入方法。

（5）无禁忌证的患者，经培训的肾脏科医生置入导管是安全和有效的。

（6）肾脏科医生应在培训后再进行导管置入，以确保在紧急情况下及时进行透析。

（7）建议条件允许情况下，由肾脏科医生进行超声评估并行经皮穿刺导管置入术。

（8）置入导管应强调无菌操作，在完全无菌的条件下进行。

（9）建议在置入导管之前预防性使用抗生素。

（10）应使用带 Y 型密闭连接装置的 PD 袋 在医疗资源匮乏的地区，可使用简易 PD 袋和透析导管临时连接。

（11）根据当地医疗条件，可以使用自动或手动 PD 交换。

3. 透析液的选择

（1）在重症患者中，尤其是合并严重肝功能障碍和乳酸水平明显升高的患者，应使用含碳酸氢盐的透析液。如果没有含碳酸氢盐的透析液，可使用含乳酸盐的透析液。

（2）应使用商业化透析液；如果医疗资源匮乏，本地制备的透析液也可能挽救生命，透析液遵循无菌制备原则，腹膜炎的发生率不会增加。

（3）一旦血钾降至 4mmol/L 以下，应向透析液中添加钾盐（严格无菌操作以防止感染），或者口服或静脉补钾，将维持血钾水平≥4mmol/L。

（4）每天监测血钾水平；如果没有每天监测血钾的条件，建议在透析 24 小时后，添加氯化钾使透析液钾浓度达到 4mmol/L。

4. PD 的处方及溶质的充分清除

（1）针对危重患者，每周 Kt/V 3.5 可以提供与每日 HD 相当的效果；更高目标剂量并不能改善预后。大多数 AKI 患者可能都不需要高剂量透析液，建议每周 Kt/V 目标值为 2.2。潮式 APD，每 24 小时使用 25L，潮氏容量为

70%，显示出与 CRRT 相同的生存率，净超滤量为 23ml/（kg·h）。

（2）透析液留腹时间应取决于临床情况。较短的留腹时间（1~2 小时）可能会更迅速地纠正氮质血症、高钾血症、容量超负荷和（或）代谢性酸中毒，一旦内环境稳定后，一个循环周期增至 4~6 小时，以降低成本，且可清除较大分子量的溶质。

（3）容量超负荷时，应增加透析液葡萄糖浓度，并将循环周期减至 2 小时。一旦患者血容量正常，应调整葡萄糖浓度和循环周期，以确保液体平衡。

（4）在医疗条件允许的情况下，应每天测量血清肌酐、尿素、钾和碳酸氢盐的水平；当临床需要时，建议计算 24 小时 Kt/V 和肌酐清除率以评估透析是否充分。

（5）一旦患者尿量＞1000ml/24h，且血清肌酐下降，应考虑中断 PD。

【适应证】

1. 同血液透析，如急性肾损伤和慢性肾衰竭应适时开始腹膜透析治疗。

2. 因其无需特殊设备、对血流动力学影响小、对残肾功能影响较小、无需抗凝等优势，对某些慢性肾衰竭患者可优先考虑腹膜透析，如残余肾功能较好者、老年人、婴幼儿、儿童、原有心脑血管疾病或心血管系统功能不稳定、血管条件不佳或反复动 - 静脉造瘘失败、凝血功能障碍以及有明显出血倾向、血透就诊不便等。对于某些中毒性疾病、充血性心衰等，如无血透条件，也可考虑腹膜透析治疗。

【禁忌证】

1. 绝对禁忌证 存在腹膜广泛粘连、腹壁病变影响置管、严重腹膜缺损者，不宜选择腹膜透析。

2. 相对禁忌证 腹腔内有新鲜异物（如腹腔内血管假体术后早期）；腹膜手术 3 天内，腹腔置有外科引流管；腹腔有局限性炎性病灶；肠梗阻；椎间盘疾病；严重全身性血管病变致腹膜滤过功能降低；晚期妊娠、腹内巨大肿瘤、巨大多囊肾；严重肺功能不全；硬化性腹膜炎；不合作者或精神障碍者；过度肥胖或严重营养不良、高分解代谢等。

【操作方法】

1. 物品准备

（1）腹膜透析操作前的物品准备　①腹膜透析液一次性用品，每次使用后丢弃。每日 3~5 袋，每月 90~150 袋。②碘液微型盖（碘伏帽）一次性用品，每次换液时更换。每日 3~5 个，每月 90~150 个。③管路夹子除非损坏，否则无需更换。

（2）居家腹膜透析治疗需要准备的物品 ①血压计；②体温计；③磅秤（用来称量透出液重量）；④体重计（用来称量患者的体重）；⑤恒温暖液袋或恒温箱（用来加温透析液，特别是在冬天）；⑥挂钩或输液架（用来悬挂透析液）；⑦洗澡保护袋（可用肛袋，洗澡的时候用来保护导管和出口处）；⑧洗手液；⑨口罩（可选用一次性的，用完丢弃；或纱布口罩，每次清洗消毒）；⑩消毒棉签；⑪酒精（用来消毒桌面）；⑫紫外线灯（用来定期消毒房间）；⑬纱布（约8cm×8cm）和胶布；⑭一块干净毛巾和纸巾；⑮手表或闹钟一个；⑯《腹膜透析居家日记》。

2. 腹膜透析置管术操作方法

（1）按腹部手术常规消毒、铺巾 如估计患者有腹水，可连接吸引器。

（2）用1%利多卡因在皮肤切口处进行局部分层浸润麻醉 部分患者可根据病情选择硬膜外或全身麻醉。

（3）在标记的皮肤切口处做长3~5cm的皮肤切口，采用钝性与锐性分离相结合的方法，分离皮下脂肪并止血，直达腹直肌前鞘。

（4）在腹直肌前鞘做纵行小切口，剪开2~4cm，酌情再次局部麻醉，钝性分离腹直肌或经腹直肌旁到达腹直肌后鞘或腹膜。

（5）提起并切开腹直肌后鞘，暴露腹膜。用血管钳轻轻提起腹膜，在确认未钳夹肠管后，在腹膜上切开0.5cm小孔，用血管钳夹住小孔边缘，在距切口边缘0.5~1.0cm处行荷包缝合，暂时不结扎。荷包缝合时应确认未缝住肠管，针距约0.5cm。如患者腹膜菲薄，可连同腹直肌后鞘一起缝合。

（6）将腹膜透析导管置入生理盐水中浸泡，并轻轻捻压2个涤纶套，让盐水充分浸透。将已用生理盐水湿润的引导金属丝（通常为直径1.5~2mm末端磨圆的钢丝）穿入腹膜透析导管内，导管末端应空出2~3cm的距离。

（7）将内含导丝的腹膜透析导管腹内段弯曲成135°的弧形，导管末端进入腹膜荷包口，顺腹壁向下滑行至膀胱底部，此时患者常诉有便意，表明导管末端已达膀胱直肠窝或子宫直肠窝，可拔出导丝。

（8）助手固定导管的深部涤纶套，以免导管脱出。如患者有腹水，可见腹水沿导管呈线状流出；如患者无腹水可向导管内注入100~200ml生理盐水，如流出的液体量大于注入液体量的1/2或引流液呈线状，可将荷包扎紧打结。可再次荷包缝合并在荷包扎紧后重复进行引流通畅试验。

（9）确认导管周围无渗液后清洁伤口，间断缝合腹直肌前鞘，将深部涤纶套埋入腹直肌内。

（10）确定导管在皮肤的出口位置，使皮下涤纶套距出口2~3cm。沿皮下隧道做局部麻醉，隧道针引导导管穿

过皮下组织，自上而下呈弧形从皮肤引出，隧道出口方向朝向外下方。连接腹膜透析外接短管，确认无渗血、渗液后，依次缝合皮下组织和皮肤。

3. 腹膜透析换液操作方法

（1）剪去多余指甲，戴好口罩，常规六步法洗手。

（2）清洁工作台面，准备所需物品，如夹子、口罩、碘伏帽等，从恒温箱中取出加温37℃的腹膜透析液，并检查物品的外包装及有效期、透析液袋上浓度、容量标识、观察液体是否清澈、有无渗漏等。

（3）将连接腹膜透析导管的外接短管移出，确认外接短管上的旋钮已关紧。

（4）移去主干接头上的防护罩，打开外接短管接头上的小帽，将"Y"形管主干与外接短管连接。

（5）夹闭与新透析液袋相连的"Y"形管分支，折断新透析液袋输液管内的易折阀门。

（6）打开外接短管上的开关，引流患者腹腔内的液体进入引流袋，引流完毕后关闭外接短管上的开关，打开与新透析液袋相连"Y"形管分支上的管夹，进行灌入前冲洗，冲洗时间约为5秒，冲洗液30~50ml被引入引流液袋。

（7）关闭与引流袋相连的"Y"形管分支上的管夹，打开外接短管上的开关，使新的透析液灌入患者腹腔，待灌入完毕后关紧外接短管上的开关同时夹闭与新透析袋连接的"Y"形管分支。

（8）"Y"形管主干末端接头与外接短管接头分离，将碘伏帽拧在外接短管接头上。

（9）观察引流袋内引流液情况，称重并记录后弃去。

【护理】

1. 透析前护理

（1）饮食护理 由于腹膜透析可致体内大量蛋白质及其他营养成分丢失，故应通过饮食补充。患者蛋白质摄入量为1.2~1.3g/（kg·d），其中50%以上为优质蛋白；热量摄入为147kJ/（kg·d），亦即35kcal/（kg·d）；水的摄入应根据每天的出量而定，每天水分摄入量=500ml+前一天尿量+前一天腹透超滤量，水肿者应严格限水。

（2）腹膜透析换液操作的注意事项 更换透析液时，要注意环境清洁、光线充足，交换透析液的场所要定期打扫卫生并定期空气消毒。检查透析导管与外接短管之间的紧密连接，避免脱落及腹腔外管路扭曲。每次操作前需仔细检查管路有无破损，一经发现应立即更换。注意腹膜透析导管保护，进行腹膜透析操作时应避免牵拉摆动腹膜透析导管。操作时不可接触剪刀等锐利物品。在进行接头连接时应注意无菌操作，避免接头污染。碘伏帽一次性使用。每3~6个月应更换一次外接短管，如有破损或开关失灵应

立即更换。

（3）置管术后早期护理 鼓励患者术后早期下床活动，以减少腹膜透析液引流不畅。术后导管应制动以利于导管出口处的愈合，减少渗漏、功能不良及导管相关感染的发生率。术后12小时可使用第一代或第二代头孢菌素1～2g。出口完全愈合之前，用透气性好的无菌纱布覆盖，通常待伤口拆线时再行清洁换药，但遇渗液、出汗较多、感染或卫生条件不良时，应加强换药。换药应由受过训练的专业人员严格按照无菌要求操作。

2. 透析中护理 透析中观察有无并发症，必要时提供合理的护理。

1）透析液引流不畅 为常见并发症。表现为腹透液流出总量减少、流入和（或）流出时不通畅。常见原因有腹膜透析管移位、受压、扭曲、纤维蛋白堵塞、大网膜包裹等。处理方法有：①行腹部X线平片了解导管位置。②改变体位，增加活动（如下楼梯）。③排空膀胱及通便，必要时服用导泻药或灌肠，以促进肠蠕动并减轻腹胀。④腹膜透析管内注入尿激酶、肝素、生理盐水、透析液等，去除堵塞透析管的纤维素、血块等。⑤调整透析管的位置。⑥以上处理无效时考虑重新手术置管。

2）腹膜炎 是腹膜透析的主要并发症，多由于在腹腔透析操作时接触污染、胃肠道炎症、腹透管出口处或皮下隧道感染引起，常见病原体为革兰阳性球菌。临床表现为腹透出液变浑浊、腹痛、发热、腹部压痛、反跳痛等。处理方法：①密切观察透出液的颜色、性质、量、超滤量，及时留取透出液标本送常规检查和进行细菌、真菌培养，怀疑菌血症或脓毒血症时还应进行血培养。记录24小时出入量。②用2000ml透析液连续腹腔冲洗直至透出液澄清。③腹膜透析液内加入抗生素及肝素，也可全身应用抗生素。④若治疗后感染仍无法控制，应考虑拔除透析管。

3）导管出口处感染或皮下隧道感染 常见原因为腹透管出口处未保持清洁、干燥；腹透管腹外段保护不当（反复、过度牵拉引起局部组织损伤、出口进水等）；换药时出口周围分泌物未清除干净。表现为导管出口周围发红、肿胀、疼痛，甚至伴有脓性分泌物，沿隧道移行处压痛。处理方法是：①出口处局部使用抗生素软膏或清创处理，每天换药。②根据药敏试验使用敏感抗生素，感染严重时采用静脉用药。③继发腹膜炎、难治性皮下隧道感染、局部或全身用药2周后仍难以控制感染时考虑拔管。严格按照操作流程进行导管出口处护理可预防导管出口处和隧道感染。

4）腹痛、腹胀 护理时应注意调节适宜的腹透液温度、渗透压，控制腹透液进出的速度，腹透管置入位置过深时应由置管医生对腹透管进行适当调整，积极治疗腹膜炎。

5）其他并发症 如腹膜透析超滤过多引起的脱水、低血压、腹腔出血、腹透管周或腹壁渗漏、营养不良，慢性并发症如肠粘连及腹膜后硬化等。

3. 透析后护理 导管出口处护理时应戴帽子和口罩，操作前常规洗手，注意无菌操作。定期使用生理盐水清洗隧道出口，再用含碘消毒液消毒隧道出口皮肤，最后用无菌纱布覆盖。在无感染情况下每周清洗消毒2～3次。保持导管出口处干燥。无论在伤口感染期或愈合期均不应行盆浴和游泳。淋浴时应注意保护出口处，淋浴完毕后出口处应及时清洗、消毒。术后2周内应特别注意导管固定，避免牵拉，否则可导致出口处损伤和愈合不良。应使用敷料或胶布固定导管，在进行各项操作时注意不要牵扯导管。导管及外接短管应紧密连接，避免脱落。

（郭 玲）

目标检测

答案解析

1. 急性肾炎临床首发症状多为
    A. 少尿、无尿　　　　　B. 高血压
    C. 心力衰竭（全心衰）　D. 水肿、血尿

2. 下述病史与急性肾小球肾炎关系最为密切的是
    A. 2个月前有水痘病史
    B. 3个月前有猩红热史
    C. 2周前腰部外伤史
    D. 1～2周前上呼吸道感染

3. 急性肾炎治疗原则为
    A. 以休息、对症治疗为主
    B. 以使用激素治疗为主
    C. 使用细胞毒药物为主
    D. 以防止或延缓肾功能减退及改善症状为主

4. 为了改善急性肾炎患者的肾血流量，促进患者身体恢复，护士首先应采取的护理措施是
    A. 卧床休息
    B. 低盐饮食
    C. 定时测血压
    D. 记录24小时出入量

5. 血液透析的禁忌证是
    A. 血尿素氮30～37.5mmol/L
    B. 进行性酸中毒
    C. 水中毒
    D. 休克

6. 慢性肾炎患者给予低蛋白低磷饮食治疗目的是
   A. 减轻肾性水肿
   B. 控制高血压
   C. 预防低钾血症
   D. 减轻肾小球内高压、高灌注及高滤过状态

7. 慢性肾小球肾炎护理措施错误的是
   A. 保证充足睡眠，病情急性加重应限活动
   B. 给予优质植物蛋白，蛋白质为 0.6~0.9g/d
   C. 足够热量，富含维生素，易消化食物
   D. 限制盐为 3~4g/d

8. 下列是原发肾病综合征常见并发症的是
   A. 血栓及栓塞
   B. 动脉粥样硬化
   C. 肾功能不全
   D. 感染

9. 原发肾病综合征常可自发形成血栓原因是
   A. 血小板增多
   B. 血管内皮易受损
   C. 组织因子易释放
   D. 血液多高凝状态

10. 肾病综合征临床表现形成的原因，不妥的是
    A. 肾小球滤过膜通透性增加致大量蛋白尿
    B. 进食脂肪过多致血脂增高
    C. 肝脏代偿合成蛋白质时，脂蛋白合成增加
    D. 低蛋白血症及部分患者加之水潴留引起水肿

11. 诊断尿路感染下列最有意义的是
    A. 畏寒、发热、白细胞增高
    B. 尿频、尿急、尿痛
    C. 清洁中段尿白细胞，5 个/HP
    D. 尿培养菌落计数 >10^5 个/ml

12. 尿路感染最常见的致病菌是
    A. 大肠埃希菌
    B. 变形杆菌
    C. 克雷伯菌
    D. 葡萄球菌

13. 腹膜透析护理措施正确的有
    A. 患者取侧卧位或头低足高位

B. 透析过程中要严格卧床
C. 注意灌注速度和排出速度
D. 透析液温度保持在 39~40℃

14. 患者，男，30 岁。因突发肉眼血尿 4 天作膀胱镜检查，术后出现明显尿频、尿急、尿痛，伴发热 39.8℃和腰痛，如作清洁中段尿细菌培养，最可能的细菌感染是
    A. 大肠埃希菌
    B. 铜绿假单胞菌
    C. 克雷伯菌
    D. 葡萄球菌

15. 尿毒症最早和最突出的临床表现是
    A. 高血压
    B. 高钾或低钾血症
    C. 抽搐
    D. 厌食恶心

16. 慢性肾衰竭患者，纠正酸中毒后发生抽搐，最迅速而有效的措施是
    A. 口服镇静剂
    B. 肌内注射维生素 D_3
    C. 肌内注射地西泮
    D. 静脉注射葡萄糖酸钙

17. 急性肾损伤患者体液过多护理措施不妥的是
    A. 告知患者卧床休息
    B. 协助医生紧急处理高钾血症
    C. 严格记录 24 小时出入液量
    D. 补液量为显性失水量加内生水量

18. 关于急性肾损伤临床表现正确的是
    A. 最早出现恶心、呕吐
    B. 高钠血症最常见
    C. 进入多尿期氮质血症明显好转
    D. 不会遗留肾脏永久性损害

20. 尿毒症患者适宜的饮食是
    A. 优质蛋白为主食
    B. 高磷饮食
    C. 高热量优质低蛋白
    D. 多补水和钠钾

书网融合……

本章小结1

本章小结2

本章小结3

本章小结4

本章小结5

本章小结6

题库

第六章　血液系统疾病患者的护理

血液系统疾病（hematologic diseases）是指原发或主要累及血液和造血器官及造血组织的疾病，包括各类红细胞疾病、白细胞疾病和出血及血栓性疾病。临床主要表现为外周血中的有形成分和血浆成分的病理性改变，机体免疫功能低下以及出凝血功能的紊乱，还可出现骨髓、肝、脾、淋巴结等造血组织和器官的结构及功能异常。近年来，由于生活环境和生活方式的改变，环境污染等因素导致血液病的发病率逐年升高。但同时由于基础医学和临床医学的结合使血液病的研究及预后有了突飞猛进的发展。目前血液病在发病机制的阐明、诊断的确立、治疗策略的选择与制定、药物疗效的观察与评价、病情监测与预后判断等方面都达到了更高的水平，治疗已从单纯的化疗进展为诱导分化、靶基因治疗、造血干细胞移植等，从而使血液病的预后有了明显的改善，如儿童急性淋巴细胞白血病和成人急性早幼粒细胞白血病治愈率可达75%。血液病专科护理也得到了相应的发展，如营养支持、成分输血、层流床的使用、各种化疗药物的配置与应用、特殊导管（如PICC、输液港）的置入与维护等，提高了疾病的缓解率，改善了患者的生活质量，延长了患者的寿命。

第一节　概　述

PPT

一、血液系统的结构功能与疾病关系

1. 血液的组成及血细胞的生理功能

（1）造血器官及血细胞的生成　造血器官和组织包括骨髓、肝、脾、淋巴结及分布在全身各处的淋巴组织和单核吞噬细胞系统。卵黄囊是胚胎早期的造血场所，卵黄囊退化后，肝、脾为机体主要的造血器官；胎儿自第4～5个月后，肝、脾造血功能逐渐减退，骨髓成为主要的造血器官，直至终生。但当骨髓没有储备能力时，而机体又需要额外造血时，肝、脾可部分的恢复造血功能，发生髓外造血。

造血干细胞（hemopoietic stem cell，HSC）是各种血细胞的起源细胞，具有不断自我更新与多向分化增殖的能力，又称多能造血干细胞（pluripotent hemopoietic stem cell，PHSC）。HSC最早起源于胚胎期第3周初的卵黄囊的血岛，后经血流相继迁移到胚胎的肝、脾和骨髓。脐带血和胎盘血中也含有较多的HSC。出生后外周血中HSC含量明显减少，主要存在于红骨髓中。HSC通过不对称性有丝分裂，一方面维持自我数目不变，另一方面不断产生各系祖细胞，维持机体的正常造血功能。HSC在体内形成造血干细胞池，在细胞因子的调控下，其自我更新与多向分化之间保持动态平衡，维持HSC数量的稳定。HSC进入分化增殖时，其自我更新能力下降，多向分化能力也向定向分化发展，此时PHSC已过渡成为各系祖细胞，由于其已失去多向分化的能力，只能向一个或几个血细胞系定向增殖和分化，故又称定向造血干细胞（committed hemopoietic stem cell）。HSC用细胞分化群（cluster of differentiation，CD）进行命名，为 $CD34^+$、$CD33^-$、$CD38^+$、$HLA-DR^-$、Lin^-、KDR^+。$CD34^+$细胞约占骨髓有核细胞的1%，在外周血中仅占0.05%。

造血微环境（hematopoietic inductive microenvironment, HIM）是造血干细胞更新、增殖、分化和成熟的场所，是由基质细胞（包括骨髓中的网状细胞、内皮细胞、成纤维细胞、吞噬细胞和脂肪细胞）、基质细胞分泌的细胞外基质和各种造血调节因子组成。HSC 分化与扩增的调控是决定骨髓和外周血中各细胞系比例的关键所在，而造血干细胞的存活、自我更新、增殖和分化都由造血调节因子控制。造血调节因子是一组调控细胞生物活性的蛋白，统称为细胞因子（cytokine, CK）。其生成障碍可使造血干细胞不能顺利实现向终末血细胞的分化。根据作用不同可将 CK 分为三类。①集落刺激因子（colony - stimulating factor, CSF），如粒 - 单集落刺激因子（GM - CSF）、促红细胞生成素（erythropoietin, EPO）、血小板生成素（thrombopoietin, TPO）；②白细胞介素（interleukin, IL），如 IL - 1、IL - 2、IL - 3 等；③造血负调控因子，如肿瘤坏死因子（IFN）、干扰素（TNF）等。

淋巴器官由中枢性淋巴器官和周围淋巴器官组成。中枢性淋巴器官包括胸腺、骨髓，周围淋巴器官包括淋巴结、脾、扁桃体及沿消化道和呼吸道分布的淋巴组织。

单核 - 吞噬细胞系统（mononuclear phagocyte system, MPS）来源于骨髓粒 - 单系祖细胞，血液中为单核细胞，游走至组织即成为吞噬细胞，又称组织细胞。MPS 包括骨髓内原始和幼稚单核细胞、血液中单核细胞、淋巴结、脾和结缔组织中固定和游走的吞噬细胞、肺泡内巨噬细胞、肝脏的 Kupffer 细胞以及神经系统的小神经胶质细胞等。这些细胞具有相同的结构、活跃的吞噬功能和体外黏附玻璃的能力，其细胞膜上有免疫球蛋白以及补体的受体。造血干细胞分化及增殖详见图 6 - 1 - 1。

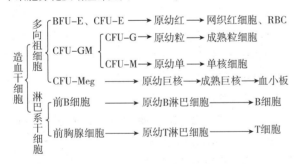

图 6 - 1 - 1　造血干细胞分化及增殖示意图

（2）血液组成及血细胞的生理功能　血液由血细胞和血浆组成。其中血浆约占血液容积的 55%，血细胞包括红细胞、白细胞和血小板，约占血液容积的 45%。

成熟红细胞呈双凹圆盘形，内无细胞核和细胞器，而是充满具有结合和输送 O_2 和 CO_2 功能的血红蛋白。红细胞具有可塑变形性、渗透脆性与悬浮稳定性等生理特性。这些生理特性改变将会导致相关疾病如溶血性贫血等。网织红细胞（reticulocyte）是指一种存在于外周血液中的尚未完全成熟的红细胞，其胞浆内有残留的核糖体，尚具合成血红蛋白的功能。网织红细胞计数是反映骨髓造血功能的重要指标。

白细胞包括中性粒细胞、嗜酸性粒细胞、嗜碱性粒细胞、单核细胞及淋巴细胞。白细胞具有变形、趋化、游走与吞噬等生理特性，是机体防御系统的重要组成部分。白细胞数量减少或功能异常机体易发生感染。

血小板是从骨髓成熟的巨核细胞脱落的小块细胞胞质，主要参与机体的止血与凝血过程。若血小板减少和（或）功能障碍、凝血因子缺乏均可致出血。

血浆成分复杂，含有多种溶质，如电解质、白蛋白、球蛋白、纤维蛋白原、凝血及抗凝血因子、激素、补体、抗体等。

2. 血液系统疾病的分类　血液系统疾病通常分为以下几类。

（1）红细胞疾病　贫血、红细胞增多症、高铁血红蛋白血症、血红蛋白合成缺陷的卟啉病等。

（2）粒细胞疾病　粒细胞缺乏、类白血病反应等。

（3）单核细胞和巨噬细胞疾病　炎症性组织细胞增多症等。

（4）淋巴细胞和浆细胞疾病　淋巴瘤、急慢性淋巴细胞白血病、多发性骨髓瘤等。

（5）造血干细胞疾病　再生障碍性贫血、阵发性睡眠性血红蛋白尿、骨髓增生异常综合征等。

（6）出血及血栓性疾病　血小板减少性紫癜、血友病、过敏性紫癜、弥散性血管内凝血和遗传性出血性毛细血管扩张症等。

二、血液系统疾病患者常见症状体征的护理

【常见症状与体征】

1. 贫血　贫血是血液病最常见的症状之一，是指单位容积内红细胞计数、血红蛋白浓度及血细胞比容低于相同年龄、性别和地区正常值低限。贫血不是一种独立的疾病，许多系统的疾病均可引起贫血的症状。

2. 出血或出血倾向　血小板数量减少及功能异常、血管脆性或通透性增加、血浆中凝血因子缺乏及循环血液中抗凝血物质增加，均可导致出血或出血倾向。患者多表现为自发性出血或受伤后出血不止，皮肤、牙龈及鼻腔出血最多见，还可发生关节腔、肌肉和眼底出血，严重者可发生内脏出血和颅内出血。血管脆性增加及血小板异常所致的出血多表现为皮肤黏膜瘀点、瘀斑，凝血因子缺乏引起的出血常有关节腔出血或软组织血肿。

3. 发热　发热是血液病患者的常见症状，大多是由于白细胞数量减少与功能缺陷、免疫抑制剂的应用及贫血或营养不良等致机体抵抗力下降，继发感染而致。发热也可由于非感染性因素所致，如肿瘤细胞所产生的内源性致热因子（如 TNF，IL－1 等），或由于未成熟白细胞的迅速生长与破坏，导致蛋白分解作用、基础代谢率增强等所致。此外，白血病细胞浸润及颅内出血时也可直接侵犯体温调节中枢造成其功能失调而导致发热。

4. 骨、关节疼痛　血液病常出现骨痛，与肿瘤细胞过度增生或局部浸润，导致骨髓腔压力增高、局部瘤块形成及压迫、骨质疏松或溶骨性破坏、病理性骨折等有关。白血病患者骨髓腔内充满大量白血病细胞，腔内压力增大，可致胸骨压痛，是白血病的典型症状。多发性骨髓瘤患者常因异常浆细胞浸润骨骼导致骨质疏松或骨质破坏，以骨痛为首发症状。

【护理评估】

在全面收集患者的主、客观资料的基础上，对血液系统疾病患者进行护理评估应着重注意以下内容。

1. 健康史

（1）患病及诊疗经过

1）患病经过　了解患者患病的起始时间、起病方式，主要症状及伴随症状，如发热、出血、疲乏无力等；询问患者发热、出血、贫血等症状出现的急缓、发热的热度及热型；有无感染的诱因，如过度疲劳、受凉、皮肤黏膜的损伤、肛裂、各种侵入性治疗和护理管道等；有无相关感染灶的临床表现，如咽部不适或咽痛、咳嗽、咳痰、膀胱刺激征、肛周疼痛、女患者外阴瘙痒及分泌物异常等；询问出血的部位、出血的伴随症状等，女性患者注意询问月经状况，询问有无出血的诱因等。

2）诊治经过　询问患者曾做过何种检查，结果如何。使用的治疗方案，曾用药物的名称或种类、用法、疗程、有无药物的不良反应等。

3）目前状况　患病对患者日常生活及自理能力造成的影响，如乏力是否影响活动，患病后食欲、饮食、睡眠等有无变化。

（2）生活史与家族史　了解患者是否长期处在污染环境中，如矿区、化工厂等；有无化学物质、装修污染等接触史；是否服用某些可导致血液系统疾病的药物等；注意询问患者有无血友病、某些溶血性疾病的家族史；了解患者的饮食习惯，有无挑食、偏食或素食习惯，女患者还需了解患者月经史和妊娠分娩史。

2. 身体评估　观察患者的生命体征，尤其是体温变化；观察患者皮肤、黏膜是否苍白，有无黄疸，有无瘀点、瘀斑及其数目、大小和分布状况，有无红肿溃烂、脓性分泌物；有无鼻腔及牙龈出血；口腔黏膜有无溃疡，牙龈有无出血、溢脓；咽和扁桃体有无充血、肿大；肺部有无湿啰音；腹部及输尿管有无压痛，肾区有无叩痛；肛周皮肤有无红肿、触痛，局部有无波动感；女性外阴分泌物性状、气味等。注意检查浅表淋巴结有无肿大，数目、大小、质地、活动度及压痛情况。了解患者有无胸骨中下段压痛及骨骼疼痛。注意检查腹部有无包块，有无肝脾大。观察患者关节有无肿胀、压痛、畸形及功能障碍等。

3. 心理－社会状况

（1）对疾病的认识　了解患者对疾病的发生、发展、病程、治疗及预后的认识情况及其态度。

（2）心理状况　了解患者有无负性情绪，如抑郁、焦虑、悲观、绝望等，是否存在角色适应不良和应对无效的情况。

（3）社会支持系统　了解患者的家庭组成、经济状况、相互关系、教育背景等基本情况；询问患者的主要照顾者对患者所患疾病的认识及对患者的关怀和支持程度；明确医疗费用的来源或医疗负担水平及出院后继续就医的条件等。

4. 实验室及其他检查

（1）血常规　血液病常用的实验检查项目。包括血细胞计数、血红蛋白测定、网织红细胞计数及血涂片进行血细胞形态学检查。

1）红细胞与血红蛋白测定　正常成人红细胞计数，男性为（4.0~5.5）×10^{12}/L，女性为（3.5~5.0）×10^{12}/L；血红蛋白男性为 120~160g/L，女性为 110~150g/L。贫血时红细胞及血红蛋白数量减少，详见本章第二节"贫血"。主要用于评估患者有无贫血及其严重程度。

2）白细胞计数与分类　正常成人白细胞计数为（4~10）×10^9/L，白细胞计数 >10×10^9/L 称白细胞增多，常见于急性感染、白血病等；白细胞计数 <4×10^9/L 称白细胞减少，以中性粒细胞减少为主，当中性粒细胞绝对值 <1.5×10^9/L 称粒细胞减少症，<0.5×10^9/L 称粒细胞缺乏症，常见于病毒感染、再生障碍性贫血、恶性血液病化疗后引起的骨髓抑制等。慢性粒细胞白血病时粒细胞显著增多。主要用于患者有无感染及其原因的判断，也有助于某些血液病的初步诊断。

3）血小板计数　正常值（100~300）×10^9/L，<100×10^9/L 称血小板减少，<50×10^9/L 患者即有出血症状，常见于再生障碍性贫血、血小板减少性紫癜等；>400×10^9/L 为血小板增多，见于原发性血小板增多症等。是出血性疾病首选的筛查项目之一。

4）网织红细胞计数　在外周血中正常成人的网织红细胞占 0.2%~1.5%，网织红细胞增多说明骨髓红系增生活跃,见于溶血性贫血、急性失血性贫血等;网织红细胞减少,说明骨髓造血功能低下,常见于再生障碍性贫血。

(2)骨髓细胞学检查 主要用于评估骨髓造血细胞生成的质与量,对多数血液病的诊断与鉴别诊断起着决定性作用。

1)骨髓涂片(骨髓象) 用于观察骨髓增生程度、粒/红比值、原始细胞情况,并可进行血细胞化学染色,对诊断血液系统疾病,鉴别白血病、再障、多发性骨髓瘤、巨幼细胞贫血等疾病有重要意义。

2)血细胞化学染色 通过对血细胞各种生化成分、代谢产物的测定,了解血细胞的类型,对某些血液病的诊断与疗效评价有重要意义。

(3)血液生化检查

1)血清铁蛋白、血清铁、总铁结合力、运铁蛋白饱和度、红细胞内游离原卟啉、转铁蛋白受体等可反映铁储存、铁利用不良或铁过多。

2)叶酸、维生素 B_{12} 测定,可判断巨幼细胞贫血。

3)酸溶血实验、胆红素等有助于溶血性贫血的诊断。

4)尿酸和乳酸脱氢酶活性升高,常见于白血病、淋巴瘤治疗时。

(4)免疫学、细胞遗传学及分子生物学检查 主要用于恶性血液病的诊断与分型,如白血病的免疫分型。

(5)其他 可进行淋巴结活检以及脑脊液等细胞学病理检查,对淋巴瘤的诊断、中枢神经白血病的诊断有重要意义。影像学检查如超声显像、电子计算机体层显像(CT)、磁共振显像(MRI)及正电子发射计算机体层显像(PET)检查等对血液病的诊断也有很大的帮助。

【护理诊断/问题】

1. 有出血的危险 与血小板减少、凝血因子缺乏、血管壁异常有关。

2. 有感染的危险 与粒细胞减少或功能异常有关。

3. 体温过高 与感染、肿瘤细胞释放内源性致热因子有关。

4. 活动无耐力 与贫血所致组织缺氧有关。

【护理目标】

1. 患者皮肤、黏膜、内脏等无出血。

2. 患者自述乏力减轻。

3. 患者体温得到有效控制,逐渐降至正常范围。

4. 患者未发生感染。

【护理措施】

1. 一般护理

(1)环境 安静、舒适的病室环境,保持室内空气清新、洁净、经常通风换气,维持室温 20~24℃、湿度 50%~60%,定期消毒。

(2)休息与活动 贫血患者应增加卧床休息的时间,以减轻组织耗氧量。出血患者,据病情制定休息与活动计划,出血较轻仅局限于皮肤黏膜者,原则上无须太多限制活动;若血小板计数 $<50\times10^9/L$,应限制活动,增加卧床休息时间;血小板计数 $<20\times10^9/L$ 者,绝对卧床休息,协助患者做好各种生活护理。

(3)饮食 鼓励患者进食高蛋白、高热量、高维生素、清淡易消化的食物,避免油腻、辛辣刺激食物,禁食过硬、粗糙的食物。

2. 病情观察 严密观察体温的变化,监测外周血红细胞、白细胞、血小板计数。观察有无咽喉肿痛、咳嗽咳痰、尿路刺激征、肛周脓肿等感染征象及感染控制情况。发热者注意观察体温的变化及降温效果,防止患者发生虚脱。注意观察患者有无出血及出血的部位、量及变化情况。

3. 对症护理

(1)出血

1)皮肤出血的预防与护理 保持床单平整,被褥衣裤柔软,避免肢体碰撞或外伤;勤剪指甲,洗浴时避免水温过高或用力揉搓;护理操作动作轻柔,尽可能减少注射次数;静脉穿刺时,避免用力拍打,扎止血带不宜过紧或时间过长;注射或穿刺部位拔针后需要适当延长按压时间,必要时局部加压包扎。血小板明显降低的患者避免酒精擦浴。

2)鼻出血的预防及护理 ①防止鼻黏膜干燥而出血:保持室内相对湿度 50%~60%,秋冬季节可局部使用液体石蜡或抗生素软膏;②避免人为诱发出血:指导患者勿抠鼻、用力擤鼻;③少量出血时,可用棉球或明胶海绵填塞,无效者用 0.1% 肾上腺素棉球或凝血酶棉球填塞,并局部冷敷;出血严重时,尤其是后鼻腔出血,可用凡士林油纱条行后鼻腔填塞术,术后每日两次用无菌液体石蜡油滴入填塞纱条,保持黏膜湿润,3 天后可轻轻取出油纱条,若仍有出血,需更换油纱条重新填塞。由于行后鼻腔填塞术后,患者常被迫张口呼吸,应加强口腔护理,每日两次,增加患者的舒适感,并可避免局部感染。

3)口腔出血、牙龈出血的预防及护理 为防止牙龈及口腔出血,指导患者用软毛牙刷刷牙,不用牙签剔牙;保持口腔清洁,进餐和睡觉前后用冷开水或生理盐水漱口;饮食宜软、勿烫,避免食用煎炸、带刺或含骨头的、硬的坚果类等食物,进食过程中要细嚼慢咽,避免口腔黏膜的损伤。牙龈渗血时,可用 0.1% 肾上腺素棉球或明胶海绵片局部贴敷牙龈或压迫止血。用 1% 过氧化氢或生理盐水及时清除口腔血迹,以免口臭影响患者的食欲和情绪。

4)关节腔出血、深部组织血肿的预防及护理 避免关节过度负重,避免剧烈运动。一旦发现关节出血,立即停止活动（关节制动）、局部压迫、冰袋冷敷、抬高患肢，并将患肢置功能位。

5）内脏出血的预防及护理　避免生硬、粗糙饮食。消化道小量出血，进食温凉流质饮食，大量出血时禁食，做好输血前准备，保持静脉通畅，保证液体和止血药物准确及时输入。月经过多者，遵医嘱给予三合激素（苯甲酸雌二醇、黄体酮、丙酸睾酮）药物。

6）眼底出血及颅内出血的预防及护理　指导患者避免情绪激动、剧烈咳嗽，不用力揉搓眼睛，不用眼过度，预防眼底出血。血小板低于 $20 \times 10^9/L$，绝对卧床休息，给予半流质少渣饮食，防止用力排便而引起颅内压增高导致颅内出血；若突发视野缺损或视力下降，常提示眼底出血，尽快让患者卧床休息，减少活动，避免揉擦眼睛；若突然出现头痛、视物模糊、喷射性呕吐甚至昏迷、双侧瞳孔大小不等颅内出血征象时，及时通知医生，做好以下急救配合工作。①立即去枕平卧，头偏向一侧，减少不必要的搬动；②及时清除呕吐物，保持呼吸道通畅；③吸氧；④迅速建立两条静脉通道，遵医嘱快速静滴 20% 甘露醇、地塞米松、呋塞米，以降低颅内压，必要时进行输血；⑤留置尿管；⑥观察并记录生命体征、意识状态及瞳孔、尿量变化情况，做好重病交接班；⑦头置冰袋或冰帽。

（2）感染与发热

1）预防感染　保持室内空气清新、物品清洁，定期使用消毒液、紫外线等进行室内环境与用物的消毒。提供单人房间，限制陪住和探视人员，避免到人群聚集的地方，

避免与上呼吸道感染者接触，必要时戴口罩。注意饮食卫生，食具要高温消毒或用开水烫过，不吃剩饭、剩菜，不凉拌、生食蔬菜，水果要新鲜，要洗净去皮。保持皮肤清洁，勤沐浴、勤更衣和更换床上用品。当 $WBC < 1 \times 10^9/L$，中性粒细胞 $\leq 0.5 \times 10^9/L$ 时，给予保护性隔离。

2）降温　高热患者可先给予物理降温，如冰敷前额及大血管部位（如颈部、腋窝和腹股沟等处），伴出血时禁止使用酒精擦浴。必要时遵医嘱合理给予药物降温。

4. 用药护理　遵医嘱用抗生素，现用现配，并观察抗生素不良反应。遵医嘱输注浓缩红细胞、血小板、凝血因子等血制品，注意核对，观察有无输血反应。

5. 心理护理　加强沟通，及时向患者及家属解释病情，关心、安慰患者，消除患者不安情绪和恐惧感，出血患者尽快清除血迹，减少对患者的不良刺激。鼓励患者积极配合治疗，增强患者战胜疾病的信心。

【护理评价】

1. 患者皮肤、黏膜、内脏等未发生出血或出血得到控制。

2. 患者能避免出血的各种诱因。

3. 患者活动耐力逐渐恢复正常。

4. 患者体温正常，无咳嗽、咳痰、腹泻等感染的征象。

（王爱红）

第二节　贫　血

PPT

📖 **学习目标**

知识要求：

1. 掌握　缺铁性贫血、再生障碍性贫血的病因、临床表现及护理措施。

2. 熟悉　大细胞性贫血、溶血性贫血的病因、临床表现及护理措施，缺铁性贫血、再生障碍性贫血主要的检查项目及处理原则。

3. 了解　各类贫血的发病机制。

技能要求：

能够给予贫血患者正确的健康指导。

素质要求：

树立人文观念，能在临床护理工作中保持高度责任心，具有爱伤观念。

一、概述

贫血是指外周血单位容积血液中的血红蛋白（Hb）浓度、红细胞（RBC）计数及血细胞比容（HCT）低于相同

年龄、性别和地区正常值低限的一种临床症状。贫血是一种症状，不是独立的疾病，各系统疾病均可导致贫血的发生。临床上以血红蛋白浓度的降低作为诊断贫血及严重程度判断的依据。血容量变化特别是血浆容量的变化会影响

血红蛋白浓度，如妊娠、脱水等，临床判断时应注意。一般认为平原地区，成年人贫血的诊断标准如表6-2-1所示。

表6-2-1 成年人贫血的实验室诊断标准

性别	Hb	RBC	HCT
男	<120g/L	<4.5×10¹²/L	<0.42
女	<110g/L	<4.0×10¹²/L	<0.37
孕妇	<100g/L	<3.5×10¹²/L	<0.30

【分类】

贫血分类方法很多，各有其优缺点，临床上常综合应用。

1. 按贫血的病因与发病机制分类 分为红细胞生成减少性贫血、红细胞破坏过多性贫血和失血性贫血三类（表6-2-2）。

表6-2-2 贫血按病因和发病机制分类

贫血病因与发病机制		常见疾病
红细胞生成减少	造血干细胞异常	再生障碍性贫血、骨髓增生异常综合征、白血病、多发性骨髓瘤等
	造血微环境受损或造血调节因子异常	骨髓纤维化、慢性肾功能不全、肝衰竭、肿瘤骨髓转移等
	造血原料缺乏或利用障碍	缺铁性贫血、铁粒幼细胞贫血、巨幼细胞贫血等
红细胞破坏增多	红细胞内在缺陷	遗传性球形红细胞增多症、镰刀性贫血、葡萄糖-6-磷酸脱氢酶缺乏等
	红细胞外在因素	自身免疫性溶血、人工瓣膜术后、微血管病性溶血性贫血、脾功能亢进等
失血性贫血	出血性疾病	特发性血小板减少性紫癜、血友病
	非出血性疾病	胃肠道失血、月经过多等

2. 根据形态学分类 按照红细胞平均体积（mean cell volume，MCV）、红细胞平均血红蛋白含量（mean cell hemoglobin，MCH）和红细胞平均血红蛋白浓度（mean cell hemoglobin concentration，MCHC）可将贫血分为大细胞性贫血、正常细胞性贫血和小细胞低色素性贫血（表6-2-3）。

表6-2-3 贫血按细胞形态学分类

类型	MCV（fl）	MCH（pg）	MCHC（%）	常见疾病
大细胞性贫血	>100	>34	32~35	巨幼细胞贫血
正常细胞性贫血	80~100	27~34	32~35	再生障碍性贫血、急性失血性贫血、溶血性贫血
小细胞低色素性贫血	<80	<27	<32	缺铁性贫血、铁粒幼细胞性贫血、珠蛋白生成障碍性贫血

3. 按血红蛋白浓度分类 按血红蛋白的浓度分为轻、中、重、极重度贫血（表6-2-4）。

表6-2-4 贫血按血红蛋白分级

贫血程度	轻度	中度	重度	极重度
血红蛋白（g/L）	>90	60~90	30~59	<30

4. 按骨髓红系增生情况分类 分为增生性贫血和增生低下性贫血（表6-2-5）。

表6-2-5 贫血按骨髓红系增生情况分类

骨髓增生情况	常见疾病
增生性贫血	缺铁性贫血、巨幼细胞贫血、溶血性贫血、失血性贫血等
增生低下性贫血	再生障碍性贫血等

【临床表现】

血红蛋白减少，血液携氧能力下降，引起全身各组织和器官缺氧与功能障碍，是导致贫血患者一系列临床表现的病理生理基础。贫血的临床表现与贫血的严重程度、贫血发生发展的速度、患者年龄、全身脏器功能状况、个体的代偿能力及其对缺氧的耐受性有关。

1. 一般表现 疲乏、软弱无力为贫血最常见和最早出现的症状，可能与骨骼肌的供氧不足有关。皮肤黏膜苍白是贫血最突出的体征。黏膜颜色的改变要比皮肤更为可靠，如口腔黏膜、睑结膜、口唇和甲床。其产生机制是由于贫血时机体为保证脑、心、肾等重要器官的供血、供氧，通过神经-体液调节，使血液重新再分配，皮肤黏膜供血减少所致。

2. 呼吸循环系统 轻度贫血对心肺影响不明显，中重度贫血由于组织缺氧，引起机体交感神经兴奋，导致机体出现代偿性心率和呼吸加快，表现为心悸、气促。长期严重贫血，心脏超负荷工作且供氧不足，患者可在体力活动后甚至休息状态下出现程度不等的心悸和呼吸困难，严重者会出现心力衰竭。

3. 神经系统 患者常有头痛、头晕、视物模糊、耳鸣、倦怠、注意力不集中和记忆力减退甚至晕厥等神经系统表现，与脑组织缺血、缺氧，无氧代谢增强，能量合成减少有关。

4. 消化系统　患者常有食欲不振、恶心、腹胀、腹部不适、便秘或腹泻等消化系统症状。其发生与贫血导致消化腺分泌减少甚至腺体萎缩有关。巨幼细胞贫血可发生舌炎和舌乳头萎缩、牛肉舌或镜面舌等。

5. 泌尿生殖系统　血红蛋白减少，血液携氧能力下降，肾脏缺氧可引起轻度蛋白尿及尿浓缩功能减退，如夜尿增多等；血管内溶血可出现血红蛋白尿和含铁血黄素尿，严重者由于游离血红蛋白堵塞肾小管，导致急性肾衰竭。另外长期贫血可影响睾酮、雌激素等激素的分泌，从而导致女性患者出现月经紊乱，月经量增多、减少或闭经，男性性征减退等。

【实验室及其他检查】

1. 血液检查　血常规中血红蛋白和红细胞计数可确定有无贫血及贫血的严重程度；MCV、MCHC 可对贫血进行形态学分类；网织红细胞计数有助于贫血的鉴别诊断和治疗疗效的观察；外周血涂片可观察红细胞、白细胞、血小板的形态和数量，为贫血的病因诊断提供依据。

2. 骨髓检查　是贫血病因诊断的必查项目之一。骨髓检查分为穿刺涂片和活检两种。骨髓涂片重点在于细胞学分析，如细胞增生情况，细胞分类计数，有无异常或肿瘤细胞以及非造血细胞的数量等。溶血性贫血的红细胞生成明显活跃，粒细胞/红细胞（M/E）比例可倒置；白血病患者的骨髓出现大量白血病细胞，正常造血受抑制。骨髓活检提供病理学信息，如骨髓增生度、造血组织分布和面积、骨髓纤维化及肿瘤转移或浸润等。依据骨髓检查评价造血功能时，需注意骨髓取样的局限性，必要时需要多部位穿刺。

【诊断要点】

根据病史、体格检查及实验室检查首先确定患者是否存在贫血，再进一步确定贫血的程度、类型及病因，其中贫血的病因诊断最为关键，是贫血有效治疗和预后估计的前提和基础。

【处理原则】

1. 病因治疗　积极寻找和去除病因是贫血治疗的关键环节。如缺铁性贫血，只有在去除病因的基础上补充铁剂，才能彻底治愈贫血，巨幼细胞贫血需要补充维生素 B_{12} 或叶酸，免疫性贫血需要使用免疫抑制剂，肾性贫血采用促红细胞生成素，造血干细胞异常性贫血可采用干细胞移植。

2. 对症及支持治疗　目的是短期内改善贫血和（或）恢复有效循环血量，缓解重要器官的缺氧状态及恢复其功能，改善症状，为对因治疗赢得时间和（或）奠定基础。主要是输血，必要时脾切除。

（1）输血　治疗贫血的有效措施，短时间内缓解组织器官缺氧。但长期输血不良反应和并发症较多，故应严格掌握适应证。①急性贫血 Hb < 80g/L 或 Hct < 0.24；②慢性贫血 Hb < 60g/L 或 Hct < 0.20 伴缺氧症状；③重症贫血、老年人或合并心肺功能不全者。

（2）脾切除　脾脏是红细胞破坏的主要场所。遗传性球形红细胞增多症、内科治疗无效的自身免疫性溶血性贫血和脾功能亢进等，可进行脾切除，以减少红细胞的破坏。

【护理诊断/问题】

1. 活动无耐力　与贫血导致机体组织缺氧有关。

2. 营养失调：低于机体需要量　与造血原料缺乏、消耗增加或丢失过多有关。

【护理措施】

1. 一般护理

（1）休息与活动　根据贫血的严重程度，合理安排休息与活动。轻度贫血者，无需过多限制，但应避免过度疲劳；中度贫血患者，增加卧床休息的时间，病情允许时鼓励患者生活自理，但若脉搏≥100 次/分或出现明显心悸、气促时，应停止活动；重度贫血患者应卧床休息。

（2）饮食护理　给予高蛋白、高热量、高维生素、易消化食物，针对不同病因的贫血在饮食中增加相应营养成分。

2. 病情观察

（1）密切观察头晕、乏力、食欲减退、呼吸、心跳加快等缺氧的症状体征有无改善，监测血常规、骨髓检查等结果变化情况。

（2）观察用药效果及药物的不良反应是否出现，如有无铁中毒、输血反应、低钾的表现等。

3. 对症护理　头晕、乏力患者起床、站立时应缓慢，防止动作过快，引起晕厥等。严重贫血患者给予氧气吸入，以改善组织缺氧。

4. 用药护理

（1）铁剂、叶酸、维生素 B_{12} 等药物　注意规范用药、按疗程服药，监测网织红细胞、血常规等结果，观察药物不良反应等。详见以下各贫血的护理。

（2）输全血或浓缩红细胞　确保做好查对工作，注意输血速度，观察有无输血反应。

5. 心理护理　由于某些类型贫血难以治愈，患者病情常反复发作而影响日常生活质量，需要经常输血花费较大，导致患者产生焦虑、痛苦、悲观、失望等心理变化。及时安慰患者及家属，鼓励患者及家属采取积极的态度面对疾病，提高患者战胜疾病的信心。

二、缺铁性贫血

案例引导

案例：患者，女，38岁，农民。因面色苍白、头晕、乏力半年，加重伴心悸1月入院。患者半年前不全流产，此后月经周期缩短，持续时间长，月经量多，渐出现头晕、乏力、面色苍白。近1个月头晕、乏力明显加重，伴活动后心悸。无发热、咳嗽，无呕吐，无黑便、便血。睡眠好，体重无明显变化。

体格检查：T 36℃，P 98次/分，R 19次/分，BP 110/70mmHg。慢性病容，睑结膜苍白，巩膜无黄染，皮肤黏膜无出血点，浅表淋巴结不大，心肺（-），肝脾肋下未触及。

实验室检查：血常规示 RBC 3.55×10^{12}/L，Hb 75g/L，MCH 26pg，MCHC 30%，WBC 4.5×10^9/L，PLT 180×10^9/L，尿蛋白（-），大便潜血（-）。

讨论：

1. 该患者可能患什么疾病？
2. 为明确诊断，需做何种检查？
3. 如何对患者进行饮食指导？

缺铁性贫血（iron deficiency anemia，IDA）是当机体对铁的需求与供给失衡，导致体内贮存铁耗尽，继之红细胞内铁缺乏，导致血红蛋白合成减少引起的一种小细胞低色素性贫血。缺铁性贫血是体内铁缺乏症的最终表现。无论在发达国家还是发展中国家，缺铁性贫血是各类贫血中最常见的，尤以婴幼儿和育龄女性多见。

【铁的代谢】

1. 铁的分布 正常成年男性体内铁含量为 50~55mg/kg，女性为 35~40mg/kg。体内铁的分布大致可分为功能状态铁和贮存铁。功能状态铁包括血红蛋白铁、肌红蛋白铁、转铁蛋白铁以及乳铁蛋白、酶和辅因子结合铁；贮存铁包括铁蛋白和含铁血黄素，贮存于肝、脾、骨髓等单核吞噬细胞系统。其中血红蛋白铁约占体内铁67%、贮存铁约占体内铁29%，组织铁占4%。

2. 铁的来源和吸收 正常人每天造血需要 20~25mg 的铁，其中大部分来自衰老红细胞破坏后释放的铁，其余来自于食物（成人 1~2mg/d）。人体只能吸收两种形式的铁元素，即血红素结合铁和二价离子铁。血红素铁主要来源于含血红蛋白或肌红蛋白的动物食品，饮食中的非血红素铁多以三价铁状态存在，三价铁必须在酸或还原剂如维生素C存在下还原成二价铁才吸收。铁吸收的主要部位为十二指肠和空肠上段。

3. 铁的转运、利用、贮存及排泄 吸收的二价铁经铜蓝蛋白转化为三价铁，与转铁蛋白结合转运到幼红细胞或其他需铁的组织细胞，与细胞膜的特异性运铁蛋白受体结合，然后通过内在化过程进入细胞，与转铁蛋白分离并还原成二价铁，参与形成血红蛋白。多余的铁以铁蛋白和含铁血黄素的形式，贮存于肝、脾、骨髓等单核吞噬细胞系统，当体内铁需求量增多时，铁蛋白解离后重新为机体利用。正常情况下，铁的排泄量极少，主要由胆汁和肠道排泄，皮肤细胞代谢、出汗和尿液亦排出少量铁。正常男性每日排铁为 0.5~1.0mg，育龄期妇女因月经失铁，每日排铁为 1.0~1.5mg。

【病因】

1. 铁的需要量增多而摄入不足 是妊娠和哺乳期妇女、儿童发生缺铁性贫血的主要原因。婴幼儿、青少年生长迅速，需铁量增多，如未及时给婴幼儿添加辅食、青少年挑食、偏食均可导致 IDA 的发生。育龄妇女每次月经丢失 20~40mg 的铁。妊娠时，胎儿体重每增加 1000g 需母体供给 80mg 的铁，哺乳期每日丢失 0.5~1.0mg 铁，因此若饮食供给不足极易造成女性发生 IDA。

2. 铁吸收障碍 主要与胃肠道功能紊乱或某些药物作用导致胃酸缺乏或胃肠黏膜吸收障碍有关，如胃大部切除术后、慢性萎缩性胃炎、长期腹泻、应用 H_2 受体拮抗剂等。

3. 铁丢失过多 慢性失血是成人缺铁性贫血最常见的病因。反复多次或持续少量失血，如反复鼻出血、消化性溃疡、胃肠道恶性肿瘤、月经过多、痔疮、感染性结肠炎及钩虫病等，铁大量丢失，可导致 IDA 的发生。

知识链接

牛奶贫血症

牛奶贫血症是由日本的松本隆五医师提出的，它实际上是指婴幼儿因过量饮用牛奶，忽视了宝宝应该及时添加辅食如菜泥、肉泥等，依然以牛奶作为主食，而引起的小儿缺铁性贫血。牛奶里含铁量低且吸收低，因此仅喝牛奶很难满足宝宝铁的需求。宝宝从四个月开始，就应逐步添加蔬菜泥、水果泥、蛋黄、猪肝等辅食。

【临床表现】

缺铁性贫血大多起病缓慢，因机体的代偿，多数患者在血红蛋白降至 70~80g/L 才出现症状。

1. 贫血一般表现 皮肤黏膜苍白、乏力、困倦、心悸、头晕、头痛、视物模糊、耳鸣等。

2. 缺铁性贫血的特殊表现

（1）神经、精神系统 由于组织缺铁，细胞中含铁酶和铁依赖酶活性降低，影响到患者的精神、行为、体力、免疫功能及青少年的生长发育甚至智力发育，故患者可出现易激动、好激惹、多动、注意力难集中、生长迟缓等。少数患者可出现喜吃生米、泥土、煤渣、冰块等异食癖症状。部分患者还可发生末梢神经炎或神经痛。

（2）组织缺铁表现 皮肤干燥、角化、无光泽，毛发干枯易断裂，指（趾）甲扁平脆薄、易断裂、指甲条纹隆起，严重者可出现指甲扁平甚至呈"反甲"或匙状甲。黏膜病变导致口角炎、舌炎、舌乳头萎缩，严重者可出现吞咽困难或吞咽时有梗塞感（称 Plummer - Vinson 综合征）是缺铁的特殊症状之一。

3. 缺铁原发病的表现 如月经过多、消化性溃疡、肿瘤或痔疮导致的黑便、血便或腹部不适，血管内溶血的血红蛋白尿等。

【实验室及其他检查】

1. 血象 IDA 是小细胞低色素性贫血（MCV < 80fl，MCH < 27pg，MCHC < 32%）。血片中可见红细胞大小不一、形态不一、体积偏小、中央淡染区扩大。白细胞计数、血小板计数正常或减低，网织红细胞计数正常或轻度增加。

2. 骨髓象 增生活跃或明显活跃，以红系为主，尤以中、晚幼红细胞增生为主。幼红细胞体积较小，外形不规则，核染色质致密，胞浆量减少且发育滞后，呈"核老质幼"现象。粒系和巨核细胞系无显著改变。

3. 铁代谢 血清铁（ST）降低，小于 8.95μmol/L。总铁结合力（TIBC）多升高，大于 64.44μmol/L，转铁蛋白饱和度（TS）降低，小于 15%，血清铁蛋白（SF）低于 12μg/L，是早期反映机体贮存铁缺乏的常用指标。骨髓铁染色细胞内外铁均减少，骨髓铁粒幼细胞减少（< 15%），是诊断缺铁性贫血的金标准。

4. 其他 红细胞游离原卟啉（FEP）升高，大于 0.9μmol/L（全血），红细胞游离原卟啉与血红蛋白的比例升高，大于 4.5μg/L。此外，血清可溶性转铁蛋白受体升高。

【诊断要点】

根据患者的临床表现和实验室检查结果，做出诊断并不难，但需进一步查找缺铁性贫血的病因或原发病。

【处理原则】

1. 病因治疗 是缺铁性贫血根治的关键，积极治疗原发病，尽力查清病因。

2. 铁剂治疗 是纠正缺铁性贫血的有效措施。铁剂分为无机铁和有机铁两类。无机铁以硫酸亚铁为代表，有机

铁包括右旋糖酐铁、葡萄糖酸亚铁、富马酸亚铁、琥珀酸亚铁、山梨醇铁等。有口服与注射两种剂型，首选口服铁剂，每日剂量应含元素铁 150～200mg，分 2～3 次口服。口服铁剂不耐受、铁丢失过快、口服铁剂补充不足以满足病情需要时可采用注射铁剂。注射铁剂治疗前应计算总剂量，避免过量引起铁中毒。计算公式为：补铁总剂量（mg）=［需达到的血红蛋白浓度 - 患者血红蛋白（g/L）］×体重（kg）×0.33。常用注射铁剂是右旋糖酐铁，深部肌内注射，右旋糖酐铁有导致过敏性休克的可能，首次给药作过敏性皮试。

【护理诊断/问题】

1. 活动无耐力 与全身组织缺血缺氧有关。

2. 营养失调：低于机体需要量 与铁摄入不足、吸收不良、需求增加和铁丢失过多等有关。

【护理措施】

1. 一般护理

（1）休息与活动 同贫血一、概述。

（2）饮食护理 指导患者保持均衡饮食，避免偏食或挑食；鼓励患者多吃含铁丰富且吸收率高的食物，如动物肉类、肝脏、血、蛋黄、海带与黑木耳等；指导患者多吃富含维生素C的食物，尽量避免同时进食不利于铁吸收的食物或饮料，如咖啡、牛奶、浓茶等。

2. 病情观察 观察患者皮肤黏膜、乏力等症状与体征的改善情况，了解血常规如红细胞及血红蛋白的变化，观察用药效果及药物的不良反应。

3. 用药护理

（1）口服铁剂的护理 ①常见不良反应有胃肠道反应，如腹痛、恶心、呕吐、便秘，可餐中或餐后服用，并从小剂量开始，数天后增至全剂量。②避免铁剂与牛奶、浓茶、咖啡等同服，因其可影响铁剂的吸收。可同时服用维生素C、乳酸等促进铁吸收。③口服液体铁剂时需用吸管，避免牙齿染黑。④服用铁剂后，粪便会变黑，乃铁与肠内硫化氢作用形成黑色的硫化铁所致，向患者做出解释，消除患者顾虑。⑤强调按疗程、按剂量服药。服用铁剂后，网织红细胞开始上升，7～10 天左右达高峰。血红蛋白多在治疗 2 周后开始升高，1～2 个月后恢复正常。血红蛋白正常后，仍应继续服用铁剂 3～6 个月，或 SF≥50μg/L 后再停药，防止复发。

（2）注射铁剂的护理 注射铁剂可出现注射局部疼痛、硬结形成、皮肤发黑、过敏等不良反应，故采用深部肌内注射，经常更换注射部位，以减少局部疼痛和硬结产生；抽取药液后更换针头，或采用留空气法或"Z"字形注射法注射避免药液溢出引起皮肤染色。过敏反应表现为面色潮红、头痛、肌肉关节痛和皮疹等，严重时可出现过

敏性休克，因此首次应用须用 0.5ml 试验剂量进行深部肌内注射，同时备好肾上腺素，做好急救准备。

4. 健康指导

（1）疾病相关知识指导　指导患者及家属合理饮食，提倡均衡饮食，荤素结合，不挑食、偏食，避免长期喝浓茶、咖啡，家庭烹饪建议使用铁制器皿。婴幼儿及时添加辅食，如肝泥、蛋黄等，妊娠期、哺乳期女性应多吃含铁丰富的动物性食品，必要时可考虑预防性补充铁剂。

（2）治疗相关疾病　如月经过多、消化性溃疡、痔疮出血等。

【预后】

缺铁性贫血预后良好，主要取决于病因能否被去除或原发病能否得到彻底治疗，若能去除病因、根治原发病，通过饮食调理和补充铁剂，患者多能完全康复。

三、巨幼细胞贫血

巨幼细胞贫血（megaloblastic anemia，MA）是由于叶酸和（或）维生素 B_{12} 缺乏或某些影响核苷酸代谢的药物导致细胞核脱氧核糖核酸（DNA）合成障碍引起的贫血。其最主要特点是骨髓中红细胞和髓细胞系出现"巨幼变"。国内以营养性巨幼细胞贫血为主，尤以叶酸缺乏者为主。欧美国家以维生素 B_{12} 缺乏及体内产生内因子抗体所致的恶性贫血多见。

【叶酸和维生素 B_{12} 的代谢和功能】

1. 叶酸的代谢　叶酸是蝶啶、对氨基苯甲酸及 L - 谷氨酸组成，也称蝶酰谷氨酸，属水溶性 B 族维生素。人体本身不能合成叶酸，所需叶酸由食物提供，每日叶酸需要量约为 $200\mu g$。绿色蔬菜、水果、酵母、动物肝肾等组织富含叶酸，但经长时间烹煮或腌制后可损失 $50\% \sim 90\%$。叶酸主要在十二指肠和近端空肠吸收，而经过尿和粪便排出体外，每日排出 $2 \sim 5\mu g$。

2. 维生素 B_{12} 的代谢　维生素 B_{12} 在体内以甲基钴胺素形式存在于血浆，属水溶性 B 族维生素。人体所需维生素 B_{12} 完全从食物中获取，每日需要约为 $1\mu g$，主要来源于动物性食品，如肝、肾、肉类、鱼类、蛋类和乳制品中。食物中的维生素 B_{12} 与蛋白结合，经胃酸、胃蛋白酶消化后与蛋白分离，并与壁细胞合成的 R 蛋白结合成复合物，复合物在小肠上段经胰酶的消化并与内因子结合，形成氰钴胺 - 内因子复合物，与回肠细胞受体结合后，进入肠黏膜上皮细胞，并与转钴蛋白Ⅱ结合，转钴蛋白Ⅱ将维生素 B_{12} 转运送至各组织。正常成人体内有 $2 \sim 5mg$ 的维生素 B_{12} 储存，大部分储存于肝脏。维生素 B_{12} 排泄甚少，主要经尿、粪便排泄。

【病因与发病机制】

1. 病因

（1）叶酸缺乏　叶酸缺乏的主要原因是摄入不足或需求量增多。①摄入减少：叶酸广泛存在于多种食物中，如新鲜蔬菜、水果、肉类食品中，但过度烹饪、腌制等均可致其破坏。偏食、挑食，食物中缺乏新鲜蔬菜和肉类也会导致叶酸缺乏。②吸收不良：小肠炎症、肿瘤、肠切除术后、长期腹泻，以及乙醇、苯妥英钠、苯巴比妥、卡马西平、柳氮磺吡啶等药物会导致叶酸吸收不良。③需求量增加：婴幼儿、妊娠、哺乳期女性对叶酸的需求量增加，慢性炎症、恶性肿瘤、慢性溶血性疾病、甲状腺功能亢进和白血病等消耗性疾病叶酸需要量也增加。④利用障碍：抗核苷酸合成药如甲氨蝶呤、氨苯蝶啶、甲氧苄啶等均可干扰叶酸代谢及利用。⑤叶酸丢失过多，如血液透析等。

（2）维生素 B_{12} 缺乏　因肉蛋类动物性食品富含维生素 B_{12}，且体内储备较多，故摄入不足所致缺乏者少见。吸收不良是维生素 B_{12} 缺乏的主要原因。①摄入减少：主要见于长期素食、偏食者。②吸收不良：是维生素 B_{12} 缺乏最常见的原因。内因子分泌减少或抗内因子抗体，可导致维生素 B_{12} 吸收障碍，如胃大部分切除术后、慢性萎缩性胃炎等；对氨基水杨酸、秋水仙碱、新霉素、奥美拉唑及乙醇等药物可导致可逆性维生素 B_{12} 缺乏；此外回肠切除或回肠旁路术后、肠道寄生虫病等也可影响维生素 B_{12} 吸收。③其他：先天性转钴蛋白Ⅱ缺乏症导致维生素 B_{12} 输送障碍，长期血液透析导致丢失过多等。

2. 发病机制　叶酸和维生素 B_{12} 均为 DNA 合成过程中的重要辅酶，缺乏后会导致 DNA 合成减慢，细胞核发育迟缓、细胞分裂和增殖时间延长，细胞浆内的 RNA 继续成熟，造成细胞体积大，细胞核分化落后于细胞浆，呈现巨幼变。巨幼变不仅发生在骨髓红系、粒系、巨核系也可出现。巨幼变的细胞大部分在骨髓未成熟就遭到破坏，因而发生无效造血，导致巨幼细胞贫血。

叶酸的活性辅酶形式是还原型四氢叶酸。四氢叶酸是分子间一碳基团转移的辅酶，在脱氧尿苷酸转变为胸苷酸反应中需要叶酸的参与，而此反应是红细胞生成过程中 DNA 合成速率的限制性因素。因此，叶酸缺乏可造成 DNA 合成障碍，引起巨幼细胞贫血。

维生素 B_{12} 作为辅酶参与多种酶反应。人体内由高半胱氨酸合成甲硫氨酸反应中，维生素 B_{12} 由甲基叶酸获取甲基，转变成甲基维生素 B_{12}，然后再将甲基传递给高半胱氨酸，使其转变为甲基高半胱氨酸，此反应是两种维生素 B_{12} 依赖性酶反应。当维生素 B_{12} 缺乏时，上述转甲基反应受阻，甲基叶酸不能转变为合成胸苷酸所需的辅酶形式 $N^{5,10}$ - 亚甲基四氢叶酸，从而导致 DNA 合成障碍，巨幼细胞贫血的发生。此外，甲基丙二酰辅酶 A 转变为丁二酰辅酶 A 的反应中也需要依赖维生素 B_{12}，当维生素 B_{12} 缺乏时，可造成丙二酰辅酶 A 的堆积，影响神经髓鞘形成，从而出现神经系统症状。

【临床表现】

1. 血液系统表现　起病缓慢，就诊时多呈中至重度贫血，表现为面色苍白、头晕、乏力、活动后心悸气促等。严重者因全血细胞减少而反复感染或出血。部分患者出现轻度黄疸。

2. 消化系统表现　胃肠道黏膜萎缩可表现为食欲不振、腹胀、腹泻或便秘。部分患者舌乳头萎缩，表现为舌面光滑（镜面舌）或舌质绛红（牛肉舌）。可发生口角炎或舌炎而伴疼痛。

3. 神经系统表现和精神症状　可有末梢神经炎、深感觉障碍、共济失调和锥体束征阳性等，与病变累及脊髓后侧束的白质、脑皮质和周围神经有关。轻度脑功能障碍以抑郁和记忆障碍为常见，严重者可出现妄想、幻觉及躁狂、精神错乱等异常症状。

【实验室及其他检查】

1. 血象　典型血象呈大细胞性贫血，平均红细胞体积升高，MCV > 100fl，MCHC 正常。血片中可见红细胞大小不均，以大细胞为主，椭圆型红细胞和异形红细胞增多，中性粒细胞分叶过多（核右移）。网织红细胞正常或轻度增多。严重者可表现为全血细胞减少。

2. 骨髓象　骨髓增生活跃，以红系增生为主。各阶段红系巨幼变，胞体增大，细胞核发育落后于细胞浆，称"核幼质老"。粒系巨幼变，成熟粒细胞分叶过多。巨核系巨幼变，巨核细胞胞体巨大，分叶过多。

3. 叶酸和维生素 B_{12} 测定　是诊断叶酸和维生素 B_{12} 缺乏的重要依据。血清叶酸 < 6.81nmol/L，红细胞叶酸 < 227nmol/L 可诊断为叶酸缺乏。血清维生素 B_{12} < 74pmol/L 可诊断为维生素 B_{12} 缺乏。

4. 其他　因无效造血，间接胆红素可轻度升高，尿胆原排出增多，如不伴有缺铁，多数患者血清铁升高，骨髓内外铁正常或轻度增多；恶性贫血胃酸呈真性缺乏；营养性叶酸和维生素 B_{12} 缺乏在有效治疗后胃酸可恢复正常。

【诊断要点】

根据患者饮食习惯、叶酸和维生素 B_{12} 摄入和需求的情况、临床贫血表现，结合典型大细胞性贫血血象和巨幼变骨髓象等实验室检查特点，一般可明确诊断。

【处理原则】

1. 病因治疗　是彻底根治巨幼细胞贫血的关键。查找叶酸和维生素 B_{12} 缺乏之原因，根据病因采取相应的措施，如

改变烹调方式，改变挑食、偏食的不良饮食习惯等。

2. 补充叶酸和维生素 B_{12}

（1）叶酸　一般给予叶酸 5 ~ 10mg 口服，每日 3 次。吸收障碍者可用四氢叶酸钙 5 ~ 10mg 肌内注射，每日 1 次，直至血象完全恢复。如伴有维生素 B_{12} 缺乏，单用叶酸可加重神经系统症状，因此必须同时合用维生素 B_{12}。

（2）维生素 B_{12}　维生素 B_{12} 500μg 口服，每日 1 次。吸收障碍者，可给予维生素 B_{12} 500μg 肌内注射，每周 2 次，直至血象完全恢复。伴有神经系统症状者，还需维持治疗半年到 1 年。全胃切除或恶性贫血需终生维持治疗，维生素 B_{12} 100μg 肌内注射，每月 1 次，终生维持治疗。

【护理诊断/问题】

1. 活动无耐力　与全身组织缺血、缺氧有关。

2. 营养失调：低于机体需要量　与叶酸、维生素 B_{12} 摄入不足、吸收不良、需求增加等有关。

【护理措施】

1. 一般护理

（1）休息与活动　末梢神经炎患者注意四肢保暖，共济失调、深感觉障碍者活动时要有人陪伴，防止受伤。其余休息活动同"贫血一、概述"。

（2）饮食护理

1）纠正不良的饮食习惯　指导患者保持均衡饮食，避免偏食或挑食、长期素食。叶酸缺乏者多吃绿色蔬菜、水果、肉类等。维生素 B_{12} 缺乏者多吃肉类、鱼类、蛋类等食物。婴幼儿及时添加辅食。

2）减少食物中叶酸的破坏　避免烹调时间过长或温度过高，提倡凉拌或加工成蔬菜沙拉直接食用，少吃腌制蔬菜。

3）改善食欲　患者出现食欲不振、腹胀等，建议其少量多餐，进食温凉、清淡无刺激饮食。口角炎或舌炎的患者注意饭前饭后用复方硼砂含漱液（朵贝液）漱口，口腔溃疡者可涂锡类散、冰硼散等。

2. 病情观察　观察患者皮肤黏膜、乏力等症状与体征的改善情况，了解检测血常规的变化情况如红细胞、血红蛋白、粒细胞及血小板变化。观察用药效果及药物的不良反应。叶酸和维生素 B_{12} 有效治疗 1 ~ 2 天后，食欲开始好转，2 ~ 4 天内网织红细胞即见上升，1 周左右达高峰，并出现血红蛋白上升，2 周内白细胞和血小板可恢复正常，4 ~ 6 周后血红蛋白恢复正常，神经系统症状改善则需半年至 1 年。

3. 用药护理　维生素 B_{12} 肌内注射偶可导致过敏反应，应密切观察用药后反应并及时处理。治疗过程中，由于大量的血细胞生成，可使细胞外钾离子内移，导致血钾突然降低，老年人、心血管疾病患者、进食过少者尤应注意，

可遵医嘱预防性补钾。

4. 健康指导

（1）疾病相关知识指导 指导患者及家属均衡饮食，荤素结合，不挑食、偏食，避免长时间烹调，多吃新鲜蔬菜水果，少吃腌制食品。婴幼儿及时添加辅食，妊娠期、哺乳期女性应多吃新鲜蔬菜、水果，必要时给予小剂量叶酸或维生素 B_{12} 口服。胃大部切除、慢性萎缩性胃炎等吸收障碍者应常规给予维生素 B_{12} 预防。

（2）嘱患者定期门诊复查血象，监测药物治疗效果。

【预后】

巨幼细胞贫血预后良好，主要取决于病因能否被去除或原发病能否得到彻底治疗，若能去除病因、根治原发病，通过饮食调理和补充叶酸、维生素 B_{12}，患者多能完全康复。恶性贫血需要终生治疗。

四、再生障碍性贫血

→ 案例引导

> **案例**：患者，女，65岁，因"乏力1个月余，加重7天"入院。患者近1个月以来无明显诱因出现乏力、心慌，活动后加重，休息能缓解，未行治疗。7天前自觉乏力加重，伴发热，具体体温不详，于当地医院应用青霉素等治疗，效果不佳。体格检查：T 36.5℃，P 77次/分，R 18次/分，BP 97/58mmHg。老年女性，神志清，精神欠佳。皮肤黏膜无黄染及出血点，浅表淋巴结无肿大，胸骨无压痛。双肺呼吸音低，未闻及明显干湿啰音。律齐，心音低钝，各瓣膜听诊区未闻及明显杂音。腹软，无压痛及反跳痛，肝脾肋下未及。双肾区无叩击痛，双下肢无水肿。血常规：WBC 1.2×10^9/L，Hb 48g/L，PLT 33×10^9/L。
>
> 讨论：
> 1. 患者可能的医疗诊断是什么？
> 2. 主要的治疗要点有哪些？
> 3. 应采取哪些护理措施？

再生障碍性贫血（aplastic anemia，AA），简称再障，是由多种原因引起的造血干细胞数量减少或质量缺陷所导致的骨髓造血功能衰竭症。主要表现为骨髓造血功能低下、外周血全血细胞减少，出现进行性贫血、感染和出血等临床表现。

国内流行病学调查资料表明，再障发病率约为7.4/100万人口，呈散发性，可发生于各年龄段，但老年人发病率较高，男女发病率差异不明显。

再障从病因上可分为先天性（遗传性）再障和后天性（获得性）再障。后天获得性再障根据其病因是否明确可分为原发性再障（病因不明确）和继发性再障（病因明确）。根据患者的起病方式、进展速度、血象、骨髓象及预后，可将再障分为重型再障（severe aplastic anemia，SAA）和非重型再障（non－severe aplastic anemia，NSAA）。

【病因与发病机制】

1. 病因 再障的病因不明确，可能与下列因素有关。

（1）药物和化学物质 包括氯霉素、磺胺类药物、阿司匹林等非甾体抗炎药、甲巯咪唑、抗甲状腺药物、抗肿瘤药物、苯及其衍生物等。磺胺药及接触类杀虫剂是否引起再障，与个体敏感性有关。苯及其衍生物常见于油漆、塑料、染料、皮革制品粘合剂等，其致病与剂量有关，只要接受了足够的剂量，任何人都可发病。近年来接触苯及其相关制剂引起的再障时有发生，应予重视。

（2）物理因素 γ射线和X射线等产生的离子辐射可阻止DNA复制，抑制细胞的有丝分裂，导致造血干细胞数量减少，同时对骨髓造血微环境也有损害。

（3）病毒感染 流行病学调查和研究表明，再障发病可能与肝炎病毒、EB病毒、巨细胞病毒、微小病毒等多种病毒感染有关，其中以病毒性肝炎与再障的关系较明确，称肝炎相关性再障，多继发于乙型或丙型肝炎。

（4）遗传因素 流行病学资料显示再障与特定的HLA相关，再障患者常有HLA－DR2型抗原连锁倾向，环孢素治疗对HLA－DR2高表达的患者有较高的疗效。

2. 发病机制 尚未完全阐明。传统观点认为再障是在一定遗传背景下，暴露于某些致病因子后获得的明显异质性"综合征"，可通过下列三种机制发病。

（1）造血干（祖）细胞（HSC）缺陷 包括质与量的异常。$CD34^+$ 是HSC重要的表面标记。再障患者骨髓 $CD34^+$ 细胞数量明显减少，造血干（祖）细胞集落形成能力也显著下降。

（2）造血微环境缺陷 再障患者骨髓活检可见骨髓"脂肪化"、静脉窦壁水肿、出血、毛细血管坏死。体外培养时，骨髓基质细胞生长不良，分泌的各种造血调控因子出现紊乱，提示造血微环境缺陷在再障发病中可能有一定作用。骨髓基质细胞受损的再障患者造血干细胞移植不易成功。

（3）免疫异常 再障患者T细胞亚群分布异常，辅助T细胞/抑制T细胞比例倒置，T细胞分泌的造血负调控因子如干扰素γ、白介素2及肿瘤坏死因子－α水平升高，髓系细胞凋亡亢进。多数患者免疫抑制治疗有确切效果，因此，目前普遍认为免疫异常是再障发病的最主要机制。T细胞功能异常活化，细胞毒性T细胞直接杀伤和淋巴因子介导的HSC过度凋亡，导致骨髓造血衰竭，而造血微环境与造血干细胞量的改变是异常免疫损伤的结果。

【临床表现】

主要表现为进行性贫血、出血及感染，多无肝、脾、淋巴结肿大。

1. 重型再障（SAA） 起病急，进展快，病情重。

（1）贫血 进行性加重，表现为面色苍白、头晕、乏力、心慌、气短等。

（2）出血 表现在皮肤黏膜出血，内脏出血如呕血、便血、尿血、子宫出血、眼底出血及颅内出血，颅内出血常为再障的主要死亡原因之一。

（3）感染 多数患者因感染而出现不同程度的发热，少数以高热起病，感染部位以呼吸道感染最多见，其次是消化道、泌尿生殖道、皮肤黏膜感染；感染菌种以革兰阴性杆菌、金黄色葡萄球菌和真菌为主，常合并败血症。

2. 非重型再障（NSAA） 起病进展较缓慢，以贫血为首要和主要表现；出血较轻，多限于皮肤黏膜，表现为皮肤瘀点、鼻出血、牙龈出血等，内脏出血、颅内出血少见；可并发感染，常以呼吸道为主，容易控制。二者的鉴别见表6-2-6。

表6-2-6 重型再障与非重型再障的鉴别

判断指标	重型再障	非重型再障
起病与病情进展	急、进展迅速	缓慢
贫血	进行性加重，易发生心衰	首发症状和主要表现，少有心衰
出血	出血重，皮肤、内脏出血，如便血、血尿、脑出血	出血轻，皮肤黏膜为主
感染	严重，皮肤、呼吸道、消化道、泌尿生殖道多见，常合并败血症	多无或为一般性感染，上呼吸道为主，不严重
血象变化		
网织红细胞绝对值	$< 15 \times 10^9/L$	$> 15 \times 10^9/L$
中性粒细胞绝对值	$< 0.5 \times 10^9/L$	$> 0.5 \times 10^9/L$
血小板	$< 20 \times 10^9/L$	$> 20 \times 10^9/L$
骨髓象	多部位增生极度减低	增生减低或有局部增生灶
病程及预后	病程短，预后差，多在1年内死亡	病程长，预后较好，少数死亡

【实验室及其他检查】

1. 血象 全血细胞减少，三系血细胞减少程度不同，少数呈两系或单系细胞减少，成熟淋巴细胞比例正常或相对增多，网织红细胞绝对值低于正常。SAA网织红细胞绝对值小于$15 \times 10^9/L$，中性粒细胞绝对值小于$0.5 \times 10^9/L$，血小板小于$20 \times 10^9/L$。多数再障是正细胞正色素性贫血，少部分可见到大红细胞以及红细胞不均一性。

2. 骨髓象 确诊再障的主要依据。多部位（不同平面）骨髓增生减低，可见较多脂肪滴，粒、红系及巨核细胞减少，淋巴细胞及网状细胞、浆细胞比例增高，多数骨髓小粒空虚，骨髓活检显示造血组织减少。多数再障表现为全切片增生减低，少数可见局灶性增生灶，涂片可见有核细胞增生良好，但巨核细胞减少或缺如。

【诊断要点】

1. 再障的诊断标准 ①全血细胞减少，网织红细胞百分数<0.01，淋巴细胞比例增高；②进行性贫血、出血及感染，无肝脾大（有长期反复输血及感染者有脾大）；③骨髓检查显示至少一个部位增生减低（<50%正常）或重度减低（<25%正常），如有增生活跃，则需有巨核细胞明显减少或缺如，造血细胞减少，非造血细胞比例增高，骨髓小粒空虚；④一般抗贫血药物治疗无效；⑤能除外其他引起全血细胞减少的疾病，如阵发性睡眠性血红蛋白尿症（paroxysmal nocturnal hemoglobinuria，PNH）、低增生型骨髓增生异常综合征（myelodysplastic syndromes，MDS）、急性造血功能停滞、骨髓纤维化、低增生型急性白血病等，可作出诊断。

2. 重型再障标准 发病急，贫血进行性加重伴严重感染和（或）出血，血象具备下列三项中的两项：网织红细胞绝对值$< 15 \times 10^9/L$，中性粒细胞绝对值$< 0.5 \times 10^9/L$，血小板$< 20 \times 10^9/L$，即可诊断为重型再障。

【处理原则】

1. 对症支持治疗

（1）预防并控制感染 注意保持饮食卫生、个人卫生特别是皮肤、口腔、肛门的卫生。发生感染时，应反复多次留取可疑感染部位标本如咽拭子、痰液、血标本、尿标本等进行细菌、真菌培养和药物敏感试验，先根据经验选择有效广谱抗生素治疗，等细菌培养结果和药敏结果出来后有针对性选择敏感抗生素。长期使用广谱抗生素易诱发真菌感染，应给予抗真菌药。粒细胞严重缺乏伴严重感染危及生命者在联合抗生素和G-CSF疗效欠佳时可以考虑输注粒细胞。

（2）纠正贫血 血红蛋白低于60g/L且患者贫血症状

明显者，可输注浓缩红细胞。但多次输血会引发同种免疫，增加移植排斥的概率，因此如拟行干细胞移植，则应尽量减少输血或输注经过照射及 CMV 阴性的血制品，以提高植入成功率。

（3）预防出血　避免外伤，避免剧烈活动。一般性出血者，可选择性使用促凝血药如酚磺乙胺、抗纤溶药如氨基己酸等。月经过多者可预防性应用雄激素或炔诺酮。血小板低于 $20 \times 10^9/L$，或有明显出血倾向者宜及早输注单采血小板，以预防内脏出血，甚至颅内出血。

（4）其他　避免使用对骨髓有损伤的药物，避免接触放射性物质、苯及其衍生物。避免使用阿司匹林、噻氯匹定等抑制血小板的药物。合并肝功能损害时，使用护肝药物。

2. 针对发病机制的治疗

（1）免疫抑制治疗　目前国际上公认抗胸腺细胞球蛋白（ATG）联合环孢素（CsA）的治疗方案是目前再障治疗的一线治疗方案。

1）抗胸腺细胞球蛋白（ATG）或抗淋巴细胞球蛋白（ALG）　可抑制 T 淋巴细胞或非特异性免疫，主要用于重型再障单独或序贯应用，有效率为 50% ~ 70%。ALG（马）10 ~ 15mg/（kg·d）或 ATG（兔）3 ~ 5mg/（kg·d），连用 5 天。二者是异种蛋白，可引起过敏反应和血清病等，因此用药前需做过敏性皮试，用药过程中需联合使用糖皮质激素。

2）环孢素　环孢素可以抑制 T 细胞介导的自身免疫反应，调节 T 细胞亚群失调，抑制 IL - 2 等淋巴因子对造血干细胞的负调控，适用于各种类型的再障。环孢素 3 ~ 5mg/（kg·d）口服，治疗期间血药浓度维持在 150 ~ 250μg/L，疗程 1 年以上。

3）其他　其他免疫抑制剂如他克莫司、麦考酚吗乙酯、CD3 单克隆抗体、大剂量甲泼尼松、大剂量丙种球蛋白等也有人用于重型再障的治疗。

（2）促进造血

1）雄激素　适用于各种类型的再障，有效率 50% ~ 60%。作用机制是刺激肾脏产生促红细胞生成素，促进红系造血。常用药物包括：①丙酸睾丸酮 100mg/d，肌内注射；②司坦唑醇（康力龙）2 ~ 4mg 口服，每天 3 次；③十一酸睾酮 40 ~ 80mg 口服，每天 3 次；④达那唑 0.2g 口服，每天 3 次。根据用药的效果及不良反应调整剂量与疗程。

2）造血生长因子　适用于各种类型的再障，尤其是重型再障。单用无效，与免疫抑制剂联合应用可促进骨髓造血，包括促红细胞生成素（EPO）、粒细胞集落刺激因子（G - CSF）和粒 - 单核细胞集落刺激因子（GM - CSF）、重组人血小板生成素（TPO）或其他小分子血小板受体激动剂如艾曲波帕等。

3. 造血干细胞移植　包括骨髓移植、脐血输注等，主要用于重型再障，且有 HLA 相合供髓者的年轻患者（<40 岁、无感染及其他并发症），50% ~ 70% 的患者移植后可获长期生存。

【护理诊断/问题】

1. 活动无耐力　与全身组织缺血、缺氧有关。

2. 有感染的危险　与粒细胞减少有关。

3. 有出血的危险　与血小板减少有关。

4. 身体意象紊乱　与雄激素、环孢素的不良反应有关。

【护理措施】

1. 一般护理

（1）休息与活动　NSAA 患者适当活动，以不加重病情为度。SAA 患者卧床休息并给予生活上的照顾，以减少患者机体耗氧量，减少内脏出血。严重贫血者应给予吸氧，以改善组织缺氧症状。

（2）饮食护理　进食高热量、高蛋白、高维生素、造血原料丰富、易消化食物，以提高机体抵抗力，发热患者多饮水。注意饮食卫生，防止消化道感染。避免粗糙、质硬食物，防止消化道出血。

2. 病情观察　密切观察贫血、出血、发热等有无改善或加重，监测血常规，观察血红蛋白、白细胞、血小板变化。观察用药效果及药物的不良反应，如有无过敏反应、肝肾功能损害等。

3. 对症护理　预防出血、感染，护理措施参见"本章第一节 概述"。

4. 用药护理

（1）ATG 和 ALG　两者均为异种蛋白，因此可引起发热、寒战、皮疹等过敏反应及关节痛、肌肉痛等血清病，因此用药前需做过敏性皮试，用药过程中需联合使用小剂量糖皮质激素，缓慢静滴 12 ~ 16 小时。另外，两者是强力免疫抑制剂，应在感染控制和病情相对稳定时用药，应用过程中注意预防感染和出血。国外报道免疫抑制治疗的远期不良反应是获得性克隆性疾病，如 PNH 和 MDS。

（2）环孢素　环孢素不良反应有厌食、恶心、呕吐等胃肠道反应，以及牙龈增生、多毛症、皮肤色素沉着、肝肾损害等。牙龈增生多在停药后自行消失。不良反应的发生与药物浓度有关，因此用药期间需注意监测血药浓度和血象、骨髓象及肝肾功能，及时调整剂量。

（3）雄激素　丙酸睾丸酮为油剂，不易吸收，肌注时常可形成硬块，甚至发生无菌性坏死，故需深部缓慢分层肌内注射，并注意轮换注射部位，经常检查局部有无硬结，发现硬结及时理疗；雄激素主要不良反应是雄性化作用（面部痤疮、毛发增多、声音变粗、女性闭经、乳房缩小、性欲增加等）、肝功能损害及水钠潴留，停药后不良反应逐渐消失。

（4）造血生长因子　GM－CSF、G－CSF 注射后可引起发热、骨痛、肌痛、消化道不适等，一般停药后可消失。EPO 用药后可引起血压升高，偶见脑血管意外或癫痫，应密切观察。

（5）输血护理　遵医嘱输注血制品时，做好核对，观察有无输血反应。严重贫血者输注速度宜慢，输入量每小时应少于 1ml/kg，以防止因心脏负荷过重而诱发心衰。

一般治疗后 6 个月可见效果，1 个月左右网织红细胞上升，3 个月后红细胞才开始上升，而血小板上升则需要更长时间。

5. 心理护理　重型再障病情重，进展快，非重型再障患者进展缓慢，但治疗时间长，病情反复，且部分患者多方治疗效果不佳，可产生焦虑、抑郁甚至绝望等负性情绪，鼓励患者与亲人、病友多交流，学会自我调解，积极应对病情。

6. 健康指导

（1）疾病相关知识指导　对患者及家属介绍本病的常见原因，讲明滥用药物是引起 AA 的重要原因之一，指导他们避免自行购药、用药，避免使用对造血系统有明显损害的药物，如氯霉素、磺胺药、保泰松、安乃近、阿司匹林等。从事可能对骨髓有抑制的高危职业时需做好自身防护，如油漆工、装修工人、制鞋工人等。使用杀虫剂时需做好个人防护。

（2）嘱患者出院后坚持按医嘱用药，定期门诊复查血象。教育患者学会自我照顾，防止出血和感染。

【预后】

再障的预后取决于患者的年龄、临床分型、治疗是否及时有效。非重型再障患者若治疗及时得当，多数缓解甚至治愈；重型再障以往病死率超过 90%，近年来随着医疗水平的提高，预后明显改善，病死率约 1/3。

五、溶血性贫血

溶血性贫血（hemolytic anemia，HA）是由于红细胞破坏速度增加，寿命缩短，超过骨髓造血代偿能力而发生的贫血。临床主要表现为贫血、黄疸、脾大、网织红细胞升高及骨髓红系造血代偿性增生。骨髓具有正常造血 6~8 倍的代偿潜力。若红细胞破坏速度在骨髓的代偿范围内，虽有溶血，但不出现贫血，称为溶血状态（hemolytic state）。正常红细胞的寿命约为 120 天，当红细胞的寿命缩短至 15~20 天时才会发生贫血。我国溶血性贫血的发病率占贫血的 10%~15%。

【分类】

溶血性贫血有多种临床分类方法。按临床表现可分为急性溶血和慢性溶血；按溶血部位分为血管内溶血和血管外溶血；按病因和发病机制分为红细胞内在缺陷或异常所致溶血和红细胞外环境异常所致溶血；按照红细胞破坏的病因是先天还是后天的，分为遗传性和获得性溶血。

【病因与发病机制】

1. 病因　溶血性贫血的根本原因是红细胞破坏加速，寿命缩短。造成红细胞破坏加速的原因很多，大致可概括分为红细胞本身的内在缺陷/异常和红细胞外环境异常。前者多与遗传因素有关，后者多由获得性因素所致。主要病因见表 6－2－7。

表 6－2－7　溶血性贫血的病因

红细胞内在缺陷或异常	红细胞外部环境异常
1. 红细胞膜缺陷 （1）遗传性红细胞膜结构与功能异常：遗传性球形红细胞增多症、遗传性椭圆形红细胞增多症、遗传性口形红细胞增多症、棘状红细胞增多症 （2）获得性血细胞膜糖化肌醇磷脂锚连膜蛋白（GPI）异常：阵发性睡眠性血红蛋白尿（PNH） 2. 遗传性红细胞酶缺乏 （1）磷酸戊糖途径酶缺乏：葡萄糖－6－磷酸脱氢酶缺乏症 （2）无氧糖酵解途径酶缺乏：丙酮酸激酶缺乏症 （3）核苷代谢酶系、氧化还原酶系等缺陷 3. 珠蛋白结构异常和合成障碍 （1）珠蛋白肽链结构异常：血红蛋白病 （2）珠蛋白肽链数量异常：地中海贫血 4. 血红素异常 （1）先天性红细胞卟啉代谢异常：红细胞生成性血卟啉病 （2）铅中毒	1. 免疫因素 （1）同种免疫性溶血：新生儿溶血病、血型不合输血 （2）自身免疫性溶血性贫血：温抗体或冷抗体型、SLE （3）药物免疫性溶血性贫血：奎尼丁、青霉素等 2. 血管因素 （1）微血管病性溶血性贫血：溶血尿毒症综合征、血栓性血小板减少性紫癜、弥散性血管内凝血 （2）瓣膜病：人工心脏瓣膜、血管炎 （3）血管壁受到反复挤压：行军性血红蛋白尿 3. 生物因素　疟疾、蛇毒、黑热病等 4. 理化因素 烧伤、苯肼、亚硝酸盐中毒等

（二）发病机制

1. 红细胞内在缺陷

（1）红细胞膜缺陷　①红细胞膜支架异常：细胞骨架蛋白在红细胞膜上形成网络结构，维持红细胞的正常形态

和变形性。遗传性球形红细胞增多症和遗传性椭圆形红细胞增多症等疾病，红细胞膜骨架蛋白异常，使红细胞形态发生改变，可塑变形性下降，易被脾脏破坏而溶血；②红细胞膜成分改变：如棘状红细胞增多症时，由于红细胞膜

中胆固醇含量增多而卵磷脂含量降低，使红细胞呈棘状，脆性增加而溶血。

（2）红细胞酶缺陷 葡萄糖是红细胞能量代谢的主要底物。红细胞内葡萄糖代谢有两条主要途径，即糖酵解途径和磷酸戊糖旁路途径。丙酮酸激酶缺乏症时，由于缺乏丙酮酸激酶，通过糖酵解途径代谢产生 ATP 减少，造成红细胞能量来源不足，导致细胞膜功能异常，产生溶血。葡萄糖通过磷酸戊糖旁路途径代谢，产生还原型烟酰胺腺嘌呤二核苷酸磷酸（NADPH），NADPH 是谷胱甘肽代谢的重要辅酶，而还原型谷胱甘肽是保护细胞免受氧化损伤的重要物质，葡萄糖 - 6 - 磷酸脱氢酶缺乏症时，造成还原型谷胱甘肽减少，细胞易受氧化损伤而发生溶血。

（3）血红蛋白异常 异常血红蛋白在红细胞内易形成聚合体、结晶体，造成红细胞变形性降低，硬度增加，无法通过直径比他小的微血管而被单核 - 吞噬细胞系统破坏。地中海贫血时，由于珠蛋白肽链合成减少或缺乏，导致珠蛋白链比例失调，血红蛋白不稳定而被脾脏破坏，发生溶血。

（4）其他 阵发性睡眠性血红蛋白尿是由于造血干细胞 PIG - A 基因突变，使一组通过糖肌醇磷脂（GPI）锚连在细胞表面的膜蛋白缺失，使受累血细胞对补体介导的溶血敏感性增高，造成血管内溶血。

2. 红细胞外部环境异常

（1）免疫因素 红细胞膜上吸附有凝集抗体、不完全抗体或补体，使致敏红细胞易被单核 - 吞噬细胞破坏，导致免疫性溶血。自身免疫性溶血性贫血患者产生抗红细胞抗体，与红细胞结合后，致敏红细胞在单核 - 吞噬细胞系统内被破坏或清除，而引起溶血。血型不合输血也可造成血管内溶血，母婴血型不合，母亲产生的抗胎儿血型 IgG 型抗体通过胎盘进入胎儿血循环，造成新生儿溶血病。

（2）物理和创伤性因素 人工心脏瓣膜可引起红细胞的机械性破坏而发生溶血，主要见于主动脉瓣置换。微血管内皮损伤或纤维蛋白网络形成时，红细胞在通过狭窄的管腔时遭到破坏，称为微血管病性溶血性贫血，主要见于弥散性血管内凝血、溶血性尿毒症综合征和血栓性血小板减少性紫癜。行军性血红蛋白尿是由于行军和赛跑时足底与硬地面长时间剧烈接触而造成红细胞机械性破坏，出现一过性血红蛋白尿。烧伤可直接破坏红细胞。

（3）化学毒物或生物因素 疟疾时，疟原虫侵入红细胞造成破坏而溶血。某些蛇毒中含有溶血成分，咬伤后可出现溶血。某些化学物质（包括药物）也可通过氧化或非氧化作用破坏红细胞。

3. 不同溶血场所及血红蛋白的降解途径

（1）血管内溶血 血型不合输血、感染、输注低渗溶液或阵发性睡眠性血红蛋白尿时，红细胞在血管内被破坏，发生血管内溶血。受损的红细胞被破坏后，释放游离血红蛋白形成血红蛋白血症。游离血红蛋白与血液中的结合珠蛋白相结合，结合体分子量大，不能通过肾小球排出，由肝细胞从血中清除。未被结合的游离血红蛋白经肾小球滤出，形成血红蛋白尿而排出体外。血红蛋白有时可引起肾小管阻塞，上皮细胞发生坏死而导致急性肾衰。部分血红蛋白在近端肾小管被重吸收，在近曲小管上皮细胞内分解为卟啉、铁及珠蛋白。反复血管内溶血时，未能及时输送或重新利用的铁以铁蛋白或含铁血黄素的形式沉积在上皮细胞内，若随着近曲小管上皮细胞脱落随尿排出，则形成含铁血黄素尿。

（2）血管外溶血 遗传性球形红细胞增多症和温抗体自身免疫性溶血性贫血等疾病，红细胞在脾脏由单核 - 吞噬细胞系统吞噬破坏，释出的血红蛋白分解为珠蛋白和血红素。珠蛋白被进一步分解利用，血红素则分解为铁和卟啉，铁可再利用，卟啉则分解为游离胆红素，后者经肝细胞摄取后，与葡萄糖醛酸结合形成结合胆红素从胆汁中排入肠道。胆汁中结合胆红素经胆道细菌作用后，被还原为粪胆原，大部分随粪便排出，使粪便颜色加深，少量粪胆原又被肠道重吸收进入血循环，重吸收的粪胆原大部分再次进入肝细胞重新随胆汁排泄到肠腔中去，形成"粪胆原的肠肝循环"，小部分粪胆原经过肾小球滤过随尿排出，称之为尿胆原。巨幼细胞贫血、骨髓增生异常综合征等因红细胞分化成熟障碍，幼红细胞在释入血循环前已在骨髓内破坏，称为无效性红细胞生成（ineffective erythropoiesis）或原位溶血，是一种特殊的血管外溶血。

3. 机体造血器官或组织的造血功能代偿性增强 溶血后循环血液中红细胞数量减少，可引起骨髓红系代偿性增生。外周血中网织红细胞比例明显增加，血涂片中可见有核红细胞。骨髓增生活跃，红系比例增高，以中幼和晚幼红细胞为主。慢性溶血患者还可出现长骨黄骨髓重新转化为红骨髓参与造血，表现为骨髓腔扩大、骨皮质变薄、骨骼变形。儿童则可出现髓外造血，表现为肝、脾大等。

【临床表现】

溶血性贫血的临床表现主要与溶血严重程度和持续时间有关。

急性溶血多为血管内溶血，起病急，临床表现常较明显。短期大量溶血引起寒战、高热、头痛、呕吐、四肢腰背疼痛及腹痛，继之出现酱油样血红蛋白尿。严重者可发生周围循环衰竭或休克、急性肾衰竭，随后出现黄疸和其他贫血的症状和体征。

慢性溶血起病隐匿，多为血管外溶血，表现为贫血、黄疸和脾大三大特征。因病程长，患者呼吸和循环系统对贫血产生代偿，症状较轻。长期高胆红素血症，患者可并发胆石症和肝功能损害。在慢性溶血过程中，某些诱因如病毒性感染，可致患者发生暂时性骨髓造血衰竭，表现为红系造血停滞，短期内贫血急剧加重，网织红细胞由明显增高转变为极度减少甚至缺如，并伴有不同程度的白细胞和血小板下降，持续 1~2 周，称为再生障碍危象（transient aplastic crisis）。

【实验室及其他检查】

1. 一般实验室检查

（1）血象　红细胞计数和血红蛋白浓度下降，网织红细胞比例增加，血涂片可见有核红细胞和红细胞碎片。

（2）血清胆红素测定　总胆红素水平增高，游离胆红素升高，结合胆红素/总胆红素 <20%。

（3）尿液检查

1）一般性状　血管内溶血可出现酱油样或红葡萄酒样或浓茶样血红蛋白尿。

2）尿胆原与尿胆红素　溶血性黄疸时，由于升高的胆红素是游离胆红素，不能经肾小球滤过，因此尿胆原呈强阳性而尿胆红素呈阴性，这是溶血性黄疸的特殊表现。

3）潜血试验　血管内溶血的尿潜血试验可为阳性甚至是强阳性，但无镜下血尿，镜下红细胞为阴性。

（4）骨髓象　骨髓增生活跃，以红系增生为主，多为中幼和晚幼红细胞。

2. 溶血性贫血的筛查检查

（1）血浆游离血红蛋白测定　血管内溶血时明显升高，大于 40mg/L，而血管外溶血则多正常。

（2）血清结合珠蛋白测定　血管内溶血时，结合珠蛋白与游离血红蛋白结合，使血清中结合珠蛋白降低，常低于 0.5g/L。溶血停止 3~4 天后，结合珠蛋白才恢复原来水平。

（3）含铁血黄素尿试验（Rous 试验）　镜检经铁染色的尿沉渣，在脱落上皮细胞内发现含铁血黄素，主要见于慢性血管内溶血。急性血管内溶血需发生溶血几天后才能检测到，并可持续一段时间。

（4）红细胞寿命测定　是诊断溶血的可靠指标。正常值为 25~32 天，溶血性贫血患者常小于 15 天。一般仅限于研究，临床应用较少。

3. 溶血性贫血的病因检查

（1）抗人球蛋白试验（coomb's 试验）　阳性可考虑免疫性溶血性贫血，如自身免疫性溶血性贫血、系统性红斑狼疮等。

（2）酸溶血试验（Ham 试验）阳性　主要见于阵发性睡眠性血红蛋白尿（PNH），有血红蛋白尿者应做此检查。

（3）血红蛋白病电泳　主要用于地中海贫血的诊断和鉴别诊断。

（4）高铁血红蛋白还原试验　主要用于葡萄糖-6-磷酸脱氢酶（G-6-PD）缺乏症筛查，G-6-PD 缺乏者高铁血红蛋白还原值低于正常，但有假阳性。

（5）红细胞 G-6-PD 活性测定　是诊断 G-6-PD 缺乏症最可靠的诊断依据。

（6）流式细胞术检测 CD55、CD59　PNH 患者粒细胞、单核细胞、红细胞、淋巴细胞膜上的 CD55、CD59 表达下降。

（7）血涂片　小球形红细胞多见于遗传性球形红细胞增多症；明显红细胞碎片见于微血管病性贫血。

【诊断要点】

1. 根据患者有贫血、黄疸、脾大、血红蛋白尿等临床表现，实验室检查有红细胞破坏增多和红系造血代偿性增生的证据，可初步诊断为溶血性贫血。

2. 详细询问病史，了解有无引起溶血性贫血的物理、机械、化学、感染和输血等红细胞外部因素。如有家族贫血史，则提示遗传性溶血性贫血的可能。

3. 针对各种溶血性贫血的特殊检查，确定溶血的原因和类型。

【处理原则】

1. 病因治疗　尽快去除病因和诱因，积极治疗原发病。如药物诱发所致溶血性贫血应立即停药，感染所致溶血性贫血应尽快控制感染，异型输血所致溶血性贫血立即停止输血。

2. 糖皮质激素和其他免疫抑制剂　主要用于某些免疫性溶血性贫血。糖皮质激素对温抗体型自身免疫性溶血性贫血有较好的疗效，环孢素和环磷酰胺对某些糖皮质激素治疗无效的温抗体型自身免疫性溶血性贫血或冷抗体型自身免疫性溶血性贫血可能有效。

3. 脾切除　适用于红细胞主要在脾脏发生破坏的血管外溶血性贫血，如遗传性球形红细胞增多症、糖皮质激素治疗不佳的自身免疫性溶血性贫血及某些血红蛋白病，切脾后虽不能治愈疾病，但可不同程度的缓解病情，也可考虑。

4. 输血　输血可快速改善患者症状，但在某些溶血性贫血会加重溶血，因此应严格掌握输血指征，必要时采用洗涤红细胞。自身免疫性溶血性贫血有高浓度自身抗体者可造成配型困难。

5. 其他　严重的急性血管内溶血可造成急性肾衰竭、休克等，应予积极处理。某些慢性溶血性贫血叶酸消耗增加，宜适当补充叶酸。慢性血管内溶血铁丢失增加，可适当补充铁剂。但 PNH 补铁可加重溶血，应慎重，如需要，补铁剂量是常规剂量的 1/3~1/10。重症地中海贫血患者长期输血可造成血色病，应使用铁螯合剂祛铁治疗。

【护理诊断/问题】

1. 活动无耐力　与贫血引起的全身组织缺血、缺氧有关。

2. 潜在并发症 急性肾损伤。

【护理措施】

1. 一般护理

（1）休息与活动 凡急性血管内溶血或慢性溶血合并溶血危象的患者，应绝对卧床休息，特别注意观察神志变化、尿色变化及记录尿量。根据患者贫血程度安排活动量，以不出现心悸、气短、过度乏力为宜。对于慢性期及中度贫血患者，应增加卧床休息的时间，减少活动。注意保暖，忌用冷水冲凉，以免加重病情和诱发溶血发作。

（2）饮食护理 给予高蛋白、高营养、高维生素饮食，避免进食可能诱发加重溶血的食物、药物。葡萄糖-6-磷酸脱氢酶缺乏者，禁食蚕豆和氧化性药物；夜间、晨起后尿色加重者，忌食醋和酸性药物。鼓励患者多饮水，勤排尿，促进溶血产生的毒性物质的排出。

2. 病情观察 密切观察患者生命体征、黄疸、尿色、头痛、腰酸背痛、肝脾大等表现是否改善。了解血常规、网织红细胞计数、血清胆红素等实验室检查结果变化情况。观察尿量，一旦发生少尿甚至无尿，及时通知医生。

3. 对症护理 患者发生急性肾衰竭时，绝对卧床休息，每日测量体重，记录出入量，监测尿素氮、肌酐、血电解质、血象等指标，控制水分及盐的摄入。黄疸可使皮肤瘙痒，应注意皮肤清洁卫生，防止过度搔抓造成皮下出血或感染。

4. 用药护理 应用激素时，注意监测其不良反应，如向心性肥胖、消化性溃疡、骨质疏松、感染等，强调遵医嘱按时、按量服药，不可自行停药或减量，以防出现反跳现象。应用环磷酰胺者应多饮水，防止发生出血性膀胱炎；用环孢素 A 者应定期检查肝、肾功能。

5. 输血的护理 贫血明显时，需要进行输血，输血者严格掌握输血种类、时间、方法，输血速度不宜过快，必要时输洗涤红细胞。血液取回后要立即输注，不宜久置或加温。因为血液温度超过 37℃，红细胞会变形破坏而溶血。但冷抗体型自身免疫性溶血性贫血输血时血制品应预热至 37℃，输血前注意查对，输血过程中严密观察患者情况。

6. 健康指导

（1）疾病相关知识指导 向患者及家属讲解溶血性贫血的相关知识，如诱发溶血的食物、药物，预防溶血。葡萄糖-6-磷酸脱氢酶（G-6-PD）缺乏病者禁食蚕豆及其制品和氧化性药物，如解热镇痛药（阿司匹林、对氨基水杨酸等）、磺胺药、呋喃类、抗疟药、维生素 K、樟脑等。PNH 患者忌食酸性食物和药物如阿司匹林类、维生素 C、铁剂、氯化铵、磺胺类等药物，宜选择碱性食品如豆腐、海带、奶类及各种蔬菜水果。避免感染、劳累、精神刺激、输血、手术等可诱发 PNH 发作的因素。

（2）病情监测 指导患者学会自我护理，观察皮肤、巩膜有无黄染及尿色改变，疑有病情加重时，及时就诊。

（3）疾病预防指导 先天性溶血性贫血与遗传有关，有家族史者结婚前、生育前应进行相关遗传学咨询。

【预后】

溶血性贫血的患者预后取决于溶血发生的速度及其严重程度、救治是否及时有效、有无并发症、疾病类型以及能否做到有效预防等。

（王爱红）

第三节　出血性疾病

PPT

📖 **学习目标**

知识要求：

1. 掌握 出血性疾病患者的护理。

2. 熟悉 出血性疾病的分类、临床表现及处理原则。

3. 了解 出血性疾病的病因与发病机制及诊断要点。

技能要求：

1. 熟练掌握基本的止血方法。

2. 学会应用有效止血方式解决出血相关的护理问题。

素质要求：

具有良好的职业道德，认真履行岗位工作职责，施予人性化的护理服务。

⇒ 案例引导

案例：患者，女，25 岁。反复出现鼻出血、牙龈出血和皮肤散在出血点半年，月经量明显增多，伴经期延长，为此感到十分焦虑，遂来院就医。

讨论：

1. 问诊时应注意收集哪些资料？
2. 医生为什么安排患者检查血常规和骨髓象？
3. 该患者主要的护理问题有哪些？

一、概述

出血性疾病是由于各种原因（包括遗传性或获得性因素）导致止血、凝血、纤溶等功能异常引起的一组疾病，表现为皮肤、黏膜、内脏的自发性出血或轻微损伤后过度出血。

【正常止血、凝血、抗凝及纤维蛋白溶解机制】

1. 止血过程及机制　正常人体局部小血管发生损伤，血液从血管内流出数分钟后自行停止的现象，称为生理性止血（hemostasis）。其过程包括血管收缩、血小板黏附聚集及血栓形成、血液凝固三个环节（图 6-3-1）。凡是能引起血管壁通透性增加、血小板数量及功能异常、凝血功能障碍的各种原因，都有可能导致出血。

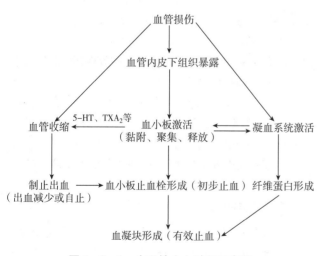

图 6-3-1　生理性止血过程示意图

2. 凝血过程及机制　血液凝固（blood coagulation）指血管内皮损伤后，启动外源性及内源性凝血途径，无活性的凝血因子（酶原）按照瀑布式连锁反应被激活，凝血酶生成，结果使可溶性的纤维蛋白原转变为不可溶的纤维蛋白，纤维蛋白交织成网，将血细胞及血液中其他成分网罗在内，从而形成血凝块。目前已知直接参与人体凝血过程的凝血因子（F）有 14 种，包括经典凝血因子和激肽系统凝血因子。经典凝血因子有 12 种，其中 FⅢ（TF）存在于

组织内，其余存在于新鲜血浆中；除 FⅣ（钙离子）外均为蛋白质；大多数凝血因子由肝细胞合成，部分凝血因子（如Ⅱ、Ⅶ、Ⅸ、Ⅹ）的生成必须依赖维生素 K 的参与。此外，激肽系统凝血因子有 2 种，包括前激肽释放酶（prekallikrein，PK）和高分子量激肽原（high molecular weight kininogen，HMWK），它们与 FⅫ、FⅪ一起统称为接触因子，通过接触反应启动内源性凝血途径。各种原因（如血友病、严重肝病等）导致凝血因子缺乏，可引起严重出血。

生理性凝血过程包括凝血活酶（凝血酶原酶复合物）形成、凝血酶原激活、纤维蛋白形成三个基本步骤。

（1）凝血活酶形成　按照启动环节不同分为外源性［以 FⅢ（TF）与血液接触为起点，也称 TF 途径］和内源性（以 FⅫ激活为起点）两种途径。在凝血活酶形成之后，凝血过程走向共同通路（即凝血酶原激活、纤维蛋白生成）。①外源性凝血途径：由组织因子暴露于血液而启动的凝血过程，所需时间较短且反应迅速。参与该凝血途径的凝血因子主要包括Ⅲ、Ⅶ、Ⅹ、Ⅴ。在感染、炎症、肿瘤或免疫功能异常等情况下，血管内皮细胞及组织细胞表达组织因子，启动外源性凝血过程，引起弥散性血管内凝血，此过程中外源性凝血的作用比内源性凝血更重要。②内源性凝血途径：血管损伤时，血管内皮下胶原暴露，FⅫ与之接触启动的凝血过程。参与该凝血途径的凝血因子主要包括Ⅻ、Ⅺ、Ⅸ、Ⅷ和Ⅴ。内源性凝血途径所产生的正反馈效应，有利于巩固和维持凝血过程。血友病患者缺乏凝血因子Ⅷ或Ⅸ，可出现明显的出血倾向。

（2）凝血酶原激活　凝血酶原在凝血酶原酶复合物的作用下激活成为凝血酶，这是凝血过程的关键步骤。除触发下一级凝血反应外，还有多种功能。①通过正反馈效应加速凝血酶原向凝血酶转化。②诱导血小板的不可逆性聚集，加速其活化及释放反应。③激活 FⅫ。④激活因子 FⅩⅢa，加速稳定性纤维蛋白形成。⑤激活纤溶酶原，增强纤溶活性。

（3）纤维蛋白形成　纤维蛋白原在凝血酶作用下转化成不稳定性纤维蛋白单体。此外，凝血酶还可激活 FⅩⅢ，使纤维蛋白单体相互连接形成不溶于水的纤维蛋白多聚体，最终形成稳定性交联纤维蛋白，完成整个凝血过程。

3. 抗凝与纤维蛋白溶解机制　正常情况下，体内凝血系统与抗凝系统、纤维蛋白形成与纤维蛋白溶解过程维持着动态平衡，从而保持血流的通畅。

（1）抗凝系统的组成及作用　①抗凝血酶（antithrombin，AT）：又称肝素辅因子Ⅰ或抗凝血酶-Ⅲ，是人体最重要的抗凝物质，约占血浆生理性抗凝活性的 75%。该物质由肝脏及血管内皮细胞生成，主要功能是灭活凝血酶，

对其他丝氨酸蛋白酶（如 FIXa、FXa、FXIa、FXIIa 等）亦有一定的灭活作用。其抗凝作用与肝素密切相关。②蛋白 C 系统：主要包括蛋白 C、蛋白 S、凝血酶调节蛋白和凝血 C 抑制物。蛋白 C、蛋白 S 为维生素 K 依赖因子，在肝内合成。凝血酶调节蛋白即凝血酶受体，主要存在于血管内皮细胞表面。当凝血酶与内皮细胞表面的凝血酶调节蛋白形成复合物后，可激活蛋白 C 并在蛋白 S 的辅助下灭活 FVa 和 FⅧa，阻碍 FXa 和血小板结合，促进蛋白溶解而发挥抗凝作用。凝血酶调节蛋白是位于细胞膜上的凝血酶受体，在 Ca^{2+} 存在的条件下，可加速蛋白 C 的活化。③组织因子途径抑制物（tissue factor pathway inhibitor，TFPI）：是由血管内皮细胞产生的一种外源性凝血途径的特异性抑制剂，是一种对热稳定的糖蛋白。其抗凝机制为：①直接对抗 FXa；②在 Ca^{2+} 存在的条件下，有抗 TF/FⅦa 复合物的作用；③肝素：属于硫酸黏多糖类物质，主要由肺或肠黏膜肥大细胞合成产生，生理情况下血中含量极少。肝素主要通过增强抗凝血酶（AT）活性而参与抗凝，还可刺激血管内皮细胞释放 TFPI 进一步增强其在体内的抗凝作用。不仅如此，肝素还能够促进内皮细胞释放组织型纤维蛋白溶酶原激活剂（t-PA），增强纤溶活性。近年研究发现，低分子肝素的抗 FXa 作用明显强于肝素钠，且引发出血风险较肝素低。

（2）纤维蛋白溶解系统　简称纤溶系统。主要由纤溶酶原（plasma plasminogen，PLG）、t-PA、尿激酶纤溶酶原激活剂（u-PA）和纤溶酶相关抑制物组成。纤溶酶原在各种激活剂的作用下，转化为纤溶酶，这是一种丝氨酸蛋白酶，作用于纤维蛋白（原），使之降解为纤维蛋白（原）降解产物（fibrin degradation product，FDP）。机体对纤维蛋白的清除主要依赖于纤溶酶对纤维蛋白的降解，降解产物再被单核-吞噬细胞系统（MPS 系统）清除。临床上针对各种血栓性疾病（如急性心肌梗死、肺血栓栓塞、脑血栓形成等），利用各种纤溶酶原激活剂进行溶栓治疗，能够有效地帮助血运重建。尽管如此，要警惕纤溶系统的过度激活引起出血。

总的来说，上述止、凝血过程中各个环节相互协调、制约，维持着动态平衡，保证机体发挥正常止、凝血功能。

【分类】

1. 血管壁异常

（1）遗传性　如先天性结缔组织病、遗传性出血性毛细血管扩张症、家族性单纯性紫癜等。

（2）获得性　①免疫因素：如过敏性紫癜；②重症感染：如败血症；③化学因素：如药物性紫癜（磺胺、青霉素、链霉素等）；④代谢因素：如糖尿病、坏血病；⑤机械因素：如反应性紫癜；⑥原因不明：单纯性紫癜、特发色素性紫癜等。

2. 血小板异常

（1）血小板数量异常　①血小板生成减少：如再生障碍性贫血、白血病等；②血小板破坏过多：如原发免疫性血小板减少症；③血小板消耗过度：如弥散性血管内凝血、血栓性血小板减少性紫癜、肝素相关性血小板减少症（HIT）；④血小板增多：如原发性血小板增多症、继发于脾切除术后。

（2）血小板功能缺陷　①遗传性：如巨大血小板综合征、血小板无力症等；②获得性：如重症感染、尿毒症、骨髓增生异常综合征及抗血小板药物影响等。

3. 凝血因子异常

（1）遗传性　血友病 A、血友病 B、遗传性纤维蛋白原缺乏症、遗传性凝血酶原缺乏症等。

（2）获得性　严重肝病（肝病性凝血障碍）、尿毒症（尿毒症性凝血异常）、维生素 K 缺乏症、造血系统肿瘤、结缔组织病等。

4. 纤维蛋白溶解异常　原发性或继发性纤维蛋白溶解过度，如 DIC 晚期、溶栓药物过量等。

5. 抗凝异常　大多数系获得性疾病，血中出现异常抗凝物质，如肝素样抗凝物质见于肝病、狼疮抗凝物质见于系统性红斑狼疮（SLE）等。

6. 复合因素异常　遗传性，如血管性血友病；获得性，如弥散性血管内凝血、重症肝病引起的出血。

【临床表现】

不同原因所致的出血性疾病，其临床特征各不相同，具体临床表现特点见表 6-3-1。

表 6-3-1　不同类型出血性疾病的临床特征

临床特征	血管性疾病	血小板性疾病	凝血障碍性疾病
常见疾病	①过敏性紫癜；②单纯性紫癜；③遗传性出血性毛细血管扩张症	①血小板减少：ITP、DIC、AL；②血小板增多；③血小板功能缺陷	①遗传性：血友病等；②获得性：严重肝病、DIC；③循环中抗凝物质增多或纤溶亢进
家族史	少见	罕见	多见
性别	女多	女多	男多
诱因	自发性多见	自发性多见	术后或外伤后多见

续表

临床特征	血管性疾病	血小板性疾病	凝血障碍性疾病
出血部位 出血表现	皮肤黏膜为主，偶有内脏出血	皮肤黏膜为主，重症常有内脏出血	深部组织和内脏出血为主
皮肤黏膜	皮肤瘀点、紫癜	皮肤瘀点、紫癜，常见瘀斑，牙龈出血	罕有瘀点、紫癜，可见瘀斑
血肿	少有	偶有	常有
关节腔出血	少有	少有	常有
内脏出血	偶有	常有	常有
眼底出血	少有	常有	少有
月经过多	少有	常有	少有
术后出血	少有	偶有	常有
病程及预后	病程短，预后较好	病程迁延反复	常为终身性，预后不定

【实验室及其他检查】

1. 筛查试验

（1）血管壁异常　出血时间（bleeding time，BT）、束臂试验。

（2）血小板异常　血小板计数、束臂试验、BT、血块回缩试验。

（3）凝血异常　凝血时间（clotting time，CT）、血浆凝血酶原时间（prothrombin time，PT）、凝血酶时间（thrombin time，TT）、活化部分凝血活酶时间（activated partial thromboplastin time，APTT）等。

2. 特殊检查

（1）血小板及血管异常　包括血小板形态、血小板黏附试验、血小板聚集试验，血小板相关抗体测定等。

（2）凝血功能障碍　包括凝血活酶时间纠正试验及凝血酶原时间纠正试验。条件允许，可直接测定凝血因子的含量及活性，发现缺乏的凝血因子。

（3）抗凝异常　包括 AT-Ⅲ抗原及活性、凝血酶-抗凝血酶复合物测定和蛋白 C 测定等。

（4）纤溶异常　包括血浆鱼精蛋白副凝固试验（3P试验），血、尿 FDP 测定，纤溶酶原测定等。

（5）其他　罕见特殊的遗传性出血性疾病，可以利用现代分子生物学技术开展研究和检测，如基因分析、蛋白质分析等。目前，临床上已开展血友病基因的筛查，主要用于产前诊断和遗传咨询。

【诊断要点】

1. 根据患者的出血特点，有无类似病史或阳性家族史，有无某些药物、化学物质接触史，有无过敏史等，结合筛选试验检查，初步判定是否属于出血性疾病。

2. 再根据特殊检查进一步确定具体疾病类型。

【处理原则】

1. 病因防治

针对获得性出血性疾病，首先治疗原发病，如严重肝肾疾病、重症感染、结缔组织病等。遗传性出血性疾病尚欠缺有效根治方法，关键在预防，包括必要的婚前检查、禁止近亲联姻、可能存在的疾病基因携带者进行产前诊断与处理。其次，注意避免使用诱发和加重出血的物质，如血管性血友病、血小板功能障碍等患者避免使用扩张血管及抗血小板聚集的药物，如阿司匹林、吲哚美辛、噻氯匹啶等。血友病患者慎用肝素、华法林等抗凝药。过敏性紫癜患者应避免接触过敏原。

2. 止血处理

此类疾病用一般止血药物效果较差，血液制品效果尚好。

（1）输注血小板或凝血因子　目前临床多提倡输成分血。因血小板所致出血可根据病情需要输注血小板悬液，因凝血异常所致出血可补充相应的凝血因子，如凝血酶原复合物、纤维蛋白原、冷沉淀、Ⅷ因子等；紧急情况时可输入新鲜血浆或新鲜冰冻血浆替代，因为其含有除 TF、Ca^{2+} 外的全部凝血因子。

（2）止血药物　包括促凝血因子合成药，如维生素 K；促凝血因子活性药，如酚磺乙胺；抗纤维蛋白溶解药，如氨甲环酸、氨基己酸；影响血管通透性药，如卡巴克络（安络血）、维生素 C、曲克芦丁；局部止血药，如蛇毒血凝酶（立止血）、明胶海绵；促止血因子释放药，如去氨加压素；特异拮抗肝素抗凝药，如鱼精蛋白等。

（3）局部止血　皮肤黏膜出血可行局部压迫或填塞，可选用浸润肾上腺素的棉球或油纱等。关节腔及肌肉出血可用弹力绷带加压止血，必要时行关节制动。

3. 其他治疗

包括免疫抑制、血浆置换、脾切除、生物治疗及中医药治疗等。对于 DIC 等消耗性出血性疾病，可用肝素抗凝以减少血小板及凝血因子的消耗，在低凝期和继发纤溶亢进时可适当补充凝血因子等。

二、原发免疫性血小板减少症

特发性血小板减少性紫癜（idiopathic thrombocytopenic purpura，ITP）是一种由各种因素导致血小板免疫性破坏增加，外周血血小板数量减少的出血性疾病。2007 年 ITP 国际工作组将本病更名为原发免疫性血小板减少症（immune thrombocytopenia，ITP）。由于部分患者仅有血小板减少没有出血的临床表现，故将原来病名中的"purpura（紫癜）"去掉，旨在说明本病患者不一定有出血的临床表现；同时为了强调本病由免疫因素介导，将过去的所谓"特发性"改为"免疫性"。本病属于获得性自身免疫性疾病，是最常见的引起血小板减少的疾病。临床特点主要表现为广泛的皮肤黏膜或内脏出血，血小板寿命缩短，骨髓巨核细胞增多但存在成熟障碍。

【病因与发病机制】

经典的 ITP 发病机制认为 ITP 患者的血小板减少主要由于患者体内产生血小板自身抗体，自身抗体致敏的血小板被单核 – 吞噬细胞系统过度破坏，即自身抗体介导的血小板破坏。现代的研究发现，除了自身抗体接到的血小板过度破坏外，ITP 患者细胞毒 T 细胞克直接溶解血小板。最近的研究发现，血小板糖蛋白 Ib（GPIb）特异性自身抗体可介导血小板内溶酶体释放神经氨酸酶，使 GPIb 脱糖，脱糖后的血小板被肝内枯否细胞吞噬。另外，研究发现介导血小板破坏的自身抗体或者细胞毒 T 细胞，同时可损伤巨核细胞或抑制巨核细胞释放血小板，导致血小板生成不足。所以，目前认为 ITP 使血小板破坏过多和生成不足双重打击下的自身免疫性出血性疾病。

【临床表现】

儿童与成人 ITP 临床表现差异较大，分别叙述。

1. 儿童 ITP

（1）起病方式　80% 以上患者在发病前 1～2 周有上呼吸道等感染史或其他病毒感染史，秋冬季常见，起病急骤，部分患者伴有畏寒、发热。

（2）出血表现　可突发广泛而严重的皮肤黏膜出血，表现为瘀点、紫癜，甚至大片瘀斑和血肿，多为全身性，以下肢为多，分布均匀，严重者可以有血泡及血肿形成。常见鼻出血、牙龈出血及口腔黏膜血泡，损伤及注射部位可渗血不止或形成大小不等的瘀斑。当血小板明显减少，尤其是低于 $20 \times 10^9/L$ 时，可出现内脏出血，如咯血、呕血、黑便、血尿等。一般认为口腔黏膜血泡和视网膜出血常为颅内出血的先兆。如患者突发剧烈头痛、呕吐、意识障碍、双侧瞳孔大小不等及抽搐等，要格外警惕颅内出血的可能。颅内出血是本病致死的主要原因。若出血量过大

或范围过于广泛者，可出现不同程度的贫血、低血压甚至休克。查体肝脾及淋巴结不大。常有自发缓解的趋势，多数 1～2 个月内可以自愈，病程一般不超过半年，近10%～20%的病例迁延不愈，变为慢性。

2. 成人型

（1）起病方式　起病隐袭，常无前驱症状。

（2）出血表现　多数患者出血症状轻，主要取决于血小板水平，血小板 $> 50 \times 10^9/L$ 的患者常无症状，经常因健康查体或因其他疾病化验血常规时发现；血小板（20～50）$\times 10^9/L$ 的患者常易发生挫伤；血小板（10～20）$\times 10^9/L$ 的患者常常由于出现出血点、瘀斑、鼻出血等出血情况而就诊；血小板 $< 10 \times 10^9/L$ 的患者则易出现广泛的皮肤、黏膜出血，包括鼻出血、牙龈出血、血尿、月经过多、黑便等。育龄期女性患者往往以月经过多为唯一的临床症状。长期慢性失血可出现贫血和轻度脾肿大，且贫血程度往往与出血程度一致。

【实验室及其他检查】

1. 外周血
血小板计数减少，血小板形态多数正常，平均体积偏大；束臂试验阳性，出血时间延长。血小板功能一般正常。

2. 骨髓象
骨髓巨核细胞数量正常或增加，幼稚巨核细胞明显增加；巨核细胞发育成熟障碍，表现为巨核细胞体积变小，胞浆颗粒减少；能够产生血小板的巨核细胞显著减少（<30%）；红系及粒、单核系正常。

3. 血清学检查
血浆血小板生成素（thrombopoietin，TPO）水平正常或轻度升高。约 70% 的患者抗血小板自身抗体阳性，部分患者可检测到抗心磷脂抗体、抗核抗体。伴自身免疫性溶血性贫血的患者（Evans 综合征）Coombs 试验可呈阳性，血清胆红素水平升高。

【诊断要点】

本病的主要诊断依据包括：至少 2 次以上化验结果显示血小板计数减少，未发现血细胞形态异常；体检脾脏不增大或轻度增大；骨髓检查提示巨核细胞数量正常或增多，幼稚巨核细胞明显增加，有血小板形成的巨核细胞减少；排除其他继发性血小板减少症。需排除假性血小板减少症及继发性血小板减少症，如再生障碍性贫血、脾功能亢进、MDS、白血病、系统性红斑狼疮、药物性免疫性血小板减少症等。

本病分型与分期如下。

1. 新诊断的 ITP
指确诊后 3 个月以内的 ITP 患者。

2. 持续性 ITP
指确诊后 3～12 个月血小板持续减少的 ITP 患者。

3. 慢性 ITP
指血小板减少持续超过 12 个月的 ITP 患者。

4. 重症 ITP 指血小板 $< 10 \times 10^9/L$，且就诊时存在需要治疗的出血症状或常规治疗中发生新的出血症状，需要采用其他升高血小板药物治疗或增加现有治疗的药物剂量。

5. 难治性 ITP 指满足以下 3 个条件的患者：①脾切除后无效或者复发；②仍需要治疗以降低出血的危险；③除外其他原因引起的血小板减少症，确证为 ITP。

【处理原则】

目前，ITP 治疗目的不是强调使血小板数量达到正常水平，而是将血小板数量提高并维持在安全水平即可，预防严重出血，降低死亡率。因此，临床上要避免对 ITP 患者实施过度医疗。

1. 一般疗法 血小板明显减少导致严重出血者应卧床休息，预防外伤。避免使用扩血管或抑制血小板功能的药物。

2. 病情观察 ITP 患者如无明显出血倾向，血小板计数高于 $30 \times 10^9/L$，评估患者发生出血的风险较小，可暂时不予药物治疗。除了血小板数量影响出血的严重程度以外，以下因素也会增加患者出血风险。①年龄：在血小板计数相同情况下，老年患者的出血风险高于年轻人；②血小板功能缺陷；③凝血因子缺陷；④未控制的高血压；⑤外科手术或创伤；⑥感染；⑦必须服用阿司匹林、非甾体抗炎药、华法林等有抗血小板聚集、抗凝作用的药物。存在上述风险时，应确保患者血小板计数在 $50 \times 10^9/L$ 以上。

3. ITP 的一线治疗

（1）糖皮质激素 通常为首选治疗，该类药物可以抑制血小板与抗体结合，阻碍单核 - 吞噬细胞系统破坏血小板，改善毛细血管壁通透性，还能刺激骨髓造血并向外周血释放血小板。糖皮质激素治疗目前有两种用法。①口服泼尼松 $1mg/(kg \cdot d)$，分次或顿服，待血小板接近正常后，一个月内应尽快减至最小维持量（$\leq 15mg/d$）在减量过程中的血小板计数不能维持者应考虑二线治疗。治疗 4 周仍无反应者，应迅速减量至停用。②大剂量地塞米松 $40mg/d \times 4$ 天，口服用药，不需要进行减量和维持，无效者可在两周后重复一次。治疗过程中需注意监测血压、血糖、电解质变化，保护胃黏膜，预防感染。

（2）静脉输注丙种球蛋白 作用机制是与封闭单核 - 吞噬细胞系统的 Fc 受体、抗体中和及免疫调节有关。适应证为：①ITP 的急症处理。②不能耐受糖皮质激素或者脾切除前准备。③合并妊娠或分娩前。常用剂量为 $400mg/(kg \cdot d) \times 5$ 天或 $1000mg/(kg \cdot d) \times 2$ 天。

4. ITP 的二线治疗 对于一线治疗无效或复发或仍需较大剂量糖皮质激素（$> 15mg/d$）才能维持者，可选择二线治疗。

（1）脾切除 可以帮助减少血小板破坏及抗体的产生，切脾后约 70% 患者可获疗效。适应证为：正规糖皮质激素治疗无效，病程迁延 6 个月以上；糖皮质激素维持量需大于 30mg/d；有糖皮质激素使用禁忌证。目前认为，随着利妥昔单抗、促血小板生成素、小分子 TPO 受体激动剂等新的安全有效的药物出现及其他办法无效时，才考虑脾切除。

（2）免疫抑制剂 以上治疗方法无效、疗效差或不能切脾者，可加用免疫抑制剂，或单独使用免疫抑制剂，如抗 CD20 单克隆抗体、长春新碱、环孢素 A、环磷酰胺、硫唑嘌呤等。免疫抑制剂有骨髓抑制等副作用，应慎重使用。

（3）其他药物治疗 也可使用促血小板生成药物，如重组人血小板生成素（rhTPO）、小分子 TPO 受体激动剂如艾曲波帕、海曲泊帕等以及 TPO 拟肽罗米司亭等。

5. ITP 急重症的处理 急重症主要指危重出血者、血小板低于 $20 \times 10^9/L$ 者、近期拟行手术者及出现严重并发症者。具体处理方案包括：①紧急输注单采血小板悬液，暂时防止出现严重出血，但需注意反复输血容易产生同种抗体加速破坏血小板。②静脉输注丙种球蛋白，是目前 ITP 紧急救治最有效的措施之一。③大剂量甲泼尼龙，$1g/d$，冲击治疗 $3 \sim 5$ 天。④促血小板生成药物如 rhTPO、艾曲波帕、海曲泊帕、罗米司亭等。⑤必要时可给予重组人活化因子Ⅶ（rhFⅦa）。

【护理诊断/问题】

1. 有出血的危险 与血小板减少有关。

2. 有感染的危险 与糖皮质激素治疗有关。

3. 恐惧 与血小板减少，随时有出血的危险有关。

4. 潜在并发症 颅内出血等。

【护理措施】

1. 一般护理

（1）休息与活动 注意休息，避免重体力劳动或剧烈运动，出血严重者卧床休息。

（2）饮食护理 给予高蛋白、高热量、高维生素的饮食。避免食用坚硬、刺激性大、多渣的食物，最好给予半流质和软食。

2. 病情观察

（1）观察皮肤黏膜出血的范围及程度有无变化。

（2）观察血小板数量变化。出血程度与血小板计数有关，血小板 $< 50 \times 10^9/L$ 患者即有出血症状；血小板 $< 20 \times 10^9/L$，可发生自发性出血；当血小板 $< 10 \times 10^9/L$，需警惕颅内出血可能，及时通知医生并配合抢救。

（3）严重出血时，如鼻出血、内脏出血、颅内出血，需监测生命体征，记录失血量。呼吸道出血表现为咯血；

消化道出血时常有腹痛、便血；泌尿系统出血表现为血尿、腰痛。如患者面色苍白，呼吸脉搏增快，出冷汗、血压下降，提示发生失血性休克。若有神志障碍、头痛、呕吐、颈强直，提示可能出现颅内出血。颅内出血时出现呼吸脉搏变慢、双侧瞳孔大小不等，提示合并脑疝。

3. 用药护理 长期应用糖皮质激素可引起满月脸、向心性肥胖、高血压、糖尿病、痤疮、多毛，易合并感染，可引起胃肠道反应或出血，发生骨质疏松等；应告知患者注意观察上述不良反应，指导患者餐后服药，自我监测粪便颜色，定期检查骨密度或遵医嘱预防性用药。免疫抑制剂常造成骨髓抑制、肝肾损害，应注意监测血常规、肝肾功能。长春新碱可引起末梢神经炎，停药后可消失。环磷酰胺可致出血性膀胱炎，应立即停药，可用美司钠解救。发现上述药物引起的不良反应，应立即告知医生，配合医生及时处理。

4. 对症护理 预防和避免加重出血。具体措施详见本章第一节"概述"相关内容。

5. 心理护理 对患者的烦躁、焦虑等不良情绪表示理解，鼓励患者及家属积极面对疾病，耐心答疑，增加患者的安全感和信任感。

6. 健康指导

（1）疾病相关知识指导 本病预后多数良好。但少数可转为慢性或复发型。故应指导患者及家属识别出血征象，如瘀点、黑便，一旦发现出血立即回院复查及治疗。脾切除的患者易发生呼吸道及皮肤化脓性感染，在术后2年内，应定期随诊，每月口服青霉素数日或肌内注射长效青霉素1次，酌情注射丙种球蛋白，以增强抗感染能力。

（2）用药指导 避免使用损伤血小板的药物，如阿司匹林、双嘧达莫、吲哚美辛、保泰松、右旋糖酐等。

（3）生活指导 慢性患者适当限制活动；血小板 <50×10⁹/L，勿做较强体力活动，可适当散步，预防各种外伤。指导患者预防损伤。不玩尖利的玩具和使用锐利工具，不做剧烈的、有对抗性的运动，常剪指甲，选用软毛牙刷等。服药期间不与感染患者接触，去公共场所时戴口罩，避免感冒以防加重病情或复发。

【预后】

预后多数良好，常有自发缓解的趋势，多数1~2个月内可以自愈，病程一般不超过半年，近10%~20%的病例迁延不愈，变为慢性。

三、过敏性紫癜

过敏性紫癜（allergic purpura）又称急性血管性紫癜，是一种常见的血管变态反应性出血性疾病。临床特点为皮肤黏膜出血、腹痛、便血、关节胀痛、血尿、蛋白尿、血管神经性水肿和荨麻疹等。本病具有一定的自限性，好发于儿童及青少年，男性略多，春秋季多发。

【病因与发病机制】

目前大多数学者认为该病系免疫因素介导的全身小血管炎症反应。其病因较为复杂多样。如下所示。

1. 感染 是最常见的病因，也是引起疾病复发的主要原因，包括细菌（以β溶血性链球菌、金黄色葡萄球菌常见，副流感嗜血杆菌与紫癜型肾炎发病有关）、发疹性病毒（如麻疹、水痘、风疹病毒）以及肠道寄生虫感染等。以呼吸道感染最为多见。

2. 食物 主要是机体对异种蛋白质过敏，如虾、鱼、蟹、蛋及乳类等。

3. 药物 包括解热镇痛药（如水杨酸类、保泰松、吲哚美辛等）、抗生素类（如青霉素、链霉素、红霉素、氯霉素等），其他药物如异烟肼、阿托品、噻嗪类利尿药、奎宁类等。

4. 其他 如花粉、尘埃、昆虫咬伤、寒冷刺激及疫苗接种等。

【临床表现】

起病方式可急可缓。50%~90%的儿童和30%的成人发病前数天至3周内常有上呼吸道感染，如发热、头痛、关节痛、倦怠无力、全身不适等前驱感染症状，随后出现皮肤紫癜、多发性关节炎、腹痛或便血、血尿等。根据其病变主要受累部位和程度的不同可分为下列5型。

1. 单纯型（紫癜型） 最常见，主要表现为皮肤紫癜，局限于四肢，尤其是下肢伸侧及臀部多见，而面部、躯干及手足掌少见，特点是成批出现、反复发生、对称分布、大小不等，可融合成片或略高出皮肤表面，初为紫红色，压之不褪色，数日内可渐变成紫色、黄褐色、淡黄色，经7~14日逐渐消退，可同时伴有皮肤水肿、荨麻疹，严重者可发生水疱、血疱，甚至溃疡。

2. 腹型（Henoch型） 常因消化道黏膜及腹膜脏层毛细血管受累而致腹痛、恶心、呕吐、腹泻及血便。患者以腹痛最常见，表现为阵发性绞痛或持续性钝痛，多位于脐周、下腹部或全腹，可伴腹肌紧张但反跳痛不明显，呈症状与体征不平行现象，可有明显压痛及肠鸣音亢进，常被误诊为外科急腹症。幼儿可因肠壁水肿、蠕动增强等导致肠套叠，具有潜在危险。

3. 关节型 因关节部位毛细血管受累出现关节肿胀、疼痛、压痛及功能障碍，甚至关节腔积液等表现。多发生于腕、肘、膝、踝等大关节，呈游走性，反复发作，可在数月内消退，不遗留关节畸形。

4. 肾型 最严重，常因肾小球毛细血管袢发生炎症反应而出现血尿、蛋白尿及管型尿，可伴有水肿、高血压及肾衰竭等表现。多在皮肤紫癜发生后1周出现，多数患者在3～4周内恢复，少数患者可反复发作，逐渐演变成慢性肾炎或肾病综合症，甚至发生尿毒症。

5. 混合型　具有上述2种以上类型的特点。

6. 其他　少数患者还可累及眼部、脑及脑膜血管而出现虹膜炎、视神经萎缩、视网膜出血及水肿，以及中枢神经系统相关症状、体征。

【实验室及其他检查】

1. 血小板计数、功能及出凝血相关检查　出血时间延长。血小板计数及功能、凝血各项实验均正常。

2. 尿常规　肾型或混合型可有血尿、蛋白尿、管型尿等异常表现。

3. 肾功能　肾型及合并肾型表现的混合型，可有程度不等的肾功能受损，如血尿素氮升高、内生肌酐清除率下降等。

【诊断要点】

发病前1～3周有上呼吸道感染史；典型表现为下肢大关节附近及臀部分批出现对称分布、大小不等的丘疹样紫癜为主，可伴有荨麻疹或水肿、多形性红斑，可伴消化道、关节及肾脏的异常表现；血小板计数、功能及凝血各项试验正常；排除其他因素导致的血管炎或紫癜。

【处理原则】

治疗原则是去除诱因，控制病因及对症支持。

1. 去除致病因素　避免导致过敏的药物及食物，防治各种病毒、细菌和肠道寄生虫感染，清除局部病灶，如扁桃体炎等。

2. 药物治疗　过敏性紫癜是免疫介导的全身小血管炎，药物治疗应当以抗炎、抑制免疫、降低血管通透性为主。

（1）抗组胺药　如氯苯那敏、盐酸异丙嗪、阿司咪唑、氯雷他定、去氯羟嗪及静推钙剂等。

（2）改善血管通透性药物　如曲克芦丁、卡巴克络及大剂量维生素C等。

（3）糖皮质激素　此类药物具有较强的抑制免疫和抗炎效应，尤其对腹型和关节型疗效较好，常用泼尼松30mg/d，顿服或分次口服，重者可静脉应用氢化可的松或地塞米松，病情缓解后即改为口服；疗程不宜超过30天，肾型者可延长疗程。

（4）对症治疗　腹痛严重者可予阿托品或山莨菪碱（654－2）皮下注射或肌内注射；呕血、血便者，可用法莫替丁、奥美拉唑等治疗；关节痛可酌情用止痛药。

【护理诊断/问题】

1. 组织完整性受损　与血管壁通透性和脆性增加有关。

2. 疼痛：腹痛、关节痛　与局部过敏性血管炎性病变有关。

3. 知识缺乏　缺乏有关病因预防的相关知识。

4. 潜在并发症　慢性肾炎、肾病综合征、慢性肾衰竭等。

【护理措施】

1. 一般护理

（1）休息与环境　急性期卧床休息，避免过早或过多的起床活动。避免花粉、尘埃、寒冷刺激、昆虫咬伤等易致过敏因素。

（2）饮食护理　避免食用易致过敏的鱼、虾、蟹、蛋及牛奶等，多食富含维生素C丰富的蔬菜、水果等。急性期宜选择清淡、易消化、刺激性小的软或半流质饮食，避免粗糙、硬的食物。

2. 病情观察　密切观察患者出血的量与部位，皮肤出血部位、范围及程度有无变化。腹痛的性质、部位、程度及持续时间、有无伴随症状，粪便颜色等有无变化，密切监测血压、脉搏情况。观察关节病变部位、范围，局部有无红、肿、热、痛及活动障碍等异常表现。小便量及颜色有无变化、追踪尿常规检查结果。

3. 用药护理　遵医嘱给药。告知患者使用糖皮质激素治疗可能出现的不良反应，加强护理，预防感染。应用环磷酰胺时嘱患者多饮水，观察小便量及色泽改变。

4. 对症护理　腹痛时宜屈膝平卧位，必要时遵医嘱用阿托品或山莨菪碱以缓解疼痛；关节型患者保护病变部位，避免受伤，注意保暖，置受累关节于舒适体位，可给予湿冷敷止痛，但禁止热敷肿痛的关节，尽量减少活动，以减轻疼痛，必要时可遵医嘱使用消炎止痛药。紫癜部位的皮肤避免抓挠与刺激。

5. 健康指导　服用糖皮质激素者，应告知必须按医嘱、按时、按剂量、按疗程用药，不可自行减药或停药，

（1）疾病知识指导　向患者及家属介绍本病病因、临床表现及治疗方法。告知本病系变态反应性疾病，避免可能致病的各种因素，如鸡蛋、牛奶、鱼、虾、蟹及其他海产品等食物；预防上呼吸道感染；花粉季节减少外出，外出时应戴口罩；避免引起过敏反应的药物。不慎接触过敏原时，仔细观察反应，必要时及时就诊。

（2）病情监测指导　教会患者对出血情况及伴随症状和体征的自我监测。病情加重或复发，及时就诊。

【预后】

本病预后一般较好，病程一般2周左右，肾脏受累者少数迁延或发展至慢性肾炎、肾病综合征，预后相对较差。

四、血友病

血友病（hemophilia）是一组因遗传性凝血因子缺乏导致凝血活酶生成障碍的出血性疾病。临床特点包括有阳性家族史、幼年发病、轻度外伤后或自发的出血不止、血肿形成、关节腔出血，最终可致关节畸形。根据患者缺乏凝血因子的种类，分为血友病 A（Ⅷ因子缺乏）、血友病 B（Ⅸ因子缺乏）。其中，以血友病 A 最为常见，占血友病患者总数的 80%～85%。在我国，血友病的发病率为（5～10)/10 万。

【病因与发病机制】

血友病为遗传性疾病，血友病 A 和 B 为性染色体（X

染色体）连锁隐性遗传，致病基因位于 X 染色体上，由女性传递、男性发病。

血友病 A 和 B 常见的遗传方式如图 6-3-2 所示：①血友病患者与正常女性结婚，其女儿 100% 为携带者，儿子均为正常人。②正常男性与女性携带者结婚，其儿子有 50% 几率患血友病，女儿有 50% 概率为携带者。③血友病患者与女性携带者结婚，其女儿为血友病患者和携带者的概率各为 50%，其所生儿子患病的可能性占 50%。④婚姻中男女双方均为血友病患者，其所生育子女均为血友病患者。

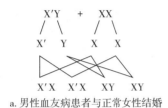

a. 男性血友病患者与正常女性结婚

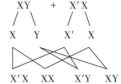

b. 正常男性与女性血友病基因携带者结婚

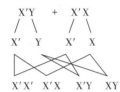

c. 男性血友病患者与女性血友病基因携带者结婚

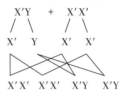

d. 男性血友病患者与女性血友病患者结婚

图 6-3-2 血友病遗传规律示意图

注：XY 正常男性；XX 正常女性；X'Y 血友病 A/B 男性患者；X'X 血友病 A/B 女性携带者；X'X'血友病 A/B 女性患者。

【临床表现】

主要表现为出血和局部血肿压迫所致的症状与体征。

1. 出血 出血轻重与血友病类型及凝血因子缺乏程度有关。血友病 A 出血较重，B 出血较轻。出血特点为：①与生俱来，终身相伴；②出血不止，多出现在轻度外伤或小手术后（如拔牙、扁桃体切除等）；③软组织或深部肌肉内血肿；④负重关节（如膝、踝关节等）反复出血甚为突出，表现为关节肿痛，晚期可致关节僵硬、畸形，可伴骨质疏松、关节骨化及相应肌肉萎缩（称血友病关节）。

2. 局部血肿压迫 血肿压迫口腔底部、扁桃体、咽后壁、喉部及颈部出血可致上呼吸道梗阻，呼吸困难甚至窒息；压迫输尿管可致排尿障碍；压迫血管可致组织缺血性坏死或瘀血、水肿；压迫周围神经可致局部疼痛、麻木及肌肉萎缩；腹膜后出血可引起麻痹性肠梗阻。

【实验室及其他检查】

1. 筛选试验 血小板计数与功能正常，出血时间、血块回缩试验正常，凝血酶原时间正常，活化部分凝血活酶时间（APTT）延长，凝血酶原消耗（PCT）不良。简易凝

血活酶生成试验（simple thromboplastin generation test, STGT）异常。注意 APTT 不能鉴别血友病的类型。

2. 临床确诊试验 FⅧ活性测定辅以 FⅧ Ag 测定和 FⅨ活性测定辅以 FⅨ Ag 测定可分别确诊血友病 A 和血友病 B。按血浆 FⅧ C 的活性高低将血友病 A 分为 3 型。①重型：FⅧ C 活性低于 1%；②中型：FⅧ C 活性为 1%～5%；③轻型：FⅧ C 活性为 6%～30%。

3. 基因诊断试验 目前用于基因分析的技术主要有 DNA 检测、限制性内切酶片段长度多态性、PCR 及基因芯片等。主要用于携带者检查和产前诊断。

【诊断要点】

1. 血友病 A ①男性患者居多，有家族史者符合 X 染色体连锁隐性遗传规律；②关节、肌肉、深部组织出血，可呈自发性或发生于轻度损伤后，容易引起血肿及关节畸形；③血小板计数、出血时间及 PT 正常；④APTT 重型明显延长；⑤FⅧ C 水平明显降低。

2. 血友病 B ①临床表现与血友病 A 相似，但程度较轻；②血小板计数、出血时间及 PT 正常；③APTT 重型延

长，轻型可正常；④FIX抗原及活性减低或缺乏。

【处理原则】

目前，最有效的是以补充凝血因子的替代治疗为主的综合治疗，及时处理局部出血。

1. 局部出血的处理 及时有效的处理出血，如皮肤黏膜出血者采用局部压迫止血处理，还可用凝血酶、立止血、肾上腺素等药物加强止血；局部深层组织血肿和关节腔出血，应抬高患肢固定并制动，绷带加压止血，局部冷敷约20分钟/次，每4~6小时1次。

2. 替代治疗 目前血友病仍以替代疗法为主，补充缺失的凝血因子，达到止血目的。

（1）主要制剂 基因重组FⅧ制剂或病毒灭活的血源性FⅧ制剂、冷沉淀物（富含FⅧ及纤维蛋白原，且FⅧ浓度较血浆高5~10倍）以及凝血酶原复合物等。

（2）FⅧ及FIX给药时间 因FⅧ及FIX的半衰期分别为8~12小时及18~24小时，故FⅧ可每12小时补充一次或连续静脉滴注，FIX只需每24小时补充一次。

（3）FⅧ及FIX剂量 凝血因子的补充一般可采取下列公式计算：FⅧ剂量（IU）＝体重（kg）×所需提高的活性水平（%）÷2（每千克体重输注1IU FⅧ能使体内 FⅧ C提高2%）。FIX剂量（IU）＝体重（kg）×所需提高的活性水平（%）（每千克体重输注1IU FIX能使体内 FIX：C 水平提高1%）。为了达到止血目的，要求FⅧ C或FIX水平至少达20%以上；而出血严重或欲行手术者，为了保障生命安全，应使FⅧ或FIX活性水平达40%以上。

3. 其他药物治疗

（1）去氨加压素（desmopressin，DDAVP） 是一种半合成的抗利尿激素，不仅有抗利尿作用，还可促进内皮细胞释放储存的vWF和FⅧ。常用剂量为0.3μg/kg，置于30~50ml生理盐水内快速静脉滴入，每12小时1次，由于水潴留等，儿童慎用。

（2）抗纤溶药物 保护已形成的纤维蛋白凝块不被溶解。常用药物有氨基己酸和氨甲环酸等，可用于口腔伤口及拔牙时止血。

4. 其他治疗 反复关节出血而致关节强直及畸形的患者，可在补充足量相应凝血因子的前提下，行关节矫形手术。

【护理诊断/问题】

1. 有出血的危险 与凝血因子缺乏有关。

2. 有失用综合征的危险 与反复多次关节腔出血有关。

3. 疼痛：肌肉、关节疼痛 与深部组织血肿或关节腔积血有关。

4. 焦虑 与终身出血倾向、丧失劳动能力有关。

【护理措施】

1. 一般护理

（1）环境和休息 保证环境安全，减少到人流量大的场所，避免碰撞。合理安排活动，避免过度负重或剧烈的接触性运动（如足球、篮球、拳击等）。

（2）饮食 给予高蛋白、高维生素、易消化的软食，避免刺激性、坚硬和过热的食物，以免发生消化道出血。

2. 病情观察 观察患者的自觉症状、不同部位的出血表现。定期监测血压、脉搏，观察患者有无呕血、咯血等内脏出血的征象；警惕颅内出血，如出现头痛、呕吐、瞳孔不对称，甚至昏迷等；注意观察有无肌肉及关节血肿，协助医生进行相应处理。

3. 用药护理

（1）严格遵医嘱用药 禁忌使用阿司匹林、双嘧达莫等影响血小板功能的药物，以防加重出血。去氨加压素静脉滴注速度不宜过快，密切观察患者有无头痛、颜面潮红、心率加快、血压升高及少尿等不良反应。

（2）正确输注各类血液制品 输注全血时必须严格核对，避免异型输血；凝血因子在取回后，立即输注；使用冰冻血浆或冷沉淀物时，将其置于37℃温水（水浴箱）中10分钟内融化，应快速输入（以患者可耐受的速度为度）；输注过程中严密观察有无输血不良反应。

⊙ 知识链接

世界献血者日

每年6月14日，为世界献血者日。为了纪念发现ABO血型系统的诺贝尔奖获得者卡尔·兰德斯坦纳，世界卫生组织、红十字会与红新月会国际联合会、国际献血组织联合会、国际输血协会将2004年6月14日定为第一个世界献血者日。无偿献血是无私奉献、救死扶伤的崇高行为，是血液充足供应的保障，对于公共健康至关重要。

4. 对症护理

（1）出血的护理

1）预防出血 不能过度负重或做剧烈的接触性运动（如足球、篮球、拳击等）；不要穿硬底鞋或赤脚走路；使用刀、剪、锯等工具时应戴防护性手套；注意口腔卫生，预防龋齿，避免拔牙；尽量避免手术治疗，必须手术时，应根据手术大小调节补充凝血因子的用量；避免各类不必要的穿刺、肌注和静注，必须时可在拔针后局部按压5分钟以上直至出血停止。

2）配合处理局部出血 颈部或咽喉部软组织出血或血肿形成者，协助患者取侧卧位或头偏一侧，保持呼吸道通畅，必要时用负压吸引器将血块吸出，做好气管插管或气管切开的准备。

（2）关节的护理　急性期避免关节出血加重，促进关节腔积血吸收，病变关节予以局部制动并保持肢体于功能位，避免患肢负重、过早行走，避免关节腔反复出血。在关节腔出血控制、肿胀消退后，帮助患者循序渐进地进行主动或被动的关节活动。

5. 心理护理　向患者及家属解释本病的发生、发展及预后，介绍预防和处置出血的措施，减轻患者的紧张、焦虑情绪，鼓励患者树立战胜疾病的信心。

6. 健康指导

（1）疾病预防知识指导　提倡优生优育，重视遗传咨询、婚前检查和产前检查，是减少血友病发病率的重要措施。血友病基因的女性携带者，可于妊娠 13～16 周时采取羊水穿刺的方式来确定胎儿性别及基因表型，明确胎儿是否是血友病，决定是否应该终止妊娠。根据血友病遗传规律杜绝不适婚配，否则避免生育。

（2）疾病相关知识指导　说明本病系遗传性疾病，需要终身治疗。禁止服用抑制血小板聚集的药物，如阿司匹林、保泰松等。避免情绪激动、精神刺激诱发出血，尽量避免外伤和手术。教会患者监测出血症状与体征，如外伤后是否发生关节腔出血及伤口渗血情况，教会患者常见出血部位的止血方法，必要时及时就医。

【预后】

随着医学的进步，血友病患者的生存期已接近正常人群。进行性关节畸形而致残及治疗所用药物导致的不良反应是影响患者生活质量的重要原因。

五、弥散性血管内凝血

弥散性血管内凝血（disseminated intravascular coagulation, DIC）是指不同病因导致血管体系受损，人体凝血和纤溶系统被激活，导致弥散性血管内微血栓形成，继之消耗性降低多种凝血因子和血小板，导致纤溶亢进，从而引起全身出血、继之微循环衰竭，可导致多器官功能衰竭。DIC 不是一个独立的疾病，而是在某些严重疾病基础上由特定诱因引发的复杂病理过程，DIC 多数情病凶险，进展迅速，不仅是危重症的严重并发症，而且是多器官功能衰竭综合征（multiple organ dysfunction syndrome, MODS）的重要发病环节。

【病因与发病机制】

1. 病因

（1）严重感染　最常见，占 DIC 发病总数的 31%～43%，是诱发 DIC 的主要病因之一。包括细菌感染如脑膜炎球菌、大肠埃希菌等，病毒感染如流行性出血热、重症肝炎等，立克次体感染如斑疹伤寒等。

（2）恶性肿瘤　占 DIC 发病总数的 24%～34%，是诱发 DIC 的主要病因之一。常见的有急性白血病（尤其是急性早幼粒细胞白血病）、淋巴瘤、胰腺癌、肝癌、绒毛膜上皮癌等。

（3）病理产科　占 DIC 发病总数的 4%～12%，常见于胎盘早剥、羊水栓塞、感染性流产、重症妊娠高血压等。

（4）手术与创伤　占 DIC 发病总数的 1%～15%，如大面积烧伤、严重创伤、毒蛇咬伤、广泛性手术（涉及脑、前列腺、胰腺、子宫及胎盘等富含组织因子的器官）。

（5）其他因素　涉及全身各系统多种疾病，如肺心病、恶性高血压、巨大血管瘤、急性胰腺炎、肝衰竭、溶血性贫血、异型输血、移植物抗宿主病、系统性红斑狼疮等。

2. 发病机制　DIC 发病机制极为复杂，常因基础疾病不同而异，主要涉及凝血系统与抗凝系统平衡失调，并继发纤溶亢进。

（1）血小板活化　感染、炎症、缺氧、药物等可诱发血小板聚集及释放反应，进一步激活凝血。

（2）纤溶系统功能紊乱　DIC 早期凝血系统激活，血管内皮细胞持续高表达纤溶酶原激活物抑制物 - 1（plasminogen activator inhibitor - 1, PAI - 1），缺氧使组织纤溶酶原激活物（tissue type plasminogen activator, t - PA）合成减少，PAI - 1 释放增多导致纤溶系统严重受到抑制。DIC 晚期上述各种因素通过直接或间接方式激活纤溶系统，产生继发性纤溶亢进。

（3）抗凝系统受损　血中抗凝血酶Ⅲ（AT Ⅲ）水平下降、获得性组织因子途径抑制物（tissue factor pathway inhibitor, TFPI）缺乏及蛋白 C（PC）系统破坏，引起机体抗凝能力下降。

（4）组织损伤　感染、炎症、缺血、缺氧及酸中毒等多种因素引起血管内皮损伤或组织损伤。

【病理生理】

1. 微血栓形成　是 DIC 最本质的病理变化，早期为血小板血栓，后期通过纤维蛋白包绕红细胞形成混合血栓，主要为纤维蛋白血栓及纤维蛋白 - 血小板血栓。

2. 凝血功能障碍　是 DIC 最常见的病理变化，分为三个阶段。①高凝期，是 DIC 的早期改变；②消耗性低凝期，此期持续时间较长，表现为血小板及多种凝血因子水平低下、出血倾向明显、凝血酶原时间延长；③继发性纤溶亢进期，常发生在 DIC 的后期，临床上以广泛再发性出血倾向为特征。

3. 微循环障碍　由于毛细血管微血栓形成、血容量减少、血管舒缩功能失调、心功能受损等，DIC 患者容易发生周围循环衰竭。

4. 微血管病性溶血 缺氧、感染、酸中毒及微血栓形成等使红细胞代谢及结构改变，可塑变形能力降低，通过已形成的纤维蛋白网时容易发生机械破坏造成溶血。

【临床表现】

DIC 的临床表现可因原发病及分期不同而有较大差异，常见表现为出血、休克、栓塞和溶血。

1. 出血倾向 最常见，发生率达 84% ~95%，为自发性或多发性出血。早期常见于皮肤、黏膜、伤口及穿刺部位出血；严重者可有内脏出血如颅内出血。

2. 低血压、休克或微循环衰竭 常为一过性或持续性血压下降，早期即出现肾、肺、脑等器官功能障碍，表现为四肢皮肤湿冷、发绀、少尿甚至无尿、呼吸困难及神志改变等。休克程度与出血症状不相称，常规抗休克治疗效果不佳，且顽固性休克提示病情严重、预后不良。

3. 微血管栓塞 皮肤黏膜微血栓表现为浅表组织缺血、坏死及局部溃疡形成；肺微血栓表现为急性呼吸窘迫综合征；肾微血栓引起急性肾衰竭；广泛的微血栓形成可引起多器官功能衰竭。

4. 微血管病性溶血 不明原因的进行性贫血且与出血程度不成比例，多数缺乏典型急性血管内溶血的症状和体征，如高热、寒战、腰疼等，偶见黄疸。

【实验室及其他检查】

1. 消耗性凝血障碍的检查 血小板计数进行性减少；PT 延长、APTT 延长；纤维蛋白原含量减少、FⅧ：C 活性降低、抗凝血酶Ⅲ含量及活性降低。

2. 继发性纤溶亢进的检查 纤溶酶及纤溶酶原激活物的活性增高；纤维蛋白（原）减少而纤维蛋白（原）降解产物明显增多；D-二聚体含量增高或定性阳性；血浆鱼精蛋白副凝固试验（3P 试验）阳性。

3. 其他 外周血涂片红细胞形态呈多形性改变，可见到畸形红细胞，如碎裂细胞、盔甲细胞等，比例超过 2% 时，对 DIC 诊断有参考价值，但该指标在诊断 DIC 时既不敏感也不特异。

【诊断要点】

目前，DIC 的国内诊断标准主要包括临床表现和实验室检查指标。

1. 临床表现 存在易诱发 DIC 的基础疾病。具有下列两项以上临床表现：①多发性出血倾向；②不易用原发病解释的微循环障碍或休克；③多发性微血管栓塞的症状、体征；④抗凝治疗有效。

2. 实验室检查 同时有下列三项以上异常：①血小板 <100×10^9/L 或进行性下降，肝病、白血病患者血小板 <

$50×10^9/L$；②血浆纤维蛋白原含量 <1.5g/L，或进行性下降，或 >4g/L，白血病及其他恶性肿瘤 <1.8g/L，肝病 <1.0g/L；③3P 试验阳性或血浆 FDP >20mg/L，肝病、白血病 FDP >60mg/L，或 D-二聚体水平升高或阳性；④PT 缩短或延长 3 秒以上，肝病、白血病延长 5 秒以上，或 APTT 缩短或延长 10 秒以上。

【处理原则】

1. 治疗原发病、消除诱因 积极治疗原发病是终止 DIC 的关键。积极控制感染、治疗肿瘤、创伤、积极抗休克等。

2. 抗凝治疗 抗凝治疗是终止 DIC 病理过程、减轻器官损伤、重建凝血-抗凝平衡的重要措施。临床上常用的抗凝药物为肝素，主要包括普通肝素和低分子量肝素。

（1）适应证 ①DIC 高凝期；②血小板及凝血因子呈进行性下降；③微血管栓塞表现明显（如出现器官衰竭）患者；④消耗性低凝期但原发病短期内不能去除者，在补充凝血因子情况下使用。

（2）禁忌证 ①手术后或损伤创面未经良好止血者；②蛇毒所致 DIC；③近期有大咯血或有大量出血的活动性消化性溃疡；④DIC 晚期，患者有多种凝血因子缺乏及明显纤溶亢进。

（3）用法 ①普通肝素：DIC 首选肝素钠 10000 ~20000U/d。急性 DIC 患者，一般为 12500U/d 左右，每 6 小时的量不超过 5000U，静脉滴注根据病情可连续使用 3 ~5 天。②低分子肝素：常用剂量为 75 ~150IUAXa/（kg·d），一次或分两次皮下注射，连用 3~5 天。

3. 替代治疗 适用于血小板或凝血因子明显减少，经上述治疗后 DIC 未能得到良好控制，有明显出血表现者。对于纤维蛋白原显著降低（<1g/L）或血小板明显减少（<20×10^9/L 或 <50×10^9/L 但出血倾向明显者）可分别输注纤维蛋白原浓缩剂或血小板悬液，而对于 APTT 显著延长者应输注新鲜全血、血浆或冷沉淀。

4. 抗纤溶治疗 适用于 DIC 晚期并发纤溶亢进患者，应在前期治疗基础上慎重进行。常用药物有氨基己酸、氨甲环酸等。

5. 其他疗法 糖皮质激素不作常规应用，下述情况可考虑使用：①基础疾病需糖皮质激素治疗者；②感染性休克合并 DIC 时，已经开展有效抗感染治疗者；③并发肾上腺皮质功能不全者。

【护理诊断/问题】

1. 有出血的危险 与 DIC 所致的凝血因子被消耗、继发性纤溶亢进、肝素等的副作用有关。

2. 气体交换受损 与肺栓塞有关。

3. 组织灌注量改变 与 DIC 造成的微循环障碍以及出

血引起的循环血容量降低有关。

【护理措施】

1. 一般护理

（1）环境与休息 保持环境安静、安全，卧床休息，避免患者情绪紧张，据病情采取合适体位，休克患者取休克体位。

（2）饮食 遵医嘱给予清淡流质或半流质，必要时禁食。

2. 病情观察 注意观察出血部位、范围及程度。持续、多部位的出血或渗血，往往提示发生 DIC；密切观察病情变化，定时监测患者生命体征，记录 24 小时出入量，注意有无各器官栓塞的症状和体征。正确并及时采集标本送检，随时关注实验室检查指标的变化。

3. 抢救配合护理 迅速建立两条静脉通道并维持静脉通路通畅，保证抢救药物的应用。积极补充血容量防治低血压、休克。遵医嘱准确给予肝素抗凝治疗，期间注意补充新鲜凝血因子。严格掌握肝素使用的适应证和禁忌证，使用时注意观察出血减轻或加重情况，定期测 APTT 以指

导用药。

4. 心理护理 缓解患者紧张、焦虑情绪，鼓励患者积极主动配合治疗。

5. 健康指导

（1）疾病知识指导 向患者及家属耐心讲解疾病发生发展，尤其要指出反复进行实验室检查的重要性和必要性，特殊检查与治疗的目的、意义及可能的不良反应。同时也要告知家属，本病预后不良，劝告家属要多体谅关爱患者，支持患者树立战胜疾病的信心。

（2）生活指导 疾病康复期应注意营养，适当户外活动，提高机体抵抗力，保持良好的情绪，保证充足的休息和睡眠，以促进身体的恢复。

【预后】

取决于原发病治疗情况、DIC 的严重程度、抗凝治疗效果、配合治疗的合理性。死亡率为 31% ~ 86%，可因不同基础疾病而异。

（王爱红）

第四节 白血病

PPT

📖 **学习目标**

知识要求：

1. 掌握 白血病的临床表现和护理。

2. 熟悉 白血病的诊断要点和处理原则。

3. 了解 白血病的分类、病因和发病机制。

技能要求：

1. 学会观察化疗药物的不良反应，及时采取正确的处理措施。

2. 具备配合医生行骨髓穿刺、鞘内注射的技能。

素质要求：

具有高度的责任心，对白血病患者奉献精神和人文关怀精神。

➡ **案例引导**

案例：患者，男，35 岁，发热 1 周入院。患者 1 周前无明显诱因出现发热，体温最高 38.8℃，伴畏寒、寒战，无咳嗽、咳痰。近 3 天刷牙时有少量牙龈出血。血常规：WBC 42.55×10^9/L，Hb 100g/L，血小板 25×10^9/L。自发病来，神志清，精神不振，饮食差，小便正常，近 3 天黑便。既往体健，无传染病病史，无高血压、过敏史。

体格检查：T 37.8℃，P 84 次/分，R 21 次/分，

BP 120/63mmHg。神志清，精神不振，全身皮肤黏膜未见异常，未触及肿大的浅表淋巴结。双肺呼吸音清，未闻及干湿啰音。心率 84 次/分，律齐。腹软，肝脾未触及，双下肢无水肿。

讨论：

1. 该患者可能是什么疾病？

2. 为明确诊断，应进一步做何种检查？

3. 如何护理该患者？

白血病（leukemia）是造血干细胞的恶性克隆性疾病。其克隆的白血病细胞增殖失控、分化障碍、凋亡受阻，停滞在细胞发育的不同阶段，在骨髓和其他造血组织中大量增生累积，使正常造血受抑制，并浸润其他器官和组织。临床表现为进行性贫血、出血、发热和肝、脾、淋巴结肿大等器官组织浸润的表现。

我国白血病的发病率为（3~4）/10万，是儿童及35岁以下成人中恶性肿瘤致死的首位原因。

【分类】

1. 根据白血病细胞的分化成熟程度和自然病程分类

（1）急性白血病 细胞分化停滞在较早阶段，多为原始细胞及早期幼稚细胞，病情发展迅速，自然病程仅数月。

（2）慢性白血病 细胞分化停滞在较晚阶段，多为较成熟幼稚细胞和成熟细胞，病情发展慢，自然病程为数年。

2. 根据主要受累的细胞系列分类 可分为淋巴细胞白血病和非淋巴细胞白血病。

急性白血病分为急性淋巴细胞白血病（简称急淋，acute lymphoblastic leukemia，ALL）和急性髓细胞白血病（简称急非淋，acute myeloid leukemia，AML）。

慢性白血病则分为慢性髓细胞白血病（简称慢粒，chronic myelocytic leukemia，CML）、慢性淋巴细胞白血病（简称慢淋，chronic lymphocytic leukemia，CLL）及少见的多毛细胞白血病、幼淋巴细胞白血病等。

1985年法美英三国协作组（FAB协作组）根据光镜下骨髓细胞形态学观察和细胞化学分类，制订了急性白血病FAB分类法。据此急性淋巴细胞白血病可分成 L_1、L_2、L_3 三种亚型，急性非淋巴细胞白血病则分为 M_0 ~ M_7 共八种亚型，具体分型见表6-4-1。WHO在此基础上提出了MICM分型，即综合应用形态学（morphology）、免疫学（immunology）、细胞遗传学（cytogenetics）及分子生物学（molecular biology）检查的分型，将急性白血病分为髓系和淋巴系肿瘤分类法。急性髓系白血病又分为有重现性遗传学异常的AML、AML伴骨髓异常相关改变、治疗相关性AML、非特殊类型AML、髓系肉瘤等；急性淋巴细胞白血病分为前体B细胞ALL、前体T细胞ALL、Burkitt型白血病。

表6-4-1 急性白血病分型

FAB分型			骨髓细胞形态学观察和细胞化学特点
急性髓系白血病	M_0	急性髓细胞白血病微小分化型	原始细胞≥30%，无嗜天青颗粒及Auer小体，核仁明显。光镜下（MPO）及苏丹黑B阳性<3%。电镜下，MPO（+），CD33或CD13等髓系标志可呈（+）。淋巴系抗原阴性，血小板抗原阴性
	M_1	急性粒细胞白血病未分化型	原粒细胞（Ⅰ型+Ⅱ型）占骨髓NEC的90%以上，至少3%细胞为MPO染色（+）
	M_2	急性粒细胞白血病部分分化型	原粒细胞（Ⅰ型+Ⅱ型）占骨髓NEC的30%~89%，单核细胞<20%，其他粒细胞≥10%
	M_3	急性早幼粒细胞白血病	骨髓中以多颗粒的早幼粒细胞为主，此类细胞在NEC中≥30%
	M_4	急性粒-单核细胞白血病	骨髓中原始细胞占NEC的30%以上，各阶段粒细胞≥20%，各阶段单核细胞≥20% M_4Eo尚要求嗜酸性粒细胞在非红系细胞中≥5%
	M_5	急性单核细胞白血病	骨髓NEC中原单核、幼单核≥30%。原单核细胞、幼单核及单核细胞≥80%。若原单核细胞≥80%为 M_{5a}，<80%为 M_{5b}
	M_6	急性红白血病	骨髓中幼红细胞≥50%，NEC中原始细胞（Ⅰ型+Ⅱ型）≥30%
	M_7	急性巨核细胞白血病	骨髓中原始巨核细胞≥30%。血小板抗原阳性，血小板过氧化酶阳性
急性淋巴细胞白血病	L_1		原始和幼淋巴细胞以小细胞（直径≤12μm）为主。胞浆较少，核型规则，核仁不清楚
	L_2		原始和幼淋巴细胞以大细胞（直径>12μm）为主
	L_3		原始和幼淋巴细胞以大细胞为主，大小较一致，细胞内有明显空泡，胞浆嗜碱性，染色深

注：NEC：骨髓非红系有核细胞，指不包括浆细胞、淋巴细胞、组织嗜碱细胞、巨噬细胞及所有红系有核细胞的骨髓有核细胞计数。原始细胞浆中无颗粒为Ⅰ型，出现少数颗粒为Ⅱ型。MPO：髓过氧化物酶。

我国急性白血病比慢性白血病多见（约 5.5∶1），其中 AML 最多见，其次为 ALL，CML、CLL 少见。男性发病率略高于女性。成人急性白血病以 AML 多见，儿童则以 ALL 较多见。

【病因与发病机制】

白血病的病因与发病机制尚不完全清楚。

1. 病因

（1）遗传因素　单卵孪生子，如果一个人发生白血病，另一人的发病率明显升高达 20%。某些遗传性疾病有较高的白血病发病率，如 Down 综合征（21 号染色体 3 体改变），其白血病发病率达 50/10 万，比正常人群高 20 倍，表明白血病与遗传因素有关。

（2）环境因素

1）放射因素　X 射线、γ 射线及电离辐射均可能诱发白血病。日本广岛及长崎受原子弹袭击后，幸存者中白血病发病率比未受辐射的人群高 17～30 倍。

2）化学因素　苯及其衍生物的致白血病作用已经被肯定，如接触含苯胶水的制鞋工人发病率高于正常人群的 3～20 倍。近年报道许多乙双吗啉致白血病案例，该药具有极强的致染色体畸变。化学物质所致的白血病，多为急非淋白血病。

3）生物因素　主要是病毒感染和免疫功能异常。成人 T 细胞白血病（ATL）是由 I 型人类 T 细胞白血病/淋巴瘤病毒（HTLV－I）所引起。EB 病毒与 Burkitt 淋巴瘤/白血病的发病也有密切关系。

（3）其他血液病　某些血液病的小部分患者最终可发展为急性白血病，如骨髓增生异常综合征、骨髓增殖性肿瘤如原发性血小板增多症、骨髓纤维化和真性红细胞增多症、阵发性睡眠性血红蛋白尿、淋巴瘤、多发性骨髓瘤等。

2. 发病机制　白血病的发生至少有两类分子事件发生。①各种病因导致造血细胞内一些基因突变，如 *ras*、*myc* 等，激活某种信号通道，导致异常造血细胞大量克隆性增生、凋亡受阻。②某些遗传学改变（如形成 PML/RARα、BCR/ABL 融合基因）可能涉及某些转录因子，导致造血细胞分化阻滞或紊乱。

一、急性白血病

急性白血病细胞分化停滞在较早阶段，发病时骨髓中异常的原始细胞和幼稚细胞大量增殖，抑制正常造血，并广泛浸润其他脏器，因而表现为贫血、出血、感染等正常造血受抑和肝、脾、淋巴结肿大等浸润征象。病情进展迅速，如不及时治疗，患者可数月内死亡。

【临床表现】

起病急缓不一。起病急者多以高热或严重出血为首发症状。部分成人和老年人可缓慢起病，常因低热、乏力、脸色苍白、牙龈肿胀、皮肤紫癜、月经过多或拔牙后出血不止而就诊。主要表现如下。

1. 正常骨髓造血功能受抑表现

（1）贫血　常为首发症状，呈进行性加重，半数患者就诊时已有重度贫血，为正常细胞性贫血。

（2）发热　50% 以上患者以发热为早期表现，是白血病患者最常见的症状和就诊的主要原因之一。可低热，亦可高热，热型不定，可伴畏寒、寒战、出汗较多。发热的原因可以是白血病本身引起的肿瘤性发热，但更多的是继发感染所致，尤其是高热。感染的原因与正常粒细胞缺乏或功能缺陷、化疗药物及激素应用致机体免疫功能下降等有关。感染可发生在全身任何部位，严重时可致败血症，最常见的致病菌为革兰阴性杆菌，如肺炎克雷伯菌、铜绿假单胞菌、大肠埃希菌、产气杆菌等，金黄色葡萄球菌、表皮葡萄球菌、粪链球菌等革兰阳性球菌及厌氧菌也不少见。长期应用广谱抗生素者可出现真菌感染，还可发生病毒感染，如带状疱疹病毒、巨细胞病毒等以及原虫感染等。

（3）出血　近 40% 患者以出血为早期表现。出血主要原因是血小板减少，其他如白血病细胞在血管中瘀滞浸润，导致血管通透性增加、血小板功能异常、凝血因子减少等也可导致出血。出血可发生在全身任何部位，以皮肤瘀点、瘀斑、鼻出血、牙龈出血、月经过多常见。严重者可发生颅内出血，甚至昏迷而死亡。急性早幼粒细胞白血病易并发凝血异常导致弥散性血管内凝血（DIC）而出现全身广泛性出血，是急性白血病中出血倾向最明显的亚型。

2. 器官和组织浸润的表现　白血病与实体肿瘤不同，不是生长在局部的赘生物，而是全身播散，可侵犯肝、脾、肺、心、消化道、泌尿系统各系统，但并不一定有临床表现。

（1）淋巴结和肝脾大　约 50% 的患者就诊时伴有颈、腋下和腹股沟、纵隔等淋巴结肿大，一般无触痛和粘连，中等坚硬，以急淋白血病较多见。白血病患者可有轻中度肝脾大，继发于骨髓增殖性肿瘤者可见巨脾。

（2）骨骼和关节　患者常有胸骨下段局部压痛，与骨髓腔内白血病细胞过度增生有关。还可出现关节、骨骼疼痛，以儿童多见。急性粒细胞白血病可在眼眶、肋骨等处形成粒细胞肉瘤（granulocytic sarcoma）或绿色瘤（chloroma），以眼眶部最常见，常导致眼球突出、复视或失明。

（3）口腔和皮肤　急性单核细胞白血病和急性粒-单

细胞性白血病可出现牙龈增生、肿胀，局部皮肤可隆起、变硬，呈紫蓝色结节的斑丘疹。

（4）中枢神经系统白血病（central nervous system leukemia，CNS－L） 是白血病最常见的髓外浸润部位。主要是由于化疗药物难以通过血－脑屏障，隐藏在中枢神经系统的白血病细胞不能有效被杀灭所致。CNS－L 可发生在疾病各个时期，但常发生在缓解期，以急性淋巴细胞白血病最常见。临床上表现为头痛、恶心呕吐、颈项强直，甚至抽搐、昏迷等。

（5）睾丸 睾丸受浸润，多表现为单侧无痛性肿大，另一侧虽不肿大，但活检时往往也有白血病浸润。睾丸白血病多见于急性淋巴细胞白血病化疗缓解后的幼儿或青年，是仅次于 CNS－L 的白血病髓外复发的根源。

【实验室及其他检查】

1. 血象 多数患者白细胞数增多，高者可超过 $100 \times$

$10^9/L$，称为高白细胞性白血病。也有患者的白细胞计数正常或减少，低者 $< 1.0 \times 10^9/L$ 称为白细胞不增多性白血病。血涂片分类检查可见数量不等的原始和（或）幼稚细胞，占 30% ～90%。患者常伴有不同程度的正常细胞性贫血和血小板减少。

2. 骨髓象 骨髓穿刺检查是诊断急性白血病的主要依据和必作检查。多数患者骨髓象增生明显活跃或极度活跃，有核细胞显著增多，以原始和幼稚细胞为主，细胞形态常有异常改变。因较成熟中间阶段细胞缺如，并残留少量成熟粒细胞，形成所谓"裂孔"现象。正常的幼红细胞和巨核细胞减少。Auer 小体是白血病细胞中出现的红色杆状小体，仅见于急非淋，尤其是急粒白血病多见，有助于鉴别急淋和急髓细胞白血病。

3. 细胞化学 主要用于急淋、急粒、急单白血病诊断与鉴别诊断，具体见表 6－4－2。

表 6－4－2 常见急性白血病类型鉴别

	急淋	急粒	急单
过氧化物酶（POX）	（－）	分化差的原始细胞（－）～（＋） 分化好的原始细胞（＋）～（＋＋＋）	（－）～（＋）
糖原反应（PAS）	（＋）成块或颗粒状	弥漫性淡红色 （－）/（＋）	弥漫性淡红色 （－）/（＋）
非特异性酯酶（NSE）	（－）	NaF 抑制 <50% （－）～（＋）	被 NaF 抑制 ≥50% （＋）
中性粒细胞碱性磷酸酶（AKP/NAP）	增加	减少或（－）	正常或增加

4. 免疫学检查 根据白血病细胞表达的系列相关抗原，可将各亚型的白血病加以区别。如造血干/祖细胞表达 CD34，B 淋巴细胞可表达 CD10、CD19、CD79a、cCD22、sCD22、CD24 等，T 淋巴细胞可表达 CD2、CD3、CD5、CD8、CD10、TCR 等，髓系白血病可表达 CyMPO、CD13、CD14、CD15、CD33、CD64、CD65 等。

5. 染色体和分子生物学 白血病常伴有特异的染色体和基因改变。如 M_3 型 t（15；17）（q22；q21）系 15 号染色体上的 PML（早幼粒白血病基因）与 17 号染色体上 RARa（维 A 酸受体基因）形成 PML/RARα 融合基因。这是 M_3 发病及用维 A 酸治疗有效的分子基础。其他常见的异常如 M_2 型 t（8；21）（q22；q22）形成 AML1/ETO 融合基因。此外，某些急性白血病还有 N－ras 癌基因点突变、活化及抑癌基因 p53、Rb 失活等。

6. 其他 血清尿酸浓度增高，尿中尿酸排泄量增加，甚至出现尿酸结晶。发生 DIC 时可出现凝血异常。M_4、M_5 时血清和尿溶菌酶活性增高，急粒白血病不增高，而急淋

白血病常降低。中枢神经系统白血病时，脑脊液压力增高，白细胞数增多（$> 0.01 \times 10^9/L$），蛋白质增多（$> 450mg/L$），而糖定量减少，涂片可找到白血病细胞。

【诊断要点】

根据临床表现、血象和骨髓象，结合形态学、细胞化学、免疫学、染色体及基因检查，即可做出诊断。主要依据是骨髓象。

【处理原则】

根据 MICM 结果及临床特点进行预后危险分层，并结合患者意愿、经济能力，选择适合患者的最佳治疗方案。近些年来急性白血病治疗进展显著。化学治疗使成人急性髓细胞白血病和急性淋巴细胞白血病五年无病生存率分别达 30% ～40% 和 50%，某些类型如 APL 甚至多数可治愈。

1. 对症支持治疗

（1）防治感染 发生感染应及时查明感染部位。病原菌不明时，先使用广谱抗生素，等待药敏试验结果，选择敏感的抗生素。伴有真菌感染时，选用抗真菌药。

（2）纠正贫血　严重贫血可输注浓缩红细胞，维持血红蛋白 >60g/L，甚至 80g/L 以上。

（3）控制出血　当血小板 $<10 \times 10^9/L$ 时，可输血小板悬液，以预防内脏甚至是颅内出血。M_3 发生 DIC 时，应立即给以肝素等治疗。

（4）紧急处理高白细胞血症　当血液中白细胞 $>100 \times 10^9/L$ 时，称高白细胞血症。当外周血中白细胞数 $>200 \times 10^9/L$ 时。应立即用血细胞分离机清除血中过多的白细胞，同时给予化疗和水化、碱化尿液。AML 可用羟基脲，ALL 用地塞米松进行化疗前短期预处理。并注意预防高尿酸血症、酸中毒、电解质平衡紊乱、凝血异常等并发症，减少肿瘤溶解综合征的发生。

（5）防治尿酸性肾病　应鼓励患者多饮水或给予静脉补液（补液量 >3L/d，每小时尿量 $>150ml/m^2$），碳酸氢钠碱化尿液。口服别嘌醇 100mg，每日 3 次，以阻断次黄嘌呤和黄嘌呤代谢，抑制尿酸合成。

（6）纠正水电解质酸碱失衡　白血病细胞较高者，化疗时容易产生高磷血症、低钙血症、高钾血症等，应定时监测水电解质酸碱情况，发现异常及时纠正。

⊕ 知识链接

急性肿瘤溶解综合征

急性肿瘤溶解综合征（acute tumor lysis syndrome，ATLS）是由于肿瘤细胞大量溶解，快速释放细胞内物质，导致代谢异常和电解质紊乱，引起以高尿酸血症、高钾血症、低钙血症、高磷血症和肾功能不全为主要表现的症候群，并且易并发急性肾功能衰竭（ARF），甚至可出现严重的心律失常如室速和室颤，病死率较高。一般出现在生长迅速的肿瘤，最多见于淋巴瘤和急性淋巴细胞白血病，少数情况下亦见于实体瘤，如小细胞肺癌、乳腺癌和精原细胞瘤等。

2. 化学药物治疗　是目前白血病治疗的最主要方法。

（1）化学治疗的原则　目前主要采用联合化疗治疗白血病，化疗实施的原则为早治、联合、充分、间歇、分阶段。

（2）化疗方案　白血病化疗过程分为两个阶段，即诱导缓解和缓解后治疗。

1）诱导缓解　目的是通过联合化疗，使患者迅速获得完全缓解（complete remission，CR）。完全缓解，即白血病的症状和体征消失，外周血中性粒细胞绝对值 $\geq 1.5 \times 10^9/L$，血小板 $\geq 100 \times 10^9/L$，白细胞分类中无白血病细胞。骨髓象原粒细胞 + 早幼粒细胞（原单 + 幼单核细胞或原淋巴 + 幼淋巴细胞）$\leq 5\%$，红细胞及巨核细胞正常，

无髓外白血病。最理想的 CR 状态为白血病免疫学、细胞遗传学和分子生物学异常均消失。患者能否获得 CR，是急性白血病治疗成败的关键。

急淋诱导缓解的基本方案是长春新碱加泼尼松组成的 VP 方案。DVLP（柔红霉素 + 长春新碱 + 左旋门冬酰胺酶 + 泼尼松）方案是目前成人急淋诱导缓解的推荐标准方案，CR 率可达 75% ~ 92%。左旋门冬酰胺酶（L - ASP）是专用于 ALL 化疗的药物，可相对特异地杀灭原始淋巴细胞。Hyper - CVAD 是治疗 ALL 的较强烈的诱导方案，CR 率可达 90% 以上。Ph + ALL 预后差，在诱导化疗期间应联合应用络氨酸激酶抑制剂如伊马替尼、达沙替尼或尼洛替尼，可提高 CR 率，还可以减少继发耐药。

非 M_3 急性髓细胞白血病诱导缓解的标准方案是 DA 方案，即柔红霉素加阿糖胞苷。也可采用 HA 方案，即高三尖杉酯碱和阿糖胞苷治疗。M_3 白血病可用全反式维 A 酸（ATRA）$25 \sim 45mg/(m^2 \cdot d)$ 口服直至缓解，ATRA 为诱导分化剂，可诱导带有 PML/RARα 融合基因的早幼粒白血病细胞分化成熟。ATRA 联合蒽环类细胞毒药物可以提高 CR 率，降低维 A 酸综合征（retinoic acid syndrome）发生率和死亡率。此外，三氧化二砷对 M_3 型诱导完全缓解率可达 65% ~ 98%。目前 ATRA + 砷剂化疗作为 M_3 一线诱导方案。有合并 DIC 倾向者要使用肝素治疗。

2）缓解后治疗　达到 CR 后进入抗白血病治疗的第二阶段，即缓解后治疗，主要方法为化疗和造血干细胞移植（HSCT）。急性白血病未治疗时体内白血病细胞的数量相当大，估计为 $10^{10} \sim 10^{13}$。达到完全缓解标准时体内白血病细胞 $10^8 \sim 10^9$，且髓外某些隐蔽之处仍可有白血病细胞浸润，是白血病复发的根源。因此，完全缓解后应进一步巩固强化治疗，从而彻底消灭残存白血病细胞，防止复发，延长无病生存。实施巩固缓解的治疗 4 ~ 6 疗程，使白血病细胞减少到 10^4 然后进入维持阶段。

ALL 的缓解后治疗，巩固强化和维持治疗一般需要 3 年。对于高危或极高危组 ALL 应在缓解后及早进行异基因造血干细胞移植（allo - HSCT），强化治疗可以选择原诱导方案，或应用大剂量阿糖胞苷（HD Ara - C）和大剂量 MTX（HD - MTX），可以克服耐药提高药物在脑脊液中的浓度。ALL 的有效维持治疗普遍采用硫唑嘌呤（6 - MP）和 MTX 联合应用。急性髓细胞白血病（AML）缓解后需要进行 6 ~ 9 个疗程的巩固强化治疗，化疗方案可以采用剂量更强的原诱导方案或 HD Ara - C 方案单用或联合其他蒽环类药物。M_3 获得 CR 仍需巩固强化治疗 5 - 6 个疗程，采用 ATRA 及砷剂交替维持治疗 2 ~ 3 年。

目前常用的联合化疗方案见表 6 - 4 - 3。

表 6 - 4 - 3　成人急性白血病诱导缓解的几种联合化疗方案

药物			剂量（mg）	用法
急性淋巴细胞白血病	VP 方案	VCR	1 ~ 2	第 1 天，每周 1 次，静脉注射
		P	40 ~ 60	每日分次，口服
	VDP 方案	VCR	1 ~ 2	第 1 天，每周 1 次，静脉注射
		DNR	40 ~ 60	第 1 ~ 2 天，每日 1 次，静脉注射
		P	40 ~ 60	每日分次，口服
	VAP 方案	VCR	1 ~ 2	第 1 天，每周 1 次，静脉注射
		ADM	40 ~ 60	第 1 ~ 2 天，每日 1 次，静脉注射
		P	40 ~ 60	每日分次，口服
	VLP 方案	VCR	1 ~ 2	第 1 天，每周 1 次，静脉注射
		L - ASP	5000 ~ 10000U	每日 1 次，共 10 日，静脉注射
		P	40 ~ 60	每日分次，口服
	VLDP 方案	VCR	1 ~ 2	第 1 天，每 2 周 3 次，静脉注射
		DNR	45	第 1 ~ 3 天，每日 1 次，静脉注射
		L - ASP	5000 ~ 10000U	第 16 天开始，每日 1 次，静脉注射
		P	40 ~ 60	每日分次，共 35 日，口服
急性非淋巴细胞白血病	DA 方案	DNR	40	第 1 ~ 3 天，每日 1 次，静脉注射
		Ara - C	150	第 1 ~ 7 天，每日 1 次，静脉注射
	HOAP 方案（去掉 OP 即为 HA 方案）	H	4 ~ 6	第 1 ~ 5 或 7 天，静脉滴注
		VCR	2	第 1 天，静脉注射
		Ara - C	150	第 1 ~ 5 或 7 天，静脉滴注
		P	40 ~ 60	每日分次，共 7 天，口服

🌐 知识链接

癌症诱导分化之父——王振义

急性早幼粒细胞白血病病程发展迅速，病死率高。而中国工程院院士王振义、中国科学院院士陈竺等人首次提出了白血病的"诱导分化疗法"，即应用"全反式维甲酸和三氧化二砷（俗称砒霜）"联合疗法，使急性早幼粒细胞白血病缓解率达到 95%，5 年生存率上升至 90% 以上。它是使用自然而非化学物质使人体内的癌细胞"改邪归正"，也不是传统的放射疗法杀死癌细胞。王振义院士因而获得了国家最高科技奖及有国际肿瘤学界"诺贝尔奖"之称的"凯特琳奖"大奖，被世界医学界誉为"癌症诱导分化第一人"。

3. **中枢神经系统白血病的治疗**　由于化疗药物难以通过血-脑屏障，因此中枢神经系统白血病是最常见的白血病髓外复发的根源，尤其是急淋白血病。治疗常用药物为氨甲蝶呤、阿糖胞苷，因氨甲蝶呤鞘内注射可引起急性化学性蛛网膜炎，因此注射时宜加用地塞米松 5 ~ 10mg。

4. **睾丸白血病治疗**　药物对睾丸白血病疗效不佳，即使一侧睾丸肿大，也必须两侧放射治疗。

5. **造血干细胞移植**　详见本章第七节"造血干细胞移植"的护理。

【护理诊断/问题】

1. **活动无耐力**　与大量长期持续化疗，白血病引起代谢增高及贫血有关。

2. **有感染的危险**　与正常粒细胞减少、化疗、激素治疗引起机体抵抗力低下，消化道、呼吸道黏膜屏障受损等有关。

3. **有损伤的危险：出血**　与血小板减少、功能异常，凝血因子缺乏，白血病细胞浸润，感染细菌毒素对血管的损伤等有关。

4. **潜在并发症**　化疗药物不良反应。

5. **预感性悲哀**　与病情严重、反复住院、治疗效果差有关。

【护理措施】

1. **一般护理**

（1）休息与活动　指导患者合理休息与运动以减轻组

织耗氧量，依据贫血发生的速度和贫血的严重程度制定休息与活动的计划。加强生活护理，将常用物品置于可及处，避免因体力消耗而加重心悸、气短等症状。化疗期间宜卧床休息，缓解期可适当活动，气功、太极拳、散步等体育活动对患者有积极的意义，但要量力而行。

（2）饮食护理 化疗间歇期进食高热量、高蛋白质、高维生素营养丰富的食物，以提高机体对化疗的耐受性。化疗期间指导患者进食清淡、低脂、易消化的食物，少量多餐，以减少胃肠道的反应。必要时，遵医嘱在治疗前1~2小时给予止吐药物；鼓励患者多饮水，减少并发症；注意饮食卫生，多食新鲜的蔬菜、水果，水果宜去皮，以补充维生素B、维生素C，改善血管脆性，减少出血；戒烟、戒酒。发生恶心、呕吐者，协助患者及时清除呕吐物，指导患者在停止呕吐后进行深呼吸和有意识吞咽，减轻恶心症状。

2. 病情观察

（1）常规测量生命体征，观察有无发热、咳嗽、咳痰、咽喉痛等感染的迹象；观察患者皮肤、黏膜有无新鲜出血点或瘀斑；有无血尿、黑便、呕血、咯血、女性患者月经量增多等内脏出血的表现；尤其要注意观察有无颅内出血的征象，如头痛、呕吐、意识障碍、颈项强直等，如有异常及时通知医生。

（2）注意监测血象、骨髓象、记录出入液量。

3. 对症护理

（1）预防感染 对于粒细胞缺乏（中性粒细胞绝对值 ≤0.5×10⁹/L）的患者，应采取保护性隔离，条件允许宜住无菌层流病房或消毒隔离病房。减少探视以避免交叉感染。加强口腔、皮肤、肛门及外阴的清洁卫生。若患者出现感染征象，应协助医生做好血液、口腔、咽部、尿液、粪便或伤口分泌物的细菌培养及药物敏感试验，并遵医嘱应用抗生素。

（2）出血、发热的护理措施 见本章第一节"概述"。

4. 用药护理

（1）静脉炎及组织坏死的防护 根据化疗药物外渗对皮下组织的损伤程度可分为三类，即发疱性化疗药物、刺激性化疗药物、非刺激性化疗药物。发疱性化疗药物外渗后可引起局部组织红、肿、热、痛，甚至组织坏死，也可导致永久性溃烂，如阿霉素、表阿霉素、丝裂霉素、柔红霉素、氮芥、长春新碱、长春花碱、长春地辛、长春花碱酰胺、去甲长春花碱、放线菌素D等；刺激性化疗药物渗出后可以引起轻度组织炎症和疼痛，一般不会导致皮下及或组织坏死，如环磷酰胺、氟尿嘧啶、博来霉素、替尼泊苷注射液、依托泊苷、喜树碱、卡铂、顺铂等；非刺激性化疗药物在药物外渗时无明显刺激作用，如阿糖胞苷、左旋门冬酰胺酶、甲氨蝶呤等。

多次注射化疗药物有可能引起静脉炎，表现为注射血管出现条索状红斑、质硬或有压痛，严重时可到血管闭锁。外渗后甚至可以引起局部组织坏死，甚至永久性溃烂。因此应合理使用血管通路并预防药物外渗。

1）静脉炎及组织坏死的预防

①合理选用静脉 长期化疗的患者，首选中心静脉置管，如经外周穿刺的中心静脉导管（PICC）、植入式静脉输液港。如选用外周浅静脉，尽量选择粗直的静脉。

②注意保护血管 静脉输注化疗药物时，不能用有化疗药液的针头直接穿刺血管或拔针，用药前后要用生理盐水冲洗。注射前检查注射部位有无红肿、疼痛、回血情况，确认静脉回血良好，方可注入化疗药。静脉推注化疗药物时要边推注边抽回血，确保针头在血管内。推注速度要慢，浓度不宜太高，以减轻对血管的刺激，避免药液外渗。

③依据药物性质调节输液速度，化疗药物与血管壁接触时间越长，发生静脉炎概率就会越高。

④联合化疗时先输注对血管刺激小的药物，再输注刺激性发疱性药物。

2）发疱性化疗药物外渗的紧急处理 ①停止：立即停止药物注入。②回抽：利用原针头接一无菌注射器进行多方向强力抽吸，尽可能将渗漏于皮下的药液抽出。③评估：评估并记录外渗的部位、面积、外渗量、皮肤温度、疼痛性质等。④解毒：保留针头注入相应的药物拮抗剂后拔出针头，并于局部皮下注入解毒剂，从而拮抗药物的不良反应，灭活渗漏药物，加速药物的吸收和排泄。常用化疗药物外渗的解毒药见表6-4-4。⑤封闭：若外渗药物没有相应的解毒剂，可用生理盐水+利多卡因+地塞米松行患处局部皮下封闭注射。具体操作如下：皮肤消毒后，选用5~7号针头距外渗部位2cm持针头与皮肤平面15°角，多点放射形或扇形注药封闭，拔针后局部敷纱布轻揉，促进局部外渗药物吸收，勿对患处加压。48小时内间断局部封闭注射2~3次。⑥外敷：视外渗药物性质给予冷敷或热敷，局部冰袋24小时间断冷敷。但植物碱类化疗药除外，例如长春新碱、长春地辛、依托泊苷、奥沙利铂等化疗药不宜冰敷，宜局部热敷。另外可用氢化可的松软膏外敷、50%硫酸镁湿敷、碳酸氢钠湿敷、多磺酸粘多糖乳膏及金黄散、六神丸+蜂蜜等中药涂在患处并用棉签以旋转方式向周围涂抹，范围大于肿胀部位，每2小时涂1次。⑦抬高：抬高患肢48~72小时，以促进局部外渗药物吸收。⑧理疗：渗漏24h后，可行红外线、超短波等理疗。⑨认真观察局部组织变化并做好记录，如记录外渗发生情况、处理方法、局部外渗损伤改变等，如渗漏部位由暗红色转为黑褐色，溃疡形成，说明局部已坏死，应将局部坏死组织广泛切除，进行外科换药或植皮。

3）静脉炎处理　发生静脉炎的血管禁止静脉注射，避免受压，避免患侧卧位。可用多磺酸黏多糖乳膏等药物

外敷。应指导鼓励患者进行合理的屈肘、握拳等肢体活动，促进血液循环。

表6-4-4　常见化疗药物外渗的解毒药物

渗漏药物	解毒剂	使用方法	解毒机制
丝裂霉素	①10%硫代硫酸钠 ②维生素C	局部皮下或皮内注射	直接灭活
放线菌素D	①10%硫代硫酸钠 ②维生素C	局部皮下或皮内注射	减少药物与DNA结合
阿霉素	①氢化可的松琥珀酸纳，1%氢化可的松霜	①局部皮下或皮内注射，外敷	减少炎症
	②8.4%碳酸氢钠+地塞米松	②局部静注，渗漏部位多处皮下注射	减少药物与DNA结合
	③50~99%二甲亚砜+维生素E	③外敷	清除自由基
柔红霉素	8.4%碳酸氢钠+地塞米松	局部静注，渗漏部位多处皮下注射	减少炎症 减少药物与DNA结合
长春新碱 长春花碱	8.4%碳酸氢钠+地塞米松或透明质酸酶	每隔数小时局部封闭、热敷24小时	①化学沉淀 ②加快外渗药物的吸收、分散
氮芥	10%硫代硫酸钠	局部静注	通过碱化作用，使之失活
卡氮芥	8.4%碳酸氢钠	局部静注，渗漏部位多处皮下注射	减低与DNA的结合
足叶乙苷	透明质酸酶	局部注射	稀释药物浓度

（2）骨髓抑制预防及护理　骨髓抑制是应用多种化疗药物共有的不良反应，近90%的化疗药物可导致骨髓抑制。骨髓抑制主要表现为对骨髓中特定的干细胞损伤，导致外周血液中血细胞数量减少。大部分化疗药物在用药后1~2周出现白细胞下降，2周左右达到最低点，3~4周时恢复至正常。每次化疗后应遵医嘱定期查血象、骨髓象，一旦出现骨髓抑制，遵医嘱应用输浓缩红细胞、血小板或G-CSF、GM-CSF、TPO（促血小板生成素）等皮下注射，并注意贫血、出血、感染的预防等。

（3）消化道反应的预防与护理　顺铂、氮芥、大剂量环磷酰胺等很多化疗药物可引起恶心、呕吐、食欲下降等消化道反应。患者多在第1次用药时反应较强烈，症状多出现在用药后1~3小时，持续几小时至24小时不等。应建议患者避免在化疗前2小时进食，进食时给予高热量、高蛋白、高维生素、清淡、易消化的半流质饮食，避免进食高糖、高脂、辛辣刺激性食物。给患者提供安静、清洁、良好的进食环境，避免饭后立即平卧。必要时遵医嘱给予恩丹西酮、格拉司琼、甲氧氯普胺等止呕药物。长春碱类和止吐药物尤其是5-HT₃受体拮抗剂，可导致患者出现便秘，鼓励患者多食富含纤维素食物，适当多饮水，并进行适当的运动，必要时可应用缓泻剂或通便药，如酚酞、番泻叶、开塞露等，必要时给予通便灌肠。

（4）口腔炎和口腔溃疡的预防及护理　白血病细胞易浸润口腔黏膜，若应用甲氨蝶呤化疗患者更易出现口腔溃疡。早期表现为轻度红斑和水肿，严重的口腔炎可引起溃疡、感染和出血，并由于疼痛而影响进食。多在化疗后

5~14天出现，持续7~10天可愈合。

1）预防　①告知患者保持口腔卫生，早晚用软毛刷刷牙，选用非刺激性牙膏；餐后用冷开水，用力漱口3~5次，每次20秒以上。②每天观察患者口腔内感觉及味觉有无变化。③化疗期间忌烟酒、避免食用过热、过凉、辛辣、粗糙的刺激性食物；多喝水，每天饮水1500~2000ml，大量尿液可促使化疗药物的代谢产物从肾脏排出。

2）发生口腔炎及口腔溃疡的措施

①一般选用生理盐水、复方硼酸溶液或地塞米松10mg+庆大霉素16万单位的生理盐水等交替漱口，每次10~15ml，在口内保留15~20分钟，每天3次以上，可减轻吞咽或咀嚼时的疼痛，降低感染发生的机会；若疑有霉菌感染则应予2.5%碳酸氢钠或制霉菌素溶液漱口；若疑有厌氧菌感染可用3%双氧水含漱；溃疡严重时可在漱口液中加入2%的利多卡因止痛。

②促进溃疡愈合　清洁口腔后可在溃疡面涂用促进愈合的药物，如珍珠粉、碘甘油涂剂、锡类散、冰硼散、西瓜霜、金霉素甘油等。为保证药物疗效，涂药后2~3小时方可进食或饮水，也可用康复新液含漱或口服。大剂量甲氨蝶呤引起的口腔溃疡，可口服或含漱四氢叶酸钙效果显著。紫外线治疗仪对口腔溃疡的治疗也有很好的效果。

③进食对口腔黏膜刺激性小、易消化并富含维生素、高蛋白食物，饭菜不可太热，蔬菜和水果可榨成汁食用。

（5）心脏毒性预防与护理　柔红霉素、阿霉素、阿克拉霉素、米托蒽醌、高三尖杉酯碱可引起心肌及心脏传导损害，用药前后需监测心电图，观察心率、心律、血压，

输注速度应缓慢，<40滴/分。如患者出现胸闷、心悸等症状，应及时通知医生并配合处理。

（6）肝脏损害预防与护理　6-MP、L-ASP、MTX等对肝脏有损害，用药期间注意监测肝功能。

（7）尿酸性肾病预防与护理

1）鼓励患者多饮水、勤排尿，化疗期间每天饮水3000ml以上，必要时水化，并口服碳酸氢钠碱化尿液，利于尿酸的排出，并防止尿酸结晶。

2）遵医嘱口服别嘌呤醇，抑制尿酸的形成，化疗期间给予利尿剂。

3）监测血尿尿酸含量，准确记录出入量，注意观察有无血尿或腰痛的发生。

（8）鞘内注射化疗药物的护理　术前要做好患者的解释工作，解除患者的紧张情绪，取得患者配合。协助患者采取头低抱膝侧卧位暴露穿刺部位，协助医生做好穿刺点的定位和局麻。将已准备好的鞘内注射药物用4ml生理盐水稀释后，加入地塞米松5mg，缓慢推注，边回抽边推注，使脑脊液逐渐与药物混合稀释后缓慢注入，拔针后覆盖无菌敷料，并用胶布固定。嘱患者去枕平卧4~6小时，注意观察患者有无头痛、头晕、呕吐、发热、腰痛、颈项强直等症状，并给予相应处理。

（9）脱发的护理　向患者说明化疗的必要性及化疗可能导致脱发现象，但多数患者在化疗结束后，头发会再生，应告知患者消除顾虑；指导患者化疗期间可戴冰帽，以减少局部的血液循环，减少药物对毛囊的刺激。

脱发后每日晨晚护理时应将床上脱发扫干净，减少对患者的不良刺激；洗发时注意护发，减少刺激，避免头发继续脱落。帮助患者选择合适假发套，纠正形象紊乱所造成的负性情绪。

（10）化疗相关外周神经毒性的护理　很多细胞毒药物存在神经毒性，如大剂量使用或鞘内注射甲氨蝶呤、Ara-c等药物会产生中枢神经系统的不良反应，如发生颅神经麻痹、大脑白质和小脑损伤；长春新碱常导致末梢神经炎、手足麻木感，停药后可消失，必要时可给予B族维生素、还原型谷胱甘肽、α-硫辛酸等药物，并注意避免皮肤烫伤或创伤。

（11）其他　L-门冬酰胺酶等药可产生过敏反应，表现为荨麻疹、药疹等，需严密观察，用药之前需做皮试，应用抗组胺药物等。M₃应用维甲酸可引起头痛、口唇炎、干裂、黏膜炎、皮肤红斑、结膜炎，甚至肝功能损害，告知患者停药后这些症状可自行好转，减轻患者的心理负担，此外尚可引起发热、体重增加、身体下垂部位皮肤水肿、间质性肺炎、呼吸窘迫、肾功损害等维甲酸综合征，多发生在首次治疗后的2~21天，发生时应及时应用大剂量糖皮质激素，暂停维甲酸治疗，并给予对症处理。砷剂最常

见的不良反应是恶心、呕吐等胃肠道反应，个别患者可出现心电图QT间期延长及肝肾功能损伤，应注意观察。

5. 心理护理　应关心、同情患者，向患者及亲属说明白血病虽然治疗效果差，但目前治疗进展较快，效果较好，使他们树立信心，保持乐观情绪。主动与患者多接触，了解患者的心理状态及行为变化，及时进行心理疏导，消除悲观情绪，鼓励患者提出所关心的问题。治疗前向患者说明化疗期间可能会引起身体不适，但停药后会消失，说明与医护人员配合对治疗的重要性。

6. 健康指导

（1）避免接触对造血系统有损害的理化因素，如电离辐射、亚硝胺类物质、染发剂、油漆等含苯物质、保泰松及其衍生物、氯霉素等药物，如应用某些细胞毒性药物如氮芥、环磷酰胺、丙卡巴肼、依托泊苷等，应定期检查血象及骨髓象。

（2）向患者和家属讲解疾病的有关知识，学会预防感染、贫血、出血的自我护理知识，学会对CNSL及化疗药物不良反应的观察。合理选择饮食，注意个人卫生，少去人群拥挤的地方；刷牙时应使用软毛牙刷，勿剔牙、挖鼻及进食粗糙食物，预防便秘。

（3）嘱患者化疗间歇期保持良好的生活方式，保证充足的休息、睡眠和营养，适当锻炼。

（4）鼓励患者树立信心，保持乐观情绪，积极配合治疗和护理。

（5）嘱患者按计划、按疗程，坚持治疗，经治疗后缓解期，要定期进行血象及骨髓检查。如发现有任何不适症状，应立即到医院复查。

【预后】

急性白血病若不经过治疗，平均生存期仅3个月左右，短者甚至在诊断数天后即死亡。经现代治疗，不少患者可长期存活。对于儿童ALL、1~9岁且白细胞<50×10⁹/L、并伴有超二倍体或t（12；21）者预后最好，80%以上可获得长期生存。APL若能避免早期死亡则预后良好，多可治愈。老年、高白细胞者预后不良。

二、慢性白血病

慢性白血病中，我国以慢性髓细胞白血病最多见，慢性淋巴细胞白血病较少见。慢性髓细胞白血病（chronic myelogenous leukemia，CML，又称慢粒白血病）细胞分化停滞在较晚阶段，外周血中粒细胞显著增多伴成熟障碍，病情进展慢，可有明显脾大，甚至巨脾。自然病程数年，可经历慢性期、加速期和急变期。在受累的细胞系中可找到Ph染色体和BCR/ABL融合基因。

慢粒白血病在我国年发病率为0.39%~0.99%，各年龄均可发病，以中年最多见，男性略多于女性。

【临床表现】

1. 慢性期 1～4 年。起病缓慢，早期常无自觉症状。患者可因健康查体或其他疾病就医时发现。随病情发展，可出现乏力、低热、多汗或盗汗、体重减轻等。脾大为最突出的体征，可达脐或脐以下，质地坚实、平滑，无压痛。患者可由于脾大而感左上腹坠胀。

2. 加速期 患者常有原因不明的发热、虚弱、体重下降、脾进行性肿大、胸骨和骨骼疼痛，并出现贫血和出血。不明原因的血小板降低或升高，对原来有效的药物产生耐药。加速期可维持几个月到数年。

3. 急变期 急变期为慢粒白血病的终末期，临床表现类似急性白血病，可有髓外浸润的白血病表现。多数病例为急粒变，20%～30% 为急淋变。

【实验室及其他检查】

1. 慢性期

（1）血象 白细胞数明显增高，常超过 $20 \times 10^9/L$，甚至可达 $100 \times 10^9/L$ 以上，以中性粒细胞显著增多为主，可见各阶段粒细胞，以晚幼和杆状核粒细胞居多，原始细胞小于 10%，嗜酸性、嗜碱性粒细胞增多，后者有助于诊断。早期血小板多正常，部分患者增多。

（2）骨髓 骨髓增生明显至极度活跃，以粒细胞为主，粒红比例显著增高，以中性中幼、晚幼及杆状粒细胞增多明显。慢性期原粒细胞小于 10%，嗜酸、嗜碱粒细胞增多，红系细胞相对减少。

（3）细胞遗传学及分子生物学改变 95% 以上 CML 患者的血细胞中出现 Ph 染色体即 t（9；22）（q34；q11），形成 BCR/ABL 融合基因，其编码的蛋白质主要是 P_{210} 蛋白，具有酪氨酸激酶活性，导致 CML 发生。

2. 加速期 ①骨髓原始细胞≥10%；②外周血嗜碱性粒细胞 >20%；③不明原因的血小板进行性减少或增高；④除 Ph 染色体外又出现其他染色体异常，例如 +8、额外的 Ph 染色体或 17 号染色体长臂的等臂染色体等；⑤粒－单核祖细胞（CFU－GM）培养，出现集簇增加而集落减少；⑥骨髓中有明显的胶原纤维增生。

3. 急变期 ①骨髓或血中原始细胞或原淋 + 幼淋或原单 + 幼单 >20%，一般为 30%～80%；②外周血中原始粒 + 早幼粒细胞 >30%；③骨髓中原始粒 + 早幼粒细胞 >50%；④出现髓外原始细胞浸润的病理证据。

【诊断要点】

根据脾大，典型的血象和骨髓象，NAP 积分偏低或为零分，Ph 染色体和（或）BCR/ABL 基因阳性可作出诊断，并进一步进行分期。

【处理原则】

早期目标为控制增高的白细胞数目，并缓解症状及体征，最终目标是达到血液学、细胞遗传学、分子生物学缓解。

1. 高白细胞血症的紧急处理 可选用羟基脲给予快速降低白细胞计数，同时需要大量补液并给予别嘌呤醇降低尿酸，防止发生高尿酸血症。有条件时可采用白细胞单采。

2. 分子靶向治疗 酪氨酸激酶抑制剂（TKI）能特异性阻断 ATP 在 ABL 激酶上的结合位置，使酪氨酸残基不能磷酸化，从而抑制 BCR/ABL 阳性细胞的增殖，是目前慢性粒细胞白血病治疗的首选药物。代表药如第一代的甲磺酸伊马替尼、第二代的尼洛替尼、达沙替尼等，伊马替尼的常用剂量为 400mg/d，需终身服药，患者总体生存率可达 85%。目前，第二代 TKI 抑制剂已上升到一线治疗，能更好地获得深层分子生物学缓解，部分患者能够达到停药直至达到"治愈"状态。

3. 干扰素 α 是分子靶向治疗出现之前的首选药物。现用于不适合 TKI 治疗或异基因造血干细胞移植的患者。剂量为 300 万～500 万 U/（$m^2 \cdot d$），皮下或肌内注射，每周 3～7 次。

4. 羟基脲 为 S 期特异性抑制 DNA 合成的药物，起效快。常用剂量为 3g/d，分两次口服，待白细胞减至 $20 \times 10^9/L$ 左右，剂量减半，降至 $10 \times 10^9/L$ 时，改为小剂量 0.5～1g/d 维持治疗。需经常检查血象，以便调节药物剂量。

5. 异基因造血干细胞移植（Allo－HSCT） 伊马替尼之前，allo－HSCT 是治愈 CML 唯一的方法，自伊马替尼上市后，很快成为 CML 的一线治疗。随着二代 TKI 成为 CML 治疗的一线选择，allo－HSCT 的数量已急剧下降，CML 的治疗模式发生了巨大变化。目前，仅用于移植风险低且对 TKI 耐药、不耐受进展期的患者。

【护理诊断/问题】

1. 疼痛：腹痛 与脾大、脾梗死及脾破裂有关。

2. 活动无耐力 与大量长期持续化疗，白血病引起代谢增高及贫血有关。

3. 营养失调：低于机体需要量 与机体代谢亢进有关。

4. 潜在并发症 高尿酸性肾病。

【护理措施】

1. 一般护理 慢性期病情稳定的患者可工作及学习，适当锻炼，但不宜过度，保证充足的睡眠。给予高热量、高蛋白、高维生素、易消化饮食。

2. 病情观察

（1）注意观察有无原因不明的发热、出血、骨痛、脾或淋巴结迅速增大等加速或急性病变的征象。

（2）每日测量患者脾脏的大小、质地并做好记录。注意观察脾区有无压痛，观察有无脾梗死或脾破裂的表现。脾栓塞时，患者突感脾区疼痛，脾区拒按，有明显触痛，脾可进行性肿大，脾区可闻及摩擦音；脾破裂可致血性腹膜炎，腹壁紧张、压痛、反跳痛，严重者出现出血性休克。

（3）化疗期间定期检查白细胞计数、血尿酸、尿尿酸含量以及尿液分析等。记录24小时出入量，注意观察有无血尿或腰痛发生。

3. 对症护理

（1）脾胀痛的护理　对于脾胀痛者，置患者于安静、舒适的环境中，减少活动，尽量卧床休息，并取左侧卧位。尽量避免弯腰和碰撞腹部，以避免脾破裂。注意防止外伤，防止巨脾受压迫或撞击而发生意外。指导患者少食多餐以减轻腹胀。

（2）预防尿酸性肾病　详见急性白血病。

4. 用药护理

（1）伊马替尼等TKI治疗时可出现红细胞、白细胞、血小板减少等血液学毒性，因此应定期查血象。其次还可出现水肿、肌痉挛、腹泻、恶心、腹痛、关节骨骼痛、皮疹、疲劳、头痛等非血液学毒性，注意严密观察药物的不良反应，及时处理。此外随意减、停药还可引起继发性耐药，因此告知患者不能随意减停药。

（2）干扰素主要不良反应是乏力、发热、头痛、食欲减退、肌肉骨骼痛等流感样症状，以及体重下降、肝功能异常、抑郁焦虑等，可预防性使用对乙酰氨基酚等非甾体抗炎药对抗流感样症状，并定期监测肝肾功能及血象等。

5. 心理护理　向患者及家属说明目前慢粒的治疗效果较好，生存率较高。缓解期可以正常工作、学习，鼓励患者自我调整，保持乐观。

6. 健康指导

（1）疾病知识指导　缓解后的患者，可工作和学习，

适当锻炼，但不可过度劳累。保持良好的生活方式，多食用高蛋白、高维生素食物，保证热量摄入，避免熬夜，注意预防感染、出血等。

（2）定期门诊复查　出现贫血加重、发热、脾大时，要及时到医院检查。

【预后】

影响CML预后的因素包括初诊时的风险评估、治疗的方式、病情演变。TKI应用以来，生存期已显著延长，甚至部分患者达到功能性治愈。

⊕ **知识链接**

恶性血液病感染粒缺期病情严重程度评估工具

恶性血液病患者由于其自身的低免疫力及化疗的不良反应，使感染成为该类疾病最常见的并发症之一，也是造成患者死亡的主要因素，尤以化疗后粒缺期最为危险，临床上常经验性或主观性地以"轻、中、重"来认定疾病的严重程度，没有恰当的指标来精准地反映疾病的严重程度及变化速度。评分表的应用可为护士提供较为优化的病情分级工具。改良早期预警评分（Modified Early Warning Score，MEWS）及英国国家早期预警评分（National Early Warning Score，NEWS）是评估潜在危重症患者预后较为有效的工具。两种评分工具的所有评分数据均能及时床旁获取，简单且快捷，适用于感染患者病情变化较快的特点。

（王爱红）

PPT

第五节　淋巴瘤

📖 **学习目标**

知识要求：

1. **掌握**　淋巴瘤的临床表现、常用护理诊断/护理问题及护理措施。

2. **熟悉**　淋巴瘤的治疗要点。

3. **了解**　淋巴瘤的辅助检查及诊断要点。

技能要求：

1. 具备正确护理淋巴瘤患者的能力。

2. 能够正确护理放射损伤的皮肤，给予患者正确的健康指导。

素质要求：

护理患者过程中，尊重关心，爱护患者，保护患者的隐私。

淋巴瘤（lymphoma）为起源于淋巴结和淋巴组织的恶性肿瘤。其发生大多与免疫应答过程中淋巴细胞增殖分化产生的某种免疫细胞发生恶变有关，可发生于机体的任何部位，以实体瘤形式生长于富含淋巴组织的组织器官中，常累及淋巴结、扁桃体、脾及骨髓等部位。临床上以无痛性、进行性淋巴结肿大和局部肿块为特征，可伴相邻脏器受压迫或浸润受损症状；若病变侵犯结外组织，则表现为相应组织器官浸润受损等症状；晚期常有发热、盗汗、消瘦等全身症状，甚至出现恶病质表现。淋巴瘤是一组高度异质性疾病，根据流行病学、组织病理学及临床表现不同，将其分为霍奇金淋巴瘤（Hodgkin lymphoma，HL）和非霍奇金淋巴瘤（non - Hodgkin lymphoma，NHL）两大类。

【病因与发病机制】

淋巴瘤的病因与发病机制尚不清楚。病毒学说颇受重视，通常认为感染及免疫因素起着重要作用。

1. 病毒感染　大多数学者认为，病毒感染与淋巴瘤的发病密切相关。①EB 病毒属于 DNA 病毒，被认为与 Burkitt 淋巴瘤的发生密切相关。②人类 T 细胞白血病病毒 Ⅰ 型（HTLV - Ⅰ）属于逆转录病毒，已被证明是引起成人 T 细胞白血病/淋巴瘤的原因。③人类疱疹病毒 8（HHV - 8，又称 Kaposi 肉瘤相关病毒）常致原发渗出性淋巴瘤。④丙型肝炎病毒（HCV）常与边缘区淋巴瘤的发生有关。

2. 免疫缺陷　先天性和获得性免疫缺陷容易伴发淋巴瘤。长期应用免疫抑制剂也容易罹患淋巴瘤。

3. 其他因素　幽门螺杆菌与胃结外边缘区黏膜相关淋巴组织（mucosa - associated lymphoid tissue，MALT）淋巴瘤发病有关。

【病理和分型】

淋巴瘤典型的病理学特征表现为大量异常淋巴细胞或组织细胞浸润并破坏淋巴结的正常滤泡结构、被膜、被膜下窦及被膜周围组织。

1. 霍奇金淋巴瘤　在肿瘤组织中存在特征性的 Reed - Sternberg 细胞（简称 R - S 细胞）。目前普遍采用的分型方法如表 6 - 5 - 1 所示。其中，以混合细胞型为最常见；除结节硬化型以外，其他各型尤其是淋巴细胞为主型可向各型转化。

表 6 - 5 - 1　霍奇金淋巴瘤的分型（WHO, 2000 年）

类型	R - S 细胞	病理特点	临床特点
结节性淋巴细胞为主型	R - S 细胞（又称爆米花细胞）散在分布，此型约占 5%	结节性浸润，缺乏镜影细胞	30 ~ 50 岁男性最常见，预后极好
经典型			
富于淋巴细胞型	单核或镜影细胞，约占 5%	存在大量反应性淋巴细胞，以小淋巴细胞为主	约 70% 患者是男性，预后好
结节硬化型	R - S 细胞较大，呈腔隙型（又称陷窝细胞），约占 70%	胶原束分隔浸润细胞成明显的结节	年轻女性多见，预后较好
混合细胞型	R - S 细胞较多，与淋巴细胞、浆细胞、嗜酸性粒细胞混合存在，占 20% ~ 25%	纤维化伴局限性坏死，浸润细胞呈多形性，伴血管增生和纤维化	老年男性多见，有播散倾向，预后较差
淋巴细胞减少型	变异的多形性 R - S 细胞相对较多，此型最少见，不足 5%	淋巴细胞明显减少，而 R - S 细胞相对较多	老年多见，预后最差

2. 非霍奇金淋巴瘤　NHL 大多数起源于 B 细胞，呈跳跃式播散，越过邻近淋巴结向远处淋巴结转移；侵袭性 NHL 常累及结外淋巴组织，发展迅速。镜下病变的淋巴结切面外观呈鱼肉样，正常淋巴结结构破坏，淋巴滤泡和淋巴窦消失。

2001 年，WHO 在欧美淋巴瘤分型修订方案（1994）的基础上结合形态学、免疫学、遗传学和临床特征提出了新的分型方案，将淋巴组织肿瘤分为霍奇金淋巴瘤、B 细胞肿瘤、T/NK 细胞肿瘤三大类，2016 年版分类中增加了一些新类型、对某些种类更名，细胞起源分类等（表 6 - 5 - 2），为临床诊断、治疗方案选择和预后判断提供相应的依据。

表 6 - 5 - 2　淋巴组织肿瘤 WHO（2016）分型

前驱淋巴性肿瘤	成熟 B 细胞来源淋巴瘤	成熟 T 和 NK 细胞淋巴瘤
母细胞性浆细胞样树突状细胞肿瘤 谱系未定的急性白血病 急性未分化白血病 混合表型急性白血病，有/无重现性遗传学异常 前驱淋巴性肿瘤 B 淋巴母细胞白血病/淋巴瘤，非特殊类型 B 淋巴母细胞白血病/淋巴瘤伴重现性细胞遗传学异常 T 淋巴母细胞白血病/淋巴瘤	慢性淋巴细胞白血病/小淋巴细胞淋巴瘤 单克隆性 B 淋巴细胞增多症※B 细胞幼淋巴细胞白血病 脾边缘带淋巴瘤 毛细胞白血病 脾 B 细胞淋巴瘤/白血病，不能分类 脾脏弥漫性红髓小 B 细胞淋巴瘤 毛细胞白血病变异型 淋巴浆细胞淋巴瘤 Waldenström 巨球蛋白血症 单克隆免疫球蛋白沉积病※ 黏膜相关淋巴组织结外边缘区淋巴瘤（MALT 淋巴瘤） 淋巴结边缘区淋巴瘤 小儿淋巴结边缘区淋巴瘤 滤泡淋巴瘤 原位滤泡瘤※ 十二指肠球部滤泡淋巴瘤※ 小儿滤泡淋巴瘤※ 伴 IRF4 重排大 B 细胞淋巴瘤※ 原发性皮肤滤泡中心淋巴瘤 套细胞淋巴瘤 原位套细胞淋巴瘤※ 弥漫性大 B 细胞淋巴瘤（DLBCL），NOS 生发中心 B 细胞型※ 活化 B 细胞型※ 富于 T 细胞/组织细胞的大 B 细胞淋巴瘤 原发性中枢神经系统（CNS）DLBCL 原发性皮肤 DLBCL，腿型 EBV + DLBCL，NOS※ EBV + 黏膜皮肤溃疡※ DLBCL 相关慢性炎症 淋巴瘤样肉芽肿病 原发性纵膈（胸腺）大 B 细胞淋巴瘤 血管内大 B 细胞淋巴瘤 ALK + 大 B 细胞淋巴瘤 浆母细胞性淋巴瘤 原发性渗出性淋巴瘤 HHV8 + DLBCL，NOS※ Buritt 淋巴瘤 伴 11q 异常的 Buritt 样淋巴瘤※ 伴 MYC、BCL2 和（或）BCL6 重排的高级别 B 细胞淋巴瘤※ 高级别 B 细胞淋巴瘤，NOS※ 介于 DLBCL 和经典霍奇金淋巴瘤之间的不能分类的 B 细胞淋巴瘤	T 幼淋巴细胞白血病 T 大颗粒淋巴细胞白血病 慢性 NK 细胞淋巴增殖性疾病 侵袭性 NK 细胞白血病 儿童系统性 EBV + T 细胞淋巴瘤※ 种痘样水疱病样淋巴组织增殖性疾病※ 成人 T 细胞淋巴瘤/白血病 结外 NK⁻/T 细胞淋巴瘤，鼻型 肠病相关 T 细胞淋巴瘤 单形性向表皮肠道 T 细胞淋巴瘤※ 胃肠道惰性 T 细胞淋巴组织增生性疾病※ 肝脾 T 细胞淋巴瘤 皮下脂膜炎样 T 细胞淋巴瘤 蕈样肉芽肿 Sézary 综合征 原发性皮肤 CD30 + T 细胞淋巴组织增生性疾病 淋巴瘤样丘疹病 原发性皮肤间变性大细胞淋巴瘤 原发性皮肤 γδT 细胞淋巴瘤 原发性皮肤侵袭性亲表皮 CD8 + 细胞病毒性 T 细胞淋巴瘤※ 原发性皮肤肢端 CD8 + T 细胞淋巴瘤※ 原发性皮肤 CD4 + 小/中型 T 细胞淋巴组织增生性疾病※ 外周 T 细胞淋巴瘤，NOS 血管免疫母细胞性 T 细胞淋巴瘤 滤泡 T 细胞淋巴瘤※ 结内外周 T 细胞淋巴瘤，呈 TFH 表型※ 间变性大细胞淋巴瘤，ALK + 间变性大细胞淋巴瘤，ALK –※ 乳房植入物相关的间变性大细胞淋巴瘤※

注：※表示与 2008WHO 分类的不同之处；NOS 指"非特指型"。

【临床表现】

HL 多见于青壮年，儿童少见。NHL 可见于任何年龄，随年龄增长而发病率增高，男性较多见。无痛性、进行性淋巴结肿大或局部肿块是淋巴瘤的共同表现。临床表现因病理类型、分期及侵犯部位不同而异。病变常累及淋巴结，也可累及结外淋巴组织（如扁桃体、鼻咽部、胃肠道等），后者多见于 NHL。

1. 淋巴结肿大　常以无痛性、进行性的颈部或锁骨上淋巴结肿大为首发症状（占 60% ~ 80%），其次是腋下、腹股沟等处的淋巴结肿大，多见于 HL。肿大的淋巴结可活动，也可粘连成团块状，质地柔韧，触诊有软骨样感觉。17% ~ 20% HL 患者还会出现酒精性疼痛，即在饮酒后 20 分钟左右出现病变淋巴结的疼痛，此为 HL 特有的症状，常见于女性且多有纵膈侵犯，可随着病情的缓解或发展而消失或重现。

2. 全身症状

（1）发热　热型多不规则，可呈持续高热，也可间歇低热，少数有周期性发热（Pel - Ebstein）。30% ~ 40% 的

HL 患者以原因不明的持续发热为首发症状。NHL 可以高热起病。

（2）皮肤病变 皮肤瘙痒是 HL 的特异表现之一，也可为其唯一的全身症状，多见于青年女性。局部瘙痒常发生于病变部淋巴引流区域，而全身瘙痒大多发生于纵隔或腹部有病变的患者。HL 患者也可发生带状疱疹。NHL 常出现皮肤浸润性红斑及皮下结节等。

（3）其他 包括乏力、盗汗与原因不明的消瘦（6 个月内体重减轻 >10%）等，NHL 患者晚期除了上述症状外常伴有发热。

3. 组织器官受累 NHL 几乎可以累及任何器官而出现相应表现。中枢神经系统病变主要累及脑膜及脊髓，多发生于疾病进展期和晚期；肺受累可出现肺实质浸润和胸腔积液，常表现为气短；胃肠道损害可出现食欲减退、腹痛、腹泻、腹部包块、肠梗阻和出血；肝受累可引起肝区疼痛和肝大，少数可发生黄疸；肾损害表现为高血压、肾肿大及肾功能不全；骨髓受累可出现全血细胞减少，表现为贫血、感染和出血；骨骼受累以胸腰椎最常见，表现为骨痛及脊髓压迫症；皮肤受累可表现为局部肿块。

【实验室及其他检查】

1. 血常规 HL 早期出现血象变化，表现为轻中度贫血，少数患者出现白细胞计数轻度或明显增加，约 1/5 患者嗜酸性粒细胞升高。

2. 骨髓象 骨髓象多呈非特异性改变，发现 R－S 细胞提示 HL 浸润骨髓，骨髓活检有助于提高阳性率。NHL 白细胞多正常，常伴淋巴细胞比例增高。

3. 其他检查 淋巴结活检是淋巴瘤确诊和分型的主要依据。影像检查如胸部 X 线、腹部超声、胸（腹）部 CT 等有助于确定病变累及的部位及范围。

【诊断要点】

慢性、进行性、无痛性淋巴结肿大应考虑本病的可能，经淋巴结活检证实即可确诊。根据病变不同，采用 1971 年霍奇金淋巴瘤工作组在美国 Ann Arbor 制定并公布的及 1989 年在英国 Cotswald 作了修订的临床分期方案，可将淋巴瘤分为四期。Ⅰ～Ⅳ期按淋巴结病变范围划分，咽部韦氏环淋巴组织和脾分别认定为一个淋巴结区域。结外病变如侵犯肺、肝、骨及骨髓者定为Ⅳ期。

Ⅰ期：单个淋巴结区域或单个结外器官受累（ⅠE）。

Ⅱ期：横膈同侧两组或以上的淋巴结区受累，或病变局限侵犯淋巴结外器官，伴或不伴横膈同侧一个以上淋巴结区受侵犯（ⅡE）。

Ⅲ期：横膈上下淋巴结区域同时受侵犯（Ⅲ），可以同时伴有脾受累（ⅢS）或淋巴结以外某一器官局限受累（ⅢE）或二者皆有（ⅢS＋E）。

Ⅲ1 期：伴或不伴有脾脏、肺门、腹腔或门脉淋巴结受累。

Ⅲ2 期：伴有主动脉旁、髂主动脉旁或肠系膜淋巴结受累。

Ⅳ期：单个或多个结外器官受到广泛侵犯，伴或不伴淋巴结肿大，以及肝、骨髓只要受累，即使局限受累均属于Ⅳ期。

注意受累部位可采用下列符号记录：E. 结外器官；X. 巨大瘤块（纵隔增宽 1/3 以上，或肿大淋巴结最大直径超过 10cm）；S. 脾；H. 肝；O. 骨；M. 骨髓；D. 皮肤；P. 胸膜；L. 肺。

各期又按有无症状分为 A 或 B 两组，A 组无症状，B 组有以下症状之一：①发热（体温 >38℃，连续 3 天，且无感染原因）；②盗汗；或 6 个月内不明原因的体重下降 >10%。

【处理原则】

目前，放疗与化疗相结合的综合治疗是淋巴瘤治疗的综合策略。

1. 放射治疗 主要适用于Ⅰ、Ⅱ期病例，HL 疗效较好，晚期 HL 多作为化疗的辅助治疗，如大包块或化疗后肿瘤残存。放射治疗包括扩大及全身淋巴结照射。扩大照射除照射受累淋巴结及肿瘤组织外，还包括附近可能侵及的淋巴结。Ⅰ A、Ⅱ A 期的 HL 患者，主要采用扩大照射治疗，疗效较好；Ⅰ B、Ⅱ B、Ⅲ A、Ⅲ B、Ⅳ期的 HL 患者常采用局部照射联合化疗。

2. 化学治疗 HL 的Ⅲ、Ⅳ期和 NHL 的各期患者均以化疗为主，必要时局部放疗。多采用联合化疗。常用化疗方案见表 6－5－3。ABVD 方案（阿霉素＋博来霉素＋长春新碱＋甲氮咪胺）为 HL 的首选方案，目前认为 4～6 个疗程的 ABVD 联合 20～30Gy 受累野的放疗是最佳的治疗方案；NHL 治疗以化疗为主，必要时补充局部照射，化疗以 CHOP 方案（环磷酰胺＋阿霉素＋长春新碱＋泼尼松）为主。

表 6 – 5 – 3　淋巴瘤常用化疗方案

类型	联合化疗方案	化疗药物
HL	MOPP	氮芥 + 长春新碱 + 甲基苄肼 + 泼尼松
	ABVD	多柔比星 + 博来霉素 + 长春新碱 + 甲氮咪胺
	ICE	异环磷酰胺 + 卡铂 + 依托泊苷
	DHAP	地塞米松 + 顺铂 + 阿糖胞苷
	ESHAP	依托泊苷 + 甲泼尼龙 + 阿糖胞苷 + 顺铂
NHL	COP	环磷酰胺 + 长春新碱 + 泼尼松
	CHOP	环磷酰胺 + 多柔比星 + 长春新碱 + 泼尼松
	EPOCH	依托泊苷 + 环磷酰胺 + 多柔比星 + 长春新碱 + 泼尼松
	R – Hyper CVAD	利妥昔单抗 + 环磷酰胺 + 长春新碱 + 多柔比星 + 地塞米松 + 甲氨蝶呤 + 阿糖胞苷
复发淋巴瘤	ESHAP	依托泊苷 + 甲泼尼龙 + 阿糖胞苷 + 顺铂

3. 其他治疗　除放化疗以外，常联合单克隆抗体（利妥昔单抗，即抗 CD20 抗体）、BTK 抑制剂、免疫调节剂等治疗。胃结外边缘区黏膜相关淋巴组织淋巴瘤（MALT）可进行抗幽门螺杆菌治疗。

4. 造血干细胞移植　对 55 岁以下、重要脏器功能正常、能耐受大剂量放化疗患者，行异基因或自体造血干细胞移植，可取得较长的缓解期和无病存活期。

【护理诊断/问题】

1. 体温过高　与 HL 的症状或并发感染有关。

2. 有皮肤完整性受损的危险　与放疗引起局部皮肤烧伤有关。

3. 有感染的危险　与放、化疗使机体免疫力低下有关。

4. 悲伤　与治疗反应及疾病预后不良有关。

5. 潜在并发症　化疗药物的不良反应。

【护理措施】

1. 一般护理

（1）环境与休息　尽量将治疗与护理集中进行，避免过多干扰患者。早期淋巴瘤患者可适度活动，晚期或伴发热者应卧床休息。

（2）饮食　给予高蛋白、高热量、高维生素、易消化饮食，避免食用生冷、坚硬和过热食物。鼓励患者多饮水，预防肿瘤细胞大量破坏引起尿酸性肾病。

2. 病情观察　注意观察肿大淋巴结的大小和累及范围。有无出现全身症状如发热、贫血、乏力、消瘦、盗汗、皮肤瘙痒及肝脾大等；有无出现深部淋巴结肿大导致的压迫症状，如纵隔淋巴结肿大引起的咳嗽、呼吸困难、上腔静脉压迫综合征，腹膜后淋巴结肿大压迫输尿管引起的肾盂积水。另外，还需评估患者放疗后的局部皮肤反应，有无发红、瘙痒、烧灼感以及有无渗液、水疱形成等放射性皮炎的表现。

3. 用药护理　详见本章第四节"急性白血病的护理"。

4. 皮肤护理

（1）皮肤的一般护理　受照射皮肤一般有轻度损伤，对刺激的耐受性非常低，易发生二次皮肤损伤。放疗期间应穿宽大质软的纯棉或丝绸内衣，减少对放射区皮肤的摩擦。外出时避免阳光直接照射；禁用刺激性的化学物品：如肥皂、乙醇、油膏、胶布等。应避免局部皮肤受到过热或过冷的刺激，严禁使用热水袋、冰袋，洗浴水温控制在 37 ~ 40℃。

（2）放射损伤皮肤的护理　受照射皮肤发红、发痒时，应及早涂油膏保护。如皮肤为干反应，常有灼痛，可给予 0.2% 薄荷淀粉或氢化可的松软膏外涂；如为湿反应，常有局部皮肤刺痒、渗液，甚至水疱形成，可用 2% 甲紫、冰片蛋清或氢化可的松软膏外涂，渗出明显时可用 3% 硼酸溶液湿敷，也可用硼酸软膏外敷后加压包扎 1 ~ 2 天；如局部皮肤发生溃疡坏死，应局部清创、植皮，同时全身抗感染治疗。

5. 心理护理　在治疗过程中，患者可能会出现焦虑、抑郁、悲观等负性情绪，甚至放弃治疗。应耐心与患者交谈，告知患者关于本病的知识，鼓励患者积极接受治疗。劝告家属要充分理解患者的痛苦和心情，注意言行，不要推诿、埋怨，要充分支持患者。

6. 健康指导

（1）疾病知识指导　向患者及家属介绍本病的相关知识和治疗原则，治疗涉及的不良反应等。说明近年来随着医疗技术的提高和治疗方法的不断改进，淋巴瘤缓解率大大提高，鼓励患者坚持并主动配合治疗。

（2）生活指导　告知患者在治疗间歇期或治疗结束后，要注意保证充分休息，加强营养，避免进食油腻、生冷和容易产气的食物。适当参与户外锻炼，如散步、打太极拳、慢跑等，以提高机体免疫力。冬天注意保暖，防止受凉感冒。沐浴时避免水温过高，注意个人卫生，皮肤瘙痒者避免抓搔，以免皮肤破溃，如因唾液分泌减少造成的口干，可饮用柠檬汁、乌梅汁等；如口咽部溃疡造成吞咽困难，可给予牛奶、米汤、麦片粥等流质饮食。

（3）学会自我监测病情　患者若出现疲乏无力、发热、盗汗、消瘦、咳嗽、气促、腹痛、腹泻、皮肤瘙痒以及口腔溃疡等不适，或发现肿块，均应及早就医。

【预后】

淋巴瘤的治疗已取得了很大进步，HL 已成为化疗可治愈的肿瘤之一。NHL 的预后多采用国际预后指数（international prognostic index，IPI）来判定。

（王爱红）

PPT

第六节　多发性骨髓瘤

📖 **学习目标** -----

知识要求：

1. 掌握　多发性骨髓瘤患者骨骼疼痛及躯体活动障碍的护理措施及健康指导。

2. 熟悉　多发性骨髓瘤患者的临床表现、治疗要点。

3. 了解　多发性骨髓瘤的病因与发病机制、实验室及其他检查、分型及诊断要点。

技能要求：

1. 具备正确护理躯体活动障碍及骨骼疼痛患者的能力。

2. 能够给予多发性骨髓瘤患者正确的健康指导。

素质要求：

具有敏锐的观察能力和分析能力，能用护理程序的工作方法解决多发性骨髓瘤患者存在或潜在的健康问题。

多发性骨髓瘤（multiple myeloma，MM）又称浆细胞骨髓瘤（plasma cell myeloma），是骨髓内克隆性浆细胞异常增殖并分泌大量单克隆免疫球蛋白（M 蛋白）引起一系列组织或器官损伤的表现。其临床特点表现为广泛溶骨性破坏、骨质疏松、高钙血症；血清中出现大量 M 蛋白，抑制多克隆免疫球蛋白正常的合成，患者抵抗力下降，容易感染；尿中出现本周蛋白，引起不同程度的肾损害；以及继发性淀粉样变性引起的相应症状。几乎所有患者均有不同程度的贫血。MM 可合并出现髓外浆细胞瘤以及继发淀粉样变性。

本病好发于中老年人，发病中位年龄约 70 岁，男女之比为 3∶2。

【病因与发病机制】

MM 病因目前仍不清楚，遗传因素、电离辐射、接触化学毒物、自身免疫性疾病、病毒感染（人类疱疹病毒 8 型，HHV8）等均可能与 MM 发病有关。

MM 的发生是一个多步骤、多阶段的复杂过程，近年来关于其发病机制的研究主要集中在细胞遗传学异常、骨髓微环境影响、NF－κB 及 Notch 信号通路和耐药机制等方面。

【临床表现】

多发性骨髓瘤起病隐匿，早期可数月至数年无症状，主要表现与骨髓瘤细胞增殖和高 M 蛋白血症有关，表现为高钙血症（calcium elevation）、肾功能损害（renal insufficiency）、贫血（anemia）、骨病变（bone disease），即 CRAB 症状，以及免疫力下降导致的反复感染（12 个月内发作大于 2 次）、高黏滞血症等靶器官损害。

1. 骨髓瘤细胞大量增殖引起的表现

（1）骨骼损害　骨痛是本病最常见的早期表现，发生率约为 75%，随着病情的发展而加重。主要病变在扁骨，疼痛部位多发生在腰骶部，其次是胸廓和下肢。若活动或扭伤后出现剧痛，可能为病理性骨折，多发生在锁骨、肋骨、下胸椎和上腰椎，可多处骨折同时存在。若仅有单个骨骼损害，称为孤立性骨髓瘤。高钙血症可表现为疲乏、恶心、呕吐、多尿、脱水、头痛、嗜睡、意识模糊，严重者可致心律失常、昏迷等。

（2）髓外浸润

1）肝、脾、淋巴结和肾脏浸润　可见肝、脾、淋巴结肿大及骨髓瘤肾。

2）神经浸润　临床上多见胸、腰椎的破坏以及压迫脊髓所致的截瘫，其次为神经根损害。部分患者呈现多发性神经病变，表现为双侧远端对称性感觉和运动障碍。

3）浆细胞性白血病　系浆细胞浸润外周血所致，浆细胞超过 2.0×10^9/L，为浆细胞白血病，大多属 IgA 型。

2. 骨髓瘤细胞分泌大量 M 蛋白引起的表现

（1）感染　MM 患者伴有不同程度的体液免疫功能缺陷，同时往往伴有 T 细胞功能异常，因此，MM 极易并发感染且不易控制。急性细菌感染可以是 MM 患者首发表现和主要死因。以肺炎最多见，其次是尿路感染，常顽固且不易控制，严重者可因发生败血症而死亡。

（2）高黏滞综合征　血清中大量 M 蛋白是引起高黏滞综合征的主要原因，因血液黏滞度增高导致血流缓慢，进一步造成视网膜、肾、中枢神经和心血管系统等组织器官发生缺血缺氧且容易发生出血，主要表现为头晕、眩晕、视物模糊、耳鸣、手足麻木，严重者可出现意识障碍、充血性心力衰竭、呼吸困难等。IgA 型和 IgM 型最易引起高黏滞血症。

（3）贫血和出血　几乎所有多发性骨髓瘤患者均有不同程度贫血，贫血常为首发症状。出血则多表现为皮肤黏膜出血，严重可见内脏及颅内出血，引起出血的原因。①血小板减少和功能异常（M 蛋白包在血小板表面，影响血小板功能）；②血管壁因素：高免疫球蛋白血症和淀粉样变性损伤血管壁；③凝血障碍（M 蛋白与纤维蛋白单体结合，影响纤维蛋白多聚化，M 蛋白尚可直接影响凝血因子 Ⅷ 的活性）。

（4）淀粉样变性和雷诺现象　少数患者（IgD 型）可发生淀粉样变性，常发生于舌、胃肠道、心脏及皮肤等部位，表现为舌、腮腺肿大，腹泻或便秘，心脏扩大，肝肾损害，外周神经病变及皮肤苔藓样变。如果 M 蛋白为冷冻蛋白，可引起雷诺现象（即在寒冷等刺激下，突发肢端小动脉痉挛，表现为皮肤苍白、发绀和潮红）。

3. 肾损害　为本病的重要表现之一，30%～50% 的 MM 患者会出现不同程度、不同类型的肾损伤。管型肾病是最常见的肾损伤类型。此外，高钙血症、高尿酸血症、高黏滞血症、淀粉样变性，轻链沉积病以及 MM 细胞浸润，均可导致肾脏损害。临床表现可出现蛋白尿、血尿、管型尿，常被误诊为慢性肾炎、肾病综合征、间质性肾炎。

【实验室及其他检查】

1. 血常规　呈正细胞正色素性贫血，晚期有全血细胞减少。如 MM 细胞超过 20%，即可考虑为浆细胞性白血病。红细胞常呈缗钱样排列，血小板计数早期正常或偏低，晚期常明显减少。

2. 骨髓象　骨髓瘤细胞的出现具有诊断意义，浆细胞的比例多在 10% 以上。骨髓瘤细胞常呈弥漫性、灶性分布，可多部位穿刺活检，以提高阳性率。

3. 血液生化检查

（1）单克隆免疫球蛋白血症的检查　蛋白电泳出现 M 蛋白；免疫电泳可确定 M 蛋白类别（包括亚类）和型别

（κ 或 λ 轻链）；血清免疫球蛋白测定发现 M 蛋白增多，正常免疫球蛋白减少。

（2）血钙、磷测定　骨质广泛破坏，出现高钙血症，血磷正常，血清碱性磷酸酶正常；晚期肾功能减退，血磷也增高。

（3）IL-6 和 C 反应蛋白（CRP）　骨髓瘤患者的血清 IL-6 和 CRP 呈正相关。血清 IL-6 和血清可溶性 IL-6 抗体反映疾病的严重程度。

（4）其他　血沉显著增快，血清白蛋白减少、球蛋白增高。血清 β_2-微球蛋白及乳酸脱氢酶活力均高于正常。约半数患者尿中出现本周蛋白。

4. 细胞遗传学　染色体异常通常表现为免疫球蛋白重链区基因的重排。染色体异常包括 del（13）、del（17）、t（4；14）、t（11；14）及 1q21 扩增。

5. 影像学检查　骨骼 X 线表现是：①早期多表现弥漫性骨质疏松，多在脊柱、肋骨和盆骨；②溶骨性损害，常见于颅骨、盆骨、脊柱、股骨、肱骨等处；③病理性骨折，多为压缩性骨折，最常见于胸腰椎。CT 和 MRI 比 X 线更敏感。

【诊断要点】

1. 分型　根据血清 M 蛋白类型分为 IgG、IgA、IgD、IgM、IgE 型、轻链型、非分泌型以及双克隆或多克隆免疫球蛋白 8 种类型，其中 IgG 型最常见，其次为 IgA 型。

2. 诊断标准　诊断 MM 的主要指标为：①骨髓中浆细胞 >30%（10%～30% 可疑），常伴形态异常。②活组织检查证实为骨髓瘤。③血清中有单克隆 M 蛋白：IgG > 35g/L，IgA > 20g/L，尿本周蛋白 >1g/24h，并排除淀粉样变。次要指标为：①骨髓中浆细胞 10%～35%。②血清中有 M 蛋白，但未达上述标准。③出现溶骨性病变。④其他正常的免疫球蛋白低于正常值的 50%。诊断 MM 至少要有一个主要指标和一个次要指标，或者至少包括次要指标①和②在内的三条次要指标。

3. 分期　国际分期系统（international staging system，ISS）为指导治疗和判断预后提供依据。① Ⅰ 期：血清 β_2-微球蛋白 <3.5mg/L，白蛋白 ≥35g/L；② Ⅱ 期：介于 Ⅰ 期和 Ⅲ 期之间；③ Ⅲ 期：血清 β_2-微球蛋白 ≥6.0mg/L，白蛋白 <35g/L。

【处理原则】

迄今为止，MM 仍被认为是不可治愈的疾病。对有症状的 MM 应采用系统治疗，包括诱导、巩固治疗（含造血干细胞移植）及维持治疗；对适合自体造血干细胞移植的患者，诱导治疗中尽可能避免干细胞毒性药物，避免使用烷化剂及亚硝脲类药物。

1. 诱导治疗　患者年龄（原则≤65 岁）、体能及共存疾病状况决定其 HSCT 条件的合适性。患者诱导治疗不宜长于 4~6 个疗程，以免损伤干细胞，也可以提前采集干细胞。初始治疗多采用下述方案：硼替佐米/来那度胺/地塞米松（VRD）或伊沙佐米/来那度胺/地塞米松，或硼替佐米或伊沙佐米联合细胞毒药物（如环磷酰胺、阿霉素）加地塞米松，其他可选择的药物还有 CD38 单克隆抗体、卡非佐米、泊马度胺等联合治疗。

2. 巩固和维持治疗　可采用原诱导方案短期巩固 2~4 个疗程。维持治疗可选择硼替佐米或伊沙佐米、来那度胺或沙利度胺单药或与地塞米松联合。

3. 对症治疗

（1）骨病的治疗　双磷酸盐适用于所有有症状的 MM 患者，可抑制破骨细胞、减少疼痛、修复骨质，常用帕米膦酸二钠、唑来膦酸钠等。

（2）感染的治疗　一旦出现感染症状应积极加用抗生素治疗。对粒细胞减少的患者可给予粒细胞集落刺激因子（G-CSF）升白细胞治疗。

（3）高钙血症的治疗　注意水化、利尿，每日补液 2000~3000ml，保持尿量 >1500ml/d；还可使用双磷酸盐、糖皮质激素和（或）降钙素。

（4）肾功能不全的治疗　注意减少尿酸形成和促进尿酸排泄，可用别嘌醇 0.1g，每天 3 次；有肾衰竭者，应积极透析；慎用非甾体抗炎药；避免使用静脉造影剂。长期使用双磷酸盐需监测肾功能。

（5）其他　贫血可用促红细胞生成素治疗。

【护理诊断/问题】

1. 疼痛：骨骼疼痛　与浆细胞浸润骨骼和骨髓及病理性骨折有关。

2. 躯体活动障碍　与骨痛、病理性骨折或胸腰椎破坏压缩，压迫脊髓导致瘫痪等有关。

3. 有感染的危险　与正常多克隆免疫球蛋白及中性粒细胞减少等有关。

4. 营养失调：低于机体需要量　与肿瘤对机体的消耗或化疗等有关。

5. 潜在并发症　化疗药物不良反应。

【护理措施】

1. 一般护理

（1）饮食　应给予患者高热量、高蛋白、高维生素、易消化食物。多食富含纤维素食物，保持大便通畅。若无禁忌证，每日应饮水 2000~3000ml。

（2）环境与休息　保持环境安静、舒适，避免不良刺激。患者一般情况良好且无骨折风险可适当活动，不能参加剧烈活动，预防跌倒、碰伤；有骨质破坏者应绝对卧床休息，以防病理性骨折。指导患者睡硬板床，忌用弹力床，

加强床边保护，防坠床。

2. 病情观察　密切观察病情变化，及时发现各受累组织脏器，并给予相应护理措施。重视疼痛评估，通过询问患者的主观感受及观察其客观表现来评估疼痛的程度。

3. 用药护理　治疗前应告知患者及家属化疗期间可能出现骨髓抑制、恶心呕吐等不良反应，停药后即消失。出现肾损害的患者应避免服用损伤肾功能的药物。

4. 对症护理

（1）疼痛护理　协助患者采取舒适体位，适当按摩病变部位，以降低肌肉张力，但避免用力过度造成病理性骨折。指导患者采用臆想疗法、音乐疗法、放松等转移对疼痛的注意力；疼痛严重者，遵医嘱给予止痛药。

（2）生活护理　睡硬垫床，协助患者每 2 小时变换体位，保持适度的床上活动，避免长期卧床而加重骨骼脱钙。鼓励患者咳嗽和深呼吸。截瘫患者应尽量保持肢体处于功能位，帮助患者按摩肢体，防止下肢萎缩。注意观察皮肤情况，每天用温水擦洗全身皮肤，保持皮肤清洁干燥，受压处皮肤应给予按摩或理疗，预防压疮发生。

5. 心理护理　关心、体贴、安慰患者，鼓励患者与家属、同事、病友多交流，告知家属多关心并支持患者，使患者能主动配合治疗。护士和家属还可与患者就疼痛时的感受和需求交换意见，使患者得到理解和支持。

6. 健康指导

（1）疾病知识指导　MM 患者易出现病理性骨折，应卧床休息，睡硬板床；有躯体活动障碍需绝对卧床患者，建议睡气垫床，预防压疮；长期卧床者适度活动可促进肢体血液循环和血钙在骨骼的沉积，减轻骨骼的脱钙。有高钙血症、高尿酸血症者应补足水分，每天 2000~3000ml。

（2）学会自我监测病情　若活动后出现剧烈疼痛，可能发生病理性骨折；患者抵抗力下降，体温升高往往提示发生感染，上述情况均应及时就医。

（3）用药指导　遵医嘱用药，有肾损害者避免应用损伤肾功能的药物。沙利度胺（反应停）有抑制新生血管生长的作用，但可致畸胎，妊娠妇女禁用。硼替佐米的主要毒性反应有周围神经病变、骨髓抑制、胃肠道反应及带状疱疹，应注意观察。

【预后】

MM 的预后具有高度异质性，生存期差异较大，中位生存期 3~4 年，有些可存活 10 年以上。影响预后的因素有年龄、CRP 水平、血清 LDH 水平、骨髓浆细胞浸润程度、肾功能、分期及细胞遗传学异常等。

（王爱红）

PPT

第七节 血液系统疾病常用诊疗技术及护理

📖 **学习目标**

知识要求：

1. 掌握 骨髓穿刺术的术前准备及术后护理。外周穿刺中心静脉导管技术的术后护理及维护、常见并发症的预防及处理；静脉输液港技术的术后护理及维护。造血干细胞移植的分类。

2. 熟悉 外周穿刺中心静脉导管技术的术前准备；静脉输液港技术的术前准备；造血干细胞移植供者的心理特征，接受造血干细胞移植患者进入层流室前后的护理、造血干细胞回输的护理及移植术后并发症的观察及护理。

3. 了解 血液系统疾病常用诊疗技术的适应证、禁忌证及方法。

技能要求：

熟练掌握骨髓穿刺部位的护理方法；外周穿刺中心静脉导管技术、静脉输液港技术的术后维护及并发症的处理；造血干细胞回输的护理。

素质要求：

具有敏锐的观察力，掌握与需要进行血液系统疾病诊疗技术患者交流的技巧，能根据患者的具体情况灵活进行心理护理。

一、外周穿刺中心静脉导管技术

经外周置入的中心静脉导管（peripherally inserted central catheter，PICC）是指将中心静脉导管经外周静脉（如贵要静脉、肘正中静脉、肱静脉、颈外静脉、头静脉或股静脉，新生儿还可通过下肢的大隐静脉、头部颞静脉、耳后静脉等）穿刺置入上腔静脉或下腔静脉的导管。

该项技术适用于需接受中长期静脉输液治疗或外周血管条件差致输液困难的患者，可用于输注各种药物、营养支持治疗以及输血等，也可用于血液标本的采集。PICC留置时间可长达1年，能够减少频繁静脉穿刺给患者带来的痛苦，尤其避免了刺激性药物对外周血管的损伤及化疗药物外渗引起的局部组织坏死。

【适应证】

1. 缺乏外周静脉通路或血管条件不好。

2. 长期输液或输注刺激性药物（如肿瘤化疗）、高渗性或高黏稠度液体（如长期胃肠外营养）。

3. 反复输注血制品或采血等。

4. 需监测中心静脉压（central venous pressure，CVP）的患者。

5. 应用输液泵或压力输液治疗。

【禁忌证】

1. 有严重出血倾向。

2. 插管途径或穿刺部位有感染。

3. 已知或怀疑患者对导管所含成分过敏者。

4. 已知或怀疑有菌血症或败血症。

5. 不能确认穿刺静脉。

6. 在预定插管部位或肢体既往有放射治疗史、静脉血栓形成史、外伤史或血管外科手术史、同侧乳癌根治术后。

7. 已有锁骨下或颈内静脉插管。

【操作方法】

1. 用物准备 包括PICC穿刺包、合适型号的导管、正压无针密闭输液接头、无菌手套、0.9%氯化钠注射液、止血带、碘伏、酒精、棉签、皮尺、注射器、3M粘贴伤口敷料、脱敏胶布等。

2. 患者取平卧位，穿刺侧上肢外展与躯干呈90°。

3. 穿刺点选择 首选贵要静脉，其次为肘正中静脉、头静脉。左侧静脉插管难度大且容易损伤血管，故最好选择右侧。最佳穿刺点为肘窝下两横指处，穿刺部位过高可能损伤神经及淋巴系统；穿刺部位过低则血管较细，易引起血流障碍和机械性静脉炎等并发症。儿童可根据患儿体型和发育程度选择最合适的静脉，如贵要静脉、头静脉、头皮静脉或大隐静脉。

4. 置管 用传统的"横L行"外测量法及用"一字行"外测量法，测量出从穿刺部位至中心静脉的长度。打开PICC包，戴无菌手套，据测量的尺寸修正导管的长度，用生理盐水注射液预冲导管并湿化导丝。铺无菌巾于穿刺肢体下方，按照无菌操作原则消毒穿刺点，消毒范围以穿刺点为中心进行直径约20cm范围的皮肤消毒，扎止血带，换无菌手套，铺无菌巾，以15°~30°进针穿刺静脉，见回血后压低角度，再进针1~2mm，保持针的位置并向前推进插管鞘，使其进入血管，隔无菌巾松止血带，轻压穿刺点上方止血，撤出穿刺针芯，将导管插入插管鞘，缓慢推进至所测量长度，从静脉内撤出插管鞘，离开入点撕开。缓慢将支撑导丝撤出，抽吸至回血，接着用生理盐水冲洗，妥善固定导管。接上正压无针密闭输液接头。用无菌纱布压迫穿刺点 20min 以上。术后需 X 线摄片，确定中心静脉导管的位置，正确后接输液装置输液。

【护理】

1. 术前护理

（1）患者准备 详细告知患者及家属 PICC 操作过程、可能出现的并发症、其他相应穿刺工具的选择可能性、日常护理及注意事项。做好心理护理，消除患者紧张情绪。患者或家属（委托人）签署置管知情同意书。

（2）用物准备 见前面"操作方法"介绍。另外，确定导管尖端位置，充分考虑输液和药物的类型、输液疗程、药物的 pH 值和渗透压、液体流速和体积。

（3）环境准备 保持环境安静舒适，注意保暖及保护患者隐私。

2. 术中护理

（1）术中注意保暖，密切关注患者感受。

（2）当导管进入肩部时，让患者头部转向穿刺侧，下颌靠肩以防止导管进入颈内静脉。

（3）导管进入过程中遭遇困难，可稍拉回，轻微调整穿刺针再送管，或边推 0.9% 氯化钠注射液边送管。遇阻力不可强行送管，嘱患者适当调整体位，使上肢与躯干垂直，或稍作停顿后再送管，如果不行则改以对侧静脉置入。

3. 术后护理

（1）记录 穿刺者姓名及 PICC 留置日期、PICC 类型、导管型号、导管批号、导管尖端位置、插入长度及外露长度、穿刺静脉名称、穿刺过程是否顺利、固定情况、输液状况等。

（2）观察 穿刺点有无出血，前臂有无水肿或发绀，穿刺部位有无红肿或血肿，穿刺点上方有无发红、硬、出现条索状线或疼痛，患者有无不适感等。

（3）固定 用 10cm × 12cm 透明贴膜固定导管，并以贴膜将固定器贴住，再用胶布交叉固定尾端。胶布贴在透明膜上。

（4）换膜 先测量臂围，去除正压接头，消毒接口部位，更换新正压接头并正压冲管，然后再去除原贴膜，注意 0 度揭贴膜，由下向上，避免损伤皮肤和拉出导管，消毒穿刺点，直径 >20cm，待干后以穿刺点为中心覆盖无菌透明贴膜。置管后 24 小时必须更换敷料，以后无菌透明敷料应至少每 7 天更换 1 次；若患者出汗较多或穿刺部位发生渗血、渗液，使敷料发生松动时应立即更换。

（5）冲管及封管 每次治疗前后均采用 >10ml 的生理盐水脉冲式正压冲管，建议用生理盐水或 0 ~ 10U/ml 的肝素生理盐水正压封管，避免导管回血导致堵塞。治疗间歇期应至少每周冲管 1 次。

（6）防导管脱出 对导管插入深度进行记录，每日观察有无脱出现象，严格交接班；给患者做护理和治疗时，避免牵拉导管，嘱咐患者勿做剧烈的手臂运动，以防导管脱出；嘱咐儿童患者不要玩耍 PICC 体外部分，以免损伤导管或把导管拉出体外。

（7）导管的拔除 导管留置时间少于 1 年，可根据治疗所需由医生决定留置时间。当治疗结束或出现并发症时，应及时拔管。操作前向患者讲述拔管过程，以缓解患者的紧张心理。患者取仰卧位，外展穿刺侧上肢，嘱患者做深呼气动作，缓慢拔出导管，如感觉有阻力，停止拔管，热敷 20 ~ 30 分钟再继续拔管。拔管后按压穿刺点不少于 5 分钟，并用无菌纱布覆盖穿刺点 24 小时，避免空气进入；同时，测量导管长度，观察有无损伤或断裂并做好记录。嘱患者拔管后 24 小时内尽量减少穿刺肢体活动，以防止出血。

4. 常见并发症的预防及处理

（1）穿刺部位渗血 多发生在穿刺后 24 小时内，少量渗血为正常现象，需及时更换敷料；出血较多，嘱患者屈肘 10 ~ 20 分钟或加压包扎，必要时用云南白药或凝血酶局部外敷。限制上肢用力和肘关节伸屈活动，嘱患者行前臂内旋和外旋活动。

（2）导管堵塞 为非正常拔管的主要原因之一，主要表现为输液速度变慢、冲管时阻力大。导致导管堵塞的常见原因包括：①血栓性堵塞：最常见，主要由于封管方法不正确；冲管不及时或不彻底，如输液完毕未使用生理盐水冲管，或输血、输入脂肪乳剂等未按频次要求冲管，治疗间歇期未定期、规范冲洗导管；患者血液黏滞性高，如老年人、糖尿病等；经常通过导管采血化验；穿刺侧肢体活动过度或冲管压力过大，造成局部血管内膜损伤，以致管腔内形成血凝块或血栓。患者若出现置管侧臂、肩、颈肿胀及疼痛，应警惕血栓性堵塞，一旦彩超确诊应及时使用低分子肝素或利伐沙班等抗凝剂，可取得较好的复通效果。②非血栓性堵塞：主要原因为导管打折、扭曲，药物结晶沉积或异物颗粒堵塞等。若发生导管堵塞，不可强行推注液体，否则会导致导管破裂或栓塞的危险。先检查导管夹是否关闭，导管是否打折，排除以上原因后，若为不完全堵塞，用生理盐水或含 20 ~ 50U/ml 的肝素钠液反复抽吸或冲洗导管，可通管。

（3）静脉炎 也是非正常拔管的主要原因之一，包括化学性静脉炎、机械损伤性静脉炎和感染性静脉炎。化学性静脉炎与输入刺激性较强的化疗药物有关；机械损伤性静脉炎主要与穿刺插管时的损伤有关；感染性静脉炎常与各种原因导致穿刺点感染而向上蔓延有关，可引起败血症。输注刺激性药物应确保导管尖端在上腔静脉内。发生静脉炎后，抬高患肢，局部湿热敷，每日4次，每次20～30分钟，2～3天后症状不缓解或加重，疑为感染性静脉炎者，需同时给予抗感染治疗。

（4）导管相关血流感染　穿刺过程中严格无菌操作，碘伏消毒，预防发生感染。连接输液及推注药物时均应严格无菌操作，输液管路每24小时更换，正压无针密闭输液接头每周更换1次，污染后立即更换。更换敷料时需注意消毒导管周围皮肤。出现全身感染症状，无其他明显感染来源，而怀疑发生导管相关血流感染时，应积极寻找导管相关血流感染的证据，一旦判定发生导管相关血流感染，应当根据临床综合评估结果决定是否拔管。拔出导管后应行导管尖端细菌培养，并遵医嘱应用抗生素。

5. 出院带管指导

（1）出院前详细告知患者及家属导管留在体外的长度、封管及更换敷料的日期。

（2）交代注意事项　置管上肢应避免提过重物品或做引体向上等持重锻炼，避免游泳等会浸泡到无菌区的活动，淋浴前用塑料保鲜膜包住置管的肢体缠绕2～3圈，上下边缘用胶布贴紧或用宽的松紧带缠住，避免与水直接接触，淋浴后检查敷料，若有浸湿，需及时更换敷料。保持敷料清洁干燥，每周至少更换1次，各种原因导致敷料松动时应立即更换，正压无针密闭输液接头每周更换1次。

（3）教会患者自我监测　注意观察针眼周围皮肤有无发红、肿胀、疼痛、渗出等，如有异常及时与主管护士联系或到当地医院请专业护士处理。

二、静脉输液港技术

植入式静脉输液港（implantable venous access port, IVPA）又称植入式中心静脉导管系统（central venous port access system, CVPAS），是一种可植入皮下长期留置在体内的闭合静脉输液系统，可用于输注药物、补液、营养支持及输血等，同时也可以用于采集血样。静脉输液港技术的优势在于以下几方面。首先，它可将各种药物直接输送到中心静脉，减少药物外渗概率，同时借助于局部高流量、高流速的血液迅速输送和稀释药物，能有效防止刺激性药物对静脉的损伤。此外，通过使用无损伤针穿刺输液港即可建立输液通路，能够减少反复静脉穿刺的难度及其所带来的痛苦。IVPA是一种完全植入的血管通道系统，不仅为患者提供长期的静脉血管通路，而且对患者日常生活影响较小，并发症也较PICC少。输液港维护简单，治疗间歇期每4周维护冲管1次。

【适应证】

与外周穿刺中心静脉导管技术（PICC）相同。

【禁忌证】

1. 有严重出血倾向。

2. 已知或疑似有菌血症或败血症。

3. 植入部位近期有感染、曾经接受放射治疗或外科手术。

4. 对输液港材料过敏。

5. 患有严重肺部通气障碍性疾病。

6. 不适宜任意规格植入式输液港的尺寸。

【操作方法】

1. 选用合适型号的植入式静脉输液港。在征得患者同意及家属签字后，送导管室由医师在局部麻醉下行皮下IVPA。

2. 局麻后经皮肤通过锁骨下静脉将导管穿刺送入，导管末端位置应位于上腔静脉与右心房连接处（cavoatrial junction, CAJ），以减少留置过程中导管功能障碍发生概率。

3. 输液座植入，目前常用置港部位为胸壁（胸壁港）和上臂（上臂港）。胸壁港港体放置于胸大肌浅筋膜层，上臂港港体置于上臂偏内侧，囊袋切口距离肘关节肱骨内上髁7cm以上。囊袋大小应以刚好能容纳港体、厚度以0.5～1cm为宜，囊袋部位应选择平坦不易受到挤压、摩擦的地方，避开接受过放疗、肿瘤侵犯的皮肤及有淋巴结转移的区域，尽量顾及患者隐私。将导管与输液座用连接器连接并固定，输液座置入囊袋后用不可吸收缝线与周围组织缝合固定。输液座表面应以完整的皮肤覆盖，避免在使用过程中穿刺针从缝合处刺入。

4. 输液港的实际应用及相关操作技术详见"护理"部分。

【护理】

1. 术前护理

（1）患者准备　向患者解释清楚操作的基本步骤、适应证、禁忌证、优势及可能出现的不良反应。做好穿刺点的备皮及清洁，更换清洁内衣。消除患者的紧张心理，解除思想负担，以最佳状态配合手术。

（2）用物准备　植入式静脉输液港装置、消毒剂、无菌洞巾、无菌棉签、手套、注射器、无菌纱布、透明贴膜、胶布等。

（3）环境准备　安静舒适，温湿度适宜。注意保护患者隐私。

2. 术中护理

（1）术中注意保暖，密切关注患者感受。

（2）严格执行无菌操作技术。

3. 术后护理

（1）了解术中患者情况，遵医嘱常规应用抗生素3天。

（2）加强病情观察 包括患者生命体征、自觉症状、伤口局部情况等。密切观察输液港植入部位有无肿胀、渗血、血肿、感染等并发症，询问患者有无肢体麻木、疼痛等症状。

（3）伤口护理 一般在术后3天，待伤口基本愈合后，可开始使用。术后第3天更换伤口敷料，如伤口渗血、渗液较多或伴发感染，应及时更换敷料。术后7～10天拆线。

4. 输液港的插针、换针及拔针

（1）插针 ①暴露穿刺部位，评估。根据注射座储液槽的深度和患者皮下脂肪厚度选择穿刺针的长度。清洁患者穿刺部位皮肤，操作者洗手。②打开护理包：戴无菌手套，两个注射器分别抽吸生理盐水和0～100U/ml肝素生理盐水；用生理盐水连接、冲洗蝶翼针和肝素帽。③消毒皮肤：以输液港港体为中心，先酒精再碘伏，由内向外螺旋状消毒皮肤，消毒范围10cm×12cm（范围大于敷料），共3次；更换无菌手套，铺洞巾。④定位：左手（非主力手）触诊，找到输液港注射座，确认注射座边缘；拇指、示指、中指固定注射座，将注射座拱起，确定此三指的中心即为穿刺点。⑤穿刺：使用无损伤针（一种与输液港配套的注射针，其针尖为特殊设计的面，不易损伤输液港的硅胶穿刺膜，使注射座穿刺次数可达到2000～3000次）。针头连接抽有>10ml生理盐水的注射器，排气后，右手持蝶翼针从中点处垂直轻柔插入注射座内，针头穿过皮肤、脂肪层，当刺入穿刺隔时有滞针感，继续进针，当穿刺有落空感时，再缓慢向下刺入至底部有抵触感时再稍稍向上回退0.1～0.2cm，回抽血液以确认针头位于输液港储液槽内。每次操作应尽量避免与前次穿刺的针眼重合。用10～20ml生理盐水以脉冲方式冲管。⑥固定：将无菌小纱布垫在穿刺针蝶翼的下方，可根据针头长短确定纱布垫的厚度，用10cm×12cm的透明贴膜固定好穿刺针，并用胶布固定好延长管。⑦夹闭延长管，无需输液时可以用0～100U/ml肝素生理盐水3～5ml封管，夹管并接肝素帽。如需静脉输液可连接输液器。

（2）拔针 输液结束后，撤去输液管道；以酒精擦拭接头处，用>10ml的生理盐水冲管、夹管；再次以酒精擦拭接头，之后用0～100U/ml肝素生理盐水脉冲式正压封管；边注射边垂直向上拔出穿刺针，注意检查针头完整性；拔针后用无菌敷料贴于针眼处压迫至不出血为止，当血小板≤20×10⁹/L时，拔针后针眼处应延长按压时间，防止

皮下出血；止血后消毒皮肤，覆盖无菌敷料，用胶布固定24小时。

（3）换针 于更换穿刺针前1天，拔除穿刺针，操作方法同上所述。常规情况下，无损伤针每周更换1次，包括透明贴膜及输液接头。

5. 输液港的维护

（1）输液港的冲洗 按照脉冲方式冲管（推—停—推—停），节律性推动注射器活塞，通过产生湍流以冲洗管壁。期间密切观察患者有无胸闷、胸痛、心悸及药物外渗等现象。冲管后及时关闭导管锁，连接正压无针密闭输液接头。

（2）敷料及输液接头更换 去掉敷料，先后用75%酒精、碘伏（或2%葡萄糖酸氯己定）消毒皮肤，共3次；再用75%酒精擦拭凸出于皮肤表面的针头、延长管；洗手、戴无菌手套，用无菌透明贴膜固定，并用胶布妥善固定延长管和静脉输液管道；更换输液接头；记录敷料更换日期、时间、操作者姓名。

6. 输液护理

（1）每次输液前回抽血液确认针头位置无误后方可进行输液，为防止输液压力和回抽血液压力过高，应避免使用10ml以下的注射器。

（2）正确冲管及封管 每次输液前应采用10ml管径及以上注射器，抽取0.9%氯化钠溶液，通过抽回血和冲洗导管方式评估导管功能，冲管方式采用正压脉冲方法。抽血/输注高黏滞性液体（血液制品、脂肪乳剂等）/不相容药物后，应立即冲洗导管，输液期间每6～8小时用生理盐水20ml冲管；每日输液结束，用0.9%氯化钠溶液冲洗导管后，采用浓度为0～100U/ml肝素封管液正压封管；治疗间歇期每4周维护1次。

（3）输液中严密观察输液是否通畅，局部有无肿胀。特别是使用化疗药，使用前应回抽有无回血，防止药液外渗。

7. 采血护理 为避免导管或注射座堵塞，不主张通过输液港采集血液。必须采血时需彻底关闭输液通路用10ml生理盐水冲管，先抽出至少5ml血液弃去，再用20ml注射器抽出所需血量，之后用生理盐水约20ml进行脉冲式正压封管。

8. 常见并发症的预防及处理 尽管静脉输液港技术的并发症较PICC技术少，仍应严格规范穿刺、输液操作，同时正确指导患者进行日常活动，避免下述并发症的发生。

（1）近期并发症 如气胸、气栓、纵隔血肿等。

（2）远期并发症 如感染、导管堵塞、纤维蛋白鞘形成、血栓形成及血管栓塞、导管夹闭综合征、导管移位、导管破裂等。

9. 出院指导

（1）日常活动　告知患者待伤口痊愈，可洗澡，日常生活不受影响；植入部位避免过度用力或硬物撞击，以免输液港移位或损坏。

（2）定期冲管及复查　出院后每 4 周到医院进行肝素生理盐水冲洗导管 1 次，避免导管堵塞。每 3 ~ 6 个月复查胸片 1 次。

（3）自我监测　放置导管部位可能会出现瘀斑，1 ~ 2 周后会自行消失。若输液港处皮肤出现红、肿、热、痛，提示皮下可能有感染或渗漏；若颈部、肩部及同侧上肢出现水肿、疼痛时，可能出现栓塞，应立即回医院就诊。

三、造血干细胞移植

造血干细胞移植（hematopoietic stem cell transplantation, HSCT）是指对患者进行全身放化疗和免疫抑制预处理后，将正常供体或自体的造血细胞经血管输注给患者，帮助其重建正常的造血和免疫功能。造血细胞包括造血干细胞和造血祖细胞。造血祖细胞增殖能力有限，且已失去多向分化潜能，只能向一个或几个血细胞系定向增殖分化，主要依靠造血干细胞的增殖来补充。而造血干细胞能够自我复制、增殖，具有向各种髓细胞和淋巴细胞发育分化的潜能，也具有一定的自我更新能力。目前造血干细胞有三种来源，即骨髓、外周血、脐带血。

造血干细胞移植是一项系统工程，涉及诸多学科如放射医学、血液学和移植免疫学等。随着医学科学技术的迅速发展，造血干细胞移植技术逐渐成熟并获得广泛应用，已成为治愈某些恶性血液病、实体瘤、遗传性及免疫性疾病的有效治疗手段。

【造血干细胞移植的分类】

1. 按照供体与受体的关系可分为异体 HSCT 和自体 HSCT。异体 HSCT 又分为异基因移植和同基因移植。同基因移植指遗传基因完全相同的同卵孪生间的移植，供受者间不存在移植物被排斥和移植物抗宿主病（graft - versus - host disease，GVHD）等免疫排斥问题。

2. 按造血干细胞来源不同可分为骨髓移植（bone marrow transplantation，BMT）、外周血干细胞移植（peripheral blood stem cell transplantation，PBSCT）和脐血移植（cord blood transplantation，CBT）。其中外周血干细胞移植（PBSCT）具有采集方便，供体无需住院且痛苦少，受者造血干细胞植入率高、造血重建快、住院时间短等特点，是目前临床上最常用的方法之一，已逐步取代了骨髓移植。

3. 根据供者与受者 HLA 配型相合程度，异体 HSCT 可分为 HLA 全相合移植、不全相合移植、单倍体相合移植。

4. 根据供者与受者的血缘关系可分为有亲缘供者造血干细胞移植和无关供者造血干细胞移植。

5. 根据移植前预处理方案的强度可分为清髓性方案（MAC）、非清髓性方案（NMAC）［减低强度的方案（RIC）］。

【适应证】

1. 血液系统恶性疾病　白血病、淋巴瘤、骨髓增生异常综合症（MDS）、多发性骨髓瘤等。

（1）急性白血病　有研究已证实造血干细胞移植治疗急性白血病的疗效优于普通化疗，然而其疗效却受到多种因素影响，主要包括如下内容。①患者年龄及一般情况：年龄越大，主要脏器功能衰退，造血干细胞移植后容易出现多种并发症尤其是 GVHD，无病生存率下降。55 岁以上的患者，一般不建议实施异基因造血干细胞移植，而自体造血干细胞移植年龄可放宽到 65 岁。②疾病本身的因素：急性淋巴细胞白血病（ALL）移植后的复发率比其他类型的白血病高，尤其是自体造血干细胞移植后效果较差。③时机选择：在完全缓解状态下或复发状态均可进行，第 1 次缓解（CR_1）后行造血干细胞移植术的疗效最佳，但在复发状态下疗效则较差。尽管如此，低危型急性淋巴细胞白血病患儿单独使用化疗治愈率较高，所以移植可在第 2 次缓解期（CR_2）、第 3 次缓解期（CR_3）进行。④预处理方案：移植时需根据患者的年龄和病情选择不同的预处理方案，且预处理方案的差异对疗效有一定影响。⑤GVHD发生与否及严重程度：一方面，GVHD 本身能够对抗白血病，降低复发率；另一方面，严重的 GVHD 可导致移植相关死亡率增加。因此，轻度 GVHD 在一定程度上会有助于提高无病生存率，而重度 GVHD 会使无病生存率下降。

（2）慢性淋巴细胞白血病　骨髓移植能使半数以上慢淋患者进入完全缓解期。

（3）恶性淋巴瘤　放、化疗对恶性淋巴瘤有较好的疗效。但某些难治的、复发的病例或具有高危复发倾向的淋巴瘤可行造血干细胞移植。

（4）多发性骨髓瘤　自体 HSCT 可明显提高缓解率，改善病情。清髓性异基因骨髓移植适用于年轻、难治或复发的患者。

2. 血液系统非恶性疾病　重型再生障碍性贫血（SAA）、地中海贫血、骨髓纤维化、重型阵发性睡眠性血红蛋白尿。

（1）重型再生障碍性贫血　最佳移植对象应符合如下条件：年龄 <40 岁、未接受输血、未发生感染者。

（2）阵发性睡眠性血红蛋白尿　虽然异基因 HSCT 是目前唯一可能根治该病的方法，但需注意的是，本病并非恶性疾病，部分患者还有自愈可能，且移植存在一定风险，故而应权衡利弊，审慎选择治疗方案。

3. 其他实体瘤 如乳腺癌、卵巢癌、睾丸癌、神经母细胞瘤、小细胞肺癌、尤氏肉瘤、肾胚母细胞瘤、恶性胚细胞瘤等。HSCT 治疗恶性实体瘤的机制是：一方面某些肿瘤对放疗和化疗药物的量效曲线成正相关，疗效随放化疗剂量提高而增加；另一方面放化疗剂量提高会严重损害正常组织，尤其对正常造血系统产生损害而造成机体免疫低下、骨髓抑制等严重后果，而 HSCT 能够帮助快速重建免疫和造血功能，为实体瘤患者开辟了新的治疗途径，有利于提高实体瘤患者放化疗的疗效。

4. 其他 重症联合免疫缺陷病、严重自身免疫性疾病等可通过造血干细胞移植防止病情发展、减轻症状。

【操作方法】

1. 供体的选择

（1）自体 HSCT 患者自己作为供体，具备能承受大剂量放化疗的能力，且能动员采集到足量的不被肿瘤细胞污染的造血干细胞。

（2）异体 HSCT 应以供受双方的人白细胞抗原（human leukocyte antigen，HLA）配型相合为前提，首先选择具有血缘关系的同胞，其次可在中华骨髓库中选择无血缘关系的供体。在配型相合的情况下，优先考虑年轻、健康、男性、血型相合和巨细胞病毒阴性者。脐血移植时，脐血由具备专业资质的脐血库负责采集和保存，检查 HLA 配型、血型及有无各种病原体污染，还需确定新生儿不存在遗传性疾病。

2. 供体的准备

（1）心理准备 多数供者往往表现出矛盾、紧张和恐惧等心理问题，究其原因主要是担心大量采集骨髓或外周血造血干细胞时可能发生的风险以及对自身健康的影响。针对上述问题应积极予以疏导，首先，应详细告知供体造血干细胞的采集过程、注意事项、可能出现的不良反应及应对措施；其次，要介绍医院的资质、设备及人员素质，具备承担整个过程的安全保障能力，努力消除供体的顾虑，增强其信任感；再次，还可以指出捐献骨髓和造血干细胞的行为是崇高的。供体的捐赠行为应完全处于自愿，并仔细阅读、签署知情同意书。

（2）身体准备 移植前需对供体做全面检查，目的在于了解重要器官功能有无缺陷、有无感染性疾病。供者需短期留观或住院，而无血缘移植的供者大概需要住院 7 天。若需采集外周血造血干细胞，可预先给予刺激造血的生长因子如粒细胞集落刺激因子（G-CSF）等，扩增外周血中造血干细胞的数量。目前多数供者除采集骨髓以外，还要采集外周血干细胞。因此，造血干细胞采集前 2 周左右供者需要循环采血 400~800ml，保证移植时有足够的新鲜血液提供给供者，以免发生失血性休克，还可以刺激骨髓

造血干细胞生长。

3. 造血干细胞的采集

（1）骨髓造血干细胞的采集 在手术室内无菌条件下，先对供体实施硬膜外麻醉，可自髂前和髂后上棘等单个或多个部位抽取骨髓。采集的骨髓经分离、过滤后装入血袋，并加肝素抗凝。骨髓血采集量根据其含的有核细胞数和受体的体重来确定，有核细胞数最好为患者体重的 $(2~4) \times 10^8/kg$，骨髓血采集总量为 800~1200ml。为避免骨髓血中的一些小颗粒在输注时引起肺栓塞，应将采集的骨髓血倒挂半小时后，使用输血器进行输注。

（2）外周血造血干细胞的采集 供体经刺激造血生长因子动员后，白细胞总数 $>5 \times 10^9/L$ 时，可通过血细胞分离机经多次采集获得外周造血干细胞。同样，根据受体体重确定采集量，单个核细胞数达到 $5 \times 10^8/kg$。注意预防并及时处理低血压、低钙综合征等并发症。对于自体移植者，采集的外周血造血干细胞可加入 10% 二甲基亚砜（冷冻保护剂）处理后置于 -196℃ 液氮罐或 -80℃ 冰箱中保存，待患者预处理结束后复温输注，时间间隔最好不要超过 8 小时。

（3）脐带血造血干细胞的采集 采集在手术室进行，健康产妇分娩时待胎儿娩出后，迅速结扎脐带，用采血针穿刺脐静脉收集残留于脐带和胎盘内的血液，经冷冻处理后保存在 -196℃ 液氮罐中，采集量要求有核细胞达到 $2 \times 10^8/kg$。

4. 受体预处理 预处理前一日常规进行中心静脉插管，通常选择锁骨下静脉置入导管，每周给予置管维护以保证移植期间各种输液治疗能够顺利实施。在造血干细胞移植前，患者须接受一个疗程的大剂量化疗或联合大剂量的放疗作为预处理，此乃造血干细胞移植的中心环节之一。预处理的目的是：①尽可能清除基础疾病，减少复发；②为造血干细胞的植入提供必要的空间；③抑制或摧毁体内免疫系统，以免移植物被排斥。根据预处理的强度，造血干细胞移植可分为清髓性移植和非清髓性移植。清髓性移植主要通过联合应用多种化疗药物进行超大剂量化疗或配合放疗实施，但毒性较大且增加移植相关死亡率。因此，清髓性方案适合于耐受性较好的年轻人。非清髓性移植适合于年龄 >50 岁、病情进展缓慢，不适合常规移植，肿瘤负荷小且对移植物抗白血病作用较敏感的患者。

5. 受体的准备

（1）心理准备 接受移植的患者缺乏对治疗方法及过程的了解，因长期接受化疗导致的痛苦，使患者对移植既抱有希望，又有焦虑和恐惧。此外，接受造血干细胞移植的患者需单独居住于无菌层流室内半个月至 1 个月时间，不但与外界隔离，而且多有较严重的治疗反应，患者极易

产生各种负性情绪，如焦虑、恐惧、孤独、失望甚至绝望等。因此，在移植前应积极与患者及家属进行交流，帮助患者克服心理障碍，树立战胜疾病的信心。

（2）身体准备 ①全面检查，包括心、肺、肾、肝、血象、骨髓象等检查，内分泌及免疫功能检查，以及人类巨细胞病毒检查，并进行尿、粪便、痰、皮肤等细菌、真菌培养，重点检查有无感染病灶，积极治疗并彻底清除慢性和潜在的感染病灶。②严格消毒隔离和预防感染：将患者安置在无菌层流舱内，入室前3天给予口服肠道不吸收抗生素；入室前一天剪短指甲，剃毛发，清洁洗澡；入室当天沐浴后用0.05%氯己定药浴半小时左右，再清洁眼、外耳道、口腔和脐部，更换无菌衣裤，通过内走廊，进入层流病室，立即在患者皮肤多个部位（尤其是褶皱处）采样做细菌培养以做移植前对照。

6. 造血干细胞输注 在无菌层流室内进行，移植前受者准备就绪，休息1日。异基因造血干细胞在采集后当日经中心静脉插管快速静脉滴注。输注过程中需严密观察有无输血反应和栓塞现象。详见护理部分内容。

【护理】

1. 术前护理

（1）无菌层流室的准备 室内一切用物必须严格消毒、灭菌处理，同时在室内多点采样行空气细菌学监测，空气达标后患者方可进入。百级无菌层流病房墙壁、台面、门窗、地面均用500mg/L健之素消毒液擦拭，2次/天，室内空气每周用0.8%过氧乙酸喷雾消毒一次。无菌层流病房能够有效预防造血干细胞移植术后患者继发感染，实现严密的保护性隔离。

（2）患者入无菌层流室的护理

1）入室前准备 ①评估患者的社会及心理状况，了解患者和家属是否对造血干细胞移植有充分的思想准备；家庭经济状况如何等。②详细告知患者关于造血干细胞移植的目的、过程、可能发生的风险，消除患者的疑虑。③帮助患者提前熟悉医护小组成员，了解无菌层流室的基本环境、规章制度，对入室后的生活情景进行模拟训练，在条件允许的情况下，可在消毒灭菌前带患者进室观看。④对患者进行全面检查，彻底清除潜在或已有的感染病灶，做好肠道及皮肤准备。

2）工作人员入室要求 医务人员入室，应充分考虑患者病情和感染情况，原则上先进无感染患者房间，最后进感染较重的房间；入室前应清洁沐浴，且每进1间室必须更换无菌手套、隔离衣、拖鞋，以免引起交叉感染；入室最好不超过2人/次；严禁有呼吸道疾病者入室，以免增加感染的机会。

3）对病室及物品要求 病室内桌面、墙壁、地面及

所有物品表面每天消毒2次；所有生活用品每天高压消毒；凡需递入层流室的所有物品、器材、药品等要根据物品的性状及耐受性，采用不同方法进行消毒灭菌，由传递窗送入无菌舱内。

4）患者护理 ①生活护理：进无菌饮食，煮熟的饭菜及饮料经微波炉高火消毒后食用，餐具每次同时消毒，水果可在1∶2 000氯己定液浸泡消毒半小时后去皮或做成水果羹后经微波炉消毒食用。口腔护理，每天3~4次，尤其进食前后用2.5%碳酸氢钠、0.05%氯己定交替漱口；眼部护理用左氧氟沙星滴眼液滴眼，每天1次；用氯己定、碘伏擦拭鼻前庭和外耳道，每天3次；便后可用1%氯己定擦洗肛周或盆浴，75%酒精喷手清洁；女性患者每天冲洗会阴2次；每晚用氯己定全身擦浴1次，以保持皮肤清洁。②观察与记录：密切观察患者的生命体征，询问患者有无自觉症状，记录24小时出入量。注意皮肤黏膜及脏器有无出血，口腔黏膜有无变化，有无其他并发症表现。③用药护理：入室后患者继续每天口服肠道不吸收抗生素如盐酸小檗碱等，口服药片经紫外线正反照射各30分钟后供患者服用。在应用细胞刺激因子过程中要注意观察有无发热、皮疹、胸痛、全身肌肉、关节酸痛、头痛等表现，如有异常及时报告医生，给予对症处理。有关化疗药物的应用配合与护理，详见本章第六节"急性白血病"的护理。为促进HSCT的造血重建，必要时可根据病情遵医嘱输注成分血，必须选择经^{60}C。照射的浓缩红细胞或血小板等血液制品。④中心静脉导管的护理：见本节"外周穿刺中心静脉导管技术"的护理。⑤心理护理：为消减患者的焦虑、恐惧、孤独、失望甚至绝望等负性情绪，可根据患者的兴趣和爱好提供经灭菌处理的娱乐用品，并利用对讲机让家属与患者适当对话，从而提高对治疗的依从性。

2. 术中护理

（1）骨髓输注的护理 包括异体骨髓的输注和自体骨髓回输。

1）输注前准备 ①异体骨髓应在患者预处理后再采集供体骨髓，如果供受者ABO血型相合，即可输入；如果供受者ABO血型主侧不合（即供体有受体不具备的血型抗原），应清除骨髓中的红细胞后方可输注；如果供受者ABO血型次侧不合（即供体有受体不具备的血型抗体），尤其是抗体滴度较高时，应离心弃去血浆后方可输注。输注前悬挂15~30分钟；应用抗过敏药物，如异丙嗪25mg肌注、地塞米松5mg静注，呋塞米20mg静注，以利尿、预防肺水肿。②自体骨髓液应在患者预处理前采集，所采骨髓血加入保护液后于4℃冰箱冷藏，待预处理结束后（一般于采血72小时内），取出于室温下放置0.5~1小时，复温后再回输给患者。

2）骨髓输注　用输血器经中心静脉导管输入，开始输注时速度要慢，观察 15 分钟左右无反应再调整滴速至 60～80 滴/分钟，一般要求在 30 分钟内将 300ml 骨髓输完，最后的 10ml 骨髓可弃去，以防发生脂肪栓塞。若骨髓血中加入肝素抗凝处理，则需经另一静脉通道同步输入适量鱼精蛋白中和肝素，以防肝素过量导致出血，但输注速度不宜过快，以免出现低血压、呼吸困难、心悸等。在输注骨髓过程中，密切观察患者的生命体征，注意有无发热、皮疹、血红蛋白尿及腰部不适，有无肺水肿征兆等，否则立即停止输入，积极配合抢救。

（2）外周血造血干细胞输注的护理

1）输注前准备　①异体外周血造血干细胞的输注：受体接受预处理后再采集供体的外周血造血干细胞，采集后当日经中心静脉导管快速静脉滴注。输注前先用生理盐水稀释造血干细胞，每 50～100ml 造血干细胞可稀释至 200ml 左右。②自体外周血造血干细胞的输注：采集的造血干细胞应尽快回输；若冷冻保存的造血干细胞需在床旁以 40℃水浴迅速复温融化。为减少因冷冻剂或细胞破坏所引起的过敏反应，输注前 15～20 分钟应用抗过敏药处理（同骨髓移植）。

2）造血干细胞输注　造血干细胞输注应在无菌层流舱内进行。移植前受者准备就绪，休息 1 日。选用无滤网输血器从中心静脉导管输入，经另一路静脉输注等量鱼精蛋白以中和肝素，并同时静脉输注 5% 碳酸氢钠和 0.9% 生理盐水、呋塞米和甘露醇，以维持足够的尿量，目的在于防止干细胞液中混有红细胞发生溶血而损害肾脏。在患者能够耐受的情况下，200ml 外周血干细胞应在 15 分钟内回输完，之后用生理盐水冲管，方可继续输注。整个输注过程中应当严密观察有无出现输血反应和栓塞现象。

（3）脐带血造血干细胞输注　脐带血回输量较少（约 100ml），通常采用微量泵推注，一方面能够防止漏液现象，另一方面还可根据患者情况调整注射速度。整个回输过程应当密切观察患者心率变化，随时调整输注速度。

3. 术后护理

（1）一般护理　为患者提供无菌饮食，首先所有餐具要严格消毒，食物要保持新鲜，需彻底洗净、煮熟、微波炉消毒 7 分钟；饮水是沸水经无菌舱内电热水瓶二次沸腾后方可饮用。要特别注意维持患者的水、电解质平衡。

（2）中心静脉导管的护理　中心静脉导管需每周局部消毒换药，检查导管接头有无滑脱或裂隙进气。同时，告知患者维持中心静脉插管的重要性，它是保证治疗和维持正常营养的有效途径，切忌用手触摸伤口表面，防止感染。导管一般在迁出无菌层流舱 3～5 日前拔出。

（3）移植后并发症的观察及护理

1）感染　感染是最常见的并发症之一，也是决定移植成功的关键。移植后发生感染常与下列因素有关：移植前预处理中使用大剂量放化疗，不仅破坏了机体的天然保护屏障如皮肤、黏膜等，还破坏了机体的免疫功能，使机体容易受到病原微生物的入侵；移植中需要使用免疫抑制剂降低移植物抗宿主反应，进一步地抑制免疫系统的识别和杀伤能力；中心静脉插管也容易发生感染。

感染可发生于任何部位，也可发生于移植后的任何时期，病原体可以是各种细菌、真菌，甚至是病毒。移植早期（移植后第 1 个月）是感染的危险期，感染率为 60%～80%，以细菌感染多见，尤其是革兰阴性杆菌败血症，真菌及单纯疱疹病毒感染也可发生。移植中期（移植后 2～3 个月）感染以巨细胞病毒和卡氏肺囊虫为多，主要为病毒感染，尤以巨细胞病毒引起的间质性肺炎最严重。移植后期（移植 3 个月后）感染与移植物抗宿主病有关，常见带状疱疹、水痘等病毒感染，移植后肺炎及移植后肝炎等。

做好感染的预防和护理，应严格保持环境无菌，消毒无菌层流舱内所有物品。严格控制入室人员，医护人员入室前先淋浴，更换清洁衣裤，戴清洁帽子，尤其进入层流病房，还需戴无菌手套，穿无菌隔离衣，更换无菌拖鞋方可进入，保证与患者无菌接触。严格保证患者无菌，加强基础护理，每日以消毒液擦洗全身，一次/日，每次约 20 分钟；晨起、睡前、饭前、饭后认真漱口；抗菌及抗病毒的眼药水交替点眼，每日 3 次；3% 双氧水擦洗鼻前庭、外耳道每日 3 次等；经常以消毒液棉球擦手；每日用消毒液于晨起、睡前、便后坐浴 1 次，约 20 分钟。

2）移植物抗宿主病　移植物抗宿主病（GVHD）是异基因移植最严重的并发症，系供体淋巴细胞将受体组织器官的组织相容性抗原识别为异己，对其产生免疫学攻击所导致的临床病理表现。超急性 GVHD 发生在移植后 1～2 周内，病情较凶险；急性 GVHD 发生在移植后 100 天以内，主要表现为厌食、腹泻（常见水样腹泻，甚至可出现血性腹泻）、黄疸与肝功能异常、广泛性斑丘疹（最早出现在面颈部、耳后、手足掌）等；慢性 GVHD 发生在移植 100 天以后，表现类似自身免疫性疾病，如面部皮疹、关节炎、干燥综合征、硬皮病、皮肌炎、胆管变性和胆汁淤积等。

发生 GVHD 后治疗较为困难，死亡率极高。目前，预防 GVHD 常使用免疫抑制剂（如甲氨蝶呤、环孢素 A、抗淋巴细胞球蛋白、糖皮质激素等）和清除 T 淋巴细胞。护理过程中要特别注意：①严格执行无菌操作。②密切观察病情变化，及早发现 GVHD 并配合医生救治。③输注各种血液制品时，尽量选择输注去白细胞的成分血，且必须经

γ射线或紫外线照射后才能输注，防止带入免疫活性细胞。④遵医嘱正确应用各种治疗药物，如环孢素（CsA）、甲氨蝶呤（MTX）、糖皮质激素等，注意观察各种药物的不良反应，应用 MTX 常出现黏膜损伤，也具有肾毒性、肝毒性和肺毒性等，需同时输注解救药物四氢叶酸钙；CsA 具有肝肾毒性，部分患者可出现高血压、胃肠道反应，齿龈增生等，输注时抽取药液要准确，避免与其他药物相混，需定期检查肝肾功能，监测血压和尿量变化；大剂量甲泼尼龙冲击治疗易诱发感染和上消化道出血，应注意观察体温变化及大便颜色等。

3）肝功能损害　约 50% 的受者在 HSCT 后出现肝功能损害，如一过性肝损伤、输血后肝炎和肝静脉闭塞病（hepatic vein occlusive disease，HVOD）。HVOD 常发生在移植后 7～12 天，是由于大剂量化疗（常见药物如白消安、环磷酰胺）导致肝中央小叶肝细胞及静脉窦内皮细胞受损，部分凝血物质性能发生改变，使肝静脉受阻，腹水形成，患者常表现为腹胀、肝区疼痛、黄疸、体重增加，严重者可发展为肝性脑病，故针对移植后患者应注意观察有无上述表现，密切监测肝功及凝血功能。

4）间质性肺炎　是异基因移植的严重并发症之一。感染（尤其是巨细胞病毒感染）、大剂量化放疗、GVHD 及 GVHD 相关治疗等因素，常引起肺间质性病变，表现为干咳、发绀、进行性加重的呼吸困难、偶有胸痛。护理中应密切观察病情变化，及早配合医生治疗。

5）出血性膀胱炎　出血性膀胱炎是预处理后常见的并发症，常发生于移植后早期，患者可出现肉眼血尿、下腹疼痛。为避免出现出血性膀胱炎，预处理期间应注意水化、碱化尿液等。

（4）造血干细胞植活的观察　监测患者的血象和骨髓象，移植后应每日或隔日做血常规检查，血象通常在第 2 周开始升高，第 4～6 周迅速上升，此时骨髓象大多正常。判断造血干细胞移植植活的标志：①自体外周血造血干细胞移植，受体中性粒细胞 ≥0.5×10^9/L 和血小板 ≥20×10^9/L 的中位数时间各为 10 天。②异体外周血造血干细胞移植后受体循环血液中中性粒细胞恢复到 ≥（0.1～0.5）×10^9/L 的时间分别为 15 天和 20 天，血小板恢复到 ≥20×10^9/L 的中位数时间 14 天，如果用甲氨蝶呤预防 GVHD，则延迟恢复 4 天左右。

（5）出舱　虽然患者的造血功能恢复，出舱后仍需注意保护性隔离，住无菌层流帐，待免疫功能恢复后方可安排出院并交代相关注意事项。

四、骨髓穿刺术

骨髓穿刺术（bone marrow puncture）是一种常用诊疗技术，检查内容包括细胞学、细菌学和原虫等方面。采集骨髓液，观察骨髓内细胞形态及分类，骨髓造血情况，可以协助诊断血液病、指导治疗和判断疗效等；通过骨髓涂片或细菌培养，可以检查某些传染病和寄生虫病；还可采集供体骨髓，以备骨髓移植。

【适应证】

1. 各种白血病的诊断及疗效观察。

2. 多种血液病的诊断，如缺铁性贫血、巨幼细胞贫血、血小板减少性紫癜、再生障碍性贫血、恶性组织细胞病、骨髓增殖异常疾病等。

3. 传染病和寄生虫病的诊断，如疟疾、黑热病等。

【禁忌证】

1. 有出血倾向者，慎做骨髓穿刺。

2. 血友病患者和穿刺部位感染的患者，禁忌穿刺。

【操作方法】

1. 选择穿刺部位　骨髓穿刺部位可选择以下位点。①髂前上棘穿刺点：位于髂前上棘后 1～2cm 的髂嵴上；②髂后上棘穿刺点：位于骶椎两侧、臀部上方突出的部位；③胸骨穿刺点：胸骨柄或胸骨体相当于第一、二肋间隙的位置；④腰椎棘突穿刺点：位于腰椎棘突突出处。

2. 体位　以胸骨和髂前上棘为穿刺点时，患者取仰卧位；以棘突为穿刺点时患者取坐位或侧卧位；以髂后上棘为穿刺点时患者取侧卧位。

3. 消毒麻醉　常规消毒皮肤，戴无菌手套，铺无菌洞巾，用 2% 利多卡因行局部皮肤、皮下及骨膜麻醉。

4. 穿刺抽吸　将骨髓穿刺针固定器固定在适当的长度位置上（髂骨穿刺约 1.5cm，胸骨穿刺约 1.0cm）。术者左手拇指和示指固定穿刺部位，右手持针向骨面垂直刺入（若穿刺胸骨应保持针体与胸骨成 30°～40° 刺入）。当针尖接触骨质后，左右旋转针体，缓慢钻刺，避免摆动过大，以免折断，当感到阻力消失、穿刺针在骨内固定时，表示针尖已进入髓腔（胸骨穿刺不可用力过猛，以防穿透内侧骨板）。拔出针芯，放在无菌盘内，接上 20ml 无菌干燥注射器，用适当力量抽吸适量骨髓液送检，抽吸骨髓液 0.1～0.2ml 立即涂片，以免凝固，若需作骨髓细菌培养或造血干细胞培养，应在制备骨髓涂片后再抽吸 1～2ml 骨髓液送检（除细菌培养外，骨髓液取量不应过多，否则会使骨髓液稀释而影响结果的判断）。未能抽出骨髓液，应再插入针芯，稍加旋转针体，或再钻入少许或退出少许，拔出针芯，再行抽吸。若仍抽不出骨髓液，则应考虑更换部位穿刺或作骨髓活组织检查术。

5. 拔针　抽吸完毕，插入针芯。左手取无菌纱布置于针孔处，右手将穿刺针一起拔出，随即用无菌纱布覆盖针孔，按压 1～2 分钟，再用胶布将纱布加压固定。

【护理】

1. 术前护理

（1）患者准备　了解患者病情并告知其该检查的目的、意义、操作过程及可能出现的不良反应，取得患者的配合。签署知情同意书。检查出血及凝血时间。若用普鲁卡因作局部麻醉，患者需做皮试。

（2）用物准备　骨髓穿刺包（含骨髓穿刺针、注射器、7号针头、孔巾、纱布等）、治疗盘、棉签、75% 酒精、0.5% 碘伏、2% 利多卡因、无菌手套、玻片、培养基、胶布等。

（3）环境准备　保持环境安静，注意保暖及保护患者隐私。

2. 术中护理

（1）指导和协助患者保持骨髓穿刺的正确体位。若于胸骨、髂前上棘作穿刺者取仰卧位，前者还需用枕头垫于背后，以使胸部稍突出；若于髂后上棘穿刺者取侧卧位或俯卧位；棘突穿刺点则取坐位，尽量弯腰，头俯屈于胸前使棘突暴露。

（2）观察患者生命体征，询问有无不适感。注意观察患者面色、脉搏、血压，如患者出现精神紧张、大汗淋漓、脉搏细数等表现时，应立即报告医生，停止穿刺，协助处理。

（3）严格执行无菌操作，以免发生骨髓炎。注射器和穿刺针必须干燥，以免发生溶血。协助医生留取所需的骨髓标本。

3. 术后护理

（1）告知患者穿刺部位的疼痛是暂时的，不会对身体有影响。嘱患者平卧休息 2～4 小时，无任何变化可照常活动。同时做好标记并送检骨髓标本，做好穿刺记录。

（2）注意观察穿刺部位有无出血，如果有渗血，立即换无菌纱块，压迫伤口止血。

（3）指导患者 48～72 小时内不要弄湿穿刺部位，尽量卧床休息，避免剧烈活动，防止伤口感染。

目标检测

答案解析

1. 成人缺铁性贫血的最常见原因是

　　A. 铁的吸收不良　　　　B. 铁的摄入不足

　　C. 慢性失血　　　　　　D. 铁的需要量增加

2. 原发免疫性血小板减少症治疗的首选是

　　A. 脾脏切除

　　B. 环磷酰胺或硫唑嘌呤

　　C. 达那唑

　　D. 糖皮质激素

3. 出血性疾病中，血小板不减少是

　　A. 再生障碍性贫血　　　B. 急性白血病

　　C. 过敏性紫癜　　　　　D. DIC

4. 患者，男，49 岁。患缺铁性贫血 3 年，近期通过注射铁剂治疗，在其用药护理中下列不正确的是

　　A. 使用时剂量要准确

　　B. 宜作浅部肌内注射

　　C. 观察有无过敏

　　D. 观察有无面部潮红、头痛、关节痛等不良反应

5. 患者，男，41 岁。因为平时体弱多病长期应用药物，近期确诊患"白血病"，其病因中最常见的抗生素是

　　A. 氯霉素　　　　　　　B. 氯丙嗪

　　C. 磺胺药　　　　　　　D. 青霉素

6. 患者，女，46 岁。患"再生障碍性贫血"，近日患者发热合并出血，下列护理措施错误的是

　　A. 鼓励患者多喝水

　　B. 适量增加液体的输入量

　　C. 必要时遵医嘱给予药物降温

　　D. 酒精擦浴

7. 患者，女，20 岁。患"特发性血小板减少性紫癜"，患者出现下列哪项警惕颅内出血

　　A. 高热　　　　　　　　B. 突发头痛

　　C. 心悸气促　　　　　　D. 恶心呕吐

8. 患者，男，19 岁。头晕、乏力 3 个月，Hb 58g/L，WBC $3.8×10^9$/L，PLT $50×10^9$/L，胸骨穿刺有核细胞增生活跃，各系细胞形态正常，为了明确疾病诊断需再做的检查是

　　A. 血象　　　　　　　　B. 骨髓穿刺

　　C. 复查血常规　　　　　D. 骨髓铁染色

9. 患者，女，30 岁。贫血病史一年，浅表淋巴结不肿大，肝脾未触及，血象呈全血细胞减少，若诊断再生障碍性贫血，意义最大的是

　　A. 网织红细胞减少

　　B. 骨髓象示骨髓增生低下

　　C. 骨髓非造血细胞增多，NAP 增加

　　D. 铁粒幼细胞消失

10. 患者，女，33 岁。月经增多伴发热 2 周，Hb 50g/L，WBC $2.2×10^9$/L，PLT $16×10^9$/L，骨髓象呈增生极度低下，该患者最可能患

　　A. 急性白血病

B. 急重型再生障碍性贫血

C. 急性 ITP

D. 类白血病反应

C. 损伤后迟发出血

D. 常见关节腔出血

11. 患者，女，23 岁。全血细胞减少、骨髓三系增生低下，下列疾病符合实验室护理评估结果的是

A. 缺铁性贫血

B. 再生障碍性贫血

C. 急性白血病

D. 慢性白血病

12. 白血病患者预防院内感染的护理措施不包括

A. 注意观察药物反应

B. 定期室内消毒，限制探视

C. 严密监测血细胞计数

D. 严密观察体温变化

13. 原发免疫性血小板减少症出血症状的特点为

A. 分批出现大小不等，深浅不一，高出皮面的瘀点

B. 牙龈出血，皮肤瘀点瘀斑为多见

14. 患者，男，35 岁。关于口服铁剂的护理，错误的是

A. 避免与茶同服

B. 避免与咖啡同服

C. 为保护胃黏膜宜与牛奶同服

D. 口服液体铁剂需用吸管

15. 患者，女，32 岁。黄疸、贫血伴关节酸痛 3 个月。护理体检：巩膜黄染，脾肋下 2cm，血红蛋白 58g/L，白细胞 5×10^9/L，血小板 110×10^9/L，网织红细胞计数 0.25，外周血涂片成熟红细胞形态正常，尿潜血试验阴性，无家族史。首选的治疗措施是

A. 脾切除

B. 长春新碱

C. 肾上腺皮质激素

D. 环磷酰胺

书网融合……

本章小结 1

本章小结 2

本章小结 3

本章小结 4

本章小结 5

本章小结 6

本章小结 7

题库

第七章　内分泌和营养代谢性疾病患者的护理

内分泌系统是由机体固有的内分泌腺和某些脏器中的内分泌组织、细胞所组成的。它们合成和分泌的各种激素，主要是调节人体的代谢、生长、发育、生殖、运动、衰老和病态等生命现象，维持人体内环境的相对稳定性，以适应内外环境变化。

新陈代谢指在生命机体中所进行的众多化学变化的总和，是人体生命活动的基础。通过新陈代谢，使机体与环境之间不断进行物质交换和转化，为个体的生存、生长、发育、劳动、生殖和维持内环境稳定提供物质和能量。新陈代谢包括合成代谢和分解代谢。合成代谢是营养物质进入人体内，在机体内合成为较大的分子并转化为自身物质，其中三大营养物质以糖原、蛋白质和脂肪的形式在体内合成和储存。分解代谢是体内的糖原、蛋白质和脂肪等大分子物质分解为小分子物质的降解反应。中间代谢指营养物质进入人体后在体内合成和分解代谢过程中的一系列化学反应。营养物质不足、过多或比例不当，都能引起营养疾病。营养疾病和代谢疾病关系密切，二者常并存且相互影响。

第一节　概　述

PPT

📖 **学习目标**

知识要求：

1. 掌握　内分泌和营养代谢性疾病患者的常见症状体征及其护理。

2. 熟悉　内分泌和营养代谢性疾病患者的护理评估。

3. 了解　激素来源及激素的作用机制。

技能要求：

1. 熟练掌握24小时尿标本采集技术。

2. 具备身体外形的评估技能。

素质要求：

1. 具备慎独和团队合作的品质，对工作、对患者认真负责。

2. 具备良好的评判性思维能力和沟通交流能力，能够及时发现患者的病情变化并作出正确判断，给予及时准确的处理。

一、内分泌系统和营养代谢与疾病关系

【内分泌系统】

1. 内分泌系统的结构与功能　内分泌系统主要由内分泌腺（包括垂体、甲状腺、甲状旁腺、肾上腺、性腺等）和分布在心血管、胃肠、肾、脂肪组织、脑（尤其下丘脑）的内分泌组织与细胞组成。

（1）内分泌腺

1）下丘脑　内分泌腺由下丘脑调控，下丘脑具有神经分泌细胞的功能，可以合成、释放促激素和抑制激素，这些激素可以调节各种分泌细胞激素的合成和分泌，主要是对腺垂体起调节作用。

下丘脑分泌的促激素包括促甲状腺激素释放激素（thyrotropin – releasing hormone，TRH）、促性腺激素释放激素（gonadotropin – releasing hormone，GnRH）、促肾上腺皮质激素释放激素（corticotropin – releasing hormone，CRH）、生长激素释放激素（growth hormone – releasing hormone，GHRH）、催乳素释放因子（prolactin – releasing factors，PRF）、促黑（素细胞）激素释放因子（MRF）等。

下丘脑分泌的抑制激素包括生长激素释放抑制激素（growth hormone – inhibiting hormone，GHRIH）、催乳素释放抑制因子（prolactin – inhibiting factors，PIF）、促黑（素细胞）激素释放抑制因子（MIF）。

2）垂体　分为腺垂体和神经垂体两部分。腺垂体在下丘脑分泌激素调节下分泌激素，包括促甲状腺激素

（thyrotropin，TSH）、促肾上腺皮质激素（adrenocorticotrop-ic hormone，ACTH）、黄体生成素（luteinizing hormone，LH）、卵泡刺激素（follicle stimulating hormone，FSH）、生长激素（Growth hormone，GH）、催乳素（prolactin，PRL）和促黑（素细胞）激素（MSH）。神经垂体主要贮藏下丘脑分泌的抗利尿激素（antidiuretic hormone，ADH）及催产素（OXT）。

3）甲状腺　主要作用是合成和分泌甲状腺激素［thy-roid hormone，TH，包括四碘甲腺原氨酸（3,5,3′,5′-tet-raiodothyronine，T_4）或称甲状腺素（thyroxinhhe）和三碘甲腺原氨酸（3,5,3′-triiodothyronine，T_3）］。甲状腺激素提高大多数组织的耗氧率，增加产热效应，对能量代谢起促进作用。小剂量时促进酶及蛋白质的合成，大剂量则抑制蛋白质的合成。甲状腺激素还能促进糖、脂肪代谢，促进生长发育。甲状腺滤泡旁 C 细胞分泌降钙素（calcitonin，CT），抑制骨钙的再吸收，降低血钙水平。

4）甲状旁腺　分泌甲状旁腺激素（parathyroid hor-mone，PTH），主要作用是促进破骨细胞活动，促进肾小管对钙的再吸收，并与降钙素及 1,25-二羟维生素 D_3［1,25（OH）$_2D_3$］共同调节体内钙、磷代谢。

5）肾上腺　分为皮质和髓质两部分，肾上腺皮质分泌糖皮质激素（主要为皮质醇）、盐皮质激素（主要为醛固酮）和性激素（小量雄激素及微量雌激素）。皮质醇能抑制蛋白质合成、促进其分解，使脂肪重新分布，具有抗免疫、抗炎、抗过敏、抗病毒和抗休克作用。醛固酮促进

肾远曲小管和集合管重吸收钠、水和排出钾。性激素有促进蛋白质合成及骨骺愈合的作用。

6）性腺　男性性腺为睾丸，主要分泌雄激素睾丸酮（睾酮），其主要功能是促进男性性器官发育和男性第二性征的出现并维持其成熟状态，同时促进蛋白质的合成、骨骼生长、红细胞生成，以及促进精子生成等。女性性腺为卵巢，除产生卵子外，主要分泌雌激素和孕激素。雌激素的主要作用是刺激女性性器官发育和女性第二性征的出现，并维持其正常状态。孕激素主要为孕酮，由黄体所分泌，作用于子宫内膜，使其由增生期进入分泌期，并促进乳腺生长发育，在水钠代谢方面有抗醛固酮作用。

7）胰岛　胰岛是散布在胰腺内的细胞团，主要分泌胰岛素和胰高血糖素。胰岛素促进葡萄糖的利用及肝糖原合成，抑制糖异生，并促进三羧酸循环而使血糖下降；促进脂肪、蛋白质、DNA、RNA 等合成，抑制脂肪、糖原及蛋白质分解，调节血糖的稳定。胰高血糖素能促进肝糖原分解而使血糖上升，促进脂肪、蛋白质分解，加强糖异生而使血糖升高，对胰岛素起拮抗作用。

（2）弥散性神经-内分泌细胞系统　包括除神经组织以外各组织的神经内分泌细胞。这些细胞主要分布在胃、肠、胰和肾上腺髓质，主要合成和分泌肽类与胺类激素。

（3）组织的激素分泌细胞　绝大部分组织均含有能自身合成和分泌激素的细胞。常见激素及靶器官见表 7-1-1。

表 7-1-1　下丘脑、垂体激素及靶器官

下丘脑激素	腺垂体激素	靶腺（组织）	靶腺（组织激素）
生长激素释放激素（GHRH）	生长激素（GH）	肝	类胰岛素生长因子（IGF-1）
促肾上腺皮质激素释放激素（CRH）	促肾上腺皮质激素（ACTH）	肾上腺皮质	皮质醇
促甲状腺激素释放激素（TRH）	促甲状腺激素（TSH）	甲状腺	甲状腺激素（T_3、T_4）
促性腺激素释放激素（GnRH）	黄体生成素（LH）卵泡刺激素（FSH）	性腺（睾丸、卵巢）	睾酮（男性）雌二醇、孕酮（女性）
生长激素释放抑制激素（GHRIH）	生长激素	多种细胞	
多巴胺（DA）	催乳素（PRL）	乳腺、性腺	LH、FSH、性类固醇激素

2. 激素及激素的作用机制　激素是内分泌细胞分泌的微量活性物质，是通过与靶细胞受体结合发挥调节作用的化学信使。目前，已知的激素和化学介质达 150 多种，根据化学特性可分为 4 类，即肽类激素、胺类激素、氨基酸类激素、类固醇激素。

（1）激素分泌方式

1）内分泌　这是经典的作用方式，即激素通过血液转运到达作用的靶组织，在靶细胞与受体结合后发挥生理作用。

2）旁分泌　激素产生后主要通过细胞外液扩散而作

用于邻近细胞。

3）自分泌　自分泌激素直接作用于自身细胞，是细胞自我调节的重要方式之一。

4）胞内分泌　即细胞内的化学物质直接作用在自身细胞。

5）神经分泌　神经激素由神经细胞分泌，沿神经轴突运送至所支配的组织，调节靶细胞激素的合成和分泌。

（2）激素降解与转换　激素通过血液、淋巴液和细胞外液等转运到靶细胞部位发挥作用，经靶细胞和肝肾代谢降解灭活。肽类激素半衰期较短，类固醇激素的半衰期因

激素的类型和分子结构而异，但比一般肽类激素长。激素在改变分子结构或在体内代谢后，可缩短或延长半衰期。

（3）激素的作用机制　激素要发挥作用，必须先转变为具有活性的激素，例如 T_4 转变为 T_3，以便与其特异性受体结合。根据激素受体所在部位不同，可将激素作用机制分为两类。

1）作用于细胞核内受体　主要为类固醇激素、甲状腺激素、维生素 D 等，其生物作用是通过基因组方式调节靶基因的转录来实现。

2）作用于细胞膜受体　主要为肽类激素、胺类激素、前列腺素、细胞因子等。激素与受体结合后，受体的变构效应使钙通道开放，钙离子向细胞内流，细胞浆内 Ca^{2+} 浓度升高，激活蛋白激酶，继而使蛋白磷酸化而发挥生物作用。

（4）激素与神经系统、免疫系统的相互影响　神经系统主要借助下丘脑与内分泌腺建立起神经－内分泌调节联系，与垂体之间构成下丘脑－垂体－靶腺轴。下丘脑的活动由更高级神经中枢通过神经递质控制，外部环境刺激通过传入神经中枢转换成化学信号并由一些神经元进行分析整合，最后通过兴奋性或抑制性神经递质影响下丘脑的神经激素分泌。一方面，下丘脑释放的激素经垂体门脉系统进入腺垂体，促进或抑制垂体激素的分泌，进而影响靶腺的功能。另一方面，垂体激素也可以通过血液、脑脊液或垂体门脉系统的逆向血流与扩散作用，反馈作用于下丘脑，甚至更高级的神经中枢。其他内分泌激素也对中枢神经系统功能具有重要调节作用。反馈控制是内分泌系统的主要调节机制，使相聚较远的腺体之间彼此联系和配合，保持机体内环境的稳定，维持正常的生理状态。

免疫系统的免疫调节、免疫应答和免疫监视等功能均与神经－内分泌系统有着密切联系。一方面，神经－内分泌系统调控着免疫功能；另一方面，免疫应答的信息和免疫效应物质又对神经－内分泌系统有明显影响。另外，许多内分泌疾病的病因与自身免疫有关，如甲状腺功能亢进症、桥本甲状腺炎、1型糖尿病等，其中大部分疾病使用肾上腺皮质激素治疗有效，也说明内分泌激素与自身免疫疾病有关。

（5）激素间的相互调节　机体内任何一种激素的合成和分泌都受另一种（些）激素的调控，除反馈环内的激素调节外，其他激素往往直接或间接影响其分泌。激素间的调节可分为两种形式，即一种激素调节多种激素的分泌；多种激素调节一种激素的分泌。

3. 内分泌系统疾病　内分泌系统疾病是指各种原因引起的内分泌系统病理或生理改变，出现功能亢进、功能减退或功能异常。根据病变发生部位可分为原发性和继发性。

内分泌腺或靶组织对激素的敏感性或应答反应降低，非内分泌组织恶性肿瘤产生过多激素，或治疗过程中应用激素和某些药物均可导致内分泌系统疾病。

（1）激素产生过少　常见原因如下。

1）内分泌腺破坏　因自身免疫病（例如1型糖尿病、Addison's病、桥本甲状腺炎等）、炎症、肿瘤、放射损伤、手术切除等引起。

2）激素合成缺陷　多为遗传性疾病，例如甲状腺激素合成酶缺陷引起的先天性甲减等。

3）激素缺乏　发生在激素、激素受体、转录因子、酶及离子通路的基因突变。

4）内分泌腺以外的疾病　例如肾实质破坏性疾病。

（2）激素产生过多　常见原因如下。

1）内分泌腺肿瘤　例如垂体腺瘤、甲状腺腺瘤、胰岛素瘤、嗜铬细胞瘤等。

2）多发性内分泌腺瘤　例如1型、2型。

3）异位内分泌综合征　由非内分泌组织肿瘤分泌过多激素或类激素所致。

4）激素代谢异常　例如严重肝病患者血中雌激素水平增加，雄烯二酮在周围组织中转变成雌二醇增多。

5）医源性内分泌紊乱　例如长期使用糖皮质激素会引起库欣综合征。

6）基因异常　导致激素合成和释放调节的异常。

7）自身免疫　如促甲状腺激素受体抗体（TRAb）阳性引起甲状腺功能亢进。

8）外源性激素过量摄入　例如过量甲状腺素摄入所致的甲状腺毒症。

（3）激素在靶组织抵抗　激素受体突变或者受体后信号传导系统障碍导致激素在靶组织不能实现生物学作用。临床表现大多为功能减退或正常，但血中激素水平异常升高，如2型糖尿病的胰岛素抵抗。

【营养和代谢】

内分泌疾病往往会有营养和代谢异常的表现，而营养和代谢又受到内分泌系统的调节。两者关系密切，相互影响。

1. 营养和代谢的生理

（1）营养物质的供应和摄取　人体所需要的营养物质包括糖类（碳水化合物）、蛋白质、脂类、矿物质、维生素、膳食纤维和水等。这些物质主要来自食物，另一些可在体内合成。食物营养价值高低是指其所含营养素的种类是否齐全、数量多少、各种营养素之间比例是否合适，是否容易被消化吸收。摄取这些营养物质的行为主要受神经、内分泌等控制，同时也受文化、家族、个人经历、宗教信仰、经济等因素的影响。

（2）营养物质的消化、吸收、代谢和排泄 食物在胃肠道经消化液、酶、激素等作用转化为氨基酸、单糖、脂肪酸、甘油，与水、盐、维生素等一起被吸收进入血液，到达肝和周围组织被利用，合成物质或提供能量。中间代谢一系列复杂的生化反应受基因控制，主要从酶、激素和神经内分泌等三个方面进行调节。中间代谢产物除被机体储存重新利用外，最后以水、二氧化碳、含氮物质或其他代谢产物的形式，经肺、肾、肠、皮肤、黏膜等排出体外。

2. 营养性和代谢性疾病

（1）营养性疾病 机体对各种营养物质有一定的需要量、允许量和耐受量，营养性疾病可因一种或多种营养物质不足、过多或比例不当而引起。一般按某一营养物质的不足或过多先进行分类，再根据发病的原因分为原发性和继发性两大类。

1）原发性营养失调 由于摄取营养物质不足、过多或比例不当而引起。例如摄入蛋白质不足可引起蛋白质缺乏症，摄取能量超过机体消耗可引起单纯性肥胖症。

2）继发性营养失调 由于器质性或功能性疾病所致的营养失调。常见的原因有进食障碍、消化吸收障碍、物质合成障碍、机体对营养需求的改变、排泄失常等。

（2）代谢性疾病 是由于中间代谢某个环节障碍所致的疾病，按发病机制可分为以下两大类。

1）遗传性代谢病（先天性代谢缺陷） 是由于基因突变引起蛋白质结构和功能紊乱，特异酶催化反应消失、降低或升高，导致细胞和器官功能异常，具有遗传倾向。

2）获得性代谢病 可因环境因素引起，或遗传因素和环境因素相互作用导致。多由于不合适的食物、药物、创伤、感染、器官疾病、精神疾病、理化因素等原因造成。例如肥胖和糖尿病是遗传因素与环境因素共同作用所致。人体需要的主要营养物质见表 7-1-2。

表 7-1-2　人体需要的营养物质

糖类（碳水化合物） 在体内能合成，但实际上大部分由体外供给
蛋白质 必需氨基酸：异亮氨酸、亮氨酸、赖氨酸、蛋氨酸、苯丙氨酸、苏氨酸、色氨酸、缬氨酸 半必需氨基酸：组氨酸（为婴幼儿所必需）、精氨酸 非必需氨基酸：可在体内合成
脂类 必需脂肪酸：亚油酸、亚麻酸、花生四烯酸 非必需脂肪酸：可在体内合成
矿物质 常量元素：钠、钾、钙、镁、磷、氯、硫、碳、氢、氧、氮 微量元素：铁、锌、铜、锰、钴、镍、钒、锡、钼、砷、硒、矽、氟、碘

续表

维生素 水溶性：维生素 B_1、B_2、B_6、B_{12}、烟酸、叶酸、泛酸、生物素、维生素 C 脂溶性：维生素 A、维生素 D、维生素 E、维生素 K
膳食纤维、水

二、内分泌和营养代谢性疾病常见症状体征的护理

【常见症状体征】

1. 身体外形改变 常与脑垂体、甲状腺、甲状旁腺、肾上腺疾病或部分代谢性疾病有关。常见的身体外形改变如下。

（1）身材过高与矮小 身材过高多见于肢端肥大症、巨人症患者；身材矮小多见于侏儒症、呆小症患者。

（2）肥胖与消瘦 肥胖指实际体重超过标准体重的 20% 或体重指数（body mass index，BMI）≥28kg/m^2，分为单纯性肥胖和继发性肥胖。继发性肥胖多见于下丘脑疾病、库欣综合征、胰岛素瘤等。消瘦指实际体重低于标准体重的 20% 或体重指数 <18.5kg/m^2，常见于甲状腺功能亢进症、肾上腺皮质功能减退症、神经性厌食等。

（3）毛发改变 糖皮质激素是影响毛发脱落的主要激素，睾丸、肾上腺皮质、卵巢和甲状腺功能减退等均可引起毛发脱落。全身性多毛多见于先天性肾上腺皮质增生、库欣综合征等。

（4）面容的变化 可表现为满月脸、眼球突出、皮肤粗糙、颈部增粗、面色苍白或蜡黄等。

（5）皮肤的变化 主要表现为皮肤黏膜色素沉着、皮肤紫纹和痤疮等。

2. 生殖发育和性功能异常 包括生殖器官发育过早或迟缓，性欲亢进、减退或丧失；女性月经紊乱、闭经或不孕等；男性勃起功能障碍或乳房发育；自儿童期出现的腺垂体生长激素缺乏或性激素分泌不足可导致患者青春期性器官发育不良，第二性征缺如，男性生殖器及睾丸小，与幼儿相似，女性表现为原发性闭经，乳房不发育；青春期前开始的性激素或促性激素分泌过早、过多则表现为性早熟。

3. 进食或营养异常 营养状况是根据皮肤、毛发、皮下脂肪、肌肉的发育状况等综合判断的，多种内分泌与代谢性疾病可有进食或营养异常，表现为食欲亢进或减退、营养不良、消瘦或肥胖等。例如甲状腺功能亢进症患者食欲亢进，体重减轻；肥胖症患者体内脂肪过多积聚而超重；糖尿病患者烦渴多饮，善饥多食；神经性厌食的患者对进食有恐惧感，之后出现食欲减退，最后导致体重极低。

4. 疲乏 疲乏是一种无法抵御的持续的精力衰竭感，以及体力和脑力的下降，是内分泌与营养代谢性疾病常见的伴随症状。常见于甲状腺功能亢进或减退症、肥胖症、库欣综合征等。

5. 排泄功能异常 排泄对维持机体的体液、电解质和营养的平衡至关重要。内分泌系统功能的改变常影响排泄的型态，例如多尿是糖尿病的典型症状之一；多汗、排便次数增多且含不消化的食物可见于甲状腺功能亢进者；便秘则多见于甲状腺功能减退症患者。

6. 高血压 高血压为内分泌疾病常见的伴随症状，常见于原发性醛固酮增多症、库欣综合征、嗜铬细胞瘤及部分糖尿病患者等。

7. 骨痛和自发性骨折 骨痛为代谢性骨病的常见症状，严重者可发生自发性骨折，或轻微外伤即可引起骨折。除绝经后骨质疏松外，糖尿病、甲状腺功能亢进症、库欣综合征、性腺功能减退症、甲状旁腺功能亢进症和催乳素瘤等常伴有骨质疏松症。

【护理评估】

在全面收集患者主、客观资料的基础上，对内分泌和营养代谢疾病患者进行护理评估应着重注意以下内容。

1. 健康史 详细了解患病的起始时间、发病的缓急、有无诱因、主要症状及其特点。评估患者有无进食或营养异常，有无排泄功能异常和体力减退等。例如甲状腺功能亢进症患者可出现食欲亢进、体重减轻、怕热多汗、排泄次数增多等；糖尿病患者多有烦渴、多饮、多尿、多食、乏力等；腰背部疼痛多见于骨质疏松症患者等。还要评估患者有无失眠、嗜睡、注意力不集中、记忆力下降，有无手足抽搐、四肢感觉异常或麻痹等。通过询问患者从事日常活动的能力有无改变、是否感觉疲乏无力等评估患者的体力水平。有无出现高血压相关症状，结合患者心血管系统检查来判断有无高血压。

评估患者既往检查情况，是否遵从医嘱治疗、用药及治疗效果如何，患者目前使用药物的种类、剂量、用法、疗程等。有无与内分泌、营养代谢相关的冠心病、高血压等疾病。了解患者的出生地及生活环境，例如单纯性甲状腺肿常与居住地缺碘有关。评估婚姻状况及生育情况，了解患者有无性功能异常等问题。有无烟酒嗜好、特殊的饮食喜好和禁忌等。询问家族中有无类似疾病的发生。

2. 身体评估

（1）一般情况 患者的精神、意识、身高、体重、体型、营养状态等有无异常。甲状腺功能亢进症患者常有烦躁、易激惹、脉率增快；甲状腺功能减退症患者常伴有神志淡漠、脉率减慢。血压增高见于库欣综合征、糖尿病者；血压降低见于肾上腺皮质功能减退症患者。巨人症患

者体格异常高大；侏儒症患者体格异常矮小。肥胖症患者可出现体内大量的脂肪堆积，体重增加；神经性厌食和甲状腺功能亢进症患者皮下脂肪减少，表现为消瘦、体重减轻等。

（2）皮肤、黏膜 有无皮肤黏膜色素沉着、干燥、粗糙、潮热、多汗、溃疡等；有无毛发稀疏、脱落、多毛、痤疮等。例如肾上腺皮质疾病患者可表现为皮肤、黏膜色素沉着；腺垂体功能减退症患者可出现皮肤干燥、粗糙、毛发脱落等；库欣综合征患者可出现痤疮和多毛等。

（3）头颈部检查 有无满月脸、突眼、眼球运动障碍等。肢端肥大症患者表现为头颅耳鼻增大、眉弓隆起；甲状腺功能亢进症患者可有突眼、眼球运动障碍、甲状腺肿大；垂体瘤患者可出现视力减退或视野缺损等。

（4）胸腹部检查 有无乳房溢乳、腹部皮肤紫纹等。如垂体瘤患者常有闭经溢乳；库欣综合征患者可见腹部皮肤紫纹。

（5）四肢、脊柱、骨关节检查 有无肢端肥大，肌张力、肌力、肌腱反射是否正常。骨质疏松症可导致脊柱、骨关节疼痛、变形；痛风可引起急性关节疼痛。

（6）外生殖器检查 腺垂体疾病可导致外生殖器发育异常。

3. 心理 - 社会支持状况 糖尿病和甲状腺功能亢进症是内分泌与营养代谢性疾病中常见的病种，两种疾病的发生均与心理社会因素密切相关。疾病本身常伴有精神兴奋、情绪不稳定、易激怒或情绪淡漠、抑郁、失眠等，而慢性病程和长期治疗又常可引起应对能力下降、焦虑、性格改变、人际关系紧张、自我概念紊乱等心理社会功能失调。应注意评估患病后的精神、心理变化；患者对疾病的性质、发展过程、预后和防治知识的认知程度；社会支持系统，如家庭成员组成、文化和教育情况，对疾病的认识和对患者的照顾情况；患者的医疗费用来源和支付方式等；社区卫生保健系统是否健全，能否满足患者出院后的治疗需求等，以便有针对性地给予心理疏导和支持。

4. 实验室及其他检查

（1）实验室检查

1）血液和尿生化测定 某些激素与血清某些电解质和其他物质之间有相互调节作用（如血清钠、钾与醛固酮和糖皮质激素；钙、磷、镁与甲状旁腺激素；血糖与胰岛素和胰高血糖素等），测定血清电解质含量可间接地了解相关激素的分泌功能。

2）激素及其代谢产物测定 测定尿中的激素代谢产物可推断激素在血液中的水平。

3）动态功能测定 可进一步探讨内分泌功能状态及病变的性质。在临床上，当某一内分泌功能减退时，可选

用兴奋试验，内分泌功能亢进时则选用抑制试验来探测靶腺的反应。

判断激素水平时，应结合年龄、性别、营养状况、是否处于应激状态、有无用药、采血的时间等综合评定。

（2）影像学检查

1）X线、CT、MRI和骨密度测定　对鉴定下丘脑-垂体、甲状腺、性腺、肾上腺肿瘤及胰岛肿瘤等内分泌疾病有定位价值。

2）放射性核素检查　标记内分泌肿瘤细胞摄取的特殊物质，定位肿瘤的存在。例如甲状腺摄^{131}I率可用于评价甲状腺功能。

3）选择性动脉造影　对于病灶直径小，不能用CT和MRI等方法进行定位时，可采取此方法。

4）B超检查　可用于甲状腺、肾上腺、胰腺、性腺和甲状旁腺肿瘤的定位等。

（3）病因检查　自身抗体检测、染色体检查、HLA鉴定等检查。甲状腺球蛋白抗体、促甲状腺激素受体抗体、胰岛素抗体等，有助于明确内分泌疾病的性质以及自身免疫病的发病机制，甚至可作为早期诊断和长期随访的依据。

【护理诊断/问题】

1. 身体意象紊乱　与疾病引起身体外形改变等因素有关。

2. 性功能障碍　与内分泌功能紊乱有关。

3. 营养失调：低于（高于）机体需要量　与进食异常有关。

【护理目标】

1. 患者身体外形改变逐渐恢复至正常。

2. 患者能接受身体外形的改变，建立良好的人际关系。

3. 性功能逐渐恢复，达到其希望的性满足。

【护理措施】

1. 一般护理

（1）休息与活动　根据患者的临床症状和病理特征，选择适量活动或卧床休息，病情严重者绝对卧床休息并做好压力性损伤的预防。

（2）饮食护理　经常监测体重，根据患者体重变化调整饮食计划。低于机体需要量的患者应给予高热量、高蛋白、高维生素及矿物质丰富的饮食，主食量应充足，可以增加奶类、蛋类、瘦肉类食物，多摄取水果和蔬菜。高于机体需要量的患者可给予高碳水化合物、低脂肪、适量蛋白质和高纤维素饮食，控制胆固醇高的食物，限制各种甜食等。

（3）环境　保持病房环境安静整洁，通风良好，温湿度适宜，减少探视，避免各种不良的情绪刺激。

2. 病情观察　严密观察患者体温、心率、血压、神志的变化；观察有无高热、谵妄、烦躁不安、恶心、呕吐、腹泻、低血糖等症群。

3. 对症护理　对症护理是内分泌代谢疾病患者护理的重点。

（1）身体外形改变　如甲状腺功能亢进症突眼的患者外出可戴深色眼镜；肥胖、侏儒症和巨人症患者可指导其选择合身的衣服；毛发稀疏的患者外出可戴帽子等。

（2）性功能障碍　提供隐蔽舒适的环境和恰当的时间，鼓励患者描述目前的性功能状况，以开放的态度讨论性方面的问题，并给予专业指导。例如鼓励患者与配偶交流彼此的感受，一起参加性健康教育及阅读有关性教育材料。

4. 用药护理　向患者及家属讲解药物的作用、用法、给药时间及不良反应，提高其服药依从性；严格遵医嘱、按时按量给药，需终身服药的强调其必要性，嘱其随身携带药物，不随意增减药物剂量或停药；观察用药后的效果。

5. 心理护理　建立良好的互动关系，鼓励患者多与家属和社会接触和交流，表达其感受。讲解疾病的有关知识，给患者提供有关的资料，向患者说明疾病的发生发展情况，消除患者紧张情绪，树立信心。也可安排患有相同疾病并已治疗成功的病友进行交流。注意患者的心理状态和行为，必要时可安排心理医生给予心理疏导。

6. 健康指导

（1）疾病预防知识指导　积极干预各种高危因素，如高血压、感染、寒冷、手术、创伤等，育龄期妇女应在医生指导下决定是否可以妊娠。

（2）疾病相关知识指导　指导患者监测体重，根据体重变化调整饮食计划。低于机体需要量，应给予高热量、高蛋白、高维生素及矿物质丰富的饮食；高于机体需要量，应给予高碳水化合物、高纤维素、低脂、适量蛋白质饮食，控制胆固醇高的食物等。指导患者掌握药物的作用、用法、给药时间，严格遵医嘱、按时按量给药，强调终身服药的必要性，嘱其随身携带药物，不随意增减剂量或停药；观察用药后的效果，指导患者监测药物的不良反应，如发现异常，及时就诊。

【护理评价】

1. 患者身体外形变化得到改善，且能接受身体外形的改变，积极配合治疗。

2. 患者能正确对待性问题，性功能逐渐恢复，能采取恰当的方式进行性生活，达到其希望的性满足。

3. 患者体重恢复或接近正常。

（任娅如）

第二节　腺垂体功能减退症

PPT

学习目标

知识要求：

1. 掌握　腺垂体功能减退症的临床表现和护理措施。

2. 熟悉　腺垂体功能减退症的实验室及其他检查、诊断要点和治疗要点。

3. 了解　腺垂体功能减退症的病因与发病机制。

技能要求：

1. 熟练掌握 24 小时尿标本采集技术、基础体温测定。

2. 具备各靶腺功能减退的评估能力。

素质要求：

1. 临床工作中做到以患者为中心，体现奉献精神和人文关怀精神。

2. 具备良好的心理素质，能够沉着冷静应对突发事件。

案例引导

案例：患者，男性，46 岁。垂体窝放射治疗后，性欲下降，毛发脱落 1 年。伴有倦怠、乏力、畏寒，便秘。查体：T 36℃，P 65 次/分，R 17 次/分，BP 110/70mmHg。皮肤干燥，胡须、腋毛、阴毛稀疏，睾丸小而软。实验室检查：Hb 100g/L，血细胞比容 32%，血 Na^+ 123mmol/L，血 K^+ 3.9mmol/L，血浆渗透压 266mmol/L，尿渗透压 352mmol/L。

讨论：

1. 该患者最可能的医疗诊断是什么？

2. 该患者可能的护理诊断有哪些？

3. 如何对该患者进行心理护理？

腺垂体功能减退症（hypopituitarism）是指多种病因引起的一种或多种腺垂体激素分泌减少或缺乏所致的临床综合征。腺垂体功能减退可原发于垂体病变，也可继发于下丘脑病变。因病因、激素种类和数量不同，临床表现变化较大，可以是单个激素例如生长激素（GH）、催乳素（PRL）减少，也可呈多种激素例如促性腺激素（Gn）、促甲状腺激素（TSH）、促肾上腺皮质激素（ACTH）同时缺乏的表现。

【病因与发病机制】

根据病因分为原发性腺垂体功能减退症和继发性腺垂体功能减退症。前者由垂体本身病变引起，后者由下丘脑以上神经病变或垂体门脉系统障碍引起。

1. 原发性腺垂体功能减退症

（1）垂体肿瘤　为成人腺垂体功能减退症最常见的原因，腺瘤分为功能性（PRL 瘤、GH 瘤、ACTH 瘤等）和非功能性（无生物学活性，但可有激素前体产生）。多数属于良性占位性病变，腺瘤增大可压迫正常垂体组织，使其功能减退，或功能亢进与减退合并存在。

（2）垂体缺血性坏死　妊娠期腺垂体呈生理性增生肥大，血供丰富。若围产期因各种原因引起大出血、休克或血栓形成，可使腺垂体大部分缺血坏死和纤维化，临床称为席汉综合征（Sheehan syndrome）。另外，糖尿病、颞动脉炎、动脉粥样硬化等也可使垂体供血障碍而导致垂体缺血性坏死。

（3）垂体感染和炎症　如病毒、细菌、真菌等感染引起的脑膜炎、脑炎、流行性出血热、结核、梅毒等，均可损伤下丘脑和垂体而导致功能减退。

（4）蝶鞍区手术、放疗或创伤　如垂体瘤切除损伤了正常垂体组织，垂体瘤、鼻咽癌术后放射治疗加重垂体损伤。

（5）垂体卒中　多见于垂体瘤内出血、瘤体突然增大，压迫正常垂体组织和邻近神经组织，呈现急症危象。

（6）遗传因素　因基因缺陷或基因突变引起的腺垂体激素合成障碍。

（7）其他　如海绵窦处颈内动脉瘤压迫垂体、空泡蝶鞍、自身免疫性垂体炎等。

2. 继发性腺垂体功能减退症　多见于下丘脑及中枢神经疾病，例如肿瘤（原发性及转移性淋巴瘤、白血病等）、炎症等，可直接破坏下丘脑神经分泌细胞，使激素释放减少，从而减少腺垂体分泌各种促靶腺激素、生长激素等。

【临床表现】

临床表现各异，无特异性。据估计，约 50% 以上腺垂体组织破坏者始有症状，75% 破坏时才有明显临床症状，95% 左右破坏时可有严重腺垂体功能减退表现。最早出现促性腺激素、生长激素和催乳素缺乏的表现；促甲状腺激素受累次之；然后伴有促肾上腺皮质激素缺乏等。席汉综合征患者多表现为全垂体功能减退，即所有垂体激素均缺乏，但无占位性病变表现。垂体功能减退主要表现为各靶腺功能减退。

1. 性腺功能减退 为最早出现的表现。女性有产后大出血、休克、昏迷病史，产后无乳汁分泌、乳房萎缩、月经不再来潮、性欲减退、阴道分泌物减少。毛发常脱落，尤以腋毛、阴毛脱落明显。成年男子胡须稀少、阳痿、睾丸松软缩小。男女性欲均减退，皮脂分泌减少，骨质疏松等。

2. 甲状腺功能减退 患者畏寒，趋向肥胖，皮肤干而粗、苍白、少汗、少弹性。重病例可呈黏液性水肿、食欲不振、易患便秘、精神淡漠、思维迟钝，有时精神失常、有幻觉、妄想、木僵、心率减慢等表现。

3. 肾上腺皮质功能减退 患者有明显疲乏、软弱无力、体重减轻、畏食、恶心、呕吐、脉搏细弱、血压偏低。对胰岛素敏感而出现血糖降低；因促黑素细胞激素减少导致皮肤色素减退、面色苍白、乳晕色素浅淡，而原发性肾上腺皮质功能减退症时皮肤色素加深。

4. 生长激素不足 成人中一般无特殊症状，在儿童中 GH 不足可引起生长障碍，导致侏儒症。

5. 垂体功能减退性危象 简称垂体危象。各种应激因素如感染、寒冷、手术、外伤、饥饿、腹泻、呕吐、酗酒及各种镇静药、催眠药、降糖药反应等均可诱发垂体危象。临床表现为：①高热型（体温 > 40℃）；②低温型（体温 < 30℃）；③低血糖型；④低血压、循环衰竭型；⑤水中毒型；⑥混合型。各种类型可有相应症状，主要有循环系统、消化系统和神经精神方面的症状，例如高热、精神失常、谵妄、低温、恶心、呕吐、低血糖、抽搐、昏迷等症群。

6. 心理－社会表现 患者由于闭经、性欲减退、精神萎靡、反应迟钝、毛发脱落等症状，日常生活与社交活动受到影响，心理负担较重，可出现悲观、忧郁、焦虑等情绪反应。

【实验室及其他检查】

1. 腺垂体分泌激素 如 TSH、ACTH、FSH、LH、PRL 及 GH 血浆水平低于正常，但因垂体激素多呈脉冲式分泌，应相隔 15～20 分钟连续抽取等量抗凝血液 3 次或以上，等量相混后送检。

2. 性腺功能 基础体温、阴道涂片和精液检查等方法可反映卵巢和睾丸的分泌功能。女性有血雌二醇水平降低，

没有排卵，基础体温呈单相，阴道涂片未见雌激素作用周期变化；男性见血睾酮水平降低，精子数量减少、形态异常、活动度差，精液量减少。

3. 甲状腺功能 血清总 T_4、游离 T_4 均降低，总 T_3、游离 T_3 可正常或降低。

4. 肾上腺皮质功能 24 小时尿 17 - 羟皮质类固醇、血皮质醇及尿游离皮质醇测定，结果均低于正常，但节律正常。葡萄糖耐量试验示血糖呈低平曲线。

5. 垂体贮备功能测定 可作 GnRH、TRH、CRH 等兴奋试验，药物刺激后相应垂体激素不升高提示垂体病变，延迟升高则提示病变在下丘脑。

6. 其他检查 可根据需要选用 X 线、放射性核素扫描、CT、MRI 等，了解病变部位、大小、性质及其与邻近组织的关系。

【诊断要点】

根据病史、症状和体征，结合实验室和影像学等检查进行全面分析，排除其他影响因素和疾病后，作出诊断。

【处理原则】

1. 病因治疗 腺垂体功能减退症可由多种病因所引起，应针对病因治疗。垂体瘤患者可通过手术、化疗、放疗等措施治疗，但手术、放疗中要注意预防此病。对于出血、休克而引起的缺血性坏死，关键在于预防，加强围产期监护，及时纠正产科病理状态。患者宜进食高蛋白、高热量、高维生素膳食，避免劳累、感染和应激刺激。

2. 激素替代治疗 采用相应的靶腺激素替代治疗能取得满意的效果，但需要长期，甚至终身维持治疗。替代治疗均采用口服给药，个体化用药，应激情况下需要适当增加激素剂量。

（1）肾上腺皮质激素 最为重要，治疗过程中应先补充糖皮质激素，再补充甲状腺激素等，以防诱发肾上腺危象。首选药物为氢化可的松。

（2）甲状腺激素 须从小剂量开始，以免增加代谢率而加重肾上腺皮质负担，诱发危象。生理剂量为左甲状腺素 50～150μg/d 或甲状腺干片 40～120mg/d。

（3）性激素 育龄女性、病情较轻者可采用雌激素、孕激素人工月经周期治疗，以维持第二性征和性功能，促进排卵和生育。男性患者用睾酮、丙酸睾酮，可改善性功能与性生活，促进蛋白质合成，增加肌肉力量，增强体质。

3. 垂体危象抢救

（1）先给 50% 葡萄糖 40～60ml 迅速静脉推注，继以静滴 5% 葡萄糖氯化钠溶液以抢救低血糖及失水等，补液每 500～1000ml 中加氢化可的松 50～100mg，以解除急性肾上腺功能减退危象。

（2）周围循环衰竭者按休克处理原则治疗。

（3）体温变化处理　低体温者与甲状腺功能减退有关，可给予小剂量甲状腺制剂，并采取适当保温措施例如保温毯逐渐加温等，使患者体温逐渐回升。高温者可用物理、药物进行降温。

（4）禁用或慎用吗啡等麻醉药、巴比妥类安眠剂、氯丙嗪等中枢神经抑制剂及各种降糖药，以防止诱发昏迷。

（5）去除诱因，合理选择抗生素进行抗感染治疗。

【护理诊断/问题】

1. 性功能障碍　与促性腺激素分泌不足有关。

2. 自我形象紊乱　与身体外观改变有关。

3. 体温过低　与继发性甲状腺功能减退有关。

4. 便秘　与继发性甲状腺功能减退有关。

5. 潜在并发症　垂体危象。

【护理措施】

1. 一般护理　参见本章第一节概述"护理措施"中的"一般护理"。

2. 病情观察　密切观察患者生命体征和意识状态的变化，重点观察有无低血糖、低血压、低体温等情况，观察瞳孔大小、对光反射的变化，观察各种激素水平，及时发现垂体危象的征象。

3. 对症护理

（1）性功能障碍、自我形象紊乱　参见本章第一节概述"护理措施"中的"对症护理"。

（2）出现垂体危象时，立即建立静脉通道，遵医嘱给予急救药物。避免诱因，监测病情，保持呼吸道通畅，合理吸氧，准备好气管插管或气管切开设备。

4. 用药护理　告知患者药物名称、作用、剂量和服用方法；激素给药时间宜模仿生理分泌周期，安排在上午8时前和下午2时前；激素替代治疗者必须长期坚持，不可中断，在感染、外伤等应激情况下应增加剂量。患者熟悉药物治疗的不良反应、激素过量或不足的表现，以便能及时就医调整剂量。

5. 心理护理　尊重和关心患者，鼓励患者以各种方式表达心理感受，接受患者交谈中所呈现的焦虑和失落，使患者在表达感受的同时获得情感上的支持。

6. 健康指导

（1）疾病预防知识指导　注意生活规律，防止过度劳累与激动。注意营养与滋补调理，患者宜进食高热量、高蛋白、高维生素、易消化的饮食。避免感染、失水、饥饿、寒冷、外伤、手术等导致垂体危象的诱发因素。

（2）疾病相关知识指导　指导患者严格按医嘱用药，不得随意增减药物剂量。教会患者观察和识别垂体危象的征兆，外出时携带病情识别卡，以防意外发生。

（任娅如）

第三节　甲状腺疾病

PPT

学习目标

知识要求：

1. 掌握　甲状腺肿、甲状腺功能亢进症、甲状腺功能减退症、甲状腺炎的临床表现及护理。

2. 熟悉　甲状腺肿、甲状腺功能亢进症、甲状腺功能减退症、甲状腺炎的实验室及其他检查、诊断要点及治疗要点。

3. 了解　甲状腺肿、甲状腺功能亢进症、甲状腺功能减退症、甲状腺炎的病因及发病机制。

技能要求：

1. 熟练掌握基础代谢率测定、小剂量及大剂量地塞米松抑制试验。

2. 学会体重指数的评估、甲状腺肿大的评估与分度、Graves眼病病情评估。

素质要求：

1. 具备高度的责任心，全心全意为患者提供有温度的护理服务。

2. 具备良好的团队精神，工作中做到与他人有效配合。

⇨ 案例引导

案例： 患者，男，49 岁。于 2015 年 6 月开始感疲乏无力，畏热多汗，食欲亢进，夜间失眠。经医院门诊有关检查，诊断为甲状腺功能亢进症。予以硫氧嘧啶类药物治疗，症状渐趋好转。同年 10 月因其妻子意外死亡而悲痛万分，次日出现恶心、呕吐、烦躁不安、高热和出冷汗，急诊住院。体格检查：体温 39.6℃，脉搏 128 次/分，呼吸 24 次/分，血压 200/100mmHg。神志清，紧张貌，巩膜无黄染。甲状腺肿大，眼球突出。心律齐，心率 128 次/分，心尖部有收缩期Ⅱ级杂音，第一心音增强。腹部与神经系统无异常发现。

讨论：

1. 该患者的医疗诊断是什么？诊断依据有哪些？
2. 目前该患者存在的主要护理诊断有哪些？
3. 如何配合医师抢救？

一、单纯性甲状腺肿

单纯性甲状腺肿（simple goiter）是指非炎症和非肿瘤性原因引起的甲状腺肿大，可呈弥漫性或结节性肿大，不伴有临床甲状腺功能异常。单纯性甲状腺肿以散发为主，约占人群的 5%，女性发病率是男性的 3～5 倍。本病可呈地方性分布，多属地方性缺碘所致，当人群单纯性甲状腺肿患病率超过 10% 时，称为地方性甲状腺肿。

【病因与发病机制】

1. 碘缺乏　是地方性甲状腺肿的最常见原因。多见于山区和远离海洋的地区，由于碘缺乏不能满足机体合成甲状腺激素（TH）时对碘的需要，导致甲状腺激素合成不足，反馈引起垂体分泌过量的 TSH，刺激甲状腺增生肥大。甲状腺在长期 TSH 刺激下出现增生或萎缩的区域出血、纤维化和钙化，也可出现自主性功能增高和毒性结节性甲状腺肿。

2. 致甲状腺肿物质　某些物质可阻碍 TH 合成，从而引起甲状腺肿，称为致甲状腺肿物质。常见的致甲状腺肿物质如下。①食物：卷心菜、甘蓝、花椰菜、萝卜、白菜、花生、黄豆、核桃等含有抑制甲状腺摄碘或阻碍 TH 合成的物质；②药物：硫脲类、磺胺类、碳酸锂、硫氰酸盐、保泰松等能抑制碘离子的聚集或碘的活化，阻碍 TH 的合成引起甲状腺肿大；③高碘：长期服用过多碘盐，如含碘高的食物或药物等，使甲状腺中碘的活化障碍，从而抑制 TH 的合成和释放，并可导致甲状腺肿大。

3. 先天性 TH 合成障碍　由于先天性某些甲状腺激素合成酶的缺陷，影响 TH 合成，包括转运至甲状腺、甲状腺内碘的活化、碘化酪氨酸的偶联、甲状腺球蛋白的水解、碘化酪氨酸的脱碘等，使 TH 的形成发生障碍，从而引起甲状腺代偿性肿大。

4. TH 需要量增加　在青春期、妊娠期、哺乳期 TH 的需要量增加，引起长时期的促甲状腺激素（TSH）的过多分泌，亦能促使甲状腺肿大。

⊕ 知识链接

不同时期碘缺乏的危害

年龄分组	危害
所有年龄组	甲状腺肿 甲状腺功能减退 对核辐射的敏感性增加
胎儿期	流产、死产、先天性畸形、围产期死亡率增加等
新生儿期	地方性克汀病，包括智力落后、聋哑、痉挛性瘫痪、甲状腺功能减退、斜视、身材矮小等
儿童和青少年	精神功能受损、体格发育迟缓等成人碘性甲状腺功能亢进、精神功能受损

【临床表现】

1. 症状　临床上一般无明显症状，甲状腺功能多数正常或有轻度降低。重度肿大的甲状腺可有压迫症状，若压迫气管出现呼吸困难，压迫食管可致吞咽困难，压迫喉返神经引起声音嘶哑，压迫上腔静脉可致上腔静脉阻塞综合征而出现面部及上肢水肿。地方性甲状腺肿流行地区，如小儿严重缺碘可出现地方性呆小病。

2. 体征　甲状腺常呈现轻、中度肿大。早期甲状腺呈轻度弥漫性肿大，表面光滑、质地较软、无压痛和结节。病史较长者可在腺体内触及大小不等的结节、质地坚韧。

3. 心理 - 社会表现　患者可因甲状腺肿大导致颈部增粗而出现自卑感；部分患者缺乏疾病的相关知识，怀疑肿瘤或癌变产生焦虑，甚至恐惧心理。

【实验室及其他检查】

1. 甲状腺功能检查　血清 TSH、TT_4、TT_3 正常，TT_4/TT_3 的比值常增高。

2. 血清甲状腺球蛋白测定　血清甲状腺球蛋白水平增高，增高的程度与甲状腺肿的体积呈正相关。

3. 甲状腺摄^{131}I 率及 T_3 抑制试验　摄^{131}I 率增高但无高峰前移，可被 T_3 所抑制。当甲状腺结节有自主功能时，可不被 T_3 抑制。

4. 超声检查　明确甲状腺肿特征和程度。

5. CT 或 MRI　主要用于明确甲状腺与邻近组织的关

系及向胸骨后延伸的情况。

【诊断要点】

主要根据患者甲状腺弥漫性肿大特点，甲状腺功能基本正常来判断。地方性甲状腺肿地区的流行病学史有助于本病的诊断。

【处理原则】

针对病因进行治疗，治疗要点如下。

1. 碘剂治疗 缺碘所致者，应补充碘剂。在地方性甲状腺肿流行地区可采用碘化食盐防治。但注意过量碘可抑制甲状腺素的释放，使 TSH 升高、甲状腺肿增大，甚至诱发碘甲亢。

2. 甲状腺制剂治疗 无明显原因的中度以上的单纯性甲状腺肿患者，可口服小至中等量的左甲状腺素片（L-T$_4$）或甲状腺干片，但要防止过量引起药源性甲亢。

3. 手术治疗 对甲状腺肿大明显、有压迫症状经药物治疗无好转者，或结节增大疑有恶变者应手术治疗，术后需长期用 TH 替代治疗。

【护理诊断/问题】

1. 身体意象紊乱 与甲状腺肿大致颈部增粗有关。

2. 知识缺乏 缺乏正确的药物使用及饮食等方面的知识。

3. 潜在并发症 呼吸困难、声音嘶哑、吞咽困难等。

【护理措施】

1. 一般护理 指导患者多食海带、紫菜等含碘丰富的食物，避免过多进食花生、卷心菜、萝卜、黄豆等抑制甲状腺激素合成的食物。

2. 病情观察 观察患者甲状腺肿大的程度、质地，有无结节及压痛。若甲状腺结节在短期内迅速增大，应警惕恶变。

3. 用药护理 指导患者遵医嘱补充碘剂，若使用甲状腺制剂时应坚持长期服药，观察药物治疗的效果和不良反应。

4. 心理护理 向患者讲解有关疾病知识，消除紧张情绪，使其积极配合治疗。鼓励患者说出自身感受，指导其恰当修饰，消除自卑，树立信心。

5. 健康指导

（1）疾病预防知识指导 在地方性甲状腺肿流行地区，开展宣传教育工作，指导患者补充碘盐，以预防疾病的发生；在青春期、妊娠期、哺乳期应增加碘的摄入，指导患者多进食含碘丰富的食物。

（2）疾病相关知识指导 指导患者严格遵医嘱服药，不可擅自停药，以免复发。教会患者观察药物疗效及不良反应，如出现心动过速、呼吸急促、食欲亢进、怕热多汗、

腹泻等甲状腺功能亢进症表现，应及时就诊。避免服用硫脲类、磺胺类、锂盐及高氯酸盐等阻碍 TH 合成或释放的药物。

> **知识链接**
>
> ### WHO 推荐的碘摄入量
>
> 小于 6 岁 90μg/d，6~12 岁 120μg/d，12 岁以上及成人 150μg/d，妊娠及哺乳期妇女增加至 200μg/d。

二、甲状腺功能亢进症

甲状腺毒症（thyrotoxicosis）是指血液循环中甲状腺激素（TH）过多，引起以神经、循环、消化等系统兴奋性增高和代谢亢进为主要表现的一组临床综合征。根据甲状腺的功能状态，甲状腺毒症可分为甲状腺功能亢进型和非甲状腺功能亢进型，常见原因见表 7-3-1。甲状腺功能亢进症（hyperthyroidism）简称甲亢，是指甲状腺腺体本身产生甲状腺激素过多而导致的甲状腺毒症。甲亢的患病率为 1%，其中 80% 以上是由弥漫性毒性甲状腺肿（graves disease，GD）引起。本节仅介绍 Graves 病患者的护理。

表 7-3-1 甲状腺毒症的常见原因

甲状腺功能亢进型	非甲状腺功能亢进型
1. 弥漫性毒性甲状腺肿（Graves 病）	1. 亚急性甲状腺炎
2. 甲状腺自主高功能腺瘤（Plummer 病）	2. 无症状性甲状腺炎
3. 多结节性毒性甲状腺肿	3. 桥本甲状腺炎
4. 碘致甲状腺功能亢进症	4. 产后甲状腺炎
5. 桥本甲亢	5. 外源甲状腺激素替代
6. 新生儿甲状腺功能亢进症	6. 异位甲状腺激素产生
7. 垂体 TSH 腺瘤	

Graves 病

Graves 病（graves disease，GD）又称弥漫性毒性甲状腺肿或 Basedow 病、Parry 病，是一种伴 TH 分泌增多的器官特异性自身免疫性疾病。患病率为 1.1%~1.6%，女性多见，男女比例为 1:（4~6），高发年龄为 20~50 岁。临床上以甲状腺毒症、甲状腺肿大、眼征为特征，胫前黏液性水肿较少见。本病病程较长，经积极治疗预后较好，少数患者可自行缓解。

【病因与发病机制】

目前本病的病因尚未完全阐明，普遍认为其发生与自身免疫有关，是自身免疫性甲状腺疾病的一种特殊类型。

1. 遗传因素 GD 有显著的遗传倾向，同胞兄妹发病危险为 11.6%，单卵孪生子发病有较高的一致率，目前发现与一定的人类白细胞抗原（HLA）、CD40 等基因有关。

2. 免疫因素 本病以遗传易感为背景，在感染、精神创伤等因素的作用下，诱发体内免疫功能紊乱。最重要的免疫异常表现为 GD 患者的血清中存在促甲状腺激素（TSH）受体的特异性自身抗体，即 TSH 受体抗体（TSH receptor antibody，TRAb）。TRAb 分为 TSH 受体刺激抗体和 TSH 受体阻断抗体。TSH 受体刺激抗体与 TSH 受体结合，TSH 受体被激活产生与 TSH 一样的生物学效应，致使甲状腺细胞增生，TH 合成和分泌增加。TSH 受体阻断抗体与 TSH 受体结合，则阻止 TSH 与 TSH 受体结合，产生抑制效应，使甲状腺细胞萎缩，TH 合成和分泌减少。

3. 其他因素 应激、环境因素对本病的发生发展有重要的影响，如细菌感染、创伤、精神刺激等因素破坏机体免疫稳定性，使有免疫监护和调节功能缺陷者发病。

【临床表现】

多数患者起病缓慢，少数在感染或精神创伤等应激后急性起病。典型表现是由于 TH 分泌过多所致甲状腺毒症、甲状腺肿大和眼征。老年人和小儿患者表现多不典型。近年来，由于诊断水平的提高，轻症和不典型甲亢的患者已增多。典型病例常有下列表现。

1. 甲状腺毒症表现

（1）高代谢综合征 由于 TH 分泌增多导致交感神经兴奋性增高和新陈代谢加速，患者疲乏无力、畏热多汗、皮肤潮湿、多食善饥、体重下降。常有低热，发生危象时可出现高热。TH 可促进肠道糖吸收，加速糖的氧化利用和肝糖原分解，使患者的糖耐量降低或糖尿病加重；TH 可促进脂肪合成、分解与氧化，加速胆固醇合成、转化及排泄，使患者血中总胆固醇降低。

（2）精神神经系统 表现为易激动、神经过敏、焦躁易怒、多言好动、失眠、紧张不安、注意力不易集中、记忆力下降等，但也有寡言、抑郁者。腱反射亢进，手、舌、眼睑细颤等。

（3）心血管系统 心悸、胸闷、气促，第一心音亢进，活动后明显加剧。重者可发生甲亢性心脏病，表现为心动过速、心律失常、心脏增大、心力衰竭等。心动过速常为窦性，静息或睡眠时不缓解，为本病特征之一，在诊断和治疗中是一个重要参数。心律失常以心房纤颤等房性心律失常多见。心搏出量增加可致收缩压增高，舒张压稍低或正常，脉压增大。因本病甲状腺血流丰富，动脉吻合支增多，心搏出量和每分输出量增加。

（4）消化系统 表现为食欲亢进，多食消瘦。因 TH 致胃肠蠕动增快、消化吸收不良而使排便次数增多或腹泻。但老年患者可有食欲减退、畏食等现象。TH 对肝脏也有直接毒性作用，重者可表现为肝大、肝功能异常，偶有黄疸。

（5）运动系统 常表现为不同程度的肌无力、肌萎缩、行动困难，甚至进食误咽、饮水呛咳，不少患者还伴有周期性麻痹、重症肌无力，严重时影响呼吸肌功能。此外，甲亢可影响骨骼脱钙而发生骨质疏松，亦可发生指端粗厚，外形似杵状指，称为指端粗厚症。

（6）血液系统 外周血中白细胞总数降低，淋巴细胞比例增加、单核细胞增多，血小板寿命缩短，可伴发血小板减少性紫癜。

（7）生殖系统 女性常有月经减少、周期延长或闭经。男性多有勃起功能障碍，偶有乳房发育。男女生殖功能均可下降。

（8）皮肤、毛发表现 皮肤温暖湿润，颜面潮红。部分患者色素减退，出现毛发脱落、白癜风或斑秃。

2. 甲状腺肿大 多数患者有不同程度的甲状腺肿大，多呈弥漫性、对称性肿大，质地中等、无压痛，久病者质地可较韧，肿大的甲状腺随吞咽动作上下移动，肿大程度与甲亢病情轻重无明显关系，少数患者甲状腺不肿大或不对称。由于甲状腺血流量增多，在甲状腺上下极可触及震颤，闻及血管杂音，为本病的特异性体征。

3. 眼征 GD 患者的眼部表现分为单纯性突眼和浸润性突眼。单纯性突眼与甲状腺毒症所致的交感神经兴奋性增高有关。浸润性突眼与眶后组织的自身免疫炎症反应有关。

（1）单纯性突眼 又称良性突眼，包括下述表现：①轻度突眼；②Stellwag 征：瞬目减少，眼神炯炯发亮；③Dalrymple 征：上眼睑挛缩，睑裂增宽；④Graefe 征：双眼向下看时，上眼睑不能随眼球下落，显现较多白色巩膜；⑤Joffroy 征：眼球向上看时，前额皮肤不能皱起；⑥Mobius 征：两眼看近物时，眼球辐辏不良。

（2）浸润性突眼 又称恶性突眼，眼球明显突出，超过眼球突出度参考值上限的 3mm 以上（中国人群突眼度女性 16mm，男性 18.6mm），且左右眼突眼程度可不等，少数患者仅有单侧突眼。查体见眼睑肿胀肥厚、结膜充血水肿、眼球活动受限，眼部不适症状明显，如视力下降、视野缩小、眼睛有异物感、畏光流泪等。严重者眼睑闭合不全，角膜外露，可因溃疡或全眼球炎导致失明。

Graves 眼病病情评估标准见表 7-3-2。

表 7-3-2　Graves 眼病病情评估标准

级别	眼睑挛缩	突眼◆	复视	角膜暴露	视神经
轻度	<2mm	<3mm	无或一过性	无	正常
中度	≥2mm	≥3mm	非持续性	轻度	正常
重度	≥2mm	≥3mm	持续性	轻度	正常
威胁视力	—	—	—	—	压迫

注：◆指超过参考值的突度。

【特殊临床表现和类型】

1. 甲状腺危象（thyroid crisis） 也称甲亢危象，是甲状腺毒症急性加重的一个综合征，发病原因可能与短时间内大量 T_3、T_4 释放入血有关。主要诱因有感染、手术、碘治疗反应、精神创伤、严重疾病（如脑卒中、心力衰竭、急腹症、低血糖、败血症等）、口服过量 TH 制剂、甲状腺手术前准备不充分或术中过度挤压甲状腺等。表现为原有的甲亢症状加重，并出现高热（体温 >39℃）、心动过速（140 次/分以上）、烦躁不安、呼吸急促、恶心、呕吐、腹泻、大汗淋漓、嗜睡、谵妄，严重者可有心衰、休克、昏迷等。

2. 甲状腺毒症性心脏病 简称甲亢性心脏病，多见于老年患者。主要表现为心动过速、心排出量增加、心律失常（以心房颤动最为常见）和心力衰竭，经有效的抗甲状腺药物治疗后可使病情明显缓解。

3. 淡漠型甲亢 多见于老年患者。起病隐袭，甲状腺毒症、甲状腺肿、眼征均不明显，主要表现为明显消瘦、乏力、神志淡漠、厌食、腹泻、嗜睡、反应迟钝，可伴有心房颤动、震颤等体征。

4. 胫前黏液性水肿 属自身免疫性病变，约 5% GD 患者伴发本症。多发生在双侧小腿对称性胫骨前下 1/3 部位，也可见于足背、踝关节等部位，大多为对称性。早期皮肤增厚、变粗，有广泛大小不等的棕红色或暗紫红色突起不平的斑块或结节，边界清楚，直径 5～30mm，大小不等，伴痒感，后期皮肤粗厚呈树皮样或橘皮样。

5. 其他临床表现 妊娠期甲状腺功能亢进症、T_3 型甲状腺毒症、Graves 眼病等。

【实验室及其他检查】

1. 血清甲状腺激素测定

（1）血清游离 T_3 及游离 T_4（FT_3、FT_4）　甲亢时 FT_3、FT_4 均增高。二者为循环血中甲状腺激素活性部分，不受血甲状腺结合球蛋白影响，可直接反映甲状腺功能状态，是临床诊断甲亢的首选指标。

（2）血清总甲状腺激素（TT_4）与总三碘甲状腺原氨酸（TT_3）　甲亢时 TT_3、TT_4 均增高，但受血清中甲状腺结合球蛋白量和激素结合力变化的影响，是判定甲状腺功能

最基本的筛选指标。

2. 基础代谢率（BMR）测定 正常范围为 -10%～+15%。测定应在禁食 12 小时、睡眠 8 小时以上，于清晨静卧空腹状态下测脉率、血压。基础代谢率（%）= 脉率（次数/分）+ 脉压（mmHg）-111。其增高程度与病情轻重呈正相关，轻度甲亢为 +15%～+30%，中度为 +31%～+60%，重度在 +60% 以上。

3. 促甲状腺激素（TSH）测定 血清 TSH 浓度是反映甲状腺功能的最敏感指标，尤其对亚临床型甲亢和亚临床型甲减的诊断有重要意义。

4. 促甲状腺激素释放激素（TRH）兴奋试验 GD 时血 T_3、T_4 增高，反馈性抑制 TSH，故 TSH 细胞不被 TRH 兴奋，当静注 TRH 后 TSH 不增高支持甲亢诊断。

5. 甲状腺 ^{131}I 摄取率测定 目前已不用于本病诊断，主要用于鉴别诊断。正常值为 3 小时及 24 小时分别为 5%～25% 和 20%～45%，高峰在 24 小时出现。甲亢患者 3 小时 >25%，24 小时 >50%，且高峰前移。妊娠和哺乳期妇女不做此检查。

6. TSH 受体抗体（TRAb）测定 新诊断的 GD 患者血中 TRAb 阳性检出率可达 75%～96%，有早期诊断意义。可用于判断病情活动和复发，还可作为治疗后停药的重要指标。

7. TSH 受体刺激抗体（TSAb）测定 鉴别甲亢病因、诊断 GD 的重要指标，未经治疗的 GD 患者血中 TSAb 阳性检出率可达 85%～100%。可以反映这种抗体与 TSH 受体结合，同时还可反映这种抗体对甲状腺细胞的刺激功能。

8. 影像学检查 可根据需要选用超声检查、放射性核素扫描、CT、MRI 等，有助于甲状腺肿、异位甲状腺肿和球后病变性质的诊断。

【诊断要点】

诊断程序是：①测定血清 TSH、TT_4、FT_4、TT_3、FT_3 的水平，诊断甲状腺毒症；②确定甲状腺毒症是否由于甲状腺的功能亢进；③确定甲亢的原因。

甲亢的诊断是：①高代谢症状和体征；②甲状腺肿大；③血清 TT_4、FT_4 增高，TSH 减低。具备以上三项诊断可成立。

GD 的诊断是：①甲亢诊断成立；②甲状腺弥漫性肿

大；③眼球突出和其他浸润性眼征；④胫前黏液性水肿；⑤TRAb、TSAb 阳性。其中①②为诊断必备条件，③④⑤为辅助条件。

【处理原则】

治疗方法主要包括抗甲状腺药物（ATD）、^{131}I 和手术治疗。三种治疗方法旨在降低甲状腺激素水平而非明确地针对病因，均为对症治疗而非根治性治疗。

1. 抗甲状腺药物 抗甲状腺药物是甲亢的基础治疗，适用于所有甲亢患者的初始治疗。

（1）主要适应证 ①病情较轻，甲状腺轻至中度肿大；②年龄小于 20 岁、孕妇、高龄或合并严重疾病不宜手术者；③手术前或 ^{131}I 治疗前的准备；④甲状腺次全切除术后复发，不适宜用 ^{131}I 治疗者。

（2）治疗优点 非甲状腺破坏性治疗；药源性的甲状腺功能减退（简称甲减）为可逆性；避免手术风险和辐射暴露。

（3）治疗缺点 治疗持续时间长，一般需 1～2 年，有时长达数年；部分患者因药物的不良反应如粒细胞减少和粒细胞缺乏、药疹、血管炎、关节痛、胃肠道症状、肝损害等而需停药；治疗后疾病复发的比例相对较高，达 50%～60%。

（4）常用抗甲状腺药物 分为硫脲类和咪唑类两大类。硫脲类包括甲硫氧嘧啶（MTU）和丙硫氧嘧啶（PTU）；咪唑类包括甲巯咪唑（MMI，他巴唑）和卡比马唑（CMZ，甲亢平）。两类药物作用机制均为抑制甲状腺合成甲状腺激素。比较常用的是 PTU 和 MMI。因 PTU 的肝脏毒性大于 MMI，故倾向优先选择 MMI。但 PTU 血浆半衰期为 60 分钟，具有在外周组织抑制 T_4 转换为 T_3 的独特作用，所以发挥作用较 MMI 迅速，控制甲亢症状快，故严重病例或甲状腺危象时作为首选用药，但要保证 6～8 小时给药一次。此外 PTU 通过胎盘和进入乳汁的量均少于 MMI，所以在妊娠期甲亢或哺乳期优先选用。

（5）剂量与疗程 以 PTU 为例，如用 MMI 则剂量为 PTU 的 1/10。初治期剂量 300～450mg/d，分 3 次口服，持续 6～8 周；减量期每 2～4 周减量一次，每次减量 50～100mg/d，3～4 个月减至维持量；维持期 50～100mg/d，维持治疗 1～1.5 年。

2. 放射性 ^{131}I 治疗 机制 ^{131}I 被甲状腺摄取后释放出 β 射线，β 射线有较强的电离辐射能力，使部分甲状腺滤泡细胞变性和坏死，甲状腺激素的合成分泌减少，甲状腺体积也随之缩小，由此达到治疗甲亢的目的。

（1）适应证 对 ATD 过敏或出现其他不良反应；ATD 疗效差或多次复发；有手术禁忌证或手术风险高；有颈部手术或外照射史；病程较长；老年患者（特别是有心血管

疾病高危因素者）；合并肝功能损伤；合并白细胞或血小板减少；合并心脏病等。

（2）禁忌证 妊娠、哺乳；GD 患者确诊或临床怀疑甲状腺癌（此时首选手术治疗）；不能遵循放射性治疗安全指导；在未来 6 个月内计划妊娠的女性。此外，育龄期女性在治疗前应注意排除妊娠。

（3）治疗优点 确切控制甲状腺毒症所需的时间较短；避免手术风险；避免应用抗甲状腺药物（ATD）治疗的潜在不良反应。

（4）治疗缺点 为甲状腺破坏性治疗，可能在治疗后发生甲减，需要终生应用甲状腺激素替代治疗；可引起放射性甲状腺炎；可能加重 Graves 眼病。

3. 手术治疗 适用于甲状腺肿大明显，特别是有压迫症状者；药物治疗效果不好，尤其是用药时间长达 2 年以上而无效的患者；药物治疗后又复发的甲亢；有药物毒性反应，不能坚持用药的患者，在排除手术禁忌证时，通常考虑甲状腺次全切除术，两侧各保留 2～3g 甲状腺组织，治愈率可达 70% 以上。

4. 其他药物治疗

（1）复方碘口服溶液 仅用于术前准备和甲状腺危象。

（2）β 受体阻滞剂 可阻断甲状腺激素对心脏的兴奋作用，也可阻断外周组织 T_4 向 T_3 的转化。通常应用普萘洛尔每天 3～4 次，每次 10～40mg。对有支气管疾病者，可选用 $β_1$ 受体拮抗剂，如美托洛尔等。

5. 甲状腺危象的防治 一旦发生需积极抢救，抢救治疗包括如下几方面。

（1）针对诱因治疗。

（2）抑制 TH 合成 首次 PTU 500～1000mg 口服，以后每次 250mg，每 4 小时口服一次。

（3）抑制 TH 释放 服用 PTU 1 小时后再加用复方碘口服溶液 5 滴，每 6 小时一次，一般使用 3～7 天。

（4）选用血液透析、腹膜透析或血浆置换等措施，可迅速降低血浆 TH 浓度。

（5）对症支持治疗 监护心、脑、肾功能，纠正水、电解质和酸碱平衡紊乱，降温、给氧、防治感染及各种并发症等。

6. 浸润性突眼的防治

（1）夜间高枕卧位，限制食盐的摄入，适当应用利尿剂减轻球后水肿。注意保护眼睛，可戴有色眼镜。夜间使用 1% 甲基纤维素或 0.5% 氢化可的松眼药水滴眼。睡眠时眼睛不能闭合者可用盐水纱布或戴眼罩保护角膜。

（2）应用免疫抑制剂 如泼尼松 40～80mg/d，每天 2 次口服，持续 2～4 周。症状好转后每 2～4 周减量 2.5～

10mg/d 至停药。也可试用其他免疫抑制剂，如环磷酰胺、甲氨蝶呤等。

（3）球后放射或眼眶减压　适用于严重突眼、暴露性角膜溃疡或压迫视神经者，一般不单独使用。

🔗 知识链接

中国版《[131]I 治疗 Graves 甲亢指南（2021 版）》

　　涉及以下 9 个方面：①Graves 病的发病机制和流行病学；②Graves 病的诊断和治疗；③Graves 病[131]I 治疗的原理、适应证和禁忌证；④Graves 病[131]I 治疗前的准备；⑤[131]I 治疗 Graves 病的实施；⑥Graves 病[131]I 治疗后的随访；⑦特殊情况处理；⑧儿童及青少年 Graves 病的[131]I 治疗；⑨[131]I 治疗 Graves 病，生殖遗传及辐射安全问题。指南编撰采取问题条款和推荐条款并进的模式，全文共计 38 项问题条款，41 项推荐条款。对我国 Graves 病的[131]I 治疗具有很好的指导意义，是规范和指导全国各层面医师合理应用[131]I 治疗 Graves 病的重要工具。

【护理诊断/问题】

1. 营养失调：低于机体需要量　与代谢率增高有关。

2. 活动无耐力　与蛋白质分解增加、甲亢性心脏病、肌无力等有关。

3. 应对无效　与性格及情绪改变有关。

4. 有组织完整性受损的危险　与浸润性突眼有关。

5. 潜在并发症　甲状腺危象。

【护理措施】

1. 一般护理

（1）环境与休息　保持环境安静，活动量不宜过大，有计划地适量活动。病情严重有明显心力衰竭或合并严重感染者应卧床休息。

（2）饮食护理　甲亢患者机体代谢亢进，要给予高热量、高蛋白及富含维生素和钾、钙的饮食。注意补充足量的水分。避免进食含碘丰富的食物，如海带、紫菜等，以免促进甲状腺素合成；避免进食生冷、刺激、油腻食物和饮料，如浓茶、咖啡等；限制高纤维素饮食，如豆类、粗粮，以减少对肠道刺激，避免腹泻的发生。

2. 病情观察　密切观察患者的生命体征，尤其是心率和脉压的变化；注意神经精神状态；观察有无甲状腺危象的发生，当患者出现原有症状加重、体温升高、心率增快、大汗淋漓、烦躁不安、呼吸急促、腹泻时，应立即报告医生并协助抢救。

3. 对症护理

（1）放射性[131]I 治疗护理　①在治疗前后 1 个月禁止服用含碘的药物和食物，服药后第 1 周避免用手挤压甲状腺；避免精神刺激和预防感染；空腹服药，服药后 2 小时内不吃固体食物，以免引起呕吐而造成[131]I 的丢失；服药后 24 小时内避免咳嗽和咳痰，可减少[131]I 丢失；服药后的 2~3 天应增加尿量，每日保证足够的饮水量。②患者的衣服、寝具、用具、排泄物等须单独存放，放射作用消失后再做清洁处理，在处理时戴手套以免造成自身伤害。③密切观察病情，如有发热、大量出汗、心动过速、神经过度兴奋等，应警惕发生甲状腺危象的可能，及时汇报医生，并做好抢救准备。

（2）甲状腺危象的护理　避免感染、严重精神刺激等诱因。将患者安置于安静、室温偏低的环境中，绝对卧床休息，避免一切不良刺激，烦躁不安者遵医嘱给予适量镇静剂，持续低流量氧气吸入。给予足够的液体，维持营养与体液平衡。密切观察病情变化，监测生命体征和神志的变化；准确记录 24 小时出入量；注意重要器官功能有无异常。遵医嘱准确给药，如复方碘化钾溶液、氢化可的松、普萘洛尔等。体温过高者给予物理降温，如冰敷、冰水灌肠、酒精擦浴等。躁动不安者应使用防护栏进行保护，昏迷者加强皮肤、口腔护理，预防压力性损伤、肺炎等并发症的发生。

（3）突眼的护理　采取眼部保护措施，预防眼睛受到刺激和伤害，防止角膜受损。配戴深色眼镜，减少光线刺激和灰尘、异物的侵害；避免眼睛过度干燥，可用眼药水湿润眼睛；临睡前可涂抗生素眼膏；睡觉、休息时，抬高头部，使眶内液回流减少，减轻球后水肿；指导患者在眼睛有异物感、刺痛或流泪时，勿用手直接揉眼睛；发生角膜溃疡或全眼球炎时，应及时治疗和护理；限制钠盐摄入，遵医嘱使用利尿剂，以减轻组织充血水肿。

（4）胫前黏液性水肿护理　保持皮肤清洁，重症者局部外用肾上腺皮质激素软膏，或局部皮下注射肾上腺皮质激素。

4. 用药护理　严格遵医嘱用药，向患者说明抗甲状腺药物的疗效及疗程，不可随意调整剂量、更不可自行中断或更换药物；注意观察药物疗效、毒副作用，并定期检测肝功能和血常规。药物副作用主要是粒细胞减少，多在服药最初 1~2 个月内出现粒细胞减少、药疹，严重者可引起粒细胞减少症状和剥脱性皮炎。因此，服药物期间应每周检测白细胞，如白细胞总数低于 $4.0 \times 10^9/L$，应注意观察有无感染征象，并加用升白细胞药物；若白细胞总数低于 $3.0 \times 10^9/L$ 或中性粒细胞低于 $1.5 \times 10^9/L$，应暂时停药，进行保护性隔离，预防交叉感染。此外，药疹也较常见，可用抗组胺药控制，不必停药。如出现皮肤瘙痒、团块状严重皮疹等应立即停药，以免发生剥脱性皮炎。

5. 心理护理 向患者及家属解释病情，提高他们对疾病的认识水平。与患者交流时应态度和蔼，避免刺激性语言。鼓励患者表达内心感受，告诉患者突眼和甲状腺肿大等体形变化在疾病得到控制后将得到改善，解除患者的焦虑不安，使患者积极配合治疗。注重了解患者的生活与工作环境，控制各种可能对患者造成不良刺激的因素，帮助患者建立良好的生活氛围。

6. 健康指导

（1）疾病预防知识指导 指导患者合理饮食、注意身心休息，避免过度劳累和精神刺激。指导患者上衣领宜宽松，避免压迫肿大的甲状腺，严禁用手挤压甲状腺以免TH分泌过多，加重病情。鼓励保持情绪稳定，避免过度劳累或精神刺激，建立和谐的人际关系。

（2）疾病相关知识指导 告知患者有关甲亢的相关知识，使患者学会自我护理。指导患者坚持遵医嘱服药，不可随意增减药量和停药。定期复查肝功能、血常规。每日清晨起床前自测脉搏，测量体重，脉搏减慢、体重增加是治疗有效的标志。若出现高热、恶心、呕吐、腹泻、突眼加重等，应及时就诊。因为女性患者妊娠时，雌激素分泌明显增加，甲状腺素的合成增加，母体和胎儿都处于高消耗状态，特别是妊娠期间使用治疗甲亢的药物，可影响胎儿正常发育，造成先天智力低下，故甲亢症状未控制之前，不宜妊娠。对已经怀孕的妊娠期甲亢患者，需指导其避免对自己及胎儿造成影响。产后如需继续服药，则不宜哺乳。鼓励家属主动关心患者并理解患者的情绪状态，促进患者与家属之间良好的沟通交流，以促进患者的康复。

三、甲状腺功能减退症

甲状腺功能减退症（hypothyroidism）简称甲减，是由各种原因导致机体内甲状腺激素含量降低或甲状腺激素抵抗而引起的全身性低代谢综合征，病理特征是黏多糖在组织和皮肤堆积，表现为黏液性水肿。按病变部位或病因可分为原发性甲减和继发性甲减。按起病年龄可分为三种。①呆小病：又称为克汀病，起病于胎儿或新生儿的甲减；②幼年型甲减：起病于儿童期的甲减；③成年型甲减：起病于成年期的甲减。前两型多有智力障碍。甲减治疗效果较好，一般预后良好，但大多数患者需要终身服药治疗。国外报告临床甲减患病率为 0.8% ～1.0%，发病率为 3.5/1000；我国报告患病率为 1.0%，发病率为 2.9/1000。本节主要介绍成年型甲减。

【病因与发病机制】

1. 原发性甲减 由甲状腺本身疾病引起的，临床较多见。主要病因：

（1）自身免疫损伤 最常见的是自身免疫性甲状腺炎引起 TH 合成和分泌减少，包括桥本甲状腺炎、萎缩性甲状腺炎、亚急性淋巴细胞性甲状腺炎和产后甲状腺炎等。

（2）甲状腺组织受损 如甲状腺次全切除、放射性[131]I治疗等导致甲状腺功能减退。

（3）缺碘或碘过多 缺碘影响甲状腺激素合成。碘过量可引起具有潜在性甲状腺疾病者发生甲减，可诱发和加重自身免疫性甲状腺炎。

（4）抗甲状腺药物过量 如锂盐、硫脲类等可抑制TH 合成。

2. 继发性甲减 由于垂体或下丘脑疾病导致 TSH 分泌不足而继发甲状腺功能减退症。常见原因有肿瘤、手术、放疗和产后垂体缺血坏死等。

3. TH 抵抗综合征 由于外周组织对 TH 不敏感，导致 TH 发挥作用缺陷而引起甲状腺功能减退，称为 TH 抵抗综合征。

【临床表现】

1. 一般表现 易疲劳、畏寒、体重增加、记忆力减退、反应迟钝、精神抑郁、嗜睡、腹胀、便秘、月经不调等。体检可见患者手足皮肤干燥发凉、粗糙脱屑，由于高胡萝卜素血症导致皮肤呈姜黄色等。重症患者呈痴呆、幻觉、木僵、昏睡或惊厥。

2. 黏液性水肿 皮肤黏液性水肿为非凹陷性，常见于眼周、手背、脚背以及锁骨上窝。典型者表现为黏液性水肿面容，如颜面水肿、表情淡漠、面色苍白、皮肤干燥发凉、粗糙、声音低哑、语速缓慢、毛发稀疏、眉毛外 1/3脱落、鼻唇增厚等。

黏液性水肿昏迷为黏液性水肿最严重的表现，多见于老年患者长期未治疗者。感染是最常见的诱因，其他如寒冷、手术、严重躯体疾病、中断 TH 替代治疗和使用麻醉剂、镇静剂等也可诱发。临床表现为嗜睡、体温下降（体温低于35℃）、呼吸减慢、心动过缓、血压下降、四肢肌肉松弛、反射减弱或消失，甚至出现昏迷、休克、心肾功能不全而危及生命。

3. 心血管系统 心肌黏液性水肿导致心肌收缩力减弱、心音减弱、心率减慢、心排血量下降、左心室扩张和心包积液等。病程长者，因血胆固醇增高而易并发冠心病。10% 左右的患者伴发高血压。

4. 消化系统 患者可有厌食、腹胀、便秘等，严重者可出现麻痹性肠梗阻或黏液性水肿性巨结肠。

5. 内分泌生殖系统 性欲减退，女性患者可有月经过多或闭经，甚至出现功能性子宫出血或溢乳。男性患者可出现阳痿。

6. 血液系统 主要表现为贫血。

7. 精神-神经系统 轻者有记忆力、理解力、注意力减退。重者可表现为智力低下、痴呆、抑郁、昏睡或惊厥。嗜睡症状突出，反应迟钝。

8. 肌肉与关节　肌肉乏力、肌萎缩、腱反射减弱。可有暂时性肌强直、痉挛、疼痛等。部分患者可伴关节病变、关节腔积液。

【实验室及其他检查】

1. 血常规及血生化检查　多为轻、中度正细胞正色素性贫血。血清甘油三酯、胆固醇常增高。

2. 甲状腺功能检查　血清 TSH 增高、TT_4、FT_4 降低是诊断本病的必备指标。血清 TT_3 和 FT_3 早期可以在正常范围内，晚期降低。^{131}I 摄取率减低。

3. TRH 兴奋试验　静脉注射 TRH 后，血清 TSH 不增高提示为垂体性甲减；延迟增高为下丘脑性甲减；血清 TSH 在增高的基值上进一步升高，提示原发性甲减。

4. X 线检查　可见心脏向两侧增大，可伴有心包积液和胸腔积液；部分患者有蝶鞍增大。

【诊断要点】

甲减的症状和体征，血清 TSH 增高，FT_4 减低，原发性甲减即可成立。如血清 TSH 正常，FT_4 减低，考虑为垂体性甲减或下丘脑性甲减，需做 TRH 兴奋试验来区分。

【处理原则】

本病一般不能治愈，需要终生替代治疗。

1. 替代治疗　首选左甲状腺素（$L-T_4$）口服，该药作用慢而持久，每天晨间服药一次即可维持较稳定的血药浓度，长期替代治疗剂量取决于患者的病情、年龄、体重和个体差异，一般成年患者维持量 $50\sim200\mu g/d$。一般初始剂量为 $25\sim50\mu g/d$，每 $1\sim2$ 周加 $25\mu g$，直到达到最佳疗效。

2. 对症治疗　有贫血者补充铁剂、维生素 B_{12}、叶酸等。胃酸低者补充稀盐酸，并与 TH 合用疗效好。

3. 黏液性水肿昏迷的治疗

（1）补充甲状腺激素　首选碘塞罗宁（$L-T_3$）静脉注射，每 4 小时 $10\mu g$，直至患者症状改善，清醒后改为口服。如无注射剂可改为片剂鼻饲，$L-T_3$ $20\sim30\mu g$，每 $4\sim6$ 小时一次，以后每 6 小时 $5\sim15\mu g$，清醒后改为口服。

（2）保暖、吸氧、保持呼吸道通畅。

（3）氢化可的松 $200\sim300mg/d$ 持续静滴，待患者清醒后逐渐递减，直至撤去。

（4）控制感染，治疗原发病，根据需要补液。

【护理诊断/问题】

1. 体温过低　与疾病导致机体基础代谢率降低有关。

2. 便秘　与代谢率降低及肠蠕动减慢有关。

3. 活动无耐力　与甲状腺激素分泌不足有关。

4. 超重/肥胖　与代谢率降低致摄入大于需求有关。

5. 性功能障碍　与甲状腺激素不足所致内分泌和生殖系统功能低下有关。

6. 潜在并发症　昏迷、皮肤完整性受损。

【护理措施】

1. 一般护理

（1）环境与休息　调节室温在 $22\sim23℃$，以添加衣服、包裹毛毯、热水袋等适当的保温方法，使体温上升至正常。活动量不宜过大，适量运动，以不感到疲劳为度。冬天外出时，戴手套、穿棉鞋，避免受凉。

（2）饮食护理　给予高蛋白、高热量、富含维生素、富含粗纤维、低钠、低脂饮食，细嚼慢咽，少量多餐。摄入足够水分，保持大便通畅。桥本甲状腺炎所致甲状腺功能减退症应避免摄取含碘食物和药物，以免诱发严重黏液性水肿。

2. 病情观察　监测生命体征变化，观察神志、精神、语言状态，观察体重、皮肤情况，观察有无腹胀、腹痛等胃肠道症状，如大便次数、性质、量的改变等。若患者出现体温低于 $35℃$、呼吸浅慢、心动过缓、血压降低、嗜睡等表现，考虑可能发生黏液性水肿昏迷，应立即汇报医生，准备好抢救。

3. 对症护理　避免寒冷、感染、手术等诱因。发生黏液性水肿昏迷的患者，应注意保暖，监测病情，保持呼吸道通畅，合理吸氧，备好气管插管或气管切开设备；建立静脉通道，遵医嘱给予急救药物。

4. 用药护理　严格遵医嘱服药，注意用药的准确性，不可自行更改剂量或停药。指导患者自我监测用药前后脉搏、体重及水肿情况，以便观察药物疗效；若出现多食消瘦、心率高于 100 次/分、心律失常、发热、出汗、情绪不安等症状时，患者可能药物过量，要及时通知医生处理。

5. 心理护理　多与患者沟通，理解和同情患者，注意患者反应，告诉患者本病可以用替代疗法达到较好的效果，树立患者配合治疗的信心。

6. 健康指导

（1）疾病预防知识指导　指导患者注意保暖和个人卫生，注意行动安全，防止感染和创伤，慎用镇静、催眠、止痛、麻醉等药物。指导患者建立正常的排便型态，防止便秘。

（2）疾病相关知识指导　告知患者发病原因以及注意事项，坚持终身服药的重要性和必要性，以及随意停药或变更药物剂量的危害；告知患者自我监测甲状腺激素过量的表现，提醒患者发现异常（如脉搏 >100 次/分、多食、体重减轻、发热、大汗等）应及时就诊。

（任娅如）

PPT

第四节　库欣综合征

📖 学习目标

知识要求：

1. 掌握 库欣综合征的临床表现及护理。

2. 熟悉 库欣综合征的实验室及其他检查、诊断要点、治疗要点。

3. 了解 库欣综合征的病因与发病机制。

技能要求：

1. 熟练掌握 24 小时尿标本采集技术、小剂量及大剂量地塞米松抑制试验。

2. 学会 ACTH 兴奋试验技术配合。

素质要求：

1. 具备健康的心理品质，乐观、稳定的情绪，积极向上的工作态度。

2. 具有敏锐的观察能力，能够及时发现患者的病情和心理变化，做到服务有温度。

⇒ 案例引导

案例：患者，女，32 岁。肥胖、头痛、乏力半年，行走困难，腰背酸痛，生活不能自理 1 个月，入院。体格检查：体温 36.9℃，脉搏 86 次/分，呼吸 18 次/分，血压 160/100mmHg。身高 156cm，体重 70kg。神志清，紧张貌，巩膜无黄染。向心性肥胖、满月脸、多血质及痤疮、下腹部两侧典型紫纹。两肺阴性。心律齐，心率 86 次/分，未闻及杂音。腹部与神经系统无异常发现。

讨论：

1. 为明确诊断，需要完善哪些检查？

2. 解释患者生活不能自理的有关因素。

库欣综合征（cushing syndrome）又称 Cushing 综合征，是由各种原因引起肾上腺皮质分泌过多糖皮质激素（主要是皮质醇）所致病症的总称。其中最多见者为垂体促肾上腺皮质激素（ACTH）分泌亢进所引起的临床类型，称为库欣病（Cushing disease，Cushing 病）。库欣综合征多发于 20 ~ 45 岁，成人多于儿童，女性多于男性，男女之比为 1：（3 ~ 8）。

【病因与发病机制】

1. 依赖 ACTH 的 Cushing 综合征　包括两种。①Cushing 病：最常见，约占 70%，由于垂体分泌过多 ACTH，伴双侧肾上腺增生，分泌大量的皮质醇，例如垂体瘤或下丘脑 - 垂体功能紊乱等。②异位 ACTH 综合征：是由于垂体以外的肿瘤产生大量 ACTH，刺激肾上腺皮质增生，分泌过量的皮质醇。最常见的是肺癌（约占 50%），其次为胸腺癌、胰腺癌等。

2. 不依赖 ACTH 的 Cushing 综合征　包括：①肾上腺皮质腺瘤；②肾上腺皮质癌；③不依赖 ACTH 的双侧肾上腺小结节性增生，此类患者多为儿童或青年；④不依赖 ACTH 的双侧肾上腺大结节性增生。

3. 医源性皮质醇增多　长期或大量使用 ACTH 或糖皮质激素所致。

【临床表现】

1. Cushing 综合征临床类型

（1）**典型病例**　表现为满月脸、多血质、向心性肥胖、紫纹等，多见于垂体性 Cushing 病、肾上腺腺瘤等。

（2）**重型**　主要表现为体重减轻、高血压、水肿、低钾血症。由于癌肿所致的重症，病情严重，进展迅速。

（3）早期病症　以高血压为主，向心性肥胖不够典型。全身状况较好，尿游离皮质醇明显增高。

（4）以并发症就诊者　如心衰、脑卒中、精神症状、感染或病理性骨折等，患者往往年龄较大，Cushing 综合征易被忽略。

（5）间歇性或周期性　病因不明，机制不清，部分为垂体性或异位 ACTH 综合征。

2. 典型病例表现

（1）向心性肥胖、满月脸、多血质外貌　皮质醇增多能促进脂肪的动员和合成，引起脂代谢紊乱和脂肪重新分布而形成本病特征性的向心性肥胖，表现为满月脸，胸、腹、颈、背部脂肪甚厚，四肢相对瘦小与面部、躯干形成明显对比。大量皮质醇促进蛋白分解，抑制蛋白合成。表现为皮肤菲薄、皮肤紫纹，甚至肌萎缩。皮质醇刺激骨髓，使红细胞计数和血红蛋白含量增高，加以患者皮质变薄，故面容呈多血质、面红等表现。

（2）糖代谢障碍　大量皮质醇促进肝糖原异生，并拮抗胰岛素的作用，减少外周组织对葡萄糖的利用，引起糖耐量减低，使血糖升高，部分患者出现类固醇性糖尿病。

（3）电解质紊乱　大量皮质醇有潴钠排钾作用，低血钾可加重乏力，并引起肾脏浓缩功能障碍，部分患者因钠潴留而有水肿。

（4）心血管病变　高血压常见，与肾素 - 血管紧张素系统激活，对血管活性物质反应增强、血管舒张系统受抑制等因素有关。同时，常伴有动脉硬化和肾小动脉硬化。长期高血压可并发心脏损害、肾脏损害和脑血管意外。

（5）性功能障碍　女性患者由于肾上腺雄激素产生过多以及皮质醇对垂体促性腺激素的抑制作用，大多出现月经减少、不规则或停经。轻度多毛，痤疮常见，明显男性化者少见，但若出现要警惕为肾上腺癌。男性患者性欲减退，阴茎缩小，睾丸变软，与大量皮质醇抑制垂体促性腺激素有关。

（6）对感染抵抗力减弱　长期大量皮质醇抑制免疫功能，使机体抵抗力下降，易发生感染。多见肺部感染、化脓性细菌感染，且不易局限化，可发展成蜂窝组织炎、菌血症、败血症。患者在感染后，炎症反应往往不显著，发热程度不高，容易漏诊而造成严重后果。

（7）其他　如骨质疏松、皮肤色素沉着等。常有不同程度的精神、情绪变化，表现为情绪不稳定、失眠、易怒、焦虑等，严重者精神变态，个别可发生偏执狂。因体形、外貌的改变，往往产生悲观情绪。

【实验室及其他检查】

1. 血液检查　红细胞计数和血红蛋白含量偏高，白细胞总数及中性粒细胞增多，淋巴细胞和嗜酸性粒细胞绝对值可减少。血糖高、血钠高、血钾低。

2. 皮质醇测定　血浆皮质醇浓度增高，失去昼夜分泌节律。

3. 地塞米松抑制试验

（1）小剂量地塞米松抑制试验　每 6 小时口服地塞米松 0.5mg，连服 2 天，于服药第 2 天留 24 小时尿查尿游离皮质醇，尿 17 - 羟皮质类固醇不能被抑制到对照值的 50% 以下。也可作一次口服地塞米松法，即测第 1 日血浆皮质醇作为对照值，当天午夜口服地塞米松 1mg，次日晨血浆皮质醇不受明显抑制，不低于对照值的 50%。

（2）大剂量地塞米松抑制试验　每 6 小时口服地塞米松 2mg，连服 2 天，于服药第 2 天留 24 小时尿查尿游离皮质醇，服药第 3 天晨 8 时抽血测定促肾上腺皮质激素和皮质醇，能被抑制到对照值的 50% 以下者，病变大多为垂体性；不能被抑制者，可能为原发性肾上腺皮质肿瘤或异位 ACTH 综合征。

4. ACTH 试验　垂体性 Cushing 病和异位 ACTH 综合征者有反应，高于正常；原发性肾上腺皮质肿瘤则大多数无反应。

5. 影像学检查　包括肾上腺超声检查、蝶鞍区断层摄片、CT、MRI 等，可了解病变部位、大小、性质及其与邻近组织的关系。

【诊断要点】

典型病例可根据临床表现尤其典型的外观即可作出诊断，但早期及不典型病例，特征性症状不明显或未被重视而易漏诊。各型 Cushing 综合征共有糖皮质激素分泌异常。

【处理原则】

根据不同的病因做相应的治疗，病情严重者可先对症治疗以避免并发症。

1. 对症治疗　如低钾时给予补钾，类固醇性糖尿病时给予降血糖治疗。

2. 库欣病治疗　主要有手术切除、垂体放射、药物治疗 3 种方法。经蝶窦切除垂体微腺瘤为近年治疗本病的首选方法，大部分患者可找到微腺瘤，摘除瘤后可治愈，少数患者手术后可复发。如经蝶窦手术未能发现并摘除微腺瘤，或某种原因不能做垂体手术，病情严重者可作一侧肾上腺全切，另一侧肾上腺大部或全切除术，术后激素替代治疗。

3. 肾上腺皮质病变　肾上腺腺瘤手术切除可根治，术后需长期使用氢化可的松（每日 20～30mg）或可的松（每日 25～37.5mg）作替代治疗。肾上腺腺癌尽可能早期做手术治疗，未能根治或已有转移者用药物治疗，减少肾上腺皮质激素的产生量。

4. 异位 ACTH 综合征 以治疗原发性癌肿为主，根据具体病情做手术、放疗及化疗。

【护理诊断/问题】

1. 身体意象紊乱 与库欣综合征引起身体外形改变有关。

2. 体液过多 与糖皮质激素过多引起水钠潴留有关。

3. 有感染的危险 与糖皮质激素过多导致机体免疫力下降有关。

4. 有受伤的危险 与代谢异常引起钙吸收障碍导致骨质疏松有关。

【护理措施】

1. 一般护理

（1）**环境与休息** 合理的休息可避免水肿加重，平卧位时抬高双下肢，利于静脉回流。

（2）**饮食护理** 给予低钠、高钾、高钙、高蛋白、低热量、低碳水化合物饮食，纠正因代谢障碍所致机体负氮平衡和补充钾、钙，鼓励患者食用柑桔、枇杷、香蕉、南瓜等含钾高的食物。有糖尿病症状时按糖尿病饮食给予指导。避免刺激性食物，戒烟、戒酒。

2. 病情观察 记录 24 小时液体出入量，注意患者水肿情况，观察有无低钾血症的表现，如腹胀、恶心、呕吐、乏力、心律失常等，应警惕低血钾，及时监测血钾和心电图。观察体温变化，定期检查血常规，注意有无感染征象。注意观察患者有无糖尿病表现，必要时及早做糖耐量试验或测空腹血糖，以明确诊断。观察患者有无关节痛或腰背痛等情况。

3. 感染的预防和护理 对患者的日常生活进行保健指导，保持皮肤、口腔、会阴等清洁卫生；注意保暖，预防上呼吸道感染；保持病室通风，温湿度适宜，并定期进行紫外线照射消毒，保持被褥清洁、干燥。严格无菌操作，减少侵入性治疗，避免交叉感染。

4. 用药护理 参见本章第一节概述"护理措施"中的"用药护理"。

5. 心理护理 患者因身体外形的改变，产生焦虑和悲观情绪，应予耐心解释和疏导，对出现精神症状者，应多给予关心照顾，尽量减少情绪波动。

6. 健康指导

（1）**疾病预防知识指导** 指导患者注意预防感染，保持皮肤清洁，防止骨折、外伤等各种可能导致病情加重或诱发并发症的因素，保持心情愉快，定期门诊复查。

（2）**疾病相关知识指导** 向患者及家属介绍本病有关知识和治疗方法，指导患者严格遵医嘱用药，并详细介绍用法和注意事项，教会患者观察药物疗效及不良反应，如有不适及时就诊。了解激素替代治疗的相关知识，告知患者不可随意停用激素，否则会引起肾上腺危象。

（任娅如）

第五节 糖尿病

PPT

学习目标

知识要求：

1. 掌握 糖尿病的概念、临床表现、处理原则和护理措施。

2. 熟悉 糖尿病的病理生理、发病机制和实验室检查。

3. 了解 糖尿病的流行现状及防治策略。

技能要求：

1. 能够为糖尿病患者制定饮食方案。

2. 能够掌握快速血糖测定和胰岛素注射技术。

素质要求：

1. 具有维护和促进糖尿病患者健康的职业责任感。

2. 能与其他医务人员团结协作，促进糖尿病患者早期康复。

案例：患者，男，58岁。口干、多饮、多尿、体重减轻10个月，食欲减退、恶心、呕吐、腹痛2天入院。查体：T 36℃，P 98次/分，R18次/分，BP 100/70mmHg，呼吸深大，可闻到烂苹果味，皮肤干燥，烦躁和嗜睡交替。空腹血糖8.7mmol/L，餐后2h血糖13.4mmol/L，甘油三酯、胆固醇升高，高密度脂蛋白胆固醇降低。pH < 7.0，尿酮（＋＋）。诊断为2型糖尿病并酮症酸中毒。

讨论：

1. 该患者发生酮症酸中毒的可能诱因是什么？

2. 作为责任护士，患者发生酮症酸中毒时，如何护理？

3. 出院后，你将如何指导患者在家控制血糖？

糖尿病（diabetes mellitus，MD）是一组由于胰岛素分泌和（或）作用缺陷所引起的以慢性血葡萄糖水平增高为特征的代谢性疾病。长期碳水化合物、脂肪和蛋白质代谢紊乱可引起多系统损害，导致心脏、肾、眼、神经、血管等组织器官的慢性进行性病变、功能缺陷及衰竭。病情严重或应激时可发生酮症酸中毒、高渗性昏迷等急性严重代谢紊乱。

目前在世界范围内，糖尿病患病率、发病率急剧上升。根据国际糖尿病联盟（IDF）统计，至2021年，全球约有5.37亿的糖尿病成年患者（20~79岁），占全世界人口比例将近10%。根据预测，2030年糖尿病患者将达到6.43亿（占全球人口11%）。排除与COVID-19相关的死亡风险，2021年估测约有670万成年人死于糖尿病或其并发症，每5秒钟就有1人因糖尿病死亡。中国在糖尿病相关的卫生支出约为1，653亿美元，排名全球第二。无论对患者家庭还是整个国家，糖尿病都将带来巨大的经济压力。

【糖尿病分型】

《中国2型糖尿病防治指南（2020版）》中指出，根据病因可将糖尿病分为以下4型。

1. 1型糖尿病（T₁DM）　包括免疫介导性和特发性两种。病因和发病机制尚不清楚，其显著的病理生理学和病理学特征是胰岛β细胞数量显著减少和消失所导致的胰岛素分泌显著下降或缺失。

2. 2型糖尿病（T₂DM）　病因和发病机制目前尚不明确，其显著的病理生理学特征为胰岛β细胞功能缺陷所导致的胰岛素分泌减少（或相对减少）和（或）胰岛素抵抗所导致的胰岛素在机体内调控葡萄糖代谢能力的下降。

3. 妊娠期糖尿病　是在妊娠期间被诊断的糖尿病或糖耐量降低，不包括已被诊断糖尿病的患者妊娠时的高血糖状态。

4. 特殊类型糖尿病　根据病因学相对明确的一些高血糖状态。如某些内分泌疾病、胰岛素作用遗传性缺陷、胰外分泌疾病、药物或化学药品毒、染、其他少见的免疫综合征以遗传基因突变等所致的糖尿病。

本节重点介绍1型糖尿病和2型糖尿病。

【病因与发病机制】

糖尿病的病因和发病机制极为复杂，至今尚未完全阐明。不同类型的糖尿病其病因不同，即使在同一类型中也存在差异性。概括而言，引起糖尿病的病因可归纳为遗传因素及环境因素两大类。发病机制可归纳为不同病因导致胰岛β细胞分泌胰岛素缺陷或外周组织胰岛素利用不足，而引起糖、脂肪及蛋白质等物质代谢紊乱。

在糖尿病的自然病程中，不论其病因如何，都会经历几个阶段：患者已存在糖尿病相关病理生理改变（如自身免疫抗体阳性、胰岛素抵抗）相当长时间，但糖耐量仍正常；随病情进展出现糖调节受损（impaired glucose regulation，IGR），包括空腹血糖调节受损（impaired fasting glucose，IFG）和糖耐量减低（impaired glucose tolerance，IGT），或两者同时存在；IGR代表正常葡萄糖稳态和糖尿病高血糖之间中间代谢状态，最后进展至糖尿病。

1. 1型糖尿病　绝大多数1型糖尿病是自身免疫性疾病，遗传因素和环境因素共同参与其发病过程。某些外界因素作用于有遗传易感性的个体，激活T淋巴细胞介导的一系列自身免疫反应，引起选择性胰岛β细胞破坏和功能衰竭，体内胰岛素分泌不足进行性加重，导致糖尿病。

（1）遗传因素　对T₁DM同卵双胎长期追踪，发生糖尿病的双生一致率可达50%。然而，从父母到子女的垂直传递率却很低，如双亲中一人患T₁DM，其子女患病的风险仅为2%~5%。遗传学研究显示T₁DM是多基因、多因素共同相互作用的结果。迄今发现与发病有关的基因位点至少有17个，分布在不同的染色体上。

（2）环境因素

1）病毒感染　已知与T₁DM发病有关的病毒有柯萨奇B₄病毒、腮腺炎病毒、风疹病毒、巨细胞病毒、脑炎心肌炎病毒及传染性单核细胞增多症病毒等。病毒可直接损伤、破坏胰岛β细胞，使其数量逐渐减少；受损的β细胞暴露了抗原成分，启动了自身免疫反应，从而进一步损伤β细胞。这是病毒感染导致胰岛损伤的主要机制。

2）化学因素　对胰岛β细胞有毒性的化学物质或药物侵入胰岛β细胞后，会导致β细胞的破坏，如果β细胞表面有T₁DM的易感基因，就可能诱发自身免疫反应。

3）饮食因素　据报道牛奶喂养的婴儿以后发生T₁DM

的风险性高，有人认为牛奶与胰岛 β 细胞表面某些抗原相似有关，这样就可能诱发交叉免疫反应，甚至产生自身免疫性疾病。

（3）自身免疫因素　绝大多数 T_1DM 为自身免疫性疾病。

1）体液免疫　约 90% 新发病的患者循环血中有多种胰岛 β 细胞自身抗体，目前发现至少有 10 种，其中重要的有胰岛细胞自身抗体（islet cell autoantibody，ICA）、胰岛素自身抗体（insulin autoantibody，IAA）、谷氨酸脱羧酶自身抗体及酪氨酸磷酸酶自身抗体等。这些抗体均为胰岛 β 细胞自身免疫和损伤的标志，这对 T_1DM 的预测有一定意义。

2）细胞免疫　在 T_1DM 发病中其作用比体液免疫更为重要。目前认为 1 型糖尿病是一种由淋巴细胞介导的、以免疫性胰岛炎和选择性胰岛 β 细胞损伤为特征的自身免疫性疾病。

1 型糖尿病发病多年后，多数患者胰岛细胞完全破坏，胰岛素水平很低，失去对刺激物的反应，糖尿病的临床表现明显，需依赖胰岛素维持生命。

2. 2 型糖尿病　目前对 2 型糖尿病的病因仍然认识不足，可能是一种特异性情况。其发生、发展分为 4 个阶段。

（1）遗传易感　同卵双生子中 T_2DM 的同病率接近100%，但起病进程则受环境因素的影响而变异甚大。环境因素包括年龄增长、现代生活方式、营养过剩、体力活动不足、子宫内环境及应激、化学毒物等，在上述因素作用下的中心性肥胖，与胰岛素抵抗和 T_2DM 发病密切相关。

（2）胰岛素抵抗和胰岛细胞功能缺陷　胰岛素抵抗（insulin resistance，IR）是指胰岛素作用的靶器官（主要是肝脏、肌肉和脂肪组织）对胰岛素的敏感性下降。IR 和胰岛素分泌缺陷（包括两者的相互作用）是 2 型糖尿病发病机制的两个因素，并与动脉粥样硬化性心血管疾病、高血压、血脂异常、中心型肥胖有关，是代谢综合征（metabolic syndrome，MS）的重要表现之一。当病情发展，机体出现 IR 时胰岛素介导下的骨骼肌、脂肪组织对葡萄糖的摄取、利用或储存的效力减弱，同时肝脏葡萄糖输出增加，导致 β 细胞分泌更多胰岛素以维持正常代谢。但当病情进一步发展，β 细胞功能缺陷，对 IR 无法代偿时，就不能使血糖恢复至正常水平，最终导致 2 型糖尿病。

（3）糖耐量减低和空腹血糖调节受损　糖耐量减低（IGT）是葡萄糖不耐受的一个表现。空腹血糖调节受损（IFG）指一类非糖尿病性空腹血糖异常，但低于糖尿病诊断值。IGT 和 IFG 均代表正常葡萄糖稳态和糖尿病高血糖之间的高血糖代谢状态，表明其调节（或稳态）受损。目前认为 IGT 和 IFG 均为糖尿病的危险因素，是发生心血管疾病的危险标志。

（4）临床糖尿病　此期血糖增高，并达到糖尿病临床诊断标准。但可无任何症状，或逐渐出现代谢紊乱症状或糖尿病症状。

【病理生理】

胰岛素分泌和（或）胰岛素作用缺陷致胰岛素绝对或相对不足，引起一系列的代谢紊乱。

1. 碳水化合物代谢　糖尿病患者肝脏、肌肉和脂肪组织摄取利用葡萄糖的能力降低，空腹及餐后肝糖输出增加；又因葡萄糖异生底物的供给增多及磷酸烯醇型丙酮酸激酶活性增强，肝糖异生增加，因而出现空腹及餐后高血糖。胰岛素缺乏使丙酮酸脱氢酶活性降低，葡萄糖有氧氧化减弱，能量供给不足。

2. 脂肪代谢　由于胰岛素不足，脂肪组织摄取葡萄糖及从血浆移除甘油三酯的能力下降，脂肪合成减少，脂蛋白脂酶活性降低，血游离脂肪酸和甘油三酯浓度增高。此外，在胰岛素极度缺乏时，脂肪组织动员分解加速，产生大量乙酰乙酸，丙酮和 β - 羟丁酸，三者统称酮体。若超过机体对酮体的氧化利用能力时，酮体堆积形成酮症，进一步可发展至酮症酸中毒。胰岛素抵抗还导致了肝脏对胰岛素清除能力降低而致高胰岛素血症，肝合成极低密度脂蛋白（very low density lipoprotein，VLDL）、甘油三酯（triglyceride，TG）增加，影响 VLDL 和高密度脂蛋白（high density lipoprotein，HDL）及 VLDL 和低密度脂蛋白（low density lipoprotein，LDL）间的转变，而致小而密 LDL 增高和 HDL 降低。这些改变都与心血管病危险性增高有关联。血脂异常是胰岛素抵抗的重要后果。

3. 蛋白质代谢　肝、肌肉等组织摄取氨基酸减少，蛋白质合成能力降低，分解代谢加速，糖异生旺盛，导致患者乏力、消瘦、组织修复和抵抗力降低，儿童生长发育障碍和延迟。

同时还有胰高血糖素分泌增加，且不为高血糖所抑制。胰高血糖素具有促进肝糖原分解、糖异生、脂肪分解和酮体生成作用，对上述代谢紊乱起促进作用。

【临床表现】

1 型糖尿病多在 30 岁以前的青少年起病，起病急，症状明显，有自发酮症倾向。某些成年 1 型糖尿病患者早期临床表现不明显，甚至可能不需要胰岛素治疗，称为成人隐匿性自身免疫性糖尿病（latent autoimmune diabetes in adults，LADA）。1 型糖尿病患者一般很少肥胖，但肥胖也不能排除本病可能，同时胰岛 β 细胞抗体一般呈阳性。

2 型糖尿病多发生在 40 岁以上成年人和老年人，但近年来发病趋向低龄化，尤其在发展中国家，儿童发病率上升。患者多肥胖，体重指数常高于正常，起病缓慢，部分患者可长期无代谢紊乱症状，常在体检时发现高血糖。随着病程进展可出现各种急慢性并发症。通常此型患者还有代谢综合征表现及家族史。

1. 主要表现为代谢紊乱综合征

（1）多尿、多饮、多食和体重减轻 由于血糖升高引起渗透性利尿导致尿量增多；而多尿导致失水，使患者口渴而多饮水。由于机体不能利用葡萄糖，且蛋白质和脂肪消耗增加，引起消瘦、疲劳、体重减轻。补充糖分，维持机体活动，患者常易饥多食。故糖尿病的临床表现常被描述为"三多一少"，即多尿、多饮、多食、体重减轻。

（2）皮肤瘙痒 由于高血糖及末梢神经病变导致皮肤干燥和感觉异常，患者常有皮肤瘙痒。女性患者可因尿糖刺激局部皮肤，出现外阴瘙痒。

（3）其他症状 四肢酸痛、麻木、腰痛、性欲减退、阳痿不育、月经失调、便秘、视物模糊等。

2. 并发症

（1）急性并发症

1）糖尿病酮症酸中毒（diabetic ketoacidosis，DKA）最常见。发生于 1 型糖尿病和 2 型糖尿病的严重阶段。DKA 最常见的诱因是感染。其他诱因包括胰岛素治疗不适当减量或突然中断，饮食不当，合并感染，合并其他严重疾病，如外伤、麻醉、手术、妊娠、分娩、心肌梗塞、严重精神刺激等。由于胰岛素严重不足或不能发挥作用，糖代谢紊乱加重，脂肪分解加速，大量脂肪酸在肝脏氧化产生大量酮体（乙酰乙酸、β-羟丁酸和丙酮），当超出机体调节能力时，便产生了代谢性酸中毒，称酮症酸中毒。

酮症酸中毒早期常无明显表现，随着血清酮酸的积聚增加，逐渐出现一系列症状。早期代偿阶段的临床表现为多尿、口渴、多饮、乏力、疲劳等原有糖尿病症状加重或首次出现。当酸中毒发展至失代偿后，病情迅速恶化，出现食欲减退、恶心、呕吐或有腹痛（易误诊为急腹症）、极度口渴、尿量显著增多等症状，常伴有头痛、烦躁、嗜睡、呼吸深快有烂苹果味（呼气中含有丙酮）、面颊潮红、口唇樱红。后期患者呈严重失水、尿量减少、皮肤黏膜干燥、弹性差、眼球松软下陷、眼压降低、声音嘶哑、脉搏细速、血压下降、四肢厥冷、并发休克或心、肾功能不全。当病情发展至晚期，各种反射迟钝甚至消失，终至昏迷。

2）高渗高血糖综合征 多见于老年患者，好发年龄为 50~70 岁，约 2/3 病例在发病前无糖尿病病史或仅有轻度症状。常见诱因有感染、不合理限水及利尿剂的使用、口服某些药物（如糖皮质激素、免疫抑制剂、噻嗪类利尿剂等）、合并其他严重疾病（如脑血管意外、严重肾疾患、血液和腹膜透析、急性胰腺炎、严重呕吐、腹泻等）。有时在病程早期因误诊而输入葡萄糖、口服大量饮料、糖水

等而诱发或促使病情恶化，病死率高，必须及早抢救。起病早期常先有多尿、多饮，但多食不明显，以后逐渐出现神经精神症状，如迟钝、嗜睡、谵妄、抽搐，重者昏迷。就诊时呈严重脱水，可有神经系统损害的定位体征，易误诊为脑卒中。与 DKA 相比，失水更为严重，神经精神症状更为突出。

3）低血糖 一般将空腹血糖≤2.8mmol/L 作为低血糖的诊断标准，而糖尿病患者血糖值≤3.9mmol/L 就属于低血糖范畴，但因个体差异，有的患者血糖不低于此值也会出现低血糖症状。按低血糖发生与进食的关系，可分为空腹低血糖和餐后（反应性）低血糖两类，前者主要见于胰岛素过多或胰岛素拮抗激素缺乏等，如口服磺脲类药物、使用外源性胰岛素、高胰岛素血症、胰岛素瘤等。后者多见于 2 型糖尿病初期餐后胰岛素分泌高峰延迟，大多数发生在餐后 4~5 小时，尤以单纯进食碳水化合物时为著，以及见于功能性疾病如倾倒综合征、胃肠外营养治疗等。因此，低血糖可作为糖尿病并发症或伴发症。

低血糖典型表现（Whipple 三联征）：低血糖症状、发作时血糖≤2.8mmol/L 供糖后低血糖症状缓解。临床表现呈发作性，发作时间、频率随病因不同而异。具体可分为两类。①自主（交感）神经过度兴奋表现：表现为出汗、饥饿、感觉异常、颤抖、心悸、紧张、焦虑、软弱无力、色苍白、心率加快、四肢冰冷等。老年糖尿病患者由于常有主神经功能紊乱而掩盖交感神经兴奋表现，导致症状不明显，特别应注意观察夜间低血糖症状的发生。②脑功能障碍的表现：初期为精神不集中思维和语言迟钝、头晕、嗜睡、视物不清、步态不稳，后可有幻觉、躁动、易怒、性格改变、认知障碍，严重时发生抽搐、昏迷。

4）乳酸性酸中毒 乳酸性酸中毒是因为大量乳酸在体内堆积所致，是一种乳酸水平升高而导致的急性中毒。可有过度换气、呼吸加深加快、神志改变、意识障碍等症状。

（2）感染 糖尿病容易并发各种感染，血糖控制差者更易发生也更严重。膀胱炎和肾盂肾炎多见于女性患者，容易反复发作，严重者可发生肾及肾周脓肿、肾乳头坏死。疖、痈等皮肤化脓性感染，易反复发生，有时可引起败血症和脓毒血症。皮肤真菌感染（体癣、足癣、甲癣）很常见，若继发化脓性感染可导致严重后果。真菌性阴道炎和巴氏腺炎是女患常见的合并症，多为白色念珠菌感染，血糖控制不佳时易反复发生，其临床症状如外阴瘙痒、白带过多，是糖尿病的首发症状。男性外生殖器白色念珠菌感染导致龟头包皮炎，好发于包皮过长者。红癣系微小棒状杆菌引起的皮肤感染，表现为境界清楚的红褐色斑片，广泛分布于躯干和四肢。糖尿病合并肺结核的发病率高于非

糖尿患者群，病变多呈渗出干酪样，易形成空洞，扩展播散较快，下叶病灶也较多，且影像学表现多不典型，易致漏诊或误诊。

（3）慢性并发症　发病机制尚未完全阐明，认为与遗传易感性、胰岛素抵抗、高血糖、慢性低度炎症状态、血管内皮细胞功能紊乱、血凝异常、氧化应激等多方面因素的相互影响有关。

1）大血管病变　与非糖尿病患者相比较，糖尿病患者中动脉粥样硬化的患病率较高，发病年龄较轻，病情进展较快。已知动脉粥样硬化的易患因素如肥胖、高血压、脂代谢异常等在糖尿病（主要是 2 型糖尿病）人群中的发生率均明显增高。动脉粥样硬化主要侵犯主动脉、冠状动脉、脑动脉、肢体外周动脉等，引起冠心病、缺血性或出血性脑血管病、肢体动脉硬化（以下肢为主，表现为下肢疼痛、感觉异常和间歇性跛行，严重时形成坏疽）等。心血管疾病是糖尿病患者致残致死的主要原因。

2）微血管病变　微血管是指微小动脉和微小静脉之间，管腔直径在 $100\mu m$ 以下的毛细血管及微血管网。微循环障碍、微血管瘤形成和微血管基底膜增厚是微血管病变的典型改变。机体全身遍布微血管，故其损害几乎累及全身各组织器官，视网膜、肾、神经和心肌组织是主要的累及组织器官，其中尤以糖尿病肾病和视网膜病为重要。①糖尿病肾病又称肾小球硬化症，因肾血管硬化所致，特征性改变是肾微血管病变所引起的肾小球硬化症，早期尿蛋白增高且逐渐增多，出现水肿、高血压，晚期有氮质血症，最终发生肾衰竭。病程 10 年以上的 1 型糖尿病患者累积有 $30\% \sim 40\%$ 发生肾病，是首位死亡原因；约 20% 2 型糖尿病患者累积发生肾病，其严重性仅次于心、脑血管疾病。②糖尿病性视网膜病变发病率随年龄和糖尿病病程增长而增加，糖尿病病史超过 10 年者，半数以上有视网膜病变，是成年人失明的重要原因。③心脏微血管病变和心肌代谢紊乱可引起心肌广泛灶性坏死，称为糖尿病性心肌病，可诱发心力衰竭、心律失常、心源性休克和猝死。④神经病变：单一神经病变主要累及脑神经（Ⅲ动眼神经、Ⅳ滑车神经、Ⅵ外展神经），第Ⅲ颅神经瘫痪表现为同侧上眼睑下垂和眼球运动障碍，第Ⅵ脑神经瘫痪表现为同侧眼球内斜视。也可累及股神经、腓神经、尺神经、正中神经。单一神经病变常急性起病，呈自限性，多于两个月内痊愈。周围神经病变最常见，通常为对称性，下肢较上肢严重，病情进展缓慢。常见症状为肢端感觉异常（麻木、针刺感、灼热或踏棉垫感等），呈手套或短袜状分布，有时痛觉过敏，随后出现肢痛，呈隐痛、刺痛或烧灼样痛，夜间及寒冷季节加重，震动感减弱或消失，触觉和温度觉有不同程度减弱。由于感觉迟钝易受创伤或灼伤致皮肤溃疡，

因神经营养不良和血液供应不足，溃疡较难愈合，若继发感染，可引起急性或慢性骨髓炎甚至败血症。后期可累及运动神经，出现肌力减弱以至肌萎缩和瘫痪。自主神经病变较常见，并可较早出现，影响胃肠、心血管、泌尿生殖系统功能。临床表现为瞳孔改变（缩小且不规则、光反射消失、调节反射存在），排汗异常（无汗、少汗或多汗），胃排空延迟（胃轻瘫）、腹泻（饭后或午夜）或便秘、直立性低血压、持续心动过速等，以及残尿量增加、尿失禁、尿潴留、阳痿等。⑤由于神经营养不良及外伤，还可引起营养不良性关节炎（Charcot 关节），受累关节有广泛骨质破坏和畸形。

3）糖尿病足　指由于下肢远端神经病变、不同程度周围血管病变等因素引起的足部溃疡、感染和（或）深层组织破坏。轻者表现为足部畸形、皮肤干燥和发凉、胼胝（高危足）；重者可出现足部溃疡、坏疽。糖尿病足是截肢、致残的主要原因。

【实验室及其他检查】

1. 糖代谢异常严重程度或控制程度的检查

（1）尿糖测定　尿糖阳性是诊断糖尿病的重要线索。尿糖阳性只是提示血糖值超过肾糖阈（大约 $10mmol/L$），因而尿糖阴性不能排除糖尿病可能。

（2）血糖测定　血糖升高是诊断糖尿病的主要依据，也是判断糖尿病病情和评价糖尿病控制状况的主要指标。血糖值反映的是瞬间血糖状态。诊断糖尿病时必须用静脉血浆测定血糖，治疗过程中随访血糖控制程度时可用便携式血糖计（毛细血管全血测定）。

（3）口服葡萄糖耐量试验（OGTT）　当血糖高于正常范围而又未达到诊断糖尿病标准时，须进行 OGTT。做OGTT 前三天每天进碳水化合物不能少于 $150g$，试验前禁食至少 10 小时，试验日清晨，空腹取血后，成人口服 $75g$ 无水葡萄糖（WHO 建议）或 $82.5g$ 含一分子的葡萄糖，溶于 $250 \sim 300ml$ 水中，5 分钟内饮完，空腹及开始饮葡萄糖水后 30 分钟、1 小时、2 小时、3 小时测静脉血浆葡萄糖。试验前 3 天内摄入足量的碳水化合物；受试过程中禁止喝茶、咖啡、吸烟等。

（4）糖化血红蛋白（glycated hemoglobin，HbA1c）和果糖胺（fructosamine，FA）测定　HbA1c 可反映取血前 8 ~ 12 周血糖的总水平，是糖尿病控制情况的监测指标之一；FA 可反映近 $2 \sim 3$ 周内血糖的总水平，为近期病情监测的指标，但不能作为诊断糖尿病的依据。

2. 胰岛 B 细胞功能检查

（1）胰岛素释放试验　正常人空腹基础血浆胰岛素为 $35 \sim 145mmol/L$（$5 \sim 20mU/L$），口服 $75g$ 无水葡萄糖（或 $100g$ 标准面粉制作的馒头）后，血浆胰岛素在 $30 \sim 60$ 分

钟上升至高峰，峰值为基础值的 5～10 倍，3～4 小时恢复到基础水平。本试验反映基础和葡萄糖介导的胰岛素释放功能，有助于了解 B 细胞功能（包括储备功能）和指导治疗。

（2）C 肽释放试验　方法同上。正常人空腹基础值不小于 400pmol/L，高峰时间同上，峰值为基础值的 5～6 倍。也反映基础和葡萄糖介导的胰岛素释放功能。C 肽测定不受血清中胰岛素抗体和外源性胰岛素干扰。

（3）其他检测 B 细胞功能的方法　如静脉注射葡萄糖－胰岛素释放试验和高糖钳夹试验可了解胰岛素释放第一时相，胰高血糖素－C 肽刺激试验和精氨酸刺激试验可了解非糖介导的胰岛素分泌功能等，可根据患者的具体情况和检查目的而选用。

3. 脂代谢紊乱和并发症检查　糖尿病时常伴脂质代谢紊乱，血浆总胆固醇、低密度脂蛋白胆固醇、高密度脂蛋白胆固醇和甘油三酯应列为常规检测项目，并定期复查，作为了解病情控制情况及饮食和调脂治疗措施的依据。有条件时，尿微量白蛋白排泄率也应列为常规，以便能早期发现糖尿病肾病。急性严重代谢紊乱时要做酮体、电解质、酸碱平衡检查。定期进行心、肝、肾、脑、眼科以及神经系统的各项辅助检查，以早期发现并发症倾向。

4. 其他检查　如自身抗体测定、胰岛素敏感性检查、基因分析等，有助于区分糖尿病类型。

【诊断要点】

糖尿病在诊断上缺乏疾病特异性标志，在出现代谢紊乱前不易发现，血糖异常升高作为诊断依据。应注意单纯空腹血糖正常不能排除糖尿病的可能性，必要时进行 OGTT。诊断时应注意是否符合糖尿病诊断标准、分型、有无并发症和伴发病或加重糖尿病的因素存在。

1. 诊断线索

（1）三多一少症状。

（2）以糖尿病的并发症或伴发病首诊的患者　原因不明的酸中毒、失水、昏迷、休克；反复发作的皮肤疖或痈、真菌性阴道炎、结核病等；血脂异常、高血压、冠心病、脑卒中、肾病、视网膜病、周围神经炎、下肢坏疽以及代谢综合征等。

（3）高危人群　空腹血糖调节受损（IFG）和（或）糖耐量减低（IGT）、年龄超过 45 岁、肥胖或超重、巨大胎儿史、糖尿病或肥胖家族史。此外，30～40 岁以上健康体检或因各种疾病、手术住院时应常规排除糖尿病。

2. 诊断标准　目前国际上通用 WHO 糖尿病专家委员会提出的诊断标准（1999）。糖尿病诊断是基于空腹血糖（FPG）、任意时间或 OGTT 中 2 小时血糖值。空腹指 8～10

小时内无任何热量摄入。任意时间指一日内的任何时间，无论上一次进餐时间及食物摄入量。OGTT 采用 75g 无水葡萄糖负荷。糖尿病症状指多尿、烦渴多饮和难于解释的体重减轻。

（1）空腹静脉血浆葡萄糖（FPG）的分类　3.9～6.0mmol/L 为正常；6.1～6.9mmol/L 为空腹血糖调节受损（impaired fasting glycaemia，IFG）；≥7.0mmol/L 为糖尿病（需要另一天再次证实）。

（2）OGTT　2 小时血浆葡萄糖 < 7.7mmol/L 为正常；7.8～11.1mmol/L 为糖耐量减低；≥11.1mmol/L 考虑为糖尿病（需要另一天再次证实）。

（3）糖尿病的诊断标准　症状＋任意时间血糖水平≥11.1mmol/L 或 FPG≥7.0mmol/L 或 OGTT 2 小时血浆葡萄糖≥11.1mmol/L。症状不典型者，需另一天再次证实。

诊断糖尿病还需要综合性考虑各种情况。比如在急性感染、外伤等其他应激情况时，严重高血糖可能是短暂的，不能作为诊断糖尿病的依据。对于难以确诊的患者，还要定期复查，直至诊断明确为止。

【处理原则】

由于对糖尿病的病因和发病机制尚未完全阐明，缺乏病因治疗。强调治疗须遵循早期和长期、积极而理性以及治疗措施个体化的原则。治疗目标为纠正代谢紊乱，消除症状、防止或延缓并发症的发生，维持良好健康和学习、劳动能力，保障儿童生长发育，延长寿命，降低病死率，而且要提高患者生活质量。国际糖尿病联盟（The International Diabetes Federation，IDF）提出了糖尿病治疗的 5 个要点分别为医学营养治疗、运动疗法、血糖监测、药物治疗和糖尿病教育。

近年来循证医学的发展促进了糖尿病治疗观念上的进步。DCCT（糖尿病控制与并发症研究，1993）和 UKPDS（英国前瞻性糖尿病研究，1998）分别对大样本的 1 型糖尿病和 2 型糖尿病患者进行了平均为期 6.5 年和 10.4 年的长期随访，结果表明应用强化治疗使血糖接近正常可减少微血管病变的发生，首次证实控制血糖的重要性。血糖除控制空腹高血糖外，还应注意餐后血糖和 HbA1c 达标，减少全天血糖波动。

糖尿病心血管病的病因及发病机制十分复杂，与高血糖以及多种危险因素有关，因此糖尿病防治策略应该是全面治疗心血管危险因素，积极控制高血糖，纠正脂代谢紊乱、严格控制血压、抗血小板治疗（例如阿司匹林）、控制体重和戒烟等并要求达标。糖尿病控制目标见表 7-5-1。

表 7 - 5 - 1　中国 2 型糖尿病综合控制目标

指标		目标值
血糖（mmol/L）*	空　腹	4.4 - 7.0mmol/l
	非空腹	<10.0mmol/l
HbA1c（%）		<7.0
血压（mmHg）		<130/80
HDL - C（mmol/l）	男性	>1.0（40mg/dl）
	女性	>1.3（50mg/dl）
TG（mmol/l）		<1.7（150mg/dl）
LDL - C（mmol/l）	未合并冠心病	<2.6（100mg/dl）
	合并冠心病	<1.8（70mg/dl）
体重指数（BMI，kg/m²）		<24.0
尿白蛋白/肌酐比值	男性	<2.5（22mg/g）
（mg/mmol）	女性	<3.5（31mg/g）
总胆固醇（mmol/l）		<4.5
主动有氧活动（分/周）		≥150

注：*毛细血管血糖。

1. 健康教育　是重要的基础治疗措施之一，被公认是治疗成败的关键。良好的健康教育可充分调动患者的主观能动性，积极配合治疗，有利于疾病控制达标、防止各种并发症的发生和发展，降低相关费用和负担，使患者、家庭和国家均受益。健康教育包括糖尿病防治专业人员的培训，医务人员的继续医学教育，患者及其家属和公众的卫生保健教育。教育目的一是提高医务人员的综合防治水平，二是将科学的糖尿病知识、自我保健技能深入浅出的传授给患者，使患者了解糖尿病的基础知识和治疗控制要求，学会测定尿糖或正确使用便携式血糖计，掌握医学营养治疗的具体措施和体育锻炼的具体要求，使用降血糖药物的注意事项，学会胰岛素注射技术，从而在医务人员指导下长期坚持合理治疗并达标，坚持随访，按需要调整治疗方案。生活应规律，戒烟、烈性酒，注意个人卫生，预防各种感染，达到正常的生活质量。

2. 医学营养治疗（medical nutrition therapy，MNT）是另一项重要的基础管理措施，是综合管理的重要组成部分，应长期严格执行。推荐所有糖尿病患者接受由营养师制订的个体化的医学营养治疗。对医学营养治疗的依从性是决定患者能否达到理想代谢控制的关键影响因素。其主要目标是：帮助患者制订营养计划和形成良好的饮食习惯、纠正代谢紊乱、达到良好的代谢控制、减少 ASCVD 的危险因素、提供最佳营养以改善患者健康状况、增加胰岛素敏感性和减缓 B 细胞功能障碍的进展。总的原则是确定合理的总能量摄入，合理、均衡地分配各种营养物质，恢复并维持理想体重。

3. 运动疗法　在糖尿病的管理中占重要地位，尤其对肥胖的 T₂DM 患者，运动能增强身体对胰岛素的敏感性、降低血糖、血脂和血黏度，减轻体重，有利于对慢性并发症的控制，调适心理。根据年龄、性别、体力、病情及有无并发症等不同条件，选择合适运动，长期坚持。运动前应仔细检查有无糖尿病并发症，在医生指导下制定运动方案。糖尿病运动适应证是：

（1）2 型糖尿病血糖在 16.7mmol/L 以下者，尤其是肥胖者。

（2）1 型糖尿病病情稳定者，宜在餐后进行，时间不宜过长，餐前胰岛素应在腹壁皮下注射，运动时避免胰岛素过快吸收。有下列情况时不宜进行较剧烈的体育锻炼：①1 型糖尿病病情未稳定或伴有慢性并发症者；②合并严重糖尿病肾病者；③伴严重高血压或缺血性心脏病者；④伴有眼底病变者；⑤糖尿病足者；⑥脑动脉硬化、严重骨质疏松或机体平衡功能障碍者。对不能主动进行体育活动者，应由他人协助进行，或进行必要的被动运动。

4. 病情监测　是糖尿病治疗的重要内容和进展。定期监测血糖，并建议患者应用便携式血糖计进行自我监测血糖；每 3～6 个月定期复查 HbA1c，了解血糖总体控制情况，及时调整治疗方案。每年 1 次～2 次全面复查，了解血脂以及心、肾、神经和眼底情况，尽早发现有关并发症，给予相应治疗。

5. 口服药物治疗

（1）促胰岛素分泌剂

1）磺脲类（sulfonylureas，SUs）　主要作用是刺激胰岛素的分泌，其降血糖作用有赖于尚存的相当数量有功能的胰岛 B 细胞组织，亦可增强靶组织细胞对胰岛素的敏感性。

2）格列奈类　其作用机制类似磺脲类药物，是一类快速作用的胰岛素促分泌剂，能改善胰岛素第一时相分泌。其降血糖作用快而短，主要用于控制餐后高血糖，低血糖发生率低，为速效餐时血糖调节剂，有"进餐服药，不进餐不服药"的特点，有利于患者灵活进餐方式。较适合于 2 型糖尿病早期餐后高血糖阶段或以餐后高血糖为主的老年患者。可单独使用，也可与磺脲类、双胍类等降糖药物联合应用。于餐前或进餐时口服。药物主要通过肝脏代谢，90% 从胆汁排泄，有肾功能不全时亦可用。常用药物有瑞格列奈。

（2）双胍类　主要作用机制为抑制肝葡萄糖输出，也可改善外周组织对胰岛素的敏感性、增加对葡萄糖的摄取和利用。可用于 2 型糖尿病和 1 型糖尿病，尤其是肥胖和超重 2 型糖尿病患者以及伴血脂异常、高血压或高胰岛素血症患者的一线药物。与胰岛素联合应用有可能减少胰岛素用量和血糖波动。常用药物为二甲双胍，500～1500mg/d，分 2～3 次口服，最大剂量不超过 2g/d。苯乙双胍的副作用大，现已少用，有些国家已禁用。

（3）噻唑烷二酮类　也称格列酮类，胰岛素增敏剂。其作用机制为提高肌肉、脂肪对葡萄糖的摄取和利用，明显减轻胰岛素抵抗，还可改善血脂谱、提高纤溶系统活性、改善血管内皮细胞功能、使 C 反应蛋白下降等，对心血管系统和肾脏显示出潜在的器官保护作用。应用于其他降糖药物疗效不佳的 2 型糖尿病，特别是有胰岛素抵抗者。

（4）α 葡萄糖苷酶抑制剂（α glucosidase inhibitor，AGI） 食物中淀粉、糊精和双糖（如蔗糖）的吸收需要小肠黏膜的 α 葡萄糖苷酶，AGI 通过抑制这一类酶而延缓碳水化合物的吸收，降低餐后高血糖，可作为 2 型糖尿病的一线药物。常用药物有阿卡波糖。

（5）DPP - Ⅳ 抑制剂 现已开发出两类基于肠促胰素的降糖药物应用于临床。包括 DPP - Ⅳ 抑制剂和 GLP - 1 受体激动剂。该类药物通过抑制 DPP - Ⅳ 活性而减少 GLP - 1 的失活，提高内源性 GLP - 1 水平。常用药物有沙格列汀、西格列汀、维格列汀、利格列汀、阿格列汀。

（6）钠 - 葡萄糖共转运蛋白 2（SGLT - 2）抑制剂 通过抑制近段肾小管管腔侧细胞膜上的钠 - 葡萄共转运蛋白 2（SGLT - 2）的作用而抑制葡萄糖重吸收，降低肾糖阈、促进尿葡萄糖排泄，从而达到降低血糖的作用。常用药物有恩格列净、达格列净、坎格列净。

6. 胰岛素治疗 主要用于 T_1DM、糖尿病急性并发症或严重慢性并发症、严重合并症、手术、妊娠和分娩以及 2 型糖尿病经饮食和口服降糖药物治疗未获得良好控制者。按来源分，胰岛素可分为基因重组人胰岛素、猪胰岛素、胰岛素类似物。按照作用快慢和给药维持作用时间长短，可分为：速效、短效、中效、长效、预混胰岛素 5 类，见表 7 - 5 - 2。速效胰岛素（regular insulin，RI），皮下注射后起效快，但持续时间短；中效胰岛素主要控制两餐饭后高血糖，以第二餐饭为主；长效胰岛素无明显作用高峰，主要提供基础水平胰岛素，预混胰岛素为速效、或短效与中效胰岛素的混合制剂。

表 7 - 5 - 2 胰岛素各类制剂皮下注射作用时间（h）

胰岛素制剂	起效时间	峰值时间	作用持续时间
胰岛素			
短效（RI）	15 ~ 60min	2 ~ 4h	5 ~ 8h
中效胰岛素（NPH）	2.5 ~ 3h	5 ~ 7h	13 ~ 16h
长效胰岛素（PZI）	3 ~ 4h	8 ~ 10h	长达 20h
预混胰岛素（HI 30R，HI 70/30）	0.5h	2 ~ 12h	14 ~ 24h
预混胰岛素（50R）	0.5h	2 ~ 3h	10 ~ 24h
胰岛素类似物			
速效胰岛素类似物（门冬胰岛素）	10 ~ 15min	1 ~ 2h	4 ~ 6h
速效胰岛素类似物（赖脯胰岛素）	10 ~ 15min	1.0 ~ 1.5h	4 ~ 5h
速效胰岛素类似物（谷赖胰岛素）	10 ~ 15min	1.0 ~ 1.5h	3 ~ 5h
长效胰岛素类似物（甘精胰岛素）	2 ~ 3h	无峰	长达 30h
长效胰岛素类似物（地特胰岛素）	3 ~ 4h	3 ~ 14h	长达 24h
长效胰岛素类似物（德谷胰岛素）	1h	无峰	长达 42h
预混胰岛素类似物（预混门冬胰岛素 30）	10 ~ 20min	1 ~ 4h	14 ~ 24h
预混胰岛素类似物（预混门冬胰岛素 50）	10 ~ 20min	1 ~ 4h	14 ~ 24h
预混胰岛素类似物（预混赖脯胰岛素 25）	15min	30 ~ 70min	16 ~ 24
预混胰岛素类似物（预混赖脯胰岛素 50）	15min	30 ~ 70min	16 ~ 24h

注：因受胰岛素剂量、吸收、降解等多种因素影响，且个体差异大，作用时间仅供参考。

7. 代谢手术治疗 糖尿病体重管理是糖尿病综合管理的重要内容，超重或肥胖患者减重有助于血糖控制和减少对降糖药物的需求。首选生活方式干预，必要时可加用减重药物。选择降糖药物时，应考虑药物对体重的影响。如果生活方式干预联合或不联合药物治疗未能有效地减轻体重且血糖控制不佳者，可以考虑代谢手术。近年研究证实，代谢手术可明显改善肥胖 T_2DM 患者的体重、高血糖、血脂异常。代谢手术应该在具有多学科团队的有治疗糖尿病和胃肠外科疾病经验的大医院进行。术前要对患者进行全面评估，包括对治疗的依从性、心理健康、是否有酒精或药物滥用史、相关精神疾病病史等；手术后的患者应该根据国内外专业学会的代谢手术术后管理指南接受长期生活方式支持，并定期监测微量营养素和营养状态，终身随访。但目前代谢手术治疗的适应证、禁忌证及具体术式尚未完全统一，且现有临床证据多来自非亚裔人群。在国内开展相关治疗应严格规范手术的适应证，权衡利弊，保证治疗效果的同时降低手术长、短期并发症发生的风险。

8. 胰腺移植和胰岛细胞移植 单独胰腺移植或胰肾联合移植可解除对胰岛素的依赖，改善生活质量。治疗对象主要为 T_1DM 患者，目前尚局限于伴终末期肾病的 T_1DM；或经胰岛素强化治疗仍难以达到控制目标，且反复发生严重代谢紊乱者。然而，由于移植后发生免疫排斥反应，往往会导致移植失败，故必须长期应用免抑制剂。同种异体胰岛移植可使部分 T_1DM 患者血糖水平维持正常达数年，但供体来源短缺和需要长期应用免疫抑制剂限制了该方案在临床广泛推广。且移植后患者体内功能性胰岛细胞的存活无法长期维持，移植后随访 5 年的患者中不依赖胰岛素治疗比率低于 10%。近年还发现采用造血干细胞或间充质干细胞治疗糖尿病具有潜在的应用价值，但此治疗方法目前尚处于临床前研究阶段。

9. 糖尿病酮症酸中毒的治疗

（1）补液 立即补液是首要的、极其关键的措施，一般开始 2 小时输入 1000～2000ml，第 2 小时～6 小时输入 1000～2000ml。第 1 个 24 小时输入总量 4000～6000ml 或更多。

（2）胰岛素治疗 一般采用小剂量胰岛素治疗方案，即每小时每千克体重 0.1U 加生理盐水中静脉滴注，尿酮体消失后，根据病情调节胰岛素剂量或改为胰岛素皮下注射。

（3）纠正电解质及酸碱平衡失调。

（4）处理诱因和并发症。

10. 高渗高血糖综合征的治疗 多主张先用等渗溶液，并同时应用小剂量胰岛素治疗。如治疗前已有休克，宜先输生理盐水和胶体溶液尽快纠正休克。还要积极消除各种诱因和处理并发症。

【护理诊断/问题】

1. 营养失调：高于机体需要量或低于机体需要量 与胰岛素分泌绝对或相对不足，导致糖、脂肪、蛋白质代谢紊乱有关。

2. 有感染的危险 与血糖升高、脂肪代谢紊乱、营养不良及微循环障碍等因素有关。

3. 知识缺乏 缺乏有关热量计算、饮食换算、运动锻炼方式、病情监测、治疗方法、低血糖症和并发症的防护等方面的知识。

4. 潜在并发症 糖尿病足、低血糖、酮症酸中毒，高渗高血糖综合征等糖尿病大小血管并发症。

【护理措施】

1. 一般护理

（1）起居护理 糖尿病患者生活规律最为重要，熬夜、生活不规律，可能会引起血糖的波动，每天按时起床、按时进餐、适当加餐、适当午休、尽量坚持运动。选择喜爱的运动长期坚持。运动有利于血糖的控制。

（2）饮食护理

1）计算总热量 按患者的性别、年龄、身高查表或用简易公式计算理想体重，理想体重（kg）=身高（cm）－105。参照理想体重和活动强度计算每日所需总热量（表 7-5-3）。儿童、孕妇、乳母、营养不良或消耗性疾病者应酌情增加，使患者体重恢复至理想体重的 ±5% 左右。

表 7-5-3　糖尿患者每日每千克体重所需热量（kcal）

体型	卧床	轻体力劳动	中体力劳动	重体力劳动
肥胖	15	20～25	30	35
正常	15～20	30	35	40
消瘦	20～25	35	40	40～45

备注：① 轻体力劳动：如家务劳动、办公室职员、售货员、司机、教师、医务人员、公务员、钟表修理工。②中体力劳动：如纺织工、机械工、电工、体育活动、一般农活。③重体力劳动：如搬运工、装卸工挖土工、手工收割及插秧、者舞蹈者。④ 肥胖者应先减少热量的摄入，减轻体重。消瘦者应提高热量的摄入，增加体重，使之接近标准体重。儿童、孕妇、乳母、营养不良可适当增加。

2）营养物质含量 糖类约占饮食总热量 50%～60%，提倡用粗制米、面和一定量杂粮，忌食用葡萄糖、蔗糖、蜜糖及其制品（各种糖果、甜糕点饼干、冰淇淋、含糖饮料等）。蛋白质含量一般不超过总热量 15%，成人每日每公斤理想体重 0.8～1.2g，儿童、孕妇、乳母、营养不良或伴有消耗性疾病者增至 1.5～2.0g，伴有糖尿病肾病而肾功能正常者应限制至 0.8g，血尿素氮升高者应限制在 0.6g。蛋白质应至少有 1/3 来自动物蛋白质，以保证必需氨基酸的供给。长期高脂肪饮食可导致胰岛素抵抗和促进动脉粥样硬化，脂肪约占总热量的 30%，饱和脂肪、多价不饱和脂肪与单价不饱和脂肪的比例应为 1:1:1，每日胆固醇摄入量宜在 300mg 以下。选择低脂或脱脂食物，远离高脂、高胆固醇食物，如肥肉、动物内脏、蛋黄及奶酪等，少食煎、炸食品。此外，各种富含可溶性食用纤维的食品可延缓食物吸收，降低餐后血糖高峰，有利于改善糖、脂代谢紊乱，并促进胃肠蠕动、防止便秘。每日饮食中纤维素含量不宜少于 40g，提倡食用绿叶蔬菜、豆类、块根类、粗谷物、含糖成分低的水果等。每日摄入食盐应限制在 10g 以下。限制饮酒。

3）合理分配 每日总热量及营养素组成确定后，根据各种食物的产热量确定食谱。每克碳水化合物和蛋白质分别产热 16.8kJ，每克脂肪产热 37.8kJ，可根据生活习惯、病情和配合药物治疗的需要进行安排。可按每日三餐分配为 1/5、2/5、2/5 或 1/3、1/3、1/3；也可按 4 餐分配为 1/7、2/7、2/7、2/7。提倡少食多餐，减轻餐后胰岛负担，也可避免餐后高血糖及药物高峰时出现低血糖。

4）随访 以上仅是原则估算，在治疗过程中随访调整十分重要。如肥胖患者在治疗措施适当的前提下，体重不下降，应进一步减少饮食总热量；体型消瘦的患者，在治疗中体重有所恢复，其饮食方案也应适当调整，避免体重继续增加。

（3）运动护理

1）运动方式　提倡"有氧运动"，如步行、慢跑、骑自行车、打乒乓球、健身操、太极拳、游泳、跳交谊舞等。

2）运动时间和运动量　以早餐或晚餐后 0.5~1 小时后为运动最佳时间。通常用测量心率的方法来衡量运动量。一般认为运动中的心率保持在（220 - 年龄）×60~85% 的范围之内为宜，运动时宜出汗而不能大汗。运动时间自 30 分钟左右，逐步延长至 1 小时或更久。

3）运动注意事项　①运动前后应有准备活动和整理活动，以免因血管调节功能障碍而发生晕厥。②血糖 > 14mmol/L、血酮增高、有应激情况、较重的心脑血管病变、眼底和肾脏病变及 1 型糖尿病患者，应避免运动或减少运动量。因为运动会加重心、脑血管的负担，使血浆容量减少，血管收缩，导致血压上升，诱发心绞痛、心肌梗死、心律失常、眼底出血等。③若运动中出现胸闷、胸痛、视物模糊等，应立即停止并及时处理。④运动时要随身携带糖果，当出现低血糖症状时及时服用。⑤运动要避开恶劣天气，要随身携带糖尿病卡。

2. 病情观察

（1）生命体征　糖尿病患者容易感染，体温升高，同时伴有咳嗽、咳痰时提示肺部感染。易感染部位主要为皮肤、胆道、泌尿道。

（2）主要症状　"三多一少"症状有何变化，密切监测血糖、尿糖改变。

（3）并发症　患者有无皮肤瘙痒、异常感染及破损，特别注意检查下肢及足部情况；观察有无酮症酸中毒、低血糖表现。

3. 对症护理

（1）糖尿病足的护理

1）评估患者有无溃疡的危险因素　①既往有足溃疡史；②有神经病变的症状和（或）缺血性血管病变（如运动引起的腓肠肌疼痛、足发凉）；③神经病变体征（足发热、皮肤不出汗、肌肉萎缩、鹰爪样趾、压力点的皮肤增厚或胼胝形成，但足背动脉搏动和血液充盈良好）、和（或）周围血管病变体征（足发凉、皮肤发亮变薄、足背动脉搏动减弱或消失、皮下组织萎缩）；④神经和（或）血管病变并不严重但有严重的足畸形；⑤其他危险因素，如视力下降、膝、髋或脊柱关节炎，鞋袜不合适等；⑥个人因素，如社会经济条件差、老年人或独居生活、拒绝治疗和护理等。

2）足部观察与检查　每天检查患者双足 1 次，了解足部有无感觉减退、麻木、刺痛感，观察足部皮肤颜色、温度改变及足背动脉搏动情况；注意检查趾甲、趾间、足底部皮肤有无胼胝、鸡眼、甲沟炎、甲癣，是否发生红肿、青紫、水疱、溃疡、坏死等损伤。定期做足部感觉的测试，及时了解足部感觉能；保护性感觉的测试，主要测试关节位置觉、振动觉、痛觉、温度觉、触觉和压力觉。压力觉是用尼龙单丝（Semmes - Weinstein Monofilament，SWM）接触受试点，5.07cm 的单丝可产生一个 10g 的力量，垂直于皮肤用力压 1~2 秒，力量刚好使尼龙丝弯曲，询问患者的感觉，能感觉到为阴性，反之为阳性。SWM 能够很容易准确地识别高危人群，阳性者说明患者保护性感觉丧失，有足溃疡的高危险性。

3）保持足部清洁，避免感染　嘱患者勤换鞋袜，每天清洁足部 1 次，10 分钟左右；水温适宜，不能烫脚，可用手肘或请家人代试水温；洗完后用柔软的浅色毛巾（以便于观察）擦干，尤其是脚趾间。皮肤干燥者必要时可涂羊毛脂，但不可常用，以免皮肤过度浸软。

4）预防外伤　指导患者不要赤脚走路以防外伤；外出时不可穿拖鞋，以免踢伤应该选择轻巧柔软、透气性好、前端宽大、圆头、有带的鞋子，鞋底要平、厚。最好是下午买鞋，需穿袜子试穿，新鞋第一次穿 20~30 分钟，之后再逐渐增加穿鞋时间。穿鞋前应检查鞋子清除可能的异物和保持里衬的平整。袜子以浅色、吸汗、弹性好、透气及散热性好的棉毛质地为佳；对有视力障碍的患者，应由他人帮助修剪指甲，指甲应避免修剪得太短，应与脚趾平齐；不要用化学药消除鸡眼或胼胝，应找有经验的医生诊治，并说明自己患有糖尿病；冬天使用热水袋、电热毯或烤灯时谨防烫伤，同时应注意预防冻伤。

5）促进肢体血液循环　指导患者采用促进肢体血液循环。① 提脚跟：将脚跟提起、放下，每次连续做 20 次。②甩腿：一只脚踩于一块砖上，手扶椅子，前后甩动另一只脚，甩动 10 次后脚尖着地，踝关节顺时针、逆时针方向旋转 20 次，然后再换另一只脚，重复做上述动作。③坐椅运动：双臂交叉于胸前，双腿分开与肩宽，然后做坐下、起立动作 10 次。④毕格尔运动法：让患者平躺，双腿同时举高 45~60°，架在墙壁或棉被上，直到脚部皮肤发白、刺痛 1~3 分钟，然后坐起，移到床沿，双腿自然下垂，左右摆动，并施行脚板上下运动及脚趾屈伸运动直到发红刺痛为止，再回复平躺并盖上棉被保温，卧床休息 3 分钟，一天可做 2~3 次。此外，还可按摩，方法是从趾尖开始向上至膝关节按摩，早、中、晚各 1 次，每次 10 分钟。上述方法在足部皮肤出现溃疡或坏疽后禁用，避免伤口恶化。

6）积极控制血糖　发生足溃疡的危险性及足溃疡的

发展均与血糖密切相关，血糖值是干预有效与否最敏感的指标。足溃疡的预防教育应从早期指导患者控制和监测血糖开始，同时要说服患者戒烟，防止因吸烟导致局部血管收缩而导致恶化。

7）破溃、感染的处理　难以治愈的溃疡可用生物制剂、生长因子等；血管病变者用活血化瘀、扩血管治疗，改善血液循环；有水肿、溃疡不易愈合，可用利尿剂、ACEI 等。

（2）低血糖的护理　糖尿病患者常见反应性低血糖和药物性低血糖。

1）症状观察　观察患者有无低血糖的临床表现。①自主（交感）神经过度兴奋表现：表现为出汗、饥饿、感觉异常、颤抖、心悸、紧张、焦虑、软弱无力、面色苍白、心率加快、四肢冰冷等，严重时发生抽搐、昏迷。

2）低血糖的预防措施　①应告知患者和家属不能随意更改胰岛素用量，无法预料患者餐前胰岛素用量时，可先进餐再注射胰岛素，以免患者用胰岛素后未能及时进餐而发生低血糖。②初用各种降糖药时要从小剂量开始，然后根据血糖水平逐步调整药物剂量。③ T_1DM 做强化治疗时容易发生低血糖，应按要求在患者进餐前测血糖，并做好记录，以便及时调整胰岛素或降糖药用量。强化治疗时，空腹血糖控制在 4.4 ~ 6.7mmol/L，餐后血糖 <10mmol/L，其中晚餐后血糖 5.6 ~ 7.8mmol/L，凌晨 3 点血糖不低于 4mmol/L 为宜。④指导患者及家属了解糖尿病低血糖反应的诱因，临表现及应急处理措施。⑤患者应随身携带一些糖块、饼干等食品，以便应急时食用。

（3）酮症酸中毒、高渗高血糖综合征的护理

1）预防措施　定期监测血糖，应激状态时每天监测血糖；合理用药，不随意增减剂量；保证充足的水分摄入，特别是发生呕吐、腹泻和严重感染时。

2）病情监测　严密观察和记录患者的生命体征神志 24 小时出入量等。遵医嘱定时监测血糖、血钠和渗透压的变化。

3）急救配合与护理　立即开放两条静脉通道，准确执行医嘱，确保液体和胰岛素的摄入；绝对卧床休息注意保暖，给予持续低流量吸氧；加强生活护理，特别注意皮肤、口腔护理，昏迷者按昏迷常规处理。严密观察患者生命体征的变化并记录，记录液体出入量。在原有糖尿病基础上出现显著软弱无力、极度口渴、尿量增多伴食欲减退呕吐、头痛及意识改变应警惕酮症酸中毒的发生。一旦发生，应准确执行医嘱，确保液体和胰岛素的输入，胰岛素的用量必须准确和及时；患者应绝对卧床休息，注意保暖昏迷患者按昏迷护理；在输液和胰岛素治疗过程中，需 1 ~ 2 小时留标本送检尿糖、血糖、尿酮、血酮、血钾、血钠、二氧化碳结合力。

4. 用药护理

（1）口服降糖药护理　遵医嘱定时、定量用药，不可随意加减剂量。观察患者血糖、糖化血红蛋白、尿糖和体重的变化，评价药物疗效和药物剂量。

1）磺脲类药物的护理　应在餐前半小时服用。小剂量可于早餐前一次口服，大剂量时为早、晚餐前 2 次口服。应用 SUs 时，要注意与其他药物的相互作用。一些药物，如水杨酸制剂、磺胺类药物、保泰松、氯霉素、胍乙啶、利血平、β 肾上腺素能拮抗剂、单胺氧化酶抑制剂等，可增强 SUs 的降糖效应；另一些药物，如噻嗪类利尿药、呋塞米、利尿酸、糖皮质激素、雌激素、钙拮抗剂、苯妥英钠、苯巴比妥等，可减低 SUs 的降糖作用。

SUs 的主要副作用是低血糖反应，与药物剂量过大、饮食不妥、体力活动过度、饮含酒精饮料、使用长效制剂（如格列本脲和格列美脲）或同时应用增强 SUs 降糖作用药物等有关。尤其是长效制剂所引起的低血糖持续时间长、停药后仍可反复发作。糖尿病患者随病程延长和自主神经系统损伤，对低血糖的对抗调节能力越来越差，低血糖症状也越来越不明显、不易被察觉。严重低血糖可诱发心绞痛、心肌梗死或脑血管意外；反复或持续低血糖可导致神经系统不可逆损伤甚至昏迷死亡。其他副作用有体重增加、皮肤过敏反应、消化道和心血管系统症状等。

2）双胍类药物的护理　主要副作用是消化道反应，表现为口干苦和金属味、厌食、恶心、呕吐、腹泻等，进食中服药及由小剂量开始可减轻。年老患者慎用，药量酌减，并监测肾功能。准备作静脉注射碘造影剂检查的患者应事先暂停服用双胍类药物。乳酸性酸中毒，为最严重的副作用，但少见。

3）α 葡萄糖苷酶抑制剂类药物的护理　应在进食第一口食物时嚼服，常见副作用是腹胀、腹泻、肠鸣音亢进等。如果与胰岛素合用可能出现低血糖，其处理应直接给葡萄糖口服或静脉注射，进食淀粉类食物无效。

4）噻唑烷二酮类药物的护理　一般在餐前 30 分钟服用，服药要按时、按量，不得随意增减。常见副作用有肝功能异常、水肿、体重增加、轻中度的贫血。服药期间需监测肝功能。最初一年每 2 个月复查肝功能，以后定期检查。与二甲双胍合用时贫血的发生率高于单用该品或与磺脲类药物合用。其他类降糖药合用时有发生低血糖的危险，必要时可减少合用药的剂量。

（2）使用胰岛素的护理

1）给药途径　胰岛素最常用的给药途径为皮下注射，也可以通过静脉给药，唯一可经静脉注射的胰岛素是普通胰岛素。近来，人们研发了胰岛素吸入剂有经肺、口腔黏

膜和鼻腔黏膜吸收 3 种方式，目前已开始上市。注射工具有胰岛素专用注射器、胰岛素笔和胰岛素泵 3 种。胰岛素专用注射器消除了普通 1ml 注射器注射无效腔较大的缺点，并且注射器上直接标注胰岛素单位，有利于减少发生剂量错误；胰岛素笔是一种笔式注射器，胰岛素笔芯直接装入笔内，不需抽取，易于携带，对老年患者、经常外出的患者尤为方便。持续皮下胰岛素输注（continuous subcutaneous insulin infusion，，又称胰岛素泵）是用可调程序的微型电子计算机控制胰岛素输注的一种皮下给药方式，由微电脑、注射泵组成。它模拟胰岛素的持续基础分泌和进餐时的脉冲式释放，泵内的胰岛素通过长期置入皮下的小针或软管注入体内。其常用注射部位为腹部皮下组织。通常要定期更换导管和注射部位以避免感染及针头堵塞。

2）胰岛素应用注意事项　①胰岛素的保存：未开封的胰岛素放于冰箱 4～8℃冷藏保存，正在使用的胰岛素在常温下（不超过 28℃）可使用 28 天，无需放入冰箱，应避免过热、过冷、太阳直晒、剧烈晃动等，否则可因蛋白质凝固变性而失效。②胰岛素的混合：我国常用制剂有每毫升含 40U 和 100U 两种规格。某些患者需要混合使用速、中效胰岛素，混合时，应先抽吸短效胰岛素，再抽吸长效胰岛素，然后混匀，不可相反，以免将长效胰岛素混入短效胰岛素而影响其速效性。市场上也有各种比例的预混制剂，最常用的是含 30% 短效和 70% 中效的制剂。③注射部位的选择与更换：胰岛素采用皮下注射时，宜选择皮肤疏松部位，如上臂三角肌、腹部、臀大肌及大腿前侧等。腹部吸收最快，其次分别为上臂、大腿和臀部。如参加运动锻炼，不要选择大腿、臀部等活动的部位。注射部位要经常更换，长期注射同一部位可引起注射部位皮下脂肪萎缩或增生、局部硬结，可致胰岛素吸收不良。停止该部位注射后可缓慢吸收。因此要经常更换注射部位避免 2 周内在同一部位注射 2 次，两次注射部位要相距 1cm 以上。注射胰岛素时应严格无菌操作，防止发生感染。④胰岛素疗效的观察：通过定期监测空腹和（或）夜间血糖及早、中、晚尿糖，观察血糖控制情况。对采用强化胰岛素治疗或 2 型糖尿病应用胰岛素者应加强观察有无低血糖反应和早晨空腹血糖较高的情况（如"黎明现象"，即夜间血糖控制良好，仅于黎明一段时间出现高血糖；"Somogyi 现象"，即在夜间曾有低血糖，因在睡眠中未被察觉，继而发生低血糖后反应性高血糖）。发现以上情况应及时报告医生，配合医生进行夜间多次血糖测定并遵医嘱调整晚间胰岛素的用量。部分 1 型糖尿病患者在胰岛素治疗一段时间内病情可部分或全部缓解，胰岛素用量可减少或完全停用，称"糖尿病蜜月期"，但缓解是暂时的，其持续时间自数周至数月不等，一般不超过 1 年。对这种患者应加强对其病情

的动态观察。

3）胰岛素不良反应的观察与处理　①低血糖反应（参见本节低血糖的治疗和护理）。②注射部位皮肤脂肪萎缩或增生：停止在该部位注射后可缓慢自然恢复，也可热敷促进恢复。经常更换注射部位，选择无硬结的部位，可预防发生。③过敏反应：表现为注射部位瘙痒，继而出现荨麻疹样皮疹，全身性荨麻疹少见，可伴恶心、呕吐、腹泻等胃肠症状，罕见严重过敏反应（如血清病、过敏性休克）。处理措施包括更换胰岛素制剂，使用抗组胺药、糖皮质激素以及脱敏疗法等。严重者停用或暂时中断胰岛素治疗。随着胰岛素制剂的改进，目前过敏反应和脂肪营养不良已甚少发生。④胰岛素性水肿：糖尿病未控制前常有失水失钠，细胞中葡萄糖减少，控制后 4～6 天可发生水钠滞留而水肿，可能与胰岛素促进肾小管回吸收钠有关，称为胰岛素水肿。可自行缓解而无需特殊处理。⑤屈光失常：胰岛素治程中有时患者感视物模糊，由于治疗时血糖迅速下降，影响晶状体及玻璃体内渗透压，使晶状体内水分逸出而屈光率下降，发生远视。但此属暂时性变化，一般随血糖浓度恢复正常而迅速消失，不致发生永久性改变。此种屈光突变多见于血糖波动较大的幼年型病者。

5. 心理护理　糖尿病患者患抑郁症、焦虑症和饮食障碍的风险增加，且合并心理疾病的糖尿病患者治疗依从性差，短期和长期严重并发症风险增加，最终导致失明、截肢、中风、认知下降、生活质量降低和过早死亡。当糖尿病合并心理疾病得不到及时诊断和治疗时，最终将会增加社会和卫生保健系统的支出。

尽管心理健康问题对糖尿病结局和卫生保健支出有潜在的不良影响，但是仅有少数患者接受诊断和治疗。根据当前美国糖尿病协会治疗标准，糖尿病患者应当由多学科人员组成的医疗小组进行治疗，小组成员包括医师、护理师、医师助理、护士、营养学家、药剂师和有糖尿病治疗经验的心理健康专业人员。有研究建议医师常规筛查心理疾病如抑郁症和糖尿病相关的心理痛苦、焦虑症、饮食障碍和认知受损。然而很少有糖尿病门诊在糖尿病治疗中提供心理健康筛查或整体的心理/行为健康服务。采用标准的精神病诊断访谈来诊断糖尿病性心理疾病既不实际，患者也负担不起。在糖尿病临床治疗中，采用简单的纸质或手写的自我报告评估法（如白氏抑郁症量表或流行病学研究中心抑郁量表）筛查抑郁症比较实用，但是普及率较低。

6. 健康指导　教育的重点是让患者知晓糖尿病的心理、饮食、运动、药物治疗和病情监测的原则和重要性，以及如何预防、发现和治疗急慢性并发症。

（1）疾病预防知识指导　开展糖尿病社区预防，关键在于筛查出 IGT 人群，并进行预防性健康教育。采取讲解、

放录像、发放宣传资料等方法，让社区群众了解糖尿病发病的危险因素，建立健康的生活方式，进而预防糖尿病的发生。

（2）疾病相关知识指导 指导患者遵医嘱用药，并观察药物疗效和不良反应。使用胰岛素的患者，应教会患者或其家属掌握正确的注射方法。指导患者保持生活规律，情绪稳定，控制饮食，保持清洁卫生，防止皮肤损伤及感染；指导患者适当运动，避免运动过度，以防诱发低血糖。

【预后】

糖尿病患者血糖控制较好，无并发症，预后较好。糖

尿病并发症预后较差，主要分为急性和慢性并发症。急性并发症如糖尿病酮症酸中毒、高血糖高渗状态、低血糖、乳酸酸中毒等。慢性并发症主要为糖尿病引起神经、血管病变，如比较多见的心、脑血管意外、糖尿病视网膜病变、糖尿病足等。还有糖尿病引起自主神经病变，如胃轻瘫、便秘、小便淋漓不尽等较为少见但同样应该引起重视。

（陈　露）

第六节　血脂异常和脂蛋白异常血症

PPT

📖 学习目标

知识要求：

1. 掌握　血脂异常的概念、临床表现和护理措施。

2. 熟悉　血脂异常的病因及发病机制、处理原则和实验室检查。

3. 了解　血脂异常的分类、流行现状及防治策略。

技能要求：

1. 能够为血脂异常患者制定饮食方案。

2. 能够为血脂异常患者制定运动方案。

素质要求：

具有维护和促进血脂异常患者健康的职业责任感。

⇒ 案例引导

案例： 患者，男，62 岁。体检时发现 TC 6.30mmol/L，TG 2.42mmol/L，LDL – C 4.12mmol/L，HDL – C 1.55mmol/L，故来院就诊，诊断为高脂血症。

讨论：

1. 如何对该患者进行饮食护理？

2. 如何对该患者进行用药指导？

血脂异常（dyslipidemia）通常指血清中胆固醇（CH）、甘油三酯（TG）、低密度脂蛋白胆固醇（LDL – C）水平升高，高密度脂蛋白胆固醇（HDL – C）水平降低。由于脂质不溶或微溶于水，在血浆中必须与蛋白质结合以脂蛋白的形式存在，因此，血脂异常实质为脂蛋白异常血症（dyslipoproteinemia）。

血脂异常少数为全身性疾病所致，多数是遗传缺陷与环境因素相互作用的结果。血脂异常作为代谢综合征的组分之一，与多种疾病如高血压、冠心病、肥胖症、2 型糖尿病、脑卒中密切相关。血脂异常可导致动脉粥样硬化性

心血管疾病（ASCVD），同时增加肿瘤的风险。我国人群血脂平均水平低于发达国家，但近年来由于生活方式改变等因素的影响，我国血脂异常的患病率已明显升高，目前中国成人血脂异常总体患病率高达 40.4%。血脂异常防治对降低心血管病患病率、提高生活质量具有重要意义。

【血脂、载脂蛋白和脂蛋白概述】

1. 血脂、载脂蛋白和脂蛋白　血脂是血浆中的中性脂肪（CH 和 TG）和类脂（磷脂、糖脂、固醇、类固醇等）的总称。血浆脂蛋白是由载脂蛋白（apoprotein，Apo）和甘油三酯、胆固醇、磷脂等组成的球形大分子复合物。应用超速离心方法，可将血浆脂蛋白分为 5 大类：乳糜微粒（chylomicron，CM）、极低密度脂蛋白（very – low – density lipoprotein，VLDL）、中间密度脂蛋白（intermediate – density lipoprotein，IDL）、低密度脂蛋白（low – density lipoprotein，LDL）和高密度脂蛋白（high – density lipoprotein，HDL）。载脂蛋白已发现有 20 多种，按载脂蛋白的组成分为 ApoA、ApoB、ApoC、ApoD、ApoE。载脂蛋白还包括一种长度多变、可与 LDL 结合的 Apo（a）。

2. 脂蛋白及其代谢　人体脂蛋白有两条代谢途径。外

源性代谢途径指饮食摄入的 CH 和 TG，在小肠中合成 CM 及其代谢过程；内源性代谢途径是指由肝脏合成的 VLDL 转变为 IDL 和 LDL，以及 LDL 被肝脏或其他器官代谢的过程。此外，还存在 CH 逆转运途径，即 HDL 将 CH 从周围组织转运到肝脏进行代谢再循环。

（1）乳糜微粒（CM）　颗粒最大，密度最小，其 TG 含量约占 90%。主要功能是把外源性 TG 运送到体内肝外组织。正常人空腹 12 小时后血清中无 CM。餐后或某些病理状态下血液中含有大量 CM 时，血液外观白色浑浊。由于颗粒大，CM 不能进入动脉壁内，一般不致引起动脉粥样硬化，但易诱发急性胰腺炎。CM 残粒可被巨噬细胞表面受体所识别而摄取，可能与动脉粥样硬化有关。

（2）极低密度脂蛋白（VLDL）　由肝脏合成，TG 含量约占 55%，与 CM 一起统称为富含 TG 的脂蛋白。其主要功能是把内源性 TG 运送到体内肝外组织，也向外周组织间接或直接提供 CH。在没有 CM 存在的血清中，TG 浓度能反映 VLDL 的水平，VLDL 水平升高是冠心病的危险因素。

（3）低密度脂蛋白（LDL）　颗粒比 VLDL 小，密度比 VLDL 高，由 VLDL 和 IDL 中的 TG 水解形成。其主要功能是将胆固醇转运到肝外组织。因颗粒小，容易进入动脉壁内，为导致动脉粥样硬化的重要脂蛋白。它也容易被氧化修饰，氧化或其他化学修饰后的 LDL 具有更强的致动脉粥样硬化作用。

（4）高密度脂蛋白（HDL）　颗粒最小，密度最高，主要由肝脏和小肠合成，其蛋白质和脂肪含量约各占一半。其生理功能是将外周组织包括动脉壁在内的 CH 转运到肝脏进行代谢，这一过程称为 CH 的逆转运，可能是 HDL‑C 抗动脉粥样硬化作用的主要机制。

【分类】

1. 表型分类与临床分型　目前国际通用世界卫生组织（WHO）制定的分类系统。根据各种脂蛋白升高的程度将脂蛋白异常血症分为 6 型（Ⅰ、Ⅱ、Ⅱa、Ⅱb、Ⅲ、Ⅳ、Ⅴ 型），称为表型分类。表型分类法有助于血脂异常的诊断和治疗，但较繁琐。临床上常将其分为高 CH 血症、高 TG 血症和混合性高脂血症（甘油三酯和胆固醇均升高和低 HDL‑C 血症）。

2. 按是否继发于全身性疾病分类　分为原发性和继发性血脂异常两大类。由先天性基因缺陷所致者称为原发性血脂异常，又称为原发性家族性血脂异常；全身性疾病或某些药物所致者称为继发性血脂异常。

【病因与发病机制】

1. 获得性因素

（1）高脂饮食　饮食中的脂肪含量过多是引起血脂异常的常见原因。每日饮食中的胆固醇从 200mg 增至 400mg

时，可使 TC 水平上升 0.13mmol/L（5mg/dl）。如果饱和脂肪酸的热量达到饮食总热量的 14%，TC 可升高 0.52mmol/L（20mg/dl）。

（2）体重增加　原发性肥胖和以肥胖及胰岛素抵抗为特征的代谢综合征是血浆 TC 和 TG 升高的常见原因。肥胖时，肝脏合成的 LDL 和 TC 增加，而 LDL 受体的功能被抑制。

（3）增龄　血浆 TC 随年龄增长而不断升高。

（4）雌激素缺乏　雌激素可以增加 LDL 受体表达，促进 LDL 分解。绝经后的女性因雌激素缺乏而致血浆 TC 升高。

（5）药物　长期应用糖皮质激素后，VLDL 和 LDL 的生成增多，血浆 TC 和 TG 升高。噻嗪类利尿剂和 β 受体阻滞剂亦可导致血脂异常。

（6）不良生活习惯　摄入大量单糖可增加胰岛素分泌，促进 TG 合成，减慢 TG 的分解，引起高 TG 血症。酒精抑制脂肪酸氧化，增加 TG 的合成。吸烟可通过降低脂蛋白脂酶活性而使血浆 TG 升高。运动增加脂蛋白脂酶活性，降低血浆 TG，升高 HDL；长期的体力锻炼还可促进 TG 的清除。相反，体力活动过少者易发生血脂异常。

2. 先天性因素　脂蛋白酯酶的缺陷，载脂蛋白 B 基因突变，LDL 受体和 apoE 基因突变均可导致家族型血脂增高。

3. 全身性疾病　继发性血脂异常常见病因如下。

（1）高胆固醇血症　主要见于糖尿病、肾病综合征、甲状腺功能减退症、Cushing 综合征。

（2）高甘油三酯血症　主要见于糖尿病（未控制时）、肾病综合征、肾衰透析者、肥胖症、长期雌激素治疗、系统性红斑狼疮、异常球蛋白血症、慢性乙醇中毒、痛风。

（3）高异常脂蛋白血症　各种原因引起的肝内外胆道梗阻、胆汁淤积性肝胆病（包括肝内胆小管性肝炎）、胆汁性肝硬化。

【临床表现】

血脂紊乱可在相当长时间无明显的症状和体征，常于血生化检验时被发现。血脂异常的临床表现主要如下。

1. 黄色瘤、早发性角膜环和脂血症眼底改变　由脂质在皮内沉积引起，其中以黄色瘤较为常见。黄色瘤是一种异常的局限性皮肤隆起，由脂质局部沉积引起，颜色可为黄色、橘黄色或棕红色，多呈结节、斑块或丘疹形状，质地一般柔软，最常见的是眼睑周围扁平黄色瘤。早发性角膜环出现于 40 岁以下，多伴有血脂异常。严重的高甘油三酯血症可产生脂血症眼底改变。

2. 动脉粥样硬化　脂质在血管内皮沉积引起动脉粥样硬化，引起早发性和进展迅速的心脑血管和周围血管病变。

多数家族性血脂异常在成年期发病，少数可于青春期前发生冠心病，甚至心肌梗死。血脂异常可作为代谢综合征的一部分，常与肥胖症、高血压、冠心病、糖耐量异常或糖尿病等疾病同时存在或先后发生。严重的高胆固醇血症有时可出现游走性多关节炎。严重的高 TG 血症（＞10mmol/L）可引起急性胰腺炎，应予重视。继发性血脂异常还有原发病的临床表现。

【处理原则】

1. 治疗原则

（1）根据 ASCVD 危险程度决定干预策略　依据 AS-CVD 发病风险采取不同强度的干预措施是治疗血脂异常的核心策略。ASCVD 总体风险是多种危险因素复杂交互作用的结果。全面评价 ASCVD 总体风险是制定血脂异常个体化干预策略的基础。进行危险评估时，已诊断 ASCVD 者为极高危人群，符合以下条件之一者为高危人群：LDL - C ≥ 4.9mmol/L；1.8mmol/L ≤ LDL - C ＜ 4.9mmol/L 且年龄 ≥ 40 岁的糖尿病患者。不具有上述情况的个体，在决定是否需要调脂治疗前，应根据 LDL - C 或 TC 水平、有无高血压及其他 ASCVD 危险因素进行未来 10 年间 ASCVD 总体发病危险评估，并按照 ASCVD 10 年发病平均危险进行危险分层，将 ＜ 5%、5% ~ 9% 及 ≥ 10% 分别定义为低危、中危及高危。此外，对 ASCVD10 年发病危险为中危且年龄 ＜ 55 岁的人群，建议进行 ASCVD 余生危险评估，以便对高危个体早期干预。上述人群中，如存在以下危险因素 ≥ 2 项，其 ASCVD 余生危险为高危：收缩压 ≥ 160mmHg 或舒张压 ≥ 100mmHg；非 HDL - C ≥ 5.2mmol/L；HDL - C ＜ 1.0mmol/L；体重指数（BMI） ≥ 28kg/m²；吸烟。

（2）将降低 LDL - C 作为首要干预靶点　LDL - C 升高是导致 ASCVD 发病的关键因素。降低 LDL - C 水平，是改善动脉粥样硬化，减少 ASCVD 发病率、致残率及致死率的有效措施。因此，降低 LDL - C 水平是防控 ASCVD 的首要干预靶点。由于高 TG 血症时残粒脂蛋白水平升高，增高动脉粥样硬化风险非 HDL - C 可作为次要干预靶点。根据 ASCVD 总体危险分层，设定调脂治疗干预靶点的达标值。针对 LDL - C 基线值较高不能达标者，LDL - C 至少应降低 50%。极高危人群即使 LDL - C 基线水平在达标值以内，仍应将 LDL - C 进一步降低 30%。

（3）调脂　他汀类药物能显著降低心血管事件风险，首选他汀类药物用于调脂达标。有研究显示，高强度他汀治疗会大幅升高肌病风险，而未能增加 LDL - C 达标率。因此，建议根据患者血脂基线水平使用中等强度他汀作为起始剂量，根据个体疗效和耐受情况调整剂量；若 TC 水平不能达标，考虑与其他药物（如依折麦布）联合使用，可获得安全、有效的调脂效果。除积极干预 CH 外，对其

他血脂异常也应采取适当的干预措施。经他汀治疗后，如非 HDL - C 仍不达标，可考虑与贝特类药物或高纯度鱼油制剂联合使用。当血清 TG ≥ 1.7mmol/L 时，首先应用非药物干预措施，包括治疗性饮食、减轻体重、减少饮酒、戒烈性酒等。对于严重高 TG 血症（空腹 TG ≥ 5.7mmol/L）患者，应首先考虑使用降 TG 和 VLDL - C 的药物（如贝特类、高纯度鱼油或烟酸）。对于 HDL - C ＜ 1.0mmol/L 的患者，主张控制饮食和改善生活方式。

2. 治疗性生活方式干预　血脂异常明显受饮食和生活方式影响，控制饮食和改善生活方式是治疗血脂异常的基础措施。无论是否选择药物治疗，都必须坚持生活方式干预。

（1）饮食控制　改善饮食结构，根据患者血脂异常的程度、分型以及性别、年龄和劳动强度等制订食谱。减少总能量摄入（每日减少 300 ~ 500kcal）。在满足每日必需营养和总能量的基础上限制 CH 摄入量（＜300mg/d），补充植物固醇（2 ~ 3g/d）。限制饱和脂肪酸摄入量（占总能量比例一般人群 ＜ 10%，高 CH 血症患者 ＜ 7%），脂肪摄入优先选择富含 n - 3（w - 3）多不饱和脂肪酸的食物。摄入碳水化合物占总能量的 50% ~ 60%，补充可溶性膳食纤维（10 ~ 25g/d）。

（2）增加运动　每天 30 分钟中等强度代谢运动，每周 5 ~ 7 天，保持合适的体重指数（BMI 20.0 ~ 23.9kg/m²）。对于 ASCVD 患者应通过运动负荷试验充分评估其安全性。

（3）其他　戒烟；限盐；限制饮酒，禁烈性酒。

（4）药物治疗

1）他汀类药　是羟甲基戊二酸单酰辅酶 A（HMG CoA）还原酶抑制剂。它能阻断胆固醇合成，降低血胆固醇。适应证为高胆固醇血症和以胆固醇升高为主的混合性高脂血症。目前是临床上最重要的应用最广的降脂药。常用药物有洛伐他汀、辛伐他汀、普伐他汀、氟伐他汀等。

2）依折麦布（ezetimibe）　是肠道 CH 吸收抑制剂。口服后被迅速吸收结合成依折麦布葡萄糖醛酸苷，作用于小肠细胞刷状缘，抑制胆固醇和植物固醇吸收。适用于高 CH 血症和以 TC 升高为主的混合型高脂血症，单药或与他汀类联合使用。研究显示依折麦布与他汀联合使用可进一步降低急性冠状动脉综合征（ACS）患者的心血管事件风险。

3）普罗布考（probucol）　适用于高 CH 血症，尤其是 HoFH 和黄色素瘤患者。常见不良反应为恶心，偶见 QT 间期延长。

4）氯贝丁酯类　又称贝丁酸、纤维酸类或贝特类。适应证为高甘油三酯血症和以甘油三酯升高为主的混合

性高脂血症。常用药物有苯扎贝特、非诺贝特、吉非贝齐、氯贝丁酯等。常见不良反应与他汀类药物类似。贝特类能增强抗凝药物作用，联合使用时需调整抗凝药物剂量。

5）胆酸螯合树脂类　适应证为高甘油三酯血症和以甘油三酯升高为主的混合性高脂血症，主要制剂有考来烯胺（消胆胺）、考来替泊等。常见不良反应为恶心、呕吐、腹胀、腹痛、便秘。

6）烟酸类及其衍生物　适应证为高甘油三酯血症和以甘油三酯升高为主的混合性高脂血症。主要制剂有烟酸、阿昔莫司。烟酸常见不良反应包括面部潮红、瘙痒和胃肠道症状，偶见肝功能损害、高尿酸血症等。

7）其他　亚油酸及其复方制剂、肠道胆固醇吸收抑制剂有不同程度的降胆固醇和甘油三酯的作用。

（5）其他治疗措施

1）血浆净化治疗　通过滤过、吸附和沉淀等方法选择性去除血清 LDL。为有创治疗并需每周重复，价格昂贵，仅用于极个别对他汀类药物过敏或不能耐受的严重难治性高胆固醇血症者。

2）手术治疗　少数情况下，对非常严重的高胆固醇血症，如纯合子家族性高胆固醇血症或对药物无法耐受的严重高胆固醇血症患者，可考虑手术治疗，包括部分回肠末段切除术、门腔静脉分流术和肝脏移植术等。

3）基因治疗　可能成为未来根治基因缺陷所致血脂异常的方法。

【护理诊断/问题】

1. 潜在并发症　冠心病、脑卒中。

2. 知识缺乏　缺乏血脂异常饮食调节、运动及药物治疗的有关知识。

3. 营养失调：高于机体需要量　与能量摄入和消耗失衡等因素有关。

【护理措施】

1. 一般护理

（1）饮食护理　给予低热量饮食，减少总热量摄入，可减少胆固醇合成，促使超体重的患者增加脂肪消耗，有利于降低血脂。控制碳水化合物的摄入量，防止多余的糖分转化为血脂。避免高脂、高胆固醇食物，如脂肪含量高的肉类，进食禽肉应去除皮脂；少食用动物油脂、棕榈油、蛋黄、动物内脏、鱼子、鱿鱼、墨鱼等高胆固醇食物；进食含丰富纤维素的食物，可减少胆固醇吸收。

（2）运动护理　超重患者应酌情增加体育锻炼，提倡中低强度的有氧运动，如快步走、慢跑、做体操、太极拳、游泳、骑自行车等，每天坚持 20～30min，每周 5 次以上，有利于减轻体重、降低 TC 和 TG，升高 HDL－C。

2. 病情观察　调脂治疗一般是长期的，甚至是终生的。不同个体对同一治疗措施或药物的疗效和副作用差异很大，应监测血脂水平以指导治疗。在药物治疗时，必须监测不良反应，定期检查肌酶、肝功能、肾功能和血常规等。

3. 对症护理　加强生活方式的护理干预，目的是降低冠心病、脑卒中的危险因素发生。

4. 用药护理

（1）他汀类药　除阿托伐他汀可在任何时间服药外，其余制剂均为晚上一次口服。他汀类副作用较轻，少数病例服用大剂量时可引起胃肠道反应、转氨酶升高、肌肉疼痛，严重者可引起横纹肌溶解、急性肾衰竭等。他汀类与其他调节血脂药（如烟酸、氯贝丁酯类等）合用时应特别小心。用药期间定期测肝功能。不宜与环孢霉素、雷公藤、环磷酰胺、大环内酯类抗生素以及吡咯类抗真菌药（如酮康唑）等合用。儿童、孕妇、哺乳期妇女和准备生育的妇女不宜服用。

（2）贝特类药物　一般较轻微，主要有恶心、腹胀、腹泻等胃肠道反应，有时有一过性血清转氨酶升高。主要副作用为胃肠道反应；少数出现一过性肝转氨酶和肌酸激酶升高，如明显异常应及时停药；可见皮疹、血白细胞减少。此类药能增强抗凝药物作用，两药合用时需调整抗凝药物剂量。肝肾功能不全者、孕妇、哺乳期妇女忌用。

（3）烟酸类药物　烟酸主要副作用为面部潮红、瘙痒和胃肠道症状，偶见肝功能损害，有可能使消化性溃疡恶化，糖尿病患者一般不宜用烟酸。可指导患者饭后服用。烟酸缓释片能显著改善药物耐受性及安全性，从低剂量开始，渐增至理想剂量，推荐剂量为 1~2g，每晚一次用药。阿昔莫司副作用较少。

（4）胆酸螯合树脂类　主要副作用为恶心、呕吐、腹胀、腹痛、便秘。也可干扰其他药物的吸收，如叶酸、地高辛、贝特类、他汀类、抗生素、甲状腺素、脂溶性维生素等，可在服用本类药物前 1~4 小时或 4 小时后服其他药物，必要时补充维生素 A、维生素 D、维生素 K。

5. 心理护理　护士应向患者及家属耐心细致地解释患者的病情，提高对疾病的认知水平，为患者提供有利于改善情绪的环境。

6. 健康指导

（1）疾病预防知识指导　提倡健康生活方式，均衡饮食，适当运动，预防肥胖。对于 45 岁以上及有高血压、高血脂家族史的高危人群应定期监测血脂水平，以早发现、早治疗。

（2）疾病相关知识指导　介绍血脂异常危害，说明血脂异常与糖尿病、肥胖症、血脑血管疾病的关系，饮食要素、控制总热量、控制体重、戒烟酒，运动方法。注意药物的副作用。定期体检及复查血脂，密切观察心脑血管疾病的临床征象。

【预后】

血脂异常的预防措施主要包括普及健康教育，提倡均衡饮食，增加体力活动及体育运动，预防肥胖，避免不良生活习惯，并与肥胖症、糖尿病、心血管疾病等慢性病防治工作的宣教相结合。经积极的综合治疗，本病预后良好。

（陈　露）

第七节　肥胖症

PPT

学习目标

知识要求：

1. 掌握　肥胖症概念、临床表现和护理措施。

2. 熟悉　肥胖症的病因及发病机制、处理原则和实验室检查。

3. 了解　肥胖症的分类、病理生理和流行现状。

技能要求：

1. 能够为肥胖症患者制定饮食方案。

2. 能够为肥胖症患者制定运动方案。

素质要求：

1. 关爱生命，尊重肥胖患者的价值观、文化习俗和个人信仰。

2. 平等、博爱，体现人道主义精神和全心全意为护理对象的健康服务的专业精神。

案例引导

案例：患者，男，43 岁。某企业负责人，身高 173cm，体重 127 公斤。长期不规律的作息，不良的饮食习惯，工作上的应激，加上疏于运动，导致近 1 年体重增长 25 公斤，自诉感心慌头晕，头部烘热汗出，食量增大，体重骤增，伴咽干，多汗手颤，牙痛膝疼，尿多而赤。

讨论：

1. 该患者最可能的疾病诊断是什么？

2. 作为责任护士，你将如何进行护理？

肥胖症（obesity）是指以体内脂肪过度蓄积和体重超常为特征的慢性代谢性疾病，由遗传因素、环境因素等多种因素相互作用所引起。近 20 年来，肥胖症患病率在世界范围内上升很快。据估计，在西方国家成年人中，约有半数人超重和肥胖；在发展中国家，随着经济发展，人们生活方式和膳食结构的改变，肥胖症在急剧上升；我国肥胖问题亦日趋严峻，全球有 6 亿成年人为肥胖。中国是全世界肥胖升高速度最快的国家之一。WHO 明确认定，肥胖症已是全球最大的慢性疾病。超重和肥胖是冠心病和脑卒中发病的独立危险因素。肥胖症作为代谢综合征的主要组分之一，还与多种疾病如 2 型糖尿病、血脂异常、高血压、冠心病、卒中和某些癌症密切相关。肥胖症及其相关疾病可损害患者身心健康，使生活质量下降，预期寿命缩短，成为重要的世界性健康问题之一。

2020年最新的全国统计数据显示，根据中国标准，6岁以下儿童的超重率为6.8%，肥胖率为3.6%；6~7岁的儿童和青少年的超重率为11.1%，肥胖率为7.9%；成人（≥18岁）的超重率为34.3%，肥胖率为16.4%。这是首次中国成人超重和肥胖的患病率超过50%，预计到2030年，中国成人超重及肥胖患病率将达到61%。

【分类】

根据病因不同，肥胖症可分为原发性和继发性。主要由于不良的饮食习惯（摄食过多，尤其是摄入过多的脂肪类食物）以及静止不动的生活方式所致者，称原发性肥胖。由某些疾病（如肿瘤，下丘脑、垂体病变，Cushing综合征，甲状腺或性腺功能减退、胰岛素瘤等）所致者，称继发性肥胖。

【病因与发病机制】

机体依靠食物供给能量，若能量摄入与能量消耗通过神经内分泌系统的调节取得平衡，则体重维持在正常范围。当任何因素引起人体摄入能量增加和（或）消耗减少均引起能量正平衡，过剩的能量便以脂肪的形式逐渐积存于体内。因此，肥胖症是慢性能量平衡失调的结果。目前肥胖症的病因尚未完全明了，一般认为是遗传因素和环境因素共同作用的结果。

1. 遗传因素　人类流行病学研究表明：肥胖症呈现家族聚集性。父母体重均正常者其子女肥胖的概率约10%，而父母之一或双亲均肥胖者，其子女发生肥胖的概率分别增至50%和80%。同卵双生子女在不同的环境中抚养，其体重和体型差别不会太大。但对绝大多数人类肥胖症来说，至今未发现其致病基因，遗传方式和分子机制。

2. 环境因素　饮食和体力活动是最主要的两个环境因素。久坐生活方式、体育运动少、体力活动不足使能量消耗减少；进食量过大、喜甜食、高脂肪饮食使摄入的能量过多，过剩的热能在人体内以脂肪形式堆积，而致肥胖。也有研究表明：碳水化合物的摄入量与碳水化合物的代谢平衡之间呈显著负相关。即当碳水化合物出现负平衡时，次日的碳水化合物的摄入量增加，反之亦然。因此，高碳水化合物摄入，因其引起负平衡而几乎不会引起肥胖。相反，高脂饮食很容易增加脂肪贮存而引起肥胖。在同等热卡食物中，脂肪比糖类更易引起脂肪积聚。

3. 神经精神因素

（1）中枢神经系统　已知人类与多种动物的下丘脑中存在着两对与摄食行为有关的神经核。一对为腹对侧核，又称饱中枢；另一对为腹外侧核，又称饥中枢。饱中枢兴奋时有饱感而拒食，破坏时则食欲大增；饥中枢兴奋时食欲旺盛，破坏时则厌食拒食。二者相互调节，相互制约，在生理条件下处于动态平衡状态，使食欲调节于正常范围而维持正常体重。当下丘脑发生病变时，则腹外侧核功能相对亢进而贪食无厌，引起肥胖。反之，当腹外侧核破坏，则腹内侧核功能相对亢进而厌食，引起消瘦。

（2）其他　女性产后或经绝期或口服女性避孕药者易发生肥胖，提示雌激素与脂肪合成代谢有关。

4. 高胰岛素血症　近年来高胰岛素血症在肥胖发病中的作用引人注目。肥胖常与高胰岛素血症并存，但一般认为系高胰岛素血症引起肥胖。高胰岛素血症性肥胖者的胰岛素释放量约为正常人的3倍。胰岛素有显著的促进脂肪蓄积作用。有人认为，胰岛素可作为总体脂量的一个指标，并在一定意义上可作为肥胖的监测因子。也有人认为，血浆胰岛素浓度与总体脂量呈显著的正相关。

【病理生理】

1. 脂肪细胞和脂肪组织　脂肪细胞是一种高度分化的细胞，可以贮存和释放能量，而且是一个内分泌器官，能分泌数十种脂肪细胞因子、激素或其他调节物，包括肿瘤坏死因子、血浆纤维蛋白溶酶原激活物抑制因子、血管紧张素原、瘦素、抵抗素等，影响局部或远处组织器官，在机体代谢及内环境稳定中发挥重要作用。从新生儿直至整个青春期，脂肪细胞数和细胞体积不断增加和增大，以往曾以为成年后脂肪细胞数不再增加。近年研究表明：营养状况、激素和各种细胞生长因子均可使前脂肪细胞的分化、增殖为成熟的脂肪细胞。脂肪组织增大可以是脂肪细胞数量增多（增生型）、体积增大（增生肥大型）等。

2. 脂肪的分布　脂肪分布有性别差异。男性型脂肪主要分布在内脏和上腹部皮下，称为"腹型"或"中心性"肥胖。女性型脂肪主要分布于下腹部、臀部和股部皮下，称为"外周性"肥胖。中心性肥胖者发生代谢综合征的危险性较大，而外周性肥胖者减肥更为困难。

3. "调定点"上调　调定点学说认为，每个人的脂肪含量和体重受一定的固有控制系统所控制和调节，这种调节水平称为调定点。长期高热量、高脂肪饮食，体重增加后，体重调定点不可逆升高，即使恢复正常饮食，也不能恢复到原先体重。可逆性（轻度和短期）体重增加是现有细胞体积增加的结果，当引起脂肪增加的情况去除后，脂肪细胞恢复原有大小而体重恢复原有水平。不可逆性（重度和持续）体重增加可能伴有脂肪细胞数目增加，因而变化将是恒定的。

【临床表现】

1. 症状　肥胖症可见于任何年龄，女性较多见。多有进食过多和（或）运动不足病史。常有肥胖家族史。脂肪堆积是肥胖的基本表现，脂肪组织的分布存在性别差异，通常男性脂肪主要分布在腰部以上，以颈项部、腹腔和腰部为主，称为苹果型，又称内脏型、男性型。女性脂肪主要分布在腰部以下，以下腹部、臀部、大腿部为主，称为梨型，又称女性型。轻度肥胖症多无症状。中重度肥胖症可引起气急、关节痛、肌肉酸痛、体力活动减少以及焦虑、忧郁等。临床上肥胖症、血脂异常、脂肪肝、高血压、冠心病、糖耐量异常或糖尿病等疾病常同时发生，并伴有高胰岛素血症，即代谢综合征。

2. 肥胖与其他相关疾病的关系

（1）心血管疾病　有关资料显示超重者高血压患病率比正常体重者高3倍，明显肥胖者比正常体重者高10倍。肥胖患者血容量、心排血量均较非肥胖者增加而加重心脏负担，引起左心室肥厚、扩大。心肌脂肪沉积导致心肌劳损，易发生心力衰竭。由于静脉回流障碍，患者易发生下肢静脉曲张、栓塞性静脉炎和静脉血栓形成。

（2）内分泌与代谢紊乱　肥胖患者常有高胰岛素血症，其脂肪、肌肉、肝细胞的胰岛素受体数目和亲和力降低对胰岛素不敏感，导致胰岛素抵抗，糖尿病发生率明显高于非肥胖者。据美国糖尿病联盟（ADA）报告：体重超过20%者，糖尿病的发生率增加一倍以上。当BMI超过35时，死亡率比正常体重者几乎增至8倍。肥胖者血清总胆固醇、甘油三酯、低密度脂蛋白升高、高密度脂蛋白降低，成为动脉粥样硬化、冠心病的基础。

（3）呼吸系统疾病　由于胸壁肥厚，腹部脂肪堆积，使腹内压增高、横膈升高而降低肺活量，引起呼吸困难。肥胖会导致出现多种肺功能异常如肥胖性低换气综合征，临床以嗜睡、肥胖、肺泡性低换气症为特征，常伴有暂时性阻塞性睡眠呼吸困难。严重者导致缺氧、发绀、高碳酸血症，可发生肺动脉高压和心力衰竭。

（4）其他　肥胖使恶性肿瘤发生率升高，如女性子宫内膜癌、乳腺癌，男性结肠癌、直肠癌、前列腺癌发生率均升高。因长期负重易发生腰背及关节疼痛，会促发和加重承重关节的骨关节炎。同时体重也与血尿酸水平密切相关，因此，肥胖易引起高尿酸血症和痛风的发生。还增加了胆石症、胆囊炎的发病率。

【实验室及其他检查】

1. 体重指数（body mass index，BMI）　用于测量身体肥胖程度，是诊断肥胖症最重要的指标。计算公式：BMI（kg/m²）=体重（kg）/［身长（m）］²。

2. 理想体重（ideal body weight，IBW）　用于测量身体肥胖程度，但主要用于计算饮食中热量和各种营养素供应量。IBW（kg）=身高（cm）-105 或 IBW（kg）=［身高（cm）-100］×0.9（男性）或0.85（女性）。

3. 腰围（waist circumference，WC）　是诊断腹部脂肪蓄积最重要的临床指标，腹部脂肪的蓄积与一系列代谢异常有关。测量方法：受试者站立位，双足分开25~30cm，使体重均匀分配，测量第12肋骨下缘至髂前上棘之间连线的中点。

4. 腰臀比（waist-to-hip ratio，WHR）　是腰围和臀围的比值，是判定中心性肥胖的重要指标。腰围是测量肋骨下缘至髂前上棘之间的中点的径线，臀围是测量骨盆最突出点的径线。再算出其比值。

5. CT或MRI　计算皮下脂肪厚度或内脏脂肪量，是评估体内脂肪分布最准确的方法，但不作为常规检查。

【诊断要点】

根据病史、临床表现和判断指标即可诊断。肥胖症的诊断标准，目前尚未统一。目前推荐的标准为：BMI 24.0~27.9为超重，BMI≥28.0为肥胖；超过理想体重10.0%~19.9%为超重，超过理想体重20.0%以上为肥胖；成年男性腰围≥85cm，女性腰围≥80cm为中心性肥胖标准；WHO建议WHR男性>0.90，女性>0.85诊断为中心型肥胖。应注意肥胖症并非单纯体重增加，若体重增加是肌肉发达，则不应认为肥胖。

【处理原则】

治疗的两个主要环节是减少热量摄取及增加热量消耗。强调以行为、饮食、运动为主的综合治疗，必要时辅以药物或手术治疗。继发性肥胖症应针对病因进行治疗，各种并发症及伴随病应给予相应处理。结合患者实际情况制定合理减肥目标极为重要。一般认为，肥胖患者体重减轻5%~10%，就能明显改善各种与肥胖相关的心血管病危险因素以及并发症。

1. 行为治疗　通过宣传教育使患者及其家属对肥胖症及其危害性有正确认识从而配合治疗，采取健康的生活方式，改变饮食和运动习惯，自觉地长期坚持，是治疗肥胖症最重要的步骤。

2. 营养治疗　饮食习惯和方式是防治肥胖的关键措施和先决条件。饮食控制需注意以下基本原则。

（1）总热量的控制　通过控制总进食量，采用低热能、低脂肪饮食，使总热量低于消耗量，达到一定程度负平衡，以减轻体重。低热量饮食为每天62~83kJ（15~20kcal）/kg。对肥胖患者应制订能为之接受、长期坚持下去的个体化饮食方案，使体重逐渐减轻到适当水平，再继续维持。

（2）每日碳水化合物的摄入量　是短期内体重快速减轻的决定因素。限制碳水化合物量或采用低碳水化合物食谱，将致糖元动员、钠利尿、细胞内外液的丢失而导致体重的减轻。食谱中碳水化合物的量也可影响交感神经系统

活性和血清 T_3 的水平。T_3 是主要的产热激素，低碳水化合物食谱，可降低 T_3 水平，在调节代谢率方面起重要的作用。

（3）酌情安排不同总热量食谱方案

1）低热量食谱　适用于轻度肥胖者，每日总热量控制在 5040~6300kJ，使每月体重下降 0.5~1.0kg，逐渐接近正常体重。

2）中低热量食谱　适用于中度肥胖者，每日总热量控制在 3360~5040kJ（63~84kJ/kg），要求每月体重下降 1~2kg。每日蛋白质量不 <1.0g/kg 体重。

3）极低热量食谱　适用于中、重度肥胖者，每日总热量控制在 840~3360kJ，可迅速而有效地减重，平均每周可减重 1.5kg。但易引起低血压（尤在第一周）和蛋白质的丢失，故每日应给蛋白质量不 <1.0g/kg 体重，碳水化合物不 <50g，必需脂肪酸含量不 <10g（2394kJ）并给予高质量的蛋白质（鱼、禽肉、酪蛋白、卵清蛋白等）及丰富适量的其他营养素（维生素、K、Mg 等微量元素）。并应暂停使用钙通道阻断剂或 $Na^+ - K^+$ 交换剂等降压药。长期采用低热量食谱易致虚弱、毛发脱落、皮肤变薄、畏寒、胆石症和抑郁，甚至心律失常等而难于坚持。总之，长期的低热量食谱肯定对心血管系统不利，不应长期使用。

3. 体育锻炼　要与医学营养治疗相结合，并长期坚持。运动量、方式、持续时间，应按个体情况确定，一般不需高强度运动，但必须坚持有规律、持续较长时间（0.5 小时以上）的运动方式如快走、跑步、跳高、球类等。中等量运动坚持三个月，可能使体重平均减少 2~5kg。

4. 药物治疗　是饮食、运动、生活方式治疗的辅助或补充，长期用药可能产生药物副作用及耐药性，因而选择药物治疗的适应证必须十分慎重。

（1）药物减重的适应证　①食欲旺盛，餐前饥饿难忍，每餐进食量较多。②合并高血糖、高血压、血脂异常和脂肪肝。③合并负重关节疼痛。④肥胖引起呼吸困难或有阻塞性睡眠呼吸暂停综合征。⑤BMI≥24 有上述合并症情况，或 BMI≥28 不论是否有合并症，经过 3~6 个月单纯控制饮食和增加活动量处理仍不能减重 5%，甚至体重仍有上升趋势者，可考虑用药物辅助治疗。通常儿童、妊娠及哺乳期妇女，对该类药物有不良反应者，不宜应用减重药物。

（2）减重药物　①肠道脂肪酶抑制剂奥利司他是胃肠道胰脂肪酶、胃脂肪酶抑制剂，减少脂肪的吸收。治疗早期有轻度消化系统副作用如肠胃胀气、大便次数增多和脂肪便等，可影响脂溶性维生素吸收，已有引起严重肝损害的报道，应引起警惕。推荐剂量为 120mg，每天 3 次，餐

前服。②兼有减重作用的降糖药物二甲双胍能促进组织摄取葡萄糖和增加胰岛素的敏感性，有一定的减重作用，对伴有糖尿病和多囊卵巢综合征的患者有效。可给予 0.5g，每日 3 次，其不良反应主要是胃肠道反应，乳酸性酸中毒较少见。GLP-1 受体激动剂［如利拉鲁肽（liraglutide）］可通过抑制食欲、减少胃排空、促进白色脂肪棕色化发挥减重作用。利拉鲁肽 3.0mg 皮下注射，每日 1 次。

5. 手术治疗　仅用于重度肥胖并伴有严重并发症者。手术方式有吸脂、切脂和减少食物吸收的手术（如空肠回肠分流术、小胃手术等）。手术的不良后果有吸收不良、贫血、管道狭窄等。

【护理诊断/问题】

1. 营养失调：高于机体需要量　与能量摄入与消耗失衡有关。

2. 活动无耐力　与肥胖导致体力下降有关。

3. 身体意象紊乱　与肥胖对身体外形的影响有关。

【护理措施】

1. 一般护理

（1）饮食护理

1）平衡饮食　糖类、蛋白质和脂肪提供能量的比例分别占总热量的 60%~65%、15%~20% 和 25% 左右，含有适量优质蛋白质、复杂糖类（例如谷类）、足够的新鲜蔬菜（400~500g/d）和水果（100~200g/d）、适量维生素和微量营养素。

2）避免油煎食品、方便食品、快餐、巧克力和零食等，少吃甜食，少吃盐。

3）适当增加膳食纤维、非吸收食物及无热量液体以满足饱腹感。有剧烈饥饿感时，给予低热量的蔬菜，如芹菜、冬瓜、黄瓜、南瓜、卷心菜等，以增加饱腹感。

4）指导患者记录 1 周内每天的食谱，指出影响患者摄入的因素。

5）改变行为的技巧　限定进食地点，其他活动时不吃东西，进餐前喝水，用容量小的餐具，进食要慢、充分咀嚼。

（2）休息与活动　帮助制订休息与活动计划，鼓励适当运动。适合的运动方式为有氧运动，如散步、游泳、慢跑、跳舞等。运动量要逐渐增加，避免用力过度过猛。运动要长期坚持，否则体重会反弹。

2. 病情观察　定期评估患者营养状况和体重的控制情况，动态观察实验室有关检查的变化。注意热量摄入过低可引起的衰弱、抑郁、脱发，甚至心律失常的发生。

3. 对症护理　对于因肥胖而造成身体意象紊乱的患者，指导其选择合身的衣服，恰当的修饰可以增加心理舒适和美感；鼓励家属主动与患者沟通，促进患者与家人之

间的互动关系，主动参与对患者的护理，以减轻患者内心的抑郁感；教育周围人群勿歧视患者，避免伤害其自尊。

4. 用药护理 要遵医嘱使用减肥药，并注意药物不良反应。

（1）西步曲明 可引起不同程度口干、失眠、乏力、便秘、月经紊乱、心率增快和血压增高等副作用。老年人及糖尿病患者慎用。高血压、冠心病、充血性心力衰竭、心律不齐或脑卒中患者禁用。血压偏高者应先有效降压后方可使用。推荐剂量为每天 10～30mg。

（2）奥利司他 治疗早期可见轻度消化系统症状，如肠胃胀气、大便次数增多和脂肪便等。需关注是否影响脂溶性维生素吸收等。因脂肪便常易污染内裤，要注意患者的肛周皮肤护理。推荐剂量为 120mg，每天 3 次，餐前服用。

5. 心理护理 对因焦虑、抑郁等不良情绪导致摄食量增加的患者，应针对其精神心理因素给予相应的辅导，有严重情绪问题的患者应建议转介精神心理专科治疗。

6. 健康指导

（1）疾病预防知识指导 鼓励群众采取健康生活方式，注意监测体重。尤其产后、肥胖家族儿童等重点人群早指导、早干预。

（2）疾病相关知识指导 说明肥胖危害及其与糖尿病、心脑血管疾病的关系。指导正确的饮食方法、运动方法。每天监测记录饮食和运动量，每周检查体重和腰围。

【预后】

肥胖症后期可能会合并出现代谢性疾病，包括高血压、糖尿病以及心脑血管疾病，而且也包括睡眠呼吸暂停综合征，还有女性的月经紊乱、多囊卵巢综合征导致的不孕。而且严重的情况下还会严重威胁患者生命，影响患者的寿命。所以患者需要及时治疗肥胖症。

（陈 露）

PPT

第八节 高尿酸血症与痛风

📖 **学习目标**

知识要求：

1. 掌握 高尿酸血症的定义、基本病因及诱因和护理措施。

2. 熟悉 高尿酸血症的分类、临床表现、处理原则。

3. 了解 高尿酸血症的发病机制。

技能要求：

熟练掌握高尿酸血症患者的抢救配合技能。

素质要求：

1. 能在临床护理工作中保持热情、和蔼的态度，体现人文关怀。

2. 在抢救高尿酸血症患者的过程中，能与医生进行良好的团队协作。

⇒ **案例引导**

案例： 患者，男，35 岁。身高 176cm，体重 90kg，BMI 29.05kg/m²。体检发现血清尿酸 500μmol/L，血清肌酐 104μmol/L，空腹血糖 6.2mmol/L。血脂正常范围。尿常规：pH 5.5；蛋白（－），尿糖（－）。既往体健，无痛风发作史，血脂血压正常。

讨论：

1. 该患者最可能的疾病诊断是什么？

2. 入院后，如何对患者进行治疗？

3. 作为责任护士，如何对患者进行护理？

高尿酸血症（hyperuricemia，HUA）是嘌呤代谢障碍引起的代谢性疾病。临床上分为原发性和继发性两大类。前者多由先天性嘌呤代谢异常所致，常与肥胖、糖脂代谢紊乱、高血压、动脉硬化和冠心病等聚集发生有关；后者则由某些系统性疾病或者药物引起。少数患者可以发展为痛风，出现急性关节炎、痛风肾和痛风石等临床症状和阳性体征。临床多见于 40 岁以上的男性，女性多在更年期后发病。常有家族遗传史。近年来青年人发病率有上升的趋势。

【病因与发病机制】

病因和发病机制不清。由于受地域、民族、饮食习惯的影响，高尿酸血症发病率差异较大。

1. 高尿酸血症的形成　尿酸作为嘌呤代谢的终产物，主要由细胞代谢分解的核酸和其他嘌呤类化合物以及食物中的嘌呤经酶的作用分解而来。人体中尿酸80%来源于内源性嘌呤代谢，20%来源于富含嘌呤或核酸蛋白食物。正常人体内血清尿酸浓度在一个较窄的范围内波动。一般而言，尿酸随年龄的增加而增高，尤以女性绝经期后明显。血尿酸水平的高低受种族、饮食习惯、区域、年龄以及体表面积等多重因素影响。在37℃饱和浓度约为420μmol/L（7mg/dl），高于此值即为高尿酸血症。

（1）**尿酸排泄减少**　尿酸排泄障碍是引起高尿酸血症的重要原因，包括肾小球滤过减少、肾小管重吸收增多、肾小管分泌减少以及尿酸盐结晶沉积。80%～90%的高尿酸血症具有尿酸排泄障碍，且以肾小管分泌减少最为重要。

（2）**尿酸生成增多**　在嘌呤代谢过程中，各环节都有酶参与调控。当嘌呤核苷酸代谢酶缺陷、功能异常时，则引起嘌呤合成增加而导致尿酸水平升高。

2. 急性痛风性关节炎　临床上仅有部分高尿酸血症患者发展为痛风，多数患者临床表现为急性关节炎，确切原因不清。

（1）**尿酸性肾结石**　部分高尿酸血症的患者可以出现尿酸性结石，结石的发生率随血尿酸浓度的增高、尿酸排出量的增加而增多。尿酸在碱性环境中的溶解度远远高于酸性环境。酸性环境下可导致尿酸盐的溶解度下降，使尿酸结石易于形成。

（2）**急性尿酸性肾病**　由于尿酸结晶在肾集合管、肾盂肾盏及输尿管内沉积，可使尿流阻塞发生少尿和急性肾衰竭，常见于骨髓增生性疾病化疗或放疗时尿酸盐大量产生的患者。

【临床表现】

1. 无症状期　仅有波动性或持续性高尿酸血症，从血尿酸增高至症状出现的时间可达数年至数十年，有些可终身不出现症状，但随年龄增长痛风的患病率增加，并与高尿酸血症的水平和持续时间有关。

2. 急性痛风性关节炎期　多见春秋发病，关节疼痛为首发症状，是尿酸盐结晶、沉积引起的炎症反应。表现为突然发作的单个、偶尔双侧或多个关节红肿热痛、功能障碍，可有关节腔积液，伴发热、白细胞增多等全身反应。常在午夜或清晨突然发作。多呈剧痛，因疼痛而惊醒，数小时出现受累关节的红、肿、热\痛和功能障碍。初次发作常呈自限性，一般经1～2天或数周自然缓解，缓解时局部偶可出现特有的脱屑和瘙痒表现。部分患者发作时血尿酸水平正常。酗酒、关节受伤、疲劳、手术、感染、寒冷、摄入高蛋白和高嘌呤食物等为常见的发病诱因。

3. 痛风石期　痛风石是痛风的一种特征性损害，由尿酸盐沉积所致。痛风石可存在于任何关节肌和关节周围软组织，导致骨、软骨的破坏及周围组织的纤维化变性。常多关节受累，且多见于关节远端，受累关节可表现为以骨质缺损为中心的关节肿胀，僵硬且畸形，无一定形状且不对称，手足关节经常活动受限。痛风石以关节内、关节附近和耳轮常见，呈黄白色大小不一的隆起，小如芝麻，大如鸡蛋；初起质软随着纤维增多逐渐变硬如石；严重时痛风石处皮肤发亮、菲薄，容易经皮破溃排出白色豆渣样尿酸盐结晶，瘘管不易愈合，但很少感染。

4. 肾脏病变　主要表现在两方面。

（1）**痛风性肾病**　起病隐匿，早期仅有间歇性蛋白尿，随着病情的发展而呈持续性，伴有肾浓缩功能受损时夜尿增多，晚期可发生肾功能不全，表现为水肿、高血压、血尿素氮和肌酐升高。少数患者表现为急性肾衰竭，出现少尿或无尿，最初24小时尿酸排出增加。

（2）**尿酸性肾石病**　10%～25%的痛风患者肾有尿酸结石，呈泥沙样，常无症状结石较大者可发生肾绞痛、血尿。当结石引起梗阻导致肾积水、肾盂肾炎、肾积脓或肾周围炎，严重者可致急性肾衰竭。感染可加速结石的增长和肾实质的损害。

5. 眼部病变　肥胖痛风患者常反复发生睑缘炎，在眼睑皮下组织中发现痛风石。有的逐渐长大、破溃形成溃疡而使白色尿酸盐向外排出。部分患者可出现反复发作性结膜炎、角膜炎与虹膜炎。在急性关节炎发作时，常伴发虹膜睫状体炎。眼底视盘往往轻度充血，视网膜可发生渗出、水肿甚至渗出性视网膜剥离。

【实验室及其他检查】

1. 尿酸酶法　使用血尿酸测定血清标本。正常男性为150～380μmol/L（2.6～6.4mg/dl），女性为100～300μmol/L（1.6～5.0mg/dl），更年期后接近男性。血尿酸浓度增高，较大波动，应反复监测。

2. 尿酸测定　限制嘌类饮食5天后，每日尿酸排出量超过3.57mmol（600mg），可认为尿酸生成增多。

3. 滑囊液或痛风石内容物检查　偏振光显微镜下可见针形尿酸盐结晶。

4. X线检查　急性关节炎期可见非特异性软组织肿胀；慢性期可见软骨缘、关节面特征性改变呈穿凿样、虫蚀样圆形或弧形的骨质透亮缺损。

5. CT扫描、磁共振显像（MRI）　检查CT扫描受累部位可见不均匀斑点状高密度痛风石影像。MRI的T_1和T_2加权图像呈斑点状低信号。

【诊断要点】

非同日，2次空腹血尿酸＞420μmol/L（7.0mg/dl）（成年人，不分男性、女性）可诊断为高尿酸血症。中老年男性如出现特征性关节炎表现、尿路结石或肾绞痛发作，伴有高尿酸血症应考虑为痛风。关节液穿刺或痛风石活检证实为尿盐结晶可做出诊断。X 线检查 CT 或 MRI 扫描对明确诊断具有一定的价值。急性关节炎期诊断有困难者，秋水仙碱试验性治疗有诊断意义。

【处理原则】

治疗目的是：控制高尿酸血症，预防尿酸盐沉积；迅速终止急性关节炎的发作，防止复发；防止尿酸结石形成和肾功能损害。

1. 一般治疗 调节饮食，控制热量；限制嘌呤食物，严禁饮酒；适当运动，减轻胰岛素抵抗，防止超重和肥胖；多饮水，每天至少饮水 2000ml，增加尿酸的排泄；避免使用抑制尿酸排泄的药物，如噻嗪类利尿药，避免各种诱发因素并积极治疗相关疾病等。

2. 药物治疗

（1）高尿酸血症的治疗　主要是降尿酸药物。使用原则是：小剂量开始，逐渐加大剂量；根据血尿酸水平调整剂量；血尿酸水平控制目标值 < 300μmol/L（< 5mg/dl）；服药期间多饮水，并服碳酸氢钠碱化尿液，使尿酸不易在尿中积聚形成结晶。①促进尿酸排泄药：此类药物通过抑制尿酸在肾小管重吸收，促进尿酸排泄，毒性作用轻微，对肝肾功能无影响。此类药物主要有丙磺舒、磺吡酮（苯磺唑酮）、苯溴马隆。②抑制尿酸生成药：此类药通过抑制黄嘌呤氧化酶，抑制尿酸生成。可单用或与促尿酸排泄药联合使用。此类药物主要有别嘌醇，50～300mg/d，每天一次晨服或分次服用。

（2）抗炎止痛类药物　秋水仙碱是治疗急性痛风性关节炎的特效药物，通过抑制中性粒细胞、单核细胞释放白三烯 B_1、糖蛋白化学趋化因子、白细胞介素－1 等炎症因子，抑制炎症细胞的变形和趋化，从而缓解炎症。一般服药后 6～12 小时症状减轻，24～48 小时内 90% 患者症状缓解。

（3）非甾体抗炎药（NSAIDs）　通过抑制花生四烯酸代谢中的环氧化酶活性来抑制前列腺素的合成而达到消炎镇痛作用。常用药物有吲哚美辛、双氯芬酸、布洛芬。活动性消化性溃疡、消化道出血为禁忌证。

（4）糖皮质激素　上述药物无效或禁用时选用糖皮质激素。该类药物的特点是起效快，缓解率高，但停药后容易出现症状"反跳"。

3. 运动疗法 适当运动，可预防痛风发作减少内脏脂肪，减轻胰岛素抵抗。提倡有氧运动，消除应激状态，养成良好的生活习惯；避免外伤、受凉、劳累，避免使用影响 UA 排泄的药物。

【护理诊断/问题】

1. 疼痛 关节痛与尿酸盐结晶、沉积在关节引起炎症反应有关。

2. 身体移动障碍 与关节受累、关节畸形有关。

3. 知识缺乏 缺乏与痛风有关的饮食知识。

【护理措施】

1. 一般护理

（1）环境　安静、温暖、舒适，避免寒冷、潮湿。

（2）休息与活动　避免过度劳累。急性关节炎期，除关节红肿热痛和功能障碍外，患者常有发热，应绝对卧床休息，抬高患肢，避免受累关节负重。也可在病床上安放支架支托盖被，减少患部受压。待关节疼痛缓解 72 小时后，方可恢复活动。

（3）饮食护理

1）控制体重　肥胖患者体重降低后，血清尿酸盐水平降低，痛风发作程度减轻、故热量不宜过高，应限制在 5020～6276kJ/d，碳水化合物占总热量 50%～60%。

2）限制嘌呤类食物的摄入　嘌呤是细胞核中的一种成分，只要含有细胞的食物就含有嘌呤，动物性食品中嘌呤含量较多。患者禁食内脏、骨髓、海味、发酵食物、豆类等高嘌呤食物。

3）鼓励选食碱性食品　增加碱性食品摄取，可以降低血清和尿酸的酸度，甚至使尿液呈碱性，从而增加尿酸在尿中的可溶性，促进尿酸的排出。选食蔬菜和水果等碱性食物，既能促进排出尿酸又能供给丰富的维生素和无机盐，以利于痛风的恢复。

4）鼓励患者多饮水　如患者心肺功能正常，应维持尿量 2000ml/d 左右，以促进尿酸排泄。浓茶、咖啡等有兴奋自主神经系统作用，可能引起痛风发作，故应避免。

5）限制饮酒　饮酒易使体内乳酸堆积，乳酸对尿酸的排泄有竞争性抑制作用。故虽 1 次大量饮酒，亦可使血清尿酸含量明显升高，诱使痛风发作。慢性少量饮酒，会刺激嘌呤合成增加，升高血清和尿液尿酸水平。啤酒中也含有乙醇的成分，故应避免饮用。

2. 病情观察 观察疼痛的部位、性质、间隔时间，有无午夜因剧痛而惊醒等。受累关节有无红肿热痛和功能障碍。有无过度疲劳、寒冷、潮湿、紧张、饮酒、饱餐、脚扭伤等诱发因素。有无痛风石的体征，了解结石的部位及有无症状。观察患者的体温变化，有无发热等。监测尿酸的变化。

3. 用药护理

（1）秋水仙碱　是治疗痛风性关节炎的特效药，但其毒性大，常见不良反应有恶心、呕吐、腹泻、肝细胞损害、骨髓抑制、脱发、呼吸抑制等，若患者出现不良反应应及时停药；有骨髓抑制肝肾功能不全、白细胞减少者禁用；静脉用药时切勿漏出血管外，以免造成组织坏死。

（2）丙磺舒、磺吡酮、苯溴马隆　使用后可出现皮疹、发热、胃肠道症状，期间应多喝水、口服碳酸氢钠等碱性药物。

（3）别嘌醇　使用时除有皮疹、发热、胃肠道反应外，还有肝损害、骨髓抑制等不良反应；肾功能不全者，宜减半量应用。

（4）糖皮质激素　应用要注意观察其疗效，密切注意有无症状的"反跳"现象；若同时口服秋水仙碱，可防止症状"反跳"。

4. 对症护理　手腕或关节受累时，为减轻疼痛可用夹板固定制动，也可在受累关节给予冰敷或25%硫酸镁湿敷，消除关节的肿胀和疼痛。痛风石严重时，可能导致局部皮肤破溃发生，要注意维持患部清洁，避免感染的发生。

5. 心理护理　患者由于疼痛影响进食和睡眠，疾病反复发作导致关节畸形和肾功能损害，时常思想负担重，担心丧失劳动能力，因而出现焦虑、抑郁等情绪，应消除患者的应激状态，保持情绪平和以利于病情恢复。告知患者要劳逸结合，保证睡眠，生活要有规律，以消除各种心理压力。护士应向其讲解高尿酸血症的有关知识，讲解饮食与疾病的关系，并给予精神上的安慰和鼓励，使之能配合治疗。

6. 健康指导

（1）疾病预防知识指导　给患者及家属讲解本病是一种终身性疾病但经积极有效治疗，患者可正常生活和工作。指导患者避免受凉、过度疲劳、感染、外伤等诱发因素；指导患者严格控制饮食，避免进食高嘌呤和高蛋白的食物，勿饮酒，每天至少饮2000ml水，有助于尿酸由尿液排出，进而减少复发。

（2）疾病相关知识指导　告知患者规范用药的重要性，指导患者坚持长期维持用药，避免停药后尿酸上升，疾病反复。指导患者学会监测药物的效果和不良反应。指导患者保持心情愉快，避免情绪紧张，生活规律，劳逸结合，饮食有节，肥胖者应减轻体重。指导患者定期复查，及时就诊。

【预后】

高尿酸血症与痛风是一种终身性疾病，无肾功能损害及关节畸形者，经有效治疗可维持正常的生活和工作，急性关节炎和关节畸形会严重影响患者生活质量，若有肾功能损害则预后不良。

（陈　露）

第九节　骨质疏松症

PPT

学习目标

知识要求：

1. 掌握　骨质疏松症的定义、基本病因及诱因和护理措施。

2. 熟悉　骨质疏松症的分类、临床表现、处理原则。

3. 了解　骨质疏松症的发病机制。

技能要求：

1. 熟练掌握骨质疏松症患者的护理、抢救配合技能。

2. 学会应用专业知识指导骨质疏松症患者按照个体化运动处方正确进行运动康复的技能。

素质要求：

具有维护和促进骨质疏松症患者健康的职业责任感。

案例引导

案例：患者，女，68岁。慢性下腰痛7年，今晨洗漱时在卫生间不慎跌倒，跌倒后出现剧烈疼痛。家人将其送往医院，X线显示第四腰椎压缩性骨折。

讨论：

1. 该患者最可能的疾病诊断是什么？

2. 入院后，该如何对患者进行治疗？

3. 作为责任护士，将如何对其进行护理？

骨质疏松症（osteoporosis，OP）是一种以骨量（bone mass）降低和骨组织微结构破坏为特征，导致骨脆性增加和易于骨折的代谢性骨病。按病因可分为原发性和继发性两类。继发性OP的原发病因明确，常由内分泌代谢疾病（如性腺功能减退症、甲亢、甲旁亢、Cushing综合征、1型糖尿病等）或全身性疾病引起。Ⅰ型原发性OP即绝经后骨质疏松症（postmenopausal osteoporosis，PMOP），发生于绝经后女性。Ⅱ型原发性OP即老年性OP，见于老年人。本章节主要介绍原发性OP中的PMOP。

骨质疏松症属于慢性疾病，在骨折发生之前常无特殊表现。女性多于男性，常见于绝经后妇女和老年人。随着我国老年人口的增加，骨质疏松症发病率处于上升趋势。

【病因与发病机制】

正常成熟骨的代谢主要以骨重建形式进行。在激素、细胞因子和其他调节因子的调节作用下，骨组织不断吸收旧骨，形成新骨。这种骨吸收和骨形成的协调活动形成了体内骨转移的稳定状态，骨质净量无改变。骨吸收过多或形成不足引起平衡失调最终结果会导致骨量的减少和骨微细胞结构的变化。形成原发性骨质疏松症的病因和发病机制仍未阐明，凡可引起骨的净吸收增加，促进骨微结构紊乱的因素都会促进骨质疏松症的发生。

1. 骨吸收及其影响因素

（1）妊娠和哺乳 妊娠期间母体血容量增加钙的分布容量可增加 1 倍。如摄入不足或存在矿物质的吸收障碍则必须动用骨盐维持钙离子的水平。因此如果妊娠期饮食含钙量不足，易导致母体 OP 或骨软化症。

（2）性激素 雌激素缺乏使破骨细胞功能增加加速骨的丢失，这是绝经后骨质疏松的主要病因。而雌激素缺乏在老年性 OP 发病率中起重要作用。

（3）活性维生素 D 又称 $1,25-(OH)_2D_3$，可促进钙结合蛋白生成，增加肠钙吸收。活性维生素 D 缺乏，可伴有血清钙浓度降低，导致骨钙动员，骨吸收增强。

（4）降钙素（CT） 当 CT 水平降低时，不利于成骨细胞的增殖与钙在骨基质中沉着，因此可抑制骨吸收，降低血钙。

（5）甲状旁腺素（PTH） PTH 是促进骨吸收的重要介质。当 PTH 分泌增加时，加强了破骨细胞介导的骨吸收过程。

（6）细胞因子 IL－1、IL－6、肿瘤坏死因子（TNF）等均有明显促进骨吸收功能。

2. 骨形成及其影响因素

（1）遗传因素 多种基因的表达水平和基因多态性可影响峰值骨量和骨转换、骨质量。遗传因素决定了70%～80%的峰值骨量。

（2）钙摄入量 钙是骨质中最基本的矿物质成分，当钙摄入不足时，可造成峰值骨量下降。

（3）生活方式和生活环境 足够的体力活动有助于提高峰值骨量，活动过少或过度运动均容易发生骨质疏松症。此外，吸烟、酗酒、高蛋白和高盐饮食、大量饮用咖啡、维生素 D 摄入量不足或光照少等均为骨质疏松症的易发因素。

（4）骨重建功能衰退 可能是老年人 OP 的重要发病原因，成骨细胞的功能与活性缺陷导致骨形成不足和骨丢失。

【临床表现】

1. 骨痛和肌无力 早期无症状被称为"寂静之病"，多数患者在严重的骨痛或者骨折之后才发现已患病，较重者常诉腰背疼痛乏力或全身骨痛。骨痛具有以下特点。

（1）通常为弥漫性无固定部位，检查不能发现压痛区（点）。

（2）仰卧或坐位时疼痛减轻，直立、后伸或久立时疼痛加剧。

（3）日间疼痛轻，夜间和清晨醒来时加重。

（4）弯腰、运动、咳嗽、大便用力时加重。

（5）劳累或活动后可加重，不能负重或负重能力下降。

2. 椎体压缩 椎体骨折多于绝经后骨质疏松，可引起驼背和身高变矮，多在突发性腰背疼痛后出现。同时腰椎压缩性骨折常导致胸廓畸形，可出现胸闷、气短、呼吸困难等，严重畸形还可引起心排血量下降，心血管功能障碍、肺活量下降等，且极易并发上呼吸道和肺部感染。

3. 骨折 当骨量流失超过 20% 以上时，即可出现骨折。骨折是骨质疏松症最常见和最严重的并发症。常因轻微活动、创伤、弯腰、负重、挤压或跌倒而导致骨折。多发部位为脊柱、髋部和前臂，其他部位也可发生。其中髋部骨折（股骨颈骨折）最常见，危害也最大，致残率可达50%，病死率达10%～20%；再发或反复骨折的概率明显增加；骨折患者自理能力下降，需长期卧床，从而加重骨丢失，使骨折极难愈合。

【实验室及其他检查】

1. 骨量的测定 骨矿含量（bone mineral content，BMC）和骨矿密度（bone mineral density，BMD）测量是判断低骨量、确定骨质疏松的重要手段，是评价骨丢失率和疗效的重要客观指标。包括单光子吸收测定法（SPA）、双能 X 线吸收测定法（DEXA）、定量 CT（QCT）和超声（USA）检查。

2. 骨转换的生化测定 多数情况下，绝经后骨质松早期（5 年）为高转换型而老年 OP 为低转换型。

（1）与骨吸收有关的生化指标 空腹尿钙或 24 小时尿钙排量是反应骨吸收状态最简易的方法，但受钙摄入量、肾功能等多种因素的影响。尿羟脯氨酸和羟赖氨酸、血浆抗酒石酸酸性磷酸酶在一定程度上也可以反映骨的转换吸收状况。

（2）与骨形成有关的生化指标 包括血清碱性磷酸酶（ALP）、血清 I 型前胶原基前肽和血骨钙素。

3. 骨形态计量和微损伤分析 结合组织生理学用定性定量方法计算出骨组织参数，以评价及分析骨结构及骨转换。目前主要用于探讨 OP 的早期形态与功能变化。

4. X 线检查　一种简单而较易普及的检查骨质松症的方法。

【诊断要点】

详细的病史和体检是临床诊断骨质疏松的基本依据，但其确诊有赖于 X 线检查和 BMD 或 BMC 测定。根据 BMD 或 BMC 测定结果可确定是低骨量［低于同性别峰值骨量的 1 个标准差（SD）以上但小于 2.5 个 SD］、OP（低于同性别骨量的 2 个 SD 以上）或是严重 OP（OP 伴一处或多处骨折）然后再确定是原发性 OP 还是继发性 OP。原发性 OP 中 I 型（绝经后骨质疏松症）和 II 型（老年性骨质疏松症）主要通过年龄、性别、主要病因、骨丢失速率和雌激素治疗的反应等来鉴别。同时原发性 OP 需与继发性 OP 引发的原发性甲旁亢、原发性甲状旁腺功能减退、骨软化症、佝偻病和肾性骨营养不良症相鉴别。

【处理原则】

1. 一般治疗

（1）适当运动　适当运动可增加和保持骨量。

（2）合理膳食　补充足够的蛋白质有助于 OP 的治疗。

（3）补充钙剂和维生素 D　不论何种类型的骨质疏松症均应补充适量钙剂，可补充碳酸钙、葡萄糖酸钙、枸橼酸钙等。每天元素钙摄入量应 800～1200mg，选择对胃肠道刺激性小的制剂，可同时服用维生素 D，以利于钙的吸收。成年人如缺乏阳光照射，一般每天补充摄入维生素 D 400～600U 即可满足基本的生理需要，但对预防 OP 发生和患有继发性甲旁亢的患者需增加用量。

（4）对症治疗　有疼痛者可给予适量的非甾体抗炎药如阿司匹林或吲哚美辛；发生骨折或顽固性疼痛时，可考虑短期应用降钙素制剂，如依降钙素有镇痛作用，还能抑制骨吸收，促进钙在骨基质中的沉着。对继发性 OP 应针对病因治疗。有畸形者应局部固定或采用其他畸形措施防止畸形加剧。有骨折时应予以牵引、固定、复位或手术治疗，同时应尽早辅以物理治疗和康复治疗，避免因制动或失用加重病情。

2. 特殊治疗

（1）性激素补充疗法　按患者的具体情况选择性激素的种类、用药剂量和途径。雌激素可抑制破骨细胞介导的骨吸收，增加骨量，是女性绝经后骨质疏松症的首选用药。妇女绝经后如无禁忌可应用雌性激素替代治疗 5 年。雄激素则可用于男性老年患者。

（2）抑制骨吸收药物　二膦酸盐能抑制破骨细胞生成和骨吸收，增加骨密度，缓解骨痛。常用制剂有依替膦酸二钠、帕米膦酸二钠和阿仑膦酸钠。

（3）介入治疗　又称为椎体成形术，是一种脊柱微创手术，向压缩的椎体内注入混有造影剂的骨水泥（聚甲基丙烯酸甲酯），使其沿骨小梁分布至整个椎体，达到重建脊柱稳定性、增强椎体强度、缓解患者疼痛的目的。适用于有疼痛症状的新鲜或陈旧性骨质疏松性椎体压缩性骨折。

【护理诊断/问题】

1. 有受伤的危险　与骨质疏松导致的骨脆性增加有关。

2. 骨痛　与骨质疏松有关。

【护理措施】

1. 一般护理

（1）环境　安静、安全、温湿度适宜，避免寒冷、潮湿。

（2）安全护理　保证住院环境安全，如楼梯有扶手，梯级有防滑边缘、病房和浴室、卫生间地面干燥、灯光明暗适宜，过道走廊避免有障碍物等。加强日常生活护理将日常所需的物品如茶杯、开水呼救器等尽量放置床边，以利于患者取用。当患者使用利尿剂及镇静剂时，要严密观察其频繁如厕及精神恍惚产生的意外。

（3）饮食护理　根据美国国立卫生研究院推荐的钙摄入量作为指标，美国国家骨质疏松基金会资料显示，低钙摄入是一个全球性的营养问题。通过膳食来源达到最佳钙摄入是最优先的方法。在饮食上要注意合理配餐，烹调时间不宜过长。主食以米面杂粮为主，做到品种多样、粗细合理搭配。副食应多吃含钙和维生素 D 的食物，含钙的食物有奶类、鱼虾、海产品、豆类及其制品、鸡蛋、燕麦片、坚果类、骨头汤、绿叶蔬菜及水果。对胃酸分泌过少者在食物中加入少量醋，以增加钙的吸收。含维生素 D 多的食物有鱼类、蘑菇类、蛋类等。多进食富含异黄酮类食物，如大豆等对保持骨量也有一定作用。老年人还应适当增加富含维生素 A、维生素 C 及含铁的食物，有利于钙的吸收。少饮酒、咖啡和浓茶，不吸烟。

（4）运动护理　适当运动可增加和保持骨量并可使老年人躯体及四肢肌肉、关节的协调性和应变力增强，对预防跌倒、减少骨折的发生很有好处。运动类型、方式及运动量根据患者具体情况而定。并适当进行负重锻炼，避免肢体制动。

2. 病情观察

（1）观察疼痛的部位、性质、间隔时间。

（2）当患者使用利尿剂或镇静剂时，要严密注意其因频繁如厕以及精神恍惚所产生的意外。

（3）介入术后 24 小时内严密监测患者生命体征尤其是血压变化，必要时进行心电监护；同时注意观察伤口疼痛、渗液情况；观察患者下肢远端血液循环和运动功能。

3. 用药护理

（1）钙剂　服用时应多饮水，以增加尿量减少泌尿系统结石形成的机会，且空腹服用效果最好；同时服用维生素 D 时，不可与绿叶蔬菜一起服用，以免形成钙螯合物而减少钙的吸收。

（2）性激素 与钙剂、维生素 D 同时使用。服用雌激素应定期进行妇科检查和乳腺检查，反复阴道出血应减少用量，甚至停药。使用雄激素应定期检测肝功能。

（3）二膦酸盐 应晨起空腹服用，同时饮清水 200～300ml，服药后至少半小时内不能进食或喝饮料，也不能平卧，应采取立位或坐位，以减轻对食管的刺激。同时，应嘱患者不要咀嚼或吮吸药片。以防发生口咽部溃疡。如果出现咽下困难、吞咽痛或胸骨后疼痛，警惕可能发生食管炎、食管溃疡和食管糜烂情况，应立即停止用药。服药期间不加钙剂，停药期间可给钙剂或维生素 D 制剂。有血栓疾病和肾功能不全者禁用。老年性 OP 不宜长期使用。

（4）降钙素 服用时应注意观察不良反应，如食欲减退、恶心、颜面潮红等。

（5）止痛剂、肌肉松弛剂或抗炎药物 疼痛明显时可使用，要正确评估疼痛的程度，按医嘱用药。镇痛药物如吲哚美辛、阿司匹林等应餐后服用，以减轻胃肠道反应。

4. 对症护理

（1）使用骨科辅助物 必要时使用背架、紧身衣等，以限制脊柱的活动度和给予脊柱支持，从而减轻疼痛。

（2）物理疗法 对疼痛部位给予湿热敷，可促进血液循环，减轻肌肉痉挛，缓解疼痛。给予局部肌肉按摩，以减少因肌肉僵直所引发的疼痛。也可用超短波、微波或分米波疗法、低频及中频电疗法、磁疗法和激光等达到消炎和止痛效果。

5. 心理护理 骨质疏松症患者由于疼痛及害怕骨折，常不敢运动而影响日常生活；当发生骨折时，需限制活动，不仅患者本身需要角色适应，其家属亦要面对此情境。因此，护士要协助患者及家属适应其角色与责任，尽量减少对患者康复治疗不利的心理因素。

6. 健康指导

（1）疾病预防知识指导 通过健康教育使群众了解骨质疏松症的发病原因和预防措施。指导青少年建立合理的生活方式和饮食习惯，保证充足的钙和维生素 D 摄入；指导中年人尽量延缓骨量丢失的速度和程度，除一般生活、活动指导外，指导绝经后女性适当补充雌性激素或雄性激素、孕激素合剂。

（2）疾病相关知识指导 指导患者建立健康的生活方式，增加日光照射，进行有规律的体育锻炼，劳逸结合，合理使用辅助器械。衣服和鞋穿着要合适，大小适中，且有利于活动。在骨折情况下，学会寻求帮助，避免强行活动。指导患者合理用药，学会自我监测药物不良反应。病情变化，及时就诊。

【预后】

加强卫生宣教，早期发现 OP 易感人群，以提高峰值骨量（PBM），降低 OP 风险。提倡运动和充足的钙摄入。成年后的预防主要包括降低骨丢失速率与预防骨折的发生。妇女围绝经期和绝经后 5 年内是治疗 PMOP 的关键时段。

（陈 露）

PPT

第十节 内分泌代谢疾病常用诊疗技术及护理

📖 **学习目标**

知识要求：

1. 掌握 血糖仪使用的注意事项、胰岛素注射时间、皮下注射部位、胰岛素泵护理措施。

2. 熟悉 胰岛素泵的适应证及剂量设定。

3. 了解 胰岛素泵的工作原理。

技能要求：

1. 能够运用血糖仪为患者测血糖。

2. 能够为患者正确注射胰岛素。

素质要求：

1. 具有创新精神，树立对血糖仪、胰岛素注射终身学习的观念。

2. 具有主动获取新知识、不断进行自我完善和推动专业发展的意识。

一、血糖监测技术

血糖监测是糖尿病综合管理中的重要组成部分，其结果有助于评估糖尿病患者血糖变化的程度与特点，为制定合理降糖方案提供依据，并可反馈降糖方案的治疗效果。目前临床上血糖监测方法包括患者利用血糖仪进行的自我血糖监测、动态血糖监测、糖化血清白蛋白和糖化血红蛋白（HbA1c）的测定。以判断血糖是否偏离正常值，当偏离时能及时采取有效措施治疗，不至于过高或过低而对身体造成损害；协助医护人员评价治疗、护理效果；帮助患者调整饮食量、运动量及药物用量。这里主要介绍的是患者利用血糖仪进行的自我血糖监测。

知识链接

无创伤血糖检测

无创伤血糖检测方法之一——微波检测法，其基本原理是当微波通过葡萄糖溶液时，葡萄糖溶液中的离子（尤其是钠离子）会影响微波的预期路径。离子对微波产生一定的阻抗，削弱其振幅并使其发生相移。该阻抗的大小会受到周围葡萄糖分子的影响，且因葡萄糖浓度的不同而不同；此外，在同样的葡萄糖浓度下，该阻抗的大小还因微波频率的不同而变化。因此，选用3或4个适当频率的微波通过人体组，根据检测到的微波的变化情况，分析可测得血糖浓度。微波检测法还可以无创伤的检测其他分子，如胆固醇、糖基蛋白质等的含量。

【适应证】

1. 服用口服降糖药的患者。
2. 实行胰岛素强化治疗的患者。
3. 全部用胰岛素治疗的患者
4. 不稳定糖尿病患者。
5. 反复出现低血糖和酮症的患者。
6. 妊娠糖尿病的患者。

【操作方法】

1. 核对医嘱。
2. 携用物至患者床旁，查对，做好解释，取得合作。
3. 协助患者准备并清洁好双手，取舒适体位。
4. 采血手下垂摆动10次促进血液循环（冬天采用此法，夏天可略）。
5. 用75%酒精消毒采血部位，待干。
6. 插入试纸条——开机。
7. 绷紧皮肤，采血针紧贴皮肤按下一次性采血针。
8. 弃去第一滴血（用棉签抹去），用第二滴血充满试纸的指定区域。
9. 用无菌干棉签按压穿刺处，直至不出血。
10. 再次查对，读数并告知患者血糖值结果。
11. 推出试纸——关机。
12. 整理床单位，交待注意事项。

【护理】

1. 操作前护理

（1）护士准备 着装整齐、洗手、戴口罩。
（2）用物准备 治疗盘（内放75%酒精、棉签）、血糖仪（密码与试纸一致）、试纸（在有效期内）、记录单、一次性采血针等物品。
（3）环境准备 病房安静、整洁、整齐、光线充足。
（4）患者准备 告知患者血糖监测的目的、方法与注意事项，指导患者放松情绪，配合检查。

2. 操作中护理

（1）指导和协助患者检查和消毒手指，待干。
（2）观察患者呼吸、脉搏及面色变化，询问有无不适感。血糖读数低或者高时配合医生及时处理。
（3）协助医生留取所需的末梢血液标本。

3. 操作后护理

（1）针刺部位的护理 保持穿刺部位干燥，出现红、肿要及时处理。
（2）病情观察 观察患者有无头晕、心慌、手抖、出冷汗、情绪异常等血糖高或者低的情况。

【注意事项】

1. 严格无菌技术操作。测血糖前，确认血糖仪上的号码与试纸号码一致。
2. 采血前局部加温或手臂下垂以增加采血量。
3. 快速血糖测定的为末梢毛细血管全血的血糖值，部位通常采用指尖、足跟两侧，水肿或感染的部位不宜采血。
4. 针刺部位尽量不选择指腹，应在手指尖两侧，部位要交替更换。
5. 根据患者皮肤情况选择针刺深浅度。
6. 采血时禁止过分挤压，应从掌根向指尖挤，切忌挤压针刺处，以防挤出组织液影响血糖结果。
7. 不要触摸试纸的滴血区、测试区，围血使试纸测试区完全变成红色。
8. 确认患者手指酒精干透后实施采血。
9. 严重贫血、水肿、脱水、末梢循环不良及采血部位损伤的均影响结果。
10. 某些药物，如对乙酰氨基酚、多巴胺、维生素C、甘露醇等对快速血糖仪的检测存在干扰。
11. 定期清洗和校对血糖仪。

12. 试纸应在阴凉、干燥、避光、密封下保存，避免污染。

13. 血糖仪应按卫健委文件及生产商使用要求，定期进行标准液校正、室间质评和结果比对。

14. 出现血糖异常（过低或过高）结果时应重复检测一次，立即通知医生采取相应措施，必要时复检静脉生化血糖。

二、胰岛素注射技术

胰岛素注射是利用胰岛素注射笔将动物或人胰岛素、胰岛素类似物通过皮下进行注射，以达到降低血糖的一种方法。注射部位有腹部、上臂外侧、大腿外侧和臀部外上侧。临床常用的胰岛素注射工具有胰岛素专用注射器、胰岛素笔、胰岛素特充装置、胰岛素泵。

【适应证】

1. 1型糖尿病。

2. 糖尿病伴急慢性并发症、合并症者，如酮症酸中毒、高渗性非酮症性昏迷、乳酸性酸中毒、急性感染、创伤、手术前后的糖尿病患者，妊娠合并糖尿病、尤其在分娩前的阶段，糖尿病合并有心、脑、眼、肾、神经等并发症，消耗性疾病者。

3. 2型糖尿病患者经饮食、运动、口服降糖药物治疗血糖不能满意控制者。

【禁忌证】

胰岛素过敏的患者禁用。

【操作方法】

1. 体位 患者取舒适体位。

2. 确定注射部位 常用部位为腹壁、前臂、大腿、臀部。身体部位不同，药物吸收速度也不同，由快到慢的次序是：腹壁、前臂、大腿、臀部。

3. 消毒 常规酒精消毒两次注射部位，待干。

4. 注射 注射时用一只手轻轻捏起注射部位皮肤，另一手握胰岛素注射器，将针头以45°~90°快速刺入注射部位，推注药液，然后放松提起的皮肤。体瘦者和儿童以45°进针注射，体胖者以90°注射。

5. 拔针 注射后迅速拔出针头，拔针时不能改变方向，用干净棉球压迫注射部位5~8秒，但不要揉。整个注射过程，保持肌肉放松，在同一部位注射最好间隔1个月以上。

【护理】

1. 操作前护理

（1）个人准备 洗手、带口罩、带帽子。

（2）用物准备 胰岛素制剂（与胰岛素笔匹配）、胰岛素笔、针头、消毒液、消毒棉签、治疗单、笔、锐器盒、污物桶等。

（3）环境准备 病室清洁、干净、整齐。

（4）患者准备 告知患者胰岛素注射技术的目的、方法与注意事项。指导患者排空大小便，放松情绪，配合注射。必要时评估患者食物是否准备妥当，能否按时进餐。

2. 操作中护理

（1）指导和协助患者胰岛素注射的正确部位。

（2）观察患者呼吸、脉搏及面色变化，询问有无不适感。出现问题配合医生及时处理。

3. 操作后护理

（1）指导患者穿刺后按压时间1~2分钟。

（2）注射部位的护理 保持注射部位的清洁、干燥。

（3）病情观察 观察患者有无疼痛、皮下淤血、感染、脂肪垫和胰岛素外溢等情况。注意严格无菌操作，轮换注射部位，正确注射方法是：捏起皮肤，以45°进针，若用量较大可分次注射。注射完毕等待1分钟后再拔针。

【注意事项】

1. 确保胰岛素的种类和剂量及注射时间准确。一般速效胰岛素餐前10~15分钟注射，短效胰岛素和预混胰岛素餐前15~30分钟注射。

2. 需长期注射胰岛素的患者，要注意注射部位的交替。把注射区划分为2cm×2cm的小方块，每次注射选择一个方块区，两次注射点间隔1cm。每日注射1次时，可选择一个最方便的区域连续注射1周甚至更长时间，然后更换另一区域；每日注射2次以上时，最好选择对称的两个区域交替部位进行注射。

3. 混合使用长（中）、短效胰岛素时，应先抽短效胰岛素，不可反向操作。

4. 如果参加运动锻炼，不宜选在大腿、臀部注射。注射胰岛素后避免过度活动接受注射的肢体。注射胰岛素后避免短时间内洗热水浴或过度搓压注射部位或热敷。

5. 胰岛素应避免日晒或冷冻，避免剧烈晃动；没有开封的胰岛素最好储存在4~8℃的冰箱冷藏室在有效期内使用，在28℃以下室温可以保存4~6周；已开封的胰岛素在28℃以下室温可使用28天（生产有效期内）。

三、胰岛素泵使用技术

胰岛素泵是20世纪80年代应用于临床的模拟人体生理胰岛素分泌的一种胰岛素输注系统，作为糖尿病强化治疗的一种先进手段在世界范围内得到广泛应用。胰岛素泵强化治疗，即持续皮下输注胰岛素（continuous subcutaneous insulin infusion）是目前最符合生理状态的胰岛素输注方式，可以有效延缓和减少糖尿病并发症的发生。

【适应证】

原则上使用胰岛素治疗的所有患者都可以使用胰岛素泵，但下述患者更适合。

1. 血糖控制不理想，波动大的患者。

2. 怀孕或计划怀孕的女性糖尿病患者。

3. 经常出差或生活不规律的患者。

4. 生长发育期的青少年糖尿病患者和儿童糖尿病患者。

5. 希望积极严格控制血糖的患者。

6. 喜欢参加运动的患者。

7. 胃轻瘫的患者。

8. 围术期的患者。

【操作方法】

1. 体位 患者取舒适体位。

2. 注射部位 常用部位为腹壁、前臂。

3. 消毒 用75%酒精消毒注射部位，消毒直径 >5cm，待干。

4. 胰岛素泵 检查胰岛素和耗材的有效期和包装。将胰岛素灌装入储药器，接上输注导管，手动排气。装电池，泵自检。马达复位后将储药器放入胰岛素泵的储药室，并轻轻旋紧。机械排气，针头处见一小液滴。设置泵时间、胰岛素类型（速效/短效）和基础率等参数。将胰岛素泵装上配件，备用。

5. 注射和固定 绷紧注射部位皮肤，将连接胰岛素泵导管的针头的敷贴撕下，垂直进针，把针上的敷贴贴好，取无菌敷贴贴于上方，固定好，泵可放入套袋里，固定于患者身上。

【护理】

1. 置泵前护理

（1）个人准备 洗手、带口罩、带帽子。

（2）用物准备 速效或短效胰岛素制剂、胰岛素泵、储药器、输注导管、电池、助针器配件、消毒液、消毒棉签、治疗单、笔、锐器盒、污物桶等。

（3）环境准备 病室清洁，整齐，安静。

（4）患者准备 告知患者安装胰岛素泵的目的、方法与注意事项，征得患者或家属同意并签字。指导患者放松情绪，树立信心，积极配合治疗。

2. 置泵中护理

（1）指导和协助患者选择正确胰岛素泵注射部位。

（2）观察患者呼吸、脉搏及面色变化，询问有无不适感。出现问题配合医生及时处理。

3. 操作后护理

（1）休息与体位 胰岛素泵可放于衣服的口袋中或佩在腰带上，睡觉时泵可放于身旁，用携泵器戴在胳膊上、

放于枕下、枕套里、用皮带夹夹于床单或毯子上。

（2）注射部位的护理 3～7天更换一次管路。如输注部位有发红发痒或皮下硬结应立即更换，新置针部位与原部位相隔2～3cm以上。

（3）病情观察 观察患者置针处皮肤有无红肿、水疱、硬结及贴膜过敏等现象。

【注意事项】

1. 胰岛素泵的保管洗澡时使用快速分离器将泵脱开，最好不超过1小时，沐浴完毕立即装上。特殊检查如X线检查、CT、MRI等应使用快速分离器将泵取下，检查完后再接上，防止管道的过度扭曲、折叠。

2. 严密监测血糖 刚开始使用胰岛素泵时，每日监测血糖7～8次（三餐前、三餐后2小时、22：00、凌晨3：00），后根据血糖控制情况改为每天监测3～4次。要注意观察患者的低血糖反应，尤其是置泵后1周内为胰岛素剂量调整期，容易发生低血糖。要做好患者教育，告知患者低血糖的症状，护士密切观察，及时指导患者适量加餐，并让患者掌握自救方法，确保安全。

3. 报警的预防和处理 每日检查胰岛素泵运转是否正常，电池电量是否充足，观察胰岛素余液量，核对泵设置，及时更换耗材。熟悉泵常见警报原因和处理方法。

4. 更换管路 胰岛素应提前2～3小时从冷藏箱中取出使其与室温接近，避免抽吸胰岛素时胰岛素受热在储药器中产生气泡。管路一般3～7天更换一次。在更换管路前和更换管路后1～3小时检测血糖，以防止操作不当引起的胰岛素吸收不完全造成高血糖。更换管路的时间一般选择早晨和白天，尽量避免睡前更换管路。更换管路后给予大剂量有助于清除软针中可能存在的血或组织。

5. 胰岛素泵在使用中避免接触尖锐或坚硬的物品，避免被撞击、滑落，以免损坏仪器。

6. 胰岛素泵治疗糖尿病在国内尚未得到广泛应用，大多数患者对于这种治疗方法缺乏了解，容易产生紧张、焦虑和疑虑心理。应向患者详细介绍胰岛素的生理分泌及作用特点，胰岛素泵的工作原理和基本操作过程，安泵后的注意事项和机器发生报警的应急处理；介绍以前接受胰岛素泵治疗的病例效果；测血糖时根据患者手指皮肤情况调节采血针的深度，避开指尖、指腹等神经敏感部位。消除患者紧张情绪，愉快接受胰岛素泵治疗。

7. 胰岛素泵的保养和维护 不要将泵置于过冷或过热的地方，以免胰岛素变性；胰岛素泵的马达和螺杆要用专用的润滑剂，避免使用其润滑剂；停用的胰岛素泵不必取下电池，但须将基础率归零。

（陈 露）

目标检测

答案解析

1. 高嘌呤食物不包括
   A. 肝　　　　　　　　　B. 肉汤
   C. 鸡蛋　　　　　　　　D. 鹅肉

2. 患者，女，28 岁。诊断为肥胖症，拒绝与他人交流，对其进行护理最重要的护理措施是
   A. 饮食护理　　　　　　B. 心理护理
   C. 运动护理　　　　　　D. 用药护理

3. 急性痛风关节炎期，单个或多个关节红、肿、热、痛，最常见累及的关节是
   A. 第一跖趾关节　　　　B. 第一掌指关节
   C. 踝关节　　　　　　　D. 膝关节

4. 骨质疏松症最严重的并发症是
   A. 骨折　　　　　　　　B. 疼痛
   C. 肌无力　　　　　　　D. 椎体压缩

5. 患者，女，42 岁。甲亢病史 3 年。清晨空腹、静卧时测得血压为 134/90mmHg，脉搏 107 次/分。其基础代谢率为
   A. 20%　　　　　　　　B. 30%
   C. 40%　　　　　　　　D. 50%

6. 甲亢突眼的眼部护理内容不包括
   A. 佩戴有色眼镜　　　　B. 睡前涂抗生素眼膏
   C. 休息时抬高头部　　　D. 多食碘盐

7. 甲状腺功能亢进症的高代谢症状是
   A. 神经兴奋性增高　　　B. 甲状腺肿大
   C. 畏热、多汗　　　　　D. 突眼

8. 患者，女，35 岁。甲状腺肿大、突眼、心慌、失眠，心率 100 次/分，血压 140/90mmHg，诊断为甲状腺功能亢进症，术前服用碘剂的目的是

　A. 缩小甲状腺体积
　B. 增加甲状腺球蛋白分解
　C. 减少甲状腺球蛋白分解
　D. 抑制甲状腺素分泌

9. 甲亢患者服用甲硫氧嘧啶药物，服药最初 1 ~ 2 个月内应重点观察的内容是
   A. 静脉炎　　　　　　　B. 粒细胞减少
   C. 肾功能损害　　　　　D. 胃肠道不适

10. 患者，女，28 岁。甲亢病史 3 年，失眠，易激动，眼突，食欲亢进，护理中不宜采取的措施是
    A. 理解患者，与其沟通时态度温和
    B. 对患者关心的问题要耐心解释
    C. 适当的外表修饰可增加自信
    D. 指导患者多做运动

11. 腺垂体功能减退症患者采用激素替代治疗时应首选
    A. 性激素　　　　　　　B. 甲状腺片
    C. 促甲状腺素　　　　　D. 肾上腺皮质激素

12. 库欣综合征的典型临床表现不包括
    A. 低血压　　　　　　　B. 满月脸
    C. 糖尿病倾向　　　　　D. 多血质面容

13. 患者，男，16 岁。因患"痤疮" 3 年入院，经实验室和影像学检查后，确诊为库欣综合征，目前护理评估的重点是
    A. 心理状态　　　　　　B. 营养状态
    C. 身体意象紊乱　　　　D. 意识状态

14. 对高脂血症患者的饮食护理不当是
    A. 减少总热量摄入
    B. 进食富含纤维素的食物
    C. 避免碳水化合物的摄入
    D. 避免高脂、高胆固醇食物

书网融合……

本章小结 1　本章小结 2　本章小结 3　本章小结 4　本章小结 5　本章小结 6

本章小结 7　本章小结 8　本章小结 9　本章小结 10　题库

第八章　风湿性疾病患者的护理

风湿性疾病（rheumatic disease），简称风湿病，是指累及骨、关节及其周围软组织（如肌肉、肌腱、滑膜、韧带、筋膜、神经等）的一组疾病。风湿性疾病种类繁多，病因多种多样，发病机制不甚明了，但多数与自身免疫反应密切相关，主要临床表现包括骨、关节、肌肉疼痛，病程呈慢性、进行性、发作与缓解交替出现，可引起多器官多系统损害，多数患者有致残甚至致死的风险，给个人、家庭和社会带来了沉重的负担。随着社会的发展、卫生水平的提高和生活方式的改变，风湿性疾病的疾病谱也发生了显著变化，与链球菌感染有关的风湿热已明显减少，而骨关节炎（osteoarthritis，OA）、痛风性关节炎日益增多。随着细胞生物学及免疫学研究的进展，特别是相关易感基因及高特异性自身抗体的发现，使风湿病的诊断和治疗有了新突破。早期诊断、合理治疗能明显改善患者的预后，合理、正确地护理有助于患者症状的缓解及病情控制。

第一节　概　述

PPT

学习目标

知识要求：

1. 掌握　风湿性疾病患者常见的护理诊断及护理措施。

2. 熟悉　风湿性疾病患者的临床特点、护理评估内容。

3. 了解　风湿性疾病的病因、分类。

技能要求：

1. 能够应用体格检查的方法，对风湿性疾病患者进行身体评估。

2. 能够对风湿性疾病患者提供合理的护理措施。

素质要求：

1. 具有爱心、热心对风湿性疾病患者提供合适的照护。

2. 能与其他医务人员进行良好的团队协作，促进风湿性疾病患者早期康复。

一、风湿性疾病的分类与临床特点

【分类】 微课

风湿性疾病的病因与发病机制复杂，至今尚无完善的分类方法。目前临床常用的仍是 1983 年美国风湿病协会（American Rheumatology Association，ARA）制定的分类标准。根据发病机制、病理和临床特点，将风湿性疾病分为弥漫性结缔组织病（diffuse connective tissue disease，CTD）、脊柱关节病、退行性病变等十大类（表 8 - 1 - 1）。

表 8 - 1 - 1　风湿性疾病的分类和范畴

分类	范畴
1. 弥漫性结缔组织病	类风湿关节炎、系统性红斑狼疮、硬皮病、多发性肌炎、重叠综合征、血管炎病等
2. 脊柱关节病	强直性脊柱炎、反应性关节炎、炎性肠病性关节炎、银屑病关节炎、未分化脊柱关节病等

续表

分类	范畴
3. 退行性变	骨关节炎（原发性，继发性）
4. 与代谢和内分泌相关的风湿病	痛风、假性痛风、马方综合征、免疫缺陷等
5. 与感染相关的风湿病	反应性关节炎、风湿热等
6. 肿瘤相关的风湿病	原发性（滑膜瘤、滑膜肉瘤等）；继发性（多发性骨髓瘤、转移瘤等）
7. 神经血管疾病	神经性关节病、压迫性神经病变（周围神经受压、神经根受压等）、雷诺病等
8. 骨与软骨病变	骨质疏松、骨软化、肥大性骨关节病、弥漫性原发性骨肥厚、骨炎等
9. 非关节性风湿病	关节周围病变、椎间盘病变、特发性腰痛、其他痛综合征（如精神性风湿病）等
10. 其他有关节症状的疾病	周期性风湿病、间歇性关节积液、药物相关的风湿综合征、慢性活动性肝炎等

【临床特点】

风湿病具有以下特点。

1. 慢性病程 多数患者的病程呈慢性、进行性、发作与缓解相交替，可造成多器官、多系统损害。

2. 异质性 同一疾病，不同的患者临床表现、药物疗效及不良反应、预后等方面有较大的个体差异。

3. 免疫学异常或生化改变 风湿病患者常存在免疫学或生化检查的异常，如系统性红斑狼疮 SLE 患者抗双链 DNA 抗体阳性、类风湿关节炎患者类风湿因子阳性、痛风患者血尿酸增高等。

二、风湿性疾病患者常见症状体征的护理

【常见的症状体征】

1. 关节疼痛与肿胀 关节疼痛是风湿病关节受累最常见的首发症状，也是患者就诊的主要原因之一。几乎所有的风湿病均可引起关节疼痛，如类风湿关节炎主要侵犯周围小关节，尤其是近端指间关节，呈对称性、多发性、持续性疼痛，活动后疼痛有所减轻；骨关节炎病变可累及多关节，以远端指间关节最常见，活动后疼痛加剧；痛风的首发症状是第一跖趾关节的剧痛；强直性脊柱炎多侵犯脊柱中轴关节，呈不对称性、持续性疼痛。疼痛关节均伴有肿胀，多因关节腔积液或滑膜增生所致，是滑膜炎或周围组织炎的重要体征。

2. 关节僵硬及功能障碍 轻度关节僵硬活动后可减轻或消失，重者数小时才能缓解。晨僵（morning stiffness）是指患者晨起或长时间休息后关节呈胶粘样僵硬。晨僵是判断关节炎症活动的指标，其持续时间与关节炎症程度成正比，以类风湿关节炎最为典型。关节活动受限，早期主要由肿胀、疼痛引起，晚期多因受累关节骨质破坏、纤维骨质粘连、关节脱位、周围肌肉组织萎缩等原因引起，此时关节活动严重受限，最终导致功能丧失。

3. 皮肤损害 风湿病常因血管炎性反应，引起皮疹、红斑、水肿、溃疡、皮下结节等皮肤损害。SLE 患者最具特征性的皮肤损害为面部蝶形红斑；RA 患者可有皮下结节，多位于肘鹰嘴、枕、跟腱等关节隆突及受压部位的皮下，结节对称分布，质硬无压痛，大小不一。

【护理评估】

1. 健康史

（1）患病及诊疗经过

1）患病经过 了解患者发病缓、急，持续时间，主要症状及其特点，发病的病因或诱因及对机体的影响。如关节疼痛的部位、时间、性质、程度、缓解方式、与活动的关系，有无诱发因素或规律性等。

2）诊治经过 了解患者患病以来曾做过的检查及结果，采取的诊疗、护理措施及效果，应用药物的种类、剂量、用法、效果及是否出现不良反应等。

3）目前状况 了解患者目前主要临床表现和病情变化，疾病对患者日常生活及自理能力造成的影响，如关节疼痛肿胀、晨僵等是否影响患者日常进食、休息、排泄，是否影响患者生活自理能力。了解患者目前主要的诊疗、护理措施及效果。

（2）生活史与家族史

1）个人史 了解患者出生地、居住地情况，是否到过疫区。重点询问居住环境和工作环境，是否长期处于阴冷潮湿的状态。

2）生活方式 了解患者日常生活、工作、学习、睡眠等是否规律，有无烟酒嗜好等。患者日常的活动量及活动耐力，能否胜任目前的工作，患病后角色功能、社会交往、性功能等是否发生改变。

3）既往史 了解患者既往是否患有疾病及种类，所患疾病的发病过程、持续时间、诊疗和护理经过及用药情况。既往外伤史、手术史、各种疫苗接种史等。

4）过敏史 询问患者有无药物和食物过敏及过敏的表现。

5）用药史 询问患者既往有无特殊的药物摄入史，如普鲁卡因胺、异烟肼、氯丙嗪、甲基多巴等，这些药物与系统性红斑狼疮的发生关系密切。

6）家族史 了解患者直系亲属的健康状况，特别注意有无遗传病、传染性疾病；询问患者亲属中是否有类似疾病的发生，多数风湿性疾病都具有家族史。

2. 身体评估

（1）一般情况 评估患者生命体征、精神状态、营养状况、食欲、睡眠及大小便情况，有无消瘦、乏力、发热等表现。

（2）关节、肌肉 ①评估患者关节有无疼痛与肿胀，关节疼痛、肿胀的部位、程度、持续时间、诱发和缓解因素、是否呈游走性、累及关节的数量等，肌腱、韧带、滑囊等关节附属结构是否受累等。②评估患者有无晨僵，晨僵发生的时间、程度、部位、持续时间、缓解方式等，僵硬对日常活动、工作的影响等。③评估患者有无肌肉萎缩、肌肉捏痛、肌力减退等。④评估患者有无关节畸形和功能障碍，关节畸形及功能障碍的程度。

（3）皮肤、黏膜评估 患者是否存在皮疹、溃疡、结节等皮肤损害，皮肤损害的部位、形态，是否伴有光过敏、口眼干燥、胸痛等症状；若存在雷诺现象，注意评估部位、范围、诱因、发作频率、持续时间等。

（4）其他评估 患者心、肺、肝、肾等脏器功能。评估患者心前区有无隆起及震颤，心尖搏动的位置及范围，心界大小、心音、心率和节律是否正常；评估患者的呼吸频率及节律，胸廓扩张度、语音震颤是否正常，有无肺下界、肺下界移动范围的改变，有无胸膜摩擦音及干湿啰音；评估肝脏大小，是否存在压痛、叩击痛；评估肾区是否存在叩击痛等。

3. 心理–社会支持状况

（1）评估患者的心理状态，评估患者对疾病的认识、应对方式及本人的期望值，了解患者有无敏感、多疑、易激动等负性情绪，有无焦虑、抑郁、悲观等不良心理反应。

（2）评估社会支持系统，评估疾病对患者日常生活、工作的影响。了解患者家庭结构、经济状况、医疗费用支付方式，家属对患者的关心和支持程度，单位提供的支持力度，社区医疗服务状况等。

4. 实验室及其他检查

（1）一般性检查 主要包括血常规、尿常规、肝功能、肾功能及血沉检查。这些检查不仅有助于风湿病的诊断，还有助于病情判断、药物选择、疗效判断和不良反应的监测。

（2）自身抗体检查 对风湿病的诊断和鉴别诊断，特别是CTD的早期诊断意义较大。常用的检测项目：①抗核抗体（anti-nuclear antibody，ANA）及ANA谱，如抗ds-DNA抗体是诊断SLE的标记抗体之一，对SLE有较高的特异性；②类风湿因子（RF）阳性主要见于RA，但特异性较差，RF的滴度可判断类风湿关节炎（RA）患者的活动性和预后；③抗中性粒细胞胞浆抗体（ANCA）对血管炎尤其是毒氏肉芽肿的诊断和活动性判断有意义；④抗磷脂（APL）抗体可见于不同的风湿病，如抗磷脂综合征、系统性红斑狼疮、干燥综合征等；⑤抗角蛋白抗体谱：对RA特异性较高，有助于RA的早期诊断。

（3）人类白细胞抗原（HLA）检查 HLA-B27与中轴关节受累的脊柱关节病密切关联，也可见于反应性关节炎、银屑病关节炎。

（4）关节液检查 通过关节腔穿刺抽取关节液，关节液的白细胞计数有助于鉴别炎症性、非炎症性和化脓性关节炎，对RA的诊断有一定价值；关节液中发现尿酸盐结晶或病原体，分别有助于痛风性或感染性关节炎的诊断。

（5）影像学检查 是风湿病中重要的辅助检测手段，有助于骨关节病变的诊断、鉴别诊断、病程分期、药物疗效的判断等，还可评估肌肉、骨骼系统以外脏器的受累情况。X线平片检查最常用。当X线平片阴性而临床高度怀疑有病变时，可选择CT、MRI及血管造影检查，有利于疾病的早期诊断。

（6）病理检查 活组织检查所见病理改变对诊断有决定性意义，并有指导治疗的作用。如肾脏活检对狼疮性肾炎的病理分型、滑膜活检对关节炎病因的判断、肌肉活检对多发性肌炎的诊断均有重要意义。

【护理诊断/问题】

1. 疼痛：慢性关节疼痛 与关节炎性反应有关。

2. 躯体活动障碍 与关节疼痛、僵硬及活动受限有关。

3. 焦虑 与疼痛反复发作、病情迁延不愈有关。

4. 皮肤完整性受损 与血管炎性反应及应用免疫抑制剂等因素有关。

5. 组织灌注无效：外周组织 与肢端血管痉挛、血管舒缩功能调节障碍有关。

【护理目标】

1. 患者学会应用减轻疼痛的方法，关节疼痛减轻或消失。

2. 躯体最大程度地保持活动水平。

3. 患者焦虑程度减轻，生理和心理上适应性增加。

4. 患者受损皮肤情况好转或完全修复。

5. 外周血管灌注情况得到改善，肢端颜色恢复正常。

【护理措施】

1. 一般护理

（1）环境 安静、舒适、整洁、空气清新，定时通风、消毒，减少探视，保持合适的温度（18~20℃）和湿度（50%~60%）。

（2）休息与活动 指导患者注意保暖，卧床休息，受累关节制动、避免持重、保持功能位，减少体力消耗，避免脏器受损。缓解期适当活动，循序渐进开展功能锻炼，鼓励生活自理。

（3）饮食护理 给予高蛋白、高维生素、钙质丰富、易消化饮食，注意控制总热量，防止肥胖加重关节负担，尽量选择富含不饱和脂肪酸的食物，如核桃、大豆、豌豆、金枪鱼等。戒烟限酒，避免辛辣、刺激性食物。根据患者的病情、用药等具体情况适当调整饮食结构。

（4）生活护理 根据患者活动受限情况，协助其完成日常生活活动，如洗漱、进食、排便、翻身及个人卫生等，将日常物品置于患者健侧肢体伸手可及处，鼓励患者尽量发挥健侧肢体功能，逐渐恢复生活自理能力。

2. 病情观察 观察患者全般状况、生命体征及营养状况，注意有无营养不良、肌肉萎缩等表现；观察关节有无疼痛、肿胀、晨僵及特点；观察有无皮疹、红斑、结节等皮肤损伤及变化规律；观察有无咳嗽、咳痰、肺部啰音等肺部感染征象；观察患者日常活动能力及影响因素，注意有无垂足、垂腕、关节畸形、活动障碍等情况；观察患者精神状态及心理反应，注意有无不良情绪和心理反应，防止自伤和意外发生。随时监测各项辅助检查结果，借以了解患者的病情变化。

3. 对症护理

（1）晨僵　①指导患者晨起或睡醒时进行温水浴或用热水浸泡僵硬的关节。②夜间睡觉时戴弹力手套保暖，减轻晨僵。③缓解期适当进行关节功能锻炼，从事力所能及的工作和活动。

（2）关节疼痛、肿胀　①保护受损关节：避免关节持重，如用支架支起床上盖被，使用石膏托、小夹板固定等。②局部理疗：采用水疗、蜡疗、磁疗、红外线、超短波等方法促进血液循环、缓解关节疼痛。③止痛：包括非药物性如指导患者缓慢深呼吸、放松、分散注意力等方式缓解疼痛；药物止痛如遵医嘱使用非甾体抗炎药等，观察用药效果和不良反应。

（3）预防关节失用　①保持关节功能位：卧床期间保持关节功能位，如膝下放一平枕，使膝关节保持伸直位；足下放置足板，避免足下垂；肩部两侧放置枕头等物品以维持肩关节外展位；膝、腕、指、趾关节可借助可塑夹板固定。②主动或被动按摩肌肉和关节：按摩可促进血液循环，松弛肌肉，防止肌肉萎缩和关节失用。③日常生活活动能力锻炼：训练患者进食、更衣、洗漱等基本动作和技巧。鼓励患者生活自理，必要时提供辅助工具，如手杖、滑轮、弹簧等。

4. 用药护理　风湿性疾病患者用药复杂，需长期用药。指导患者做到以下几点。①遵医嘱用药：向患者强调规范用药的重要性，按时、按量服药，不能擅自停药、减量、换药等。②减少药物的不良反应：如服用非甾体抗炎药对胃肠道有刺激，饭后服用或同时应用胃肠黏膜保护剂，避免同时服用两种或两种以上等。③观察药物疗效和不良反应：指导患者观察药物的疗效和不良反应，并及时与医生沟通，以便及时调整用药。

5. 心理护理　风湿性疾病呈慢性病程，反复发作，终身治疗，对患者的工作、生活和心理具有重要的影响。鼓励患者表达自己的感受，及时识别患者负性情绪和不良心理状态，尊重理解患者对疾病的反应。根据患者的具体情况进行心理疏导，关心、关爱、支持、疏导患者。帮助患者接受活动受限的事实，缓解焦虑；协助患者建立社会支持系统，使患者获得家庭和社会的温暖。

6. 健康指导

（1）疾病预防指导　风湿性疾病病因复杂多样，指导人们建立健康的生活方式，增强体质，全方位预防疾病的发生。

（2）疾病知识指导　指导患者适当休息与活动，积极功能锻炼；避免进食诱发或加重病情的食物和药物；保护皮损部位的皮肤；保持情绪稳定，增强战胜疾病的信心；病情变化时及时就诊。

（秦殿菊）

PPT

第二节　类风湿关节炎

📖 **学习目标**

知识要求：

1. 掌握　类风湿关节炎的概念、临床表现及护理。

2. 熟悉　类风湿关节炎的病因、诊断要点和治疗要点。

3. 了解　类风湿关节炎的发病机制、实验室检查与影像学检查。

技能要求：

1. 能够根据病情需要帮助患者摆放肢体功能位。

2. 能够帮助患者缓解关节疼痛。

素质要求：

1. 具备良好的人文素养，为患者提供有温度的整体护理。

2. 具备良好的团队精神，工作中与他人进行有效的沟通与合作。

类风湿关节炎（rheumatoid arthritis，RA）是一种以侵蚀性、对称性多发关节炎为主要临床表现的慢性、全身性自身免疫性疾病。基本病理改变为滑膜炎、血管翳形成，并逐渐出现软骨和骨破坏，最终导致关节畸形和功能障碍。早期诊断，早期治疗至关重要。

【流行病学】

RA 呈全球性分布，是造成人类丧失劳动力和致残的主要原因之一。本病可见于任何年龄，80% 发病于 35～50 岁，女性患者约为男性的 2～3 倍。我国 RA 的患病率为 0.32%～0.36%，略低于 0.5%～1% 的世界平均水平。

【病因与发病机制】

RA 病因与发病机制复杂，在遗传、感染、环境等多因素作用下，机体发生自身免疫反应导致免疫损伤是发病的基础。

1. 遗传因素　本病发病有家族聚集趋向。有研究资料显示，RA 患者一级亲属发病率为 11%。同卵孪生同患 RA 的概率为 12%～30%，高于异卵孪生的 4%。大量研究显示，HLA - DRB$_1$ 等位基因突变与 RA 的发病有关。

2. 环境因素　一般认为微生物感染是 RA 的诱发或启动因素，致使有遗传背景或易感者发病。目前尚未证实导致本病发病的直接感染因子。但是，某些细菌、支原体、病毒、原虫等侵入机体并持续存在于靶组织内，特别是滑膜组织，致使组织对感染物产生免疫反应而致病。另外，免疫系统的效应细胞因免疫反应紊乱丧失了识别能力，导致患者对以上微生物产生高免疫反应。

3. 免疫紊乱　免疫紊乱是 RA 的主要发病机制，以活化的 CD4$^+$T 细胞和 MHC - Ⅱ型阳性的抗原递呈细胞浸润关节滑膜为特点。刺激因子侵袭机体，被巨噬细胞识别，T 细胞激活，免疫介质释放，进而激活 B 细胞和浆细胞，产生大量的由免疫球蛋白和类风湿因子（RF）组成的免疫复合物，并沉积在关节滑膜上。同时，激活补体，使大量的中性粒细胞向滑膜和关节腔内渗入引起炎症，并促使中性粒细胞和巨噬细胞吞噬免疫复合物。滑膜的巨噬细胞因抗原活化，产生致炎因子，如 TNF - α、IL - 1、IL - 6、IL - 8 等，使滑膜处于慢性炎症状态，导致关节软骨、骨端、肌腱、韧带及滑膜组织的炎性损伤。IL - 1 是导致 RA 全身症状的主要细胞因子，也是引起 C 反应蛋白和血沉升高的主要因素。同时，B 细胞可激活分化为浆细胞，分泌大量免疫球蛋白，与 RF 形成免疫复合物诱发炎症，部分因子还可影向滑膜组织的正常凋亡，使炎症呈持续状态。

4. 其他因素　寒冷、潮湿、疲劳、营养不良、创伤、精神因素等，常为本病的诱发因素。

【病理】

RA 的基本病理改变是滑膜炎和血管炎，滑膜炎是关节表现的基础，血管炎是关节外表现的基础及 RA 预后不良的因素之一。急性期滑膜炎表现为渗出性和细胞浸润性，滑膜下层小血管扩张，内皮细胞肿胀、细胞间隙增大，间质有水肿和中性粒细胞浸润。病变进入慢性期，滑膜变得肥厚，形成许多绒毛样突起，突向关节腔内或侵入到软骨和软骨下的骨质。增生的滑膜细胞有很强的破坏性，是造成关节破坏、畸形、功能障碍的病理基础。

血管炎可累及患者关节外任何组织，使血管腔狭窄或堵塞。类风湿结节是血管炎的一种表现，结节中心为纤维素样坏死组织，周围有上皮样细胞浸润，外被以肉芽组织。肉芽组织间有大量的淋巴细胞和浆细胞。

【临床表现】

多数患者隐匿起病，出现明显关节症状前可有低热、乏力、全身不适、体重下降等症状，以后逐渐出现典型的关节症状。少数患者急性起病，数天内出现多个关节症状，老年人多见。

1. 关节表现　典型的表现为对称性多关节炎。本病主要侵犯小关节，以近端指间关节、掌指关节、腕关节最常见，其次为足趾、踝、膝、髋、肘、肩等关节。远端指间关节、脊柱、腰骶关节极少受累。关节表现分为两种。滑膜炎症引起的可逆性炎性症状（晨僵、肿、热、痛）和滑膜炎引起关节损伤造成的不可逆的结构症状（关节畸形、活动受限）。

（1）晨僵　早晨起床或长时间休息后病变关节出现僵硬和胶着感，称晨僵。其原因是滑膜尤其是关节周围组织水肿，机械性地限制了关节的正常活动，关节出现发紧和僵硬感。晨僵持续时间与关节炎程度呈正比，活动后可减轻。晨僵是 RA 突出的临床表现，95% 以上的患者可以出现，持续 1 个小时以上的晨僵对 RA 的诊断有较大意义，同时提示病变活动。

（2）疼痛与压痛　疼痛是 RA 患者最早出现的关节症状。初期可以是单一关节或呈游走性多关节肿痛，呈对称性、持续性，时轻时重，伴有压痛。

（3）关节肿胀　受累关节均可肿胀，多因关节腔积液、滑膜增生及关节周围软组织炎症所致。早期以滑膜关节周围组织的水肿和炎细胞渗出为主，晚期主要由于滑膜慢性炎症后的增生和肥厚而引起肿胀。以近端指间关节、掌指关节、腕关节最常发生，典型表现是中指近端指间关节的梭形肿胀。

（4）畸形　滑膜炎的绒毛破坏软骨和软骨下的骨质结构，造成关节纤维性或骨性强直，关节周围肌肉萎缩、痉挛，最终造成关节破坏、畸形、功能障碍，多见于晚期患者。最常见的关节畸形有手指关节尺侧偏斜的"天鹅颈"（swan neck）样畸形和"纽扣花"（boutonniere）样畸形；掌指关节半脱位；关节纤维性强直（腕、肘关节强直）（图 8 - 2 - 1）。

（5）关节功能障碍　关节肿痛、结构破坏和畸形都会引起关节功能障碍。美国风湿病学会根据患者生活受影响

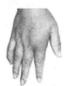

早期 指间关节、腕关节、掌指关节软组织肿胀、发僵

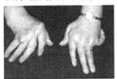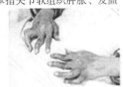

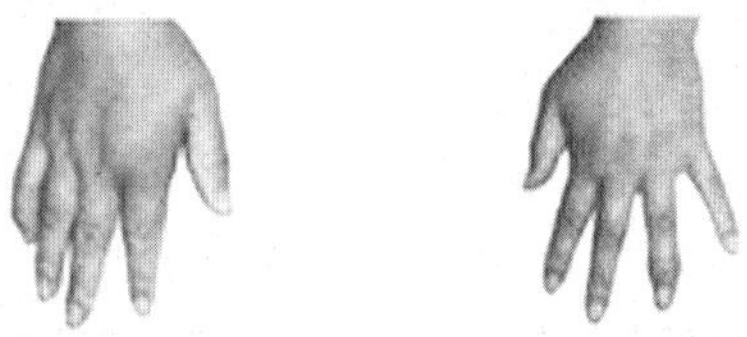

晚期 关节脱位畸形、强直

图8-2-1 类风湿关节炎手关节畸形

的程度，将功能障碍分为4级：Ⅰ级能照常进行日常生活和各项工作；Ⅱ级可进行一般的日常生活和某种职业工作，但参与其他项目活动受限；Ⅲ级可进行一般的日常生活，但参与某种职业工作或其他项目活动受限；Ⅳ级日常生活自理和参与工作的能力均受限。

2. 关节外表现 患者病情严重或关节症状突出时易发生关节外的表现。关节外表现有个体差异，受累脏器可以是单独某一器官，也可同时有多个脏器受累，受累程度也有不同。

（1）类风湿结节 30%~40%的患者出现，多数RF因子阳性，是RA患者病情活动的标志之一。类风湿结节可发生于任何部位，但多发生在关节隆突及受压部位的皮下，如肘鹰嘴突附近、前臂伸面、坐骨结节、跟腱等部位。结节大小不一，数量不等，常呈对称性，圆形或卵圆形，质硬、无压痛。

（2）类风湿血管炎 血管炎是关节外损害的病理基础。RA患者的系统性血管炎少见，多影响中小血管，可发生于任何部位。多见于甲床梗死、指端坏死、小腿溃疡或末端知觉神经病变。肺受累可出现胸膜炎、肺间质病变、肺动脉高压。心脏受累最常见的是心包炎、冠状动脉炎。

（3）其他 30%~40%的RA患者继发干燥综合征，出现口干、眼干的症状。部分患者可有上腹不适、胃痛、恶心、纳差甚至黑便的情况，多与服用非甾体抗炎药有关。

【实验室及其他检查】

1. 血液检查 有轻至中度贫血。活动期血小板可增高，白细胞及分类多正常。血清免疫球蛋白升高，血清补体一般正常或轻度升高。血沉（ESR）增快、C反应蛋白（CRP）升高，并且和疾病的活动相关。

2. 免疫学检查

（1）RF 是一种自身抗体，可分为IgM、IgG和IgA型，常规检测的为IgM型RF，阳性见于70%的患者，其滴度一般与RA的活动性和严重性成正比。但RF并不是

RA的特异性抗体，在SLE、原发性干燥综合征、系统性硬化病、亚急性细菌性心内膜炎等疾病，甚至是5%的正常人中也可检测出低滴度的RF，因此RF阴性者也不能排除RA的诊断。

（2）抗角蛋白抗体谱 为一组有较高特异性的自身抗体，包括抗核周因子（APF）抗体、抗角蛋白抗体（AKA），抗聚角蛋白微丝蛋白抗体（AFA）及抗环瓜氨酸肽（CCP）抗体等，这些抗体有助于RA的早期诊断和鉴别诊断，尤其是血清RF阴性、临床症状不典型者。而其中抗CCP抗体对RA的诊断敏感性和特异性高，已在临床普遍使用。

（3）免疫复合物 在活动期，70%的患者血清中可检出各种类型的免疫复合物。血清补体升高，少数有血管炎的患者可出现低补体血症。

3. 关节滑液检查 RA患者关节腔内的滑液常超过正常的3.5ml，滑液黏度差，含糖量低于血糖，白细胞增多明显，以中性粒细胞占优势。

4. 关节影像学检查

（1）关节X线检查 对RA诊断、关节病变分期、病变演变监测都很重要。其中，以手指和腕关节的X线平片最有价值。早期可见关节周围软组织肿胀、关节端骨质疏松（Ⅰ期）；进而关节间隙变窄（Ⅱ期）；关节面出现虫蚀样改变（Ⅲ期）；晚期可见关节半脱位和关节破坏后的纤维性和骨性强直（Ⅳ期）。

（2）其他 包括关节X线数码成像、CT、MRI等检查。CT和MRI对本病早期诊断有价值。

【诊断要点】

RA目前的诊断普遍采用美国风湿病学会1987年修订的分类标准：①关节或周围晨僵持续至少1小时；②3个或3个以上关节区软组织肿胀或积液；③腕、掌指、近端指间关节区中，至少1个关节区肿胀；④对称性关节炎；⑤有类风湿结节；⑥RF阳性；⑦X线改变（至少有骨质疏松和关节间隙狭窄）。符合7项中4项者可诊断为RA（其中第①至第④项病程至少持续6周）。

【处理原则】

目前RA尚不能根治，治疗的目的是达到临床缓解或疾病低活动度。具体包括：①减轻或消除关节和关节外症状；②控制疾病发展，防止和减少骨破坏，最大程度地保护受累关节功能；③促进受累关节修复，改善功能，提高患者生活质量。治疗措施包括一般性治疗、药物治疗和外科手术治疗，其中以药物治疗最为重要。

1. 一般治疗 休息、关节制动（急性期）、关节功能锻炼（恢复期）、物理疗法等。卧床休息仅适用于急性期、发热及内脏受累的患者。待炎症控制，病情改善两周后应

逐渐增加活动，避免卧床过久导致关节废用。

2. 药物治疗　抗风湿病药物主要包括非甾体抗炎药（NSAIDs）、改善病情抗风湿药（DMARDs）、生物制剂（DMARDs）、糖皮质激素（glucocorticoid，GC）和植物制剂。

（1）非甾体抗炎药（NSAIDs）　通过抑制环氧化酶（COX）活性，进而抑制花生四烯酸转化成前列腺素，起到抗炎、解热、镇痛的作用。其是最常用的一类改善关节症状的药物，但控制病情的作用有限，应与改善病情的抗风湿药同用，剂量个体化。

（2）改善病情抗风湿药（DMARDs）　该类药物起效慢，临床症状的明显改善需1~6月，可延缓和控制病情进展。RA一经诊断应尽早使用，药物选择和应用要根据具体病情而定。药物主要包括甲氨蝶呤（MTX）、来氟米特（leflunomide，LEF）、柳氮磺胺吡啶、羟氯喹和氯喹、金制剂、青霉胺、硫唑嘌呤、环孢素等。

（3）生物制剂　发展迅速，疗效显著。主要包括TNF-α拮抗剂、IL-6拮抗剂、CD20单抗等。其是通过基因工程制造的单克隆抗体或细胞因子受体融合蛋白，特异性阻断疾病发病中的某个环节。

（4）糖皮质激素　通过其强大的抗炎作用迅速缓解关节肿痛和全身症状，适用于活动期有关节外症状者，或关节炎明显而NSAIDs无效者，或其他慢作用药尚未起效者。治疗原则为小剂量、短疗程，并必须同时应用DMARDs。

（5）植物制剂　常用的药物包括雷公藤多苷、青藤碱、白芍总苷等。部分植物制剂对缓解关节症状有较好作用。

3. 手术治疗　包括关节置换和滑膜切除手术。前者适用于晚期有畸形并失去功能的关节，后者能使病情得到一定缓解，但当滑膜再次增生时病情又趋复发。

【护理诊断/问题】

1. 有失用综合征的危险　与关节炎反复发作、疼痛和关节骨质破坏有关。

2. 预感性悲哀　与疾病久治不愈、关节可能致残、影响生活质量有关。

【护理措施】

1. 一般护理　环境定时通风，避免寒冷、潮湿；加强手部保暖，日常家务活动戴防潮手套，使用温水；避免长时间接触冷水、冰冷物体，避免小关节长期负重。在控制合适体重的前提下，进食高热量、高蛋白、高维生素饮食。疾病急性期，注意保暖，卧床休息，受累关节制动。缓解期适当活动，循序渐进功能锻炼，加强手部关节功能训练（晨僵已消退，疼痛缓解后进行）。鼓励生活自理。

2. 病情观察　观察患者全身状况、生命体征及营养状况，注意有无营养不良、肌肉萎缩等表现。重点观察关节是否存在疼痛、压痛、肿胀、晨僵、功能障碍、畸形及其严重程度、特点等，尤其是手部关节。观察患者遵医行为及治疗、护理效果。

3. 对症护理　关节疼痛、肿胀的护理、晨僵的护理和预防关节失用的护理，参见本章第一节"护理措施"。缓解期手关节功能锻炼，具体方法：手指做屈曲（握拳）、伸展、对指、并指等运动；腕关节做背伸、掌屈、内旋、外旋等运动。

4. 用药护理

（1）非甾体抗炎药　具有抗炎、解热、镇痛等作用，能迅速减轻炎症引起的症状，常用药物有阿司匹林、布洛芬、萘普生等。主要的不良反应有消化不良、上腹痛、恶心、呕吐等，严重者可引起胃黏膜损伤，诱发消化性溃疡或溃疡出血，故指导患者饭后服药及同时服用胃黏膜保护剂等。另外，该类药物还会增加心血管事件发生的风险及引起神经系统不良反应（头痛、头晕、精神错乱等）。因此，指导患者严格遵医嘱用药，并严密观察药物疗效及不良反应。

（2）糖皮质激素　长期服用可引起继发感染、医源性库欣综合征、血压升高、血糖升高、电解质紊乱，加重或诱发消化性溃疡、骨质疏松及股骨头坏死、神经精神症状等不良反应。服药期间给予低盐、高蛋白、高钙饮食，合理补充钙剂和维生素D；监测血压、血糖变化；做好皮肤和口腔黏膜护理；指导患者严格遵医嘱服药，不得自行停药或减量，以免引起病情反复。

（3）改善病情抗风湿药　主要不良反应包括骨髓抑制、肝肾功能损害、胃肠道反应、脱发等，停药后多能逐渐恢复。指导患者严格遵医嘱用药，饭后服用，多饮水促进药物排泄。定期监测血常规、尿常规及肝肾功能等。

（4）生物制剂　主要不良反应包括注射局部位皮疹，诱发感染、肿瘤等，尤其是结核病，应加强观察。

（5）植物制剂　主要不良反应包括性腺抑制、骨髓抑制、肝损伤等。加强观察，一经出现立即报告医生给予处理。

5. 心理护理　参见本章第一节"护理措施"。

6. 健康指导

（1）疾病预防指导　指导患者在日常生活中避免各种诱发因素，如潮湿、寒冷、过劳、吸烟、精神刺激及生活不规律等，减少疾病发生及复发。

（2）疾病知识指导　指导患者和家属了解和认识疾病，合理饮食，坚持治疗，遵医嘱服药，注意观察药物疗效和不良反应；指导患者日常生活活动，尽量生活自理，加强关节功能锻炼，防止关节功能失用和肌肉萎缩；病情变化随时就诊。

【预后】

RA 患者的预后与病程长短、病情程度和治疗有关。近年来，随着人们对 RA 认识的深入、传统 DMARDs 的正确应用及生物制剂的不断涌现，RA 的预后明显改善，经早期诊断、规范化治疗，80% 以上 RA 患者能实现病情缓解，只有少数最终致残。

（秦殿菊）

PPT

第三节　系统性红斑狼疮

📖 学习目标

知识要求：

1. 掌握　系统性红斑狼疮的临床表现和护理。

2. 熟悉　系统性红斑狼疮的病因、诊断要点和治疗要点。

3. 了解　系统性红斑狼疮的发病机制和辅助检查的内容及意义。

技能要求：

1. 熟练掌握肢体功能位的摆放方法。

2. 学会缓解疼痛的方法，为患者解决关节疼痛的问题。

素质要求：

1. 具备良好的人文素养，为患者提供有温度的护理。

2. 具备良好的团队精神，工作中能与他人进行良好的沟通、协作和协调。

➡ 案例引导

案例： 患者，女，25 岁，已婚，未生育子女。间断发热、关节疼痛半年，加重伴面部红斑 1 周入院。入院时体温 37.8℃，脉搏 90 次/分，呼吸 18 次/分，血压 135/80mmHg。神志清，精神差，鼻梁和颊部蝶形红斑，皮肤巩膜无黄染，心肺检查未见异常，腹平软，肝、脾未触及，双侧腕关节、膝关节轻压痛，无红肿。实验室检查：RBC 4.5×10^{12}/L，WBC 3.5×10^9/L，Hb 116g/L，PLT 96×10^9/L；ESR 22m/h；尿蛋白（＋＋），尿红细胞（＋），便常规未见异常。

讨论：

1. 患者目前最主要的护理问题是什么，该采取哪些护理措施？

2. 疾病会对女性患者生育、心理有哪些影响？

系统性红斑狼疮（systemic lupus erythematosus，SLE）是自身免疫介导的，以免疫性炎症为突出表现的弥漫性结缔组织病。病程迁延不愈，反复发作。以血清中出现多种自身抗体和多系统受累为突出表现。

不同人群 SLE 的患病率不同，全球平均患病率为（12 ~ 39）/10 万，北欧约为 40/10 万，黑人约 100/10 万，我国患病率（30 ~ 70）/10 万。本病好发育龄期女性，20 ~ 40 岁多见，男：女比 1：9。通过早期诊断及综合性治疗，本病预后较前明显改善。

【病因与发病机制】

1. 病因　本病病因至今尚未肯定，大量研究显示遗传、内分泌、免疫异常和环境因素与本病的发病有关。

（1）**遗传因素**　SLE 的发病存在一定的家族聚集倾向。有资料表明 SLE 患者第 1 代亲属中 SLE 患病率是无 SLE 患者家庭的 8 倍，单卵双胞胎 SLE 患病率是异卵双胞胎的 5 ~ 10 倍。有大量研究表明 SLE 是多基因相关疾病。推测多个基因在某种条件下相互作用改变了正常免疫的耐受性而致病。然而，尽管 SLE 发生受一定遗传因素的影响，但大多数为散发病例。

（2）**环境因素**

1）**日光**　40% SLE 患者对日光过敏，紫外线使皮肤上皮细胞凋亡，新抗原暴露而成为自身抗原，引起自身免疫反应而诱发本病。

2）**食物**　一些食物有增强光敏感的作用或诱发 SLE 发病，如芹菜、油菜、无花果、黄泥螺、蘑菇、烟熏食品等。

3）**药物、化学制剂**　应用普鲁卡因酰胺、青霉胺、异烟肼、甲基多巴等药物，可出现狼疮样症状，停药后多消失。

4）**微生物病原体**　SLE 症状与病毒感染相似，患者肾小球内皮及组织中可找到包涵体，血清中抗病毒滴度增高，提示与病毒感染有关。

（3）雌激素　临床研究显示 SLE 的发病与性激素有关。SLE 以年轻女性多见，其中育龄妇女约占 90%，男性与女性之比约 1∶9，无论是男性还是女性患者体内雌激素水平皆增高，并且妊娠可诱发本病或加重病情。

2. 发病机制　SLE 的发病机制至今尚未完全清楚。一般认为与外来抗原（如病原体、药物等）引起人体 B 细胞活化有关。易感者因免疫耐受性减弱，B 细胞通过交叉反应与模拟外来抗原的自身组织结合，并将抗原呈递给 T 细胞，使之活化，在 T 细胞活化刺激下，B 细胞产生大量的不同类型的抗体，引起组织损伤。

SLE 致病性自身抗体以 IgG 型为主，与自身抗原有很高的亲和力。不同的致病性抗体分别与肾组织、神经组织、红细胞、血小板、胎儿等结合，导致相应的损伤。同时，SLE 是一种免疫复合物疾病。免疫复合物（IC）由自身抗体和相应自身抗原相结合而成，沉积在组织造成组织损伤。另外，SLE 患者的 CD8$^+$T 细胞和 NK 细胞功能失调，不能产生抑制 CD4$^+$T 细胞作用，使得 B 细胞持续活化而产生自身抗体，导致自身免疫反应持续存在。

【临床表现】

SLE 的发病可急可缓，临床表现多种多样，早期症状往往不典型，容易误诊。

1. 全身症状　90% 以上患者可出现各种热型的发热，以低度发热、中度发热常见，此外尚可有疲倦、乏力、体重下降、淋巴结肿大等。

2. 皮肤与黏膜表现　约 80% 患者有皮疹，包括蝶形红斑、盘状红斑、狼疮性脂膜炎、肿胀性狼疮、冻疮样皮损等，最具特征的是面部蝶形红斑，典型表现为从鼻梁向两侧面颊部展开呈蝶形红斑（图 8-3-1）。SLE 皮疹多无瘙痒，口腔和鼻黏膜的无痛性溃疡和脱发较常见，常提示疾病活动。病情缓解时，红斑可消退，留有棕黑色色素沉着。此外，还有各种非特异性的皮肤表现，如光过敏、甲周红斑、网状青斑、雷诺现象等。

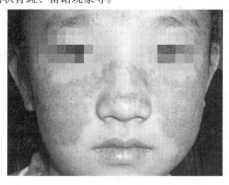

图 8-3-1　蝶形红斑

3. 肌肉关节表现　多数患者有关节受累，常表现为对称性多关节疼痛、肿胀，一般不引起关节畸形。常见受累部位有近端指间关节、腕关节、膝关节、踝关节等。10% 的患者出现 Jaccoud 关节病，其特点为非侵蚀性关节半脱位，可以维持正常关节功能，X 线检查多无关节骨破坏。患者可有肌痛和肌无力，5%～10% 有肌炎。小部分患者病程中出现股骨头无菌性坏死，目前尚不能肯定是本病所致或应用糖皮质激素的不良反应。

4. 肾脏表现：狼疮性肾炎（LN）　即 SLE 的肾脏损害。50% 以上的患者会出现临床肾脏受累，肾活检显示几乎所有患者均有肾脏病理学改变。肾脏受累表现为急慢性肾炎、肾病综合征、远端肾小管酸中毒和尿毒症，可有不同程度的水肿、高血压、蛋白尿、管型尿、血尿，最终导致肾衰竭，是 SLE 死亡的常见原因。世界卫生组织（WHO）将 LN 的病理分为 6 型。Ⅰ型为正常或微小病变型；Ⅱ型为系膜增殖性；Ⅲ型为局灶节段增殖型；Ⅳ型为弥漫增殖性；Ⅴ型为膜性；Ⅵ型为肾小球硬化性。病理分型对于估计预后和指导治疗有积极的意义，通常Ⅰ型和Ⅱ型预后较好，Ⅳ型和Ⅵ型预后较差。

5. 心血管表现　患者常出现心包炎，可为纤维蛋白性心包炎或渗出性心包炎，但心包填塞少见。疣状心内膜炎（Libman-Sack 心内膜炎）是 SLE 特殊表现之一，病理改变为瓣膜赘生物生成，常见于二尖瓣后叶的心室侧。疣状心内膜炎通常不引起相应的症状和体征，但赘生物脱落可引起栓塞，或并发感染性心内膜炎。约 10% 患者有心肌损害，可有气促、心前区不适、心律失常，严重者可发生心力衰竭导致死亡。冠状动脉受累者，表现为心绞痛和心电图 ST-T 改变，甚至出现急性心肌梗死

6. 肺与胸膜的表现　约 35% 的 SLE 患者可出现中、小量胸腔积液，多为双侧性；肺间质性病变病理特点为急性、亚急性期的磨玻璃样改变和慢性期的纤维化，表现为活动后气短、干咳、低氧血症；约 2% 患者合并弥漫性肺泡出血，表现为咳嗽、咯血、低氧血症、呼吸困难，病死率高达 50% 以上；肺动脉高压在 SLE 患者中也很常见，主要表现为进行性加重的干咳和活动后气短，是 SLE 预后不良因素之一。

7. 神经系统表现　神经精神狼疮（neuropsychiatric lupus，NP-SLE）即 SLE 引起的神经系统损伤，又称狼疮脑病。中枢神经系统的表现包括无菌性脑膜炎、脑血管病变、脱髓鞘综合征、头痛、呕吐、昏迷、癫痫样发作、横贯性脊髓炎、周围神经炎、幻觉、抑郁等。外周神经系统可表现为格林巴利症状、自主神经病、重症肌无力、颅神经病变、多发性神经病等。出现中枢神经系统症状表示病情活动且严重，预后不佳。脑脊液检查、磁共振及 CT 等检查有助于诊断。

8. 消化系统表现 患者可表现为食欲减退、腹痛、呕吐、腹泻或腹腔积液等，其中部分患者以上述症状为首发，若不警惕，易于误诊。早期出现肝损伤提示预后差。少数可并发急腹症，如胰腺炎、肠坏死、肠梗阻等，均提示 SLE 活动。

9. 血液系统表现 活动性 SLE 常见血红蛋白下降、白细胞和（或）血小板减少。其中 10% 属于 Coombs 试验阳性的溶血性贫血。部分患者有无痛性轻或中度淋巴结肿大，以颈部和腋下为多见。淋巴结病理往往表现为淋巴组织反应性增生，少数为坏死性淋巴结炎。少数有脾大。

10. 其他表现 SLE 常伴发继发性干燥综合征，表现为口干、眼干，常有血清抗 SSB 抗体、抗 SSA 抗体阳性。SLE 的活动期可出现抗磷脂抗体综合征（antiphospholipid antibody syndrome，APS），表现为动脉和（或）静脉血栓形成，习惯性自发性流产，血小板减少，患者血清不止一次出现抗磷脂抗体。眼部受累，可表现为结膜炎、葡萄膜炎、眼底改变、视神经病变等。

【实验室及其他检查】

1. 一般检查 血常规可有白细胞减低、贫血、血小板减少、溶血性贫血；尿常规可见蛋白尿、管型、白细胞及红细胞增高；血沉增快、CRP 增高、肝功能异常等。

2. 自身抗体 自身抗体是 SLE 诊断的标记和疾病活动的指标。常见的自身抗体依次为抗核抗体谱、抗磷脂抗体和抗组织细胞抗体。

（1）抗核抗体谱

1）抗核抗体（ANA） 几乎见于所有的 SLE 患者，由于特异性低，其阳性不能作为 SLE 与其他结缔组织病的鉴别。

2）抗 dsDNA 抗体 诊断 SLE 的标记抗体之一，多出现在 SLE 的活动期，抗 dsDNA 抗体的含量与疾病活动性密切相关。

3）抗 ENA 抗体谱 是一组临床意义不相同的抗体。①抗 Sm 抗体：是诊断 SLE 的标记性抗体之一。特异性 99%，但敏感性仅 25%，其与病情活动性不相关。②抗 RNP 抗体：阳性率 40%，对 SLE 诊断特异性不高，往往与 SLE 的雷诺现象和肌炎相关。③抗 SSA（Ro）抗体：往往出现在亚急性皮肤型红斑狼疮，SLE 合并干燥综合征时有诊断意义。④抗 SSB（La）抗体：其临床意义与抗 SSA 抗体相同，但阳性率低于抗 SSA（Ro）抗体。

（2）抗磷脂抗体 包括抗心磷脂抗体、狼疮抗凝物、梅毒血清试验假阳性等对自身不同磷脂成分产生的自身抗体。结合临床表现，可用于判断是否合并继发性抗磷脂综合征。

（3）抗组织细胞抗体 抗红细胞膜抗体，以 Coombs 试验测得。抗血小板相关抗体导致血小板减少，抗神经元

抗体多见于 NP – SLE。

（4）其他 有少数的患者血清出现 RF 和抗中性粒细胞胞浆抗体。

3. 补体检查 SLE 患者体内的抗原、抗体反应会消耗补体，因此，补体（CH50、C3、C4）水平减低对 SLE 的诊断有参考意义。补体低下，尤其 C3 低下常提示 SLE 活动。

4. 狼疮带试验 用免疫荧光法检测皮肤的真皮和表皮交界处有无免疫球蛋白（Ig）沉积带。必须采取腕上方的正常皮肤做检查，可提高本试验的特异性。狼疮带试验阳性代表 SLE 活动。

5. 肾活检病理 对狼疮肾炎的诊断、治疗和预后估计均有价值，尤其对指导狼疮肾炎治疗有重要意义。

6. 影像学检查 头颅 MRI、头颅和肺部 CT、超声心动图等，有助于早期发现器官损害。

【诊断要点】

目前普遍采用美国风湿病学会（ACR）1997 年推荐的 SLE 分类标准（表 8 – 3 – 1）。该分类标准的 11 项中，符合 4 项或者 4 项以上者，在除外感染、肿瘤和其他结缔组织病后，可诊断 SLE。11 条分类标准中，免疫学异常和高滴度抗核抗体更具有诊断意义。

表 8 – 3 – 1 美国风湿病学会（ACR）1997 年推荐的 SLE 分类标准

分类	标准
1. 颊部红斑	固定红斑，扁平或高起，在两颧突出部位
2. 盘状红斑	片状高起于皮肤的红斑，黏附有角质脱屑和毛囊栓；陈旧病变可发生萎缩性瘢痕
3. 光过敏	对日光有明显的反应，引起皮疹，从病史中得知或医生观察到
4. 口腔溃疡	经医生观察到的口腔或鼻咽部溃疡，一般为无痛性
5. 关节炎	非侵蚀性关节炎，累及 2 个或更多的外周关节，有压痛、红肿或积液
6. 浆膜炎	胸膜炎或心包炎
7. 肾脏病变	尿蛋白 >0.5g/24h 或 + + +，或管型（红细胞、血红蛋白、颗粒或混合管型）
8. 神经病变	癫痫发作或精神病，除外药物或已知的代谢紊乱
9. 血液学疾病	溶血性贫血，或白细胞减少，或淋巴细胞减少，或血小板减少
10. 免疫学异常	抗 dsDNA 抗体阳性，或 Sm 抗体阳性，或抗磷脂抗体阳性（包括抗心磷脂抗体，或狼疮抗凝物，或至少持续 6 个月的梅毒血清试验假阳性，三者中具备 1 项阳性）
11. 抗核抗体	在任何时候和未用药物诱发"药物性狼疮"的情况下，抗核抗体滴度异常

【处理原则】

SLE 目前尚不能根治，治疗要个体化，但经合理治疗可以达到长期缓解，尤其是早期患者。肾上腺皮质激素加免疫抑制剂依然是主要的治疗方案。治疗原则是：急性期积极应用药物诱导缓解，尽快控制病情活动；病情缓解后则调整用药，并维持缓解治疗使其保持缓解状态，保护重要脏器功能并减少药物副作用。重视伴发病的治疗。对患者及家属进行健康教育甚为重要。

1. 一般治疗

（1）患者教育　引导和帮助患者正确认识疾病，消除恐惧心理，树立战胜疾病的信心。

（2）适当休息与锻炼　重症活动期，患者应卧床休息，缓解期和轻症患者可适当运动或从事非体力性工作，但注意避免劳累。

（3）避免各种诱因　避免强光和紫外线照射，避免使用各种诱发 SLE 的药物和食物等。

（4）预防感染　合理使用糖皮质激素及免疫抑制剂，减少感染的风险；缓解期才能注射疫苗，且尽量避免使用活疫苗。

2. 药物治疗

（1）肾上腺糖皮质激素　简称激素，是目前治疗 SLE 的主要药物，是治疗重症 SLE 的首选药。一般选用泼尼松或甲泼尼龙，初始剂量要足，病情稳定后 2～6 周逐渐减量。如果病情允许，以 <10mg/d 泼尼松小剂量维持治疗。出现狼疮危象可使用激素进行冲击治疗，即甲泼尼龙500～1000mg，每日一次静脉滴注，3～5 天为 1 疗程。病情需要，1～2 周后可重复使用。

（2）免疫抑制剂　大多数 SLE 患者，尤其是在病情活动时需要选用免疫抑制剂联合治疗，加用免疫抑制剂能更好地控制病情活动，保护重要脏器功能，减少复发，以及减少激素的用量和减轻药物副作用。在有重要脏器受累的患者中，诱导缓解期建议首选 CTX 或 MMF 治疗，若无明显副作用，建议至少应用 6 个月以上。在维持治疗中，可根据病情选择 1～2 种免疫抑制剂长期维持。目前认为羟氯喹应作为 SLE 的背景治疗，可在诱导缓解和维持治疗中长期应用。常用免疫抑制剂见表 8-3-2。

表 8-3-2　常见免疫抑制剂用法及副作用

免疫抑制剂	用法	副作用
环磷酰胺（CTX）	0.4g，每周一次入液静注；或每日 1～2mg/kg 口服	胃肠道反应、脱发、骨髓抑制、诱发感染肝功能损伤、致畸、出血性膀胱炎
霉酚酸酯（MMF）	每日 1.5～2g	胃肠道反应、骨髓抑制、感染、致畸
环孢素 A（CsA）	每日 3～5mg/kg	胃肠道反应、多毛、肝肾功能损伤、高血压高尿酸血症、高血钾
甲氨蝶呤（MTX）	10～15mg，每周 1 次	胃肠道反应、口腔黏膜糜烂、肝功能损害骨髓抑制
他克莫司（FK506）	每日 3～5mg	高血压、胃肠道反应、高尿酸血症、肝肾功能损伤、高血钾
硫唑嘌呤（AZA）	每日 50～100mg	胃肠道反应、骨髓抑制、肝肾功能损伤
来氟米（LEF）	每日 20mg	腹泻、肝肾功能损伤、皮疹、脱发、致畸白细胞下降
羟氯喹（HCQ）	0.2g，每日 2 次	眼底病变、胃肠道反应、神经系统症状

（3）对症治疗　非甾体抗炎药，如阿司匹林、吲哚美辛、布洛芬等，主要用于缓解发热、关节痛、肌肉痛等症状；抗疟药（羟氯喹或氯喹）可有效缓解皮肤损害、光过敏、关节疼痛等症状。

3. 静脉注射免疫球蛋白　应用免疫球蛋白是一种强有力的辅助治疗手段，可有效改善机体的免疫机制。适用于某些病情严重的患者，如糖皮质激素、免疫抑制剂治疗无效者，并发全身性严重感染者等。

4. 血浆置换疗法　用血浆置换的方法，可清除血浆中的特异性自身抗体、免疫复合物、非特异性炎症介质（补体、纤维蛋白）等。对于危重患者或经多种治疗无效的患者有迅速缓解病情的作用。

5. 造血干细胞移植　造血干细胞移植可重建免疫机制，使免疫抑制剂治疗无效的患者病情得以缓解。但移植后易复发，远期疗效尚待研究。

⊕ 知识链接

SLE 与妊娠

非缓解期的 SLE 患者容易出现流产、早产和死胎，发生率约为 30%，故应避孕。病情缓解达半年以上者，没有中枢神经系统、肾脏或其他脏器严重损伤，口服泼尼松剂量低于 15mg/d 的患者，一般能安全妊娠，并分娩出正常的婴儿。大多数免疫抑制剂在妊娠前 3 个月至妊娠期应用均可影响胎儿的生长发育，故必须停用半年以上方可妊娠。但目前认为羟氯喹、硫唑嘌呤、环孢素、他克莫司对妊娠的影响较小，尤其是羟氯喹可全程使用。妊娠可诱发 SLE 活动，特别是在妊娠早期和产后6个月内。有习惯性流产病史或抗磷脂抗体阳性，妊娠时应服阿司匹林，或根据病情应用低分子肝素抗凝治疗。激素通过胎盘时被灭活，孕晚期应用对胎儿影响小，妊娠时及产后可按病情需要给予激素治疗。应用免疫抑制剂及大剂量激素治疗的患者产后避免哺乳。

【护理诊断/问题】

1. 皮肤完整性受损　与SLE导致的血管炎性反应及应用免疫抑制剂有关。

2. 疼痛：关节疼痛　与关节炎性反应有关。

3. 口腔黏膜受损　与自身免疫反应、长期使用激素有关。

4. 体温过高　与自身免疫反应有关。

5. 自我形象紊乱　与疾病所致容貌改变、药物不良反应有关。

6. 潜在并发症　狼疮性脑病、狼疮肾炎、感染。

【护理措施】

1. 一般护理

（1）休息与活动　急性活动期应卧床休息，以减少消耗，保护脏器功能；外出时采取防晒措施，避免加重皮肤损伤。缓解期应动静结合，逐步恢复日常活动；病情完全稳定后，可适当参加工作，但应避免劳累。

（2）饮食护理　注意饮食均衡摄入，以维持正氮平衡，满足组织修复的需要；忌食芹菜、无花果、烟熏食品、蘑菇和辛辣食物，戒烟、禁饮咖啡；肾功能不全者给予低盐、优质低蛋白饮食，同时限制水、钠摄入。意识障碍者可鼻饲流质饮食，必要时遵医嘱给予静脉补充营养。

2. 病情观察　监测患者的生命体征，尤其是体温变化、热型及应用降温措施的效果；观察患者皮肤受损的部位、范围及颜色变化，有无光过敏现象及口腔溃疡的出现；关节疼痛部位、性质、活动度和功能状态；全身其他脏器受损的表现以及精神、心理状态。

3. 对症护理

（1）皮肤黏膜护理

1）保持皮肤清洁与干燥　每天用温水擦洗，忌用碱性皂液。

2）做好皮损处的护理　指导有皮疹、红斑或光过敏患者采取遮阳措施，避免阳光直射裸露皮肤，忌日光浴。皮疹或红斑处可遵医嘱应用抗生素治疗，做好局部清创换药处理。

3）避免接触刺激性物品　包括染发剂、定型发胶、农药等。

4）加强口腔护理　保持口腔清洁，每天晨起、睡前和进餐前后选择合适的漱口液漱口。如：细菌性感染可用1：5000呋喃西林液漱口；真菌感染可用1%~4%碳酸氢钠液漱口；有口腔黏膜破损时，漱口后用中药冰硼散或锡类散涂敷溃疡部，可促进愈合。

（2）关节肿胀、疼痛、晨僵、预防关节失用的护理　参照本章第一节"护理措施"。

4. 用药护理　应用糖皮质激素、免疫抑制剂、生物制剂等药物的护理，参照本章第一节"护理措施"。另外，尽量避免应用可诱发狼疮样症状的药物，如普鲁卡因酰胺、异烟肼、氯丙嗪、甲基多巴等；羟氯喹、氯喹对血液、肝肾功能影响很小，但可造成心肌损害，久用后可能对视力有一定影响，用药期间应注意监测心电图，并定期做眼底检查。

5. 心理护理　本病反复发作、迁延不愈，影响女性生育计划，可使患者产生焦虑、悲观、失望情绪。护理中，应指导患者正确认识和应对疾病，保持情绪稳定，心态平和，积极配合治疗和护理。引导患者亲属多给予关心、理解，使患者获得良好的社会支持。

6. 健康指导

（1）疾病预防指导　指导群众适当锻炼身体，提高机体体抗力，有SLE家族史的人群，尤其育龄期女性，定期进行健康体检。

（2）疾病知识指导　指导患者和家属正确认识疾病，消除恐惧心理，合理饮食、合理用药，避免过多的紫外光线暴露，适当活动，避免过劳，育龄妇女在医生指导下生育，定期随诊。

【预后】

目前SLE的1年生存率为96%，10年生存率为80%左右，20年生存率为70%左右。血肌酐升高、高血压、心肌损害伴心功能不全以及严重的精神神经系统狼疮预后不良。主要死因为感染、肾功能衰竭、脑损伤、心力衰竭等。

（秦殿菊）

第四节 强直性脊柱炎

PPT

学习目标

知识要求：

1. 掌握 强直性脊柱炎的概念、临床表现及护理。

2. 熟悉 强直性脊柱炎的病因、诊断要点和治疗要点

3. 了解 强直性脊柱炎的发病机制和辅助检查的内容及意义。

技能要求：

1. 具备对强直性脊柱炎患者进行系统评估的能力。

2. 具备个性化指导强直性脊柱炎患者进行功能锻炼的能力。。

素质要求：

1. 具备良好的人文素养，为患者提供有温度的护理。

2. 具备良好的团队精神，工作中能与他人进行良好的沟通和协作。

案例引导

案例： 患者，男，21岁，学生。因腰骶部疼痛反复发作1年余，加重1个月就诊。自述1年前无明显诱因出现腰骶部疼痛，晨起较重，起床活动后减轻或消失，对日常学习和生活无明显影响，未引起重视。1个月前上述症状加重，并出现双膝关节肿痛，活动受限，夜间翻身困难，晨僵明显，阴雨天气疼痛加重。

讨论：

1. 患者最有可能的疾病诊断是什么？

2. 疾病会对患者的生活和学习有哪些影响？

强直性脊柱炎（ankylosing spondylitis，AS）是以骶髂关节及脊柱中轴关节慢性炎症为主要表现的慢性、进行性风湿病。可伴关节外表现，严重者可发生脊柱强直和畸形，影像学检查是临床诊断的关键。

【流行病学】

本病好发于 20～30 岁的青年男性，我国患病率 0.25% 左右，家庭聚集现象较常见。

【病因与发病机制】

本病是遗传和环境因素共同作用引发的一组多基因遗传病，主要的易感基因是 HLA-B27。迄今已发现 210 余种 HLA-B27 亚型，其中 HLA-B2704、HLA-B2705 是 AS 的易感单倍体型。AS 还可能与泌尿生殖道沙眼衣原体、志贺菌、沙门菌和结肠耶尔森菌等病原体感染有关，这些病原体激发了机体的炎症和免疫应答，造成组织损伤而参与疾病的发生和发展。

【病理】

病变部位主要是滑膜、关节囊、韧带或肌腱的骨附着点。附着点炎（病）是指肌腱、韧带和关节囊等附着于骨关节部位的非特异性炎症、纤维化以至骨化，是 AS 基本病变。病理表现为滑膜炎，软骨变性、破坏，软骨下骨板破坏及炎症细胞浸润等，最终可导致附着点侵蚀、附件骨髓炎症、水肿、脂肪化生乃至造血细胞消失，进而肉芽组织形成，受累部位钙化、新骨形成、关节消失。典型的晚期表现是出现椎体方形变、韧带钙化、脊柱"竹节样"变、胸廓活动受限等表现。骶髂关节是本病最早累及的部位，其后逐渐累及脊柱、中轴骨骼及四肢大关节，也可见于跟腱、跖筋膜、胸肋连接等部位。炎症还可累及其他组织和器官，以葡萄膜炎和虹膜炎多见，主动脉根炎和心肌及传导系统病变较少见。骨折和淀粉样变性是继发性病变。

【临床表现】

多数起病缓慢而隐匿，早期可无任何临床症状，有些患者在早期可表现出轻度的全身症状，如乏力、消瘦、长期或间断低热、厌食、轻度贫血等。男性一般病情较重。根据年龄特点及临床表现可分为两种类型。①幼年型 AS：16 岁以前发病，临床表现较典型；②晚发型 AS：40 岁以后发病，临床表现常不典型。

1. 关节表现 最典型和常见的临床表现是炎性腰背痛、晨僵，腰椎各方向活动受限和胸廓活动度减少。症状在夜间休息或久坐时较重，活动后可缓解，对非甾体抗炎药反应良好。

（1）骶髂及中轴关节的表现 病变一般最早累及骶髂关节，部分患者以颈椎或胸椎病变为首发部位。因此，早期首发症状多为下腰背痛并伴晨僵。部分患者表现为单侧、

双侧或交替性臀部、腹股沟向下肢放射的酸痛。夜间痛是患者突出的表现，可影响睡眠，严重者可于睡眠中痛醒，被迫起床活动后方能重新入睡。随着病情进展，病变自下而上，从骶髂关节向腰椎、胸椎和颈椎蔓延。患者疼痛或晨僵的部位由腰骶部，即骶髂关节不断向腰部、胸部、颈部逐步延伸。疾病晚期，包括腰骶、腰背和颈椎的整个脊柱疼痛及向各方向的活动受限；脊肋和横突关节受累引起胸廓活动度减少。病情进一步发展，腰椎生理弯曲消失，胸椎后凸畸形，最终出现脊柱强直（图8-4-1）。

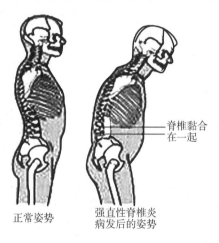

正常姿势　强直性脊椎炎病发后的姿势

脊椎黏合在一起

图8-4-1　强直性脊柱炎

（2）外周关节的表现　部分患者可以外周大关节受累为首发病症，以非对称性髋、膝、踝等下肢大关节受累较为常见。髋关节受累主要表现为局部或腹股沟处疼痛、活动受限，晚期可发展为关节强直，是本病致残的主要原因之一。其余关节少有侵袭性改变，是有别于RA的特征性表现。

2. 关节外症状　患者可反复出现葡萄膜炎或虹膜炎，部分出现升主动脉根和主动脉瓣病变及心脏传导系统异常。少见的有肾功能异常、间质性肺炎、下肢麻木、感觉异常及肌肉萎缩和淀粉样变。其中眼部病变多为自限性。晚期常伴骨密度下降甚至严重骨质疏松，易发生骨折，颈椎骨折常可致死。

【实验室及其他检查】

1. 血液检查　RF阴性，活动期可有血沉、C反应蛋白、免疫球蛋白（尤其是IgA）升高。90%左右的患者HLA-B27阳性。

2. 影像学检查　影像学骶髂关节炎是诊断的关键依据。

（1）X线检查经济实惠，应用最广。临床常规骨盆正位片，除能观察骶髂关节外，还可了解髋关节、坐骨、耻骨联合等部位病变。骶髂关节X线表现分级：0级为正常；Ⅰ级为可疑；Ⅱ级为轻度异常，可见局限性侵蚀、硬化，

但关节间隙正常；Ⅲ级为明显异常，存在侵蚀、硬化，关节间隙增宽或狭窄、部分强直等1项或1项以上改变；Ⅳ级为严重异常，表现为完全性关节强直。

（2）CT检查能发现骶髂关节轻微的变化，有利于早期诊断。

（3）MRI检查能显示软骨变化，能比CT更早发现骶髂关节炎。具体的典型表现为以下几个方面。①骶髂关节炎：关节面模糊，软骨下骨密度增高，骨质破坏、囊性样变，晚期可出现关节间隙变窄甚至融合。②脊柱病变：受累椎体旁韧带钙化、椎体方形变、脊柱"竹节样"变和生理弯曲改变等。

【诊断要点】

AS目前常用的是1984年修订的纽约分类标准。此标准更有利于疾病的早期诊断，内容包括：

1. 临床标准　①腰痛、晨僵3个月以上，活动改善，休息无改善；②腰椎额状面和矢状面（前后及侧弯）活动受限；③胸廓活动度低于相应年龄、性别的正常人。

2. 影像学标准　双侧≥Ⅱ级或单侧Ⅲ~Ⅳ级骶髂关节炎。

3. 诊断　①肯定AS：符合影像学标准和1项（及以上）临床标准者；②可能AS：符合3项临床标准，或符合影像学标准而不伴任何临床标准者。

【处理原则】

AS是一个具有多种临床表现并有潜在严重后果的疾病，目前尚无根治手段。治疗目标是通过药物和非药物治疗，控制症状和炎症，延缓病情进展，避免晚期关节畸形，保持社交能力，提高患者生活质量。

1. 非药物治疗　是延缓疾病发展和促进康复的有效措施。包括患者健康教育、功能锻炼和物理治疗等。早期进行功能锻炼，尤其针对脊柱、胸廓、髋关节等的活动训练更为有效。水疗、超短波等物理治疗可起到缓解肌肉痉挛、改善血液循环和消炎止痛的作用。晚期患者应注意睡硬板床、低枕，保持正确的立、坐、卧姿势，避免负重和剧烈运动。

2. 药物治疗

（1）非甾体抗炎药（NSAIDs）　患者对NSAIDs反应良好是本病的特点。此类药物作为疼痛和晨僵患者的一线用药，病情持续活动的患者可维持用药。常用药物有双氯芬酸、塞来昔布等。注意避免两种同类药物同时使用。对于急性疼痛发作、以上治疗效果不佳或有禁忌证者，可考虑使用乙酰氨基酚、弱阿片类药物。

（2）抗TNF拮抗剂　是治疗AS的一线用药。对于持续处于活动期的患者，无论是否应用传统治疗，都应给予抗TNF拮抗剂治疗。常用药物包括英夫利昔单抗、依那西

普和阿达木单抗。

（3）缓解病情抗风湿药（DMARDs）　目前没有足够证据证实包括柳氮磺吡啶和甲氨蝶呤在内的 DMARDs 对 AS 中轴关节病症有效。因此，对外周的关节炎可考虑应用。

（4）糖皮质激素　一般不做首选。对于肌肉关节炎症可局部使用糖皮质激素。但不支持全身应用治疗中轴关节病变。

（5）其他　近年来，部分疑难病例使用沙利度胺和帕米膦酸钠药物治疗。前者有一定的免疫调节作用，后者因其骨质保护作用而被使用，但一般不作为一线药物选择。

3. 手术治疗　对于髋关节病变导致难治性疼痛或关节残疾，如脊柱严重畸形的晚期患者，且有影像学证据的结构破坏，无论年龄多大都应考虑全髋关节置换术或脊柱矫形术。

【护理诊断/问题】

1. 躯体活动障碍　与骶髂关节及脊柱附着点炎症有关。

2. 慢性关节疼痛　与骶髂关节炎症累及腰椎及胸椎等有关。

【护理措施】

1. 一般护理

（1）休息与活动　疾病急性期、关节疼痛，避免剧烈运动和活动，缓解期适当进行活动和功能训练，注意劳逸结合。生活和工作中，避免久坐和长时间保持一个姿势；坚持睡硬板床，低枕甚至去枕，仰卧位或俯卧位，避免侧身屈曲体位，以减少关节长时间屈曲引起的不良影响；行走和站立均应保持正确姿势，坐姿要正、站立要直；坐直靠背椅、不要坐过低、过软的椅子，尤其避免坐躺椅、沙发；避免关节负重和各种剧烈运动。

（2）饮食护理　患者饮食宜多样化，保证营养平衡和稳定。进食富含植物蛋白和微量元素的食物，如大豆、黄豆、黑豆等，可促进肌肉、骨骼、关节、肌腱的代谢，帮助修复病损。

2. 病情观察　参见本章第一节"护理措施"。重点观察骶髂关节有无肿胀、压痛，腰骶部有无疼痛或不适、臀部有无疼痛及晨僵，是否存在夜间痛；观察脊柱有无活动受限、生理弯曲是否存在、有无强直；观察外周关节受累情况，有无关节疼痛、强直；观察关节外症状，有无葡萄膜炎或虹膜炎等情况；观察用药效果及不良反应。

3. 对症护理

（1）关节疼痛、晨僵、预防关节废用的护理　参见本章第一节"护理措施"。

（2）功能训练指导

1）坐姿、立姿训练　站立时，双脚并拢直立，挺胸收腹，下颌微微向后收起，两眼平视向前看，维持 10 秒。坐姿用同样方法训练。

2）脊柱活动练习患者坐位，头前屈、后伸，左侧屈、右侧屈，再左右旋转和前后左右划圈，每个动作重复 5～10 次，以达到活动颈椎的作用；患者立位，挺胸，双手叉腰，腰部前屈、后伸、旋转，或双上肢用力向后上方举起（似伸懒腰动作），每个动作重复 5～10 次，以活动胸椎和腰椎。

3）扩胸运动选择房间有 90° 角的地方，将双手分别撑在墙的两边，双肘和肩平行，维持 10 秒，然后将双手并拢至胸前后分别向两边扩展，重复 5 次。

4）腰背肌力锻炼俯卧硬板床上，腹下垫一枕，用力抬头和抬起上身，或上身和下肢同时抬起，维持 5 秒后休息数秒，重复 10～15 次，用以增强患者腰背肌的肌力，对脊柱的前屈畸形有一定的矫正作用。

5）腰侧肌群运动在垫上或床上将棉被叠成 30～50cm 高或用 50～60cm 的健身球，双腿跪下，侧身躺在棉被或球上，将一只手作支撑，另一只手尽量向侧身方向弯曲，一条腿弯曲在垫上或床上，另一条腿尽量伸直，腰部有绷紧感，维持 30 秒。用同样的方法做对侧运动。

4. 其他护理　用药护理和心理护理参照本章第一节"护理措施"。

5. 健康指导

（1）疾病预防指导　指导群众增强体质，预防感染，有 AS 家族史的人群定期进行健康体检。

（2）疾病知识指导　指导患者和家属正确认识疾病，消除恐惧心理，合理休息、遵医嘱用药，适当功能锻炼，避免过劳，定期随诊。

【预后】

本病一般不影响寿命，但可影响患者的正常生活和工作、甚至致残。及时、正确的治疗可降低发生严重脊柱和关节畸形的风险。髋关节受累、HLA－B27 阳性、持续血沉增快、C 反应蛋白增高和幼年起病是预后不良的相关因素。近年来认为吸烟也是 AS 预后不良的因素之一。

（秦殿菊）

第五节 骨关节炎

PPT

学习目标

知识要求：

1. 掌握 骨关节炎的概念、临床表现及护理。

2. 熟悉 骨关节炎的病因、诊断要点和治疗要点。

3. 了解 骨关节炎的发病机制、实验室检查与影像学检查。

技能要求：

1. 具备对骨关节炎患者进行系统评估的能力。

2. 具备个性化指导骨关节炎患者进行功能锻炼的能力。

素质要求：

1. 具备良好的人文素养，为患者提供有温度的护理。

2. 具备良好的团队精神，能与他人进行良好的沟通和协作。

案例引导

案例： 患者，女性，70 岁。2 年前无明显诱因出现右膝关节肿胀、疼痛，上下楼梯时明显，休息缓解，与天气变化有关，未正规治疗，病情迁延未愈。

体格检查： 生命体征平稳，心肺、腹部检查未见异常。专科检查：右膝关节活动度正常，右膝关节肿胀、皮肤温度较左侧偏高，局部明显压痛。

讨论：

1. 患者最可能的疾病诊断是什么？

2. 如何指导患者进行功能训练？

骨关节炎（osteoarthritis，OA）是一种以关节软骨损害为主，累及整个关节组织的最常见的关节疾病。疾病最终导致关节软骨退变、纤维化、断裂、溃疡及整个关节面的损害，表现为关节疼痛、僵硬、肥大、活动受限和关节畸形。曾称退行性关节病、骨关节病、老年性关节炎。

【流行病学】

骨关节炎在世界范围内均有发病，患病率和年龄、性别、民族及地理因素有关。黑种人 OA 比白种人多见，中国人髋关节 OA 患病率低于西方人。女性手 OA 多见，高龄男性髋关节受累多于女性。国外报道超过 44 岁的症状性膝关节人群的患病率为 7%～17%，我国尚无相关大规模流行病数据。

【病因与发病机制】

1. 病因 骨关节炎主要的发病危险因素包括年龄、性别、肥胖、遗传易感性、关节结构、创伤、吸烟、长期从事反复使用某些关节的职业或剧烈的文体活动以及存在其他代谢性或内分泌疾病等。年龄与 OA 的发病关系最为密切，超过 75 岁的人群中 80% 以上受到 OA 的影响。尽管这是一种与年龄相关的疾病，但是 OA 并不是老化的必然结果。女性 OA 的发病概率是男性的 2 倍，尤其 50 岁以后发病率显著增加，并以膝关节 OA 多见；肥胖也是 OA 发病的一个重要危险因素，并且是可以改变的危险因素。

2. 发病机制 本病发病机制目前仍不完全明确，可以肯定的是 OA 的发病是外界多种因素对易感个体联合作用的结果，生物机械学、生物化学、炎症基因突变及免疫学因素都参与了 OA 的发病过程。这些因素引发了级联退行性反应，最终导致 OA 患者出现关节软骨的特征性改变，并影响到整个关节结构和功能。可以认为 OA 是一组不同病因和多种因素重叠引发的一种异质性疾病，可能存在不同的亚型。

【病理】

本病的病理以关节软骨损害为主，并累及整个关节，包括软骨下骨、韧带、关节囊、滑膜和关节周围肌肉，最终发生关节软骨退变、纤维化、断裂、溃疡及整个关节面的损害。其整个病理特点为修复不良和关节结构破坏。

1. 关节软骨 软骨变性是 OA 最基本、最具特征的病理改变。初起表现为局灶性软化，失去正常弹性，继而出现小片脱落，表面形成不规则小凹陷或线条样小沟。进一步出现粗糙、微小裂隙、糜烂、溃疡，软骨大片脱落并致软骨下骨板裸露。镜检可见基质黏液样变，软骨细胞减少，软骨撕裂或微纤维化，溃疡面可被结缔组织或纤维软骨覆盖及新生血管侵入，最终全层软骨消失。另外，关节边缘软骨过度增生，产生软骨性骨赘，进一步形成骨赘，骨赘脱落进入关节腔，即为"关节鼠"。

2. 骨质改变 关节软骨糜烂、脱落后，软骨下骨板暴露。关节运动时摩擦刺激，骨质逐渐变得致密、坚硬，俗称"象牙样变"。软骨下骨髓内骨质增生、软骨下骨板囊性样变等。骨质改变概括起来主要包括：①软骨下骨的增厚和硬化；②关节边缘骨赘（osteophyte）形成，即一般所谓骨刺；③关节附近骨囊肿。

3. 滑膜改变 滑膜炎很普遍，但严重程度较类风湿关节炎轻。早期可有充血、局限性淋巴细胞及浆细胞浸润。后期由于软骨及骨质病变严重，血管增生，滑膜绒毛增厚并失去弹性，其内可有破碎的软骨和骨质小块，并可引起异物巨细胞反应。

【临床表现】

本病一般起病隐匿，病程进展缓慢，临床表现随累及的关节而异。主要表现为受累关节及其周围疼痛、压痛、肿胀、僵硬，关节骨性肥大、功能障碍和畸形。原发性骨性关节炎患者通常无全身表现。

1. 症状

（1）疼痛 关节疼痛是本病的主要症状，也是导致功能障碍的主要原因。特点为持续钝痛，活动、负重时加剧，休息时缓解。随着病情进展，出现关节活动受限，持物、行走和下蹲困难，休息时疼痛，负重时加重，夜间可痛醒。由于关节软骨无神经支配，其疼痛主要由关节其他结构受累引起。

（2）晨僵和黏着感 晨僵提示滑膜炎的存在，但时间较短暂，一般不超过30分钟。黏着感是指关节静止一段时间后，开始活动时感到僵硬，如胶粘住一样，稍事活动即可缓解。

（3）其他症状 由于关节表面吻合性差、肌肉痉挛和收缩、关节囊收缩，以及骨刺或关节鼠引起机械性闭锁，患者可出现行走时失衡，下蹲、下楼无力，不能持重、活动受限、休息痛、关节挛曲等。

2. 体征

（1）关节肿胀及畸形 早期为关节周围的局限性肿胀，随着病情进展可出现关节弥漫性肿胀、滑膜增厚、关节积液和局部温度增高，严重者可见关节畸形、半脱位等。由局部骨性肥大或渗出性滑膜炎引起。

（2）压痛 受累关节局部可有压痛，伴滑膜渗出时更加明显。有时虽无压痛，但被动活动时可发生疼痛。

（3）关节摩擦感 以膝关节多见，可能为软骨缺失和关节面欠光整所致。关节活动时触诊，感到粗糙的摩擦感。

（4）活动受限 因骨赘、软骨丧失、关节周围肌肉痉挛及关节破坏所致。需要指出的是，有时患者关节病变的严重程度与其症状之间不成正比，临床上部分患者的X线表现为进展性骨性关节炎改变，但无临床症状。

3. 好发部位及其特点 OA好发于膝、髋、颈椎、腰椎等负重关节及远端指间关节、近端指间关节、第一腕掌关节和第一跖趾关节。附骨关节、踝关节、肩锁关节、颞下颌关节和肘关节也可受累。

（1）手OA 中、老年女性多见，以关节肿胀、晨僵、功能障碍和畸形为特点。远端指间关节最常累及，也可见于近端指间关节、第一腕掌关节和第一跖趾关节。特征性表现为指间关节伸侧面的内、外两侧骨样肿大的结节，位于远端指间关节者称赫伯登（Heberden）结节，位于近端指间关节者称布夏德（Bouchard）结节。这些结节逐渐形成，不伴明显症状，可被微小创伤诱发急性疼痛和红肿，具有遗传倾向。约60%的患者第一腕掌关节因基底部骨质增生、肥大而形成"方形手"外观，显著影响关节功能，导致关节活动受限、力量下降。

（2）膝OA 早期以疼痛和僵硬为主，单侧或双侧交替出现，多发生于上下楼时。体格检查时可见关节肿胀、压痛、骨摩擦感及膝内翻畸形等。病情进一步发展，出现行走失衡，下楼、下蹲无力，不能持重，活动受限，关节挛曲。少数患者关节周围肌肉萎缩，多为失用性。

（3）髋OA 多见于年长者，男性高于女性。主要症状为隐匿发生的疼痛，疼痛部位常位于腹股沟区，也可放射至臀外侧、大腿内侧，有时可集中于膝部而忽略真正部位。体格检查可见髋关节内旋、外展和屈曲活动受限和跛行。

（4）足OA 以第一跖趾关节最常见。表现为局部疼痛、压痛和骨性肥大，严重时出现外翻畸形，症状可因穿过紧的鞋而加重。部分出现关节红、肿、热、痛，类似痛风表现，但疼痛程度较痛风轻。

（5）脊柱OA 以颈、腰段多见。表现为局部疼痛、僵硬感，久坐或久站后加重。包括骨突关节OA和椎间盘退行性改变。严重时，由于椎体的唇样增生和骨赘压迫神经和血管、椎间盘脱出或关节突关节半脱位引起患者相应部位的放射痛和运动时肌肉无力。

（6）颈椎OA 多见于第5颈椎。骨突关节受累可引起颈项疼痛、僵硬，脊神经根受压可出现上臂放射痛，脊髓受压可引起肢体肌肉无力和麻痹，椎动脉受压可引起眩晕、耳鸣以致复视、构音和吞咽困难。

（7）腰椎OA 多见于第3至第5腰椎。骨突关节受累可引起腰痛。椎间盘病变可引起腰部、臀部疼痛并放射至下肢。马尾神经受压可引起括约肌功能障碍，脊髓受压可引起截瘫。

4. 特殊类型的OA

（1）原发性全身性OA（primary generalized osteoarthritis） 典型表现是累及多个指间关节，有Heberden结节和Bouchard结节，并同时存在至少三个部位，如膝、髋、脊柱的受累。多见于中年以上女性，有明显家族聚集倾向，并与 HLA – A1、HLA – B8 等遗传基因有关。

（2）侵蚀性炎症性 OA（erosive inflammatory osteoarthritis） 多见于绝经后女性，有家族聚集倾向。主要累及指间关节，其关节破坏程度更为严重。患者可出现发作性的关节疼痛和压痛，严重时出现关节变形和功能障碍。X 线检查的特征性表现为软骨下层塌陷，骨侵蚀。

（3）弥漫性特发性骨质增生症（diffuse idiopathic skeletal hyperostosis，DISH） 多见于老年男性，多数患者无症状，部分患者表现为背部疼痛、肌肉僵硬。X 线检查可见整个脊柱受累，以下胸段改变最明显，表现为弥漫性骨质增生、骨赘形成及脊椎边缘骨桥形成。此时患者椎间盘间隙保持正常，骶髂关节和关节突关节正常，有别于强直性脊柱炎表现。病变严重时可出现椎管狭窄的表现。与 HLA – B27 不相关。

（4）快速进展性 OA 多见于髋关节，疼痛剧烈。6 个月内关节间隙减少 2mm 或以上者即可诊断。

【实验室及其他检查】

目前尚无特异的实验室检查项目。但有些检查有助于发现继发性骨关节炎的原发疾病。

1. 常规检查 原发性骨关节炎不属于全身疾病，因此患者的血尿常规、血沉、C 反应蛋白大多正常或轻度升高。抗核抗体和 RF 均阴性。

2. 关节液检查 关节液透明，淡黄色，黏度正常或略降低，黏蛋白实验正常，白细胞数常低于 $2 \times 10^6/L$，以单核细胞为主。关节液分析对排除其他疾病有意义，如痛风或感染性关节炎等。

3. X 线检查 是最重要的辅助检查，典型表现为软骨下骨质硬化、软骨下囊性变和关节边缘骨赘形成，受累关节非对称性关节间隙狭窄等。MRI 检查能显示早期软骨病变，有利于早期诊断。

【诊断要点】

OA 的诊断一般依据患者的临床表现和 X 线检查结果，并排除其他炎症性关节疾病。目前国内多采用美国风湿病学会提出的诊断标准，手 OA、膝 OA 和髋 OA 的分类标准，见表 8 – 5 – 1、8 – 5 – 2、8 – 5 – 3。

表 8 – 5 – 1 手 OA 的分类标准（1990）

临床标准：具有手疼痛、酸痛和晨僵并具备以下 4 项中至少 3 项
1.10 个指定关节中硬性组织肥大 ≥2 个
2. 远端指间关节硬性组织肥大 ≥2 个
3. 掌指关节肿胀 <3 个
4.10 个指定的指关节中，关节畸形 ≥1 个

续表

（10 个指定关节是指双侧第 2、3 指远端和近端指间关节及第 1 腕掌关节）

表 8 – 5 – 2 膝 OA 的分类标准（1986）

膝 OA 的分类标准包括临床标准和临床加放射学标准
1. 临床标准：具有膝痛并具备以下 6 项中至少 3 项
（1）年龄 ≥50 岁
（2）晨僵 <30 分钟
（3）骨（关节）摩擦感
（4）骨压痛
（5）骨性肥大
（6）膝触之不热
2. 临床加放射学标准：具有膝痛和骨赘并具备以下 3 项中至少 1 项者
（1）年龄 ≥40 岁
（2）晨僵 <30 分钟
（3）骨（关节）摩擦感

表 8 – 5 – 3 髋 OA 的分类标准（1991）

临床加放射学标准：具有髋痛并具备以下 3 项中至少 2 项者
1. 血沉 ≤20mm/h
2. X 线示股骨头和（或）髋臼骨赘
3. X 线示髋关节间隙狭窄［上部、轴向和（或）内侧］

【处理原则】

骨关节炎治疗的目的在于缓解或减轻疼痛，阻止和延缓病情进展，保护和维持关节功能，改善生活质量。根据患者的具体情况进行非药物和药物治疗，这两种方法同等重要。

1. 非药物治疗

（1）健康教育 C 向患者介绍本病的相关知识，说明遵医嘱治疗和自我管理的重要性，引导患者配合治疗。筛查易感因素，加强可改变因素的管理。了解患者的心理状态并给予疏导，减轻患者的心理负担，减轻局部疼痛，提高生活质量。

（2）保护关节功能 纠正患者错误姿势，对有膝外翻或内翻畸形者进行矫形手术。对膝或髋关节受累者应避免久站、跪位和蹲位，肥胖者应减肥。鼓励患者通过慢跑、游泳、太极拳、关节伸屈等运动加强肌肉、关节的功能训练。

（3）物理治疗 物理治疗包括热疗、水疗、针灸、按摩、牵引等，均有助于减轻局部疼痛和缓解关节僵直状况。

2. 药物治疗

（1）控制症状药物 非甾体抗炎药（NSAIDs）是最常用的一类控制 OA 症状的药物，可缓解关节疼痛、肿胀，并改善关节活动。用药应个体化、短疗程、使用药物的最低有效剂量。轻症患者可首选 NSAIDs 的外用制剂或辣椒碱乳膏，以减少不良反应。外用药不能缓解症状的患者可口服 NSAIDs。急性疼痛发作的患者、NSAIDs 不能充分缓解疼痛或有用药禁忌时，可用弱阿片类药物，其耐受性好而成瘾性小，如曲马多。一般情况应尽量避免全身使用糖皮质激素，对急性剧烈疼痛、夜间痛、严重关节积液患者，可采取关节内注射糖皮质激素以迅速缓解症状。局部注射应避免长期、反复使用，以免损伤关节软骨，注射间隔时间不应少于 3 个月。

（2）改善病情的药物和软骨保护剂　此类药物可改善软骨的代谢，保护、修饰软骨和骨的结构，长期应用可延缓关节间隙狭窄的进展。但目前尚无公认的理想药物。

1）氨基葡萄糖（glucosamine）　为一种氨基多糖，是正常软骨基质和滑液的组成部分。硫酸氨基葡萄糖被认为是第一个改变 OA 病情的药物，也称为软骨保护剂。具有抗炎、止痛、抑制软骨破坏，延缓病情发展的作用。

2）透明质酸（hyaluronic acid）　主要作用为润滑、保持、恢复滑膜及软骨的生理屏障作用。能较长时间地起到抗炎、止痛、保护软骨和改善功能的作用，疗效优于糖皮质激素。给药方法，多为关节内注射。

（3）其他药物　双醋瑞因、软骨素、基质金属蛋白酶抑制剂（TIMP）等，均有不同程度的减轻患者疼痛、保护软骨、改善病程的作用。其他一些有希望治疗 OA 的药物，如多西环素、胰岛素生长因子、降钙素及维生素 A、维生素 C、维生素 D、维生素 E 等，需进一步临床研究证实。

3. 手术治疗　主要用于疾病后期发生功能障碍的患者。

【护理诊断/问题】

1. 疼痛：慢性关节疼痛　与局部炎性反应有关。

2. 躯体活动障碍　与关节疼痛、僵硬及关节、肌肉功能障碍有关。

【护理措施】

1. 一般护理

（1）休息与活动　疾病急性期、关节疼痛，减少活动，适当增加卧床时间，缓解期适当进行活动和功能训练。平时注意保护关节功能，减少关节损伤。对膝或髋关节受累者应避免久站、久跪和蹲位，减少提取重物、爬山、爬楼梯及其他高强度的活动和工作；女性避免穿高跟鞋。

（2）饮食护理　指导患者进食高蛋白、高维生素、高钙质、营养丰富的易消化饮食。注意控制总热量，防止肥胖加重关节负担，尽量选择富含不饱和脂肪酸的食物，如核桃、大豆、豌豆、金枪鱼等。戒烟限酒，避免辛辣、刺激性食物。注意根据患者的病情、用药等具体情况适当调整饮食结构。

2. 病情观察　参见本章第一节"护理措施"。重点观察手部、膝、髋、脊柱、足等关节有无肿胀、疼痛、摩擦感、畸形及活动障碍；观察关节疼痛的诱因和缓解因素；了解患者应对关节症状的方式和方法；观察患者有无烦躁不安、情绪不稳定、焦虑、抑郁等负性情绪和不良心理反应。

3. 对症护理　参见本章第一节"护理措施"。另外，加强指导患者缓解期进行适当活动和功能训练。①手部关节训练：手指做屈曲、伸展、对指、并指等运动；腕关节做背伸、掌屈、内旋、外旋等运动。②提拉髌骨训练：患者坐在床上或垫子上，两腿自然伸直，膝、踝关节固定，尽量收缩股四头肌以提拉髌骨，此动作持续 2 秒以上，然后放松 2 秒，如此反复交替进行。③膝关节训练：坐位或仰卧位，以最大幅度做膝关节伸屈动作，两侧交替进行，即做"登自行车"动作。

4. 用药护理　参照本章第二节"护理措施"。

5. 健康指导

（1）疾病预防指导　指导易感人群增强体质，增强机体抵抗力；进食钙质丰富食物，勤晒太阳，增加钙质吸收；控制体重，减少爬山、爬楼梯、剧烈运动等加重关节负担的活动。

（2）疾病知识指导　指导患者和家属正确认识疾病，消除恐惧心理，合理休息、遵医嘱用药，适当功能锻炼，避免过劳，定期随诊。

【预后】

OA 有一定的致残率。在美国，OA 是导致 50 岁以上男性丧失工作能力的第 2 位原因（仅次于缺血性心脏病），也是中年以上人群丧失劳动能力和生活不能自理的主要原因。我国尚无大规模的流行病学调查数据。

（秦殿菊）

目标检测

答案解析

1. 风湿性疾病关节受累最常见的表现是
   A. 关节疼痛　　　　　　　　B. 关节肿胀
   C. 关节僵硬　　　　　　　　D. 关节畸形
2. 对风湿性疾病诊断最有意义的实验室检查项目是
   A. 血液一般检查　　　　　　B. 尿液一般检查
   C. 生物化学检查　　　　　　D. 免疫学检查
3. 风湿病治疗的目的不包括
   A. 缓解症状　　　　　　　　B. 保持脏器功能

C. 保持关节功能　　　　　D. 治愈疾病

4. 类风湿关节炎最常累及的关节是

　A. 手部关节　　　　　B. 肘关节

　C. 肩关节　　　　　D. 中轴关节

5. 类风湿关节炎晚期出现关节畸形，典型的表现是

　A. 手指"天鹅颈"样变

　B. 肋骨"串珠"样变

　C. 膝内翻

　D. 足外翻

6. 类风湿关节炎患者关节病变的特点是

　A. 游走性　　　　　B. 对称性

　C. 不留后遗症　　　　　D. 多侵犯大关节

7. 与系统性红斑狼疮发病相关的激素是

　A. 雄激素　　　　　B. 雌激素

　C. 生长激素　　　　　D. 糖皮质激素

8. 几乎所有 SLE 患者都有损害的脏器是

　A. 关节　　　　　B. 皮肤

　C. 心脏　　　　　D. 肾脏

9. SLE 患者皮肤损伤特征性表现是

　A. 光过敏　　　　　B. 网状青斑

　C. 雷诺现象　　　　　D. 蝶形红斑

10. 强直性脊柱炎一般最早累及的部位是

　A. 手关节　　　　　B. 肩关节

　C. 颈椎关节　　　　　D. 骶髂关节

书网融合……

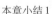
本章小结1

本章小结2

本章小结3

本章小结4

本章小结5

微课

题库

第九章　传染病患者的护理

传染病（communicable disease）是指由病原体，如病毒、细菌、衣原体、立克次体、支原体、真菌、螺旋体和寄生虫等感染人体后产生的有传染性、在一定条件下可造成流行的疾病。感染性疾病（infectious disease）是指由病原体感染所致的疾病，包括传染病和非传染性感染性疾病。20世纪70年代以来，相继出现一些新的病原体，如人免疫缺陷病毒（HIV）、新型冠状病毒、H7N9禽流感病毒等，分别引起艾滋病、中东呼吸综合征、人感染H7N9禽流感等新发感染性疾病；一些已经被控制的传染病，如性病、登革热、结核病等，由于种种原因又在局部地区流行。另外随着医学的发展，一些新技术的应用如器官移植后免疫抑制剂的应用、血液净化及其他诊疗操作的开展、抗生素的滥用等，近年医院内感染增加，传染病防治工作仍十分艰巨。

第一节　概　述

PPT

学习目标

知识要求：

1. 掌握　传染病、传染源、消毒、隔离的概念，传染病的基本特征、流行过程的基本条件、传染病预防三个基本环节。

2. 熟悉　传染病流行过程影响因素，标准预防措施、隔离与消毒的方法，传染病常见症状和体征的护理。

3. 了解　感染与免疫，传染病的发病机制。

技能要求：

1. 能运用隔离和消毒措施，掌握切断传染病传播途径的技能。

2. 具备护理传染病常见症状和体征的技能。

3. 具备正确穿脱防护用品的技能。

素质要求：

1. 能在临床护理工作中保持热情、和蔼的态度，消除传染病患者隔离的孤独感。

2. 能与其他医务人员良好的团队协作，促进传染病患者早期康复。

一、感染与免疫

（一）感染的概念

感染（infection）是侵入机体的病原体和人体之间相互作用、相互斗争的过程。病原体可来自宿主体内或体外，来自宿主体外病原体引起的感染称为传染，主要指病原体通过一定方式从一个宿主个体到另一个宿主个体的感染。构成传染和感染过程必须具备三个因素，即病原体、人体和所处的环境。有些微生物、寄生虫与人体宿主之间达到了互相适应、互不损害对方的共生状态，如肠道中的大肠埃希菌和某些真菌。当某些因素导致宿主的免疫功能受损（如艾滋病）或机械损伤使寄生物离开某固有的寄生部位而到达其他寄生部位，如大肠埃希菌进入泌尿道或呼吸道时，平衡就不复存在而引起宿主损伤，这种情况称为机会性感染（opportunistic infection）。

（二）感染过程的表现

病原体通过各种途径进入人体后就开始了感染的过程。感染后的表现主要取决于病原体的致病力和人体的免疫功能。

1. 病原体被清除（elimination of pathogen）　病原体进入人体后，可被处于机体防御第一线的非特异性免疫力所清除，如皮肤和黏膜的屏障作用、胃酸的杀菌作用等。亦可由事先存在于体内的特异性体液免疫与细胞免疫物质将相应的病原体清除。

2. 隐性感染（covert infection）　又称亚临床感染，是指病原体侵入人体后，仅诱导机体产生特异性免疫应答，而不引起或只引起轻微的组织损伤，临床上无任何症状、体征甚至生化改变，只能通过免疫学检查才能发现。隐性感染是大多数传染病最常见的表现。隐性感染后，可获得该传染病的特异性免疫力，病原体被清除。少数人可转变为病原携带状态，病原体持续存在于体内，成为无症状携带者。

3. 显性感染（overt infection） 又称临床感染，是指病原体进入人体后，不但诱导机体发生免疫应答，而且通过病原体本身的致病作用或机体的变态反应，导致机体组织损伤，引起病理改变和临床表现。显性感染在传染病中只占全部受感染者的少数。传染病在显性感染过程结束后有三种转归。①病原体被清除，感染者获得特异性终生免疫力，不易再受感染，如麻疹、甲型肝炎、伤寒等；②免疫不牢固，再受感染而发病，如细菌性痢疾等；③成为慢性病原携带者。

4. 病原携带状态（carrier state） 病原体入侵人体后，在人体内不断生长繁殖并排出体外，但人体无明显的临床症状，因此成为传染病流行的重要传染源。病原携带状态根据病原体种类可分为带病毒者、带菌者或带虫者等。据其发生在显性感染后，出现临床症状之前或之后分为潜伏期病原携带者和恢复期病原携带者；发生在隐性感染后，称为无症状病原携带者。根据携带病原体持续时间的长短，短于3个月称为急性病原携带者；长于3个月称为慢性病原携带者，但对于乙型肝炎病毒感染，要超过6个月才称为慢性病原携带者。

5. 潜伏性感染（latent infection） 病原体感染人体后寄生在机体某些部位，由于机体免疫功能足以将病原体局限化而不引起显性感染，但又不足以将病原体清除，病原体便长期潜伏起来，待机体免疫功能下降时，则可引起显性感染，常见于水痘、结核、疟疾等。潜伏性感染期间，病原体一般不排出体外，因而不会成为传染源，这点不同于病原携带状态。

（三）感染过程中病原体的致病作用

病原体侵入人体后能否引起疾病，取决于病原体的致病能力和机体的免疫功能这两个因素。致病能力包括以下几方面。

1. 侵袭力（invasiveness） 是指病原体侵入机体并在机体内生长繁殖的能力。有些病原体可直接侵入机体，如钩端螺旋体、血吸虫尾蚴等。有些病原体则需经消化道或呼吸道进入人体。病毒性病原体常通过与细胞表面的受体结合再进入细胞内。有些细菌的表面成分可抑制机体的吞噬作用而促进病原体的扩散。有些病原体的侵袭力较弱，需经伤口进入人体。

2. 毒力（virulence） 毒力包括毒素和其他毒力因子。毒素包括外毒素（exotoxin）与内毒素（endotoxin）。外毒素通过与靶细胞的受体结合，进入细胞内而起作用。

内毒素则通过激活单核－吞噬细胞，释放细胞因子而起作用。其他毒力因子有穿透能力（钩虫丝状蚴）、侵袭能力（痢疾杆菌）、溶组织能力（溶组织阿米巴）等。许多细菌都能分泌抑制其他细菌生长的细菌素（bacteriocin）以利于自身的生长繁殖。

3. 数量（quantity） 同一种传染病入侵病原体的数量一般与致病能力成正比，但不同的病原体引起疾病的数量有较大差别，有的数量很大如伤寒需要10万个菌体，而有的数量较少只能引起疾病发生如痢疾只需要10个菌体。

4. 变异性（variability） 病原体可因环境、药物或遗传等因素而发生变异。一般来说，在人工培养多次传代的环境下，可使病原体的致病力减弱，在宿主之间反复传播可使致病力增强，病原体的抗原变异可逃避机体的特异性免疫作用而继续引起疾病或使疾病慢性化。

（四）感染过程中免疫应答的作用

免疫应答可分为有利于机体抵抗病原体的保护性免疫应答和促进病理改变的变态反应两大类。保护性免疫应答又分为非特异性免疫应答和特异性免疫应答，两类都可能引起机体保护和病理损伤。变态反应都是特异性免疫应答。病原体侵入机体后是否发病，取决于病原体的致病能力和机体免疫应答的综合作用。

1. 非特异性免疫（nonspecific immunity） 是机体对入侵病原体的一种清除机制，通过遗传获得，不牵涉对抗原的识别和二次免疫应答的增强，又称为先天性免疫。

（1）天然屏障（natural barrier） 外部屏障，即皮肤、黏膜及其分泌物；内部屏障，如血－脑屏障和胎盘屏障等。

（2）吞噬作用（phagocytosis） 单核－吞噬细胞系统包括肝脾和淋巴结、骨髓中的吞噬细胞及各种粒细胞，都具有非特异性吞噬功能，可清除机体内的病原体。

（3）体液因子（humoral factor） 包括存在于体液中的补体、溶菌酶、纤连蛋白和各种细胞因子等。这些体液因子能直接或通过免疫调节作用而清除病原体。

2. 特异性免疫（specific immunity） 是指由于对抗原特异性识别而产生的针对该抗原的免疫，通常只针对一种病原体，是后天获得的一种主动免疫，通过T淋巴细胞介导的细胞免疫和B淋巴细胞介导的体液免疫相互作用而产生免疫应答。

（1）细胞免疫（cell－mediated immunity） 致敏T细胞与相应抗原再次相遇时，通过细胞毒性淋巴因子来杀伤病原体及其所寄生的细胞。

（2）体液免疫（humoral immunity） 致敏B细胞受抗原刺激后，即转化为浆细胞并产生能与相应抗原结合的抗体，即免疫球蛋白（immunoglobulin，Ig）。不同的抗原可诱发不同的免疫应答。

二、传染病的基本特征及临床特点

（一）基本特征

传染病与其他疾病的主要区别在于其具有下列四个基本特征。

1. 有病原体（pathogen） 每种传染病都是由特异性病原体引起的。病原体可以是微生物或寄生虫，以病毒和细菌最常见。特定病原体的检出在确定传染病的诊断和流行中有重大的意义。近年来一些新技术的应用有可能发现新的传染病病原体。

2. 有传染性（infectivity） 病原体由宿主排出，经一定的途径传染给另一个宿主的特性称为传染性。传染病有传染性的时期称为传染期，它在每一种传染病中都相对固定，可作为隔离患者的依据之一。

3. 有流行病学特征（epidemiologic feature） 传染病在人群中广泛传播蔓延的特性称为流行性，按流行强度可分为散发、暴发、流行、大流行。其次某些传染病还具有季节性、地方性的特征。

4. 感染后免疫（postinfection immunity） 免疫功能正常的人经显性或隐形感染某种病原体后，都能产生针对该病原体及其产物（如毒素）的特异性免疫。感染后免疫和疫苗接种一样都属于主动免疫，通过抗体转移（如注射或从母体）而获得的免疫属于被动免疫。不同病原体感染后免疫持续时间和强弱不同。有的病原体感染后免疫可以持续终身如麻疹、脊髓灰质炎等病毒性传染病，但有例外（如流感）。有的仅为数月至数年如细菌、螺旋体、原虫等引起的传染病，但也有例外（如伤寒）。感染后免疫持续时间较短可出现再感染或者重复感染。

（二）临床特点

1. 病程发展的阶段性 按传染病的发生、发展和转归，通常分为四个阶段。

（1）潜伏期（incubation period） 从病原体侵入人体起，至开始出现临床症状为止的时期，称为潜伏期。每一个传染病的潜伏期都有一个范围（最短、最长）并呈常态分布，相当于病原体在体内定位、繁殖和转移、引起组织损伤和功能改变导致临床症状出现之前的整个过程。有些传染病在潜伏期末已具有传染性。了解潜伏期有助于某些传染病的诊断、确定其检疫期、协助流行病学调查。

（2）前驱期（prodromal period） 从起病至该病症状明显开始为止的时期称为前驱期。一般持续1~3天。该期症状多为无特异性的全身反应，如头痛、发热、乏力、肌肉酸痛等，为许多传染病所共有。起病急骤者，可无前驱期表现。多数传染病在此期已具有较强的传染性。

（3）症状明显期（period of apparent manifestation） 急性传染病度过前驱期后，绝大多数转入症状明显期。在此期间该传染病所特有的症状和体征都获得充分的表现。此期传染性较强且易产生并发症。某些传染病，如流行性乙型脑炎，大部分患者在前驱期后即进入恢复期，临床上称为顿挫型，仅少部分患者进入症状明显期。

（4）恢复期（convalescent period） 当机体的免疫力增长至一定程度，体内病理生理过程基本终止，患者的症状及体征基本消失，血清中抗体效价逐渐上升到最高水平，临床上称为恢复期。此期患者体内病原体还未完全清除，传染性还可持续一段时间。在恢复期结束后，某些器官功能长期未能恢复正常者称为后遗症，多见于中枢神经系统传染病，如流行性乙型脑炎、流行性脑脊髓膜炎等。

某些传染病可出现再燃（recrudescence）或复发（relapse）。传染病患者进入恢复期后，已稳定退热一段时间，由于潜伏于体内的病原体再度繁殖至一定程度，症状再度出现，称为复发。当进入恢复期，体温未稳定并恢复至正常时，又再发热，称为再燃，可能与血中病原体未完全清除有关。

2. 常见症状与体征 大多数传染病都可引起发热，同时有皮疹和各种毒血症状，单核－吞噬细胞系统可出现充血、增生等反应，表现为肝、脾、淋巴结肿大。

3. 临床类型 根据传染病临床过程的长短可分为急性、亚急性和慢性；按病情轻重分为轻型、典型、重型和暴发型。

三、传染病的流行过程及影响因素

传染病的流行过程就是传染病在人群中发生、发展和转归的过程。流行过程的发生需要有三个基本条件，包括传染源、传播途径和人群易感性。这三个环节必须同时存在，若切断任何一个环节，流行即告终止。

（一）流行过程的基本条件

1. 传染源（source of infection） 是指病原体自然生成、繁殖并排出的宿主或场所。传染源主要包括患者、隐形感染者、病原携带者、受感染的动物。

（1）患者 是重要的传染源，轻型患者数量多、症状不典型而不易被发现，慢性患者可长期排出病原体，成为长期的传染源。

（2）隐性感染者 对于某些传染病如脊髓灰质炎、流行性脑脊髓膜炎等，其隐性感染者在病原体被清除前是重要的传染源。隐性感染者由于无任何症状、体征而不易被发现。

（3）病原携带者 能排出病原体的病原携带者（尤其慢性病原携带者）是传染源，由于不出现症状而不易被识别，对某些传染病（如伤寒、细菌性痢疾）的流行病学有重要意义。

（4）受感染的动物　由动物体内排出的病原体导致人类发病的传染病，称动物源性传染病，如鼠疫、狂犬病等。其中，以野生动物为传染源传播疾病又称为自然疫源性传染病。有些动物本身发病，如狂犬病、鼠疫；有些动物表现为病原携带状态，动物本身不发病，如流行性乙型脑炎、恙虫病、地方性斑疹伤寒等。

2. 传播途径（mode of transmission）　病原体从传染源传播到易感者的途径称为传播途径。同一个传染病可有多个传播途径。

（1）呼吸道传播　病原体存在于空气中的飞沫或气溶胶（aerosol state）中，易感者吸入时获得感染，如麻疹、白喉、结核病、禽流感和传染性非典型肺炎等。

（2）消化道传播　病原体污染食物、水源或食具，易感者于进食时获得感染，如伤寒、细菌性痢疾和霍乱等。

（3）接触传播　病原体污染的水或土壤后，易感者接触时获得感染，如钩端螺旋体病、血吸虫病等。如伤口被污染，有可能患破伤风。日常生活的密切接触也有可能获得感染，如白喉、流行性感冒等。不洁性接触（包括同性恋、多个性伴侣的异性恋及商业性行为）可传播 HIV、HBV、HCV、梅毒螺旋体、淋病奈瑟菌等。

（4）虫媒传播　易感者被病原体感染的吸血节肢动物叮咬后获得感染，如按蚊、虱和恙螨等，可引起疟疾、斑疹伤寒、恙虫病等。根据节肢动物的生活习性，往往有严格的季节性，有些病例还与感染者的职业及地区相关。

（5）血液、体液传播　病原体存在于携带者或患者的血液或体液中，通过应用血制品、分娩或性交等传播，如疟疾、乙型和丙型肝炎、艾滋病等。

（6）医源性感染　指在医疗工作中人为造成的某些传染病的传播。一类是指易感者在接受治疗、预防、检验措施时，由于所用器械受医护人员或其他工作人员的手污染而引起的传播，如乙型肝炎、丙型肝炎、艾滋病等；另一类是药品或生物制品受污染而引起的传播，如输注因子Ⅷ引起的艾滋病。

3. 人群易感性（susceptibility of the crowd）　对某种传染病缺乏特异性免疫力的人称为易感者（susceptible person）。当易感者在某一特定人群中的比例达到一定水平，若又有传染源和合适的传播途径时，则很容易发生该传染病流行。普遍推行人工主动免疫的情况下，可把易感者人群降到最低，从而阻止流行再发生。

（二）影响流行过程的因素

1. 自然因素　自然环境中的各种因素，包括地理、气象和生态等对传染病流行过程的发生和发展都有重要影响。

2. 社会因素　包括社会制度、经济状况、生活条件和文化水平等，对传染病流行过程有决定性的影响。

3. 个人行为因素　人类在旅游、集会、日常生活、养宠物等过程中，一些不文明、不科学的行为和生活习惯都有可能造成传染病的发生和传播。

四、传染病的预防

做好传染病的预防工作，对减少传染病的发生及流行，最终达到控制和消灭传染病有重要意义。针对构成传染病流行过程的三个基本条件采取综合性措施，并且根据各种传染病的特点，针对传播的主导环节，采取相应的措施，防止传染病继续传播。

（一）管理传染源

1. 对患者的管理　对患者应尽量做到五早：早发现、早诊断、早报告、早隔离、早治疗。建立健全的医疗卫生防疫机构，开展传染病卫生宣传教育，提高人群对传染病识别能力，对早期发现、早期诊断传染病有重要意义。传染病的报告制度是早期发现、控制传染病的重要措施。

2. 对接触者的管理　接触者是指曾经和传染源发生过接触的人，可能受到感染而处于疾病的潜伏期，有可能是传染源。对传染病的接触者，应根据该种疾病的潜伏期，分别按具体情况采取留验、医学观察、隔离等检疫措施，或进行药物预防或紧急预防接种。检疫期限由最后接触之日算起，至该病最长潜伏期。留验又称隔离观察，是对接触者的日常活动加以限制，并在指定场所进行观察，确诊后立即隔离治疗，主要用于甲类传染病。对集体单位的留验又称集体检疫。医学观察指对接触者的日常活动不加限制，但每天进行必要的观察，了解有无早期发病的征象，主要用于乙类传染病。

3. 对病原携带者的管理　应尽可能地在人群中做到早期发现，检出病原携带者。凡是传染病接触者、有传染病史者、流行区居民以及服务性行业、托幼机构与供水行业的工作人员应定期普查，对检出的病原携带者须做好登记，加强管理，指导督促其养成良好的卫生和生活习惯，并随访观察。必要时，应调整工作岗位或隔离治疗。

4. 对动物传染源的管理　如属有经济价值的家禽、家畜，应尽可能加以治疗，必要时宰杀后加以消毒处理；如无经济价值者则设法消灭。在流行地区，对动物特别是家畜、家禽可进行预防接种。

5. 对被传染病病原体污染的场所、物品、医疗废物的管理　必须按照国家的相关法律法规规定，实施消毒和无害化处理。

（二）切断传播途径

切断传播途径在传染病预防措施中起主导作用。主要措施包括隔离和消毒。

1. 隔离（isolation）　采用各种方法、技术，防止病原体从患者及病原携带者传播给他人的措施。应在标准预防的基础上，根据疾病的传播途径，制定相应的隔离与预防措施。

（1）标准预防（standard precautions）　针对医院所有患者和医务人员采取的一组预防感染措施。包括手卫生，根据预期可能的暴露选用手套、隔离衣、口罩、护目镜或防护面屏以及安全注射。也包括穿戴合适的防护用品处理患者环境中污染的物品与医疗器械。标准预防基于患者的血液、体液、分泌物（不包括汗液）、非完整皮肤和黏膜均可能含有感染性因子的原则。

（2）隔离原则

1）根据疾病的不同传播途径（接触传播、飞沫传播、空气传播和其他途径传播等）或同一疾病可能有多种传播途径时，都应在标准预防的基础上，制定相应的隔离与预防措施。

2）传染病患者或可疑传染病患者应安置在单间隔离病室，确受条件限制，同种病原体感染的患者也可安置于一室，并限制人员的出入。且应有不同的隔离标志，黄色为空气传播的隔离，粉色为飞沫传播的隔离，蓝色为接触传播的隔离。

3）病区建筑布局符合隔离要求，服务流程保证洁、污分开，防止因人员流程、物品流程交叉导致污染。高危险区的科室宜相对独立，宜与普通病区和生活区分开。通风系统应区域化，防止区域间空气交叉污染。应配备合适的手卫生设施。

（3）隔离的种类和措施　2009年国家卫生部发布的《医院隔离技术规范》规定了不同传播途径疾病的隔离和预防，在标准预防的基础上，将疾病分类隔离系统改为3种类型，即接触隔离、飞沫隔离、空气隔离，更新了某些按疾病隔离的内容，增加了耐甲氧西林金黄色葡萄球菌、耐万古霉素肠球菌等新出现的耐药性病原菌的隔离措施。

1）接触传播的隔离　接触经接触传播疾病如肠道感染、多重耐药菌感染、皮肤感染等的患者，在标准预防的基础上，采用接触传播的隔离与预防。

患者的隔离：①应限制患者的活动范围；②应减少转运，如需要转运时，应采取有效措施，减少对其他患者、医务人员和环境表面的污染。

医务人员的防护：①接触隔离患者的血液、体液、分泌物、排泄物等物质时，应戴手套；离开隔离病室前，接触污染物品后应摘除手套、洗手和（或）手消毒。手上有伤口时应戴双层手套。②进入隔离病室，从事可能污染工作服的操作时，应穿隔离衣；离开病室前，脱下隔离衣，

按要求悬挂，每天更换清洗与消毒；或使用一次性隔离衣，用后按医疗废物管理要求进行处置。接触甲类传染病应按要求穿脱防护服，离开病室前，脱去防护服，防护服按医疗废物管理要求进行处置。

耐甲氧西林/苯唑西林、耐万古霉素的金黄色葡萄球菌感染患者的隔离：①患者应安置在单间或同种病原同室隔离；②限制人员出入，耐万古霉素的金黄色葡萄球菌感染的患者病室应严格限制人员出入，并且相对固定医务人员，专人诊疗护理；③严格遵循手卫生规范；④近距离操作如吸痰、插管等应戴防护镜做好眼、口、鼻防护；⑤用后仪器设备应清洁、消毒和（或）灭菌，耐万古霉素的金黄色葡萄球菌感染的患者应专用，用后应清洗与灭菌；⑥每天定期擦拭消毒物体表面，擦拭用抹布用后消毒，床单位应进行终末消毒；⑦应用密闭容器运送标本；⑧生活物品无特殊处理，耐万古霉素的金黄色葡萄球菌应清洁、消毒后，方可带出；⑨应用双层医疗废物袋，防渗漏密闭容器运送医疗废物，利器放入利器盒；⑩临床症状好转或治愈，连续两次培养阴性方可解除隔离。

2）空气传播的隔离　接触经空气传播的疾病，如肺结核、水痘等，在标准预防的基础上，采用空气传播的隔离与预防。

患者的隔离：①无条件收治时，应尽快转送至有条件收治呼吸道传染病的医疗机构进行收治，并注意转运过程中医务人员的防护；②当患者病情容许时，应戴外科口罩，定期更换，并限制其活动范围；③应严格空气消毒。

医务人员的防护：①应严格按照区域流程，在不同的区域，穿戴不同的防护用品，离开时按要求摘脱，并正确处理使用后物品；②进入确诊或可疑传染病患者房间时，应戴帽子、医用防护口罩；进行可能产生喷溅的诊疗操作时，应戴护目镜或防护面罩，穿防护服；当接触患者及其血液、体液、分泌物、排泄物等物质时应戴手套。

3）飞沫传播的隔离　接触经飞沫传播的疾病，如百日咳、白喉、流行性感冒、病毒性腮腺炎、流行性脑脊髓膜炎等，在标准预防的基础上，采用飞沫传播的隔离与预防。

患者的隔离：①应限制患者的活动范围；②应减少转运，当需要转运时，医务人员应注意防护；③患者病情容许时，应戴外科口罩，并定期更换；④患者之间、患者与探视者之间相隔距离在1m以上，探视者应戴外科口罩；⑤病室加强通风，或进行空气的消毒。

医务人员的防护：①应严格按照区域流程，在不同的区域，穿戴不同的防护用品，离开时按要求摘脱，并正确处理使用后物品。②与患者近距离（1m以内）接触，应戴帽子、医用防护口罩；进行可能产生喷溅的诊疗操作时，

应戴护目镜或防护面罩，穿防护服；当接触患者及其血液、体液、分泌物、排泄物等物质时应戴手套。

2. 消毒（disinfection） 是切断传播途径的重要措施。消毒是指消除或杀灭传播媒介上的病原微生物，使其达到无害化处理。

（1）消毒的种类

1）疫源地消毒 指对目前或曾经存在传染源的地区进行消毒，目的在于消灭由传染源排到外界环境中的病原体。包括以下两种。①终末消毒：即当患者痊愈或死亡后对其原居地进行的最后一次彻底消毒，包括对患者所处环境、所接触物品和排泄物的消毒，也包括患者出院前的自身消毒或死亡后对尸体的消毒处理；②随时消毒：对传染源的排泄物、分泌物及其污染物品进行随时的消毒。

2）预防性消毒 指虽未发现传染源，但对可能受到病原体污染的场所、物品和人体进行消毒。如对饮用水源、餐具、食物的消毒，也包括医院中对病房、手术室和医护人员手的消毒。

（2）消毒方法

1）物理消毒法 热力灭菌法包括煮沸消毒、高压蒸汽灭菌、预真空型压力蒸汽灭菌和脉动真空压力蒸汽灭菌、巴氏消毒法和干热灭菌法，其中高压蒸汽灭菌是医院最常用的消毒灭菌法。医院也常用非电离辐射和电离辐射消毒灭菌法，如紫外线、微波、γ射线等。

2）化学消毒法 常用消毒剂有含氯、氧化、醛类、碘类、醇类、杂环类气体消毒剂等。应根据具体情况和要求选择消毒方法

（三）保护易感人群

1. 增强非特异性免疫力 非特异性免疫力是机体对进入体内病原体的清除机制，且在病原体及毒素的作用下，非特异性免疫力又是机体产生特异性免疫力的基础。增强措施包括加强营养、锻炼身体、养成良好卫生习惯、改善居住生活环境、保持愉快心情和良好人际关系等。

2. 增强特异性免疫力 人体可通过隐性感染、显性感染或预防接种获得对该种传染病的特异性免疫力，其中预防接种（vaccination）对传染病的控制和消灭起着关键作用。预防接种分为人工主动免疫和人工被动免疫。

（1）人工主动免疫 有计划地将减毒或灭活的病原体、纯化的抗原和类毒素制成菌（疫）苗接种到人体内，使人体于接种后1～4周产生抗体，称为人工主动免疫。免疫力可保持数月至数年。

（2）人工被动免疫 将制备好的含抗体的血清或抗毒素注入易感者体内，使机体迅速获得免疫力的方法，称人工被动免疫。免疫持续时间仅2～3周。常用于治疗或对接触者的紧急预防。常用制剂有抗毒血清、人血丙种球蛋白、

胎盘球蛋白和特异性高价免疫球蛋白等。

3. 药物预防 对某些尚无特异性免疫方法或免疫效果尚不理想的传染病，在流行期间可给易感者口服预防药物，对降低发病率和控制流行有一定作用。如口服磺胺药预防流行性脑脊髓膜炎，口服乙胺嘧啶预防疟疾等。

五、传染病患者常见症状体征的护理

【常见症状体征】

1. 发热 发热（fever）的原因包括感染性、非感染性（如肿瘤、风湿性疾病、血液病）。发热是传染病最常见、最突出的症状。发热程度因疾病种类及时期不同而异。热型是传染病重要特征之一，常见热型包括稽留热、弛张热、间歇热、回归热、不规则热。传染病的发热过程分为3个阶段。①体温上升期（effervescence）：体温可骤然上升至39℃以上，通常伴有寒战，见于疟疾、登革热等，亦可缓慢上升，呈梯形曲线，见于伤寒、副伤寒等；②极期（fastigium）：体温上升至一定高度，然后持续数天至数周；③体温下降期（defervescence）：升高的体温缓慢或快速下降的时期。如伤寒、副伤寒等需经几天后才降至正常水平；如败血症、疟疾可于数十分钟内降至正常水平，同时多伴有大量出汗。

2. 皮疹 许多传染病在发热的同时伴有皮疹（eruption），称为发疹性传染病。如水痘、风疹、天花、猩红热。发疹时可出现皮疹（rash），分为外疹和内疹（黏膜疹）两大类，皮疹出现时间和先后次序对疾病判断有重要参考价值。据皮疹的形态分为四类。

（1）斑丘疹 斑疹呈红色不凸出皮肤；丘疹呈红色凸出皮肤。两者同时存在为斑丘疹，压之褪色，可见于麻疹、风疹等病毒性传染病和伤寒、猩红热等。

（2）出血疹 表现为瘀点和瘀斑，压之不褪色，见于肾综合征出血热、登革热和流行性脑脊髓膜炎等。

（3）疱疹或脓疱疹 凸出皮肤，多见于水痘、单纯疱疹、带状疱疹等病毒性传染病，及金黄色葡萄球菌败血症等。

（4）荨麻疹 结节状凸出皮肤，多见于血清病、病毒性肝炎等。

3. 抽搐与惊厥 抽搐是指全身或局部骨骼肌群异常的不自主收缩，并引起关节运动，多为全身、对称性。其同义词为痉挛，若伴有意识丧失者则称为惊厥。由于病因不同，抽搐的形式也不一样，可以区分为以下两种。

（1）全身性抽搐 全身骨骼肌收缩，如破伤风的持续强直性抽搐。

（2）局限性抽搐 躯体或颜面某一局部的连续性抽

动。临床上引起抽搐的疾病颇多，部分抽搐类型相似，故分析其伴随的症状，对病因判断具有重要意义。感染性疾病所致抽搐常伴全身感染中毒所致的毒血症状。

4. 毒血症状（toxemic symptom）　病原体的各种代谢产物，包括细菌毒素，可引起除发热以外的多种症状如疲乏、全身不适、厌食、头痛，全身骨骼、关节、肌肉疼痛等。严重者意识障碍、脑膜刺激征、中毒性脑病、感染性休克等表现。

5. 单核 - 吞噬细胞系统反应（reaction of mononuclear phagocyte system）　在病原体及其代谢产物的作用下，单核 - 吞噬细胞系统可出现充血、增生等反应，临床上表现为肝、脾和淋巴结肿大。

【护理评估】

在全面收集患者的主、客观资料的基础上，对传染病患者进行护理评估应着重注意以下内容。

1. 健康史

（1）患病及诊疗经过

1）患病经过　注意传染病的基本特征及流行过程的临床特点进行评估。了解患者患病的起始时间，发病特点，主要症状、体征及有无伴随症状、并发症，如发热及热型的变化，发热与头痛、腹痛、腹泻、黄疸等的关系。有无前驱症状，如不适、倦怠、食欲减退。有无皮疹，出疹时间、顺序、形态、部位。有无恶心、呕吐、大便性质改变。

2）诊治经过　了解患者既往检查、治疗经过及治疗效果。曾用药物的名称或种类、用法、剂量、末次用药的时间，是否为医生处方后用药及用药后症状改善情况。

3）目前状况　患病对患者日常生活及自理能力造成的影响，如是否因发热、发疹、肌肉酸痛、头痛等影响睡眠质量和生活自理能力。

（2）生活史与家族史　收集与传染病有关的流行病学资料，包括年龄、性别、职业、居住地。重点询问与传染病有关的发病地区、季节、接触史、预防接种史。了解患者的生活、卫生习惯和饮食习惯询问有无可疑感染史，如不洁饮食、注射、输血、野外作业、狗咬史、性乱、吸毒、近期疫区旅居并与传染病患者接触史和疫水接触史等。

2. 身体评估　进行身体评估一定要注意患者是否存在有重要诊断意义的症状体征。

（1）一般状况评估

1）意识及生命体征　评估患者的意识是否清醒，有无意识障碍及障碍的程度和表现；患者的生命体征是否稳定对判断传染病患者的病情具有重要意义，有无发热，发热的程度和热型，呼吸频率与节律、心率有无异常等。如疟疾可出现间歇热；伤寒可出现相对缓脉，表情淡漠；中毒型细菌性痢疾可因休克、呼吸衰竭而出现昏迷。

2）面容与表情　伤寒患者可出现特殊中毒面容；肾综合征出血热患者可出现面部充血，表现为"醉酒面容"。

3）体位　评估患者体位是否自如，有无因皮疹、抽搐等原因而产生的强迫体位。

4）营养状况　部分传染病患者常因恶心、呕吐、食欲减退而出现体重下降或消瘦。

（2）皮肤黏膜评估　观察皮肤色泽和弹性，有无眼窝凹陷等脱水表现，判断脱水程度；评估皮肤黏膜有无皮疹、黄疸、焦痂、溃疡、出血点或瘀斑，注意皮疹的性质、形态、分布，出现和消退的时间及顺序，且是否同时伴有瘙痒或并发感染。

（3）淋巴结及肝脾评估　评估浅表淋巴结及肝脾有无肿大。

（4）全身各系统的评估　对患者应进行全面细致的全身检查。根据不同的疾病有所侧重地进行相应检查。对呼吸系统传染病的患者应注意呼吸频率、节律等，有无异常呼吸音；有休克的患者应重点评估心率、血压、尿量、四肢是否湿冷；消化系统传染病的患者应重点检查腹部情况，有无压痛、反跳痛、腹水等；涉及中枢神经系统的传染病应重点评估瞳孔的大小和对光反射等。

3. 心理 - 社会支持状况

（1）疾病知识情况　评估患者对传染病病的性质、过程、预后及防治知识的了解程度。

（2）心理状况　了解患病对患者生活、学习或工作的影响。了解患者的性格，评估有无不适心理反应，如因诊断不明确所引起的焦虑或恐惧，或因住院经济负担过重造成的心理压力。

（3）社会支持状况　患者的家庭成员组成情况，家庭经济状况，家人的教育背景，对疾病认识情况及对患者的支持程度。评估患者是否享有医疗保障，所在社区的医疗保健服务及医疗设施是否完善。

4. 实验室及其他检查

（1）实验室检查　包括血液、大小便常规检查和生化检查。血常规检查以白细胞计数和分类的用途最广。如败血症、猩红热等常见白细胞总数显著增多。尿常规检查有助于钩端螺旋体病和肾综合征出血热的诊断。大便常规有助于评估细菌性痢疾、蠕虫病和感染性腹泻。生化检查有助于病毒性肝炎的诊断。

（2）影像学检查　如 X 线、超声、CT 和 MRI，用于检查肺结核、病毒性肝炎、肝硬化等。

（3）病原学检查　可通过显微镜或肉眼直接检出病原体而确诊，如寄生虫虫卵和阿米巴原虫；细菌、螺旋体和真菌通常可用人工培养基分离培养出来。为提高病原体检测的阳性率，应在抗生素使用前及疾病早期采集标本，注意取材避免污染，同时注意标本的正确保存和运送。

（4）分子生物学检测 通过分子杂交或聚合酶链反应（polymerase chain reaction，PCR）可检出特异性病原体核酸，如肝炎病毒的 DNA 和 RNA。

（5）免疫学检查 应用已知抗原或抗体检测血清或体液中的相应抗体或抗原，是最常用的免疫学检查方法。特异性 IgM 型抗体的检出有助于明确近期感染。

（6）其他检查 包括内镜检查，如结肠镜可用于诊断细菌性痢疾、阿米巴痢疾等，纤维支气管镜常用于艾滋病并发肺孢子虫病和支气管淋巴结核等检查。活组织检查有助于肝炎组织病理诊断等。

【护理诊断/问题】

1. 体温过高 与病原体感染后释放致热源作用于体温中枢，导致体温中枢功能紊乱有关。

2. 皮肤完整性受损 与病原体和（或）其代谢产物引起皮肤黏膜损伤、毛细血管炎症有关。

3. 有受伤的危险 与抽搐、惊厥发作有关。

4. 有体液不足的危险 与出汗或消化道丢失水分有关。

【护理目标】

1. 患者体温逐渐恢复正常。

2. 受损皮肤、黏膜恢复正常，未发生继发感染。

3. 抽搐和惊厥发作得到有效控制，未发生骨骼及软组织受伤。

4. 患者水、电解质及酸碱平衡维持正常，出现失衡状况能及时发现和纠正。

【护理措施】

1. 一般护理

（1）休息与活动 休息包括身心两方面，保持情绪稳定，避免各种刺激，根据病情帮助患者制定休息与活动计划，安排适宜的体位，如高热患者应绝对卧床休息，以减少耗氧量；有抽搐或惊厥患者应做好安全防护，避免受伤。

（2）饮食护理 根据病情给予适当的饮食护理，如发热患者应给以高热量、高蛋白、高维生素、易消化的流质或半流质饮食，注意补充足够的液体和电解质；发疹患者应避免进食辛辣刺激性食物；频繁腹泻并伴有呕吐的患者可暂禁食。

（3）环境 病房环境安静，每天通风，温、湿度适宜，避免强光刺激及对流风直吹；注意环境卫生，避免感染。各种检查、治疗、护理操作集中进行，尽量减少对患者的刺激，防止抽搐或惊厥发作。

（4）口腔、皮肤黏膜护理 协助患者在饭后、睡前用清水漱口，病情危重者给予口腔护理，避免口腔内感染。患者大量出汗后应用温水擦拭，更换内衣、寝具，保持皮

肤清洁、干燥，预防感染。病情严重有昏迷的应注意防止压力性损伤的发生，保持皮肤干燥清洁，帮助患者勤翻身，动作轻柔，避免拖、拉、扯、拽等动作，必要时可使用气垫床等。腹泻频繁者注意肛周皮肤护理。

（5）氧疗 低氧血症者，纠正缺氧。氧流量一般在 $2 \sim 4L/min$，可鼻导管或面罩给氧。

2. 病情观察 密切观察发热、发疹、抽搐与惊厥等症状体征的变化情况，观察生命体征及其他辅助检查结果的变化，并注意有无新的症状和体征出现，处理效果如何。

3. 用药护理 遵医嘱应用药物，注意剂量、疗程、适应证、禁忌证，密切观察疗效及不良反应等。

4. 对症护理

（1）发热 密切观察生命体征、意识状态，定时测量体温并记录、分析热型。高热患者及时采取适当的物理降温，如温水擦浴、酒精擦浴、冰袋、冰水灌肠等。但应注意有皮疹的患者禁用碱性清洁剂、酒精等擦浴，以避免对皮肤的刺激。持续高热、物理降温效果不明显者可遵医嘱采用药物降温，护士应了解退热剂的成分、药理作用、禁忌证等，避免发生不良反应及过敏反应。还应注意用量不宜过大，以免大量出汗引起虚脱。鼓励患者多饮水，必要时静脉输液以保证入量。患者大量出汗后应及时更换内衣、寝具，保持皮肤清洁、干燥。

（2）发疹 注意保持皮肤清洁，每日用温水轻擦皮肤，禁用肥皂水、酒精擦拭皮肤；皮肤有瘙痒者应避免搔抓，防止抓伤皮肤造成感染。应注意修剪指甲，幼儿自制能力差，可将手包起来。皮肤剧痒者可涂 5% 碳酸氢钠或炉甘石洗剂等；皮肤结痂后让其自行脱落，不要强行撕脱，翘起的痂皮可用消毒剪刀剪去。疹退后若皮肤干燥可涂以液体石蜡油润滑皮肤；对大面积瘀斑的坏死皮肤应注意保护，防止皮肤擦伤，并应防止大、小便浸渍，也可使用保护性措施，如海绵垫、气垫等，尽量不使其发生破溃；若皮疹发生破溃后应及时处理，小面积者可涂以抗生素软膏，大面积者用纱布包扎，防止感染，如有感染者定时换药；衣着应宽松，内衣裤勤换洗，床褥保持清洁、松软、平整、干燥；有些发疹性传染病可伴有口腔黏膜疹，应注意做好口腔清洁、黏膜湿润。

（3）抽搐与惊厥 严密观察生命体征、瞳孔大小、形状、对称性等；观察有无烦躁不安、双目凝视或上翻或斜视、屏气、头向后仰、肌张力增高等先兆；观察抽搐或惊厥次数、发作持续时间、间隔时间、抽搐部位或方式、意识丧失时间、有无大小便失禁等表现；观察有无呼吸困难、呼吸节律不整、发绀等窒息的表现。抽搐或惊厥发作时应保持呼吸道通畅：立即放置患者于仰卧位，头偏向一侧，清除呼吸道分泌物；松解衣服和领口；有假牙应取下；用

包纱布的压舌板置于上下齿列，并用舌钳夹住舌向外牵拉，以防舌后坠阻塞呼吸道或将舌咬伤；及时氧疗。因高热所致惊厥者，可应用人工冬眠疗法治疗：在冰敷前先肌内注射或缓慢静脉注射冬眠药物（氯丙嗪和异丙嗪），待患者安静后再头部及大血管处放置冰袋，使患者体温维持在 37～38℃，以后酌情每 2～4 小时肌内注射半量冬眠药物。亚冬眠疗法维持时间依病情而定。此疗法可使人体新陈代谢处于低水平，耗氧量减少，使中枢神经系统处于保护性抑制状态，减轻脑细胞损伤。

5. 心理护理　了解患者心理状况，予以安慰和疏导，及时向患者或家属解释疾病发展和治疗过程中出现的不同问题，减少隔离患者的孤独感。

6. 健康指导

（1）疾病预防知识指导　向患者及家属解释有关传染病的预防知识，避免传染病的流行和传播。对传染病的接触者，应分别按具体情况采取检疫措施、密切观察临床措施、药物预防或预防接种。

（2）疾病相关知识指导　根据不同的传染病，讲解相关知识，如不同传染病的隔离方法和措施，消毒方法等，以及患者的活动与休息、饮食、用药、随访等。

【护理评价】

1. 患者体温正常，发热引起的身心反应消失，舒适感增加。

2. 受损皮肤、黏膜组织逐渐恢复正常，未发生继发感染。

3. 患者抽搐和惊厥发作得到有效控制，未发生骨骼及软组织受伤。

第二节　病毒感染性疾病

4. 患者水、电解质代谢及酸碱平衡维持正常。

知识链接

传染病的分类和管理

《中华人民共和国传染病防治法》将传染病分为甲、乙和丙三类。①甲类：强制管理类。包括鼠疫、霍乱。城镇发现 2 小时内上报，农村不超过 6 小时。②乙类：严格管理类。包括新型冠状病毒肺炎、传染性非典型肺炎、艾滋病、病毒性肝炎、脊髓灰质炎、人感染高致病性禽流感、麻疹、肾综合征出血热、狂犬病、流行性乙型脑炎、登革热、炭疽、细菌性和阿米巴性痢疾、肺结核、伤寒和副伤寒、流行性脑脊髓膜炎、百日咳、白喉、新生儿破伤风、猩红热、布鲁菌病、淋病、梅毒、钩端螺旋体病、血吸虫病、疟疾、人感染 H7N9 禽流感。城镇发现 6 小时内上报，农村不超过 12 小时，其中传染性非典型肺炎、肺炭疽、人感染高致病性禽流感和脊髓灰质炎，必须采取甲类传染病的报告及控制措施。③丙类：监测管理传染病。流行性感冒（含甲型 H1N1 流感）、流行性腮腺炎、风疹、急性出血性结膜炎、麻风病、流行性和地方性斑疹伤寒、黑热病、包虫病、丝虫病，除霍乱、细菌性和阿米巴性痢疾、伤寒和副伤寒以外的感染性腹泻病、手足口病，发现 24 小时内上报。

（熊　洪）

PPT

学习目标

知识要求：

1. 掌握　各种病毒感染性疾病的定义、临床表现、护理诊断/问题和护理措施。

2. 熟悉　各种病毒感染性疾病的流行病学、实验室检查及其他检查、处理原则。

3. 了解　各种病毒感染性疾病的病原学、病因与发病机制、诊断要点。

技能要求：

1. 具备正确护理各种病毒感染性疾病症状体征的技能。

2. 能够做好各种病毒感染性疾病的消毒隔离。

3. 具备职业防护病毒感染性疾病患者的技能。

素质要求：

1. 树立正确的人生观、价值观，培养无私奉献的职业精神和崇高的职业道德。

2. 能够利用丰富的病毒感染性疾病专业知识，热心与耐心指导患者预防与应对疾病。

一、传染性非典型肺炎

➡ 案例引导

案例：患者，女，32岁，护士。2003年2月5日发热。咳嗽，咳少许血丝痰，伴头痛、关节和肌肉酸痛、乏力、胸闷，于2月8日入院。体格检查：体温40.1℃，无淋巴结肿大，右肺可闻少许湿啰音，肝脾肋下均未触及。辅助检查：WBC 3.1×10^9/L，RBC 4.5×10^{12}/L，PLT 68×10^9/L，ALT 85U/L，AST 102U/L。胸片示右中叶局灶性炎症。

讨论：

1. 该护士最可能的疾病诊断是什么？其诊断依据是什么？

2. 为明确诊断，还需进一步作哪些检查？

3. 目前该护士的护理问题是什么？如何护理？

4. 临床护士应如何做好自我防护？

传染性非典型肺炎是由SARS冠状病毒（SARS-CoV）引起的一种具有明显传染性、可累及多个脏器系统的特殊肺炎，世界卫生组织将其命名为严重急性呼吸综合征（serve acute respiratory syndrome，SARS）。本病为主要通过近距离空气飞沫和密切接触传播的呼吸道传染病，在家庭和医院具有显著的聚集现象。其特点是传染性强、病情较重、进展快、危害性大，严重者可迅速发展为急性呼吸窘迫综合征，甚至多脏器功能衰竭死亡。

【病原学】

SARS-CoV属冠状病毒科冠状病毒属，为单股正链RNA病毒，有包膜，包膜上有放射状排列的花瓣样或纤毛状突起，基底窄，形似皇冠，包膜的下方是环状的衣壳，内有病毒的核酸等。病毒在细胞质内增殖，由RNA基因编码的多聚酶利用细胞材料进行RNA复制和蛋白合成，组装成新病毒并出芽分泌到细胞外。SARS冠状病毒对温度敏感，随温度升高抵抗力下降，75℃ 30分钟即可灭活病毒。除此之外，75%乙醇作用5分钟可使病毒丧失活力，紫外线照射60分钟、含氯消毒剂作用5分钟可以灭活病毒。

【流行病学】

1. 传染源

（1）患者　SARS患者是最主要的传染源。传染性主要在急性期，尤其发病初期。部分患者频繁咳嗽，呼吸道分泌物多，因呼吸衰竭需要气管插管，此时传染性最强。个别患者造成数十甚至上百人感染，被称为"超级传播者"。潜伏期患者传染性低，作为传染源的意义不大；康复患者无传染性。隐性感染者是否存在及其作为传染源的

意义尚未确定。

（2）动物　从果子狸等野生动物体内可分离出与人SARS相关病毒基因序列高度同源的冠状病毒，是否为本病的贮存宿主和传染源仍有待确定。

2. 传播途径

（1）近距离飞沫传播　是本病最主要的传播途径。通过与患者近距离接触，吸入患者咳出的含病毒颗粒的飞沫而感染。

（2）接触传播　通过直接接触患者的呼吸道分泌物、消化道排泄物或其他体液，或间接接触被患者污染的物品，可导致感染。实验室研究者在接触或处理患者标本或病毒株时，如防护不足或未严格遵守生物安全操作规程亦可造成感染。

（3）气溶胶传播　是经空气传播的另一种方式，被高度怀疑为严重流行疫区的医院和个别社区暴发的传播途径之一。其流行病学意义在于，易感者可以在未与SARS患者见面的情况下，有可能因为吸入了悬浮在空气中含有SARS-CoV的气溶胶所感染。

（4）其他　有研究显示急性期患者可通过粪便排除病毒，污染住宅的排污系统。若出现污水和废气反流，可能会造成局部环境污染，引起传播。

3. 易感人群
人普遍易感。发病者以青壮年居多，儿童和老人少见。患者家庭成员和医务人员是易感高危人群。患病后可获得一定的免疫力，尚无再次发病的报告。

4. 流行特征
本病于2002年11月在我国广东省佛山市首先出现，随后蔓延至山西、北京、内蒙古、天津、河北等地。2003年2月下旬开始在我国香港流行，并迅速波及越南、加拿大、新加坡等地。本次流行发生在冬末春初，有明显的家庭和医院聚集发病现象，社区以散发为主。主要流行于人口密集的大都市，农村地区较少发病。

【病因与发病机制】

发病机制尚不清楚。目前认为主要与SARS-CoV诱导机体免疫损伤有关。病毒在侵入机体后，早期可出现病毒血症，引起机体细胞免疫受损，出现异常免疫反应，造成肺部损害。SARS病毒对肺部损害是否有直接的作用仍有待确定。

肺部的病理改变最为突出，表现为双肺明显肿胀，镜下可见弥漫性肺泡病变、肺水肿及透明膜形成。病程3周后可见肺间质纤维化，造成肺泡纤维闭塞。显微镜下还可见小血管内微血栓和肺出血、散在的小叶性肺炎、肺泡上皮脱落、增生等病理改变。肺门淋巴结多充血、出血及淋巴组织减少。

【临床表现】

潜伏期为1~16天，通常在3~5天。典型病例病程分

为 3 期。

1. 早期 一般为病初 1~7 天。起病急,以发热为首发症状,体温常超过 38℃,伴畏寒、乏力、头痛、畏食等中毒症状;部分患者可有干咳、胸痛、腹泻等不适,常无上呼吸道卡他症状(流涕、咽痛等)。3~7 天后出现干咳、少痰,偶有痰中带血丝,可有胸闷;肺部体征不明显,部分患者可闻少许湿啰音,或有肺实变的体征。

2. 进展期 病情多于 10~14 天达到高峰,感染中毒症状加重,并出现频繁干咳、气短或呼吸急促、呼吸困难,活动耐力下降,肺实变体征进一步加重,被迫卧床休息。少数患者可因出现急性呼吸窘迫综合征(acute respiratory distress syndrome,ARDS)而危及生命。本期易继发呼吸道感染。

3. 恢复期 病程 2~3 周后,发热减退,其他症状体征也逐渐缓解、消失;但肺部炎症的吸收和恢复较为缓慢,需在体温正常 2 周后肺部炎症才可得到完全吸收和恢复。

轻型患者临床症状轻,病程短,多见于儿童或接触时间较短者。重症患者病情重,进展快,容易出现 ARDS。符合下列情况中 1 条者即为重型:①多个肺叶病变或 X 线胸片 48 小时内病灶进展 >50%;②呼吸困难,呼吸频率 >30 次/分;③低氧血症,吸氧 3~5L/min 条件下,SaO₂ <93%,或氧合指数 <300mmHg;④出现休克、ARDS 或 MODS。儿童患者的病情较成人轻。老年患者症状常不典型。早期妊娠合并本病者易致流产,妊娠晚期孕妇的病死率增加。

【实验室及其他检查】

1. 血常规 本病初期白细胞计数正常或降低,常有淋巴细胞计数绝对值减少;并发细菌性感染者,白细胞计数升高;部分患者血小板减少。

2. 血液生化 多数患者出现肝功能异常,丙氨酸氨基转移酶(ALT)、乳酸脱氢酶(LDH)、肌酸激酶(CK)升高。少数患者白蛋白降低。

3. 血气分析 部分患者出现低氧血症和呼吸性碱中毒,重者出现 I 型呼吸衰竭。

4. 病原学检查

(1)SARS 特异性抗体的测定 酶联免疫吸附试验或免疫荧光试验作为血清 SARS-CoV 抗体检测方法,符合以下两者之一即可判断为 SARS:①平行检测进展期血清抗体和恢复期血清抗体阳转;②平行检测进展期血清抗体和恢复期血清抗体发现抗体滴度 4 倍及以上升高。

(2.)SARS-CoV RNA 的测定 应用以反转录聚合酶链反应(RT-PCR)方法,符合下列三项之一者可判断为检测结果阳性:①至少需要两个不同部位的临床标本检测阳性(例如鼻咽分泌物和粪便);②收集间隔 2 天的同一

临床标本送检检测阳性(例如 2 份或多份鼻咽分泌物);③在每一次检测中对原临床标本使用两种不同的方法,或重复 PCR 方法检测阳性。

5. T 淋巴细胞亚群的测定 应用流式细胞仪(flow cytometer,FCM)对相应荧光抗体的样本进行检测。大多数 SARS 患者外周血 T 淋巴细胞 CD3⁺、CD4⁺、CD8⁺ 亚群均减少,尤以 CD4⁺ 亚群减少明显。

6. 影像学检查 胸部 X 线、CT 检查见肺部以间质性肺炎为主要特征。有不同程度的片状、斑片状浸润性阴影或呈网状样改变,部分患者的病情进展迅速,呈大片状阴影;常为双侧改变,阴影吸收消散较慢。肺部阴影与症状体征可不一致,临床症状还不严重时,X 线胸片中已显示肺部有絮状阴影,并呈快速发展趋势。

【诊断要点】

1. 流行病学史 与 SARS 患者有密切接触史;或属受传染的群体发病者之一;或有明确传染他人的证据;生活在流行区或发病前 2 周内曾到过本病流行区域。

2. 临床表现 起病急,以发热为首发症状,体温 >38℃,伴有头痛、全身酸痛、乏力、腹泻;咳嗽无痰、呼吸急促;呼吸窘迫综合征;肺部啰音或有肺实变体征。

3. 实验室及其他检查 SARS-CoV RNA 检测阳性或 SARS-CoV 抗体阳性;肺部 X 线胸片为一侧或双侧广泛分布毛玻璃样渗出病灶或大片实变影像改变,即可确诊,但要排除其他肺部疾病诊断。

【处理原则】

1. 一般治疗 加强休息,适当补充液体及维生素。

2. 对症治疗 体温超过 38.5℃者,可使用解热镇痛药。高热者给予冰袋、酒精擦浴等物理降温。阿司匹林可能会引起 Reye 综合征,故儿童需忌用。咳嗽、咳痰者给予镇咳、祛痰药。有心、肝、肾等器官功能损害,应给予相应的处理。气促明显、轻度低氧血症者应及早给予持续鼻导管吸氧。

3. 并发或继发细菌感染的治疗 早期选用大环内酯类、氟喹诺酮类、β 内酰胺类、四环素类等抗生素。若为耐药球菌感染,可选用(去甲)万古霉素等。

4. 糖皮质激素的应用 对于有严重中毒症状、高热持续 3 天不退或重症患者,建议应用激素。可选用甲泼尼龙 80~320mg/d,并根据患者情况调整具体用量。儿童应慎用。

5. 中药辅助治疗 中医辅助治疗对本病有积极作用。

6. 抗病毒治疗 可选用利巴韦林,但其疗效仍不明确。亦可试用干扰素及利托那韦、奥司他韦。

7. 增强免疫力 重症患者可使用已经康复患者的血清进行治疗,亦可使用免疫增强药物如胸腺肽和免疫球蛋白。

8. 重症患者的处理

（1）加强病情监测　包括生命体征、出入量、血糖、心电图等，尽可能收入重症监护病房。

（2）使用无创正压通气　应用指征：①呼吸频率 > 30 次/分。②低氧血症，吸氧 3～5L/min 条件下，SaO_2 < 93% 者。首选持续气道正压（CPAP）法，常用的压力水平为 4～10cmH_2O。面罩选择应合适且需持续使用，包括睡眠时间，暂停时间不宜超过 30 分钟，直至病情缓解。严重呼吸困难和低氧血症，5L/min 吸氧条件下 SaO_2 < 90% 或氧合指数 < 200mmHg，经过无创正压通气治疗后无改善，或不能耐受无创正压通气治疗者，应考虑进行有创正压通气治疗。

（3）一旦出现休克或 MODS，应及时给予相应处理。

【护理诊断/问题】

1. 体温过高　与病毒感染有关。

2. 气体交换受损　与肺部病变致气体交换面积减少有关。

3. 焦虑　与被隔离、担心疾病预后差有关。

4. 有感染的危险　与 SARS‑CoV 感染后机体抵抗力低下有关。

5. 知识缺乏　缺乏疾病知识及消毒、隔离知识。

6. 营养失调：低于机体需要量　与发热、食欲减退、进食减少、腹泻等有关。

【护理措施】

1. 一般护理

（1）休息与活动　患者卧床休息，减少不必要的活动，以减轻体力消耗。治疗和护理尽量集中进行；保持病房环境安静，确保患者能充分休息。

（2）口腔护理　护士协助患者于进餐前后、晨起、睡前用温开水或生理盐水漱口，病情较重者则每天口腔护理 2 次；协助呕吐者在呕吐后进行口腔清洁。

（3）皮肤护理　为患者选择棉质、透气、吸水性好的内衣。每天定时协助患者进行擦浴，出汗后及时更换内衣、被褥。做好腹泻患者肛周皮肤的清洁和护理。

（4）饮食护理　饮食以清淡、易消化、足够的蛋白质、高热量和高维生素为主。如牛奶（或豆浆）、新鲜蔬菜、水果、肉类（猪肉、鱼肉、鸡肉等）以及软饭、粥、面条等，可根据患者的喜好和习惯调整食物的种类及其色、香、味，以增进食欲和帮助消化。指导患者摄取足够的液体，除了饮水外，还可选择果汁，也可以用胡萝卜、玉米（连须带衣）、瘦肉煲汤等。

2. 隔离措施

（1）疫情报告　《中华人民共和国传染病防治法》已将传染性非典型肺炎列入法定乙类传染病，但要按甲类传染病进行隔离治疗和管理。发现或怀疑本病时，应尽快向卫生防疫机构报告，做到早发现、早隔离、早治疗。

（2）设立发热门诊　医院应设立发热门诊，建立专门通道对发热患者进行预检、筛查。发热门诊和隔离留观室需与其他门诊和病区隔离分开，并在出入口设置显著标识，防止人流、物流交叉，保持通风良好。对发热患者就诊和留观患者进行有效管理和引导。

（3）隔离　发现疫情就地实施呼吸道隔离，防止疫情蔓延。收治传染性非典型肺炎患者的场所设立隔离病区，病区内要区分清洁区、半污染区、污染区，疑似病例与确诊病例分开收治，住单人房间。避免使用中央空调。住院患者严格隔离，不得离开病区。严格规定探视制度，不设陪护，不得探视；如出现患者病情危重等特殊情况，确需探视的，探视者必须按规定做好个人防护。工作人员进入隔离病室必须做好个人防护，须戴 12 层棉纱口罩或 N95 口罩、戴帽子、防护眼罩及手套、鞋套等，穿隔离衣，以保证无体表暴露于空气中。房间定期、定时用含氯消毒剂或 0.5% 过氧乙酸溶液擦拭消毒。对患者的呕吐物、分泌物、排泄物用含 250～500mg/L 有效氯的消毒剂溶液浸泡 30 分钟后排入下水道。接触过患者或其他被污染物品后，应用消毒剂消毒手，0.5% 碘伏涂擦 1～3 分钟；用 75% 乙醇或 0.2% 过氧乙酸溶液浸泡 1～3 分钟。对临床诊断病例和疑似病例应在定点医院实施隔离治疗，同时具备下列 3 个条件方可出院：①体温正常 7 天以上；②呼吸系统症状明显改善；③胸部影像学显示有明显吸收。

（4）隔离观察密切接触者　密切接触者应主动与疾病预防与控制中心联系，暂时留在家中自我隔离，每天测量体温，避免与家人密切接触。隔离地应注意通风。如条件许可，应在由卫生防疫部门指定的地点接受为期 14 天的隔离观察，如发现符合疑似或临床诊断标准时，立即以专门的交通工具送往指定医院。

3. 病情观察　密切观察体温变化，每 4 小时测量体温 1 次。同时注意脉搏、呼吸、血压、神志等变化；观察咳嗽、咳痰和呼吸困难情况。高热患者按医嘱给予药物或物理降温。发现呼吸困难及时报告医生，并采取对症处理措施。准确记录出入量，维持水、电解质的平衡。

4. 对症护理　气体交换受损的护理：①及时吸氧，保持呼吸道通畅；②咳痰者给予祛痰药，鼓励患者咳出痰液，必要时给予雾化吸入；③呼吸困难者应根据病情及耐受情况，选择氧疗和无创性正压机械通气。必要时，予以气管插管或气管切开，呼吸机给氧。但在气管插管和气管切开的护理过程中，极易引起医护人员感染病毒，应注意医护人员的防护。

5. 用药护理　遵医嘱准确、及时给药。若治疗中采用大剂量糖皮质激素，应注意观察有无不良反应，如继发真菌感染、血糖升高和骨质疏松等。

6. 心理护理　本病起病急骤、发展迅猛，尚无特效的治疗方法，初诊患者及其亲属均有不同程度的紧张、焦虑、无助、绝望和恐惧心理；由于严密隔离，患者被安置在隔离室或疑似病房，容易产生孤独、寂寞和自卑感；恢复期患者可能会出现与外界交往障碍、担心受到别人歧视等心理。因此，护士应及时与患者沟通，给予热情、关心、安慰和鼓励，帮助树立和增强战胜疾病的信心。同时，告诉患者保持乐观、稳定的情绪和心态有助于疾病的痊愈。

7. 健康指导

（1）疾病预防知识指导　本病尚无效果肯定的预防药物，灭活疫苗尚在研制中。管理传染源、切断传播途径是预防本病传播的关键。流行期间减少大型群众性集会或活动，避免去人多或相对密闭的地方；保持公共场所空气流通，做好公共场所消毒；注意个人卫生，勤洗手、戴口罩。

（2）疾病相关知识指导　保证充足的休息，适当锻炼，合理饮食。定期随访，若发现异常，应及时治疗。

【预后】

本病为自限性疾病。大部分患者经综合性治疗后痊愈。个别病情恶化，可进展至 ARDS 甚至死亡。重症、患有其他基础疾病以及老年患者死亡率较高。根据我国卫健委公布的资料，我国的传染性非典型肺炎患者死亡率约 7%；根据世界卫生组织公布的资料，全球平均死亡率约 11%，而病死率与病毒感染途径，病毒载量，个人因素如年龄、是否同时患有其他疾病以及医疗救治是否及时有关。少数重症病例出院后随访发现肺部有不同程度的纤维化，少数病例病后发生骨坏死现象。至今尚无出院后复发的报道。

二、病毒性肝炎

⇒案例引导

案例：患者，男，36 岁。半个月前，自觉全身皮肤瘙痒，数日后，发现皮肤发黄，伴尿色深、乏力、食欲减退、发热，最高为 37.7℃。自诉既往有乙肝 10 余年病史，最近 3 个月未服用抗病毒药物，自行服用茵栀黄、熊去氧胆酸胶囊退黄药物，黄疸未见消退，并有加重趋势，遂来院就诊。门诊检查结果：ALT 992IU/L，AST 815IU/L，ALP 365IU/L，GGT 575IU/L，Tbil 236μmol/L，Dbil 190μmol/L，HBsAg（+）、HBsAb（-）、HBeAg（+）、HBeAb（-）、HBcAg（-）；HBV DNA 1.39×10^{6}拷贝/ml；Glu 7.8mmol/L，B 超提示肝内胆管未见扩张。入院后查体：T 36.8℃，P 70 次/分，BP 110/79mmHg；巩膜及全身皮肤黄染，

无出血点及皮疹，腹部平软，无压痛、反跳痛，右上腹有轻微叩击痛。辅助检查：Hb 102g/L，WBC 10.5×10^9/L，中性粒细胞 73%，淋巴细胞 24%，单核细胞 3%，尿胆红素（+），尿胆原（+），大便潜血（-）。患者自发病以来体重下降 3kg。

讨论：

1. 该患者最可能的疾病诊断是什么？

2. 为明确诊断，还需要做哪些检查？

3. 该患者目前有哪些护理问题？相应的护理措施有哪些？

4. 针对该患者及其家属的健康教育内容有哪些？

病毒性肝炎（viral hepatitis）是由多种肝炎病毒引起的以肝损害为主的一组传染病。目前确定的肝炎病毒有甲型、乙型、丙型、丁型及戊型。近年来，还发现一种庚型病毒性肝炎，比较少见。各型病原不同，但临床表现基本相似，以疲乏、食欲减退、肝大、肝功能异常为主，部分病例还会出现黄疸。甲型及戊型主要表现为急性肝炎，而乙型、丙型及丁型大多呈慢性感染，可转化为慢性肝炎并可发展为肝硬化，且与肝癌的发生有密切的关系。

【病原学】

1. 甲型肝炎病毒（hepatitis A virus，HAV）　HAV 是一种 RNA 病毒，呈球形，直径为 27～32nm，无包膜。电镜下可见实心和空心两种颗粒，前者为完整的 HAV，有传染性；后者为未成熟的不含 RNA 的颗粒，有抗原性，但无传染性。病毒在体外抵抗力较强，对酸、乙醚、热有抵抗力，能耐受 60℃ 30 分钟，80℃ 1 分钟或 100℃ 1 分钟才能完全灭活。对 3% 甲醛、氯、紫外线敏感。

2. 乙型肝炎病毒（hepatitis B virus，HBV）　HBV 为一种 DNA 病毒，电镜下可见 3 种病毒颗粒。①大球形颗粒，又称 Dane 颗粒，为完整的 HBV 颗粒，直径 42nm，包括包膜和核心两部分。包膜内含乙型肝炎表面抗原（HBsAg）、糖蛋白与细胞脂质；核心内含环状双股 DNA、DNA 聚合酶（DNAP）和核心抗原（HBcAg），是病毒复制的主体。②小球形颗粒。③丝状或核状颗粒。后两种颗粒由 HBsAg 组成，为空心包膜，不含核酸，无感染性。HBV 基因组突变，影响血清学指标的检测，并与疫苗接种失败、抗病毒药物耐药、肝炎慢性化、肝衰竭、肝细胞癌的发生密切相关。HBV 的抵抗力很强，对热、低温、干燥、紫外线及一般浓度的消毒剂均能耐受。在血清 30～32℃ 中可保存 6 个月，-20℃ 中可保存 15 年。但煮沸 10 分钟、65℃ 10 小时或高压蒸汽消毒可使之灭活，环氧乙烷、戊二醛、过氧乙酸和碘伏等对 HBV 也有较好的灭活效果。HBV 有

三对抗原和三对抗体，分别为表面抗原（HBsAg）与表面抗体（抗 – HBs）、e 抗原（HBeAg）与 e 抗体（抗 – HBe）、核心抗原（HBcAg）与核心抗体（抗 – HBc）。

3. 丙型肝炎病毒（hepatitis C virus，HCV） HCV 为一种具有脂质外壳的 RNA 病毒，病毒呈球形颗粒，直径 30～60nm，外有脂质外壳、囊膜和棘突结构，内由核心蛋白及核酸组成核衣壳。HCV 基因组为线状单股正链 RNA，是 5 种肝炎病毒中最易发生变异的一种，目前至少可分为 6 个基因型及多个亚型。按照国际通行的方法，以阿拉伯数字表示 HCV 基因型，以小写的英文字母表示基因亚型，如 1a、2b、3c 等。HCV 基因 1b 和 2a 型在我国较为常见，2 型和 3 型次之。HCV 对一般化学消毒剂敏感，甲醛熏蒸、10% 氯仿可灭活；煮沸、高压蒸汽等物理方法亦可灭活。

4. 丁型肝炎病毒（hepatitis D virus，HDV） HDV 为一种缺陷的嗜肝单链 RNA 病毒，呈球形颗粒，直径 35～37nm，内部含 HDVAg 和基因组 HDV RNA，外壳为 HBsAg，需要 HBV 的辅助才能进行复制。

5. 戊型肝炎病毒（hepatitis E virus，HEV） HEV 为小 RNA 病毒，电镜下可见球形颗粒，直径 27～38nm，无包膜。基因组为单股正链 RNA。主要在肝细胞内复制，通过胆道排出。HEV 在碱性环境下较稳定，对高热、氯仿、氯化铯敏感。

【流行病学】

1. 甲型肝炎

（1）传染源　甲型肝炎无慢性病毒携带状态，传染源是急性期患者和隐性感染者，因隐性感染者数量多，又不易识别，故其是最重要的传染源。粪便排毒期为起病前 2 周至血清丙氨酸转氨酶（ALT）达高峰期后 1 周，此时传染性最强，少数可延长至病后 30 日。

（2）传播途径　主要经粪 – 口途径传播。污染的水源、食物可导致暴发流行，日常生活接触大多为散发性病例，极少出现输血后感染 HAV。

（3）人群易感性　抗 – HAV 阴性者均易感。6 个月以下婴儿有来自母体的抗 – HAV 抗体而不易感，6 个月以后抗体逐渐消失而成为易感者。在我国，大多是在幼儿、儿童、青少年时期获得感染，以隐性感染为主，成人抗 – HAV 阳性率达 80%，感染后可产生持久免疫力。

（4）流行特征　甲型肝炎的流行率与居住条件、卫生习惯及教育程度密切相关，农村高于城市，发展中国家高于发达国家。

2. 乙型肝炎

（1）传染源　包括急、慢性乙型肝炎患者和病毒携带者。急性乙型肝炎患者在潜伏期末及急性期均有传染性。慢性乙型肝炎患者和病毒携带者作为传染源的意义最大，故是最主要的传染源，其传染性与体液中的 HBV – DNA 载量成正比。

（2）传播途径　人群因含 HBV 的体液或血液进入机体而获得感染，具体的传播途径有以下几种。

1）母婴传播　主要经胎盘、产道分娩、哺乳和喂养等方式传播。HBeAg 阳性、HBV – DNA 高载量母亲的新生儿更易感染 HBV。新生儿期感染后，90% 以上表现为慢性感染，是家族聚集性 HBV 感染的主要原因。母婴传播聚集性家族中，感染子代患肝硬化、肝癌风险显著升高，且发病年龄隔代提前。在广泛接种乙型肝炎疫苗和注射乙型肝炎免疫球蛋白后，我国 HBV 母婴传播率由以前的 50% 降至 6%。同时，妊娠期抗病毒治疗进一步显著降低了高病毒载量孕妇的母婴传播。

2）血液传播　输注含有病毒的血液及血制品、不洁注射（如静脉药瘾者共用注射器）、手术、拔牙、针刺、血液透析、器官移植等均可传播。随着一次性注射用品的普及，医源性传播已明显下降。虽然目前对供血人员进行严格筛选，但不能筛除 HBsAg 阴性的 HBV 携带者。

3）性传播　与 HBV 阳性者发生无防护的性接触，特别是有多个性伴侣者，其感染 HBV 的危险性增高。

4）生活密切接触传播　现已证实唾液、汗液、精液和阴道分泌物等体液中均含有 HBV，故生活中的"密切接触"可能是由于微小创伤所致的一种特殊的经血液传播的形式。但是，日常学习、工作或生活接触，共用计算机、握手、拥抱、同住一宿舍、同一餐厅用餐和共用厕所等无血液暴露的接触，不会传染 HBV。目前，尚未发现 HBV 能经吸血昆虫传播。

（3）人群易感性　抗 – HBs 阴性者均为易感人群。婴幼儿是获得 HBV 感染的最危险时期。新生儿通常不具有来自母体的先天性抗 – HBs，因而普遍易感。乙型肝炎高危人群包括：HBsAg 阳性母亲的新生儿、HBsAg 阳性者的家属、反复输血及血制品者（如血友病患者）、血液透析患者、多个性伴侣者、静脉药瘾者、接触血液的医务工作者等。感染后或疫苗接种后出现抗 – HBs 者有免疫力。

（4）流行特征　我国乙型肝炎的流行存在以下特征。①有性别差异：男女发病比例约为 1.4∶1。②以散发为主。③无明显季节性。④有地区性差异：按流行的严重程度分为低、中、高三种流行地区，我国属于乙型肝炎的高流行区。2019 年数据报告，我国一般人群 HBsAg 流行率为 5%～6%，慢性 HBV 感染者约 7000 万人，其中慢性乙型肝炎患者 2000 万～3000 万。⑤有家庭聚集现象：主要与母婴传播及日常生活密切接触传播有关。

3. 丙型肝炎

（1）传染源 急、慢性患者和无症状病毒携带者，其中慢性患者和病毒携带者具有更为重要的传染源意义。

（2）传播途径 与乙型肝炎类似。

1）血液传播 输血及血液制品曾是最主要的传播途径，输血后肝炎70%以上是丙型肝炎。目前最主要的传播方式是通过破损的皮肤和黏膜经血液传播，包括使用非一次性注射器和针头、未经严格消毒的医疗器械、侵入性诊疗操作、静脉注射毒品、共用剃须刀和牙刷、文身等。

2）性传播 由于性观念的改变和多个性伴侣及同性恋的增加，性传播途径近年有增加趋势。

3）母婴传播 HCV RNA 阳性母亲传播给新生儿的概率为4%~7%。

（3）人群易感性 人群普遍易感。抗-HCV 不是保护性抗体，感染后对不同病毒株无保护性免疫。

4. 丁型肝炎 传染源和传播途径与乙型肝炎相似。人类对 HDV 普遍易感，有混合感染和重叠感染两种形式。前者指 HBV 和 HDV 同时感染，感染对象是正常人群或未受 HBV 感染的人群；后者指在 HBV 感染基础上感染 HDV，感染对象是已经感染 HBV 的人群，这类人群对 HDV 的易感性更强。抗-HDV 不是保护性抗体。本病以南美洲、中东等地为高发区。我国在 HBsAg 阳性人群中感染率超过3%，以西南地区最高。

5. 戊型肝炎 传染源和传播途径与甲肝相似。传染源主要为戊型肝炎患者或隐性感染者，主要经粪-口途径传播。散发多由不洁食物和饮品所引起，暴发流行均由粪便污染水源所致。以隐性感染为主，显性感染主要见于成年人。抗-HEV 多在短期内消失。春冬季高发。主要流行于亚洲和非洲，可呈地方性流行。

【病因与发病机制】

各型病毒性肝炎的发病机制目前尚未明确。目前认为肝炎病毒在肝细胞内复制时对肝细胞有直接杀伤作用，同时也引发了机体的免疫应答。免疫应答在协助清除肝炎病毒的同时，也导致了肝细胞的免疫损伤。

1. 甲型肝炎 HAV 经口进入体内后，由肠道进入血流引起短暂的病毒血症，1周后在肝细胞内复制，2周后由胆汁排出体外。病毒增殖并不直接引起肝细胞病变，肝细胞损伤机制可能是通过免疫介导引起，如细胞毒性 T 细胞攻击被病毒感染的肝细胞。

2. 乙型肝炎 HBV 进入机体后，迅速通过血液到达肝脏和其他器官，包括胰腺、胆管、肾小球基膜、血管等肝

外组织，引起肝脏及肝外相应组织的病理改变和免疫功能改变，多数以肝脏病变最为突出。HBV 并不直接引起明显的肝细胞损伤，肝细胞损伤主要由病毒诱发的免疫反应引起，即机体的免疫反应在清除 HBV 的过程中造成肝细胞损伤，而乙型肝炎的慢性化则可能与免疫耐受有关。此外，还可能与感染者年龄、遗传因素有关，儿童期感染或某些 HLA 基因型易出现慢性肝炎。慢性 HBV 感染的自然病程一般分为四个阶段。第一阶段为免疫耐受期：其特点是 HBV 复制活跃，血清 HBsAg 和 HBeAg 阳性，HBV DNA 载量通常 > 200 000IU/ml（> 10^5 拷贝/ml），血清丙氨酸氨基转移酶（ALT）水平正常或轻度升高，无或仅有缓慢肝纤维化进展。第二阶段为免疫清除期：表现为 HBV DNA 载量 > 2000IU/ml，ALT 持续或间接升高和肝组织学有中度或严重坏死炎症等表现，肝纤维化可快速进展，部分可发展为肝硬化或肝衰竭。第三阶段为低（非）复制期：这一阶段表现为 HBeAg 阴性，抗-HBe 阳性，HBV DNA 载量低或检测不到（< 2000IU/ml），ALT 正常，肝细胞炎症轻微。第四阶段为再活跃期：低（非）复制期可以持续终生，但也有部分患者可能随后出现自发的或免疫抑制等导致 HBV DNA 复制，出现伴或不伴 HBeAg 血清学转换，HBV DNA 载量升高和 ALT 持续或反复异常。不是所有 HBV 感染者都会经过以上四个阶段，青少年或成年期感染 HBV，多无免疫耐受期而直接进入免疫清除期。

3. 丙型肝炎 HCV 引起肝细胞损伤的机制与 HCV 的直接致病作用及免疫损伤有关。急性丙型肝炎主要是 HCV 的直接致病作用引起肝细胞损伤，而慢性丙型肝炎则以免疫损伤为主。HCV 感染后易慢性化，50%~80%的患者转为慢性。可能的机制有：①HCV 易变异，从而逃避机体免疫；②HCV 在血液中的水平很低，容易产生免疫耐受；③HCV 具有泛嗜性，不易清除；④免疫细胞可被 HCV 感染，导致免疫紊乱。

4. 丁型肝炎 其发病机制类似乙型肝炎，但一般认为 HDV 对肝细胞有直接致病性。

5. 戊型肝炎 细胞免疫是引起肝细胞损伤的主要原因，同时，病毒进入血液也可导致病毒血症。

【临床表现】

不同类型病毒引起的肝炎潜伏期不同：甲型肝炎2~6周，平均4周；乙型肝炎1~6个月，平均3个月；丙型肝炎2周~6个月，平均40天；丁型肝炎4~20周；戊型肝炎2~9周，平均6周。病毒性肝炎按临床过程不同可分为急性和慢性两种临床类型，其中，甲型、戊型肝炎主要表

现为急性肝炎，乙型、丙型和丁型以慢性肝炎表现更为常见。

1. 急性肝炎 急性肝炎（acute hepatitis）指肝炎病毒感染病程不超过 6 个月者。一般患者体内病毒复制活跃，传染性很强。急性肝炎主要包括急性黄疸型肝炎（acute icteric hepatitis）和急性无黄疸型肝炎（acute without icteric model hepatitis）。

（1）急性黄疸型肝炎 临床经过的阶段性较为明显，分为 3 期，总病程为 2~4 个月。

1）黄疸前期 平均 5~7 天。主要症状如下。①病毒血症：如畏寒、发热、乏力及全身不适等。甲型及戊型肝炎起病较急，发热多在 38℃ 以上。乙型肝炎起病较缓慢，多无发热或发热不明显。②消化系统症状：如食欲减退、厌油、恶心、呕吐、腹胀、腹痛和腹泻等。③其他症状：如部分乙型肝炎病例可出现荨麻疹、斑丘疹、血管神经性水肿和关节痛等。本病期末出现尿黄。

2）黄疸期 持续 2~6 周。尿色深如浓茶，巩膜、皮肤染黄，1~3 周内黄疸达到高峰。部分患者可有一过性粪便颜色变浅、皮肤瘙痒、心动过缓等阻塞性黄疸的表现。查体可见肝大、质软、边缘锐利，有轻压痛及叩击痛。部分患者有轻度脾大。血清胆红素和转氨酶升高，尿胆红素阳性。

3）恢复期 平均持续 4 周。黄疸逐渐消退，症状减轻至消失，肝、脾回缩至正常，肝功能逐渐恢复正常。

（2）急性无黄疸型肝炎 较黄疸型肝炎多见。除无黄疸外，其他表现与黄疸型类似，但临床症状较轻，多无发热，仅有乏力、肝区隐痛和食欲不振、恶心、腹胀等胃肠道症状，常有肝肿大伴触痛及叩击痛，少数有脾肿大；ALT 明显升高。一些病例并无明显症状，多于 3 个月内逐渐恢复，部分乙型、丙型肝炎病例可发展为慢性肝炎，因不易被发现而成为重要的传染源。

2. 慢性肝炎 慢性肝炎（chronic hepatitis）指肝炎病毒感染后病程超过 6 个月而炎症持续存在者。常见于乙、丙、丁型肝炎。依据病情轻重分为轻度、中度和重度。根据 HBeAg 是否阳性分为 HBeAg 阳性或阴性慢性乙型肝炎。分型有助于对预后的判断和指导抗病毒治疗。

（1）轻度慢性肝炎 反复出现乏力、食欲减退、厌油、尿黄、肝区不适、肝大伴轻压痛，可有轻度脾大。部分患者可无症状、体征。肝功能指标仅 1 或 2 项异常。病程迁延，只有少数发展为中度慢性肝炎。

（2）中度慢性肝炎 症状、体征和实验室检查介于轻度和重度之间。

（3）重度慢性肝炎 有明显或持续的肝炎症状、体征，包括乏力、食欲减退、厌油、腹胀、腹泻，面色灰暗、肝掌、蜘蛛痣或肝脾大。肝功能持续异常。

3. 重型肝炎（肝衰竭） 重型肝炎（肝衰竭）是一种最严重的临床类型，占全部病例的 0.2%~0.5%，病死率高达 50%~70%。各型肝炎均可引起肝衰竭，病因及诱因复杂，包括重叠感染、妊娠、HBV 前 C 区突变、过度疲劳、精神刺激、饮酒、使用肝损害药物、机体免疫状况差、合并细菌感染、有其他合并症（如甲状腺功能亢进症、糖尿病）等。

（1）临床表现 ①极度乏力，严重消化道症状；②黄疸进行性加深，血清胆红素高于 171μmol/L，转氨酶升高不明显或正常（即胆－酶分离）；③肝脏进行性缩小，出现肝臭；④出血倾向，凝血酶原活动度（PTA）低于 40%；⑤迅速出现腹水、中毒性鼓肠；⑥精神－神经系统症状（肝性脑病）：早期可出现计算能力下降、定向障碍、精神行为异常、烦躁不安、嗜睡和扑翼样震颤等，晚期可出现昏迷、深反射消失；⑦肝肾综合征：少尿甚至无尿，血尿素氮升高；⑧电解质、酸碱平衡紊乱等。

（2）分型 根据病理组织学特征和病情进展速度，分为 4 种类型。

1）急性肝衰竭 起病急，发病 2 周内出现 Ⅱ 度以上肝性脑病为特征的肝衰竭综合征。发病多有诱因。本型病死率高，病程不超过 3 周。

2）亚急性肝衰竭 起病较急，发病 15 天~26 周内出现肝衰竭临床表现。晚期可出现难治性并发症，如脑水肿、消化道大出血、严重感染、电解质紊乱及酸碱平衡失调。本型病程较长，常超过 3 周至数月，易发展成为慢性肝炎或肝硬化。

3）慢加急性肝衰竭 在慢性肝病基础上出现的急性肝功能失代偿。

4）慢性肝衰竭 在肝硬化基础上发生的肝衰竭，主要特点是同时具有慢性肝病的症状、体征和实验室检查的改变及肝衰竭的临床表现。

（3）分期 根据各型肝衰竭发病整个过程时期的不同，分为早期、中期、晚期。

1）早期 ①极度乏力，并有明显厌食、呕吐和腹胀等严重消化道症状；②ALT 和（或）AST 大幅升高，黄疸进行性加深（血清总胆红素 ≥171μmol/L 或每天上升 ≥17.1μmol/L）；③有出血倾向，30%＜PTA≤40%；④未出现肝性脑病或明显腹水。

2）中期 肝衰竭早期表现基础上，病情进一步发展，ALT 和（或）AST 快速下降，总胆红素持续上升，并有以下两种情况之一者：①出现 Ⅱ 度以下肝性脑病和（或）明显腹水；②出血倾向明显（出血点或瘀斑），且20%＜PTA≤30%。

3）晚期 在肝衰竭中期表现基础上，病情进一步加重，出现以下三条之一者：①有难治性并发症，如肝肾综合征、上消化道大出血、严重感染和难以纠正的电解质紊乱等；②出现Ⅲ度以上肝性脑病；③有严重出血倾向，PTA≤20%。

肝衰竭的临床分期划分是连贯发展的，由于发病诱因和个体体质存在差异，各期时间长短不一。如患者能得到及时有效治疗，可进入相对稳定的"平台期"或"缓解期"，症状逐渐好转，生命体征逐渐稳定，各项生化指标改善。

4. 淤胆型肝炎 以肝内胆汁淤积为主要表现的一种特殊临床类型，又称毛细胆管炎型肝炎。临床表现类似急性黄疸型肝炎，但自觉症状较轻，大多数患者可恢复，黄疸较深且具有以下特点。①"三分离"特征：黄疸深，但消化道症状轻，ALT、AST升高不明显，PTA下降不明显（PTA＞60%）；②"梗阻性"特征：黄疸加深的同时，伴全身皮肤瘙痒，粪便颜色变浅或灰白色；③血清碱性磷酸酶（ALP或AKP）、谷氨酰转移酶（γ-GT或GGT）和胆固醇显著升高，尿胆红素增加，尿胆原明显减少或消失。本型病程较长，可达2~4个月或更长时间。

5. 肝炎后肝硬化 在肝炎基础上发展为肝硬化，根据肝脏炎症情况分为活动性与静止性两型。①活动性肝硬化：有慢性肝炎活动的表现，乏力及消化道症状明显，黄疸，ALT升高，白蛋白下降，伴有腹壁、食管静脉曲张，腹水，肝缩小、质地变硬，脾进行性增大，门静脉、脾静脉增宽等门脉高压症表现。②静止性肝硬化：无肝脏炎症活动的表现，症状轻或无特异性，可有上述体征。

6. 几种特殊人群的肝炎

（1）妊娠期合并肝炎 病情常较重，妊娠后期更为严重，产后大出血多见，较易发展为肝衰竭，病死率较高。妊娠合并戊型肝炎时病死率可高达30%以上。

（2）小儿病毒性肝炎 多为黄疸型，以甲型肝炎为主。一般起病较急，黄疸前期较短，消化道、呼吸道症状较明显，早期易误诊为上呼吸道感染或消化道疾病。婴儿肝炎病情常较重，可发展为急性肝衰竭。小儿慢性肝炎以乙型和丙型多见，病情大多较轻。因小儿免疫系统发育不成熟，感染HBV后易形成免疫耐受状态，多无症状，或成为隐性感染、或成为无症状HBV携带者。

（3）老年病毒性肝炎 老年急性病毒性肝炎以戊型肝炎较多见，黄疸型为主。老年慢性肝炎较急性肝炎较为多见，特点是黄疸较深，持续时间较长，易发生淤胆；合并

症较多；肝衰竭发生率高，预后较差。

【实验室及其他检查】

1. 肝功能检查

（1）血清酶 ALT是判定肝细胞损害的重要指标，在肝功能检查中最为常用。急性黄疸型肝炎常明显升高，慢性肝炎可持续或反复升高；肝衰竭因大量肝细胞坏死，ALT随着黄疸的加深反而下降。随着ALT的升高，AST也升高。急性肝炎时若AST持续处于高水平，有转为慢性肝炎的可能。其他常用的血清酶类指标，如ALP、γ-GT在肝炎时亦可升高；胆碱酯酶（CHE）与之相反，其活性降低提示肝细胞有明显损伤，且数值越低、病情越重。

（2）血清蛋白测定 肝脏是合成清蛋白（A）的场所，肝功能损害时间较长时，肝脏合成清蛋白减少；而肝脏解毒功能下降使较多抗原性物质进入血流，刺激免疫系统，产生大量的免疫球蛋白（G）。因此，慢性肝病可出现清蛋白下降、球蛋白升高、白球比（A/G）下降甚至倒置。

（3）血清和尿胆红素 黄疸型肝炎尿胆原和胆红素明显增加，血清直接和间接胆红素均升高；淤胆型肝炎尿胆红素增加，而尿胆原减少或阴性，血清以直接胆红素升高为主。

（4）凝血酶原活动度 与肝脏损害程度成反比，PTA≤40%是诊断肝衰竭的重要依据，也是判断肝衰竭的敏感指标。

（5）血氨浓度 肝性脑病时，可有血氨升高。

2. 肝炎病毒标志物（病原学）检查

（1）甲型肝炎 ①抗-HAV IgM：为HAV近期感染指标，特异性高，是确诊甲型肝炎最主要的标志物。临床上多采用酶联免疫吸附试验（ELISA）检测。抗-HAV IgM在发病后数天即可阳性，3~6个月转阴。②抗-HAV IgG：为保护性抗体，是具有免疫力的标志。在急性期后期和恢复期早期出现，持续数年或终生。单份抗-HAV IgG阳性表示受过HAV感染。如果急性期及恢复期双份血清抗-HAV IgG滴度有4倍以上增长，亦是诊断甲型肝炎的依据。抗-HAV IgG也可用于了解过去感染情况及人群中免疫水平，对流行病学调查有意义。

（2）乙型肝炎

1）表面抗原（HBsAg）与表面抗体（抗-HBs）①HBsAg：阳性提示HBV感染。HBV感染后2周血液中首先出现HBsAg。急性HBV感染可表现为自限性，但慢性HBV感染者HBsAg阳性可持续多年。HBsAg阴性并不能完全排除HBV的现症感染。②抗-HBs：为保护性抗体，阳性表示具备HBV免疫力，见于乙型肝炎康复期或接种乙型

肝炎疫苗后。

2）e 抗原（HBeAg）与 e 抗体（抗 – HBe）①HBeAg：提示 HBV 复制活跃，传染性较强，急性 HBV 感染时 HBeAg 的出现时间略晚于 HBsAg。②HBeAg 消失而抗 – HBe 产生称为血清学转换，提示病毒复制多处于静止状态，传染性降低。但是，长期抗 – HBe 阴性者 HBV 仍然复制活跃，有较强的传染性。

3）核心抗原（HBcAg）与其抗体（抗 – HBc）①HBcAg：因其主要存在于受感染的肝细胞核内，也存在于 HBV 完整颗粒（Dane）的核心，常规方法难以检出，故较少用于临床检测。②抗 – HBc：HBsAg 出现后的 3～5 周机体出现抗 – HBc。HBsAg 已消失，而抗 – HBs 尚未出现，只检出抗 – HBc，此阶段称为窗口期。抗 – HBc IgM 阳性多见于急性乙型肝炎或慢性 HBV 感染急性发作期；抗 – HBc IgG 是过去感染的标志，只要感染过 HBV，不论病毒是否被清除，此抗体多为阳性。

4）乙型肝炎病毒脱氧核糖核酸（HBV – DNA）　位于 HBV 的核心部分，是反映 HBV 感染最直接、最特异和最灵敏的指标。阳性提示 HBV 的存在、复制，传染性强。HBV – DNA 定量检测有助于抗病毒治疗适应证的选择及治疗效果的判断。

（3）丙型肝炎　①丙型肝炎病毒抗体（抗 – HCV）：不是保护性抗体，是 HCV 感染的标志。抗 – HCV IgM 见于丙型肝炎急性期，治愈后可消失。高效价的抗 – HCV IgG 常提示 HCV 的现症感染，而低效价的抗 – HCV IgG 则提示丙型肝炎处于恢复期，甚至治愈后仍可持续存在。②丙型肝炎病毒核糖核酸（HCV – RNA）：病程早期即可出现，是病毒感染和复制的直接标志，有助于了解病毒复制程度、抗病毒治疗病例选择及疗效的判断；其基因分型有助于判断治疗的难易程度及制订抗病毒治疗的个体化方案。

（4）丁型肝炎　①HDAg、抗 – HDV IgM 及抗 – HDV IgG：HDAg 阳性是诊断急性 HDV 感染的直接证据。抗 – HDV IgM 阳性是现症感染的标志，当感染处于 HDAg 和抗 – HDV IgG 之间的窗口期时，可仅有抗 – HDV IgM 阳性。高滴度抗 – HDV IgG 提示感染持续存在，低滴度抗 – HDV IgG 提示感染静止或终止。②HDV – RNA：采用分子杂交和 RT – PCR 方法在血清或肝组织中检测出 HDV – RNA 是诊断 HDV 感染最直接的依据。

（5）戊型肝炎　①抗 – HEV IgM 和抗 – HEV IgG：抗 – HEV IgM 阳性是近期 HEV 感染的标志。急性肝炎患者抗 – HEV IgM 阳性，可诊断为戊型肝炎。抗 – HEV IgG 在急性期滴度较高，恢复期则明显下降。②HEV – RNA：采用 RT – PCR 法在粪便和血液标本中检测出 HEV – RNA，即可明确诊断。

3. 其他检查　腹部超声（US）、电子计算机断层成像（CT）、磁共振（MRI 或 MR）有助于鉴别阻塞性黄疸、脂肪肝及肝内占位性病变，并能反映肝脏表面变化、门静脉、脾静脉直径，脾脏大小，胆囊异常变化，腹水等；肝组织病理检查对明确诊断，评估炎症活动度、纤维化程度及评估疗效具有重要价值。

⊕ 知识链接

乙型肝炎病毒血清学标志物临床意义组合分析

HBsAg	抗 – HBs	HBeAg	抗 – HBe	抗 – HBc	抗 – HBc IgM	HBV DNA	临床意义
–	–	–	–	–	–	–	从未感染过 HBV
–	+	–	–	–	–	–	接种乙肝疫苗或注射乙肝免疫球蛋白后产生免疫
–	–	–	+/–	+	–	+	隐匿性乙肝感染，少见，但对于免疫抑制或放化疗患者的监测有意义
+	–	+/–	+/–	+	+	+	急性感染或慢性感染急性发作
+	–	+/–	+/–	+	–	+/–	慢性感染
–	+	–	+/–	+	–	–	既往感染已恢复，有免疫力

注：HBsAg 为乙型肝炎表面抗原；抗 – HBs 为乙型肝炎表面抗体；HBeAg 为乙型肝炎 e 抗原；抗 – HBe 为乙型肝炎 e 抗体；抗 – HBc 为乙型肝炎核心抗体；– 阴性；+ 阳性。

【诊断要点】

根据流行病学、临床表现、实验室及其他检查可明确病毒性肝炎的诊断。患者有进食不洁食品或未煮熟的水产品，尤其是贝类食物，食用过受污染的水源及食物等，有助于甲型、戊型肝炎的诊断；患者有手术史，有输注血液或血制品、不洁注射、献血、与肝炎患者密切接触史，有助于乙型、丙型、丁型肝炎的诊断。临床表现为食欲减退、恶心、呕吐等消化道症状，黄疸、肝脾大、肝功能损害者应考虑本病。确诊依赖于肝炎病原学的检查。

【处理原则】

病毒性肝炎目前仍无特效治疗。治疗原则为综合性治疗，以足够休息、合理营养为主，辅以适当药物治疗，避免饮酒、过度劳累和使用损害肝脏的药物。

1. 急性肝炎　急性肝炎多为自限性疾病，尤其是甲型、戊型肝炎。急性期应进行隔离，症状明显及有黄疸者应卧床休息，恢复期可逐渐增加活动量。饮食宜清淡易消化，保证足够维生素的摄入。一般不采用抗病毒治疗，但急性丙型肝炎则除外，只要检查 HCV – RNA 阳性，尽快开始抗病毒治疗可治愈。

2. 慢性肝炎　除了适当休息、合理营养外，还应根据患者具体情况进行抗病毒、抗纤维化、调节机体免疫力等综合治疗。

（1）抗病毒药物治疗　目的是最大限度地长期抑制病毒复制，减少传染性；改善肝功能；减轻肝组织病变；改善生活质量；减少或延缓肝硬化、肝衰竭和肝细胞癌的发生，延长生存时间，对部分适合病例尽可能追求临床治愈。

1）干扰素（IFN）　能抑制 HBV – DNA 及 HCV – RNA 的复制。①适应证：慢性乙型肝炎的使用指征为：HBV 在活动性复制中，HBV – DNA $> 10^3$ 拷贝/ml；肝炎处于活动期。对于丙型肝炎患者，所有 HCV – RNA 阳性的患者，均应接受抗病毒治疗，联合使用利巴韦林可提高疗效。②禁忌证：妊娠或短期内有妊娠计划、精神病史（具有精神分裂症或严重抑郁症等病史）、未能控制的癫痫、失代偿期肝硬化、未控制的自身免疫性疾病，严重感染、视网膜疾病、心力衰竭、慢性阻塞性肺疾病等为绝对禁忌；甲状腺疾病，既往有抑郁症病史，未控制的糖尿病、高血压、心脏病为相对禁忌；③用法：500 万单位皮下注射或肌内注射，隔天 1 次，或聚乙二醇干扰素 180μg，1 次/周，疗程为 6～12 个月。

2）核苷（酸）类似物　作用于 HBV 的聚合酶，通过取代病毒复制过程中延长聚合酶链所需的核苷，终止链的延长，抑制病毒复制。目前，我国首选的一线抗 HBV 药物包括恩替卡韦、富马酸替诺福韦酯、富马酸丙酚替诺福韦，安全性较好，总体的耐药率较低，长期应用可显著降低肝

硬化和肝细胞癌的发生率。疗程根据患者情况而定，对 HBeAg 阳性慢性乙型肝炎患者出现血清 HBeAg 转换后，再巩固治疗至少 3 年，HBeAg 阴性慢性乙型肝炎患者 HBsAg 消失且 HBV – DNA 检测不到后停药随访，失代偿期肝硬化患者需长期应用。

3）直接抗病毒药物（direct – acting antiviral，DDA）

通过直接抑制 HCV 蛋白酶、RNA 聚合酶或病毒的其他位点来抑制病毒，具有持续病毒学应答率高、疗程短、不良反应发生率低等优点，已广泛用于慢性丙型肝炎的抗病毒治疗。应用时需检测患者 HCV 基因型，根据不同的基因型选择合适的抗病毒药物，常用索磷布韦、维帕他韦等，用药期间需监测与其他药物产生相互作用。

⊕ 知识链接

慢性乙型病毒性肝炎抗病毒治疗的适应证

《慢性乙型肝炎防治指南（2019 年版）》推荐：依据血清 HBV DNA、ALT 水平和肝脏疾病严重程度，同时结合年龄、家族史和伴随疾病等因素，综合评估患者疾病进展风险，决定是否需要启动抗病毒治疗；动态评估比单次检测更有临床意义。

血清 HBV DNA 阳性的慢性 HBV 感染者，若其 ALT 持续异常（>ULN）且排除其他原因导致的 ALT 升高，建议抗病毒治疗。

存在肝硬化的客观依据时，不论 ALT 和 HBeAg 状态，只要可检测到 HBV DNA，均应进行积极的抗病毒治疗。对于失代偿期肝硬化者，若 HBV DNA 检测不到但 HBsAg 阳性，建议抗病毒治疗。血清 HBV DNA 阳性、ALT 正常患者，如有以下情形之一，则疾病进展风险较大，建议抗病毒治疗。①肝组织学存在明显的肝脏炎症（$\geq G_2$）或纤维化（$\geq S_2$）。②ALT 持续正常（每 3 个月检查 1 次，持续 12 个月），但有肝硬化/肝癌家族史且年龄 >30 岁。③ALT 持续正常（每 3 个月检查 1 次，持续 12 个月），无肝硬化/肝癌家族史但年龄 >30 岁，建议肝纤维化无创诊断技术检查或肝组织学检查，存在明显肝脏炎症或纤维化。④有 HBV 相关的肝外表现，如肾小球肾炎、血管炎、结节性多动脉炎、周围神经病变等。

（2）护肝药物与支持疗法　使用促进肝细胞修复和再生的药物，如复方二氯醋酸二异丙胺、多烯磷脂酰胆碱、促肝细胞生长素、还原型谷胱甘肽等；退黄药物，如茵栀黄、腺苷蛋氨酸、前列腺素 E_1、皮质激素等；降转氨酶药物，如异甘草酸镁注射液、双环醇片、五脂片等；抗纤维化药物，如安络化纤丸、复方鳖甲软肝片、扶正化瘀片等；

促进能量代谢的药物,如三磷酸腺苷、辅酶A、肌苷等;静脉输注白蛋白、血浆等。适量补充维生素B、维生素C,凝血酶原时间延长者及黄疸患者应用维生素K_1。

(3)中医中药治疗 主要促进肝组织修复,改善肝功能,包括清热解毒、疏肝健脾、活血化瘀,调理脏腑及阴阳气血等。主要有丹参、赤芍、毛冬青等。

(4)免疫调节 如胸腺肽或胸腺素、转移因子、特异性免疫核糖核酸,猪苓多糖、云芝多糖、香菇多糖等。

(5)并发症治疗 上消化道出血、肝性脑病、腹水、继发感染、肝肾综合征等的治疗参见相关章节。

3. 肝衰竭 目前肝衰竭的内科治疗尚缺乏特效药物和手段。原则上强调早期诊断、早期治疗,采取相应的病因治疗和综合治疗措施,并积极防治并发症。

(1)一般治疗及支持疗法 卧床休息;减少饮食中蛋白的摄入,以减少肠道内氨的来源;静脉输注白蛋白、新鲜血浆;保持水和电解质平衡,防止和纠正低血钾;补充维生素B、维生素C、维生素K。

(2)促进肝细胞再生 可选用肝细胞生长因子、前列腺素E、肝细胞及肝干细胞或干细胞移植等。

(3)防治并发症

1)出血 ①使用止血药物,如垂体后叶素、生长抑素、特利加压素,或口服凝血酶、去甲肾上腺素、云南白药等;②输注新鲜血浆或凝血因子复合物以补充凝血因子;③H_2受体拮抗药:如雷尼替丁、法莫替丁等防治消化道出血;④有消化道溃疡者可用质子泵抑制剂,如奥美拉唑等;⑤补充维生素K、维生素C;⑥必要时在内镜下直接止血;⑦出现DIC时,根据情况补充凝血成分,慎用肝素。

2)肝性脑病 ①氨中毒的防治:低蛋白饮食,口服诺氟沙星抑制肠道细菌,口服乳果糖酸化肠道和保持排便通畅。静脉使用乙酰谷酰胺或门冬氨酸鸟氨酸降低血氨。②恢复正常神经递质:左旋多巴静滴或保留灌肠。③维持氨基酸比例平衡:静滴复方氨基酸注射液。④防治脑水肿:甘露醇快速静滴,必要时加用呋塞米,以提高脱水效果。

3)继发感染 肝衰竭常伴有多菌种多部位感染,常见于肝胆系感染、原发性腹膜炎、革兰阴性菌感染。治疗可选用半合成青霉素如哌拉西林,二代或三代头孢菌素如头孢西丁、头孢噻肟。有厌氧菌感染时可用甲硝唑。长时间使用强效、广谱抗生素,患者可出现二重感染,以真菌感染最为常见。并发真菌感染时,加用氟康唑、卡泊芬净等抗真菌药物。有条件者可加用丙种球蛋白或胸腺肽以提高机体免疫力。

4)肝肾综合征 避免使用引起血容量降低和损害肾脏的药物。少尿时应扩张血容量,可选用低分子右旋糖酐、血浆或白蛋白,选用扩张肾血管药物,如小剂量多巴胺,以增加肾血流量。应用利尿药如呋塞米等。

(4)人工肝支持系统(artificial liver support system,ALSS) 简称人工肝,是暂时替代肝脏部分功能的体外支持系统,其治疗机制是基于肝细胞的强大再生能力,通过体外的机械、理化和生物装置,清除各种有害物质,补充必需物质,改善内环境,为肝细胞再生及肝功能恢复创造条件,是肝移植的"桥梁"。人工肝分为非生物型、生物型和混合型三种。目前非生物型人工肝在临床广泛使用并被证明是行之有效的体外肝脏支持方法。

非生物型人工肝治疗的适应证包括:①以各种原因引起的肝衰竭早、中期,PTA介于20%~40%为宜;晚期肝衰竭患者病情重、并发症多,应权衡利弊,慎重进行治疗,同时积极寻求肝移植机会。②终末期肝病肝移植术前等待肝源、肝移植术后排异反应及移植肝无功能期。③严重胆汁淤积性肝病经内科药物治疗效果欠佳者、各种原因引起的严重高胆红素血症。相对禁忌证包括:①活动性出血或DIC者。②对治疗过程中所用血制品(如血浆)或药品(如肝素和鱼精蛋白等)严重过敏者。③血流动力学不稳定者。④心脑血管意外所致梗死非稳定期者。⑤血管外溶血者。⑥严重脓毒症者。

非生物型人工肝治疗的并发症有出血、凝血、低血压、继发感染、过敏反应、低血钙、失衡综合征等,需要在人工肝治疗前充分评估并预防并发症的发生。在治疗中和治疗后要严密观察并发症。一旦出现,则立即报告医生并配合处理。

(5)肝移植 肝移植是治疗肝衰竭最有效的方法。目前该技术基本成熟。近年采用核苷(酸)类似物、高效价抗乙肝免疫球蛋白在肝移植前后进行抗病毒治疗,明显提高了HBV感染所致的肝衰竭患者肝移植的成功率。然而,由于肝移植价格昂贵,供肝来源困难,移植后排异反应、继发感染等阻碍了其临床应用。

【护理诊断/问题】

1. 营养失调:低于机体需要量 与食欲下降、呕吐、消化和吸收功能障碍有关。

2. 活动无耐力 与肝功能受损、能量代谢障碍有关。

3. 有皮肤完整性受损的危险 与胆盐沉着刺激皮肤神经末梢引起瘙痒,肝硬化大量腹水形成、长期卧床有关。

4. 体温过高 与病毒感染、继发感染、肝衰竭大量肝细胞坏死有关。

5. 知识缺乏 缺乏疾病相关知识,如活动、饮食、活动、用药、随访等。

6. 焦虑 与病情反复、久治不愈、担心预后等有关。

7. 潜在并发症 出血、肝性脑病、继发感染、肝肾综合征等。

8. 潜在并发症　干扰素治疗的不良反应。

【护理措施】

1. 一般护理

（1）消毒与隔离　甲型、戊型肝炎自发病之日起进行消化道隔离 3 周。急性乙型肝炎进行血液/体液隔离至 HBsAg 转阴，恢复期仍不转阴者，按病原携带者管理；丙型肝炎急性期应隔离至病情稳定。

（2）休息与活动　休息是急性肝炎治疗的主要措施，故对急性期、症状严重的患者，应为其创造安静、舒适、整洁的休息环境，保证患者安静卧床休息；在症状明显好转、黄疸消退、肝功能改善后，可逐渐增加活动量，以患者不感觉疲劳为度。了解患者生活习惯，协助做好生活护理。向患者解释导致乏力的原因，并讲解充分的休息与睡眠可增加肝脏血流量，降低机体代谢率，利于疾病恢复。肝功能正常 1~3 个月后可恢复日常活动及工作，但仍应避免过度劳累和重体力劳动。

（3）饮食护理

1）饮食原则　①各型肝炎不宜长期摄入高糖高热量饮食，尤其有糖尿病倾向和肥胖者，以防诱发糖尿病和脂肪肝。腹胀者可减少产气食品的摄入。戒烟、戒酒。少食多餐，增加新鲜蔬菜、食用菌类、大豆制品和水果，营养摄入平衡，减少高脂、高糖食物的摄入，必要时补充维生素类食物添加剂。②急性期肝炎：给予易消化的清淡饮食，如米汤、稀粥、牛奶、米粉、温热果汁等，避免粗纤维、产气多、肥甘厚腻食物，以免加重肝脏负担和恶心、腹胀等消化道症状。③恢复期肝炎：可给予高热量、丰富维生素、适量蛋白、易消化饮食。少吃或不吃辛辣或其他刺激性的食品。④肝衰竭：进食清淡易消化饮食，加强以糖类为主的营养支持治疗，以减少脂肪和蛋白质的分解。补充水分，无腹水、水肿患者，每天要补充一定的水分，包括主食、菜汤中的液体，以帮助毒性物质及胆红素排出体外。对体重增加较快的患者应适当控制饮食，减少食物中碳水化合物和脂肪的含量，防止诱发脂肪肝及肝源性糖尿病。

2）观察胃肠道症状　观察患者的食欲，有无恶心、呕吐、反酸等症状，观察消化道症状与饮食的关系，及时调整饮食结构和方式。如果患者消化道症状较重，特别是伴有中毒性肠麻痹所致的进行性腹胀，则提示病情重。

3）评估患者营养情况　每周测量体重，最好维持在病前水平或略有增加。评估每天进食量，监测有关指标如红细胞计数、血红蛋白水平等。随着病情好转，休息好，食欲改善，食量增加，应防止肥胖和脂肪肝。

（4）生活护理　患者病情严重时需协助患者做好进餐、沐浴、如厕等生活护理。

2. 病情观察

（1）观察患者意识、体温、脉搏、呼吸、血压变化，及时发现感染灶，预防肝性脑病的发生。

（2）观察患者肝区疼痛、乏力、腹胀、食欲不振、恶心、呕吐及有无出血等变化，遵医嘱及时用药止痛、止吐，记录 24 小时出入量。

（3）观察黄疸消退、肝脾大小及硬度的变化，观察血、尿、粪中黄疸指标及肝功能的变化，观察电解质有无异常等。

（4）观察药物效果及不良反应，定期监测患者的肝功能、病毒载量等指标。

3. 对症护理

（1）发热　参见本章第一节"概述"之"传染病患者常见症状体征的护理"。

（2）腹水　参见第四章第九节"肝硬化"。

（3）皮肤瘙痒　①指导患者选择棉布或丝绸内衣裤，保证柔软、宽松、勤换洗；保持床单位清洁干燥。②每日用温水擦拭身体，忌用浴液及刺激性物品。③皮肤瘙痒严重时，遵医嘱局部外涂炉甘石洗剂，也可口服抗组胺药。④协助患者修剪指甲，必要时戴棉纱手套，以免抓伤皮肤导致破损感染；若已有皮肤破损，可外用安尔碘，保持创面干燥无菌，促进溃疡愈合；若发生破溃感染，可外用抗生素软膏控制感染。

4. 用药护理

（1）干扰素

1）用药前宣教　使用干扰素进行抗病毒治疗时。应该在用药前向患者说明干扰素治疗的目的、意义和可能出现的不良反应，以及反应可能持续的时间，使患者做好心理准备，便于坚持治疗。

2）用药期间护理　干扰素的不良反应与使用的干扰素剂量密切相关。嘱患者一定要在医生的指导下用药，不要自行决定停药或加量，用药不当易引起病毒变异或药物不良反应增加。治疗过程中监测：①开始治疗后的第 1 个月，应每 1~2 周检查 1 次血常规，以后每月检查 1 次，直至治疗结束；②生化指标，包括 ALT、AST 等，治疗开始后每月 1 次，连续 3 次，以后随病情改善可每 3 个月 1 次；③病毒学标志：治疗开始后每 3 个月检测 1 次 HBsAg、HBeAg、抗 – HBe 和 HBV DNA；④其他：每 3 个月检测 1 次甲状腺功能、血糖和尿常规等指标；⑤应定期评估精神状态。治疗结束后，不论有无应答，停药后 6 个月内每 2 个月检测 1 次，以后每 3~6 个月检测 1 次 ALT、AST、HBV 血清标志物和 HBV DNA。随访过程中如有病情变化，应缩短检测间隔。

常见的不良反应及处理措施如下。①发热反应：一般在注射干扰素的最初 3～5 次发生，以第 1 次注射后的 2～3 小时发热最明显。低热至高热不等，可伴有头痛、肌痛、骨骼酸痛、疲倦无力等。反应随治疗次数增加逐渐减轻。嘱患者多饮水，卧床休息，可在睡前注射，或在注射干扰素同时服用解热镇痛药。②骨髓抑制：白细胞计数降低较常见，若白细胞在 $3.0 \times 10^9/L$ 以上应坚持治疗，遵医嘱给予升白细胞药物。当白细胞显著减少，低于 $3.0 \times 10^9/L$ 或中性粒细胞 $\leq 0.75 \times 10^9/L$，或血小板 $\leq 50 \times 10^9/L$ 时，可减少干扰素的剂量，甚至停药。干扰素对红细胞计数的影响一般不明显。③神经精神症状：极少数患者在疗程的后期可出现忧郁、焦虑等神经精神症状，严重者应减药或者停药。④肝功能损害：极少数患者发生肝功能损害，出现黄疸、ALT 增高等，酌情继续治疗或停药。⑤脱发：有 1/3～1/2 患者在疗程的中、后期出现脱发，但停药后可恢复。⑥胃肠道反应：部分患者可出现恶心、呕吐、食欲减退、腹泻等胃肠道症状，一般对症处理，严重者应停药。⑦诱发自身免疫性疾病，如甲状腺炎、血小板减少性紫癜、溶血性贫血、风湿性关节炎等，应停药。

（2）核苷（酸）类似物　总体安全性和耐受性良好，但在临床应用中的确有少见的严重不良反应发生，如恩替卡韦治疗出现肌炎、横纹肌溶解、乳酸酸中毒，替诺福韦治疗出现肾功能不全、低磷性骨病等。治疗前应仔细询问相关病史，以减少风险。治疗期间应监测血常规、血肌酐和肌酸激酶。如患者出现肌酐、肌酸激酶或乳酸脱氢酶水平明显升高，并伴相应临床表现如全身情况变差、明显肌痛、肌无力等，应密切观察，一旦确诊为尿毒症、肌炎、横纹肌溶解或乳酸酸中毒等，应及时停药或改用其他药物，并给予积极的治疗干预。对肝硬化或肝功能失代偿患者，不可轻易停药。

（3）直接抗病毒药物　丙型肝炎患者进行抗病毒治疗前需要检测 HBsAg，以了解有无合并 HBV 感染，同时还应评估肝脏疾病的严重程度、肾脏功能、HCV-RNA 水平、HCV 基因型、合并疾病以及合并用药情况。抗 HCV 治疗期间需进行严密的监测，如果发生严重肝功能失代偿应停止治疗。治疗后也要继续随访及评估。

5. 心理护理　急性肝炎患者由于起病急、病情重，慢性肝炎患者因久治不愈，均易产生紧张、焦虑、悲观等不良情绪，故应多与患者沟通，向患者及家属解释出现各种表现的原因和解决的方法，告诉患者保持乐观情绪，有利于疾病的恢复。

6. 健康指导

（1）疾病预防知识指导　①预防甲型、戊型肝炎重点在于加强粪便管理、保护饮用水、做好食品卫生和餐具的消毒，预防乙、丙、丁型肝炎重点则在于防止通过血液和体液传播；②各型急性肝炎患者均应实施早期隔离治疗；③做好计划免疫工作。

（2）疾病相关知识指导　①保持乐观情绪，正确对待疾病。②生活起居规律，劳逸结合。③戒烟戒酒，加强营养。④实施适当的家庭隔离。⑤意外暴露后乙型肝炎预防：在意外接触 HBV 感染者的血液和体液后，应立即检测 HBV DNA、病毒标志物、ALT 和 AST，并在 3 个月和 6 个月后复查。如已接种过乙型肝炎疫苗，且已知抗 - HBs $\geq$ 10IU/L 者，可不进行特殊处理。如未接种过乙型肝炎疫苗，或虽接种过乙型肝炎疫苗，但抗 - HBs < 10IU/ml 或抗 - HBs 水平不详，应立即注射 HBIG 200～400IU，并同时在不同部位接种一针乙型肝炎疫苗（20μg），于 1 个月和 6 个月后分别接种第 2 和第 3 针乙型肝炎疫苗（各20μg）。⑥指导患者遵医嘱抗病毒治疗，并定期复查，根据肝功能、病毒的血清学指标、B 超等结果调整治疗方案。

【预后】

甲型、戊型肝炎一般不会发展为慢性肝炎，其余各型均可出现病程迁延，发展为慢性肝炎、肝硬化，甚至肝癌。肝衰竭预后不良，病死率为 50%～70%，年龄较小、治疗及时、无并发症者病死率较低。孕妇或老年患者感染戊型肝炎有重症的倾向。慢性淤胆型肝炎易转变为胆汁性肝硬化，预后较差。

三、肾综合征出血热

⇒ 案例引导

案例：患者，男，35 岁。因发热 6 天、少尿 3 天入院。患者 12 月 17 日起突然出现发热，最高体温达 39.8℃，伴恶心、腹痛，解水样便 6 次/天，自服"感冒药"治疗，症状未见好转。3 天前尿量减少，昨天仅 300ml。入院体查：体温 36.7℃，颜面及结膜、胸部皮肤充血明显，前臂注射部位皮肤可见 4cm × 10cm 瘀斑。实验室检查：WBC $16 \times 10^9/L$，N 83%，PLT $52 \times 10^9/L$，尿蛋白（＋＋＋），BUN 30.7mmol/L，血钾 6.8mmol/L，心电图示心率 45 次/分，T 波高尖。

讨论：

1. 该患者最可能的疾病诊断是什么？诊断依据有哪些？

2. 为明确疾病诊断应进行哪些检查？

3. 目前该患者的护理问题是什么？如何护理？

4. 该病的预防措施有哪些？

肾综合征出血热（hemorrhagic fever with renal syndrome，HFRS）又称流行性出血热（epidemic hemorrhagic fever），是由汉坦病毒（Hanta virus，HV）引起的以鼠类为主要传染源的一种自然疫源性疾病。本病的主要病理变化是全身小血管广泛性损害，临床上以发热、休克、充血、出血和肾损害为主要表现。典型病例病程呈五期经过。

【病原学】

汉坦病毒属于布尼亚病毒科，是一种有双层包膜分节段的负性单链 RNA 病毒，平均直径为 78～210nm，有双层薄膜，外膜上有纤突。目前已发现约 24 个血清型的汉坦病毒，我国流行的汉坦病毒主要为 I 型病毒和 II 型病毒。汉坦病毒对乙醚、氯仿、去氧胆酸盐敏感，不耐热、不耐酸，高于 37℃ 及 pH < 5.0 的环境以下易被灭活，56℃ 30 分钟或 60℃ 10 分钟或 100℃ 1 分钟可被灭活。对紫外线、乙醇和碘酒等消毒剂敏感。

【流行病学】

1. 传染源 据我国不完全统计，有 170 多种脊椎动物能自然感染汉坦病毒，主要宿主动物是啮齿类，其他动物包括猫、猪、犬和兔等。在我国以黑线姬鼠和褐家鼠为主要宿主动物和传染源。林区以大林姬鼠为主。由于患者在病程早期 3～5 天内血液和尿液中携带病毒，故患者不是主要传染源。

2. 传播途径

（1）呼吸道传播 鼠类携带病毒的排泄物如唾液、尿液和粪便等污染尘埃后形成气溶胶能通过呼吸道而感染人体。

（2）消化道传播 摄入被鼠类携带病毒的排泄物污染的食物或水可通过破损的口腔黏膜或胃肠道黏膜感染。

（3）接触传播 被鼠咬伤或破损伤口接触带病毒的鼠类排泄物或血液后亦可导致感染。

（4）母婴传播 孕妇感染本病后病毒可以经胎盘感染胎儿，曾从感染肾综合征出血热孕妇流产胎儿中分离出汉坦病毒。

（5）虫媒传播 尽管我国从恙螨和柏次禽刺螨中分离出汉坦病毒，但其传播机制尚待进一步研究。

3. 人群易感性 人群普遍易感，在流行地区隐性感染率达 3.5%～4.3%。部分患者感染汉坦病毒后能刺激机体产生较高水平的抗汉坦病毒抗体，可获得持久免疫。

4. 流行特征

（1）地区性 主要分布于亚洲，其次为欧洲和非洲，美洲病例较少。我国除青海和新疆外，其他省市自治区都有发病。近年来的流行趋势是老疫区病例逐渐减少，新疫区则不断增加。

（2）季节性和周期性 本病明显的高峰季节，其中黑线姬鼠以 11～1 月份为高峰，5～7 月份为小高峰。褐家鼠以 3～5 月份为高峰。林区姬鼠以夏季为流行高峰。本病发病率有一定的周期性波动，以姬鼠为主要传染源的疫区，一般相隔数年有一次较大流行。

（3）人群分布 以男性青壮年农民和工人发病居多，不同人群发病的多少与接触传染源的机会多少有关。近年来，本病发病率在年龄 < 15 岁、> 60 岁的人群中有增加趋势。

【病因与发病机制】

肾综合征出血热的发病机制至今仍未完全阐明。汉坦病毒进入人体后随血液到达全身，通过位于血小板、内皮细胞和巨噬细胞表面的 β_3 整合素介导将进入血管内皮细胞内以及骨髓、肝、脾、肺、肾和淋巴结等组织，进一步增殖后再释放入血引起病毒血症。一方面病毒能直接破坏感染细胞功能和结构，另一方面病毒感染诱发人体的免疫应答和各种细胞因子的释放，导致机体组织损伤。由于汉坦病毒对人体呈泛嗜性感染，因而能引起多脏器损害。

休克的发生机制包括原发性休克和继发性休克。原发性休克多在病程的 3～7 天出现，主要是由病毒及免疫反应导致全身小血管与毛细血管广泛损伤，导致血管扩张、血管通透性增加，血浆外渗使有效血容量下降。同时，由于血浆外渗使血液浓缩，血液黏稠度升高，促进 DIC 的发生，导致血液循环淤滞，血流受阻，使得有效循环血量进一步降低。继发性休克在少尿期以后出现，主要是由于大出血、继发感染和多尿期水、电解质补充不足所致。

出血的发生机制与以下因素有关。①血管壁损伤导致红细胞外渗；②血小板减少和功能异常；③DIC 导致凝血机制异常；④肝素样物质增多。

急性肾损伤的发生机制与组织灌注不足及肾实质受损有关，原因如下。①有效循环血容量减少、肾血流量不足，导致肾小球滤过率下降；②免疫复合物沉积引起肾小球和肾小管病变；③血液淤滞致肾小球缺血性坏死；④肾素 - 血管紧张素分泌增多；⑤肾小管被肾脱落细胞和蛋白凝块阻塞；⑥肾间质水肿、出血。

【临床表现】

潜伏期为 4～46 天，一般为 1～2 周。典型病例的病程经过五期：发热期、低血压休克期、少尿期、多尿期和恢复期。非典型病例和轻型病例可出现越期现象，而重症患者则可出现发热期、低血压休克期和少尿期之间的互相重叠。

1. 发热期 主要表现为发热、全身中毒症状、毛细血管损害和肾损害。

（1）发热 患者多起病急，发热常在 39～40℃ 之间，以稽留热和弛张热多见，伴畏寒。热程多数为 3～7 天。一般温度越高，热程越长，病情越重。轻型者热退后症状缓解，重型者热退后反而加重。

（2）全身中毒症状　表现为全身酸痛，头痛、腰痛和眼眶痛，疼痛原因与相应部位充血和水肿有关。头痛、腰痛和眼眶痛称为"三痛"。部分患者出现消化道症状，如食欲不振、恶心、呕吐、腹痛或稀水样便等；少数患者腹痛剧烈，伴腹肌紧张、压痛及反跳痛，易误诊为急腹症而手术；部分患者可出现嗜睡、烦躁、谵妄或抽搐等神经精神症状，此类患者多发展为重型。

（3）毛细血管损害征　主要表现为充血、出血和渗出水肿征。①皮肤充血主要见于颜面、颈、胸等部位潮红，重者呈"酒醉面容"。黏膜充血见于眼结膜、软腭和咽部。②皮肤出血多见于腋下和胸背部，常呈条索点或搔抓样瘀点。黏膜出血常见于软腭呈针尖样出血点，眼结膜片状出血，少数患者有鼻出血、咯血、黑便或血尿。如病程在4～6天在腰部、臀部或注射部位出现大片瘀斑和腔道大出血，可能为DIC所致。③渗出水肿征表现在球结膜水肿，轻者眼球转动时结膜有涟漪波，重者球结膜呈水泡样，甚至突出眼裂。部分患者出现腹水。渗出水肿征越重，病情也越严重。

（4）肾损伤　起病后的2～4天出现，主要表现为蛋白尿、血尿和尿量减少，重者可见管型尿。

2. 低血压休克期　一般发生于发热第4～6天，迟者8～9天出现，本期持续时间短者数小时，长者达6天以上，一般为1～3天。多数患者发热末期或退热同时出现血压下降，其持续时间的长短与病情轻重、治疗措施是否及时和正确有关。一般血压开始下降时四肢尚温暖；当血容量继续下降则出现脸色苍白、四肢厥冷、脉搏细弱、尿量减少等；当大脑供血不足时，可出现烦躁、谵妄、神志恍惚。少数顽固性休克者由于长期组织血流灌注不良，易并发DIC，以及心、肝、脑、肺和肾等重要脏器衰竭或功能

障碍。

3. 少尿期　病程第5～8天。一般持续2～5天，短者1天，长者可达10天以上，持续时间长短与病情成正比。本期主要特征是少尿或无尿、氮质血症、酸中毒和水电解质紊乱，其中少尿或无尿最为突出。重者可出现高血容量综合征，临床表现为颜面部肿胀、体表静脉充盈怒张、脉搏洪大、血压增高、脉压差增大、心音亢进及血液稀释，严重者易合并心力衰竭、肺水肿及脑水肿。严重氮质血症患者出现嗜睡、烦躁、谵妄，甚至抽搐、昏迷等表现。酸中毒表现为呼吸增快或深大呼吸。电解质紊乱主要表现为高血钾、低血钠和低血钙，少数亦可发生低血钾和高血镁。

4. 多尿期　多尿期一般出现在病程第9～14天，持续时间短者1天，长者可达数月。根据尿量和氮质血症情况可分为三期。

（1）移行期　每日尿量由400ml增至2000ml，血尿素氮和肌酐升高，症状加重，不少患者因并发症死于此期，应特别注意观察病情。

（2）多尿早期　每日尿量超过2000ml，氮质血症未见改善，症状仍重。

（3）多尿后期　每日尿量超过3000ml，并逐日增加，氮质血症逐步下降，精神食欲逐日好转。此期每日尿量可达4000～8000ml，少数可达15000ml以上，若水和电解质补充不足或继发感染，可发生继发性休克，也可出现低钠、低钾症状。

5. 恢复期　病程第3～4周后，尿量减至2000ml以下，精神及食欲、体力基本恢复。一般需经1～3个月完全恢复正常。少数患者可遗留高血压、肾功能障碍、心肌劳损和垂体功能减退等症状。

临床根据体温高低、中毒症状轻重和出血、休克、肾功能损害严重程度的不同可分为五型（见表9-2-1）。

表9-2-1　肾综合征出血热的临床分型

临床分型	发热	中毒症状	出血	休克	尿量
轻型	<39℃	轻	有出血点	无	正常
中型	39～40℃	较重	明显出血	无	少尿
重型	>40℃	严重	皮肤瘀斑及腔道出血	有	少尿<5天或无尿<2天
危重型	>40℃	严重	重要脏器出血	有	少尿>5天或无尿>2天
非典型	<38℃	无	皮肤黏膜散在出血点	无	正常

6. 并发症

（1）腔道出血　多见于低血压休克期、少尿期和多尿期。最为常见的是呕血和便血，其次是咯血、腹腔出血、鼻出血和阴道出血。

（2）中枢神经系统并发症　表现为由汉坦病毒侵犯中枢神经引起的脑炎和脑膜炎，因休克、凝血机制异常、电

解质紊乱和高血容量综合征等引起的脑水肿、高血压脑病和颅内出血等。

（3）肺水肿　是很常见的并发症，表现为肺间质水肿引起的急性呼吸窘迫综合征和由肺毛细血管受损、肺泡内大量渗液所致的心源性肺水肿。

（4）其他　包括继发性感染、自发性肾破裂、心肌损

害和肝损害。

【实验室及其他检查】

1. 血常规　病程第 3 天白细胞计数逐渐升高，可达 $(15 \sim 30) \times 10^9/L$，少数重型患者可达 $(50 \sim 100) \times 10^9/L$，重型患者可见幼稚细胞呈类白血病反应。第 4~5 天后，淋巴细胞增多，并出现异型淋巴细胞；血小板从病后第 2 天起开始减少，并可见异型血小板。多有血液浓缩，红细胞计数和血红蛋白明显上升。

2. 尿常规　病程第 2 天可出现尿蛋白，第 4~6 天尿蛋白常为（＋＋＋～＋＋＋＋），部分病例尿中出现膜状物，镜检可见红细胞、白细胞和管型，此外尿沉渣中可发现巨大的融合细胞，这些融合细胞中能检出汉坦病毒抗原。

3. 血液生化检查　血尿素氮、血肌酐多在低血压休克期开始上升，少尿期达高峰。血钾在发热期、休克期处于低水平，少尿期升高，多尿期又降低，但亦有少尿期低血钾。发热期血气分析以呼吸性碱中毒多见，休克期及少尿期以代谢性酸中毒为主。

4. 凝血功能检查　发热期开始血小板减少，其黏附、凝聚和释放功能降低。若出现 DIC，血小板常减少至 $50 \times 10^9/L$ 以下。DIC 的高凝期出现凝血时间缩短，消耗性低凝血期则纤维蛋白原降低，凝血酶原时间延长和凝血酶时间延长，进入纤溶亢进期则出现纤维蛋白降解物（FDP）升高。

5. 病原学检查　发病第 2 天即能检出特异性 IgM 抗体 1：20 为阳性，IgG 抗体 1：40 为阳性，1 周后滴度上升 4 倍或以上有诊断价值。早期患者的血清及周围血中性粒细胞、单核细胞、淋巴细胞和尿沉渣细胞均可检出汉坦病毒抗原。应用巢式 RT - PCR 方法可以检出汉坦病毒的 RNA，敏感性较高。

6. 其他检查　约 50% 患者 ALT 升高，少数患者血清胆红素升高。心电图可出现窦性心动过缓、传导阻滞等心律失常和心肌受损表现。约 30% 患者胸部 X 线提示有肺水肿，约 20% 患者出现胸腔积液和胸膜反应。

【诊断要点】

1. 流行病学资料　发病季节，病前两个月进入疫区并有与鼠类或其他宿主动物接触史。

2. 临床特征　三大症状如发热、充血出血、肾损害；五期为发热期、低血压休克期、少尿期、多尿期、恢复期。

3. 实验室检查　血液浓缩、异型淋巴细胞出现、血小板减少、尿蛋白大量出现和尿中带膜状物均有助于诊断。血清、血细胞和尿沉渣细胞中检出 EHF 病毒抗原和血清中检出特异性 IgM 抗体或间隔一周以上血清 IgG 抗体 4 倍上升可以确诊。

> **⊕ 知识链接**
>
> ### 如何处理肾综合征出血热患者的分泌物、排泄物
>
> 肾综合征出血热患者的分泌物、排泄物对于医生做出精准的疾病诊断和护士做出准确的病情观察非常重要。因此，作为一名专业的护理人员，在临床工作中面对患者的分泌物、排泄物时不能回避或嫌弃，要以科学的态度来面对，同时还应具有职业素养、职业操守以及同理心。

【处理原则】

本病治疗以综合疗法为主，"三早一就"是本病的治疗原则，即早发现、早期休息、早期治疗和就近治疗。以液体疗法和对症支持治疗为主，防治休克、少尿、出血和其他脏器损伤是救治成功的关键。

1. 发热期　①尚无特效抗病毒药物。早期可用利巴韦林抗病毒治疗，每日 10~15mg/kg，每日总量不超过 1500mg，疗程 3~5 日，一般不超过 7 日。②减轻外渗：芦丁、维生素 C 降低血管通透性。③改善中毒症状：高热以物理降温为主，忌用强烈发汗退热药，以免大汗进一步丢失血容量。④预防 DIC：可用丹参注射液、低分子右旋糖酐，以降低血液黏滞性。有 DIC 时应尽早使用肝素。

2. 低血压休克期　①积极补充血容量：应早期、快速、适量补充血容量，争取 4 小时内稳定血压。液体应晶胶结合，以平衡盐为主，切忌单纯输入葡萄糖液。由于本期存在血液浓缩，故不宜输入全血。②纠正酸中毒：主要用 5% 碳酸氢钠溶液，同时将动态血气分析检测结果作为依据。③改善微循环：经补液、纠正酸中毒后血红蛋白恢复正常，但血压仍不稳定者可用血管活性药物，如多巴胺。也可同时用地塞米松 10~20mg 静脉滴注。

3. 少尿期　原则为"稳、促、导、透"，即稳定机体内环境、促进利尿、导泻和透析治疗。

（1）稳定内环境　①减少蛋白分解，控制氮质血症：给予高碳水化合物、高维生素和低蛋白饮食；②严格限制液体入量：如确定为肾实质损害所致少尿，入液量应为前一天尿量和呕吐量加上 500~700ml；③维持电解质和酸碱平衡：根据血生化结果，纠正酸中毒及高钾或低钾血症。

（2）促进利尿　首选药物为呋塞米。亦可用血管扩张药如酚妥拉明或山莨菪碱静脉滴注。

（3）导泻疗法　在无消化道出血的前提下，可用甘露醇、硫酸镁及中药大黄、番泻叶等口服导泻，以预防高血容量综合征和高血钾。

（4）透析疗法　主要包括间歇性血液透析（intermittent hemodialysis，IHD）和连续性肾脏替代治疗（continuous renal replacement therapy，CRRT）两种。肾衰竭及严重内环境紊乱者应及时进行血液透析治疗，通常使用IHD。血流动力学不稳定、不宜搬动的危重型患者优先选用CRRT。

4. 多尿期 移行期和多尿期早期治疗同少尿期，多尿后期主要是维持水和电解质平衡，防止继发感染。

5. 恢复期 加强营养，注意休息，定期复查肾功能、血压和垂体功能。

6. 并发症治疗 ①消化道大出血：应注意病因治疗。若由血小板减少引起，可补充血小板。②心力衰竭、肺水肿治疗：严格控制输液量及输液速度，给予强心、镇静、扩血管和利尿治疗。③ARDS：可给予地塞米松，必要时使用机械通气，采用呼气末正压通气方式辅助呼吸。④中枢神经系统并发症：抽搐者给予镇静药，脑水肿或颅内高压者可用甘露醇静滴。

【护理诊断/问题】

1. 组织灌注无效 与全身广泛小血管损害、血浆外渗、出血，后期并发DIC有关。

2. 体温过高 与病毒血症有关。

3. 体液过多 与肾损害、尿量减少有关。

4. 组织完整性受损 与血管壁损伤造成皮肤出血有关。

5. 焦虑/恐惧 与缺乏疾病相关知识有关。

6. 潜在并发症 消化道出血、肺出血、脑出血、继发感染等。

【护理措施】

1. 一般护理

（1）消毒与隔离 患者应隔离至急性症状消失为止，对其排出的痰液、尿液、大便等进行随时消毒。

（2）休息与活动 急性期绝对卧床休息，避免搬动，加强病房管理，严格探视制度，以减少各种交叉感染的机会，特别是呼吸道感染。恢复期仍应注意休息，逐渐增加活动量。

（3）饮食护理 给予清淡、易消化、高热量、高维生素的流质或半流质饮食。有出血倾向者，应进食无渣饮食，以免诱发消化道出血。消化道出血者应禁食。发热期应适当补充液体。少尿期应限制液体、钠盐及蛋白质的摄入，以免加重钠水潴留、氮质血症；液体必须严格遵守"量少而入，宁少勿多"的原则。患者口渴时，可以漱口或湿棉签擦拭口唇；输入液体以高渗葡萄糖液为主，以补充能量，减少蛋白质的分解。多尿期应注意液体及钾盐的补充，指导患者多食用含钾高的食物，如橘子、香蕉等。

（4）皮肤、黏膜护理 减少对皮肤的不良刺激，保持

床铺清洁、干燥、平整，衣服应宽松、柔软，出汗较多时应及时更换；帮助患者保持舒适体位，用软垫当衬垫，及时更换体位；避免推、拉、拽等动作，以免造成皮肤的破损；做好口腔护理，及时清理口腔分泌物及痰液，保持口腔清洁；保持会阴部清洁，留置导尿管者应做好无菌操作，定时更换尿管。

2. 病情观察 及时、准确的病情观察是本病护理的重点，病情观察内容包括：①密切监测生命体征和观察意识状态的变化。②充血、渗出及出血的表现，有无"三红"、"三痛"的表现，皮肤瘀斑的部位、分布范围及有无破溃出血等；有无咯血、呕血、便血；有无剧烈头痛、突发视物模糊；有无血压下降、脉搏细速、冷汗、唇周和指（趾）苍白发绀以及尿少等休克的表现。③注意有无厌食、恶心、呕吐和顽固性呃逆等症状。④有无氮质血症的表现：嗜睡、烦躁、谵妄，甚至抽搐、昏迷等。⑤严格记录24小时出入量，注意尿量、颜色、性状及尿蛋白、血尿素氮、肌酐的变化。⑥相关检查结果：电解质及酸碱平衡的监测及凝血功能检查结果分析。若有血小板进行性减少，凝血酶原时间延长，常预示患者出现DIC，多预后不良。

⊕ 知识链接

早期识别重症肾综合征出血热病例的预警指征

肾综合征出血热发病早期的部分临床表现和实验室检测结果可作为识别重症病例的预警指征。包括：①持续高热，发热超过1周；②严重恶心、呕吐等消化道症状；③烦躁不安、谵妄等精神异常或意识障碍；④球结膜重度水肿；⑤白细胞计数 $> 30 \times 10^9/L$，血小板计数 $< 20 \times 10^9/L$，血清白蛋白 $< 15g/L$。出现上述重症预警指征时，应密切监测患者生命体征，尽早发现低血压休克、呼吸衰竭和大出血等，并及时处置，同时动态监测血常规、血清白蛋白等实验室指标。休克的严重程度及持续时间、脏器出血、昏迷和ARDS是重症肾综合征出血热患者预后的独立影响因素。

3. 对症护理

（1）高热的护理 以物理降温为主，如用冰袋、冰帽等，但不能用酒精及温水擦浴，以免加重皮肤充血、出血。禁用强效退热药，以免大量出汗促使提前进入休克期。

（2）循环衰竭的护理 液体复苏是抢救患者的首要措施。包括以下5个方面。①迅速建立静脉通道，快速补充血容量：即在1小时内快速输入液体1000ml，如血压回升至基本正常，其后2小时内输液1000ml；注意根据血压、平均动脉压、血红蛋白量、末梢循环、组织灌注和尿量的

变化，动态调整输液量和输液速度；快速扩容时，应注意观察心肺功能，有无突发呼吸困难、咳嗽、咳粉红色泡沫样痰等急性肺水肿的临床表现；血压基本稳定后仍然需要维持输液，每小时为 200 ~ 300ml，直至血压稳定 6 小时以上。②给予吸氧，注意保暖。③遵医嘱补碱、纠正酸中毒并使用血管活性药物。液体复苏有效的衡量指标是：①收缩压达 90 ~ 100mmHg；②平均动脉压达 65mmHg；③心率 ≤ 100 次/分；④周围循环障碍得到纠正，动脉血乳酸值 < 2mmol/L；⑤血红蛋白和血细胞比容接近正常。

（3）急性肾损伤的护理　卧床休息以减轻肾脏负担；监测患者神志、生命体征、尿量、体重等变化；观察患者有无水、电解质代谢紊乱表现；有无意识障碍、躁动等神经系统表现；能进食者，给予高生物效价的优质蛋白及含钠、钾量较低的食物，高分解代谢、营养不良及透析者，摄入量适当放宽，给予足够热量；慎用氨基糖苷类抗生素；遵医嘱行血液透析治疗。

（4）各部位出血的护理　各项护理操作动作轻柔，尽可能减少注射次数；保持床单平整，选择柔软的被褥、衣服；指导患者软毛牙刷刷牙、忌用牙签剔牙，避免摄入粗糙、坚硬的食物和水果；一旦出现消化道出血、肺出血、脑出血、DIC 等，立即通知医生并积极抢救。

4. 用药护理　遵医嘱准确、及时用药，观察药物疗效和不良反应。如利巴韦林可导致白细胞减少，用药期间要监测血常规，妊娠期女性忌用。使用利尿剂期间要观察有无直立性低血压、低血钾、低氯性碱中毒、低钠血症、低钙血症、眩晕耳鸣、听力减退等。少尿期慎用含钾药物。

5. 心理护理　由于病情重或缺乏疾病相关知识，往往使患者或家属产生紧张、焦虑、恐惧等心理反应。护理过程中应态度热情、动作熟练，同时进行疾病健康知识教育，介绍疾病的进展情况、病程中可能出现的表现和变化、所采取的处理措施等，增强患者战胜疾病的信心。

6. 健康指导

（1）疾病预防知识指导　防鼠、灭鼠是预防本病的关键；大力宣传防鼠、灭鼠的重要性，推广各种有效的药物或机械防鼠、灭鼠措施。作好食品卫生和个人卫生；野外作业或疫区工作时应加强个人防护；改善卫生条件，防止鼠类排泄物污染水和食物；动物实验时要防止被实验鼠咬伤。高危人群应接种疫苗。我国已上市双价灭毒活疫苗，重组疫苗、类病毒颗粒疫苗正在研发中。

（2）疾病相关知识指导　向患者及家属介绍本病的发生、发展过程，说明本病尚无特效治疗药物。由于肾功能的完全恢复需要较长时间，出院后虽然各种症状已经消失，但仍需继续休息，加强营养，并定期复查肾功能。

【预后】

本病病死率与临床类型、治疗迟早及措施是否正确相关。近年来通过早期诊断和治疗措施的改进，目前病死率由 10% 下降为 3% ~ 5% 以下。

四、艾滋病

⇒ 案例引导

案例：患者，男，31 岁。主诉因 3 个月前出现不明原因颈部及腹股沟淋巴结肿大伴反复发热入院。既往无特殊：有吸烟史，每日约 20 支，偶有饮酒史，有多个性伴侣史。入院后自诉精神、睡眠质量较差。相关检查结果：$CD4^+ < 200$ 个/mm^3，$CD4^+/CD8^+ < 1.0$。

讨论：

1. 该患者可能的疾病疾病诊断是什么？

2. 为明确疾病诊断，还需要做什么检查？

3. 目前患者有哪些主要护理问题？相应的护理措施有哪些？

4. 针对患者及家属的健康教育内容有哪些？

5. 本病消毒隔离的措施有哪些？

艾滋病是获得性免疫缺陷综合征（acquired immunodeficiency syndrome，AIDS）的简称，是由人免疫缺陷病毒（human immunodeficiency virus，HIV）引起的慢性传染病。本病主要经性接触、血液及母婴传播。HIV 主要侵犯、破坏 $CD4^+T$ 淋巴细胞，导致机体细胞免疫功能受损，最终并发各种严重机会性感染和肿瘤。具有传播迅速、发病缓慢、病死率高的特点。

⊕ 知识链接

艾滋病"零歧视日"——平等·团结·共生

为了推动全球艾滋病反歧视倡导工作，联合国艾滋病规划署发起并将每年的 3 月 1 日确定为"零歧视日"。这提醒着我们每个人都有权利过上充实的、自足的且有尊严的生活。这也是一个呼吁联合国各成员国实现正义、平等、包容与和平的契机，促进全球团结，终结一切形式的歧视，并确保不让任何一个人掉队。

【病原学】

HIV 为单链 RNA 病毒，属于反转录病毒科慢病毒属中的人类慢病毒组。HIV 为球形，直径为 100 ~ 120nm，由核心和包膜两部分组成。核心包括两条正链 RNA、反转录酶、整合酶和蛋白酶等。根据 HIV 基因的差异，可将 HIV 分为 HIV-1 型和 HIV-2 型。包括我国在内，全球流行的主要毒株是 HIV-1。HIV-2 主要局限于西部非洲和西欧，北美也有少量报告，1999 年起我国在部分地区发现并证实有少数 HIV－2 型感染者。HIV－2 传染性和致病性均较低，艾滋病的临床进展较慢、症状较轻。

HIV 在人体外生存能力极差。室温下，在实验室严格控制的组织培养液的环境中的 HIV 可以存活 15 天。HIV 不能在空气、水和食物中存活，日常生活接触不会感染。HIV 对物理因素和化学因素的抵抗力较低。HIV 不耐高温，对热敏感，56℃ 30 分钟能使 HIV 失去感染性，但不能完全灭活血清中的 HIV；100℃ 20 分钟可将 HIV 完全灭活。一般消毒剂如碘酊、过氧乙酸、戊二醛、次氯酸钠等对 HBV 有效的消毒剂，对 HIV 也都有良好的灭活作用，因此，对 HBV 有效的消毒和灭活方法均适用于 HIV。75% 乙醇也可灭活 HIV，但 0.1% 甲醛、紫外线和 γ 射线均不能灭活 HIV。

【流行病学】

1. 传染源 HIV 感染者和艾滋病患者是本病唯一的传染源。HIV 主要存在于感染者和患者的血液、精液、阴道分泌液中。唾液、眼泪、乳汁、胸腹水、脑脊髓液等体液也含 HIV。无症状而血清 HIV 抗体阳性的 HIV 感染者是具有重要意义的传染源；要重视血清病毒阳性而 HIV 抗体阴性的窗口期感染者（亦是重要的传染源），窗口期通常为 2～6 周。

2. 传播途径

（1）性接触传播 为艾滋病的主要传播途径，同性恋、异性恋均可传播。性行为很容易造成细微的皮肤黏膜破损，病毒即可通过破损处进入未感染者的血液而感染。精液含 HIV 量为（1～10）×10^6/ml，远高于阴道分泌物，男传女的概率高于女传男 2～3 倍，但在性传播疾病高发区，两者无显著差别。与发病率有关的因素包括性伴侣数量、性伴侣的感染阶段、性交方式和性交保护措施等。

（2）经血液和血制品传播 共用针具静脉吸毒，输入被 HIV 污染的血液或血制品，介入性医疗操作等均可感染。

（3）母婴传播 感染 HIV 的孕妇可经胎盘将病毒传给胎儿，也可经产道及产后血性分泌物、哺乳等传给婴儿。目前认为 HIV 阳性孕妇 11%～60% 会发生母婴传播。

（4）其他传播 接受 HIV 感染者的组织器官移植、人工受精，医务人员被 HIV 污染的针头刺伤或破损皮肤受污染，都有感染艾滋病的可能性。

3. 易感人群 人群普遍易感。15～49 岁发病者占 80%。儿童和妇女感染率逐年上升。高危人群为男性同性恋、多个性伴侣者、静脉药瘾者、血制品使用者。

4. 流行特征 据联合国艾滋病规划署估计，截至 2020 年底，全球现存活 HIV 感染/艾滋病患者 3770 万，当年新

发 HIV 感染者 150 万。目前我国艾滋病疫情严峻，流行范围广，已经覆盖全国所有省、自治区、直辖市，且逐渐由高危人群向一般人群扩散。根据中国疾病预防控制中心性病艾滋病预防控制中心数据，截至 2020 年底，全国现有 105.3 万报告存活的 HIV 感染者，累计报告死亡病例 35.1 万。

【病因与发病机制】

HIV 侵入人体后，可通过直接侵犯辅助性 T 细胞及单核－吞噬细胞或间接作用于 B 细胞和 NK 细胞等，使多种免疫细胞受损，细胞免疫及体液免疫均受到不同程度的损害而致免疫功能严重缺陷，易发生各种严重的机会性感染和肿瘤。

1. HIV 感染引起的免疫抑制 HIV 对 CD4$^+$ 细胞（包括淋巴细胞、单核细胞及吞噬细胞等）有特殊的亲嗜性。这种细胞嗜性是由于病毒表面有 gp120 及 gp41，前者可与上述细胞的 CD4 分子结合，后者促进病毒的膜与受累细胞膜相融合，使细胞受到感染。

2. CD4$^+$ 淋巴细胞受损伤的方式及表现 ①病毒直接损伤：HIV 大量复制引起细胞溶解或破坏。②非感染细胞受损：受感染 CD4$^+$T 淋巴细胞表达 g120，与未感染 CD4$^+$ 淋巴细胞的 CD4 分子结合，形成融合细胞，发生溶解破坏。③HIV 感染干细胞：HIV 感染骨髓干细胞，使 CD4$^+$T 淋巴细胞产生减少。④免疫损伤：游离的 gp120 使 CD4$^+$T 淋巴细胞成为机体免疫攻击的靶细胞而发生数量减少和功能损伤。免疫细胞受损表现为：①T 细胞数量及功能异常；②B 细胞数量及功能异常；③自然杀伤细胞（NK 细胞）功能异常；④单核－吞噬细胞数量和功能下降。

3. HIV 抗原变异及毒力变异的影响 在感染过程中，HIV 易发生抗原及毒力的变异。抗原变异能使 HIV 逃避特异的体液及细胞免疫的攻击，使感染持续。毒力变异可能影响疾病的进程及严重性。携带高毒力变异株的人可能在半年～2 年的时间内从无症状期发展至艾滋病相关综合征、艾滋病。此外，抗原和毒力的变异亦可影响药物治疗的效果，与耐药性的产生有关。

4. HIV 感染中协同因子的作用 HIV 感染常潜伏多年而不发展成 AIDS，却可能在某个时候病情迅速进展。病情的发作可能与协同因子如毒品、巨细胞病毒感染及其他持续的病毒感染等有关。

5. HIV 感染后的免疫应答 HIV 感染后首先经历短暂的急性感染期，然后进入数年的潜伏阶段，最终发展为 AIDS。感染初期，机体免疫应答可部分清除或抑制 HIV，CD4$^+$T 淋巴细胞内病毒复制呈相对静止状态，机体免疫功能未明显受损，在血清抗－HIV 阳转后仍保持长期无症状状态。随着感染持续存在，HIV 基因不断发生变异使 HIV

能逃避机体的免疫攻击，抗原毒力变异使 HIV 复制加快，并不断产生新的变异株，最终使 CD4$^+$T 淋巴细胞数量减少而逐渐耗竭，免疫系统功能丧失。

【临床表现】

潜伏期可短至数月或长达 15 年，平均 8~9 年。从初始感染 HIV 到终末期，是一个较为漫长的复杂过程。在不同阶段，与 HIV 相关的临床表现呈多种多样，根据我国有关艾滋病的诊疗标准和指南，将其分为急性期、无症状期和艾滋病期。

1. 急性期　通常发生在初次感染 HIV 的 2~4 周，部分感染者出现 HIV 病毒血症和免疫系统急性损伤所产生的临床症状。持续 1~3 周后缓解。临床表现以发热最为常见，可伴有全身不适、头痛、盗汗、恶心、呕吐、腹泻、咽痛、肌痛、关节痛、淋巴结肿大以及神经系统症状。此期血清可检出 HIV RNA 及 P24 抗原。而 HIV 抗体则在感染后数周才出现。CD4$^+$T 淋巴细胞计数一过性减少，同时 CD4$^+$/CD8$^+$ 比例倒置，部分患者可有轻度白细胞和（或）血小板或肝功能异常。

2. 无症状期　可从急性期进入此期，或无明显的急性期症状而直接进入此期。此期持续时间一般为 6~8 年。其时间长短与感染病毒的数量、病毒类型，感染途径，机体免疫状况的个体差异，营养状况、卫生条件及生活习惯等因素有关。由于 HIV 在感染者体内不断复制，CD4$^+$T 淋巴细胞计数逐渐下降，此期具有传染性。

3. 艾滋病期　为感染 HIV 后的最终阶段。患者 CD4$^+$T 淋巴细胞计数明显下降，少于 200/mm^3，HIV 病毒载量明显升高。此期主要临床表现为 HIV 相关症状、各种机会性感染及肿瘤。

（1）HIV 相关症状　主要表现为持续 1 个月以上的发热、盗汗、腹泻，体重减轻 10% 以上。部分患者表现为神经精神症状，如记忆力减退、精神淡漠、性格改变、头痛、癫痫、痴呆等。另外可出现持续性全身淋巴结肿大，其特点为：除腹股沟以外有两个或两个以上部位的淋巴结肿大；淋巴结直径≥1cm，无压痛，无粘连；持续时间 3 个月以上。

（2）各种机会性感染及肿瘤

1）呼吸系统　人肺孢子虫引起的肺孢子菌肺炎，是患者死亡的主要原因之一。表现为慢性咳嗽、发热、发绀、血氧分压降低，但很少有肺部啰音。

2）中枢神经系统　隐球菌脑膜炎、结核性脑膜炎、弓形虫脑病、各种病毒性脑膜脑炎等。表现为脑炎或脑膜炎症状。

3）消化系统　白色念珠菌食管炎、巨细胞病毒性食管炎、肠炎，沙门氏菌、痢疾杆菌、空肠弯曲菌及隐孢子虫引起的肠炎等。表现为鹅口疮、食管炎或溃疡，吞咽疼痛、胸骨后烧灼感、腹泻、体重减轻，感染性肛周炎、直肠炎。

4）口腔　鹅口疮、舌毛状白斑、复发性口腔溃疡、牙龈炎等。

5）皮肤　带状疱疹、传染性软疣、尖锐湿疣、真菌性皮炎和甲癣。

6）眼部　巨细胞病毒性和弓形虫性视网膜炎，表现为眼底絮状白斑。眼睑、睑板腺、泪腺、结膜及虹膜等常受卡波西肉瘤侵犯。

7）肿瘤　恶性淋巴瘤、卡波西肉瘤等。卡波西肉瘤侵犯下肢皮肤和口腔黏膜，可出现紫红色或深蓝色侵润斑或结节，融合成片，表面溃疡并向四周扩散。

【实验室及其他检查】

1. 一般检查　白细胞、血红蛋白、红细胞及血小板均可有不同程度减少。尿蛋白常呈阳性。血生化检查可有血清转氨酶升高及肾功能异常。

2. 免疫学检查　T 细胞总数降低，CD4$^+$T 细胞减少。CD4$^+$/CD8$^+$≤1.0。链激酶、植物血凝素等皮试常阴性。免疫球蛋白、β$_2$微球蛋白可升高。

3. 病毒及特异性抗原和（或）抗体检测　患者血浆、单核细胞和脑脊液可分离出 HIV。血清、尿液、唾液或脑脊液中的抗-HIV 可呈阳性。检测血液或体液中 HIV 特异性抗原，对诊断有一定帮助。以体外淋巴细胞培养进行核酸检测，检测淋巴细胞 HIV RNA。蛋白质芯片能同时检测 HIV、HBV、HCV 联合感染者血中的 HIV、HBV、HCV 核酸和相应的抗体。

4. 其他检查　X 线胸片检查有助于了解肺部并发肺孢子菌、真菌、结核杆菌感染及卡波西肉瘤等情况。痰、支气管分泌物或肺活检可找到肺孢子菌包囊、滋养体或真菌孢子。粪涂片检查可见隐孢子虫。隐球菌脑膜炎者脑脊液检查可见隐球菌。弓形虫、肝炎病毒及巨细胞病毒感染可测相应的抗原或抗体。

5. 耐药检测　通过测定 HIV 基因型和表型的变异可为艾滋病治疗方案的制订和调整提供重要参考。

【诊断要点】

1. 诊断原则　HIV 感染/艾滋病的诊断应注意如下原则：需结合流行病学史（包括不安全性生活史、静脉注射毒品史、输入被 HIV 污染的血液或血制品、HIV 抗体阳性者所生子女或职业暴露史等）、临床表现和实验室检查等进行综合分析，慎重做出诊断。诊断 HIV 感染/艾滋病必须是经确认试验证实 HIV 抗体阳性，HIV RNA 和 P24 抗原的检测有助于早期诊断新生儿的 HIV 感染。

2. 诊断标准

（1）急性期　患者近期内有流行病学史和临床表现，

结合实验室检查 HIV 抗体由阴性转为阳性即可诊断，或仅实验室检查 HIV 抗体由阴性转为阳性即可诊断。

（2）无症状期　有流行病学史，结合 HIV 抗体阳性即可诊断，或仅实验室检查 HIV 抗体阳性即可诊断。

（3）艾滋病期　有流行病学史，实验室检查 HIV 抗体阳性，加下述各项中任何一项，即可诊断为艾滋病期。①原因不明的持续不规则发热 1 个月以上，体温高于 38℃。②慢性腹泻 1 个月以上，次数 >3 次/日。③6 个月内体重下降 10% 以上。④反复发作的口腔白色念珠菌感染。⑤反复发作的单纯疱疹病毒感染或带状疱疹感染。⑥肺孢子菌肺炎。⑦反复发生的细菌性肺炎。⑧活动性结核或非结核分枝杆菌病。⑨深部真菌感染。⑩中枢神经系统占位性病变。⑪中青年人出现痴呆。⑫活动性巨细胞病毒感染。⑬弓形虫脑病。⑭青霉菌感染。⑮反复发生的败血症。⑯皮肤黏膜或内脏的卡波西肉瘤、淋巴瘤。HIV 抗体阳性，虽无上述表现或症状，但 CD4$^+$T 淋巴细胞数 < 200mm^3，也可诊断为艾滋病期。

【处理原则】

目前尚无特效的病因疗法。总的治疗原则为杀灭或抑制 HIV 病毒复制、抗感染、抗肿瘤、增强机体免疫机能。

1. 抗病毒治疗

（1）核苷类反转录酶抑制剂（NRTIs）　此类药物能选择性抑制 HIV 反转录酶，掺入正在延长的 DNA 链中，抑制 HIV 复制。本类药物主要有拉米夫定（LAM）、司他夫定、地丹诺辛（DDI）和扎西他宾（DDC）。

（2）非核苷类反转录酶抑制剂（NNRTIs）　主要作用于 HIV 反转录酶某位点使其失去活性，常用的药物有奈韦拉平、依非韦伦。

（3）蛋白酶抑制剂　抑制蛋白酶，阻断 HIV 复制和成熟过程中必需的蛋白质合成。主要药物有利托那韦、茚地那韦、沙奎那韦、奈非那韦、克力芝（含有洛匹那韦和利托那韦复合制剂）、阿扎那韦等。

（4）整合酶抑制剂　拉替拉韦（raltegravir，RAV）每次 400mg，2 次/天。

为了减少 HIV 的耐药，目前治疗 HIV-1 感染的标准方案是 3 种或 3 种以上抗反转录病毒药物的联合治疗，非核苷类反转录酶抑制剂（NNRTIs）是其中一个必备药物。在发达国家，此类药物已作为初始患者治疗的基本抗病毒药物，很多指南均推荐以依非韦伦为基础的抗反转录病毒治疗方案。

2. 免疫治疗　白细胞介素 2（IL-2）与抗病毒药物同时应用，有助于改善患者免疫功能。

3. 机会性感染治疗

（1）肺孢子菌肺炎　首选复方磺胺甲噁唑。

（2）卡波西肉瘤　根据患者状态给予个体化综合性治疗。化学治疗药物或放射线的剂量应根据患者的免疫状态给予调整，需要注意抗病毒药物和化学治疗药物之间的相互作用，尽量选择骨髓抑制作用较小的抗病毒药物。

（3）隐孢子虫感染和弓形虫病　可用螺旋霉素或克林霉素。

（4）巨细胞病毒感染　可用更昔洛韦或阿昔洛韦。

（5）隐球菌性脑膜炎　应用氟康唑或两性霉素 B。

4. 对症支持治疗　加强营养支持治疗，部分患者可辅以心理治疗。

5. 预防性治疗　CD4$^+$T 淋巴细胞 < 0.2×10^9/L 者服用复方磺胺甲噁唑，预防肺孢子菌肺炎。医务人员发生艾滋病病毒职业暴露后，根据职业暴露后预防程序进行评估和用药预防。

【护理诊断/问题】

1. 有感染的危险　与免疫功能受损有关。

2. 营养失调：低于机体需要量　与长期发热、腹泻、胃纳差、进食减少有关。

3. 恐惧　与担心受到歧视、疾病折磨和疾病预后不良有关。

4. 腹泻　与并发胃肠道机会性感染有关。

5. 体温过高　与 HIV 感染和各种机会性感染有关。

6. 活动无耐力　与营养不良、长期发热、腹泻等导致机体消耗增多有关。

7. 皮肤完整性受损　与艾滋病后期并发机会性感染、肿瘤有关。

8. 社交孤立　与艾滋病患者实施强制性管理，采取严格血液和体液隔离，受到他人歧视有关。

⊕ **知识链接**

互联网医院开展艾滋病相关医疗服务

近年来，依托互联网医院诊疗平台，艾滋病相关医疗服务由感染科或传染病专科医生、健康管理师、医生助理、药剂师以及心理咨询师、营养师、公共卫生医师等专业人员协同参与，主要工作内容包括：艾滋病咨询与动员检测、将发现需要首诊的 HIV 感染者及时转介到线下的抗病毒治疗机构、艾滋病抗病毒治疗及依从性支持、HIV 暴露后预防（post-exposure prophylaxis，PEP）和 HIV 暴露前预防（pre-exposure prophylaxis，PrEP）等相关医疗服务。同时，互联网医院还可依托互联网平台的优势，定期对 HIV 感染者和求询者进行多种形式的科普宣传活动，增加 HIV 感染者和求询者对艾滋病和治疗相关知识的了解，促进检测，提高服药依从性。

【护理措施】

1. 一般护理

（1）休息与活动 在急性感染期和艾滋病期应卧床休息，为保证患者休息，病室应安静、舒适、空气新鲜。协助做好生活护理，注意保持皮肤清洁干燥，每天清洁口腔3～4次，预防继发感染。症状减轻后可起床活动、逐渐增加活动量。无症状期可坚持工作，但要避免劳累，保证充足的休息和睡眠。

（2）饮食护理 应给予高热量、高蛋白、高维生素的食物，如牛奶、鸡蛋、鱼、肉类等。根据患者的饮食习惯，注意食物色、香、味，设法促进患者食欲。若有呕吐，在饭前30分钟给止吐药。若有腹泻，能进食者应给予少渣、少纤维素、高蛋白、高热量、易消化的流质或半流质，鼓励患者多饮水或给肉汤、果汁等，忌食生冷及刺激性食物；不能进食者进行静脉营养支持，维持水、电解质平衡。

（3）加强个人卫生 加强口腔护理和皮肤清洁，防止继发感染。长期腹泻的患者要注意肛周皮肤的护理。每次排便后用温水清洗肛周皮肤，再用吸水性良好的软布或纸巾吸干，可涂抹润肤油保护皮肤。

2. 消毒隔离 本病在执行血液、体液隔离的基础上实施保护性隔离。

（1）病房的消毒隔离 艾滋病病房可划分为污染区和半污染区。不同区域所能造成 HIV 传播的危险程度不同。高危险程度的污染区要有更加严格和明确的措施和制度，以降低 HIV 传播的可能性。病房内的生活设施力求实用、简洁，便于擦拭及消毒。每间病房配备独立洗手间，不使用座式便器，防止接触性传播。地面应进行防滑处理，防止患者意外受伤。洗手间内配有生活垃圾袋，病房专用拖把及常用消毒液。提供充分和必要的室内照明设备，保证医务人员在医疗操作过程中有良好的视觉条件。采用500mg/L 的含氯消毒液擦洗地面、喷洒墙面，墙面消毒高度一般为 2～2.5 米。室内用品的表面受到 HIV 污染时，可用 500mg/L 的含氯消毒剂进行擦拭消毒。室内空气的消毒常用方法有臭氧、熏蒸和喷雾、空气消毒机。

（2）物品消毒 对所有患者的血液、体液及被血液、体液污染的物品均视为具有传染性的病原物质。医务人员必须严格执行消毒隔离制度。患者用过的一次性医疗废物如敷料、纱布等应焚烧处理；反复使用的可采用煮沸 30 分钟或用 2% 的戊二醛浸泡 45 分钟后清洗，再经高压蒸汽灭菌。

（3）医务人员防护措施

1）医务人员在接触艾滋病患者进行可能被血液、体液污染的医疗护理操作时，应加穿隔离衣、戴手套，必要时戴护目镜或面屏。接触污染物后要严格洗手。医务人员

手上有伤口不宜参与艾滋病患者的直接治疗和护理。

2）进行内镜检查、拔牙、镶牙、手术等与血液和体液接触的工作时，穿防护衣、戴双层手套，必要时戴护目镜或面屏。

3）运送检验标本要注意密闭，标本外包装要标明"提防污染"。

4）处理被污染物品时，要戴手套和穿一次性隔离衣。

5）医疗废物须用不透水的双层黄色胶袋密封，贴上警示标签方可送焚化；被污染的衣物，也要标明醒目标志以便特殊处理。

（4）医务人员艾滋病毒职业暴露后的处理

1）紧急局部处理措施 如局部皮肤黏膜无破损，可用肥皂液（或抗菌洗手液）和流动水清洗污染的皮肤，用生理盐水反复冲洗黏膜。如有伤口，首先由伤口近心端向远心端方向轻轻挤压，尽可能挤出损伤处的血液，再用肥皂液（或抗菌洗手液）和流动水冲洗伤口；局部冲洗后，应用消毒液，如 75% 乙醇或 0.5% 碘伏进行消毒，并包扎伤口。

2）暴露级别评估 医疗机构应当对其暴露的级别和暴露源的病毒载量水平进行评估和确定。

艾滋病病毒职业暴露级别分为三级。发生以下情形时，分别确定为以下三级。一级暴露：①暴露源为体液、血液或者含有体液、血液的医疗器械、物品；②暴露类型为暴露源沾染了有损伤的皮肤或者黏膜，暴露量小且暴露时间较短。二级暴露：①暴露源为体液、血液或者含有体液、血液的医疗器械、物品；②暴露类型为暴露源沾染了有损伤的皮肤或者黏膜，暴露量大且暴露时间较长；或者暴露类型为暴露源刺伤或者割伤皮肤，损伤程度较轻，为表皮擦伤或者针刺伤。三级暴露：①暴露源为体液、血液或者含有体液、血液的医疗器械、物品；②暴露类型为暴露源刺伤或者割伤皮肤，损伤程度较重，为深部伤口或者割伤物有明显可见的血液。

暴露源的病毒载量水平分为轻度、重度和暴露源不明三种类型。轻度：经检验，暴露源为艾滋病病毒阳性，但效价低、艾滋病病毒感染者无临床症状、CD4 计数正常者，为轻度类型。重度：经检验，暴露源为艾滋病病毒阳性，但效价高、艾滋病病毒感染者有临床症状、CD4 计数低者，为重度类型。暴露源不明：不能确定暴露源是否为艾滋病病毒阳性者，为暴露源不明型。

3）预防性用药方案 医疗机构应当根据暴露级别和暴露源病毒载量水平对发生艾滋病病毒职业暴露的医务人员实施预防性用药方案。预防性用药方案分为基本用药程序和强化用药程序。基本用药程序为两种逆转录酶抑制剂，使用常规治疗剂量，连续使用 28 天。强化用药程序是在基

本用药程序的基础上，同时增加一种蛋白酶抑制剂，使用常规治疗剂量，连续使用 28 天。预防性用药应当在发生艾滋病病毒职业暴露后尽早开始，最好在 4 小时内实施，最迟不得超过 24 小时；即使超过 24 小时，也应当实施预防性用药。

4）随访和咨询　在暴露后的第 4 周、第 8 周、第 12 周及 6 个月时对艾滋病病毒抗体进行检测，对服用药物的毒性进行监控和处理，观察和记录艾滋病病毒感染的早期症状等。

3. 病情观察　严密观察生命体征及病情变化，有无肺部、胃肠道、中枢神经系统、皮肤黏膜等机会性感染的表现，如有无发热、咳嗽、呼吸困难、呕吐、腹泻等症状，及时告知医生处理。密切观察抗病毒药物副作用，定期检查。

4. 对症护理　发热护理参见本章第一节概述中"传染病患者常见症状体征的护理"。

5. 用药护理　密切观察抗病毒药物的疗效和副作用。以 NNRTIs 为基础的治疗方案存在耐药性，不良反应主要为皮疹、过敏反应和中枢神经系统不良反应，如注意力不集中、失眠、焦虑、困倦、抑郁等。临睡时服药可改善中枢神经系统症状的耐受性。

6. 心理护理　艾滋病预后不良，加之疾病的折磨、受到他人歧视，患者易有焦虑、抑郁、孤独无助或恐惧等心理障碍，部分患者可出现报复、自杀等行为。护士应与患者进行有效沟通，了解患者的需要、困难，满足患者的合理要求，予以关怀、温暖和同情，真正关心体谅患者，并注意保护患者的隐私，树立战胜疾病的信心。同时还需了解患者的社会支持资源及患者对资源的利用度，鼓励亲属、朋友给患者提供生活上和精神上的帮助，缓解或消除患者孤独、恐惧感。

7. 健康指导

（1）疾病预防知识指导

1）预防经血液传播　严格筛选献血员，保证医疗用血安全。临床医生严格掌握用血指征，尽量减少不必要的输血；使用一次性医疗用品，严格手术等相关器械的消毒和灭菌；在进行手术及有创伤性检查（如胃镜、肠镜、血液透析等）前，应检查 HIV 抗体。劝告吸毒者积极戒毒。

2）预防性传播　洁身自好、遵守性道德是预防艾滋病的关键，避免性传播的最有效方法是保证性行为的安全性，正确使用安全套。加强对高危人群的 HIV 感染监测。

3）预防母婴传播　有感染 HIV 风险的妇女，在怀孕前或怀孕期间应做 HIV 抗体的检测，如已确定感染了 HIV 应避免怀孕。HIV 感染的哺乳期妇女应人工喂养婴儿。

（2）疾病相关知识指导　向患者讲解本病的基本知识、传播途径、预防措施及保护他人和自我保护的方式等。

> **知识链接**
>
> **我国艾滋病防治最有力的政策措施之一：四免一关怀**
>
> "四免一关怀"政策，于 2003 年 12 月 1 日由温家宝总理、吴仪副总理在北京地坛医院看望艾滋病病毒感染者和医务人员时宣布。"四免"指免费抗病毒治疗（ART）、免费自愿咨询检测（VCT）、免费母婴阻断（PMTCT）、艾滋病遗孤免费就学，"一关怀"指对艾滋病患者家庭实施关怀救助。自该项政策实施以来，越来越多的艾滋病患者接受了正规检测与治疗，抗逆转录病毒治疗覆盖范围不断扩大，极大地降低了我国艾滋病病死率，对我国艾滋病防治工作帮助巨大。"四免一关怀"政策体现了我国社会主义制度的优越性。因此，我们应坚定中国特色社会主义共同理想信念，增强中国特色社会主义道路自信、理论自信、制度自信和文化自信。

【预后】

部分 HIV 感染者无症状感染期可长达 10 年以上。一旦进展为艾滋病，平均存活期 12～18 个月，同时合并卡波西肉瘤及肺孢子菌肺炎者病死率高。

五、流行性感冒

> **案例引导**
>
> **案例：** 患者，女，54 岁。发热、流涕、头痛、全身酸痛 2 天，咳嗽、咳痰、呼吸困难，T 38.6℃，咽部充血，双肺无啰音，肝脏不大。患者朋友患流行性感冒，发病前 1 周曾有接触史。
>
> **讨论：**
>
> 1. 该患者可能的疾病诊断是什么？依据是什么？
>
> 2. 该患者目前的主要护理问题有哪些？如何护理？
>
> 3. 如何对患者进行健康指导？

流行性感冒（influenza）简称流感，是由流感病毒引起的急性呼吸道传染病。临床主要表现为急起高热、头痛、全身酸痛、乏力等显著的全身中毒症状和相对较轻的呼吸道症状。流感具有潜伏期短、流行面广、传染性强及发病率高等特点，其波及范围广、造成的经济损失位于传染性疾病之首。据估计，全球每年有 29 万～65 万例病例死于季节性流感相关性呼吸道疾病。在学校、托幼机构和养老院等人群聚集的场所可发生暴发疫情。孕妇、婴幼儿、老年人和慢性基础疾病患者等高危人群，患流感后出现严重疾病和死亡的风险较高。

【病原学】

流感病毒是一种 RNA 病毒，属正黏液病毒科，由包膜和核壳体组成。病毒呈球形或丝状，直径80~120nm，由内层、中层、外膜构成，内层为病毒核糖核蛋白，含核蛋白（NP）、聚合酶蛋白和 RNA。中层为类脂体和膜蛋白构成病毒囊膜。外膜为两种不同糖蛋白构成的辐射状突起，即神经氨酸酶（neuraminidase，N）和血凝素（hemagglutinin，H），在流感病毒的感染、复制及扩散和传播中起重要作用。

根据流感病毒感染的对象可分为人、猪、马以及禽流感病毒等，其中人类流感病毒根据其 NP 抗原性分为甲、乙、丙 3 型，3 种分型具有相似的生化和生物学特征。按病毒外膜的 H 和 N 抗原结构不同，同型病毒又分若干亚型：H 可分为 16 个亚型（H_1 ~ H_{16}），N 有 9 个亚型（N_1 ~ N_9）。流感病毒极易发生变异，尤以甲型流感病毒最易发生，使得人类无法获得对流感病毒的持久免疫力，同时也为研制疫苗带来了困难。

流感病毒不耐热，100℃ 1 分钟或56℃ 30 分钟即可将其灭活；对酸和乙醚不耐受，对甲醛、乙醇、碘酊与紫外线等均敏感。在低温环境下较为稳定，4℃的环境下能存活 1 个多月，真空干燥或 −20℃ 以下可长期存活。

【流行病学】

1. 传染源　患者和隐性感染者是主要传染源。以儿童和青少年多见。自潜伏期末到发病后 5 天内均可有病毒从鼻涕、唾液、痰液等分泌物排出，传染期约 1 周，以发病 3 天内传染性最强。

2. 传播途径　主要通过飞沫经呼吸道空气传播。病毒通过咳嗽、打喷嚏、说话直接传播，通过病毒污染的茶具、食具、毛巾等间接传播。传播速度和广度与人口密度有关。

3. 人群易感性　普遍易感。感染后对同一抗原型可获得不同程度的免疫力，同型免疫力通常不超过 1 年，不同亚型间无交叉免疫性。病毒变异后，人群重新易感，故可反复发病。

4. 流行特征　流感常突然发生，迅速蔓延，其流行特征是发病率高和流行过程短。流行从大城市向中小城市、农村扩散，以冬春季节为多。大流行主要由甲型流感病毒引起。一般每 10~15 年可发生一次世界性大流行，每 2~3 年可有一次小流行。乙型流感多呈局部流行或散发，亦可大流行。丙型一般只引起散发。

⊕ **知识链接**

流感无国界

流感大流行是由某种全新的或者近期未在人类中广泛传播的流感病毒引发的，人类对此类病毒缺乏有效免疫力，因此病毒具有广泛的传染力。近百年来，人类历史上有过 5 次流感大流行：1918 年"西班牙流感"（H1N1 亚型）、1957 年"亚洲流感"（H2N2 亚型）、1968 年"香港流感"（H3N2 亚型）、1977 年"俄罗斯流感"（H1N1 亚型）、2009 年甲型 H1N1 流感（pH1N1 亚型）。流感大流行对人类社会的政治、经济和文化产生重大影响。随着当前人类活动领域不断扩大，国际间交流日益频繁，人和动物数目不断增加，人与动物之间接触越来越多，流感防控的艰巨性和复杂性随之日益增加。流感无国界，尤其在全球化时代，积极应对、团结携手、通力合作预防流感威胁是各国科学家的共同使命。

【发病机制与病理改变】

流感病毒主要通过感染呼吸道内各类细胞，并在细胞内复制导致细胞损伤和死亡而致病。受病毒感染的上皮细胞发生变性、坏死与脱落，露出基底细胞层，导致黏膜充血、水肿，炎症渗出，产生发热、头痛、肌痛等全身症状。一般不引起病毒血症。病程第 5 天，基底细胞层开始再生，形成未分化的移行上皮，2 周后形成新的纤毛上皮而恢复。病毒也可感染外周血白细胞，导致趋化性、吞噬作用及其增殖能力的缺陷，是流感易继发细菌感染的原因之一。继发感染可进一步增强病毒复制。流感病毒感染人体后，严重者可诱发细胞因子风暴，导致感染脓毒症（sepsis），从而引起 ARDS、休克、多器官功能不全等多种并发症。

【临床表现】

潜伏期短至数小时，长至 2~4 天，平均为 1~7 天。流感的症状较普通感冒严重。各型流感病毒所致的临床表现虽有轻重不同，但基本表现一致，可分为不同临床类型。

1. 典型流感　最常见。全身症状较重，呼吸道症状较轻。急起高热，体温可达 39~40℃，可有畏寒、寒战，伴头痛、肌肉痛、关节痛、乏力、咽干、咽痛及食欲减退等全身症状。中毒症状与发热程度有关。部分患者有鼻塞、流涕、干咳、声音嘶哑等。查体可见急性发热面容，面颊潮红，眼结膜及咽部充血，有的患者可出现口腔黏膜疱疹。肺部可闻及干啰音。发热多于 1~2 天内达高峰，3~4 天内退热，其他症状随之缓解，但上呼吸道症状常持续 1~2 周后才逐渐消失，体力恢复亦较慢。

2. 肺炎型流感 多见于老年人、婴幼儿，患有慢性心、肺、肾等疾病或接受免疫抑制剂治疗者。起病时与典型流感相似，但于发病 1~2 天内病情迅速加重。出现高热、全身衰竭、烦躁不安、剧烈咳嗽、血性痰液、呼吸急促、发绀。双肺听诊呼吸音粗，满布湿啰音、哮鸣音，但无肺实变体征。X 线胸片显示双肺絮状阴影，散在分布，近似门口处较多，周围较少。痰培养无致病菌生长，痰易分离出流感病毒。病程可达 3~4 周。此型流感病死率超过 50%。

3. 轻型流感 在流感流行时，多以较轻的全身症状和呼吸道症状为主要表现，轻至中度发热、咳嗽、咳少量黏液痰，无明显呼吸困难。病程 2~4 天。

4. 其他类型 较少见。除了流感的症状、体征，伴有其他肺外表现者。包括以下几种类型。①胃肠型：儿童多见，以恶心、呕吐、腹泻、腹痛为主要症状，一般 2~3 天可恢复。②脑膜脑炎型：病毒侵入神经系统，引起病毒性脑炎。出现高热、昏迷、谵妄、抽搐等表现。可有脑膜刺激征。脑脊液细胞数可轻度增加。③肌炎型：仅见于儿童。以横纹肌溶解为主要表现，严重者可导致急性肾损害等。④心肌炎型和心包炎型。

【**并发症**】

1. 呼吸道感染 主要为继发细菌感染，如急性鼻旁窦炎或急性化脓性扁桃体炎、细菌性气管炎和支气管炎、肺炎等。继发细菌性肺炎者，多在流感 2~4 天后病情加重。出现高热、剧烈咳嗽、痰呈脓性、呼吸困难、发绀、肺部啰音或有肺实变征。白细胞计数和中性粒细胞显著升高，痰培养可有致病菌生长，常见的病原体为肺炎球菌、葡萄球菌或流感嗜血杆菌。

2. 肺外并发症 较少见，主要有 Reye 综合征、中毒性休克、心肌炎及心包炎等。

【**实验室及其他检查**】

1. 血常规检查 白细胞总数减少，中性粒细胞减少为主，淋巴细胞相对增多。如继发细菌感染，可有白细胞显著增多。

2. 病原学检查 ①鼻黏膜印片检测抗原：取患者鼻甲黏膜印片，可在上皮细胞内查见包涵体，或将咽部含漱液接种于细胞培养管内，应用免疫荧光抗体技术检测病毒抗原，有助于早期诊断。②病毒分离：是确定诊断的重要依据，将起病 3 天内咽部含漱液或棉拭子或痰液接种于鸡胚进行病毒分离。早期可获得 70% 的阳性结果，但发病第 7 天后即不能再获得阳性结果。③核酸检测：采用 RT-PCR 直接检测呼吸道分泌物中病毒 RNA，该方法快速、敏感，特异性亦较高。

3. 血清学检查 取发病初期和恢复期双份血清做补体

结合试验或血凝抑制试验，血凝抑制试验的特异性较高，而补体结合试验的灵敏性较高。抗体效价 4 倍或以上升高者，可以确诊，但用时较长，仅作为回顾性诊断。

【**诊断要点**】

冬春季节在同一地区，1~2 天内即有大量上呼吸道感染患者发病的病史或接触史等流行病学资料；临床表现为起病急骤，有持续高热、肌肉关节酸痛等较重的全身中毒症状，而呼吸道表现较轻。结合体格检查及 X 线检查进行诊断。实验室检查见白细胞总数减少，淋巴细胞相对增多。鼻黏膜印片检查，在上皮细胞内见包涵体或荧光抗体染色病毒抗原阳性有助于快速诊断。双份血清做补体结合试验或血凝抑制试验，效价递升 4 倍及以上者或病毒分离阳性者可以确诊。

【**处理原则**】

1. 一般治疗 患者应卧床休息，多饮水。高热与中毒症状重者应给予吸氧和补充液体。

2. 对症治疗 包括解热、镇痛、止咳、祛痰等对症治疗。高热者可用解热镇痛药物，酌情选用苯巴比妥钠等。

3. 抗菌药的应用 不作常规使用。当出现继发性细菌感染时，可根据送检标本培养结果合理使用抗菌药物。因老年患者病死率高，应积极给予适当治疗。

4. 抗病毒治疗 应早期用药。

（1）金刚烷胺和金刚乙胺 对目前流行的流感病毒株耐药，现临床上已很少使用。

（2）奥司他韦 可特异性抑制甲、乙型病毒复制，每次 75mg，2 次/天，疗程 5 天。肾功能不全者需根据肾功能调整剂量。

（3）三氮唑核苷（病毒唑） 对各型流感均有疗效，不良反应少。以 0.5% 溶液滴鼻，同时口含 2mg 片剂，每两小时 1 次，退热后减至每天 4 次，连续 2 天。

（4）中草药 中草药治疗，如金银花、连翘、黄芪等可以提升免疫力、杀灭病毒和细菌，效果较好。

5. 重症病例的治疗 治疗原则是：积极治疗原发病，防治并发症，并进行器官保护和功能支持。

（1）对于重症流感患者，抗病毒治疗疗程尚不明确，有条件的医院可根据核酸检测结果适当延长抗病毒治疗时间。不推荐双倍剂量或联合应用两种神经氨酸酶抑制剂治疗。

（2）低氧血症或呼吸衰竭是重症和危重症患者的主要表现，需要密切监护，及时给予相应的治疗，包括常规氧疗、鼻导管高流量氧疗、无创或有创机械通气等。对难治性低氧血症者，可考虑使用体外膜肺氧合（extra corporeal membrane oxygenation，ECMO）。

（3）重症流感患者可合并细菌或真菌感染，需密切关注病情变化，积极留取标本送检病原学，及时、合理应用抗细菌或抗真菌药物。

（4）合并神经系统并发症时应当给予降颅内压、镇静、止惊等对症处理；急性坏死性脑病无特效治疗，可给予糖皮质激素和丙种球蛋白等治疗。

【护理诊断/问题】

1. 体温过高　与病毒感染有关。

2. 气体交换障碍　与病毒性肺炎或合并细菌性肺炎有关。

3. 头痛、全身酸痛　与病毒感染导致的病毒血症、发热等有关。

4. 知识缺乏　缺乏流感相关的预防和治疗知识。

【护理措施】

1. 一般护理

（1）隔离护理　当疑为流感暴发时，应及时向当地疾病控制部门报告，并对患者进行呼吸道隔离。隔离患者1周或至主要症状消失。隔离期患者应避免外出，如外出需戴口罩。

（2）休息与活动　急性期卧床休息，协助做好生活护理。

（3）饮食护理　进食营养丰富、清淡、易消化的流质或半流质饮食，保证足够的水分，发热期应多饮水，成人每天入量3000ml。伴呕吐或腹泻严重者，可进行静脉营养支持。

2. 病情观察　观察生命体征变化，有无高热不退、呼吸急促、发绀、血氧饱和度下降；观察有无咳嗽、咳痰，咳嗽的性质、时间、诱因、节律、音色；痰液的性状、量等。协助采集血液、痰液或呼吸道分泌物标本，以明确诊断或发现继发性细菌感染。

3. 对症护理　高热患者的护理措施参照本章第一节相关内容。患者有咳嗽、咳痰、胸闷、气急、发绀等肺炎症状时，协助其取半卧位，予以吸氧，必要时吸痰，并报告医生及时处理。必要时，予以呼吸机辅助呼吸。观察患者有无头痛、全身酸痛，注意评估疼痛的程度、性质、规律，遵医嘱用药。

4. 用药护理　儿童应避免使用阿司匹林，以免诱发严重的Reye综合征，临床表现为急性呼吸道感染热退后数日出现恶心、呕吐、嗜睡、昏迷和惊厥等神经系统症状，伴有肝大，肝功能轻度损害。金刚烷胺有一定的中枢神经系统不良反应，如头晕、嗜睡、失眠和共济失调等，老年及有血管硬化者慎用，孕妇及有癫痫史者禁用。

5. 心理护理　给予足够的、耐心的、细致的护理，尤其是患者出现高热、呼吸困难、头痛、肌肉酸痛等症状时。同时，对患者进行知识宣教，讲解治疗方案，减轻思想负担。

6. 健康指导

（1）疾病预防知识指导　①注意锻炼身体，增强机体抵抗力。②根据天气变化及时增减衣服。流感流行期间应尽可能减少公众集会，尤其是室内活动，以防止疫情扩散。③房间要经常通风换气，保持清洁。④接种疫苗是预防流感的基本措施，接种应在每年流感流行前的秋季进行。老人、儿童、免疫抑制者以及易出现并发症者，是流感疫苗最合适的接种对象。

（2）疾病相关知识指导　指导患者室内每天进行空气消毒或开窗通风换气，患者使用过的食具应煮沸，衣物等可用含氯消毒液消毒或阳光下曝晒2小时。

【预后】

据WHO发布的公告，全球每年流感病例为6亿～12亿，死亡人数50万～100万，其中重症流感病例300万～500万，重症流感的病死率为8%～10%。儿童及老年人常并发肺炎，有较高的病死率。

附：人禽流行性感冒

禽流感是禽类流行性感冒的简称，是由甲型流感病毒引起的一种禽类传染病，容易在禽类（家禽和野禽）、鸟类之间引起流行。国际兽疫局将其定为A类传染病。通常情况下，禽流感病毒并不感染人类，但自1997年禽甲型流感病毒H_5N_1亚型感染人类以来，相继又有H_7N_7、H_9N_2等亚型感染人类的报道。故人禽流行性感冒（human avian influenza）简称为人禽流感，是由甲型流感病毒某些感染禽类亚型中的一些毒株引起的急性呼吸道传染病。根据禽流感病毒致病性的不同，分为高致病性禽流感病毒、低致病性禽流感病毒和无致病性禽流感病毒。其中高致病性禽流感病毒感染最为严重，发病率和死亡率高，感染的鸡群死亡率可达100%。由于感染禽流感病毒的毒性不同，临床表现各异。轻者表现为轻度的呼吸道症状、消化道症状，死亡率较低；重者可出现毒血症、感染性休克、多脏器功能衰竭而危及生命。

【病原学】

禽流感病毒属于正黏病毒科甲（A）型流感病毒，为单链RNA病毒。高致病性禽流感对人类的危害最大，通常由H_5N_1、H_7N_7、H_9N_2病毒株引起。在各型中，以H_5N_1病毒的传播力和致病性最强。禽流感病毒存在于病禽的组织、体液、分泌物和排泄物中。病毒在体外抵抗力较强，在低温、干燥环境下可存活数月以上，但对热较敏感，56℃30分钟，70℃3分钟可将其灭活。乙醚、三氯甲烷、丙酮等有机溶剂以及氧化剂、烯酸、含氯石灰、漂白粉、碘剂等消毒剂很容易将其灭活，紫外线直接照射也可迅速破坏其传染性。

【流行病学】

1. 传染源 病禽、死禽是重要的传染源。鸟类是禽流感的保毒宿主，其次猪也是主要传染源。

2. 传播途径

（1）直接接触传播 病禽与健康禽和人的接触。

（2）间接接触传播 人或健康禽接触病毒污染物。

（3）通过飞沫和接触呼吸道分泌物传播。

3. 易感人群 人禽流感主要在鸟、禽中流行，最敏感的为鸡、火鸡、鸭、鹅，大规模饲养的鸡群或鸭群中更易传播。人群普遍易感，12岁以下儿童发病率较高，病情严重。在流行期间从事家禽养殖业、发病前1周内去过家禽饲养、销售及宰杀等场所者、接触禽流感病毒的实验室工作人员为高危人群。

4. 流行特征 通常呈散发性，以冬春季多见。高致病性（H_5N_1）禽流感是一种禽类毁灭性的传染性疾病，很容易造成大范围流行。流行形式以暴发为主，传播迅速，病死率高。

【病因与发病机制】

人禽流感发病机制尚不清楚。

【临床表现】

潜伏期一般在1周以内。感染H_9N_2亚型的患者通常仅有轻微的上呼吸道感染症状。感染H_7N_7亚型的患者表现为结膜炎。重症患者一般均为H_5N_1亚型感染。患者起病急，早期表现与人类流感症状相似，主要有毒血症状和卡他症状，如发热、流涕、咽痛、肌痛、咳嗽和全身不适。部分患者可有恶心、腹痛、腹泻、解稀水样便等消化道症状。发热是主要症状，体温大多维持在39℃以上，热程1～7天，一般2～3天。常在发病1～5天后出现呼吸急促及明显的肺炎表现。重症患者病情发展迅速，发病1周内很快进展为呼吸窘迫，出现肺实质体征，随即发展为呼吸衰竭，即使接受辅助通气治疗，大多数病例仍然死亡。重症患者还可继发肺部细菌感染、肺出血、胸腔积液、全血细胞减少、肾衰竭、败血症、感染性休克及Reye综合征等多种并发症。

【实验室及其他检查】

1. 血常规检查 白细胞计数降低，继发肺部感染时，白细胞数升高，中性粒细胞增多。淋巴细胞大多降低，血小板正常或降低。

2. 骨髓检查 骨髓穿刺示细胞增生活跃，反应性组织细胞增生伴出血性吞噬现象。

3. 特异性检查 从患者呼吸道标本（如鼻咽分泌物、口腔含漱液、气管吸出物或呼吸道上皮细胞）中分离禽流感病毒，是最常用和最可靠的诊断方法。血清学检查禽流感病毒抗体，如有4倍或以上升高也有助于回顾性诊断。其他还有病毒抗原及基因检测。

4. 影像学检查 半数患者胸部X线显示单侧或双侧炎症性改变，少数伴胸腔积液。

【诊断要点】

人禽流感的诊断主要依据是流行病学调查与临床症状，确诊依赖于病毒分离、病毒抗原与抗体检测。流行季节患者到过疫区，或与家禽有密切接触，或与禽流感患者接触史，1周内出现流感样症状，有持续高热（＞39℃）者应警惕本病。

【处理原则】

1. 抗病毒治疗 在使用抗病毒药物之前应留取呼吸道标本，在发病48小时内使用抗流感病毒药物，如奥司他韦、帕拉米韦、扎那米韦。

2. 对症支持治疗 患者应住隔离病房，卧床休息，鼓励患者多饮水；高热者可应用解热镇痛药，但儿童避免使用阿司匹林等水杨酸类药物退热，以免引起Reye综合征。高热、中毒症状较重者应静脉补液，补充维生素等。密切观察病情，及时发现和处理各种并发症。重症患者要进行血氧监测，加强营养和呼吸支持，早期应用抗生素预防继发细菌感染，防治其他并发症，如短期给予肾上腺糖皮质激素改善毒血症状和呼吸窘迫。

【护理诊断/问题】

1. 体温过高 与感染禽流感病毒有关。

2. 疼痛 与禽流感病毒感染后的毒血症有关。

3. 有感染的危险 与禽流感病毒感染后机体抵抗力低下有关。

4. 恐惧 与病情来势凶猛、知识缺乏有关。

【护理措施】

1. 一般护理

（1）休息与活动 对患者进行接触隔离。急性期卧床休息，减少不必要的活动，以减轻体力消耗。治疗和护理尽量集中进行，保持病房环境安静，确保患者充分休息。

（2）饮食护理 进食营养丰富、清淡、易消化的饮食，保证足够的水分摄入，成人每天入量3000ml，出汗多或入量不足者应给予静脉补液，记录出入量，维持水、电解质和出入量的平衡。

2. 病情观察 密切观察体温变化，每4小时测量体温一次。同时注意脉搏、呼吸、血压、神志等生命体征的变化。发现呼吸困难，及时向医生报告，并采取对症处理措施。观察患者头痛和咽痛情况，了解疼痛的部位、性质、程度。在不影响治疗的前提下，以分散其注意力，指导患者做局部按摩以缓解局部酸痛等。注意有无并发症的发生。

3. 对症护理 "高热"的护理参见本章第一节相关内容。腹泻患者注意肛周皮肤的清洁和护理。

4. 心理护理 本病起病急骤、发展迅猛，死亡率高，医学界尚无特效的治疗方法，初诊患者及家属均有不同程度的紧张、焦虑、无助、绝望和恐惧心理；同时，患者被安置在隔离室或疑似病房，使之容易产生孤独、寂寞和自卑感；护士在工作中对患者热情、关心和鼓励，使之树立和增强战胜疾病的信心。告知保持乐观、稳定的情绪和良好的心态有助于疾病的痊愈。

5. 健康指导

（1）疾病预防知识指导 监测及控制传染源，一旦发现禽流感疫情，应及时上报和处置。加强对密切接触禽类人员的检疫，对密切接触者应进行隔离和医学观察。公众应避免与禽类、鸟类及其排泄物接触，尤其是与病禽、死禽接触，不吃未经煮熟的禽类及蛋类食品。

（2）疾病相关知识指导 讲解人禽流感的有关知识，让患者及其家属了解隔离的重要性和暂时性，以及各项检查、治疗措施的重要性，指导他们正确采取防护措施。

【预后】

人禽流感的预后与感染的病毒亚型有关，感染 H_9N_2、H_7N_7 者大多预后良好，而感染 H_5N_1 者预后较差，影响预后的因素包括患者年龄、是否有基础疾病、治疗是否及时以及是否出现并发症等。

六、流行性乙型脑炎

⇒ 案例引导

案例：患者，男，9岁。突起高热、头痛5天，抽搐、昏迷2天，7月15日抬入院。患儿5天前在学校感头痛不适、畏寒，不能坚持学习，回家后家长为其测量体温39℃，遂在当地医院就诊，医生初步诊断为是感冒，给予感冒药物治疗，随后病情加重，发热持续存在并出现嗜睡。近2天出现神志不清、抽搐1次而来院诊治。查体：T 39.5℃，P 100次/分，R 25次/分，BP 110/60mmHg，重症病容，神志不清，有躁动，检查不合作。无皮疹，表浅淋巴结不肿大。头颅五官无畸形，瞳孔等圆等大，对光反射存在，颈有抵抗感。腹部平软，肝脾未扪及，膝腱反射亢进，Kernig 征（−），Brudzinski 征（＋）。门诊血常规结果示：WBC 17.0×10^9/L，N 0.80，L 0.20。

讨论：

1. 该患儿可能的疾病诊断是什么？依据是什么？

2. 该患儿目前最主要的护理问题有哪些？该如何护理？

3. 针对患儿及家属的健康教育内容有哪些？

4. 本病消毒隔离的措施有哪些？

流行性乙型脑炎（epidemic encephalitis B）简称乙脑，又称日本脑炎，是由乙型脑炎病毒引起的以脑实质炎症为主要病变的中枢神经系统急性传染病。本病经蚊虫叮咬传播，流行于夏秋季，多为儿童。临床主要表现为高热、意识障碍、抽搐、病理反射与脑膜刺激征，重症患者出现呼吸衰竭，病死率高，并可有神经系统后遗症。

【病原学】

乙型脑炎病毒（简称乙脑病毒）属虫媒病毒乙组的黄病毒科，呈球形，直径 40～50nm。核心为单股正链 RNA，为嗜神经病毒，核心外有包膜，主要是含糖基化蛋白（E）和非糖基化蛋白（M），E 蛋白和 M 蛋白在诱生保护性免疫中有重要作用。乙脑病毒的抗原性稳定，极少变异，具有较好的免疫原性。人与动物感染乙脑病毒后，可产生特异性的中和抗体、补体结合抗体及血凝抑制抗体，对这些抗体的检测有助于临床诊断和流行病学调查。

乙脑病毒易为常用消毒剂所杀灭，不耐热，56℃ 30分钟或100℃ 2分钟后即可灭活，对低温和干燥抵抗能力较强，在4℃冰箱中可保存数年。

【流行病学】

1. 传染源 乙脑是人畜共患的自然疫原性疾病，人和动物（如猪、牛、马、羊、鸡、鸭、鹅等）均可成为传染源。其中猪（尤其是幼猪）感染后因病毒血症期长、血中病毒数量多，且猪饲养面广、更新快，故是本病的主要传染源。人感染后因血中病毒数量少，病毒血症期短，故不是主要的传染源。其他动物如蝙蝠也是本病的传染源和长期贮存宿主。

2. 传播途径 本病主要通过蚊虫叮咬传播。库蚊、伊蚊和按蚊都能传播本病，而三带喙库蚊是主要传播媒介。蚊感染后可携带病毒越冬或经卵传代，成为乙脑病毒的长期宿主。

3. 易感人群 人对乙脑普遍易感，隐性感染最为常见，感染后可获持久免疫力。

4. 流行特征 乙脑广泛分布于亚洲东部的热带、亚热带及温带地区。我国除东北、青海、新疆及西藏外均有本病流行；在热带地区全年均可发生，在亚热带和温带地区有严格的季节性，多集中在 7～9 月（占80%～90%病例），这与气温、雨量和蚊虫孳生密度高峰有关；患者多见于10岁以下儿童，2～6岁最常见；本病集中发病少，呈高度散发性，家庭成员中很少有多人同时发病者。

【病因与发病机制】

人被带病毒的蚊虫叮咬后，病毒进入人体，先在单核−吞噬细胞系统内繁殖，随后进入血液循环，形成病毒血症。当被感染者免疫力强时，只形成短暂的病毒血症，病毒很快被清除,不侵入中枢神经系统,临床上表现为隐性感染或轻型病例,并可获得终身免疫。仅在少数情况下,如被感染者免疫力弱,而感染的病毒数量多、毒力强时,则病毒通过血-脑屏障进入中枢神经系统,引起脑实质病变。发病机制与病毒对神经组织的直接侵袭及诱发免疫性损伤有关。

乙脑的病变范围较广,可累及整个中枢神经系统灰质,但以大脑皮层、基底核及脑干最严重,脊髓的病变最轻,部位越低病变越轻。

【临床表现】

潜伏期4~21天,一般10~14天。典型病例的病程可分为4期。

1. 初期 病初的1~3天,体温在1~2天内升高至39~40℃,伴头痛、恶心、呕吐,可出现精神倦怠或嗜睡。少数患者可出现神志淡漠和颈项强直。

2. 极期 病程的第4~10天。以脑实质损害为主要表现。高热、抽搐和呼吸衰竭是乙脑极期的严重症状,三者互为影响,呼吸衰竭为引起死亡的主要原因。

(1) 高热 体温常高达40℃,持续7~10天,重者可达3周以上。发热越高,热程越长,病情越重。

(2) 意识障碍 可表现为嗜睡、谵妄、昏迷、定向力障碍等。意识障碍通常持续1周左右,重者可长达1个月以上。昏迷的深浅、持续时间的长短与病情的严重程度和预后呈正相关。

(3) 惊厥或抽搐 发生率40%~60%,因高热、脑实质炎症及脑水肿引起。患者先有眼肌、口唇、面部局部小抽搐,随后出现肢体抽搐、强直性痉挛,历时数分钟至数十分钟不等,均伴有意识障碍。长时间或频繁抽搐,可导致发绀、脑缺氧和脑水肿,甚至呼吸暂停。

(4) 呼吸衰竭 主要为中枢性呼吸衰竭,多见于重型患者,由脑实质炎症、缺氧、脑水肿、颅内高压、脑疝和低血钠脑病等所致,其中以脑实质病变为主要原因。表现为呼吸节律不规则及幅度不均,如呼吸表浅、双吸气、叹息样呼吸、潮式呼吸、抽泣样呼吸等,最后呼吸停止。此外,因脊髓病变导致呼吸肌瘫痪可发生周围性呼吸衰竭。脑疝患者除上述呼吸异常外,早期尚有其他临床表现,包括:①面色苍白,喷射性呕吐,反复或持续惊厥,抽搐,肌张力增高,脉搏变慢,过高热;②昏迷加重或烦躁不安;③瞳孔忽大忽小,对光反射迟钝。由于位于延髓的呼吸中枢受损严重,患者早期可突发呼吸骤停而死亡。

(5) 其他神经系统表现 多在病程10天内出现。常有浅反射减弱或消失,深反射先消失后亢进,病理征阳性。由于自主神经受累,深昏迷患者可有膀胱和直肠麻痹,表现为大小便失禁或尿潴留。昏迷患者尚可有肢体强直性瘫痪,伴有肌张力增高。

(6) 循环衰竭 少见,常与呼吸衰竭同时出现,表现为血压下降、脉搏细速、休克和消化道出血。多与心功能不全、有效循环血容量减少、消化道出血血、脑水肿和脑疝等有关。

3. 恢复期 上述症状日趋好转,一般患者于2周左右完全恢复,重型患者可能需1~6个月逐渐恢复,可表现为持续低热、痴呆、失语、流涎、多汗、面瘫、吞咽困难、肢体强直性瘫痪或不自主运动以及癫痫样发作等。

4. 后遗症期 5%~20%的重型患者存有后遗症,主要为意识障碍、痴呆、失语、肢体瘫痪、癫痫、精神失常等,经治疗可有不同程度恢复,癫痫有时可持续终生。

5. 并发症 发生率约10%,以支气管肺炎最常见,多由昏迷者呼吸道分泌物不易咳出或应用人工呼吸器后引起。其次为肺不张、败血症、尿路感染、压疮等。重型患者可因应激性溃疡而发生上消化道大出血。

临床上根据病情轻重,将本病分为四型,即轻型、普通型、重型、极重型。乙脑临床表现以轻型和普通型为多,约占总病例数的2/3。流行初期重型较多,后期则以轻型居多。极重型者体温迅速上升,呈高热或过高热,伴有反复或持续强烈抽搐,于1~2天内出现深昏迷,有瞳孔变化、脑疝和中枢性呼吸衰竭等表现,如不及时抢救,常因呼吸衰竭而死亡,幸存者都有严重后遗症。

【实验室及其他检查】

1. 血常规 白细胞数在(10~20)×10⁹/L,少数可更高;中性粒细胞数常>80%。部分患者血象可一直正常。

2. 脑脊液检查 压力可升高;白细胞数多在(50~500)×10⁶/L水平,少数可>1000×10⁶/L;葡萄糖正常或偏高;氯化物正常;蛋白轻度升高。

3. 血清学检查 ①特异性IgM抗体测定:脑脊液中最早在病程第2天即可测得,抗体可在病程第3~4天出现,2周时达高峰,可作为早期诊断指标;②补体结合试验:补体结合抗体为IgG抗体,多在发病后2周出现,5~6周达高峰,抗体水平可维持1年左右,不能用于早期诊断,主要用于回顾性诊断或流行病学调查;③血凝抑制试验:病后第4~5天开始出现,2周时达高峰,维持1年左右,可用于临床诊断及流行病学调查。

4. 病原学检查 病毒主要存在于脑组织,在血液及脑脊液中不易分离,在病程第1周内死亡的脑组织中可分离出病毒。从血液、脑组织或其他体液中可检测到乙型脑炎病毒抗原或特异性核酸,用于研究工作。

【诊断要点】

夏秋季发病,为10岁以下儿童;临床表现为起病急,高热、意识障碍、抽搐、头痛、呕吐、呼吸衰竭、脑膜刺激征及病理征阳性；实验室检查结果示白细胞及中性粒细胞增高，脑脊液呈无菌性脑膜炎改变，可初步诊断。特异性 IgM 抗体阳性可助确诊。

【处理原则】

尚无特效的抗病毒治疗药物，早期可试用利巴韦林、干扰素等。应采取积极的对症和支持治疗，重点处理好高热、抽搐、脑水肿和呼吸衰竭等危重症状，以降低病死率和减少后遗症的发生。

1. 一般治疗　重型患者应静脉输液，但不宜过多，以免加重脑水肿。一般成人每天补液 1500～2000ml，酌情补充钾盐，纠正酸中毒。

2. 对症治疗　高热、抽搐及呼吸衰竭是危重患者的三大主要症状，且互为因果，形成恶性循环。高热增加耗氧量，加重脑水肿和神经细胞病变，使抽搐加重；抽搐又加重缺氧，导致呼吸衰竭并进一步加重脑组织病变，使体温升高。因此，及时控制高热、抽搐及呼吸衰竭是抢救乙脑患者的关键。

（1）高热　以物理降温为主，药物降温为辅，持续高热伴反复抽搐者可使用亚冬眠疗法。

（2）抽搐　①高热所致者，以降温为主。②脑水肿所致者，加强脱水，如使用甘露醇。必要时可加用 50% 葡萄糖、呋塞米、肾上腺糖皮质激素。③脑实质病变所致者，可使用地西泮、水合氯醛鼻饲或灌肠，亦可采用亚冬眠疗法。巴比妥钠可用于预防抽搐。

（3）呼吸衰竭　①脑水肿所致者应加强脱水治疗。②中枢性呼吸衰竭时可使用呼吸兴奋剂。首选洛贝林，亦可选用尼可刹米。③使用血管扩张药改善脑微循环，减轻脑水肿、解除脑血管痉挛和兴奋呼吸中枢，可用山莨菪碱、东莨菪碱、阿托品等。④保持呼吸道通畅：定时翻身拍背、体位引流、吸痰、雾化吸入等。若有昏迷、反复抽搐、呼吸道分泌物梗阻导致发绀、肺部呼吸音减弱或消失，反复吸痰无效者，应尽早行气管切开。必要时使用呼吸机辅助呼吸。

（4）颅内压增高　早期给予脱水治疗，常用 20% 甘露醇或 25% 山梨醇 1～2g/kg，重者 2～4g/kg 或更大剂量，每 4～6 小时 1 次，快速滴注。还可用呋塞米、糖皮质激素。

（5）循环衰竭　补充血容量，应用升压药、强心剂、利尿药等，注意维持水电解质的平衡。

（6）肾上腺糖皮质激素　肾上腺糖皮质激素有抗炎、退热、降低毛细血管通透性和渗出、降低颅内压、防治脑水肿等作用。临床上可根据具体情况在重型患者中酌情使用。

3. 恢复期及后遗症治疗　应加强护理，防止压疮和继发感染的发生；进行语言、吞咽和肢体的功能锻炼，还可结合理疗、针灸、推拿按摩、高压氧、中药等治疗。

【护理诊断/问题】

1. 体温过高　与病毒血症及脑部炎症有关。

2. 意识障碍　与脑实质炎症、脑水肿、抽搐、惊厥有关。

3. 气体交换受损　与呼吸衰竭有关。

4. 躯体移动障碍　与意识障碍、感觉运动缺失、瘫痪、长期卧床有关。

5. 有皮肤完整性受损的危险　与昏迷、长期卧床有关。

6. 有受伤的危险　与惊厥、抽搐发作有关。

7. 有窒息的危险　与惊厥有关。

【护理措施】

1. 一般护理

（1）隔离　高热患者应隔离在有防蚊和降温设施的病房直至体温正常。

（2）休息与活动　病室保持安静和良好的通风，室温宜保持在 30℃以下。急性期患者绝对卧床休息。

（3）饮食护理　早期宜进食清淡、易消化流质饮食，供给充足水分；吞咽困难或昏迷者可给予鼻饲或静脉补充营养；恢复期应注意逐渐增加高热量、高蛋白、高维生素饮食。

（4）生活护理　抽搐者防坠床，昏迷者需定时擦洗身体、更换衣服，勤翻身、拍背，皮肤按摩，防止压疮发生，做好眼、鼻、口腔的清洁护理。

2. 病情观察　密切观察神志、瞳孔、体温、呼吸、脉搏、血压、面色变化及头痛、恶心、呕吐、抽搐情况；准确记录 24 小时出入量；观察有无呼吸衰竭并发症表现；恢复期观察患者生理功能和运动功能恢复情况。

3. 对症护理

（1）高热　参见本章第一节"发热"的护理。

（2）惊厥或抽搐　有计划的集中安排各种检查、治疗、护理操作，减少对患者的刺激，避免诱发惊厥或抽搐。对惊厥或抽搐患者应争取早期发现先兆，及时处理。惊厥先兆为烦躁、眼球上翻、口角抽动、肢体紧张等。针对引起抽搐的不同原因分别进行处理。①脑水肿所致者进行脱水治疗，20% 甘露醇快速静脉输注，同时注意患者心脏功能，防止发生心功能不全；准确记录出入量，注意维持水、电解质平衡。②因脑实质病变引起的抽搐，遵医嘱使用抗惊厥药物，注意观察抗惊厥药物对呼吸的抑制。③因呼吸道分泌物阻塞引起抽搐者，应予以吸痰、吸氧，并加大氧流量至 4～5L/min，以改善脑组织缺氧。④因高热所致者，在积极降温的同时按医嘱给予镇静剂。⑤惊厥或抽搐发作时注意防止窒息及外伤（参见本章第一节概述"惊厥"的护理）。

（3）呼吸衰竭　①保持呼吸道通畅：定时翻身、拍背等方法帮助排痰。若痰液黏稠,可用化痰药物和糖皮质激素雾化吸入,并可适当加入抗生素防治细菌感染,必要时可使用纤维支气管镜吸痰,经上述措施处理无效,病情危重者,应建立人工气道。②吸氧:在保持呼吸道通畅的基础上保证氧气供给。通过增加吸入氧浓度来纠正患者的缺氧状态。③如经上述处理无效,需进行气管插管或气管切开使用呼吸机辅助呼吸。

4. 心理护理 刚清醒的患者其思维能力及接受外界刺激的能力均较差,感情脆弱,易哭、易激动,应使患者保持安静,避免不良刺激,帮助患者适应环境,直至恢复正常。对躯体活动受限或有语言功能障碍的患者,护士应以高度责任心、同情心给予关心与照顾,并鼓励患者积极配合治疗。

5. 恢复期及后遗症的护理 恢复期患者应注意加强营养、防止继发感染、早期进行被动功能锻炼。观察患者神志、各种生理功能、运动功能的恢复情况;对有后遗症者,可进行中西医结合理疗。

6. 健康指导

(1)疾病预防知识指导 ①控制传染源:加强对家畜的管理,尤其是幼猪,搞好牲畜饲养场所的环境卫生,在流行季节前对猪进行疫苗接种;及时隔离和治疗患者。②切断传播途径:防蚊灭蚊是预防本病的主要措施,消灭蚊虫孳生地。流行季节采用各种防蚊措施,如蚊帐、驱蚊剂等。③保护易感人群:预防接种是保护易感人群的根本措施。我国使用的是地鼠肾细胞灭活或减毒活疫苗,疫苗接种应在开始流行前1个月完成。

(2)疾病知识指导 大力宣传乙脑相关的疾病知识和防治知识,在乙脑流行季节如发现有高热、头痛、意识障碍者,应立即送院诊治。恢复期患者仍有瘫痪、失语、痴呆等神经精神症状,鼓励其坚持康复训练和治疗,如针灸、按摩等。

⊕ 知识链接

洪涝灾害对流行性乙型脑炎流行的影响

洪涝灾害有可能会加重流行性乙型脑炎的流行,造成乙脑的暴发。这是由于洪涝灾害后期洪水退去后残留的积水坑洼增多,使蚊类孳生场所增加,导致蚊虫密度迅速增加,加之供水系统毁损、食物安全难以保障、人们居住条件受到破坏、人群密度和人口流动性加大、人群抵抗力降低以及卫生服务可及性降低,人畜混杂,防蚊设施匮乏,被蚊虫叮咬的机会增加而导致蚊媒病的发生。因此,洪涝灾害之后,要做到未雨绸缪,才能预防乙脑流行。

【预后】

轻型和普通型患者多能顺利恢复。但重型和暴发型患者的病死率可高达20%以上,主要死因为中枢性呼吸衰竭。存活者可有程度不等的后遗症。

七、狂犬病

⇨ 案例引导

案例:患者,男,35岁。因"发热5天、胸痛1天"入院。查体:生命体征和心肺均正常。辅助检查结果示:WBC 10.41×10^9/L,Hb 163.0g/L,PLT 147×10^9/L,胸片无异常,心电图检查提示窦性心律不齐,以"发热待查"留院进一步检查。6小时后患者出现烦躁不安,不许护士接近,对靠近物体吐口水,并对水声表现出极度恐慌,检查心肺均无异常。追问患者2个月前曾在当地被犬咬伤左小腿,当时未注射狂犬病疫苗。随后患者烦躁不安加剧,极度口渴但不敢饮,口中流涎,遂给予对症处理,但经临床抢救无效死亡。

讨论:

1. 患者可能的疾病诊断是什么?

2. 为确诊疾病诊断,还需要做什么检查?

3. 患者有哪些主要护理问题?相应的护理措施有哪些?

4. 针对患者及家属的健康教育内容有哪些?

5. 本病消毒隔离的措施有哪些?

狂犬病(rabies)又名恐水症(hydrophobia),是由狂犬病毒引起的一种以侵犯中枢神经系统为主的急性人兽共患传染病。犬咬伤是狂犬病毒最主要的传播方式,临床表现为特有的恐水、怕风、恐惧不安、咽肌痉挛、进行性瘫痪等。近几年狂犬病报告死亡数一直位居我国37种法定报告传染病前列,给我国人民群众的身心健康和社会安定带来危害。狂犬病的病死率几乎为100%。

【病原学】

狂犬病毒属于弹状病毒科,拉沙病毒属,子弹形,大小为75nm×180nm,主要由中心单股负链RNA和外面的核衣壳和包膜组成。包膜上的糖蛋白具有免疫原性,能诱生中和抗体,并具有血凝集性。从患者或患病动物直接分离得到的病毒称为野毒株,致病力强,能在唾液腺内繁殖,潜伏期较长。野毒株连续在动物脑内多次传代获得的病毒株称为固定毒株,其毒力减弱,潜伏期短,对人和犬失去致病力,但仍保持其免疫原性,可供制备疫苗。

病毒易为紫外线、苯扎溴铵(新洁尔灭)、碘酒、高锰酸钾、乙醇、甲醛等灭活,加热100℃2分钟即可灭活。

【流行病学】

1. 传染源　带狂犬病毒的动物是本病的传染源,我国狂犬病的主要传染源是病犬,其次为猫、猪、牛、马等家畜。蝙蝠、浣熊、臭鼬、狼、狐狸等野生动物亦可引起狂犬病。一般来说,患者唾液中所含病毒量少,不形成人与人之间的传染,故不是传染源。

2. 传播途径　病毒主要通过咬伤、抓伤、舔触的皮肤黏膜侵入。少数可在宰杀病犬、剥皮、切割等过程中被感染。蝙蝠群居洞穴中的含病毒气溶胶也可经呼吸道传播。器官移植也可传播狂犬病。

3. 易感人群　人群普遍易感,兽医与动物饲养员尤其易感。人被咬伤后狂犬病的发生率为15%~20%。被患病动物咬伤后是否发病与下列因素有关。

（1）咬伤部位　神经血管分布丰富的部位如头、面、颈、手指处被咬伤后的发病机会多。

（2）咬伤的严重程度　创口深而大者发病率高。

（3）局部处理情况　咬伤后迅速彻底清洗者发病机会较少。

（4）及时、全程、足量接种狂犬疫苗和注射免疫球蛋白者发病率低。

（5）被咬伤者免疫功能低下或免疫缺陷者发病机会多。

4. 流行特征　目前,全球有100多个国家和地区有狂犬病流行,年死亡例数约59000例,是致死人数最多的动物源性传染病。狂犬病主要发生在亚洲和非洲,亚洲的狂犬病病例数居全球首位,估计年死亡例数达30000例,40%的狂犬病病例为不满15周岁的少年。目前,多个太平洋岛国无狂犬病报告,西欧国家、澳大利亚、加拿大、美国、韩国、日本和部分拉丁美洲国家报告消除了犬狂犬病。近年来我国狂犬病病例逐年减少,但仍是世界卫生组织（WHO）认定的狂犬病高风险国家之一。

【病因与发病机制】

狂犬病毒自皮肤或黏膜破损处入侵人体后,对神经组织有强大的亲和力,致病过程可分三阶段。

1. 组织内病毒小量增殖期　病毒先在伤口附近的肌细胞小量的增殖,在局部可停留3天或更久,然后入侵人体近处的末梢神经。

2. 侵入中枢神经区　病毒沿神经的轴突向中枢神经作向心性扩展,在脊髓的背根神经节大量繁殖,入侵脊髓并很快到达脑部。主要侵犯脑干、小脑等处的神经细胞。

3. 向各器官扩散期　病毒从中枢神经向周围神经扩散,侵入各器官组织,尤以唾液腺、舌部味蕾、嗅神经上皮等处病毒量较多。由于迷走、舌咽及舌下脑神经核受损,致吞咽肌及呼吸肌痉挛,出现恐水、吞咽和呼吸困难等症状。交感神经受累时分泌唾液和出汗增多。迷走神经节、交感神经节和心脏神经节受损时,可引起患者心血管功能紊乱或猝死。

【临床表现】

潜伏期长短不一,大多在3个月内发病,潜伏期最长可达十年以上,潜伏期长短与年龄、伤口部位、伤口深浅、入侵病毒数量和毒力等因素有关。典型临床经过分为3期。

1. 前驱期　常有低热、倦怠、头痛、恶心、全身不适,继而恐惧不安,烦躁失眠,对声、光、风等刺激敏感而有喉头紧缩感。具有诊断意义的早期症状是在愈合的伤口及其神经支配区有痒、痛、麻及蚁走等异样感觉,发生于50%~80%的病例。本期持续2~4天。

2. 兴奋期　临床表现为:①高度兴奋、极度恐怖表情,外界多种刺激如风、光、声可引起咽肌痉挛,因此有恐水、怕风、怕光、怕声等表现,其中恐水为本病的特征,但不一定每个患者都有。典型患者虽口渴但不敢饮水,见水、闻流水声、饮水或仅提及饮水时均可引起咽喉肌严重痉挛。常因声带痉挛、说话吐词不清,严重时可见全身肌肉阵发性抽搐,因呼吸肌痉挛致呼吸困难和发绀。②体温常升高至38~40℃。③交感神经功能亢进,表现为大量流涎、大汗淋漓,心率加快,血压升高,常出现精神失常、幻视、幻听等。本期为1~3天。

3. 麻痹期　肌肉痉挛停止,进入全身弛缓性瘫痪,患者由安静进入昏迷状态。最后因呼吸、循环衰竭死亡。该期持续时间较短,一般6~18小时。

本病可分为典型和麻痹型两种临床类型,其中80%为典型,20%为麻痹型,后者无兴奋期和典型的恐水表现,全程一般不超过6天。

【实验室及其他检查】

1. 血、尿常规及脑脊液　外周血白细胞总数轻中度增多,中性粒细胞一般占80%以上。尿常规可轻度蛋白尿,偶有透明管型。脑脊液压力增高,细胞数轻度增高,一般不超过$200 \times 10^6/L$,以淋巴细胞为主,蛋白轻度增高,糖及氯化物正常。

2. 病原学检查　患者的脑脊液或唾液直接涂片、角膜印片或咬伤部位皮肤组织或脑组织抗原检测阳性率可达98%。患者的唾液、脑脊液、皮肤或脑组织进行细胞培养或乳小白鼠接种法分离病毒。动物或死者的脑组织作切片染色,镜检可找到内基小体,阳性率70%~80%。

3. 核酸测定　采用RT-PCR法测定狂犬病毒RNA。

4. 抗体检查　存活1周以上者做血清中和试验或补体结合试验检测抗体,效价上升者有诊断意义。

【诊断要点】

依据有狂犬或病兽咬伤或抓伤史。出现典型症状如恐水、怕风、咽喉痉挛,或怕光、怕声、多汗、流涎或咬伤处出现麻木、感觉异常等即可做出临床诊断。确诊依赖于检出病毒抗原、病毒核酸或尸检脑组织切片染色镜检找到内基小体。

【处理原则】

目前尚无特效治疗方法，狂犬病发病后以对症综合治疗为主。

1. 隔离患者 单室隔离，防止唾液污染，尽量保持患者安静，减少光、风、声等刺激。

2. 对症治疗 包括加强监护、镇静、解除痉挛、给氧，必要时气管切开，纠正酸中毒，补液，维持水、电解质平衡，纠正心律失常，稳定血压，出现脑水肿时给予脱水剂等。

3. 抗病毒治疗 临床曾用 α–干扰素、阿糖腺苷、大剂量人抗狂犬病免疫球蛋白治疗，均未获成功。还需进一步研究有效的抗病毒治疗药物。

⊕ 知识链接

知真相不恐"狂"，文明养犬重预防

近年来，我国狂犬病防控成效显著。然而，在当下信息混杂的环境下，大众对如何防控狂犬病仍存在不少误区，认为民间偏方或"秘方"可以有效治疗狂犬病。现代科学已明确：狂犬病虽然可怕，但也是可以预防的。预防是最好的武器，为了自身健康，一定要相信科学，而不要迷信不靠谱的所谓"秘方"。预防措施包括：饲养者应为犬、猫接种兽用狂犬病疫苗；带犬外出时，要使用犬链或给犬戴上笼嘴，防止咬伤他人；被犬、猫抓伤或咬伤后，应当立即冲洗伤口，并在医生指导下尽快注射抗狂犬病免疫球蛋白（或血清）和人用狂犬病疫苗。

【护理诊断/问题】

1. 皮肤完整性受损 与病犬、病猫等动物的咬伤或抓伤有关。

2. 有受伤的危险 与患者兴奋、狂躁、出现幻觉等精神异常有关。

3. 低效型呼吸形态 与病毒损害中枢神经系统导致呼吸肌痉挛有关。

4. 有窒息的危险 与病毒损害中枢神经系统致呼吸肌痉挛有关。

5. 体液不足 与恐水、进食困难、多汗有关。

6. 营养失调：低于机体需要量 与吞咽困难、不能进食和饮水有关。

7. 潜在并发症 惊厥发作、肺炎、气胸、纵隔气肿、呼吸衰竭、循环衰竭、动静脉栓塞、上消化道出血、急性肾衰竭。

【护理措施】

1. 一般护理

（1）隔离 在标准预防的基础上实施接触隔离，防止唾液污染。

（2）休息与活动 患者应卧床休息，减少探视。狂躁、恐怖、激动或幻视、幻听患者，应注意安全，加床栏保护或适当约束，防止坠床或外伤。

（3）饮食护理 给予鼻饲高热量流质饮食，如上鼻胃管有困难，插管前可在患者咽部涂可卡因溶液。必要时静脉输液，维持水、电解质平衡。

2. 病情观察 严密观察体温、呼吸、脉搏、血压、意识及瞳孔变化，尤其是呼吸频率、节律的改变，注意有无呼吸困难、发绀；观察患者伤口愈合情况，相应的神经支配区有无痒、痛、麻及蚁走等异样感觉；观察有无恐水、恐风表现及变化，有无抽搐及抽搐部位、次数；麻痹期应密切观察呼吸与循环衰竭情况；记录出入量。

3. 对症护理

（1）被犬、猫等咬伤后的处理

1）伤口处理 咬伤后迅速彻底清洗伤口能降低狂犬病的发病率。尽快用20%肥皂水或0.1%苯扎溴铵（新洁尔灭）反复冲洗伤口至少30分钟，尽量除去狗涎和污血，季铵类与肥皂水不可合用。冲洗后，局部用75%乙醇和2%碘酊消毒。伤口较深者，清创后应在伤口底部和周围行抗狂犬病免疫球蛋白或抗狂犬病毒免疫血清局部浸润注射。狂犬病毒免疫血清可中和血中游离狂犬病毒，防止发病或减轻临床症状，使用前应进行皮肤过敏试验，皮试阳性者要进行脱敏疗法。伤口一般不宜缝合或包扎，以便排血引流。此外，还需注意预防破伤风和细菌感染。

2）预防接种 凡被猫、犬抓伤或咬伤后，或皮肤破损处被狂犬或狂犬病患者的唾液沾染后，均应在2天内进行疫苗接种。国内多采用地鼠肾细胞疫苗5针免疫方案，即咬伤后0、3、7、14和28天各肌内注射1次，每次2ml。严重咬伤者，疫苗可加至全程10针，即当天至第6天每天1针，然后于10、14、30、90天各注射1针。成人必须注射于上臂三角肌，切勿注射臀部（因其抗原性作用差）。小儿注射于大腿肌肉前外侧区。部分非洲绿猴肾传代细胞（Vero细胞）疫苗可应用2–1–1免疫程序：于0天在左右上臂三角肌肌内各注射1剂（共2剂），幼儿可在左右大腿前外侧区肌内各注射1剂（共2剂），7天、21天各注射本疫苗1剂，全程共4剂。对于下列情形之一的建议首剂狂犬病疫苗剂量加倍：①注射疫苗前1个月内注射过免疫球蛋白或抗血清者；②先天性或获得性免疫缺陷患者；③接受免疫抑制剂（包括抗疟疾药物）治疗的患者；④老年人及慢性病患者；⑤暴露后48小时或更长时间后才注射狂犬病疫苗的人员。

◁◁

知识链接

犬咬伤后狂犬病暴露分级及免疫预防处置程序

犬咬伤在我国多有发生，且伤口严重程度相差较大，对犬咬伤患者进行狂犬病暴露风险评估和免疫预防处置尤为重要。犬咬伤后狂犬病暴露分为Ⅰ、Ⅱ、Ⅲ级。

Ⅰ级指完好的皮肤接触动物及其分泌物或排泄物，暴露后预防处置措施为清洗暴露部位，无须进行其他医学处理。

Ⅱ级指符合以下情况之一者：①无明显出血的咬伤、抓伤；②无明显出血的伤口或已闭合但未完全愈合的伤口接触动物及其分泌物或排泄物。暴露后预防处置措施为：①处理伤口；②接种狂犬病疫苗；③必要时采用狂犬病被动免疫抑制。

Ⅲ级指符合以下情况之一者：①穿透性的皮肤咬伤或抓伤，临床表现为明显出血；②尚未闭合的伤口或黏膜接触动物及其分泌物或排泄物；③暴露于蝙蝠。露后预防处置措施为：①处理伤口；②采用狂犬病被动免疫抑制；③接种狂犬病疫苗。

（2）肌肉痉挛　保持病室安静，光线暗淡，避免风、光、声的刺激，尽量减少不必要的外界刺激。避免水的刺激：不在病室内放水容器；不使患者闻水声；不在患者面前提及"水"字；输液时注意将液体部分遮挡；操作过程中勿使液体触及患者。各种检查、治疗与护理尽量集中进行。操作时动作轻巧，以减少对患者的刺激。

（3）呼吸衰竭　①保持呼吸道通畅及吸氧：及时清除唾液及口鼻分泌物，保持呼吸道通畅；咽喉肌或呼吸肌频发痉挛时，给予氧气吸入和镇静解痉药。②急救配合：备好各种急救药品及器械，如镇静药、呼吸兴奋药、气管插管及气管切开包、呼吸机等，若有严重呼吸衰竭、不能自主呼吸者，应配合医生行气管插管、气管切开或使用呼吸机辅助呼吸。

4. 心理护理　因大多数患者（除后期昏迷患者外）神志清楚，内心恐惧不安，恐水使患者更加痛苦。故对患者应关心体贴、语言谨慎，做好治疗与专人护理，使患者有安全感、情绪稳定。

5. 健康指导

（1）疾病预防知识指导　①加强对犬的管理，捕杀野犬、狂犬、狂猫及其他狂兽，病死动物应焚毁或深埋处理，对家犬应进行登记与预防接种。进口动物必须检疫。在暴露前及暴露后的主动、被动免疫是预防狂犬病发病最有效的措施。②高危人群如接触狂犬病的工作人员、兽医、山洞探险者、动物管理人员，应进行暴露前的疫苗接种。若被犬、猫（尤其野犬、野猫）等动物咬伤或抓伤，应进行全程预防接种。

（2）疾病相关知识指导　向患者和家属讲解本病的病因，恐水、怕风、怕声、怕光的特点，减少对患者的刺激。

【预后】

本病发病后进展迅速，病情重，病死率几乎达100%，故咬伤后及时处理伤口和预防接种是减少发病和死亡率的关键。

第三节　细菌感染

PPT

学习目标

知识要求：

1. 掌握　伤寒、细菌性痢疾、霍乱、流行性脑脊髓膜炎、鼠疫的定义及护理措施。

2. 熟悉　伤寒、细菌性痢疾、霍乱、流行性脑脊髓膜炎、鼠疫的流行病学、临床表现、处理原则及护理诊断/问题。

3. 了解　伤寒、细菌性痢疾、霍乱、流行性脑脊髓膜炎、鼠疫的病因与发病机制。

技能要求：

具备正确护理细菌感染患者的技能。

素质要求：

1. 在临床护理工作中尊重、爱护患者，体现人文关怀。

2. 在临床工作中与医护人员进行良好的团队协作。

案例引导

案例： 患者，男，29岁。发热咳嗽3日余。该患者4日前在路边小摊处食用海虹及蛤蜊，并饮用冰啤酒，服用后立即觉得腹中不适。经过治疗，转为低热，咳嗽持续，未减轻。患者畏寒，精神状态差，食欲减退，腹胀，大便排出困难，胸腹部出现淡红色小斑丘疹，直径3~4mm。查体：血压101/72mmHg，双肺呼吸音清，心率65次/分，肥达试验"O"抗体效价1:85，"H"抗体效价1:180。

讨论：

1. 该患者最可能的疾病诊断是什么？

2. 入院后，该如何对患者进行治疗？

3. 作为责任护士，你将如何进行护理？

一、伤寒

伤寒（typhoid fever）是指由伤寒杆菌（salmonella typhi）引起的一种急性肠道细菌性传染病。临床特征为持续性发热、表情淡漠、相对缓脉、玫瑰疹、肝脾大、神经系统与消化道中毒症状、白细胞减少等。重者可出现肠出血、肠穿孔等严重并发症。

【病原学】

伤寒杆菌属肠杆菌沙门菌属中的D群，革兰染色呈阴性，有鞭毛，菌体短杆状，能活动，不产生芽孢，无荚膜，于普通培养基中即可生长，但在含胆汁的培养基中能生长地更好。伤寒杆菌具有菌体抗原（O抗原）、鞭毛抗原（H抗原）和表面抗原（Vi抗原）。临床中可用前两者检测相应抗体（即肥达试验）协助诊断；而Vi抗原的抗原性较弱，如果伤寒杆菌从人体中清除，Vi抗体也会随着消失。伤寒杆菌不产生外毒素，其菌体裂解所释放的内毒素是致病的主要因素。

伤寒杆菌在自然环境中有较强的生命力，在水中可以存活2~3周，粪便中可以存活1~2个月，牛奶中还可以繁殖，耐低温，但是对热、干燥、光以及消毒剂抵抗力弱，日光直射数小时即死，加热60℃经15分钟或煮沸后即可杀灭，5%苯酚5分钟即可杀灭。

【流行病学】

1. 传染源 患者或带菌者是伤寒的唯一传染源。伤寒患者在潜伏期即可经粪便排菌，典型发病者2~4周排菌的量最大，传染性最强；恢复期或病愈后排菌相对减少，若持续排菌时间达3个月以上，则称之为慢性带菌者。原有胆石症或慢性胆囊炎等胆道系统疾病的患者，尤其是女性或老年人易成为慢性带菌者，少数患者甚至可终身排菌，

是引起伤寒不断传播甚至流行的主要传染源。

2. 传播途径 伤寒杆菌经消化道传播。污染的水源或食物，日常生活密切接触，苍蝇、蟑螂等媒介机械性携带是伤寒主要的传播途径。其中，水源或食物被污染可引起暴发流行。

3. 易感人群 人群普遍易感，未患过伤寒和未接种过伤寒疫苗的个体均易感。病后可产生较稳固的免疫力，第二次发病者临床并不多见。伤寒和副伤寒之间无交叉免疫。

4. 流行特征 伤寒可发生于任何季节，但以夏秋季为主；世界各地均有发病报道，但以热带及亚热带多见。由于发达国家已经建立了完善的卫生供水系统和污水处理设施，因此伤寒的发病率稳定在低水平。但在发展中国家尤其是卫生条件落后地区，伤寒仍然是一种常见的传染病。学龄期儿童和青年好发。

【病因与发病机制】

伤寒杆菌进入人体后是否发病取决于伤寒杆菌的数量、致病性以及宿主的防御能力。伤寒杆菌进入人体的数量达10^5以上才能引起发病，超过10^7或更多时才引发伤寒的典型发病经过。而胃酸减少、胃动力异常、肠道菌群失调等非特异性防御机制异常，则有利于伤寒杆菌的定位与繁殖。部分未被胃酸杀灭的伤寒杆菌进入回肠下段，可侵入肠黏膜，部分伤寒杆菌侵入回肠集合淋巴结的单核-吞噬细胞内繁殖形成初发病灶，再经胸导管进入血循环，引起第一次菌血症。此时，临床上相当于潜伏期阶段。伤寒杆菌大量繁殖后再次进入血液循环，形成第二次菌血症，同时释放出内毒素，并产生临床症状，临床上相当于初期。继之向肝、脾、胆、骨髓、肾和皮肤等器官组织播散，临床上相当于极期。在胆囊内繁殖的伤寒杆菌随胆汁排到肠道，一部分经粪便再排出体外，一部分经肠黏膜再次入侵肠壁淋巴结，使原本已致敏的淋巴组织产生严重的炎症反应，导致溃疡形成，临床上相当于缓解期。在极期或缓解期期间，如坏死或溃疡累及血管，则可引起肠出血；如侵入小肠的肌层和浆膜层时，则可引起肠穿孔。而后随着机体免疫力的增强，伤寒杆菌逐渐被清除，肠壁溃疡愈合，临床上相当于恢复期。少数患者因免疫力低下，在体内潜伏的细菌出现再度繁殖，侵入血循环则形成复发。

【临床表现】

伤寒的潜伏期长短与伤寒杆菌的感染数量及机体自身的免疫功能有关，波动范围为3~60日，通常为10~14日。

1. 典型伤寒 临床表现分为四期，病程4~5周。

（1）初期 为病程的第1周。多起病缓慢，最早出现的症状是发热，发热前可伴有畏寒，但寒战少见；热型呈阶梯形上升，于5~7日后逐步升至高峰，可达39~40℃。

同时伴有全身乏力、头痛、恶心、呕吐、食欲减退、腹痛、咽痛、咳嗽等症状。

（2）极期 为病程的第2～3周，患者出现伤寒特征性的临床表现，本期容易出现肠出血、肠穿孔等并发症。

1）发热 呈持续高热，以稽留热型为主，持续10～14天。

2）神经系统症状 患者可有精神恍惚、表情淡漠、反应迟钝、耳鸣、听力下降，严重者出现谵妄甚至昏迷，儿童可出现抽搐。

3）消化系统症状 患者出现腹部隐痛、肝脾大、右下腹可有深压痛。

4）循环系统症状 患者有相对缓脉、并发心肌炎时则不明显。

5）玫瑰疹 在病程7～14日，约半数患者可分批出现胸、腹及肩背部淡红色的小斑丘疹，称为玫瑰疹，直径2～4mm，压之褪色，一般在2～4日内消退。

6）其他 部分患者在高热期会出现蛋白尿、水晶形汗疹（白痱）、消瘦或脱发等症状。

（3）缓解期 为病程的第3～4周。体温逐渐下降，各系统症状减轻。但由于小肠病理改变仍处于溃疡期，所以还会发生肠道并发症的可能。

（4）恢复期 为病程的第5周。体温恢复正常，临床各系统症状消失，体弱者或出现并发症者，病程会延长。

近年来，随着预防接种的推广、多数患者得到及时准确的治疗，出现典型表现的患者已不多见。

2. 其他类型 根据不同发病年龄，机体免疫状态，是否存在基础疾病等因素，伤寒还有轻型（多见于儿童、1～2周可恢复）、暴发型（急性起病、有治愈的可能）、迁延型（常见于原有消化道基础疾病者）、逍遥型（症状不明显、能照常生活、有并发症时才被诊断）、小儿伤寒（年龄越小越不典型）、老年伤寒（病程迁延、易并发支气管肺炎等）等临床类型。

3. 再燃和复发

（1）再燃 缓解期有部分患者，体温尚未降至正常时，又重新升高，血培养阳性，持续5～7日后退热，可能与菌血症仍未被完全控制有关。

（2）复发 少数部分患者在退热后1～3周临床症状再度出现，血培养阳性，称复发。与病灶内的细菌未被完全清除，重新入血有关。少数患者可见2次以上的复发。

4. 并发症

（1）肠出血 常见并发症，多出现在病程第2～4周，常有饮食不当、活动过多以及排便用力过度等诱发因素。

大量出血时，患者出现头晕、面色苍白、手足冰冷、呼吸急促、脉搏细速、血压下降等休克表现。

（2）肠穿孔 最严重的并发症，常见于病程第2～3周，穿孔部位多发生在回肠末段，穿孔前一般可有腹胀、腹泻或肠出血等前兆。患者突发右下腹疼痛，伴恶心、呕吐以及四肢冰冷、呼吸急促、脉搏细速，体温和血压下降等症状；1～2小时后，体温迅速上升，患者表现为腹壁紧张，全腹压痛和反跳痛，肠鸣音减弱或消失等腹膜炎体征；X线检查示膈下游离气体。

（3）其他并发症 中毒性肝炎、中毒性心肌炎、支气管炎及肺炎、溶血性尿毒综合征、急性胆囊炎、肾盂肾炎等。

【实验室及其他检查】

1. 常规检查

（1）血常规检查 白细胞计数减少，一般在（3～5）×10^9/L，中性粒细胞减少，嗜酸性粒细胞减少或消失，病情恢复后逐渐正常，复发时再度减少或消失。若出现血小板突然减少，应警惕溶血性尿毒综合征或弥散性血管内凝血等严重并发症的可能。

（2）尿常规检查 可见轻度蛋白尿或少量管型。

（3）大便常规检查 腹泻患者大便中可见少量白细胞，并发肠出血时可见潜血试验阳性或肉眼血便。

2. 细菌学检查

（1）血培养 在病程1～2周阳性率可达80%～90%，而后下降，再燃和复发时可再次出现阳性结果。骨髓培养的阳性率常稍高于血培养，尤其对血培养阴性或应用过抗菌药物、诊断有困难的疑似患者更有助于诊断。

（2）粪便培养 病程第2周起阳性率逐渐增加，第3～4周阳性率最高，因此对早期诊断意义不大。

（3）尿培养 初期多为阴性，病程第3～4周的阳性率仅为25%左右。

（4）十二指肠引流液培养 有助于带菌者的诊断，但由于操作不便，很少使用。

（5）玫瑰疹刮取液培养 可获伤寒杆菌，不作为常规项目，但在必要时可进行。

3. 血清学检查

（1）肥达试验（Widal test） 又叫肥达反应，伤寒杆菌血清凝集反应，是采用凝集法分别测定患者血清中相应抗体的凝集效价，对伤寒有辅助诊断价值。多数患者在病程第2周起出现阳性，痊愈后阳性仍可持续数月。

（2）其他 近年来发展的一些新技术，如间接血凝试验（IHA）、对流免疫电泳（CIE）、PCR等，主要检测伤寒杆菌IgM、IgG以及核酸。

【诊断要点】

临床诊断需根据流行病学资料、临床症状及体征、实验室检查等，但以检出致病菌为确诊依据。

1. 诊断标准 流行季节和地区、接触史、症状、体征及客观检查是诊断伤寒的重要依据。如在伤寒的流行季节和地区有持续高热（39～41℃）1 周以上，并全身中毒症状，腹胀、腹痛、腹泻或便秘等胃肠道症状，出现相对缓脉、玫瑰疹、外周血白细胞计数低下、骨髓涂片有伤寒细胞等，临床可诊断伤寒。如并发肠穿孔或肠出血则对诊断更有帮助。

2. 确诊标准 从血液、骨髓、尿、大便或玫瑰疹等标本中检测到伤寒杆菌，即可确诊。

【处理原则】

1. 抗菌治疗

（1）第三代喹诺酮类 首选药物，具有抗菌谱广、杀菌强、耐药发生率低以及口服剂服用方便等优点。因其影响骨骼发育，孕妇、儿童、哺乳期妇女慎用。常用药物如诺氟沙星、氧氟沙星、左旋氧氟沙星等。左旋氧氟沙星用法是成人每次 0.2～0.4g，2～3 次/天，口服，14 天一个疗程。

（2）第三代头孢菌素 需静脉给药，可选用头孢噻肟、头孢他啶等。

2. 对症治疗

（1）大出血患者，输血的同时应用止血药物；有严重毒血症状的患者，可采用抗生素和糖皮质激素联合治疗。

（2）肠出血 禁食，要求绝对卧床休息，注射镇静药及止血药。内科治疗无效患者采取手术治疗。

（3）肠穿孔 禁食，行胃肠减压，使用抗菌药物，根据病情尽快手术治疗。

【护理诊断/问题】

1. 体温过高 与伤寒杆菌感染后致热源释放入血有关。

2. 营养失调：低于机体需要量 与高热、纳差、腹泻等有关。

3. 腹泻/便秘 与肠道功能紊乱、长期卧床等有关。

4. 知识缺乏 缺乏伤寒相关防治知识。

5. 潜在并发症 肠出血、肠穿孔等。

【护理措施】

1. 一般护理

（1）休息与活动 发热期患者卧床休息至退热后 1 周，以减少活动促进肠蠕动造成肠穿孔等严重并发症的发生。恢复期病情稳定后逐渐增加活动量，遵循循序渐进原则，同时注意观察有无并发症的发生。

（2）饮食护理 鼓励患者增加液体量摄入，每日少量、多次饮水，提高尿量，以利于伤寒杆菌内毒素排出体外。避免进食生冷、过硬、多渣、易产气食物，积极预防肠道并发症的发生；如有肠出血等并发症时，禁食水，给予静脉补充热量。缓解期后可根据病情给予清淡、高蛋白、高维生素、易消化的流质或半流质饮食，恢复期退热后可逐渐过渡到正常饮食，注意不要过饱，避免诱发肠道并发症。

2. 病情观察 监测患者的生命体征，观察有无头晕、头痛、恶心、呕吐、腹胀、腹泻等病情变化，发现并发症的应立即通知医生并配合救治。

3. 用药护理 遵医嘱应用喹诺酮类药物、氯霉素等药物，观察用药疗效及不良反应。用药期间密切观察血象变化，尤其应用氯霉素时，警惕粒细胞减少症的发生。

4. 腹泻/便秘的护理 对腹泻患者，要评估腹泻次数，监测水、电解质以及酸碱平衡状况，检查大便潜血。处理好患者排泄物。对便秘患者，嘱其排便时切忌过份用力，必要时低压灌肠，禁用泻药。缓解腹胀，减少或停止易产气食物的摄入，可采用进行腹部热敷或肛管排气等方式，禁用新斯的明。

5. 并发症护理 避免诱因，告知患者及家属卧床的重要性，取得配合，避免过量饮食、腹胀、腹痛，减少或停止进食产气食物，避免用力排便、灌肠等，密切观察病情变化，及早发现并发症先兆症状。出现肠道并发症时，绝对卧床，必要时禁食水、给予胃肠减压等对症治疗。

6. 健康指导

（1）疾病预防知识指导 养成良好的卫生习惯，饭前便后及时洗手，避免饮用生水、未完全煮熟的肉类，水果应洗净或削皮后食用。患者使用过的物品、排泄物严格消毒。加强水源、饮食、粪便等公共卫生管理，做好灭蝇工作积极进行疾病的预防。

（2）疾病相关知识指导 患者及带菌者进行接触性隔离，体温正常后 15 日或每间隔 5～7 日进行一次粪便培养，两次阴性后方可解除隔离。接触者需进行 2 周医学观察。

【预后】

预后与患者的情况，年龄，有无并发症，是否接受过预防接种等有关。婴幼儿、老年人的预后较差；明显贫血，营养不良患者预后较差；并发肠穿孔、肠出血、心肌炎、严重毒血症等则病死率较高。接受过预防接种者预后较好。

二、细菌性痢疾

⇒ 案例引导

案例：患者，男，18岁。突起发热、腹痛、腹泻伴恶心、呕吐、食欲不振、疲乏2日。自诉每天排大便20次以上。体格检查：体温39.7℃，脉搏94次/分，呼吸20次/分，血压106/70mmHg。左下腹压痛明显，肠鸣音亢进。血常规检查：白细胞 11.5×10^9/L，中性粒细胞0.8，L0.17。发病前1天曾在小吃店进餐。

讨论：

1. 该患者最可能的诊断是什么？

2. 对本病诊断最有意义的实验室检查是什么？

细菌性痢疾（bacillary dysentery）简称菌痢，是由痢疾杆菌（也称志贺菌）引起的肠道传染病，主要经消化道传播，病变以直肠、乙状结肠的炎症与溃疡为主，临床表现为腹痛、腹泻、排黏液脓血便和里急后重等，严重病例也可出现感染性休克和（或）中毒性脑病。一般为急性发病，少数可因反复感染而迁延成慢性，加大治疗难度。

【病原学】

痢疾杆菌为肠杆菌科志贺菌属（shigella），革兰阴性杆菌，有菌毛、无鞭毛、无荚膜、兼性厌氧，但更宜于需氧生长。志贺菌的抗原分别有菌体（O）抗原、表面（K）抗原和菌毛抗原三种，而依据生化反应和抗原结构的不同，可将其分为4个血清群，分别是A群痢疾志贺菌、B群福氏志贺菌、C群鲍氏志贺菌和D群宋内志贺菌，共47个血清型。我国目前以B群和D群为主，B群感染易转为慢性，D群感染症状则较轻。痢疾杆菌主要致病力是其侵袭力产生的内毒素，这是引发全身毒血症状的重要因素。还可产生外毒素，包含神经毒性、细胞毒性和肠毒性。

痢疾杆菌存在于患者及带菌者的粪便中，在普通培养基中生长良好，温度越低存活时间越长，在体外的生存力较强，如潮湿土壤中可生存30天以上，在水果、蔬菜中能生存10天左右；在牛奶中可生存20天左右。加热60℃在10分钟左右可被杀死，日光照射下30分钟即死亡，煮沸2分钟可被杀死，对酸及一般消毒剂敏感。

【流行病学】

1. 传染源 包括急、慢性菌痢患者及带菌者。急性患者早期排菌量较大，传染性较强；但非典型患者、慢性菌痢患者及无症状带菌者易造成误诊或漏诊，因而流行病学意义更大。

2. 传播途径 本病主要经消化道传播。志贺菌主要通过污染的水源、食物、生活用品及手进行传播，也可由苍蝇等污染食品或生活接触传播。水源或食物被污染易引起水型暴发流行或食物型暴发流行。

3. 易感人群 普遍易感，但学龄前儿童和青壮年是两个发病高峰年龄段。病后所获免疫力持续时间短暂且不稳定，易发生反复感染。

4. 流行特征 菌痢主要发生在发展中国家，尤其是医疗条件差且水源不安全的地区。在我国，菌痢在各地、各季节均可发生，但夏秋季发病率较高，可能与降雨量大、苍蝇密度高以及夏秋季饮食习惯相关。

【病因与发病机制】

痢疾杆菌进入人体后是否发病主要取决于细菌数量、致病力及人体自身抵抗力。在人体胃肠道局部抵抗力弱或感染致病力强的志贺菌，少量（10个）即可引起发病。本菌必须侵入结肠黏膜上皮细胞并增殖，才能引起发病。

痢疾杆菌进入人体消化道后，大部分可被胃酸杀死，未被杀死的少量细菌继续下行，侵入乙状结肠与直肠黏膜的上皮细胞和固有层并繁殖，引发肠黏膜炎症反应和固有层小血管循环障碍，导致上皮细胞的坏死溃疡，患者出现腹痛、腹泻、脓血便等症状。

痢疾杆菌可释放内毒素和外毒素，内毒素主要引起发热和毒血症状，患者可有感染性休克、脑水肿、脑疝等临床表现，其引发的昏迷、抽搐和呼吸衰竭，是中毒性痢疾死亡的主要原因；外毒素主要引起肠黏膜细胞坏死、水样腹泻及神经系统症状。

【临床表现】

潜伏期长短不一，平均1~4天，短者可为数小时，长者可达7天。潜伏期长短和临床症状的严重程度与患者的年龄、抵抗力、感染细菌的数量、毒力及菌型等因素有关。临床上根据病程长短和病情轻重可以将其分为以下类型：

1. 急性菌痢 根据毒血症及肠道症状轻重，可以分为4型。

（1）普通型（典型） 起病急，患者常有畏寒、高热，体温可达39℃，伴头痛、乏力、纳差等全身不适症状；早期出现恶心、呕吐，阵发性腹痛、腹泻，排便每天十几次至几十次，多由稀水样便迅速转为黏液脓血便，里急后重明显。患者常有肠鸣音亢进伴左下腹压痛。自然病程1~2周，多数可自行恢复，少数病例转为慢性。

（2）轻型（非典型） 轻微全身毒血症状，可无发热或仅有低热。表现为急性腹泻，每日排便均在10次以内，稀便有黏液但无脓血。患者有轻微腹痛及左下腹压痛，里急后重常较轻或缺如，临床中易误诊为肠炎，如大便培养有志贺菌生长即可确诊。数天至1周后可自愈，少数也可转为慢性。

（3）重型 多见于老年人、体弱或营养不良者，患者表现为急性发热、腹泻、每日排便30次以上，多为稀水脓血便，偶尔排出片状假膜，可有大便失禁、腹痛伴里急后重明显。随疾病进展可出现严重腹胀及中毒性肠麻痹，常伴呕吐，严重失水者可有外周循环衰竭表现。部分患者可有中毒性休克、体温不升、酸中毒及水、电解质紊乱，少数患者可有心、肾功能不全。

（4）中毒性菌痢 多见于2~7岁儿童，成人可偶发。常起病急骤，突发高热、畏寒、病情凶险，全身中毒症状严重，精神萎靡，频发惊厥，可有嗜睡或昏迷，迅速发生循环和（或）呼吸衰竭。临床以严重毒血症状、休克和（或）中毒性脑病为主，有轻度肠道症状或缺如。按临床表现可分为3型。

1）休克型（周围循环衰竭型） 较为常见，主要表现为感染性休克。患者表现为面色苍白、四肢厥冷、皮肤出现花斑、发绀、心率加快、脉搏细速甚至不能触及、晚期血压逐渐下降甚至测不出，可有意识障碍及心、肾功能不全等症状。重症病情不易逆转，导致多脏器功能损伤与衰竭，危及生命。

2）脑型（呼吸衰竭型） 最严重，主要表现为中枢神经系统症状。由于脑血管痉挛，引起脑缺血、缺氧，导致脑水肿、颅内压增高，甚至脑疝。患者可出现剧烈头痛、频繁呕吐（典型的喷射状呕吐）、惊厥、昏迷、瞳孔大小不等、对光反射迟钝或消失、眼球下沉呈落日征。呼吸深浅不匀，节律不齐，呈双吸气或叹息样呼吸，严重者出现中枢性呼吸衰竭。

3）混合型 此型兼有以上两型的表现，预后最为凶险，病死率高达90%以上。该型本质上包含循环系统、呼吸系统及中枢神经系统等多脏器功能损害与衰竭。

2. 慢性菌痢 菌痢反复发作或迁延不愈达2个月以上者，称为慢性菌痢。导致慢性菌痢发生的因素主要有两点。①机体自身因素：如营养不良、胃肠道慢性疾病、由肠道分泌性IgA减少所致的机体抵抗力下降或急性期未获得及时有效治疗；②细菌因素：如B群福氏志贺菌易致慢性感染，部分耐药性菌株易致慢性痢疾等。根据临床表现可以分为3型。

（1）急性发作型 有慢性菌痢病史，间隔一段时间又出现腹痛、腹泻、脓血便等急性菌痢的表现，但发热等全身毒血症状不明显，常因进食生冷食物或过度疲劳等引起。

（2）慢性迁延型 最常见。一般是急性菌痢发作后，迁延不愈，时轻时重。长期慢性腹泻可致患者出现营养不良、贫血、乏力等，大便常间歇排菌，常伴有左下腹压痛。

（3）慢性隐匿型 较少见。有急性菌痢史，无明显临床症状，但大便培养可检出志贺菌，结肠镜检可发现黏膜炎症或溃疡等病变。

【**实验室及其他检查**】

1. 常规检查

（1）血常规检查 急性菌痢白细胞计数可轻至中度升高，其中以中性粒细胞增多为主，可达（10~20）×10^9/L。慢性菌痢患者可有贫血表现。

（2）粪便检查 可见黏液脓血便，镜检可见白细胞（≥15个/高倍视野）、脓细胞和少数红细胞，若检出巨噬细胞则有助于诊断。

2. 病原学检查

（1）细菌培养 粪便培养中检出痢疾杆菌即可确诊。应用抗生素前留新鲜便，取脓血部分及时送检，早期、多次粪便细菌培养，有利于提高阳性检出率。

（2）特异性核酸检测 采用核酸杂交或PCR（聚合酶链反应）可直接检出痢疾杆菌核酸，灵敏度、特异度高。

3. 免疫学检查 有早期、快速诊断的优点，但由于易出现假阳性反应，临床应用较少。

【**诊断要点**】

1. 诊断标准 流行季节、进食不洁食物史、接触史、症状、体征及客观检查是诊断细菌性痢疾的重要依据。

2. 临床表现 有发热、腹痛、腹泻、里急后重等典型急性期症状，有反复发作或病程超过2个月的慢性菌痢表现。

3. 确诊标准 大便培养出痢疾杆菌。

【**处理原则**】

1. 急性菌痢

（1）一般治疗 接触隔离，临床症状消失、大便培养连续2次阴性才可解除隔离。注意维持水、电解质、酸碱平衡，严重腹泻伴呕吐者应禁食，能进食者给予低脂、高蛋白、高维生素、少渣、易消化清淡流质或半流质饮食，避免生冷、油腻或刺激性食物。

（2）病原治疗 抗生素治疗疗程一般为3~5日，因本菌耐药性不断增加，所以需参考药物敏感试验，选择易被肠道吸收的口服药物，口服吸收效果不良或病情严重时，采用肌内注射或静脉滴注方式。

1）喹诺酮类 成人痢疾的首选用药。常用诺氟沙星、环丙沙星、氧氟沙星等。诺氟沙星，成人每次0.2~0.4g，口服4次/日，5~7日一疗程。因骨骼发育有影响，故孕妇、儿童及哺乳期妇女慎用。

2）小檗碱（黄连素） 与抗生素同时使用，每次0.1~0.3g，3次/日，7日为一疗程。

3）其他 WHO推荐的二线用药，匹美西林、头孢曲松可应用于任何年龄，且对多重耐药菌株有效。

（3）对症治疗　腹痛剧烈患者，可用阿托品、颠茄合剂等解痉药；高热患者用退热药及物理降温。

2. 慢性菌痢

（1）病原治疗　根据细菌药敏试验，选择有效敏感的抗菌药物。常采取联合用药，疗程延长到 10～14 天，1～3 个疗程。

（2）对症治疗　肠道功能紊乱者可给予镇静、解痉药物，肠道菌群失调者可给予乳酸菌、双歧杆菌制剂等微生态制剂。

3. 中毒性菌痢　病势凶险，应早期诊断，及时采用综合抢救措施。

（1）病原治疗　采用静脉滴注方式，如环丙沙星、氧氟沙星或第三代头孢菌素等，必要的情况下采用联合用药。病情好转后改为口服用药。

（2）对症治疗

1）降温、镇静　高热给予药物或物理降温，如伴躁动不安或反复惊厥者，需尽量在短时间内将体温降至 36～37℃，可采用亚冬眠疗法。

2）休克型　抗休克治疗：①扩充血容量、纠正酸中毒和维持水电解质平衡，快速静滴低分子右旋糖酐及葡萄糖盐水，用碱性液纠正酸中毒；②解除微血管痉挛用山莨菪碱（654－2）或阿托品，血压不升时加用升压药；③加强保护重要脏器功能；④短期内可应用糖皮质激素。

3）脑型　①脑水肿患者，用 20% 甘露醇脱水，并及时应用血管扩张药改善脑血管痉挛；②吸氧，如出现呼吸衰竭应用呼吸兴奋药，必要时可行气管插管或人工呼吸器。

【护理诊断/问题】

1. 体温过高　与痢疾杆菌感染有关。

2. 腹泻　与肠道炎症等导致肠蠕动增强有关。

3. 组织灌注无效　与中毒性菌痢导致微循环障碍有关。

4. 有体液不足的危险　与高热、腹泻、摄入不足有关。

【护理措施】

1. 一般护理

（1）休息与活动　进行消化道隔离至临床症状消失，连续两次粪便培养为阴性。嘱毒血症症状重者卧床休息。

（2）饮食护理　以流食为主，禁食生冷、油腻、多渣及刺激性食物。给予患者高热量、高蛋白、高维生素饮食，病情好转后逐渐过渡至正常。

2. 病情观察　监测患者的生命体征，观察患者的排便次数、性质、颜色和量，遵医嘱留取标本，及时送检，准确记录。观察有无面色苍白、四肢湿冷、血压下降等休克征象，及时发现并通知医生，配合抢救。慢行菌痢者还应观察一般状况，如体重、营养状态等。

3. 对症护理　患者腹泻时按规定进行粪便、便器、尿

布的消毒。急性期腹泻频繁者应卧床休息，协助床边排便，便后进行肛周护理，每日行 1∶5000 高锰酸钾坐浴，预防感染；里急后重明显者，嘱其勿用力排便，以免脱肛，如发生脱肛及时还纳。监测排便情况，进行准确记录，以利临床治疗效果的观察。

4. 用药护理　遵医嘱应用喹诺酮类药物及其他抗菌药，注意观察胃肠道反应等其他药物副反应。进行水及电解质的补充，准确记录液体出入量。除严重脱水给予静脉补液外，其他均可采取口服补液（ORS）。

5. 心理护理　急性期腹泻频繁时，患者常需床边排便或在他人协助下进行肛周护理。另外，出于对隐私方面的顾虑，患者也常感尴尬。因此，在护理过程中应注意保护患者隐私，为患者营造安心、舒适的环境，给予患者充分的心理支持，鼓励患者积极配合治疗及护理。

6. 健康指导

（1）疾病预防知识指导　改善卫生条件，加强饮水、食品及排泄物的卫生管理工作。严格执行食品卫生管理法及有关制度，尤其是从业人员要定期健康检查，持健康证上岗。个人养好良好的个人卫生习惯，勿饮生水及不洁食物。

（2）疾病相关知识指导　及时隔离，及时治疗，控制传染源。遵医嘱按时按量按疗程服药。患者应定期访视，进行彻底治疗，至粪便培养阴性。采用口服活菌苗保护易感人群。加强身体锻炼，保持生活规律，复发及时治疗。

【预后】

急性痢疾预后良好，发病后 1 周左右出现免疫力，2 周左右可痊愈，少数患者转为阴性。中毒性菌痢则因呼吸循环衰竭等原因导致病死率高，预后较差。

三、霍乱

⇨ 案例引导

案例：患者，男，24 岁，自由职业者。自诉前几日从尼泊尔旅游回国，严重水样腹泻伴呕吐 30 余小时。开始几次为黄色样便，24 小时前变为白色米泔样便，约每小时腹泻一次，粪便中无脓血，无明显腹痛，无里急后重；伴有呕吐，喷射状，开始为内容物，随后变为白色水样呕吐物。检查：体温 35℃，脉搏 110 次/分，呼吸 18 次/分，血压 80/50mmHg。血常规检查：白细胞 14.5×10^9/L，中性粒细胞 0.83，淋巴细胞 0.16。

讨论：

1. 该患者最可能的诊断是什么？

2. 入院后，该如何对患者进行治疗？

3. 作为责任护士，你将如何进行护理？

霍乱（cholera），早期译作虎力拉，中医俗称瘪恶，是由霍乱弧菌引起的烈性肠道传染病，特点是发病急、传播快，属国际检疫传染病。在我国《中华人民共和国传染病防治法》中，霍乱属甲类传染病。典型患者可由于剧烈的腹泻和呕吐，出现脱水、肌肉痉挛，严重者甚至表现为周围循环衰竭和急性肾衰竭等症状。

霍乱在全球每年有 300 万~500 万新发感染患者和 10 万左右死亡患者，几乎所有死亡都发生在发展中国家，其中 60% 的新发病例和 68% 的死亡病例发生在非洲。

【病原学】

霍乱弧菌为革兰染色阴性，属兼性厌氧菌，菌体短小呈弧形或者逗点状，菌体末端有鞭毛，运动极其活跃，镜检下可见穿梭状运动，粪便直接涂片并染色时，弧菌呈"鱼群状"排列。

霍乱弧菌具有耐热的菌体（O）抗原和不耐热的鞭毛（H）抗原，其中（O）抗原是本弧菌分群和分型的基础。世界卫生组织腹泻控制中心根据弧菌的生化性状、O 抗原的特异性和致病性等不同，将霍乱弧菌分为 3 群。①O_1 群霍乱弧菌（为霍乱主要致病菌），包括古典生物型和埃尔托生物型。②非 O_1 群霍乱弧菌 [一般无致病性，但是 O_{139} 血清型除外，O_{139} 血清型霍乱弧菌是 1992 年在孟加拉（Bengal）流行霍乱时发现的一种产毒素的，能引起流行性腹泻的新型非 O_1 群霍乱弧菌]。③不典型 O_1 群霍乱弧菌（无致病性）。霍乱弧菌能够产生肠毒素、神经氨酸酶、血凝素及菌体裂解后的内毒素，并引起相应症状，其中霍乱肠毒素（CT）是主要的致病力。

霍乱弧菌在自然环境中存活时间较长，如在江、河、井或海水中埃尔托生物型霍乱弧菌能生存 1~3 周，在鱼、虾和介壳类食物可存活 1~2 周。霍乱弧菌对干燥、热和消毒剂均敏感，一般煮沸 1~2 分钟或加热 55℃10 分钟即可杀灭，0.2%~0.5% 的过氧乙酸溶液可立即杀死。正常胃酸中仅能存活 5 分钟。

【流行病学】

1. 传染源　患者和带菌者是主要的传染源。重、中型患者排菌量大，传染性强，轻型、隐性感染者及恢复期带菌者不易被发现，往往不能及时隔离和治疗。因此，在疾病传播过程中也是重要的传染源。

2. 传播途径　主要经消化道传播。霍乱弧菌可经水、污染的鱼、虾食物等途径传播，日常生活接触和苍蝇也可起到传播作用，其中经水传播是最重要的传播途径并常呈暴发流行。食物传播的作用仅次于水，可形成食物型暴发流行。而散发病例的主要传播途径是日常生活接触和苍蝇。

3. 易感人群　人群普遍易感，病后可获得一定的免疫力，能产生抗菌抗体和抗肠毒素抗体，但亦有再感染的可能。

4. 流行特征

1）地区性　以沿海、沿江地带为主，一般先沿海后内陆。沿海以广东、广西、浙江、江苏、上海等省市为多。埃尔托生物型沿海分布特点尤为突出。

2）季节性　热带地区无严格的季节性，常年发病。我国主要以夏秋季流行为主，7~10 月份为高发季节。

3）人群分布　新疫区成人发病较多，老疫区儿童较多。

4）地方性特色　印度恒河三角洲为古典型霍乱的地方性疫源地；印度尼西亚的苏拉威西岛为埃尔托生物型的地方性疫源地。埃尔托型霍乱常在新传播地区固定下来，成为新的地方性疫区。

【病因与发病机制】

霍乱弧菌侵入人体后是否发病，主要取决于机体自身的免疫力、食入霍乱弧菌的量和致病力。

霍乱弧菌正常经口入胃后，胃酸可杀灭一定数量的霍乱弧菌，口服活菌苗可使肠道产生特异性 IgM、IgG 和 IgA 抗体，同时能阻止病菌黏附于肠壁而免于发病。但若有胃大部分切除史，胃酸分泌减少、大量饮水或大量进食使胃酸稀释，抑或食入大量霍乱弧菌，超过 10^8~10^9 个，均可导致发病。

未被杀死的霍乱弧菌进入小肠大量繁殖，产生霍乱肠毒素，即霍乱原（choleragen），抑制靶蛋白磷酸鸟嘌呤核苷调节酶（GTP 酶或称 G 蛋白）活性，使腺苷三磷酸不断转变为环腺苷酸（cAMP）。细胞内 cAMP 浓度持续升高，一方面可刺激肠黏膜隐窝细胞分泌过多的水、氯化物及碳酸盐，另一方面也抑制肠绒毛细胞对钠离子和氯离子的吸收，导致大量水和氯化钠等在肠腔蓄积，进而产生本病特征性的剧烈水样腹泻。

霍乱肠毒素促使肠黏膜杯状细胞分泌黏液增多，致使腹泻样便中含大量黏液。剧烈的吐泻导致失水，致使胆汁分泌减少，典型的吐泻物呈"米泔水"样。剧烈呕吐、腹泻导致水、电解质大量丢失，形成严重脱水、血容量骤减，继而出现周围循环衰竭并发生低钠、低钾、低钙血症；脱水出现肾前性少尿，若补液不及时引起休克，可引起肾小管缺血性坏死，严重者发生急性肾衰竭。

霍乱主要的病理变化为严重脱水，脏器实质性损害则不明显。

【临床表现】

平均潜伏期为 1~3 天，短者数小时，长者达 7 天。临床上多为突然发病，少数患者出现腹胀、轻度腹泻等前驱症状，且隐性感染较多见。

1. 典型霍乱　临床病程分为 3 期。

（1）泻吐期

1）腹泻 是发病的第一个症状，患者无发热，无里急后重感，多数不伴腹痛，常于排便后有自觉轻快感。腹泻初期大便含粪质，呈泥浆样，后为黄色稀水样，然后迅速变成"米泔水"样便，肠道出血者可见无粪臭味的洗肉水样便。排便量多且排便频，每日可达数十次，甚至大便失禁。

2）呕吐 一般发生在腹泻之后，多为喷射状，少有恶心。呕吐物最初为胃内容物，继而为水样，严重者可呕吐"米泔水"样液体。轻者亦可无呕吐。

3）腹痛 O_{139} 群霍乱的常见特征是发热和腹痛，可并发肠道外感染。

（2）脱水期 频繁的泻吐使患者很快就能出现脱水、电解质紊乱和代谢性酸中毒等，严重者甚至出现循环衰竭症状。此期一般持续数小时至 $2 \sim 3$ 天，病程长短主要取决于治疗是否及时、准确。

1）脱水 轻度脱水，成人失水量约 1000ml，儿童为 $70 \sim 80ml/kg$，皮肤黏膜稍干燥、皮肤弹性略差。中度脱水，成人失水量 $3000 \sim 3500ml$，儿童为 $80 \sim l00ml/kg$，患者出现眼窝凹陷，声音轻度嘶哑、皮肤弹性差、血压下降及尿量减少。重度脱水，成人失水量约 4000ml，儿童为 $100 \sim 120ml/kg$，可见患者皮肤干皱、无弹性、声音嘶哑，伴眼眶下陷，两颊深凹，出现神志淡漠或不清的"霍乱面容"。患者极度无力，尿量明显减少。

（2）肌肉痉挛 吐泻丢失大量钠盐，造成严重低血钠，导致腓肠肌和腹直肌痉挛，表现为痉挛部位的疼痛和肌肉强直的状态。

3）低血钾 频繁腹泻丢失大量钾盐，患者出现肌张力减低、腱反射消失、鼓肠，甚至心律失常。

4）尿毒症、酸中毒 临床表现为呼吸增快，严重者除有 Kussmaul 大呼吸外，可出现意识障碍，如嗜睡、感觉迟钝甚至昏迷等。

5）周围循环衰竭 为严重失水后引起的低血容量性休克。患者四肢厥冷，脉搏细速甚至不能触及，血压下降或测不出。继而脑部供血不足，导致脑缺氧而出现意识障碍，初期表现为烦躁不安，随后呆滞、嗜睡甚至昏迷。

（3）恢复期或反应期 随着腹泻停止，脱水纠正，症状开始消失。生命体征逐渐恢复正常。少数患者可有反应性低热，可能与循环改善后肠毒素吸收增加有关，一般持续 $1 \sim 3$ 天可自行消退。

2. 临床类型 霍乱的病情轻重不一。

（1）无症状带菌者 受感染者可表现为仅排菌，无任何症状，排菌期 $5 \sim 10$ 天。

（2）有症状者 临床上常按脱水程度、血压、脉搏及尿量等情况分为轻、中、重三型。

1）轻型 仅有短期腹泻，无典型"米泔水"样便，无明显脱水表现，血压脉搏正常，尿量略少。

2）中型 有典型症状体及典型大便，脱水明显，脉搏细速，血压下降，尿量甚少，一日 500ml 以下。

3）重型 患者极度软弱或神志不清，严重脱水及休克，脉搏细速或者不能触及，血压下降或测不出，尿极少或无尿，可发生典型症状后数小时死亡。

（3）暴发型霍乱 极罕见，又称"干性霍乱"，起病急骤，发展迅速，尚未出现吐泻症状即进入中毒性休克而发生患者死亡。

3. 并发症

（1）急性肾衰竭 最常见的并发症，也是常见的死因。以少尿、无尿和氮质血症为主要表现。

（2）急性肺水肿 因严重脱水需快速补液，若不同时注意纠正酸中毒，极易发生肺水肿。

（3）其他 低钾综合征、心律不齐及流产等。

【实验室及其他检查】

1. 常规检查

（1）血常规检查 失水可引起血液浓缩，使红细胞计数和白细胞计数均升高。进行生化检查，可发现尿素氮和肌酐升高，而碳酸氢离子下降。酸中毒纠正后，钾离子移入细胞内可有低钾血症。

（2）尿常规检查 可发现少量蛋白，镜检有少许红细胞、白细胞和管型，多数患者尿液呈酸性。

（3）大便常规检查 可见黏液、少许红细胞和白细胞。

2. 血清学检查 霍乱弧菌感染后，能产生抗菌抗体和抗肠毒素抗体。因此，该检查主要适用于流行病学的追溯诊断和粪便培养阴性的可疑患者诊断。

3. 病原学检查

（1）粪便涂片染色 粪便涂片后做革兰染色，镜检可视革兰阴性稍弯曲的弧菌，呈鱼群状排列。

（2）动力试验和制动试验 将新鲜粪便做悬滴或暗视野显微镜检，可见镜下运动活泼呈穿梭状的弧菌，即为动力试验阳性。此时加上 1 滴 O_1 群抗血清，若细菌停止运动，则提示有 O_1 群霍乱弧菌，可作为初筛诊断；细菌仍有活动时，再加 1 滴 O_{139} 抗血清，若细菌活动消失，则证明为 O_{139} 霍乱弧菌。此试验可作为霍乱流行期间的快速诊断方法。

（3）增菌后分离培养 对任何疑有霍乱患者的粪便，除作显微镜检外，均应进行增菌后分离培养。在应用抗菌药物前留取粪便，并尽快送检。增菌培养基一般选用 pH 8.4 的碱性蛋白胨水，在 $36 \sim 37℃$ 条件下培养 $6 \sim 8$ 小时后进一步作分离培养，培养基常采用庆大霉素琼脂、TCBS、四号琼脂等。增菌和分离培养能提高霍乱弧菌的检出率，为明确诊断提供依据，还可对其进行生物型和血清型鉴定。

（4）核酸检测 通过 PCR 法识别霍乱弧菌毒素基因来诊断霍乱。需要在符合 PCR 条件的实验室进行，对检验技术要求较高。

【诊断要点】

1. 确诊标准

（1）凡有腹泻呕吐等症状，大便培养霍乱弧菌阳性者。

（2）霍乱流行期在疫区有典型霍乱症状而大便培养阴性无其他原因可查者。如有条件可做双份血清凝集素试验，滴度 4 倍或 4 倍以上可诊断。

2. 疑似标准

（1）凡有典型泻吐症状的非疫区病例，在病原学检查未确诊前。

（2）霍乱流行期，曾接触霍乱患者，有腹泻症状而无其他原因可查者。

【处理原则】

处理原则是严格隔离、及时补液、辅助病原治疗及对症治疗。

1. 严格隔离 按甲类传染病消化道隔离的要求进行隔离，及时上报疫情。隔离至症状消失 6 天后，粪便培养 1 次，连续 2 次阴性，方可解除隔离。患者用物及排泄物需严格消毒，可用加倍量的 20% 漂白粉乳剂或 2~3% 来苏尔或 0.5% 氯胺消毒。疑似患者也应上报疫情，并做好消毒隔离措施，粪便培养 2 次阴性，且血清学检查 2 次阴性，可否定诊断并作订正报告。病区工作人员须严格遵守消毒隔离制度，以防交叉感染。

2. 补液治疗 最关键是补充液体和电解质。

（1）静脉补液原则 早期、快速、足量，先盐后糖，先快后慢，纠酸补钙，见尿补钾。

1）补液种类 ①541 液：每升氯化钠（NaCl）5g，碳酸氢钠（NaHCO₃）4g，氯化钾（KCl）1g，另加葡萄糖（Glu）防止低血糖。幼儿肾排钠差，避免高血钠可将 NaCl 减量，休克纠正后可增加 Glu，见尿补钾。②2：1 溶液：即 2 份生理盐水不，1 份 1.4% 碳酸氢钠（NaHCO₃）溶液。③林格乳酸溶液。

2）输液量及速度 入院最初的输液速度非常重要，如输液不及时可发生休克而死亡。或发生肾功能衰竭，休克纠正后将每日需要量均输完。

轻度脱水患者，以口服补液为主；中、重度脱水患者，经静脉输液抢救、症状改善后，改为口服补液。入院 24 小时内输液量及头 1~2 小时输液速度见下表 9-3-1。

表 9-3-1 入院 24 小时输液量及头 1~2 小时输液速度

	轻型	中型	重型
大人（ml）	3000~4000	4000~8000	8000~12000
小儿（ml/kg）	120~150	150~200	200~250
速度（ml/min）	5~10	20~40	40~80

注意事项是避免因大量输入低温液体引起不良反应，输液中密切观察患者有无心力衰竭、肺水肿等临床表现，一旦发生立即通知医生，减慢输液速度，给氧气吸入、强心剂治疗。注意见尿后补钾并纠正酸中毒，氯化钾（KCl）0.1~0.3g/kg，浓度 <0.3%。

3）口服补液 WHO 提倡轻型、中型霍乱患者及经静脉补液休克纠正、情况改善的重型霍乱患者，使用口服补液盐（ORS）。常用配方是：葡萄糖 2g 氯化钠 3.5g，碳酸氢钠 1.5g 加入 1000ml 水。最初的 6 小时内，成人 750ml/h，小儿 250ml/h，后每 6 小时为前 6 小时泻吐量的 1.5 倍。

3. 病原治疗 给予敏感的抗菌药物治疗以控制病原菌、减少腹泻量和缩短泻吐期及排菌期。常用喹诺酮类药物如诺氟沙星、环丙沙星等。

4. 对症治疗 对频繁呕吐者给予阿托品；剧烈腹泻者可酌情使用肾上腺皮质激素；治疗后血压仍较低患者加用血管活性药物，如多巴胺、间羟胺等；对急性肺水肿患者则暂停输液，给予强心利尿药；对急性肾衰竭患者，应纠正酸中毒及电解质紊乱。

【护理诊断/问题】

1. 腹泻 与霍乱肠毒素作用于肠黏膜有关。

2. 组织灌注无效 与频繁剧烈的呕吐、腹泻造成严重脱水、周围循环衰竭等有关。

3. 活动无耐力 与频繁剧烈、腹泻造成的低血钾有关。

4. 恐惧 与起病急骤、病情发展迅速、需要严格隔离有关。

5. 潜在并发症 急性肾衰竭、急性肺水肿等。

【护理措施】

1. 一般护理

（1）休息与活动 遵医嘱进行严格隔离，嘱患者卧床休息，将大便置于患者方便取用处，协助床上排便，及时按要求处理排泄物，降低患者的不适感。注意肛周及皮肤护理，防止压疮发生。呕吐时头偏向一侧，呕吐后协助患者温水漱口，按要求处理呕吐物。

（2）饮食护理 剧烈泻吐时，遵医嘱禁食水，待病情逐渐稳定后，由少量饮水逐步过渡到流质、半流质饮食，避免摄入产气食物，如豆浆、牛奶等。

2. 病情观察 监测患者的生命体征，并按要求进行记录；密切观察患者排泄物、呕吐物的颜色、性质、量及频次，准确记录；严格记录24小时出入量。根据皮肤黏膜、皮肤弹性血压及尿量等指标判断脱水程度。结合生化检查结果，评估水、电解质代谢及酸碱平衡状况，为进一步治疗提供依据。

3. 用药护理　遵医嘱给予静脉输液，及时足量的补液、有效地纠正酸中毒及水、电解质紊乱是本病治疗的关键。迅速建立静脉通路，有条件者中心静脉通路更佳。遵循早期、足量、先盐后糖、先快后慢、纠酸补钙、见尿补钾的补液原则，根据脱水严重程度调节液体输入量和滴速。输液过程中注意观察患者有无脉搏突然加快、呼吸急促、肺部闻及湿啰音等，警惕急性肺水肿的发生。做好记录，注意输液效果的观察。

4. 对症护理　由于脱水，患者可能出现肾前性少尿，及时补液后可缓解，若不能及时纠正，患者可能出现氮质血症，甚至发生尿毒症而死亡；护士可通过密切观察脱水效果、尿液的颜色、性质及量为医生进一步治疗提供有效依据，及早发现急性肾衰竭的先兆症状。代谢性酸中毒可引起肺循环高压，若治疗中补充大量不含碱的盐水则可加重病情，护士应密切观察有无急性肺水肿症状的出现，一旦发现，立即报告医生并配合抢救。

5. 心理护理　由于起病急，发展快，患者及家属常有悲观、绝望心态，患者需要严格隔离，常感到孤独、无助，护理人员影响患者及家属解释隔离的必要性，向患者介绍隔离区环境，消除患者紧张感，积极帮助患者树立战胜疾病的信心，增加其安全感。

6. 健康指导

（1）疾病预防知识指导　向居民介绍霍乱预防相关知识，对其流行病学特点、传播途径、临床表现进行详细讲解，告知居民不饮未经处理的生水、勿食生的或未加工熟的水产品，饭前便后洗手，霍乱流行期避免聚餐等活动，一旦出现腹泻、呕吐症状及时前往肠道门诊进行治疗。

（2）疾病相关知识指导　加强卫生管理，进行饮水消毒和食品管理，对患者及带菌者排泄物进行彻底消毒，消灭苍蝇等传播媒介。霍乱流行期间，自觉停止一切宴请聚餐，有吐、泻等症状者及时到医疗机构肠道门诊就医。

【预后】

预后与感染的霍乱弧菌的生物型、临床病情轻重、治疗是否及时密切相关。年老体弱者、婴幼儿预后较差。近年来埃尔型霍乱的病死率控制在1%~2%。

（杨　芳）

四、流行性脑脊髓膜炎

⇒ 案例引导

案例：患者，男性，12岁。因突起发热头痛2天、频繁呕吐1天入院，畏寒、发热，次日头痛加剧呕吐频繁，精神差。体格检查：T 39.2℃，P 112次/分，R 30次/分，BP 101/70mmHg。神志清，精神差，左下肢及臀部有散在瘀点、瘀斑，压之不褪色，颈有抵抗感，腹部平软，布鲁津斯基征（＋），心肺无异常发现。实验室检查：血白细胞$21×10^9$/L，中性粒细胞0.86，淋巴细胞0.15；脑脊液外观混浊，白细胞$0.85×10^9$/L，多核细胞94%，单核细胞6%，蛋白质0.72g/L，糖1.4mmol，氯化物91mmol/L。

讨论：

1. 该患者最可能的诊断是什么？

2. 可提出哪些护理诊断？

3. 列出主要的护理措施。

流行性脑脊髓膜炎（meningococcal meningitis）简称流脑，是指由脑膜炎奈瑟菌（脑膜炎球菌）引起的急性化脓性脑膜炎。临床表现主要有突发高热，剧烈头痛，频繁呕吐，皮肤黏膜瘀点、瘀斑及脑膜刺激征。严重者还可有败血症休克及脑实质损害，脑脊液呈化脓性改变，威胁患者生命。部分患者可暴发起病，随后迅速死亡。经空气传播，多见于冬春季，儿童发病率高。

【病原学】

脑膜炎奈瑟菌属奈瑟菌属，革兰染色为阴性，形状为肾形或豆形，多数凹面相对或呈四联菌排列。根据菌群特异性荚膜多糖抗原的不同可分为A、B、C、D、X、Y、Z、29E、W135、H、I、K、L共13个亚群，其中以A、B、C三群最常见，占流行病例80%以上，A群易引起大流行，C群致病力最强。

该细菌的唯一天然宿主是人体，多数存在于中性粒细胞中，裂解时产生毒力较强的内毒素是致病的重要因素。本菌对温度、湿度、消毒剂和常用的抗菌药物均敏感，温度低于30℃或高于50℃时皆易死亡。由于菌体内有自身的溶解酶，因此在体外易自溶而死亡。

【流行病学】

1. 传染源　带菌者和流脑患者为本病的传染源。流脑隐性感染率高，流行期人群带菌率可高达50%，感染后细菌寄生于正常人鼻咽部，不引起症状时不易被发现，而发病者经治疗后细菌很快能够消失。因此，带菌者作为传染源的意义更大。

2. 传播途径 病原菌主要经咳嗽、打喷嚏等随飞沫经呼吸道直接传播。由于脑膜炎奈瑟菌对干燥、湿热、寒冷、阳光、紫外线及一般消毒剂极敏感，在体外生存力极弱，故间接传播的机会较少，但同睡、怀抱、接吻等密切接触易引起2岁以下婴幼儿的传播。

3. 易感人群 人群普遍易感，且流脑的隐性感染率高。由于新生儿自母体获得了杀菌抗体故很少发病，而6个月至2岁时抗体降至最低水平，以后经多次隐性感染而逐渐获得免疫。5岁以下儿童尤其是6个月至2岁的婴幼儿的发生率最高。人感染后产生持久免疫力，再次患病者少见。

4. 流行特征 流脑在温带地区可出现地方性流行，冬春季节发病率高。国内调查显示，既往流行菌株以A群为主，但近年来B群和C群有增多趋势。本病可呈周期性流行，一般每3~5年呈小流行，而7~10年呈大流行。

【病因与发病机制】

病原菌经鼻咽部侵入人体，脑膜炎球菌的不同菌株其侵袭力也不同。细菌数量、毒力和机体防御功能等决定是否发病以及发病后病情的严重程度。

细菌释放出的内毒素是致病的关键，内毒素能够引发全身的施瓦茨曼反应（Schwartzman reaction），继而激活补体，导致循环障碍和休克。且脑膜炎球菌内毒素较其他内毒素更易激活凝血系统，在休克早期即可发生弥散性血管内凝血和继发性纤溶亢进，加重患者的微循环障碍、出血和休克症状，最终造成多器官功能衰竭。细菌侵犯脑膜，进入脑脊液循环，释放内毒素等引起脑膜、脊髓膜化脓性炎症和颅内压增高，患者出现惊厥、昏迷等症状。严重脑水肿时可形成脑疝，导致患者迅速死亡。

普通型：败血症期，主要病变是血管内皮损害，形成血管壁炎症、坏死、血栓及血管周围出血。皮肤黏膜局灶性出血，肺、心、胃肠道及肾上腺皮质广泛出血。心脏和肺脏病变，临床症状主要表现为心肌炎和肺水肿。脑膜炎期病变部位主要为软脑膜和蛛网膜，患者血管充血、出血、炎症和水肿，大量纤维蛋白、中性粒细胞及血浆外渗，引起脑脊液混浊性改变。而颅底部由于化脓性炎症的直接侵袭和炎症后粘连可引起脑神经损害。

暴发休克型：与脑膜炎球菌释放内毒素引起急性周围循环障碍有关。主要是释放的内毒素引起全身小血管痉挛，有效循环血容量减少，引起感染性休克和酸中毒，严重者造成多器官衰竭。

暴发脑膜脑炎型：与内毒素引起的脑血管微循环障碍有关。病变部位主要在脑实质，表现为脑组织的坏死、充血、出血及水肿，严重者可导致脑疝、呼吸衰竭，最终死亡。

【临床表现】

潜伏期一般为2~3天。按病情可分为以下几型。

1. 普通型 此型最常见，约占全部病例的90%。

（1）前驱期（上呼吸道感染期） 患者表现为上呼吸道感染症状，可有低热、鼻塞、咳嗽、咽痛等，持续约1~2天，发病急，进展快，所以容易被忽视。

（2）败血症期 起病急，突发寒战、高热，体温达39~40℃，伴头痛、精神萎靡、全身乏力、关节疼痛、呕吐等毒血症状。幼儿表现为哭闹、拒食、烦躁不安、皮肤感觉过敏和惊厥。70%以上患者出现特征性表现，皮肤黏膜出现瘀点或瘀斑，初呈鲜红色，大小1~2mm，随后变紫红色，迅速融合扩大，中央呈紫黑色坏死或大疱，于四肢、软腭、眼结膜及臀等处多见。以上症状持续1~2日后进入脑膜炎期。约10%患者出现口周单纯疱疹或脾大。

（3）脑膜炎期 除败血症期高热及中毒症状外，出现明显的中枢神经系统症状，剧烈头痛、喷射性呕吐、烦躁不安及颈项强直、凯尔尼格征和布鲁津斯基征阳性等脑膜刺激征的临床表现，重者可出现谵妄、抽搐及意识障碍。部分婴幼儿因囟门未闭，脑膜刺激征可缺如，表现为前囟膨隆，张力增大，应注意因呕吐失水等造成的前囟下陷。经治疗后通常在2~5日内进入恢复期。

（4）恢复期 体温逐渐降至正常，皮肤瘀点、瘀斑逐渐吸收或结痂愈合。意识状态改善，神经系统检查均恢复正常。患者一般在1~3周内痊愈。

2. 暴发型 少数患者起病急骤，病情变化迅速，病情严重，病死率高，尤以儿童多见。可分为以下三种类型。

（1）休克型 急起寒战、高热、严重者体温可不升，常伴头痛、呕吐，患者皮肤黏膜短时间内出现瘀点、瘀斑，并且迅速增多融合成片。继而出现面色苍白、口唇与肢端发绀、四肢厥冷、脉搏细速、呼吸急促等。若救治不及时，可急速恶化，表现为周围循环衰竭症状加重，血压显著下降，尿量减少，昏迷等。脑膜炎表现可不明显。

（2）脑膜脑炎型 以脑膜及脑实质损伤为主要表现，患者常在1~2日内出现严重的神经系统症状，可有高热、头痛、呕吐、昏迷、颅内压增高、脑膜刺激征阳性、惊厥、锥体束征阳性，严重者甚至发生脑疝，出现中枢性呼吸衰竭。

（3）混合型 最严重。可先后或同时兼有休克型和脑膜脑炎型两种类型的症状，病死率极高。

3. 轻型 多发生于疾病流行后期，病变轻微，临床可见低热、轻微头痛及咽痛等上呼吸道症状，可有少量皮肤出血点，脑脊液多无明显变化。

4. 慢性型 较少见，多为成年患者，病程可迁延数周甚至数月。常表现为间歇性发冷、发热，每次发热持续约

12 小时，相隔 1～4 日再次发作。每次发作后可有成批出现的皮疹，亦可有瘀点。多有关节痛、脾大、血常规白细胞增多等表现，此型血液培养可为阳性。

【实验室及其他检查】

1. 血常规检查　白细胞计数明显升高，可达（10～20）×10^9/L 以上，中性粒细胞在 80%～90% 以上，可出现中毒颗粒和空泡，并发 DIC 者血小板显著下降。

2. 脑脊液检查　是确诊流脑的重要方法。病初或休克型患者，脑脊液多无改变，应于 12～24 小时后复查。典型的脑膜炎期，压力明显增高，外观呈浑浊"米汤样"甚或脓样；白细胞计数增高，超过 1000×10^6/L，且以中性粒细胞为主；糖与氯化物明显减少，而蛋白含量增加。

3. 细菌学检查　是确诊的重要手段，标本应及时送检、注意保暖、及早进行检验。

（1）涂片　取患者皮肤瘀点处的组织液或离心沉淀后的脑脊液做涂片染色，脑脊液沉淀物的阳性率 60%～80%，瘀点涂片阳性率较低。

（2）细菌培养　取瘀斑组织液、血液或脑脊液进行细菌培养。在应用抗生素前留取标本，检查阳性者应加做抗菌药物敏感性试验。

4. 免疫学检查　常用于早期诊断，采取对流免疫电泳法、乳胶凝集试验、反向间接血试验、ELISA 法等进行脑膜炎奈瑟菌抗原检测。此方法敏感性高，特异性强，适用于经抗生素治疗而细菌学检查阴性者。

5. 其他检查　如脑膜炎奈瑟菌的 DNA 特异性片段检测、鲎试验等。

【诊断要点】

1. 流行病学资料　流行季节、流行地区、有明确接触史，结合患者症状、体征及体格检查是诊断流行性脑脊髓膜炎的重要依据。多见于 2～6 岁婴幼儿发病。

2. 临床表现　患者出现呼吸道症状、高热、脑膜刺激征，有皮肤黏膜瘀点、瘀斑、面色苍白、四肢厥冷、脉搏细速、血压下降等循环衰竭征兆，有脑实质损害症状。

3. 确诊标准　细菌培养阳性。

【处理原则】

1. 普通型

（1）一般治疗　呼吸道隔离，维持水、电解质平衡。

（2）病原治疗　根据抗菌药物敏感试验结果，早期足量地给予敏感的抗菌药物治疗以减少腹泻量和缩短排菌期。

1）青霉素 G　高效、低毒、价廉、高敏感的抗菌药。不足之处为不易透过血－脑屏障，需大剂量使用以达到治疗浓度。一般成人 20 万 U/（kg·d），儿童 20 万～40 万 U/（kg·d），静脉滴注，5～7 天一个疗程。

2）氯霉素　抗菌效果良好，对青霉素过敏的患者使用。用药时间要注意防止骨髓抑制，需监测血象。

3）头孢菌素　抗菌活性强，易透过血－脑屏障，不良反应小，缺点是价格高。常选用头孢曲松或头孢呋辛，用于病情较重或不适用于其他抗菌药的患者。

（3）对症治疗　对高热患者给予物理降温，惊厥患者适当应用镇静药。颅内压增高者应给予脱水药以减轻脑水肿，防止脑疝。

2. 暴发型

（1）休克型

1）病原治疗　尽早使用青霉素、氯霉素或头孢菌素类有效抗生素。

2）抗休克治疗　①补充血容量：快速静脉滴注低分子右旋糖酐、平衡盐液、生理盐水或葡萄糖溶液，改善周围循环。②静脉滴注 5% 碳酸氢钠。③应用血管活动药物：扩容纠酸后休克未好转时使用，常用山莨菪碱，以解除微血管痉挛。④抗 DIC 治疗：若患者的皮肤瘀点、瘀斑迅速增多、扩大并有融合倾向，血小板明显减少，应用肝素治疗。⑤糖皮质激素：常用氢化可的松，2～3 天一个疗程，有减轻毒血症状、解除小血管痉挛和增强心肌收缩力的作用，极大的纠正休克。⑥保护重要脏器功能：如用洋地黄类强心药物增强心功能。

（2）脑膜脑炎型

1）病原治疗　同休克型。

2）对症治疗　①脑水肿：快速静脉滴注或静脉注射 20% 甘露醇，脱水的同时注意补充电解质。糖皮质激素常静脉滴注地塞米松，可减轻脑水肿，降低颅内压。②呼吸衰竭：保持呼吸道通畅，给予吸氧，必要时使用洛贝林、尼可刹米等。③高热及惊厥患者，分别给予物理降温及镇静药。

（3）混合型　此型病情较复杂，积极抗感染，在治疗休克的同时加强对脑水肿的治疗。总体根据具体病情，做好相应的治疗。

【护理诊断/问题】

1. 体温过高　与脑膜炎球菌感染有关。

2. 组织灌注无效　与内毒素引起的微循环障碍有关。

3. 营养失调：低于机体需要量　与高热、呕吐丢失体液过多，补充不足有关。

4. 皮肤完整性受损　与意识障碍、内毒素损伤皮肤小血管有关。

5. 潜在并发症　惊厥、脑疝及呼吸衰竭等。

【护理措施】

1. 一般护理　进行呼吸道隔离，嘱患者卧床休息，注意通风，保持病室的安静舒适，尽量集中操作，减少患者的搬动，避免诱发惊厥等并发症。呕吐时，将头偏向一侧，避免误吸。进行脑脊液检查，行腰椎穿刺后，应去枕平卧4~6小时。保护瘀点、瘀斑部位，不在相应部位进行穿刺，昏迷、高热患者注意皮肤的护理，保持床单位和患者的清洁、干燥，进行翻身按摩时，避免可能造成皮肤损伤的动作。发生高热时，参照相关章节给予发热相关的护理。

2. 病情观察 监测患者的生命体征、意识状态、瞳孔大小、是否等大同圆、对光反射情况、面色及是否有皮疹，有无头痛、喷射状呕吐等颅内压增高症状，及早发现惊厥、脑疝、呼吸衰竭、循环衰竭的先兆症状，及时通知医生配合救治，做好记录。

3. 对症护理 患者发生呕吐或有意识障碍时，将头偏向一侧，以免发生呕吐物误吸。躁动不安、惊厥者加床栏并做适当约束，防止坠床、颅内压增高等，护理人员关注约束带的合理使用，避免造成患者的皮肤破损。惊厥的护理内容参见本章第一节概述。

4. 用药护理 目前青霉素仍为高度敏感的治疗药物，用药时，注意观察有无过敏反应。使用氯霉素时，警惕其对骨髓造血功能的抑制。应用磺胺类药物期间，嘱患者多饮水，每日饮水量保证在2000ml以上，尿量在1000ml以上，必要时遵医嘱给予药物碱化尿液，避免肾功能损害。应用甘露醇等脱水剂时，需快速输注，并注意用药效果，观察颅内压增高症状是否有改善；对颅内高压患者进行腰椎穿刺前需进行脱水治疗，以防脑疝的发生；应用脱水剂后注意监测电解质平衡情况。应用血管活性药物，注意生命体征的监测，尤其是血压、心率的变化。应用肝素治疗DIC时，注意用药安全，密切监测凝血时间，观察治疗效果及有无药物副反应发生。

5. 心理护理 患者及家属往往因为发病急骤、对疾病缺乏了解而产生焦虑、恐惧等心理问题，护理人员给予相应的讲解。另外，患者及家属迫切得到有效的治疗及护理，易出现情绪上的变化，护理人员给出相应护理的同时，与患者及家属进行良好的沟通，取得支持与信任，促进患者及家属消除疑虑，配合救治。

6. 健康指导

（1）疾病预防知识指导 开展卫生宣传教育，向患者与家属介绍本病的相关知识和自我护理的方法。流行期前进行必要的群众性卫生活动，指导居民勤晒衣被和儿童的玩具，进行易感者的菌苗预防接种。流行期避免大型集会，避免携带婴幼儿到公共场所，体弱者外出戴口罩。

（2）疾病相关知识指导 对患者讲解疾病的相关知识。遵医嘱用药，掌握药物副反应的监测要点，坚持可行的肢体功能锻炼，避免脑神经损害等造成的肢体功能障碍，提高患者自我管理能力。早期发现患者时就地隔离治疗，

隔离至症状消失后3天，一般不少于病后7天，对接触者进行密切观察，应医学观察7天，防止疫情扩散。

【预后】

随着医疗技术的发展，一般早期治疗效果较好，与身体抵抗力、临床病情轻重、治疗是否及时等均有关。如能早期诊断，及时给予综合治疗，病死率可显著下降。小于1岁的婴幼儿及老年人预后较差。

五、鼠疫

⇒ 案例引导

案例： 患者，男，29岁，内蒙人。因左侧腹股沟部剧痛，高热而就诊。患者于3日前由内蒙来广东，途中突然发病。检查：体温41℃，脉搏130次/分，呼吸30次/分，血压90/70mmHg。重病容，烦躁不安，脉细弱。右腹股沟淋巴腺约6cm，边界不清，明显红肿，周围组织明显水肿，拒按。血常规检查：白细胞18.5×10^9/L，中性粒细胞0.82，淋巴细胞0.17。

讨论：

1. 该患者最可能的诊断是什么？

2. 对本病诊断最有意义的实验室检查是什么？

鼠疫（plague）是鼠疫耶尔森菌引起的烈性传染病，属自然疫源性疾病。人间传播主要通过带菌的鼠、蚤为媒介，经皮肤传入人体引起腺鼠疫；经呼吸道传入人体引起肺鼠疫，二者均可发展为败血症，传染性强，病死率高，属国际检疫传染病，《中华人民共和国传染病防治法》将其列为甲类传染病之首。

【病原学】

鼠疫耶尔森菌亦称鼠疫杆菌，为两端钝圆，两极浓染椭圆形小杆菌。革兰染色呈阴性，有荚膜、无鞭毛、无芽胞、不活动。于普通培养基上生长即良好，最适温度为28~30℃，最适pH值为6.9~7.2。

本菌的抗原成分主要如下。①荚膜F_1（fraction 1）抗原有两种：一种是多糖蛋白质（F-I），另一种为蛋白质（F-IB）。②毒力V/W抗原：V/W抗原结合物有促使产生荚膜，抑制吞噬的作用，并有在细胞内保护细菌生长繁殖的能力，故与细菌的侵袭力相关。鼠疫杆菌主要产生两种毒素。一种为鼠毒素或外毒素（毒性蛋白质），另一种为内毒素（脂多糖）。鼠疫杆菌对外界抵抗力较弱，对光、热、干燥及一般消毒剂均敏感。

【流行病学】

1. 传染源 主要是鼠类和其他啮齿动物。黄鼠属和旱

獭属是主要储存宿主，褐家鼠、黄胸鼠是次要储存宿主，但却是人间鼠疫的主要传染源。其他动物如猫、羊、兔、骆驼等也可成为传染源。肺鼠疫患者是人间鼠疫的重要传染源，带菌者（包括健康带菌和恢复期带菌）也可作为传染源。

2. 传播途径

（1）动物和人间鼠疫的传播 以鼠、蚤为媒介，形成"啮齿动物—蚤—人"的传播方式，鼠蚤叮咬是最主要的传播途径。

（2）经皮肤传播 少数患者可因直接接触鼠疫患者的痰液、脓液或病兽的皮、血、肉后经破损皮肤或黏膜感染。

（3）呼吸道飞沫传播 肺鼠疫患者痰中的鼠疫耶尔森菌可经飞沫形成"人—人"传播，造成人间大流行。

3. 人群易感性 人群对鼠疫普遍易感，且无性别、年龄差异。可发生隐性感染，鼠疫病后可获持久免疫力。预防接种可获得一定免疫力，降低易感性。

4. 流行特征 人间鼠疫耶尔森菌感染多发生在非洲、亚洲及美洲。我国发病率最高的地区是云南西部黄胸鼠疫源地和青藏高原喜马拉雅旱獭疫源地，可经交通工具向外传播。人间鼠疫多由野鼠传至家鼠，再由家鼠传染给人引起。本病的季节性与鼠类活动和鼠、蚤繁殖时间有关，人间鼠疫多在 6~9 月份，肺鼠疫多在 10 月份以后流行。

【病因与发病机制】

鼠疫耶尔森菌经皮肤侵入后，先在局部繁殖，随后经淋巴管至局部淋巴结繁殖，引起原发性淋巴结炎（腺鼠疫）。鼠疫耶尔森菌进入人体后，先侵入血液，再经血液循环进入肺组织，则引起继发性肺鼠疫。而由呼吸道排出的鼠疫耶尔森菌借飞沫传播给他人，则引起原发性肺鼠疫。

【临床表现】

腺鼠疫潜伏期多为 2~5 日，原发性肺鼠疫一般数小时至 3 日。有预防接种史者，可长达 9~12 日。临床表现为起病急骤、畏寒、发热、体温迅速升至 39~40℃、热型为稽留热，伴恶心、呕吐、颜面潮红、结膜充血、皮肤黏膜出血、意识模糊、言语不清、腔道出血、血压下降及衰竭等。分为腺型、肺型、败血型及轻型。

1. 腺鼠疫 最为常见，除有鼠疫的全身症状外，受侵部位的所属淋巴结肿大为其典型特征。好发部位依次为腹股沟淋巴结、腋下淋巴结、颈部及颌下淋巴结，多为单侧。病初即有淋巴结迅速弥漫性肿大，触痛剧烈，与周围皮下组织粘连。由于疼痛剧烈，患者常处于强迫体位。

2. 肺鼠疫 该型既可以是原发性，也可以继发于腺鼠疫。原发性肺鼠疫起病急骤、寒战、高热，在起病 24~36

小时内即可出现剧烈的胸痛、咳嗽、呼吸急促、发绀，咳大量泡沫样血痰或鲜红色痰，肺部听诊仅可闻及少量散在的湿啰音或轻微的胸膜摩擦音，体格检查发现较少的肺部体征与严重的全身症状常不相称。X 线胸片呈支气管肺炎改变。继发性肺鼠疫是在腺鼠疫或败血症性鼠疫的基础上，突发病情加剧，出现原发性肺鼠疫呼吸系统表现。

3. 败血症型鼠疫 败血症型鼠疫，也称暴发型鼠疫，是鼠疫中最为凶险的一型。此型多继发于肺鼠疫或腺鼠疫，原发性较少见。主要表现为寒战、高热或体温不升、神志不清、谵妄或昏迷，多在发病后 1~3 日内死亡。因皮肤广泛出血、瘀斑、发绀、坏死，故患者死后尸体常呈紫黑色，俗称"黑死病"。

4. 轻型鼠疫 亦称小鼠疫，发热症状轻，局部淋巴结肿大，轻度压痛，偶见化脓，血培养可阳性。多见于流行初期、末期或预防接种者。一般情况下，不影响患者正常的工作和生活。

5. 其他类型鼠疫 如皮肤鼠疫、肠鼠疫、眼鼠疫、脑膜型鼠疫、扁桃体鼠疫等，均少见。

【实验室及其他检查】

1. 常规检查

（1）血常规检 白细胞计数多升高，常超过（20~30）×10⁹/L。初期淋巴细胞增高，随后中性粒细胞显著增高，红细胞、血红蛋白和血小板减少。

（2）尿常规检查 可有蛋白尿及血尿。

（3）大便常规检查 潜血培养常阳性。

2. 细菌学检查

（1）涂片检查 用血、尿、便、脑脊液标本作涂片或印片，进行革兰染色后，可找到 G⁻ 两端浓染的短杆菌。

（2）细菌培养 视情况不同，分别取材于动物的脾、肝等脏器或患者的淋巴结穿刺液、血液、痰液、脑脊液、脓液等，接种于普通琼脂或肉汤培养基中可分离出鼠疫耶尔森菌。

3. 血清学检查

（1）间接血凝法（PHA） 用 F₁ 抗原检测患者或动物血清中的 F₁ 抗体。F₁ 抗体可持续 1~4 年，因此常被用于流行病学调查及回顾性诊断。

（2）酶联免疫吸附试验（ELISA） 较 PHA 更为敏感，适于进行大规模流行病学调查。

（3）荧光抗体法（FA） 用荧光标记的特异性抗血清检测可疑标本，可进行快速、准确的诊断。特异性、灵敏性均较高。

（4）分子生物学检测 主要方法有 DNA 探针和聚合

酶链反应（PCR），具有快速、灵敏、特异的优点，近年来应用较多。

【诊断要点】

1. 流行病学资料 流行季节、流行地区、动物或患者接触史，结合患者症状、体征及体格检查是诊断鼠疫的重要依据。

2. 临床表现 突然发病，出现高热、白细胞剧增，在未应用抗菌药物的情况下，病情在 24 小时内迅速恶化，有急性淋巴结炎、肿胀、剧烈疼痛、强迫体位、咳嗽、胸痛、痰中带血或咯血、昏睡、颈部强直及颅内压增高征象等。

3. 确诊标准 血清学检测阳性，从淋巴结穿刺液、脓、血等标本中检出鼠疫耶尔森菌。

【处理原则】

做到"五早"，即早发现、早诊断、早隔离、早治疗、疫区早处理。

1. 隔离治疗 严密隔离，保证病区内无鼠无蚤。隔离病区及病室内定期消毒。

2. 病原治疗 关键是早期、联合、足量应用敏感抗菌药。

（1）庆大霉素 每次 8 万 U，2~3 次/日，肌内注射或静脉滴注，7~10 日一个疗程。

（2）四环素 2g/d，分 4 次口服或静脉滴注，7~10 日一个疗程，好转后适当减量。

（3）氯霉素 对脑膜炎型鼠疫疗效好。用法同四环素。

（4）链霉素 每次 0.5g，每 6 小时肌内注射 1 次，2 天后减半，7~10 日一个疗程，宜联合用药。

3. 对症治疗 急性期应卧床，流质饮食并有效补液，对躁动或疼痛患者适当应用镇静止痛药物，对心衰或休克患者给予强心、及时抗休克治疗，有中毒症状者可给予糖皮质激素。

【护理诊断/问题】

1. 体温过高 与鼠疫耶尔森菌引起出血坏死性炎症反应有关。

2. 疼痛：全身疼痛、淋巴结疼痛 与疾病导致全身中毒及淋巴结炎症有关。

3. 恐惧 与本病病死率高、缺乏相关知识有关。

4. 潜在并发症 感染性休克、败血症、DIC。

【护理措施】

1. 一般护理

（1）休息与活动 严格执行隔离制度，包括接触性隔离和呼吸道隔离。病区内保证无鼠无蚤，入院时即为患者更衣、灭蚤、消毒，为患者安排单间病室。定期进行病区、病室、患者用物消毒，排泄物、分泌物应用含氯石灰或甲酚皂液进行彻底消毒。

（2）饮食护理 急性期患者给予流质饮食，或葡萄糖、生理盐水补液，以利毒素代谢。

2. 病情观察 严密监测患者的生命体征，肺鼠疫患者肺部体征与严重的全身症状常不相符，应注意识别。败血症型鼠疫者应密切观察有无寒战、高热、谵妄、昏迷、皮肤黏膜出血、呕血、便血等感染性休克和 DIC 的发生。

3. 对症护理 淋巴结痛是腺鼠疫的主要症状，应观察疼痛的部位、性质、程度、持续时间，有无强迫体位。遵医嘱为腺鼠疫淋巴结肿大的患者进行湿热敷或红外线照射，以减轻疼痛症状。

4. 用药护理 鼠疫的药物治疗遵循早期、联合、足量、应用敏感抗菌药的原则，护理人员应掌握联合用药的配伍禁忌及药物副反应。如链霉素与庆大霉素可引起听力障碍和肾损伤；氯霉素可引发骨髓造血功能的抑制，小儿及孕妇慎用；四环素宜单独输注。

5. 心理护理 本病常急骤发作，且病死率高，需要严密隔离。患者及家属担心预后，常有恐惧心理。患者隔离后，与家人分离，可有孤独、无助感，护理人员应加强与患者的沟通，耐心倾听，与患者建立和谐、信任的护患关系，为患者消除疑虑，积极配合治疗和护理。

6. 健康指导

（1）疾病预防知识指导 在传染源的管理上，积极灭鼠、灭蚤，控制鼠间鼠疫。加强国际检疫与交通检疫，对来自疫区的交通工具进行严格检疫并灭鼠灭蚤，对可疑旅客应隔离检疫。参与治疗或进入疫区的医护人员按要求穿防护服和高筒靴、戴面罩、厚口罩、防护眼镜、橡皮手套等，务必加强个人防护。可口服磺胺嘧啶或四环素进行预防性用药。对疫区及其周围的人群，参加防疫工作人员及进入疫区的医务工作者进行预防接种。非疫区人员应在鼠疫菌苗接种 10 日后才能进入疫区。

（2）疾病相关知识指导 严格执行隔离制度，患者和疑似患者分开隔离。腺鼠疫隔离至淋巴结肿大完全消散后需再观察 7 天，肺鼠疫隔离至痰培养 6 次阴性，接触者医学观察 9 天，曾接受预防接种者应检疫 12 天。患者的分泌物与排泄物进行彻底消毒或焚烧，死于鼠疫的患者尸体需用尸袋严密包扎后焚烧。

【预后】

本病的预后，在以往很差，病死率极高，败血症型鼠疫和肺鼠疫几乎无幸存者，随着医疗技术的发展、抗生素的及时有效应用，总体病死率较过去明显下降，病死率降至 5%~10%。

鼠疫专家——伍连德博士

伍连德博士，先后获得剑桥大学医学学士学位和医学博士学位，1907 年任天津陆军军医学堂副校长在国际上首次提出了肺鼠疫的概念，获得过诺贝尔奖提名。1910 年 12 月，东北暴发肺鼠疫，死亡人数一度上升至 4 万人，伍连德实行"隔离法""焚烧法"，仅

用 4 个月便扑灭肺鼠疫。1927 年，因他的科学抗疫实践和对鼠疫的研究所做出的卓越贡献，日内瓦国际联盟卫生组织授予其"鼠疫专家"称号。梁启超回顾晚清到民国五十年历史，曾感慨："科学输入垂五十年，国中能以学者资格与世界相见者，伍星联（即伍连德）博士一人而已！"

（杨　芳）

第四节　疟　疾

PPT

📝 学习目标

知识要求：

1. 掌握　疟疾的定义及临床表现特点。

2. 熟悉　疟疾的流行病学、处理原则及护理诊断/问题。

3. 了解　疟疾的病因与发病机制。

技能要求：

1. 熟练掌握患者如出现脑水肿与昏迷时进行护理抢救配合的技能。

2. 学会应用专业知识指导疟疾患者进行疾病预防。

素质要求：

1. 能在临床护理工作中保持热情、和蔼的态度，体现人文关怀。

2. 在抢救患者的过程中，能与医护人员进行良好的团队协作。

⇒ 案例引导

案例： 患者，男性，28 岁。因"突发反复寒战、高热 5 天"入院。同伴诉其为外来旅游人员，5 天前突发寒战、高热，达 41℃，3 小时后大汗淋漓，热骤退，而后隔日定时发作，为求进一步诊治入院。体格检查：T 40℃，P 100 次/分，R 26 次/分，BP 130/85mmHg，双肺呼吸音清，心律齐，未闻及杂音，腹（－），双下肢不肿。

讨论：

1. 该患者可能的诊断是什么？

2. 下一步的治疗和护理措施是什么？

疟疾（malaria）是由雌性按蚊叮咬传播，人类的疟原虫感染引起的寄生虫病。临床特点以间歇性、反复发作的寒战、高热，继之大汗后缓解为主要表现。疟疾在全球致死性寄生虫病中居第一位。目前每年新发疟疾为 1.4 亿～2.9 亿例。随着我国出境旅游和对外人员交流的迅速发展，出现不少在境外疟疾流行区被感染的病例。

【病原学】

疟疾的病原体为疟原虫，可感染人类的疟原虫有四种，即间日疟原虫（Plasmodium vivax）、恶性疟原虫（P. falciparum）、三日疟原虫（P. malariae）和卵形疟原虫（P. ovale）。在我国主要有间日疟原虫和恶性疟原虫，三日疟原虫少见，卵形疟原虫罕见。

疟原虫生活史包括在人体内（无性繁殖）和在按蚊体内（有性繁殖）两个阶段。人是中间宿主，蚊是终末宿主。

1. 人体内无性繁殖期　感染疟原虫的雌性按蚊叮人吸血时，感染的子孢子随其唾液腺分泌物进入人体，经血液循环迅速进入肝脏。在肝细胞内经 9～16 天从裂殖子发育为成熟的裂殖体。在被寄生的肝细胞破裂时，大量裂殖子进入血液循环，侵犯红细胞，开始红细胞内的无性繁殖周期。裂殖体内含数个至数十个裂殖子，当红细胞破裂时，释放出裂殖子及代谢产物，引起临床疟疾发作。血中的裂殖子再侵犯未被感染的红细胞，重新开始新一轮的无性繁殖，形成临床上周期性发作。间日疟及卵形疟于红细胞内的发育周期约为 48 小时。三日疟约为 72 小时。恶性疟的发育周期为 36～48 小时，且发育先后不一，故临床发作亦不规则。

2. 按蚊体内有性繁殖期 当雌性按蚊吸血时，雌、雄配子体在蚊体内分别发育并结合后形成合子，经发育后成为动合子，侵入按蚊的肠壁发育为囊合子。囊合子中数千个子孢子母细胞发育后形成其感染能力的子孢子。这些子孢子可主动地移行到按蚊的唾液腺中，当按蚊再次叮人吸血时，子孢子进入人体继续其无性繁殖周期。

【流行病学】

1. 传染源 疟疾患者和带疟原虫者。

2. 传播途径 雌性按蚊是主要传播媒介，叮咬人体是主要传播途径。少数病例可通过输注带有疟原虫的血液或经母婴传播后感染。

3. 易感人群 人群对疟疾普遍易感，感染后可有一定免疫力，但并不持久。非流行区的外来人员感染疟原虫时，症状常常更为严重。

4. 流行特征 主要流行于热带和亚热带，其次为温带。在我国，主要以间日疟流行为主。夏秋季节发病较多。

【发病机制】

疟原虫在红细胞内发育时一般无症状。当红细胞破裂、释放出大量裂殖子及代谢产物时，可作为致热原刺激机体产生强烈的免疫反应，引起寒战、高热、继之大汗的典型临床表现。释放出来的裂殖子部分被单核 - 吞噬细胞系统吞噬而消灭，部分再侵入新的红细胞，进行新一轮的发育、繁殖，不断循环，因而导致周期性的临床发作。疟疾患者的病情严重程度与感染疟原虫的种类和数量密切相关。

疟疾的病理改变随疟原虫的种类、感染时间而异，主要有脾大、肝大、软脑膜充血、脑组织水肿。

【临床表现】

间日疟和卵形疟的潜伏期为 13 ~ 15 日，三日疟潜伏期为 24 ~ 30 日，恶性疟为 7 ~ 12 日。

1. 典型症状 典型临床症状为突发寒战、高热和大量出汗。寒战持续 20 分钟 ~ 1 小时不等。随后体温骤升至 40℃ 以上，伴有全身酸痛、乏力，但神志清楚，常持续 2 ~ 6 小时。继而全身大量出汗，体温骤降，持续 30 分钟 ~ 1 小时，患者虽可自觉症状减轻，但仍感乏力。各种类型的疟疾两次发作之间都有间歇期，间日疟和卵形疟的间歇期约为 48 小时，三日疟约为 72 小时，恶性疟为 36 ~ 48 小时。反复发作易造成红细胞的大量破坏，导致患者出现不同程度的贫血和脾大。

2. 脑型疟 是恶性疟严重的临床类型，亦偶见于间日疟。脑型疟的病情凶险，病死率较高。主要表现为高热、剧烈头痛、呕吐、抽搐、烦躁不安，伴不同程度的意识障碍，病重者可因脑疝、呼吸衰竭而死亡。恶性疟可引起急性血管内溶血，表现为突发的寒战、高热、腰痛、进行性贫血、黄疸、酱油色尿等，严重者出现急性肾衰竭。

3. 输血后疟疾 多发生在输入含有疟原虫的血液制品 7 ~ 10 日后出现，国内主要为间日疟，临床表现与按蚊传播的疟疾相同，不会复发。

4. 再燃和复发 再燃是由血液中残余的疟原虫引起，多见于病愈后的 1 ~ 4 周，各型疟疾均有发生再燃的可能，并可多次出现。复发是由寄生于肝细胞内的迟发型子孢子引起的，多见于病愈后的 3 ~ 6 个月，间日疟和卵形疟可出现复发。

【实验室及其他检查】

1. 血常规检查 白细胞计数大多正常，单核细胞可相对升高。疟疾反复发作时，患者可出现红细胞和血红蛋白下降，尤以恶性疟疾变化显著。

2. 病原学检查 病原学检查是确诊的依据，经吉姆萨染色后用显微镜油镜检查，寻找疟原虫，是目前最常用的方法，具有确定诊断及判断疟原虫密度的重要意义。厚血涂片检出率较高，但较难确定疟原虫的种类；而薄血涂片可鉴别出疟原虫种类。因此，最好同时制作厚、薄两种血涂片。骨髓穿刺涂片的阳性率稍高于外周血涂片。

3. 免疫学方法 如酶联免疫吸附试验、放射免疫测定等，检测血液中疟原虫的特异性抗原与特异性抗体，具有方便、快速、敏感的特点。由于抗疟抗体常在感染后 3 ~ 4 周出现，因此特异性抗体的检测价值较小，主要用于本病的流行病学调查。

【诊断要点】

1. 流行病学资料 发病前有疟疾流行区旅居史，蚊虫叮咬史，近期有输血史等。

2. 临床表现 有间歇发作性寒战、高热、大量出汗，贫血和脾大。

3. 实验室检查 血涂片找到疟原虫可明确诊断。

【处理原则】

1. 抗疟原虫治疗 使用青蒿素衍生物与另一种有效抗疟疾药物的联合方案，这是目前最有效且避免疟原虫产生耐药性的方法。

（1）杀灭红细胞内裂体增殖期疟原虫的药物 控制临床发作。

1）青蒿素及其衍生物 以青蒿素为基础的联合药物治疗在所有疟疾流行区有效，是近年来全球疟疾控制取得成功的重要因素。可根据病情轻重或急缓选用口服、肌注或静脉注射。

2）氯喹 用于对氯喹敏感的疟原虫感染治疗，具有高效、耐受性好、不良反应轻的优点。

3）盐酸甲氟喹 对耐氯喹的恶性疟原虫感染亦有较好的疗效。但近年来已有耐药株较广泛存在的报道。

4）磷酸咯萘啶 能有效地杀灭红细胞内裂体增殖的疟原虫。

5）哌喹 本品作用类似氯喹，半衰期为 9 天，是长效抗疟药。耐氯喹的虫株对本品仍敏感。

6）盐酸氨酚喹啉　作用与氯喹相似，副反应较氯喹少。

7）其他　包括喹宁等。

（2）杀灭红细胞内疟原虫配子体和肝细胞内迟发型子孢子的药物　防止疟疾的传播与复发。

1）磷酸伯氨喹　可杀灭红细胞内疟原虫配子体，防止传播。

2）特芬喹（tafenoquine）　是杀灭红细胞内疟原虫配子体和迟发型子孢子的药物。预防疟疾复发效果良好。

2. 对症及支持治疗　脑型疟如出现脑水肿与昏迷，应及时给予脱水治疗。监测血糖，以及时发现和纠正低血糖。应用低分子右旋糖酐，有利于改善微小血管堵塞或加用血管扩张剂己酮可可碱治疗，可提高脑型疟疾患者的疗效。高热、超高热患者进行降温治疗。高热者可加醋氨酚、布洛芬等解热镇痛药治疗可加快退热速度。对超高热患者可短期应用肾上腺皮质激素

【护理诊断/问题】

1. 体温过高　与病原体感染后致热原释放入血有关。

2. 活动无耐力　与大量红细胞破坏导致贫血有关。

3. 潜在并发症　惊厥、脑疝及黑尿热等。

【护理措施】

1. 一般护理

（1）休息与活动　保持病室内适宜温湿度，做好防蚊、灭蚊工作，嘱发作期患者卧床休息。护理高热者时，保持皮肤及床单位的清洁干燥，增加患者舒适度，防止皮肤完整性受损。

（2）饮食护理　对于发作期患者，能进食者给予高热量流质或半流质饮食；不能进食者给予静脉补充液体。对于间歇期患者给予高蛋白、高纤维素、易消化饮食，同时注意增加含铁丰富食物的摄入量。对于出现高热、伴有严重中毒症状的患者，补充液体，保持水和电解质平衡。此外，应用抗疟药物期间，易出现副反应，可嘱患者多饮水，以促进药物代谢。

2. 病情观察　监测患者的生命体征，尤其是体温及热型的变化，观察患者有无贫血征象，做好相关记录并报告医生。观察有无头痛、呕吐、抽搐、意识障碍等病情变化，注意并发症的观察，发现异常应立即通知医生并配合救治。

3. 对症护理　当患者出现寒战、高热时，及时通知医生，进行物理降温的同时配合药物应用，患者常有大汗，保持患者皮肤清洁、干燥，及时更换汗液浸湿的床单及衣物，增加患者的舒适度。

4. 用药护理　遵医嘱应用抗疟药物进行治疗。因服用氯喹可刺激胃肠道，故指导患者在饭后服用，同时注意有无头晕、恶心、呕吐、食欲不振、皮肤瘙痒的发生。静脉应用氯喹可引起血压下降及心脏传导阻滞，甚至出现心脏骤

停，因此用药过程中需控制滴速，以40~50滴/分为宜。伯氨喹与氯喹联合应用时，安排专人看护，除观察患者有无头晕、恶心、呕吐、发绀外，还应注意急性血管内溶血症状出现，一旦发生严重毒性反应，立即通知医生并配合处理。

5. 心理护理　疾病常急骤发作，且发作与间歇反复出现，由于担心预后，患者易产生紧张、焦虑等心理。护理人员可向患者介绍疾病相关知识，帮助患者树立战胜疾病的信心。同时与家属及时进行有效沟通，取得配合，共同做好患者的心理护理。

6. 健康指导

（1）疾病预防知识指导　向患者介绍疟疾预防相关知识，对其流行病学特点、传播途径、临床表现进行详细讲解。健全疫情报告制度，根治疾病及带疟原虫者。加强防蚊、灭蚊，注意个人防护，使用蚊帐、驱蚊剂。对疟疾高发区健康人群及外来易感人群，可预防性用药。

（2）疾病相关知识指导　嘱出院患者，定期随访，尤其反复发作者，应及时到医院就诊；1~2年内有疟疾发作史、血中查出疟原虫者，于流行季节前1个月，在医生指导下进行抗复发治疗；而后每3个月复查一次，直至2年内无复发；病愈未满3年，不可输血给他人。

【预后】

疟疾的病死率因感染的虫种不同而有较大差异，间日疟、三日疟和卵形疟患者的病死率很低，恶性疟的病死率相对较高，如果没有其他严重并发症，病死率也仅为0.1%左右。脑型疟是恶性疟的严重临床类型，病死率可高达9%~31%，而且病后容易出现多种后遗症，如偏瘫、失语、斜视、失明、小脑共济失调和精神异常等。另外，婴幼儿感染、延误诊治和耐多种抗疟药虫株感染者，病死率较高。

◈ **知识链接**

屠呦呦——中医药科学家

屠呦呦，女，诺贝尔奖获得者（首位获得诺贝尔科学奖的中国科学家），共和国勋章获得者。自20世纪60年代以来，屠呦呦全身心投入严重危害人类健康的世界性流行疾病——疟疾的防治研究。坚持"没有行不行，只有肯不肯坚持"的信念，默默耕耘、无私奉献，于1972年发现了一线抗疟药物——青蒿素，挽救了数百万人的生命，每年治疗患者数亿，极大地降低疟疾患者的死亡率，为人类健康事业作出了巨大贡献。几十年如一日为科学奉献，对祖国医药科学的向往与探求，是屠呦呦始终如一的人生选择。

（熊　洪）

目标检测

答案解析

1. 传染病的基本特征是，除外（　）

A. 有特异病原体

B. 有传染性

C. 有感染中毒症状

D. 有流行病学特征

2. 传染病流行过程的基本条件是（　）

A. 患者病原携带者、受感染的动物

B. 周围性、地区性、季节性

C. 传染源、传播途径、易感人群

D. 散发、流行、暴发流行

3. 根据传染病防治法，SARS 的管理应是（　）

A. 甲类传染病，但按乙类的方法执行

B. 乙类传染病，但按甲类的方法执行

C. 乙类传染病，但按丙类的方法执行

D. 丙类传染病，但按乙类的方法执行

4. SARS 的传播途径不包括（　）

A. 飞沫传播　　　　B. 接触传播

C. 空气传播　　　　D. 虫媒传播

5. 我国肝硬化最常见的病因是（　）

A. 酒精中毒　　　　B. 药物中毒

C. 甲型肝炎　　　　D. 乙型肝炎

6. 艾滋病的传播途径包括（　）

A. 性接触传播

B. 母婴传播

C. 血液及血液制品传播

D. 以上都是

7. 艾滋病临床表现的描述中，下列不正确的是（　）

A. HIV 感染的全过程可分为急性感染期、无症状感染期和艾滋病期

B. 急性期可出现病毒血症

C. 无症状感染期无传染性

D. 艾滋病可有严重性感染和继发肿瘤

8. 流行性感冒的预防措施中，下列不正确的是（　）

A. 对流行性感冒患者进行隔离和治疗

B. 给人群使用金刚烷胺进行药物预防

C. 流行性感冒流行区接种流感疫苗

D. 减少公众集会活动

9. 狂犬病最具有特征性的症状是（　）

A. 呼吸困难　　　　B. 恐水

C. 大量流涎　　　　D. 发热

10. 霍乱最常见的严重并发症是（　）

A. 急性肺水肿　　　　B. 急性肾衰竭

C. 脱水　　　　　　　D. 酸中毒

11. 以下不是流行性脑脊髓膜炎的并发症的是（　）

A. 惊厥　　　　　　　B. 脑水肿

C. 脑疝　　　　　　　D. 呼吸衰竭

12. 伤寒患者最严重的并发症是（　）

A. 肠出血　　　　　　B. 肠穿孔

C. 中毒性心肌炎　　　D. 中毒性肝炎

13. 患者，男性，26 岁。急性起病，高热 4 小时，大便水泻 2 次来院急诊。查体：体温 39.5℃，面色苍白，四肢冷，脉细速，血压 90/62mmHg，WBC 24.0×10^9/L，N 0.88，L 0.17，最可能的诊断是（　）

A. 乙脑　　　　　　　B. 霍乱

C. 中毒性痢疾　　　　D. 败血症

14. 疟疾的主要传播媒介是（　）

A. 淡色蚊　　　　　　B. 白纹伊蚊

C. 中华按蚊　　　　　D. 三带喙库蚊

（15～17 题共用题干）

患者，男，30 岁，霍乱。应用环丙沙星和多西环素治疗后，出现腹痛、乏力症状。

15. 首先应采取的护理措施是（　）

A. 卧床休息，给氧

B. 快速建立静脉通道

C. 心理疏导

D. 少次多量饮水

16. 对患者实行的隔离措施中，错误的是（　）

A. 按甲类传染病进行隔离

B. 及时上报疫情

C. 所有患者一起隔离

D. 疑似病例也应上报疫情

17. 当临床证状缓解后，该患者的饮食护理下列不妥的是（　）

A. 低盐　　　　　　　B. 富含维生素

C. 流质　　　　　　　D. 高脂

（18～20 题共用备选答案）

患者，女性，12 岁。因突起发热头痛、呕吐 2 天入院。入院前 2 天出现畏寒、发热，体温 39℃，头痛、呕吐 2 次，为胃内容物；次日头痛加剧，呕吐频繁，精神差。查体：血压 140/80mmHg，体温 39.5℃，呼吸 30 次/分，脉搏 115 次/分。WBC 19.0×10^9/L，N 0.85，L 0.15，神志清醒，胸腹四肢均有出血点，压之不褪色，颈有抵抗感，心肺未发现症状，腹软，肝脾未扪及，克尼格征（＋）。

18. 患者最有可能的诊断是（　）

    A. 流行性乙脑　　　　　B. 流行性脑脊髓膜炎

    C. 伤寒　　　　　　　　D. 细菌性痢疾

19. 以下行为不妥的是（　）

    A. 记录 24 小时出入量

    B. 绝对卧床休息

    C. 应用磺胺类药物治疗时，鼓励患者多饮水

    D. 为明确情况，在出血点部位进行穿刺

20. 疾病控制后，护士向患者及家属进行健康教育，其内容不妥的是（　）

    A. 保持良好环境

    B. 勿抓破皮肤

    C. 食谱多样化，以促进食欲

    D. 遵医嘱服药，定期门诊复查

书网融合……

本章小结 1	本章小结 2 - 1	本章小结 2 - 2	本章小结 2 - 3	本章小结 2 - 4
本章小结 2 - 5	本章小结 2 - 6	本章小结 2 - 7	本章小结 3 - 1	本章小结 3 - 2
本章小结 3 - 3	本章小结 3 - 4	本章小结 3 - 5	本章小结 4	题库

第十章　神经系统疾病患者的护理

第一节　概　述

PPT

📖 **学习目标**

知识要求：

1. 掌握　神经系统疾病常见症状的常用护理诊断/护理问题及护理措施。

2. 熟悉　神经系统疾病常见症状的护理评估。

3. 了解　神经系统的解剖结构和生理功能。

技能要求：

1. 熟练掌握护理神经系统疾病患者的技能。

2. 具备应用护理程序对神经系统疾病患者实施整体护理的技能。

素质要求：

1. 能够深刻理解和感悟护理专业价值，提高专业认同。

2. 具备敏锐观察病情变化，综合应用知识和技能处理各类复杂护理问题的能力。

3. 具备良好的沟通能力和团队协作精神。

　　神经系统疾病是指神经系统的构成部分（包括脑、脊髓、周围神经和肌肉）由于感染、血管性病变、变性、肿瘤、外伤、中毒、免疫障碍、遗传因素、先天发育异常、营养缺陷及代谢障碍等因素引起的疾病。其中慢性病居多，往往迁延不愈，致残率高，对患者的工作与生活造成严重影响。

一、神经系统的结构功能与疾病的关系

　　按位置功能分，神经系统包括中枢神经系统（central nervous system，CNS）和周围神经系统（peripheral nervous system，PNS）两大部分。

（一）中枢神经系统

　　中枢神经系统是神经系统的主要部分，包括位于椎管内的脊髓和位于颅腔内的脑。在中枢神经系统内大量神经细胞聚集在一起，有机地构成网络或回路。其主要功能是传递、储存和加工信息，产生各种心理活动，支配与控制机体的全部行为。

　　1. 脑　人脑由大脑、小脑、间脑、脑干组成。两大脑半球与间脑合起来称前脑。脑的内腔称为脑室，内含脑脊液。

　　（1）大脑　中枢神经系统的最高级部分是大脑，由左、右两个大致对称的半球构成，两个半球之间，由胼胝体相连，使两半球的神经传导得以互通。半球内的腔隙称为侧脑室，它们借室间孔与第三脑室相通。每侧大脑半球的表层就是大脑皮质，由灰质构成。人类大脑皮质的褶皱形成了许多沟回和裂，以增加大脑皮质面积。大脑半球从外形上可分为：①三个面：上外侧面、内侧面和下面（底面）；②三条叶间沟：中央沟、外侧沟和顶枕沟；③六个脑叶：额叶、顶叶、枕叶、颞叶、岛叶、边缘系统。

　　大脑皮质是中枢神经发育最复杂和最高级的部位，控制着许多高级功能，如智力、语言、情感、运动以及各种感觉刺激的整合。目前较常用的是Brodmann的52区分法。重要的神经中枢有躯体运动中枢、躯体感觉中枢、语言中枢、视觉中枢、听觉中枢等。

　　大脑皮质的下方为白质，白质内还有灰质核，这些核靠近脑底，称为基底核（或称基底神经节）。基底核中主要为纹状体。纹状体由尾状核和豆状核组成。纹状体的主要功能是使肌肉的运动协调，维持躯体一定的姿势。

　　（2）间脑　间脑位于中脑之上，尾状核和内囊的内侧，是视神经的连接部位，存在上行和下行的神经传导束以及具有调节功能的神经核。间脑一般被分成背侧丘脑、后丘脑、上丘脑、底丘脑和下丘脑五个部分。

　　其中背侧丘脑即人们常说的丘脑，是间脑中的最大结构。丘脑是大脑皮层以下最高级的感觉中枢，是感觉传导的中继站。除嗅觉外，各种感觉的传导通路均在丘脑内更

换神经元，而后投射到大脑皮质。丘脑病变引起的症状可因损伤部位及范围不同而异，一般称为丘脑综合征。包括：①病变对侧肢体轻瘫。②病变对侧半身感觉障碍（以深感觉为主）。③病变对侧半身自发性疼痛。④病变同侧肢体共济运动失调。⑤病变同侧舞蹈样运动。

下丘脑是大脑皮质下调节内脏活动和内分泌活动的高级中枢，它把内脏活动与其他生理活动联系起来，调节着体温、摄食、水平衡、血糖和内分泌腺活动等重要的生理功能。下丘脑功能十分复杂，受损后可表现为复杂的临床症候群，称为下丘脑综合征。临床表现为以内分泌代谢障碍为主，伴植物神经系统功能紊乱的症候群，包括睡眠、体温、进食、性功能障碍、尿崩症、精神异常等。

（3）脑干　脑干上承大脑半球，下连脊髓，呈不规则的柱状形。脑干部位又包括四个重要构造：延髓、脑桥、中脑、网状系统。延髓主要功能为控制呼吸、心跳、消化等。脑桥的白质神经纤维，通到小脑皮质，可将神经冲动自小脑一半球传至另一半球，使之发挥协调身体两侧肌肉活动的功能。中脑是视觉与听觉的反射中枢，凡是瞳孔、眼球、肌肉等活动，均受中脑的控制。网状系统的主要功能是控制觉醒、注意、睡眠等不同层次的意识状态。总之，脑干的功能主要是维持个体生命，包括心跳、呼吸、消化、体温、睡眠等重要生理功能，均与脑干的功能有关，一旦脑干受损，将是一种严重的，甚至是致命的损伤。

（4）小脑　小脑位于脑干的背侧，大脑的后下方，由左右两个半球所构成，且灰质在外部，白质在内部。在功能方面，小脑和大脑皮质运动中枢共同控制肌肉的运动，借以调节姿势与身体的平衡。小脑损伤后可出现共济失调、平衡障碍，表现为四肢乏力，行走摇晃不稳，闭目站立，无法维持平衡。

2. 脊髓　脊髓系中枢神经的一部分，位于脊椎骨组成的椎管内，呈长圆柱状，全长41～45cm。上端与颅内的延髓相连，下端呈圆锥形，止于第一腰椎下缘（初生儿则平第3腰椎）。腰椎穿刺或腰椎麻醉多在第3～4或第4～5腰椎之间进行，因为在此处穿刺不会损伤脊髓。脊髓两旁发出许多成对的神经（称为脊神经）分布到全身皮肤、肌肉和内脏器官。脊髓的主要功能是传导和反射。脊髓损伤往往导致损伤节段以下肢体严重的功能障碍。

（二）周围神经系统

周围神经系统也称外周神经系统（peripheral nervous system），是中枢神经系统发出的导向人体各部分的神经。根据连于中枢的部位不同分为脑神经和脊神经；还可根据分布的对象不同分为躯体神经系统和内脏神经系统。周围神经系统担负着与身体各部分的联络工作，起传入和传出信息的作用。

1. 脑神经和脊神经　脑神经亦称"颅神经"，共12对，其排列顺序通常用罗马数字表示。依次为嗅神经、视神经、动眼神经、滑车神经、三叉神经、展神经、面神经、听神经、舌咽神经、迷走神经、副神经和舌下神经，其中三叉神经由眼神经、上颌神经和下颌神经组成。按所含主要纤维的成分和功能的不同，将脑神经分为三类：感觉神经，包括嗅、视和位听神经；运动神经，包括动眼、滑车、展、副和舌下神经；混合神经，包括三叉、面、舌咽和迷走神经。脑神经损害可出现如下症状：视力下降、视物成双、眼睑下垂、眼球位置偏斜、面部麻木、口眼歪斜、口角流涎、听力下降、吞咽困难、饮水呛咳、发音异常等。

脊神经共31对，由与脊髓相连的前根和后根在椎间孔合并而成。前根属运动性，后根属感觉性。31对脊神经中包括8对颈神经，12对胸神经，5对腰神经，5对骶神经，1对尾神经。每对脊神经都是混合神经，分布在躯干、腹侧面和四肢的肌肉中，主管颈部以下的感觉和运动。脊神经损害时，可产生感觉、运动、反射及植物神经（血管运动、分泌、营养）等方面的障碍。

2. 躯体神经系统和内脏神经系统　躯体神经系统可以通过意识加以控制，又被称为随意神经系统。躯体神经分布于体表、骨、关节和骨骼肌。躯体神经系统的感觉神经纤维可将身体各部分的感觉器官所搜集到的视觉、嗅觉、味觉、触觉等资讯传到大脑或脊髓，而运动神经纤维则负责将中枢神经系统所下达的命令传到骨骼肌以产生所需的运动。

内脏神经系统是与躯体神经系统相对而言，主要管理内脏的运动和内脏的感觉。内脏神经和躯体神经一样，按照纤维的性质可分为感觉和运动两种。内脏运动神经调节内脏、心血管的运动和腺体的分泌，通常不受人的意志控制，是不随意的，故有人将内脏运动神经称为自主神经系统（autonomic nervous system）；又因它主要是控制和调节动、植物共有的物质代谢活动，并不支配动物所特有的骨骼肌的运动，所以也称之为植物神经系统。

二、神经系统疾病患者常见症状体征的护理

【常见症状和体征】

1. 头痛　各种原因刺激颅内外对疼痛的敏感结构均能引起头痛，头痛为临床常见的症状。疼痛的敏感结构包括颅内的血管、神经和脑膜以及颅外的骨膜、血管、头皮、颈肌、韧带等，这些敏感结构受挤压、牵拉、移位、发炎、血管的扩张和痉挛、肌肉的紧张性收缩等即可发生头痛。根据病因与临床表现的不同，头痛可分为6种类型。

（1）神经性头痛　主要与精神、情绪紧张及各种压力有关，如常见的神经官能症性头痛、癔病性头痛、抑郁症

性头痛、紧张性头痛（也称肌收缩性头痛）、焦虑症引起的头痛等。其部位不固定，表现为持续性闷痛，头痛程度为轻、中度痛，常伴有心慌、气急、焦虑不安、失眠健忘等症状。

（2）偏头痛 是一种血管性头痛，为发作性神经血管功能障碍，以反复发生的偏头痛或双侧头痛为特征。多数患者有家族史，女性多于男性。发作无规律，可伴有恶心、呕吐等。情绪紧张、饥饿、缺少睡眠、噪声、强光以及气候变化等，均可诱导发作。服用止痛药物或安静休息、睡眠后头痛可缓解。

（3）丛集性头痛 也称组织胺性头痛，因头痛在一段时间内密集发作而得名，表现为眼眶和头部疼痛的神经 - 血管功能障碍。头痛无先兆，突然开始，为一连串密集的头痛发作，多从一侧眼窝及其周围开始，向同侧颞顶部及耳鼻扩散，也可扩散至枕、顶部；疼痛为钻痛或搏动性痛，程度剧烈，患者烦躁不安，部分患者有同侧眼结膜充血、流泪、鼻塞和流涕、面部潮红、眼睑水肿，以及恶心、厌食、畏光等。少数人（20%）可出现同侧 Horner's 征（眼裂变小、眼球内陷、瞳孔缩小及同侧面部无汗）。不少患者的头痛在一天固定时间内出现，以午睡后和凌晨发作最常见，可使患者从睡眠中痛醒。每次发作持续 15～180 分钟，可自行缓解，发作可持续 2 周至 3 个月，称为丛集期。

（4）脑外伤后头痛 多在受伤的一侧，可伴有触痛、头晕、疲乏、失眠、精神紧张、容易激动、注意力不集中和记忆力减退。

（5）颅内出血引起的头痛 中老年人突发性剧烈头痛，伴呕吐、血压升高及意识障碍，要考虑脑出血或蛛网膜下腔出血之可能。

（6）其他类型的器质性头痛 如眼源性头痛、耳源性头痛、鼻源性头痛。

2. 意识障碍 意识障碍是指人对外界环境刺激缺乏反应的一种精神状态。任何病因引起的大脑皮质、皮质下结构、脑干网状上行激活系统等部位的损害或功能抑制，均可出现意识障碍。临床上一般通过患者的言语反应，对疼痛刺激的反应、瞳孔对光反射、吞咽反射、角膜反射等来判断意识障碍的程度。

以觉醒度改变为主的意识障碍，从轻到重，依次可分为嗜睡、昏睡、昏迷（浅昏迷、中昏迷、深昏迷）。以意识内容改变为主的意识障碍，包括意识模糊和谵妄。此外，特殊类型的意识障碍可见以下几种。

（1）去皮质综合征 是大脑皮质受到严重的广泛损害，功能丧失，而大脑皮质下及脑干功能仍然保存的一种特殊状态。患者有觉醒和睡眠周期，能够无意识睁闭眼睛或转动眼球，各种生理反射如瞳孔对光反射、角膜反射、吞咽反射、咳嗽反射存在，貌似清醒，但对外界刺激无反应、无自发言语及有目的动作。去皮质强直呈上肢屈曲、下肢伸直的姿势，去大脑强直为四肢均伸直，有病理征。

（2）无动性缄默症 又称睁眼昏迷。主要见于脑干上部或丘脑的网状激活系统受损，而大脑半球及其传出通路无病变。患者能注视检查者及周围的人，貌似觉醒，但缄默不语，不能活动，对外界任何刺激无意识反应，睡眠觉醒周期存在；大、小便失禁，四肢肌张力低下，腱反射消失，但无病理征。

（3）闭锁综合征 又称去传出状态。是指患者虽然意识清醒，但却由于全身随意肌（除眼睛外）全部瘫痪，导致不能活动、不能自主说话的一种综合征。系脑桥基底部病变所致，大脑半球和脑干被盖部网状激活系统无损害。患者能用睁闭眼回答问话，与他人沟通。脑电图正常或轻度慢波有助于与真正的意识障碍相区别。

3. 语言障碍 语言障碍分为失语症和构音障碍。由于大脑皮质与言语功能有关区域的损害，使其说话、听话、阅读和书写能力丧失或残缺称为失语，是大脑优势半球损害的重要症状之一。构音障碍是指由于神经病变，与言语有关的肌肉麻痹、收缩力减弱或运动不协调所致的言语障碍。表现为用词正确，但发声困难、发音模糊，声音、语速及音调异常。

根据对患者自发语言、对话、理解力、复述能力、阅读及书写能力的观察和检查，可将失语分为以下几种类型（表 10 - 1 - 1）。

表 10 - 1 - 1 常见失语症的临床特点及病变部位

类型	临床特点	病变部位
Broca 失语（运动性失语、表达性失语、非流利性失语）	口语表达不流利，电报样言语 言语理解力正常，但常用错词、语法错误或缺乏 复述困难	优势半球 Broca 区（额下回后部）
Wernicke 失语（感觉性失语、听觉性失语、流利性失语）	口语表达流利，内容不正确，语法完好 言语理解严重障碍 发音用词方面有错误，严重时别人完全听不懂	优势半球 Wernicke 区（颞上回后部）
传导性失语	理解和表达完好，但不能正确复述	缘上回皮质或深部白质内的弓状纤维束受损

续表

类型	临床特点	病变部位
命名性失语（健忘性失语）	口语流利 对物件、人名的命名能力丧失，但能说出物件的用途	颞中回后部或颞枕顶结合区
完全性失语	所有语言功能明显障碍，只能发出无意义的"吗、吧、嗒"等声音。听读、书写能力也丧失	大脑半球大范围病变
失写	书写不能，患者手部肌肉无瘫痪，但不能书写或写出的句子常有遗漏错误，抄写能力仍保存	优势半球额中回后部
失读	对视觉性符号的认识能力丧失，不识文字、词句、图画，不能书写和抄写	优势半球顶叶角回

4. 感觉障碍　感觉障碍是指人体对各种形式的刺激，如触、压、痛、温度、位置及振动等无感知、感知减退或异常的一组综合征。根据病变的性质，临床上将感觉障碍分为抑制性症状和刺激性症状两大类。

（1）抑制性症状　感觉传导路径被破坏或功能受抑制时，出现感觉缺失或感觉减退。在同一部位各种感觉均缺失，称为完全性感觉缺失。如果在同一部位只有某种感觉障碍而其他感觉保存者，称为分离性感觉障碍。

（2）刺激性症状　感觉传导路径受到刺激或兴奋性增高时出现刺激性症状。表现为感觉过敏（感觉刺激阈降低，轻微刺激引起强烈的感觉）、感觉过度（感觉刺激阈增高，反应剧烈，时间延长）、感觉倒错（对外界刺激产生与正常人不同性质或相反性质的异常感觉）、感觉异常（在无外界任何刺激的情况下出现的麻木感、肿胀感、痒感、沉重感、针刺感、蚁走感、电击感、束带感、冷热感等）、疼痛。

不同解剖部位的损伤会产生不同类型的感觉障碍，典型的感觉障碍具有特殊的定位诊断价值。根据病变部位不同，感觉障碍的临床表现各异。

1）末梢型　肢体远端对称性完全性感觉缺失，呈手套或袜子形分布。

2）周围神经型　某一神经支配区出现节段性的感觉缺失或感觉分离。

3）传导束型　感觉传导束损害引起受损以下部位的感觉障碍，如脊髓横贯性损害、脊髓半切综合征（表现为病变平面以下对侧痛、温觉丧失，同侧深感觉丧失及上运动元瘫痪）。

4）交叉型　病变同侧的面部和对侧偏身的痛、温觉减退或丧失。

5）偏身型　一侧偏身和同侧面部的感觉减退和缺失。

6）单肢型　大脑皮质的感觉区分布较广，一般病变仅损及部分区域，故常产生对侧的一个上肢或一个下肢的感觉缺失，以复合感觉障碍为其特点。

5. 运动障碍　当运动系统中任何部位受损，均可引起运动障碍，可见瘫痪、僵硬、不随意运动和共济失调等。

本节重点介绍瘫痪。瘫痪为随意运动功能减低或丧失，是神经系统常见的症状之一。

根据受累部位不同，瘫痪可分为弛缓性瘫痪，又称下运动神经元性瘫痪或周围性瘫痪。因不伴肌张力增高，也称软瘫。痉挛性瘫痪，又称上运动神经元性瘫痪或中枢性瘫痪，因其瘫痪肢体伴肌张力增高而得名，故也称硬瘫（表10-1-2）。

表10-1-2　上、下运动神经元性瘫痪的临床表现

临床特点	上运动神经元性瘫痪	下运动神经元性瘫痪
瘫痪的分布	范围较广，如单瘫、偏瘫、截瘫	范围局限，以肌群为主
肌张力	增高	减低
腱反射	增强	减低或消失
病理反射	有	无
肌萎缩	无或轻度失用性萎缩	明显
肌束颤动	无	有
肌电图	神经传导正常，无失神经电位	神经传导异常，有失神经电位

根据临床表现的不同，瘫痪又可分为以下几种类型。①单瘫：单个肢体的运动不能或运动无力，可表现为一个上肢或一个下肢。病变部位为大脑半球、脊髓前角细胞、周围神经等。②偏瘫：一侧肢体的上下肢瘫痪，常伴瘫痪侧肌张力增高、腱反射亢进和锥体束征阳性等体征。常见于一侧大脑半球病变，如内囊出血、脑梗塞、肿瘤等。③交叉性瘫痪：为病变侧脑神经麻痹和对侧肢体的瘫痪。常见于脑干部位肿瘤、炎症和血管性病变。中脑病变时出现病侧动眼神经麻痹，对侧肢体瘫痪；脑桥病变时出现病侧展神经、面神经麻痹和对侧肢体瘫痪；延脑病变时出现病侧舌下神经麻痹和对侧肢体瘫痪。④截瘫：双下肢瘫痪称为截瘫，常见于脊髓胸腰段的炎症、外伤、肿瘤等引起的脊髓横贯性损害。⑤四肢瘫：四肢不能运动或肌力减退。见于高颈段脊髓病变和周围神经病变，如吉兰-巴雷综合征。⑥局限性瘫痪，指某一神经根支配区或某些肌群的无力，如单神经病变、局限性肌病、肌炎等。

【护理评估】

1. 健康史

（1）现病史　①发病情况：询问起病是突发性还是渐进性，是发作性还是持续性，有无明显的致病或诱发因素；每种症状发生的起始时间、前后顺序、严重程度以及部位、性质和程度；病情有无先兆、如何演变发展及有无伴随症状。②检查治疗的经过及效果：目前用药情况，包括药物的名称、剂量、用法疗效或不良反应；是否遵从医嘱治疗；有无特殊饮食及遵从情况。③目前的主要表现：有无头痛及意识、精神、言语、运动、感觉等障碍或其他神经系统损害的表现。④一般情况：如体重、营养状况、食欲、睡眠及大小便有无异常。

（2）既往史　有无高血压、糖尿病、高脂血症等神经系统相关性疾病，有无外伤、感染、中毒史，有无特殊药物摄入史如抗精神病药等。

（3）个人史与家族史　①了解患者的生长发育史和主要经历，包括出生地、居住地、职业、工种和文化水平，有无疫水接触史和地方病史，有无动物喂养史。②了解患者的性格特点和生活方式，包括工作、学习、活动、休息、日常生活与睡眠是否规律，生活自理能力及其依赖程度，

是否需要提供辅助及辅助程度。③了解患者的饮食习惯，询问有无烟酒及生食等特殊嗜好。④了解家族有无类似发病情况。

2. 身体评估

（1）全身一般状况　患者生命体征、面容表情、身体发育、营养状况，有无消瘦、恶病质、肥胖或水肿以及皮肤黏膜是否完好；有无疼痛，可使用疼痛评分进行疼痛评估；可根据 Barthel 指数评分评估患者的日常生活活动能力，并给予相应的协助。

（2）意识、精神及认知状况　①意识是否清楚，检查是否合作。有无昏迷，观察角膜反射，检查瞳孔大小、形状，是否等大等圆，对光反射是否灵敏。使用 Glasgow 昏迷量表评估意识障碍的程度（表10-1-3），量表最高得分为 15 分，最低得分为 3 分，一般分数越低病情越重。②有无语言障碍。让患者陈述病史、重述、阅读、书写、命名等检测语言表达及对文字符号的理解，发现患者存在语言障碍，则对其进行分类。③有无感觉障碍，如浅感觉、深感觉、复合感觉，并注意左右侧、远近端的比较。④有无情感和意志方面的异常如错觉、兴奋、躁动等。⑤有无智障，计算力、理解力、记忆力及定向力是否减退。

表 10-1-3　Glasgow 昏迷评定量表

检查项目	临床表现	评分	检查项目	临床表现	评分
A. 睁眼反应	自动睁眼	4	C. 运动反应	能按指令动作	6
	呼之睁眼	3		对针刺能定位	5
	疼痛引起睁眼	2		对针刺能躲避	4
	不睁眼	1		针刺后肢体屈曲反应	3
B. 言语反应	回答正常	5		针刺后肢体过伸反应	2
	回答错误	4		无动作	1
	言语错乱	3			
	言语难辨	2			
	不语	1			

（3）头面部　①头颅大小、形状，有无头痛及部位。②面部有无口眼歪斜，额纹是否消失，鼻唇沟是否对称，伸舌是否居中，眼睑有无肿胀、下垂，有无突眼、复视和眼震。③有无吞咽困难、饮水呛咳、声嘶。④颈有无抵抗、压痛、颈动脉搏动是否对称，有无痉挛性斜颈及强迫头位。

（4）四肢及躯干　①脊柱有无畸形、压痛、叩击痛。②皮肤的颜色、质地，有无破损和水肿；肌力和肌张力情况，是否伴有肌肉萎缩、肌强直和压痛。③四肢有无震颤、抽搐、肌阵挛等不自主运动，有无瘫痪及瘫痪的类型、程度如何；关节活动是否灵活；站立和行走时的步态和姿势是否异常，有无共济失调。④评估肌力情况，采用0~5级肌力分级法（表10-1-4）。

表 10-1-4　肌力的评估（0~5 级分级法）

肌力等级	临床特点
0 级	完全瘫痪
1 级	肌肉可收缩，但不能产生动作
2 级	肢体能在床面上移动，但不能抗地心引力抬起（即水平移动）
3 级	肢体能抗地心引力抬离开床面，但不能抗阻（垂直移动，不阻抗）
4 级	能做抗阻力运动，较正常差
5 级	肌力正常

（5）神经反射　检查有无深浅反射的异常，如角膜反射、腱反射。有无病理反射、脑膜刺激征。

（6）各系统、器官情况 如心率、心律是否正常，双肺呼吸音有无异常，肝脾有无肿大等。

（7）高危风险情况 ①有无跌倒、坠床的风险。②有无压力性损伤的风险。③留置各类管路的患者有无导管滑脱的风险。④有无烫伤、冻伤等损伤的风险。

3. 心理－社会支持状况 评估患者及家属对疾病性质、进展、预后及并发症的了解程度以及对康复的期望值。评估疾病对患者的心理状态、人际关系与环境适应能力的影响，了解有无焦虑、恐惧、抑郁、孤独、自尊等心理障碍及其程度。评估社会支持系统，了解患者的家庭结构、经济状况、文化及教育情况，亲属对患者的关心及支持程度，患者的工作单位及社区所提供的支持及医疗服务等。

4. 实验室及其他检查

（1）血液检查 ①血常规、血脂、血糖、血钾。②乙酰胆碱受体抗体测定、血清肌酶检测。③其他：如铜蓝蛋白测定等。

（2）影像学检查 是神经系统疾病重要的辅助检查方法，有助于疾病的诊断、治疗效果的判断等，包括 X 线、CT、MRI、脑血管造影、经颅多普勒、放射性同位素检查等。

（3）电生理检查 有脑电图、肌电图、脑诱发电位、神经传导速度检查等。

（4）脑脊液检查 包括压力测定、脑脊液生化、常规、细胞及免疫学检查。脑脊液检查对中枢神经系统感染性疾病的诊断和预后具有比较重要的参考意义。但颅内高压、血液系统疾病应禁用或慎用此项检查。

（5）活体组织检查 有肌肉活检、神经活检、脑组织活检。应掌握严格适应证，当其他检查无法明确病因时谨慎进行。

（6）放射性核素检查 包括单光子发射计算机断层扫描（SPECT）和正电子发射计算机断层扫描（PET），主要用于脑血管疾病、脑瘤、各种痴呆等的诊断及预后判断。

【护理诊断/问题】

1. 疼痛：头痛 与颅内外血管舒缩功能障碍或脑部器质性病变等因素有关。

2. 急性意识障碍 与脑部受损、功能障碍有关。

3. 语言沟通障碍 与大脑语言中枢病变或发音器官的神经肌肉受损有关。

4. 感知改变 与脑、脊髓病变及周围神经受损有关。

5. 躯体活动障碍 与神经系统病变及神经肌肉受损、肢体瘫痪或协调能力异常有关。

6. 有受伤的危险 与步态异常、长期卧床、肌力降低等有关。

【护理目标】

1. 患者能保持情绪稳定，能正确选取缓解头痛的方法，头痛频次减少或程度减轻，患者舒适感增强。

2. 患者意识障碍由重变轻或意识恢复清楚，未发生与意识障碍、长期卧床有关的各种并发症。

3. 患者及家属能接受语言沟通障碍的事实，能配合语言训练，语言功能逐渐恢复正常。

4. 患者能适应感觉障碍的状态，感觉障碍减轻或逐渐消失，日常生活活动能力增强，未发生意外性损伤。

5. 患者能配合并坚持肢体功能康复训练，日常生活活动能力逐渐增强或恢复正常。

【护理措施】

1. 一般护理

（1）休息与活动 休息包括身心两方面，保持情绪稳定，避免各种刺激，根据病情帮助患者制定休息与活动计划，安排适宜的体位。保持床单位整洁、干燥、无渣屑，减少对皮肤的机械性刺激。卧床患者，定时翻身、拍背、按摩关节和骨突部位、进行肢体被动运动。若伴有颅内压增高者，可适当抬高床头 15°～30°。患者神志昏迷或谵妄躁动者，病床竖起床档或采取保护性约束。

（2）饮食护理 根据病情制定适宜的饮食原则，如头痛饮食原则以清淡低脂为宜，忌刺激性食物，戒烟酒。不能经口进食者可给予鼻饲流食或胃肠外营养，抬高床头30°防止食物反流；能经口进食者，给予温度适宜、营养丰富、易消化的饮食。味觉、嗅觉减退的患者，应防止口腔烫伤，食物烹饪应特别注意色泽的搭配，以促进患者食欲，满足机体营养所需。吞咽障碍患者需接受规范的膳食营养管理，尽早实现经口进食。此外，吞咽障碍食品应具备流体食品黏度适当、固态食品不宜松散、易变形、密度均匀顺滑等特点。

（3）环境及安全护理 保持环境安静整洁，温、湿度适宜。走廊厕所安装扶手，使用保护性床栏，地面干燥无水渍，指导患者穿防滑鞋及合适衣物，行走不稳者使用辅助工具并有人陪伴，防止跌倒坠床。感觉障碍者防止烫伤、冻伤等。

（4）皮肤黏膜护理 瘫痪患者注意观察有无压疮发生，保持皮肤干燥清洁，帮助患者定时翻身，必要时可使用气垫床等。做好大小便护理，保持外阴皮肤清洁，预防尿路感染，尿失禁患者及时清洁皮肤，必要时留置导尿管。

（5）维持有效呼吸 保持呼吸道通畅，及时清除口鼻分泌物，必要时吸痰。防止舌根后坠、气管梗阻、窒息或误吸等意外。低氧血症者，纠正缺氧，根据病情调节氧流量，可用鼻导管或面罩给氧，必要时进行气管插管或气管切开方式机械通气。

（6）保持大便通畅　高血压患者排便用力会诱发脑出血。保持大便通畅的措施包括进食高纤维素食物、适当按摩腹部、教会患者床上使用便器、协助患者养成定期排便的习惯、必要时用缓泻剂或低压盐水灌肠。

2. 病情观察　密切观察头痛、意识障碍、语言障碍、感觉障碍、运动障碍等症状体征的变化情况，如可用PQRST（Provokes 诱因、Quality 性质、Radiate 放射、Severity 程度、Time 时间）来描述头痛患者的主诉，从而采取针对性护理。有头痛眩晕、心烦易怒、视物模糊、夜眠不佳、面红口苦症状的患者应加强血压的监测，注意患者有无面部及口眼歪斜、手足麻木等症状的出现。颅内压增高常有喷射性呕吐和眼底水肿。观察辅助检查结果的变化，并注意有无新的症状和体征出现，处理效果如何。

3. 用药护理　指导患者遵医嘱正确应用药物，注意剂量、疗程、适应证、禁忌证，密切观察疗效及不良反应等。

4. 对症护理

（1）头痛　头痛发作时采用精神放松、听轻音乐或者引导式想象的方法减轻症状，还可用皮肤刺激疗法、冷敷或热敷减轻头痛。另外，理疗、按摩、加压等方法均可减轻头痛。慢性头痛在药物选择上多采用温和的非麻醉性止痛药借以减轻症状，其中主要选择非甾体抗炎药，其他药物包括适量的肌松弛药和轻型的镇静药，抗抑郁药也常根据病情应用，一般多以口服方式给药。护士应充分了解药物作用、用药方法，并告知患者止痛药的依赖性或成瘾性的特点、长期频繁用药的不良反应。对一些病因明确疾病引起的头痛应遵医嘱先控制病情以缓解疼痛，如青光眼引起的头痛及时用降眼压的药物滴眼治疗，高血压引起的头痛及时给予降压药物，颅内压增引起的头痛应尽快脱水治疗。

（2）意识障碍　严密监测并记录生命体征、意识、瞳孔变化，观察有无头痛、抽搐、恶心、呕吐、呕吐物的性状与量；准确记录出入量。观察有无并发症，如压疮、肺部感染、脑疝、应激性溃疡发生。根据不同的意识障碍程度，进行相应的意识恢复训练，如意识模糊患者，纠正其错误概念或定向错误、辨色错误、计算错误等，提供其所熟悉的物品（如照片等），帮助患者恢复记忆力。

（3）语言障碍　了解患者语言障碍情况，满足患者的日常生活需求。掌握非语言沟通的技巧，对不能很好地理解语言的患者，配以手势、表情、卡片或实物交谈，通过语言与逻辑性的结合，提供简单而有效的双向沟通方式。对说话有困难患者可以借助书写方式来表达。与语言康复治疗师及其他康复小组成员共同制定患者的语言康复计划，并加以实施。训练原则是：由少到多、由易到难、由简单到复杂，循序渐进，持之以恒。根据失语类型选择适当的训练方法，如 Broca 失语者，训练以口语表达为主，Wernicke 失语者，训练以听、理解、会话、复述等为主。构音障碍者，以发音训练为主。训练内容是：患者可在语言训练师指导下进行肌群运动训练、发音训练、复述训练、命名训练、刺激法训练等。还可利用电脑、电话等训练患者实用的交流能力；失去阅读能力的患者，可将日常使用的词、短语、短句写在卡片上，护士或家属由简到繁、由易到难、由短到长教患者朗读。

（4）感觉障碍　衣服宽松舒适，避免挤压皮肤。卧床患者保持床单整洁、干燥、无渣屑，防止感觉障碍的身体部位受压或机械性刺激。感觉减退的患者，注意避免接触温度过高或过低的物体，避免烫伤、冻伤。勿搔抓、重压患处。感觉过敏的患者，尽量减少一些不必要的刺激。深感觉异常者，走路时易摇晃、倾倒，应给予搀扶以防跌扑。进行感觉－运动康复训练，具体方法有以下几方面。①肢体的拍打、按摩、理疗、针灸、被动运动：在被动活动关节时反复适度地挤压关节、牵拉肌肉、韧带，让患者闭目或注视患肢以认真体会其位置、方向及运动感觉，促进患者本体感觉恢复。②各种冷、热、电的刺激训练：每天用温水擦洗感觉障碍的部位，以促进血液循环和刺激感觉恢复。还可用砂纸、毛线刺激触觉，用针尖刺激痛觉。③上肢运动感觉机能训练：可采用木钉盘训练法，将砂纸、棉布、毛织物、铁皮等缠绕在木钉外侧，当患者抓木钉时，通过各种不同质地材料对患肢末梢的感觉刺激，提高中枢神经的感知能力。负重训练法也可以改善上肢的感觉和运动功能。

（5）运动障碍　①保持患者良好的肢体位置，以减轻患肢的痉挛、水肿，增加舒适感。不同的体位均应备数个不同大小和形状的软枕或软物支持。瘫痪肢体的手指关节应伸展，手中不应放任何东西，以避免让手处于抗重力的姿势；不在足部放置坚硬的物体以避免足跖屈畸形，因为硬物压在足底部可增加不必要的伸肌模式的反射活动。肘关节微屈，上肢肩关节稍外展，避免关节内收，伸髋、伸膝关节。为了防止足下垂、使踝关节稍背屈，必要时使用足踝矫形器。为防止下肢外旋，在外侧部可放沙袋或其他自制支撑物。②定时体位变换（翻身）。翻身是通过躯干旋转，刺激全身的反应与活动，是抑制痉挛和减少患侧受压最具治疗意义的活动。偏瘫、截瘫患者每 2~3 小时翻身 1 次，交替采取患侧卧位、仰卧位、健侧卧位，其中患侧卧位是所有体位中最重要的体位，可以增加对患者患侧的刺激，并使患侧被拉长从而减少痉挛。③房间的布置应重视患侧刺激，加强患侧刺激可以避免忽略患侧身体和患侧空间，对抗患侧的体表感觉、视觉和听觉减退、丧失。如床头柜、电视机应置于患侧；帮助患者洗漱、进食应在患侧进行；在患侧测血压、测脉搏，但尽量避免患肢静脉输液；与患者交谈时应握住患侧手，引导患者头转向患侧。④早期运动康复训练有助于抑制和减轻肢体痉挛姿势的出现与发展，减轻致残程度，提高生活质量。运动康复训练包括瘫痪肢体的被动运动和主动运动、坐位训练、床上活动训练、起坐训练、站位训练等，还可根据患者病情，合理选用针灸、理疗、按摩等辅助治疗，促进运动功能恢复。

5. 心理护理　了解患者心理状况，予以安慰和疏导。长期反复发作的头痛，可使患者有焦虑、紧张、抑郁心理，应帮助患者找出并减少诱因，减少发作次数，保持心情平静。感觉障碍患者常因误判，易产生紧张、恐惧或烦躁情绪，进而影响患者的运动能力和对周围事物的兴趣。护士应关心、体贴患者，多与之交流，取得信任，帮助其正确面对，积极配合治疗和训练。运动障碍患者因完全或部分丧失活动能力，产生社会隔离感，容易出现急躁、悲观情绪。护士应避免任何不良刺激和伤害患者自尊的行为，尤其在协助患者进食、洗漱、如厕时不要流露出厌烦态度，为患者营造和谐的亲情氛围和舒适的休养环境，鼓励患者克服困难，摆脱对照顾者的依赖心理，做力所能及的事情，获得自强、自尊的心态。

6. 健康指导

（1）疾病预防知识指导　向患者和家属讲解头痛、意识障碍、语言障碍、感觉障碍、运动障碍的原因和诱因，教会其预防、护理和康复措施，保持良好的肢体位置，积极预防各类并发症的发生，做好安全预防和管理工作。

（2）疾病相关知识指导　①沟通方法指导：对于语言障碍患者，鼓励其尽量调动残存能力表达自己的需要，使用目前国际较成熟的实用交流训练法 PACE 技术（画画、符号、手势、交流板等），获得实用化的沟通交流技能，进行简单有效的双向沟通。②就诊指导：头痛时如有呕吐、恶心、视物模糊、肢体麻木或抽搐等情况，应及时就医；有偏瘫等神经系统后遗症的患者遵医嘱定期复诊。

【护理评价】

1. 患者情绪稳定，能正确选取缓解头痛的方法，头痛减轻，休息睡眠正常。

2. 患者意识障碍由重变轻或意识恢复清楚，生活需要得到满足，未出现压疮、深静脉血栓等并发症。

3. 患者语言功能逐渐恢复正常。

4. 患者感觉障碍减轻或逐渐消失，日常生活活动能力增强。

5. 患者能配合并坚持肢体功能康复训练，日常生活活动能力逐渐增强或恢复正常。

（王　莹）

PPT

第二节　周围神经疾病

学习目标

知识要求：

1. 掌握　三叉神经痛、面神经炎、多发性神经病、急性炎症性脱髓鞘性多发性神经病的定义、临床表现、护理诊断/问题及护理措施。

2. 熟悉　三叉神经痛、面神经炎、多发性神经病、急性炎症性脱髓鞘性多发性神经病的病因、处理原则。

3. 了解　三叉神经痛、面神经炎、多发性神经病、急性炎症性脱髓鞘性多发性神经病的发病机制、实验室及其他检查。

技能要求：

1. 熟练掌握护理三叉神经痛、面神经炎、多发性神经病、脊髓炎症性脱髓鞘性多发性神经病患者的技能。

2. 学会应用三叉神经痛、面神经炎、多发性神经病、脊髓炎症性脱髓鞘性多发性神经病的预防和康复知识对患者进行指导的技能。

素质要求：

1. 具有尊重和保护患者权利的职业素养，体现人文关怀。

2. 照护和健康指导能够贴近患者需求，专业而富有温度。

原发于周围神经系统的功能障碍或结构改变称为周围神经疾病。周围神经系统由除嗅神经与视神经以外的 10 对脑神经和 31 对脊神经及周围自主神经和其神经节组成。周围神经纤维可分为有髓鞘和无髓鞘两种。有髓神经纤维轴索外包绕的髓鞘由施万细胞（Schwann cell）构成，每个细胞髓鞘形成的节段性结构称为郎飞结（Ranvier node）。髓鞘不仅起绝缘作用，还使神经冲动在郎飞结间呈跳跃性传导，有利于神经冲动的快速传导。无髓神经纤维则是数个轴突包裹在一个施万细胞内，没有髓鞘包绕，神经冲动沿着神经纤维表面传导，因此速度较慢。在周围神经系统中，脑神经和脊神经的运动和感觉纤维多属于有髓神经纤维，而痛温觉和自主神经多为无髓神经纤维。

周围神经疾病的病因很多，包括炎症、压迫、外伤、代谢、遗传、变性、免疫、中毒、肿瘤等。周围神经再生能力很强，不管何种原因引起的周围神经损害，只要保持神经元完好，均有可能再生修复，但再生的速度极为缓慢，为 $1 \sim 5mm/d$。

周围神经疾病的病理改变有四种类型。①沃勒变性（Wallerian degeneration）：任何外伤使轴突断裂后，远端神经纤维发生的一系列变化。表现为断端远侧的轴突和髓鞘迅速由近向远端发生的变性、解体。②轴索变性（axonal degeneration）：由代谢、中毒性病因引起，从神经元开始，由近端向远端发展的变性。③节段性脱髓鞘（segmental demyeli nation）：由感染、中毒等原因引起的节段性髓鞘脱失而轴索相对保存完整。④神经元变性（neuronal degeneration）：是神经元胞体变性坏死继发轴索变性和脱髓鞘，病变与轴索变性类似，但神经细胞体损害坏死后，其轴索全长在短期内即变性、解体。

周围神经疾病症状学特点为感觉障碍、运动障碍、自主神经障碍、腱反射减弱或消失等。

一、三叉神经痛

⇒ 案例引导

案例： 患者，男，46 岁。左侧面颊部阵发性剧痛 2 个月，每次发作为突然出现，呈触电样疼痛，持续数秒钟，进食可诱发。查体：双侧面部痛温觉对称存在，余神经系统检查无明显异常。头颅 CT 未见明显异常。

讨论：

1. 本病最可能的诊断是什么？

2. 首选哪种药物治疗？使用该药的护理措施有哪些？

三叉神经痛（trigeminal neuralgia）是原发性三叉神经痛的简称，表现为原因不明的三叉神经分布区短暂的反复发作性剧痛。

【病因与发病机制】

原发性三叉神经痛的病因仍不清楚，周围学说认为是三叉神经根受压迫引起；中枢学说认为是一种感觉性癫痫样发作，异常放电部位可能在三叉神经脊束核或脑干。

发病机制仍在探讨中，多数学者认为是各种原因引起三叉神经局部脱髓鞘产生异位冲动，相邻轴索纤维伪突触形成或产生短路，轻微痛觉刺激通过短路传入中枢，中枢传出冲动亦通过短路传入，如此叠加造成三叉神经痛发作。

【临床表现】

1. 中老年人多见，40 岁以上患者占 70% ~ 80%，女性多于男性。

2. 发作时表现为以面颊、上下颌及舌部明显的剧烈电击样、针刺样、刀割样或撕裂样疼痛，持续数秒至 1 ~ 2 分钟，突发突止，间歇期完全正常。患者口角、鼻翼、颊部或舌部为敏感区，轻触可诱发，称为"扳机点"或"触发点"。

3. 严重病例可因疼痛出现面肌反射性抽搐，口角牵向患侧即痛性抽搐（tic douloureux）。严重者昼夜发作，夜不成眠或睡后疼醒。

4. 病程可呈周期性，每次发作期为数日、数周或数月，缓解期数日至数年。病程越长发作越频繁严重，很少自愈。神经系统检查通常无阳性体征。

【实验室及其他检查】

颅脑 CT 或 MRI 可鉴别继发性三叉神经痛；脑干三叉神经诱发电位是评价三叉神经功能的电生理方法。

【诊断要点】

根据疼痛发作的典型症状和分布范围，三叉神经痛的诊断不难，但应注意与牙痛、偏头痛等区别，并注意鉴别原发性与继发性三叉神经痛。

【处理原则】

治疗本病的关键是迅速有效的止痛。首选药物治疗，无效或失效时选用其他疗法。

1. 药物治疗 首选药物为卡马西平。其次可选用苯妥英钠、加巴喷丁、普瑞巴林、维生素 B_{12}、哌米清等，轻者可用解热镇痛药。

2. 封闭疗法 服药无效者用无水乙醇、甘油封闭可获得止痛效果，但不良反应为注射区面部感觉缺失。

3. 射频电凝疗法 疗效达 90% 以上，可缓解疼痛数月至数年，重复应用有效。但可出现面部感觉异常、角膜炎、咀嚼无力、复视和带状疱疹等并发症。

4. 手术治疗 以上治疗长达数年仍无效且又能耐受手术者，近年来较多行三叉神经显微血管减压术，止痛又不产生感觉和运动障碍，但可出现听力减退、面神经暂时性麻痹等并发症。

【护理诊断/问题】

1. 疼痛： 面颊、上下颌及舌疼痛 与三叉神经受损

（发作性放电）有关。

2. 焦虑 与疼痛反复频繁发作有关。

【护理措施】

1. 一般护理 避免诱发因素，指导患者生活有规律，合理休息、适度娱乐。分析总结诱发因素如洗脸、刷牙、咀嚼、打哈欠、谈话等，帮助患者尽可能减少诱发因素。保持环境安静、光线柔和，避免不良刺激诱发和加重疼痛。保证休息和睡眠，必要时使用镇静药。

2. 病情观察

（1）密切观察患者疼痛程度，进行疼痛分级评估。

（2）观察患者疼痛的部位、性质、持续的时间、发作的频率，了解疼痛的原因和诱因，指导患者减轻疼痛的方法和技巧。

（3）告知并观察患者服药后出现的不良反应，有些症状可于数天后自行消失，告知患者不要随意更换药物或自行停药，而有些症状需立即停药处理，护士应做好观察、记录并及时报告医生。

3. 对症护理 鼓励患者运用引导式想象、听轻音乐、阅读报刊等分散注意力，消除紧张情绪，以达到精神放松、减轻疼痛的目的。疼痛发作或加剧时暂停各种活动，置于舒适体位。疼痛缓解时可用吸管饮水，减少唾液分泌，帮助吞咽。

4. 用药护理 指导患者遵医嘱正确服用止痛药，注意观察和预防药物的不良反应。卡马西平的不良反应可见头晕、嗜睡、口干、恶心、消化不良等，多可耐受，孕妇禁用。哌米清可于治疗后 4~6 周出现手颤、记忆力减退、睡眠中出现肢体不随意抖动等。

5. 心理护理 介绍疾病的有关知识，指导家属如何照顾患者，鼓励患者表达感受。由于本病为突然、反复发作的阵发性剧痛，患者非常痛苦，易出现精神抑郁和情绪低落等表现，护士应关心、理解和体谅患者，帮助患者减轻心理压力，增强战胜疾病的信心。

6. 健康指导

（1）疾病预防知识指导 向患者宣教本病发生的特点，指导患者避免诱发因素，坚持面部功能康复锻炼。

（2）疾病相关知识指导 遵医嘱合理用药，指导患者学会识别药物不良反应，服用卡马西平者每月检查血常规和肝功能一次，出现眩晕、行走不稳或皮疹时及时就医。出现皮疹、共济失调、再生障碍性贫血、昏迷、肝功能受损、心绞痛、精神症状时需立即停药并及时就医。

【预后】

本病很少自愈但可以缓解，一般预后较好。药物控制不佳时可考虑行封闭、射频电凝及手术治疗。绝大多数患者的症状可得到有效控制。

二、面神经炎

⇒ 案例引导

案例：患者，男，38 岁。因 2 天前受凉后出现右侧面部活动不利入院。体格检查：神志清楚，右侧额纹、鼻唇沟消失，右眼睑闭合不全，鼓腮漏气，口角向左歪，耳后压痛明显，伸舌居中。头颅 CT 检查未见明显异常。

讨论：

1. 该患者最可能的诊断是什么？

2. 该患者的护理措施有哪些？

面神经炎（facial neuritis）又称为特发性面神经麻痹（idiopathic facial palsy）或贝尔麻痹（Bell palsy），是茎乳孔内面神经非特异性炎症导致的周围性面瘫。

【病因与发病机制】

面神经炎病因未明。由于骨性面神经管仅能容纳面神经通过，所以面神经一旦缺血、水肿必然导致神经受压。受凉、病毒感染、中耳炎、茎乳孔水肿、面神经在面神经管出口处受压均可导致局部神经营养血管痉挛，神经缺血水肿出现面肌瘫痪。

【临床表现】

任何年龄均可发病，多见于 20~40 岁，男性多于女性。通常急性起病，在数小时至数天达高峰。

1. 周围性面瘫 主要表现为患侧面部表情肌瘫痪，额纹消失，不能皱额蹙眉，眼裂不能闭合或者闭合不全。患侧鼻唇沟变浅、口角歪向健侧、不能吹口哨及鼓腮等典型表现。

2. 耳后疼痛或乳突压痛 病初可有患侧耳后或下颌角后疼痛，少数患者可有茎乳孔附近及乳突压痛。

3. Hunt 综合征 影响膝状神经节者，可出现患侧乳突部疼痛，舌前 2/3 味觉缺失，听觉过敏，耳廓与外耳道感觉减退，外耳道鼓膜疱疹。

【实验室及其他检查】

肌电图检查表现为病侧诱发的肌电动作电位 M 波幅明显减低。面神经传导功能测定对判断面神经受损的程度及其可能恢复的程度，有相当价值，可在起病后 5~7 天进行检查。

【诊断要点】

依据有受凉或感染史，急性发病，临床表现为周围性面瘫；电神经生理检查有面神经传导速度减慢或有失神经电位，可做出诊断。

【处理原则】

治疗原则是改善局部血液循环，减轻面部神经水肿，促使功能恢复。

1. 急性期处理 ①尽早使用糖皮质激素，如地塞米松或泼尼松。②大剂量 B 族维生素。③无环鸟苷或阿昔洛韦。④物理治疗。⑤眼裂不能闭合者可酌情使用眼膏、眼罩或缝合眼睑以保护角膜。

2. 恢复期处理 可进行面肌的主动或被动训练，也可针灸治疗。

3. 手术治疗 对自愈较差的高危患者可行面神经减压手术或考虑整容手术。

【护理诊断/问题】

1. 身体形象紊乱 与面神经麻痹所致口角歪斜等有关。

2. 疼痛：下颌角或乳突部疼痛 与面神经病变累及膝状神经节有关。

【护理措施】

1. 一般护理

（1）休息与修饰 保证充足的睡眠，避免劳累和受凉；温水洗脸，外出戴口罩或围巾，面部防风防寒。

（2）饮食护理 饮食宜清淡，避免干硬、粗糙、辛辣刺激食物，有味觉障碍的患者应注意食物的口感和冷热度，防止烫伤口腔黏膜；指导患者饭后及时漱口清除患侧口腔残留食物，保持口腔清洁，预防口腔感染。

2. 病情观察 观察患者面神经受损程度的进展或改善，监测药物的疗效及不良反应。

3. 对症护理 面瘫发生时注意保暖，温水洗脸和刷牙，患侧面部可用湿热毛巾外敷，每次 15～20 分钟，每天 3～4 次。进食时食物放在患侧颊部，细嚼慢咽，促进患侧肌群被动训练。有眼睑闭合不良者注意保护角膜、结膜，预防感染，必要时使用眼膏、眼药水和眼罩。下颌角或乳突部疼痛时，鼓励患者运用指导式想象、听轻音乐、阅读报刊等分散注意力，消除紧张情绪，以达到精神放松、减轻疼痛的目的。

4. 用药护理 遵医嘱使用抗病毒、营养神经的药物，必要时使用激素。观察激素不良反应如满月脸、消化道溃疡、高血压、高血脂、骨质疏松、低钾和感染等。

5. 心理护理 面部形象的改变容易导致焦虑情绪，向患者讲解疾病相关知识和已康复的病例，帮助其树立信心，保持乐观的心态。

6. 健康指导

（1）疾病预防知识指导 鼓励患者保持心情愉快，预防受凉、感冒而诱发疾病，保持生活规律。

（2）疾病相关知识指导 进食清淡软食，保持口腔清洁，预防口腔感染；面瘫未完全恢复时注意用口罩围巾适当遮挡修饰。指导患者尽早进行面肌的主动与被动锻炼。可对镜做举额、皱眉、闭眼、耸鼻、努嘴、示齿、鼓腮、吹口哨、张嘴等动作，每个动作 20 次，每天数次，每次 5～15 分钟，并辅以面肌环形按摩促进血液循环。

【预后】

本病 1 周内味觉恢复常提示预后良好。年轻患者一般预后较好，老年患者伴乳突疼痛或合并糖尿病、高血压、动脉硬化等预后较差。不完全性面瘫患者可在 1～2 个月内恢复或痊愈，完全性面瘫恢复时间则较长，一般需 2～8 个月甚至 1 年时间，且常有后遗症。

三、多发性神经病

多发性神经病（polyneuropathy）也称为末梢神经病，是肢体远端多发性神经损害，表现为四肢远端对称性感觉障碍、下运动神经元瘫痪和自主神经功能障碍的临床综合征。

【病因与发病机制】

无论是周围神经的轴突变性、神经元病或节段性脱髓鞘，只要累及全身，特别是四肢的周围神经，均表现为多发性神经病。本病可由多种原因引起，主要原因如下。

1. 中毒 如异烟肼，呋喃类药物，有机磷农药，重金属（铅、砷、汞等）以及白喉毒素等。

2. 营养缺乏或代谢障碍 各种营养缺乏如 B 族维生素、慢性乙醇中毒、妊娠、慢性胃肠道疾病或手术后等；代谢障碍如糖尿病、尿毒症、血卟啉病、黏液性水肿、淀粉样变、恶病质等。

3. 炎症性或血管炎 可见于急性炎症性脱髓鞘性神经病、急性过敏性神经病、结缔组织病（如类风湿关节炎、结节性多动脉炎、系统性红斑狼疮）等。

4. 遗传性 遗传性运动性、感觉性神经病，遗传性共济失调多发性神经病。

5. 其他 癌性远端轴突病、癌性感觉神经元病、亚急性感觉神经元病以及 POEMS 综合征（多发性神经病、脏器肿大、内分泌病变、M 蛋白及皮肤损害）等。

【临床表现】

由于本病为多种病因引起，故其发病形式、病情、病程各不相同。主要表现为肢体远端对称性分布的感觉、运动和（或）自主神经障碍。

无论是感觉、运动、自主神经障碍的症状和体征，其程度总是随病情发展而加重，受累区域亦随之由远端向近端扩展，当病情缓解时则由近端向远端恢复，程度亦减轻。

【实验室及其他检查】

脑脊液检查一般正常，个别患者有脑脊液蛋白含量轻度升高；肌电图为神经元性损害，神经传导速度可有不同程度减低；神经活检可见周围神经节段性髓鞘脱失或轴索变性。

【诊断要点】

根据肢体远端对称性末梢感觉障碍，末梢明显的弛缓性瘫痪，自主神经功能障碍以及肌电图检查可做出诊断。

【处理原则】

1. 病因治疗　针对各种可能存在的病因，如感染，重金属或其他毒物、药物中毒，给予相应的治疗。急性感染性多发性神经病可加用皮质类固醇，以抑制炎症，减轻症状。

2. 综合治疗　急性期应卧床休息，特别是累及心肌者，如维生素 B_1 缺乏和白喉性多发性神经病。应用营养神经药物，各种原因引起本病均可用大剂量 B 族维生素、神经生长因子等，也可考虑使用改善末梢循环药物，如地巴唑、丹参片或低分子右旋糖酐。疼痛严重者可用止痛剂、卡马西平和苯妥英钠等。恢复期可用针灸、理疗及康复治疗等。

【护理诊断/问题】

1. 感知觉紊乱：末梢型感觉障碍　与周围神经损害有关。

2. 自理缺陷　与周围神经损害所致肢体远端下运动神经元瘫痪有关。

【护理措施】

1. 一般护理

（1）休息与活动　急性期卧床休息，减轻肌肉无力，特别是累及心脏者，应绝对卧床休息，减轻心脏负荷。急性感染性多发性神经炎者立即给氧，进行人工辅助呼吸。

（2）饮食指导　给予富含营养的易消化饮食，补充富含 B 族维生素的食物，如各种杂粮、豆类及其他多种副食品，戒烟酒。

2. 病情观察

（1）密切观察患者疼痛程度，进行疼痛分级评估。

（2）观察患者疼痛的部位、性质、持续的时间、发作的频率，了解疼痛的原因和诱因，与患者讨论减轻疼痛的方法和技巧。

（3）观察患者服药后出现的不良反应，有些症状可于数天后自行消失，告知患者不要随意更换药物或自行停药，而有些症状需立即停药处理，护士应做好观察、记录并及时报告医生。

3. 对症护理　急性起病、四肢瘫痪者，做好日常生活照顾，满足其生活需求。做好口腔、皮肤护理。定时翻身，预防压疮。保持肢体功能位，手足下垂者用夹板和支架以防瘫痪肢体挛缩和畸形。保持床铺整洁，盖被不宜过重或过紧，减少患肢机械性刺激或压迫。伴有自主神经障碍者可有多汗或皮肤干燥、脱屑症状，帮助患者勤洗澡，勤换衣服、被褥，指导涂抹防裂油膏。

4. 安全护理　避免患者出现摔伤、烫伤或冻伤。

5. 心理护理　本病患者因肢体麻木无力或四肢瘫痪而影响日常生活自理能力，导致患者易出现焦虑、无助感，护理时应积极主动关心患者，了解其烦恼并加以分析解释和帮助，以增强患者恢复健康的信心。

6. 健康指导

（1）疾病预防知识指导　积极治疗原发病。保持乐观心态，生活规律，预防感冒；合理饮食，营养均衡，戒烟限酒，怀疑慢性乙醇中毒者应戒酒；避免食物和药物中毒。

（2）疾病相关知识指导　每天坚持适当的运动和肢体功能锻炼；每晚睡前温水泡脚，促进血液循环和感觉恢复；防止意外伤害；定期复查，症状加重及时就诊。

【预后】

本病预后依据其病因和病程长短存在差异。如 B 族维生素缺乏、感染所致的周围神经损伤，去除病因后神经功能可部分或全部恢复，而恶性肿瘤相关疾病或病程较长的自身免疫性、代谢性疾病可出现不可逆的神经功能缺失。

四、急性炎症性脱髓鞘性多发性神经病

⇒ 案例引导

案例：患者，女，32 岁。因手足麻木、四肢无力 2 天入院。患者 1 周前有上呼吸道感染病史，自诉近 2 天突发四肢麻木无力，呈进行性加重，四肢呈手套－袜套样感觉。体格检查：体温 37.8℃，双上肢肌力 3 级，双下肢肌力 1 级，四肢腱反射消失。腰穿结果显示脑脊液白细胞计数 $4 \times 10^6/L$，脑脊液蛋白含量为 780mg/L。

讨论：

1. 该患者最可能的诊断是什么？

2. 诊断的阳性指标是什么？

3. 应警惕哪些潜在并发症？最危急并发症的预防措施有哪些？

急性炎症性脱髓鞘性多发性神经病（acute inflammatory demyelinating polyneuropathy，AIDP）又称为吉兰-巴雷综合征（Guillain-Barré syndrome，GBS），为急性或亚急性起病，可能与感染和免疫机制有关的特发性多发性神经病。主要病理改变为周围神经广泛性炎症性节段性脱髓鞘和小血管周围淋巴细胞及巨噬细胞的炎症反应。

【病因与发病机制】

本病确切病因未明，临床及流行病学资料显示可能与空肠弯曲菌（campylobacter jejuni，CJ）感染有关。以腹泻为前驱症状的GBS患者CJ感染率高达85%，常引起急性运动性轴索性神经病。CJ是革兰阴性微需氧弯曲菌，有多种血清型。患者常在腹泻停止后发病，此外，GBS还可能与巨细胞病毒（CMV）、EB病毒、水痘-带状疱疹病毒、肺炎支原体、乙型肝炎病毒、HIV感染相关。较多报告指出白血病、淋巴瘤、器官移植后使用免疫抑制剂或患者有系统性红斑狼疮和桥本甲状腺炎等自身免疫病常合并GBS。

分子模拟（molecular mimicry）是目前认为可能导致GBS发病的最主要机制之一。此学说认为病原体某些组分与周围神经的某些成分结构相同，机体免疫系统发生错误识别，自身免疫性细胞和自身抗体对正常的周围神经组分进行免疫攻击，致周围神经脱髓鞘。不同类型的GBS可识别不同部位的神经组织靶位，临床表现也不尽相同。

【临床表现】

任何年龄、任何季节均可发病。呈急性或亚急性起病，发病前1~3周常有呼吸道或胃肠道感染症状或疫苗接种史。病情多在2周左右达到高峰。多为单相病程，病程中可有短暂波动。主要表现如下。

1. 运动障碍　首发症状多为肢体对称性弛缓性肌无力，自远端渐向近端发展或自近端向远端加重，常由双下肢开始逐渐累及躯干肌、脑神经。严重病例可累及肋间肌和膈肌致呼吸麻痹。四肢腱反射常减弱或消失，10%患者表现为腱反射正常或活跃。

2. 感觉障碍　发病时患者多有肢体感觉异常如烧灼感、麻木、刺痛和不适感等，可先于瘫痪或与运动症状同时出现。感觉缺失相对轻，呈手套-袜套样分布。少数患者肌肉可有压痛，尤其以腓肠肌压痛较常见，偶有出现Kernig征、Lasegue征等神经根刺激征。

3. 脑神经损害　脑神经受累以双侧面神经麻痹最常见，其次为舌咽、迷走、动眼、外展、舌下神经，三叉神经瘫痪较少见，部分患者以脑神经损害为首发症状就诊。

4. 自主神经症状　部分患者有自主神经功能障碍，表现为皮肤潮红、出汗增多、心动过速、心律失常、直立性低血压、手足肿胀及营养障碍、尿便障碍等。

【实验室及其他检查】

1. 腰椎穿刺　①脑脊液蛋白-细胞分离是GBS的特征性表现，典型表现为细胞计数正常，而蛋白含量明显增高，是该病的重要特征，多在发病后2~4周最明显。②部分脑脊液出现寡克隆区带（oligoclonal band，OB），但并非特征性改变。③部分患者脑脊液抗神经节苷脂抗体阳性。

2. 血清学检查　①少数患者出现肌酸激酶（CK）轻度升高，肝功能轻度异常。②部分患者血清抗体神经节苷脂抗体阳性。③部分患者血清可检测到空肠弯曲菌抗体、抗巨细胞病毒抗体等。

3. 大便检查　部分患者粪便中可分离或培养出空肠弯曲菌。

4. 神经电生理　主要根据运动神经传导测定，提示周围神经存在脱髓鞘性病变，在非嵌压部位出现传导阻滞或异常波形离散对诊断脱髓鞘病变更有价值。

5. 腓肠神经活检　可作为GBS的辅助诊断方法，但不作为必需的检查。活检可见有髓纤维脱髓鞘，部分出现吞噬细胞浸润，小血管周围可有炎症细胞浸润。

【诊断要点】

发病前有前驱感染史，呈急性或亚急性起病，四肢对称性弛缓性瘫痪，可有脑神经损害，常有脑脊液蛋白-细胞分离现象，可诊断本病。

【处理原则】

1. 病因治疗　考虑有胃肠道CJ感染患者，可用大环内酯类抗生素抗感染。

2. 免疫治疗

（1）血浆置换（PE）　直接去除血浆中致病因子如抗体，推荐有条件的患者尽早应用。禁忌证包括严重感染、心律失常、心功能不全和凝血功能障碍等。

（2）免疫球蛋白静脉注射（IVIG）　临床表明治疗有效，推荐有条件者尽早应用。成人剂量0.4g/（kg·d），连用5天。免疫球蛋白过敏或先天性IgA缺乏者禁用。发热面红为常见的不良反应，减慢输液速度可减轻。偶有无菌性脑膜炎、肾衰竭、脑梗死报道，可能与血液黏稠度增高有关。PE和IVIG为一线治疗方法，但联合治疗并不增加疗效，故推荐单一使用。

（3）糖皮质激素　目前国内外指南均不推荐糖皮质激素治疗GBS，对于无条件进行IVIG和PE治疗的患者可试用甲泼尼龙500mg/d，静脉滴注，连用5天后逐渐减量，或地塞米松10mg/d静脉滴注，7~10天为一疗程。

3. 呼吸道管理　呼吸肌麻痹是本病的主要危险因素，当肺活量下降至正常的 25% ~ 30%，出现呼吸困难，血氧饱和度、血氧分压明显降低时，应尽早行气管插管或气管切开，机械辅助通气。保持呼吸道通畅，加强气道管理，预防感染。

4. 神经营养　应用 B 族维生素治疗，包括维生素 B_1、维生素 B_{12}、维生素 B_6 等。

5. 康复治疗　病情稳定后早期进行正规的神经功能康复锻炼，包括被动运动和主动运动、理疗、针灸及按摩等，以预防失用性肌萎缩和关节挛缩。

【护理诊断/问题】

1. 低效型呼吸形态　与周围神经损害、呼吸肌麻痹有关。

2. 躯体活动障碍　与四肢肌肉进行性瘫痪有关。

3. 清理呼吸道无效　与肌麻痹致咳嗽无力、肺部感染致分泌物增多有关。

4. 恐惧/焦虑　与呼吸困难、濒死感、害怕气管切开或担心预后有关。

5. 潜在并发症　肺部感染、深静脉血栓形成。

【护理措施】

1. 一般护理

（1）环境　保持病室安静、整洁，床单元舒适。适当开窗通风，限制探视。床头常规备吸引器、简易呼吸器等。

（2）体位　保持肢体处于功能位置，预防肌肉萎缩和足下垂。病情稳定后开始康复训练。

（3）饮食护理　给予高蛋白、高维生素、高热量，易消化饮食，尤其注意补充 B 族维生素，多食水果和蔬菜。如有吞咽困难，及时给予鼻饲，保证机体足够的营养供给，鼻饲饮食者在进食时至进食后 30 分钟应抬高床头，防止食物反流引起窒息和吸入性肺炎。注意少量多餐，避免过饱，保持大便通畅。

2. 病情观察

（1）密切观察患者肌力和感觉有无改善，监测体温，听诊肺部是否有湿性啰音，观察患者有无肢体肿胀情况，预防坠积性肺炎和深静脉血栓。

（2）给予心电监护，监测血压、脉搏、呼吸及动脉血氧饱和度。指导患者出现胸闷、气短、呼吸费力、出汗等情况及时告知医护人员。患者出现烦躁时应判断是否为早期缺氧的表现，注意呼吸困难的程度和血气分析指标的改变。若肺活量降至正常的 20% ~ 30%，血氧饱和度降低，血气分析氧分压低于 70mmHg 时，应行气管插管或气管切开，呼吸机辅助呼吸。

（3）准确记录患者每日出入量，预防营养失调和尿潴留。吞咽困难者给予鼻饲流食，保证营养供给、维持水电解质平衡。指导协助患者翻身、叩背、肢体活动、腹部按摩等，预防压疮、肌肉失用性萎缩及便秘等。

3. 对症护理　本病的主要危险是呼吸肌麻痹，须保持呼吸道通畅，按时翻身、叩背，预防坠积性肺炎和肺不张。不能自行咳痰者给予及时吸痰。呼吸肌麻痹需辅助通气的患者，详见第二章第十四节"机械通气"的护理。

4. 用药护理　根据医嘱给予免疫球蛋白、激素及营养神经的药物治疗，观察用药后的疗效及不良反应。使用免疫球蛋白治疗时常导致发热面红，可减慢滴速缓解症状。注意有无消化道出血、骨质疏松、股骨头坏死等并发症；观察有无胃部不适和柏油样大便，留置胃管的患者应定期抽吸胃液，检查胃液的颜色和性质。某些镇静催眠类药物可产生呼吸抑制，不能轻易使用，以免掩盖或加重病情。

5. 心理护理　本病起病急，进展快，患者常因长期卧床、病情进展而导致情绪波动，表现为焦虑、恐惧，出现躁动不安或心理依赖，护士应主动关心患者，及时了解患者动态的心理变化，详细解释病情、精心观察护理。尤其是对于神志清醒患者，常因呼吸困难、咳痰能力差和翻身困难而致心情烦躁或抑郁，护士应多予安慰鼓励，帮助翻身排痰，使患者情绪安定，配合治疗。

6. 健康指导

（1）疾病预防知识指导　指导患者避免诱因，如避免受凉、淋雨、疲劳和创伤等。加强营养，增强体质和抵抗力，防止复发。

（2）疾病相关知识指导　指导患者加强肢体功能锻炼和日常生活训练，促进康复。康复锻炼过程中身边应有人陪伴，防止跌倒、烫伤。教会患者和家属监测生命体征变化，如有不适应及时就医。

【预后】

本病具有自限性，大多数预后良好。瘫痪通常在 3 周后开始恢复，多数患者 2 个月到 1 年内恢复正常，约 2% 的患者可复发，约 10% 患者可遗留较严重的神经功能损害。年龄大于 60 岁、病情进展迅速、需要辅助呼吸以及运动神经波幅降低是预后不良的危险因素。本病死亡率约为 5%，主要致死原因为呼吸肌麻痹、感染、严重心律失常等。

（王　莹）

PPT

第三节　脊髓疾病

📖 学习目标

知识要求：

1. 掌握　急性脊髓炎、脊髓压迫症的定义、临床表现、护理诊断/问题及护理措施。

2. 熟悉　急性脊髓炎、脊髓压迫症的病因、处理原则。

3. 了解　急性脊髓炎、脊髓压迫症的发病机制、实验室及其他检查。

技能要求：

1. 熟练掌握护理急性脊髓炎、脊髓压迫症的技能。

2. 学会应用专科护理措施预防各种并发症的技能。

素质要求：

1. 具有尊重和保护患者权利的职业素养，体现人文关怀。

2. 具有同理心，能够与患者、家属进行良好的有效沟通。

一、急性脊髓炎

➡ 案例引导

案例： 患者，男，28 岁。1 周前淋雨后出现发热和全身不适，自服感冒药症状略有缓解，昨日出现双腿麻木无力，今日症状加重，起床时发现不能行走，急诊入院。体格检查：体温 37.8℃，脉搏 82 次/分，血压 120/80mmHg，轮椅推入病室，意识清楚，言语流利，双侧瞳孔等大等圆，对光反射灵敏，双下肢肌力 2 级，肌张力减退，腱反射消失，病理反射阴性，胸部乳头以下痛温觉减退，有尿潴留。

讨论：

1. 该患者最可能的诊断是什么？

2. 该患者的护理措施有哪些？

急性脊髓炎（acute myelitis）是脊髓白质脱髓鞘或坏死所致的急性横贯性损害，也称为急性横贯性脊髓炎或非感染性炎症型脊髓炎。临床特征为病变水平以下肢体瘫痪、感觉障碍和以膀胱、直肠功能障碍为主的自主神经功能损害。若病变迅速上升波及高颈段脊髓或延髓时，称为上升性脊髓炎，可致呼吸肌瘫痪，并可伴高热，危及患者生命。

【病因与发病机制】

病因未明，大部分病例是因病毒感染或疫苗接种后引起的自身免疫反应。脊髓血管缺血和病毒感染后，抗病毒抗体所形成的免疫复合物在脊髓血管内沉积也可能是本病的发病原因。病变可累及脊髓的任何节段，但以胸髓（$T_{3\sim5}$）最为常见，其原因为该段的血液供应不如其他处丰富，易于受累；其次为颈髓和腰髓，骶髓少见。急性横贯性脊髓炎通常局限于 1 个脊椎节段，多灶融合或脊髓多个节段散在病灶较少见；脊髓内如有 2 个以上散在病灶称为播散性脊髓炎。肉眼可见受损节段脊髓肿胀、质地变软、软脊膜充血或有炎性渗出物；切面可见脊髓软化，边缘不整，灰白质界限不清；镜下见血管周围炎性细胞浸润，以淋巴细胞和浆细胞为主，灰质内神经细胞肿胀、破裂和消失，尼氏体溶解，白质髓鞘脱失和轴突变性，病灶中可见胶质细胞增生。

【临床表现】

任何年龄均可发病，以青壮年多见，无性别差异。四季均有散在发病，以春初和秋末居多。神经症状出现前 1 ~ 2 周常有上呼吸道感染、消化道感染症状或预防接种史。外伤、劳累、受凉等为发病诱因。

急性起病，多在数小时至数天内发展为完全性瘫痪。首发症状多为双下肢麻木无力、病变部位神经根痛或病变节段紧束感，进而出现脊髓横贯性损害症状。典型表现如下。

1. 运动障碍　急性期常呈脊髓休克表现，截瘫肢体弛缓性瘫痪，肌张力低、腱反射消失、病理反射阴性。脊髓休克期一般持续 2 ~ 4 周则进入恢复期，肌张力逐渐增高，腱反射活跃，出现病理反射，肢体肌力由远端开始逐渐恢复。脊髓休克期长短取决于脊髓损害严重程度和是否发生肺部感染、尿路感染、压疮等并发症。脊髓休克期越长，预示脊髓损害越重，功能恢复越差。

2. 感觉障碍　病变平面以下所有感觉消失，呈传导束型感觉障碍，感觉消失平面上缘可有束带感、感觉过敏带。恢复期感觉平面逐渐下降，但较运动功能恢复慢，部分患者在运动功能恢复良好后仍残留感觉异常。

3. 自主神经功能障碍 膀胱、直肠表现为括约肌功能异常。急性期呈无张力性神经源性膀胱，表现为无尿意、无充盈感、逼尿肌无力、尿潴留，脊髓休克期膀胱尿容量可达1000ml。因膀胱充盈过度，可出现充盈性尿失禁。恢复期呈反射性神经源性膀胱。随着脊髓功能的恢复，膀胱反射性收缩，容量缩小，尿液充盈到300~400ml即自行排尿。直肠功能障碍表现为便秘或便失禁。此外，还可出现病变平面以下少汗或无汗、皮肤脱屑及水肿、指（趾）甲松脆和角化过度等。病变平面以上可有发作性出汗过度、皮肤潮红、反射性心动过缓等。

【**实验室及其他检查**】

1. 急性期外周血和脑脊液白细胞稍增高。

2. 脑脊液检查 压力正常，压颈试验通畅，少数病例脊髓水肿严重可有不完全梗阻。脑脊液外观无色透明，细胞数和蛋白质含量正常或轻度增高，以淋巴细胞为主，糖、氯化物正常。

3. 影像学检查 脊髓造影或MRI可见病变部位脊髓增粗等改变。

【**诊断要点**】

根据发病前有感染或疫苗接种史，急性起病出现截瘫、传导束型感觉障碍以及膀胱直肠括约肌功能障碍为主的自主神经受累表现，结合脑脊液检查和脊髓MRI的特点，一般即可诊断。

【**处理原则**】

本病应早期诊断，早期治疗，以减轻脊髓损害，防治脊髓炎的并发症，促进功能康复。

1. 药物治疗 可用大剂量甲泼尼龙短程冲击疗法，以后改用泼尼松口服，其后逐渐减量后停药；也可应用大剂量免疫球蛋白；B族维生素、血管扩张剂及神经营养药可选用，有助于神经功能的恢复；为预防感染可选用适当的抗生素。

2. 康复治疗 尽早积极进行康复治疗，加强肢体的功能锻炼，促进肌力恢复。理疗、针灸、按摩等均为促进康复的治疗措施。

3. 防治各种并发症 积极防治尿路感染、坠积性肺炎和压疮。排尿障碍应行无菌导尿，留置导尿管。

【**护理诊断/问题**】

1. 躯体活动障碍 与神经系统病变及神经肌肉受损、肢体瘫痪或协调能力异常有关。

2. 有失用综合征的危险 与患者肢体瘫痪、长期卧床有关。

3. 排尿障碍 与脊髓损害出现自主神经功能障碍有关。

【**护理措施**】

1. 一般护理

（1）休息与体位 卧床休息，预防关节挛缩，瘫痪肢体关节保持功能位置，不得压迫患侧肢体，给患肢各关节做简单的被动运动。预防压疮，保持床铺平整、干燥、柔软、无碎屑，做好皮肤清洁与护理。保持口腔清洁，饭后及时漱口，预防口腔感染。

（2）饮食护理 给予高蛋白、高维生素、高纤维素等易消化饮食，以刺激肠蠕动，减轻便秘及肠胀气。多饮水，摄水量应在每日1500ml以上，防止泌尿系统感染。使用糖皮质激素治疗过程中，多食高钾、低钠食物，如鲜玉米、香蕉等，同时注意含钙食物的摄取和补充维生素D，以减轻激素的不良反应。

2. 病情观察 严密观察生命体征，特别是呼吸状况，保持呼吸道通畅，如有呼吸困难及时通知医生。观察患者肌力和感觉功能的变化，评估患者的排尿排便情况，及时采取相应的护理措施。

3. 对症护理

（1）运动障碍 参见本章概述"运动障碍"护理措施。

（2）感觉障碍 参见本章概述"感觉障碍"护理措施。

（3）排尿障碍的护理

1）急性期患者处于脊髓休克状态时常出现尿潴留，给予留置导尿，引流袋不可高于膀胱平面，起床活动时应将尿袋固定在低于膀胱平面的裤子上。以免尿液倒流，引起逆行感染。保持会阴部清洁，每天进行尿道口的清洁，大便失禁者清洁后还应当进行消毒。定期更换导尿管与接尿袋。观察并记录尿液的颜色、性状和量，及时留验尿标本。

2）进入恢复期后膀胱排尿反射逐步恢复，当残余尿量少于100ml时停止留置导尿，以防止膀胱痉挛，体积缩小。鼓励患者多饮水，训练自行排尿。关心体贴患者，确保患者排尿时舒适而不受干扰，若尿液污染衣裤，给予及时更换，并鼓励患者。活动锻炼时取坐位，以利于膀胱功能恢复。行针灸及双侧足三里穴位封闭注射，促进膀胱收缩。

4. 用药护理 遵医嘱使用糖皮质激素，注意观察其疗效和可能出现的不良反应。遵医嘱选用抗生素控制呼吸道感染。

5. 心理护理 患者常因突然瘫痪而产生各种心理应激，护士应介绍疾病的治疗、护理及预后等相关知识，取得家属和社会的支持，增强患者战胜疾病的信心。

6. 健康指导

（1）疾病预防知识指导 指导合理膳食，加强营养，避免受凉、感染等诱因。本病恢复时间较长，应帮助患者和家属分析、消除不利因素，在康复医生指导下有计划开展日常活动训练，尽快达到生活自理的目的。

（2）疾病相关知识指导 ①预防尿路感染：带尿管出院者应教会患者和家属留置导尿相关知识和护理注意事项，保持外阴清洁，鼓励多饮水，预防尿路感染；告知膀胱充盈和尿路感染的表现，如发现下腹部膨隆、尿液引流量较往常明显减少或无尿，尿液浑浊或颜色异常时应及时就医。②用药指导：激素应在医生指导下酌情减量，不可自行停药或换药。嘱患者定期门诊随访，了解病情恢复状况。

【预后】

本病预后依据其脊髓损害的程度和并发症等。如无严重并发症，通常可在 3~6 个月内基本恢复生活自理。合并肺部感染、泌尿系统感染等并发症常影响恢复，留有不同程度的后遗症。完全性瘫痪 6 个月后肌电图仍为失神经改变，MRI 显示髓内广泛信号改变，病变范围累及脊髓阶段较多且弥漫者预后不良。急性上升性脊髓炎和高颈段脊髓炎预后较差，短期内可死于呼吸、循环衰竭。

二、脊髓压迫症

⇒ 案例引导

案例：患者，男，65 岁。因"双下肢无力 4 天"入院。4 天前无明显诱因出现双下肢无力，呈进行性加重，由可扶物行走迅速发展至无法站立，并出现尿潴留。1 年前曾行 MRI 检查诊断为神经胶质细胞瘤，未行手术治疗。体格检查：体温 36.5℃，脉搏 78 次/分，血压 130/80mmHg，意识清楚，言语流利，双上肢肌力 V 级，双下肢肌力 III 级，胸 11 平面以下深浅感觉减退，四肢腱反射阳性，Babinski 征（+）。

讨论：

1. 该患者最可能的诊断是什么？

2. 该患者的护理措施有哪些？

脊髓压迫症（compressive myelopathy）是由脊髓内、外的占位结构压迫脊髓、脊神经根及其供应血管所引起的脊髓半切或横贯性损害及椎管阻塞。临床表现为受压平面以下的运动、感觉和自主神经功能障碍。按发病急缓可分为急性脊髓压迫症和慢性脊髓压迫症；按发病部位可分为椎管内脊髓外的硬膜外或硬膜下脊髓压迫症、椎管内脊髓内压迫症。

【病因与发病机制】

1. 病因

（1）肿瘤 以椎管内肿瘤最常见，约占 30% 以上。肿瘤来源广泛，可以是脊髓和脊髓周围组织，其中脊髓外硬膜下的神经鞘膜瘤最多，占 47% 左右；其次是脊膜瘤，而恶性髓内胶质瘤占比不到 11%，其他先天性肿瘤更少。椎管内硬膜外者以脂肪瘤或全身恶性肿瘤转移多见。脊柱恶性肿瘤则沿椎管周围静脉丛侵犯脊髓，以肺、乳房、肾脏和胃肠道恶性肿瘤多见，血液系统肿瘤较少见。

（2）炎症 脊髓的炎症性疾病可以形成脊髓压迫，多源于血行播散造成椎管内急性脓肿或慢性炎性肉芽肿，以硬膜外多见。某些特异性炎症如结核、寄生虫性肉芽肿等亦可造成脊髓压迫。各种原因导致的蛛网膜炎可以引起脊髓和蛛网膜粘连压迫脊髓。

（3）其他 少见病因包括脊柱损伤、脊柱退行性变以及颅底凹陷症等先天性疾病，脊髓血管畸形所致的硬膜外及硬膜下血肿。

2. 发病机制 脊髓压迫症发病机制系由占位病变通过下列途径累及脊髓。

（1）脊髓机械性受压 脊柱骨折、肿瘤等硬性结构直接压迫脊髓或脊神经根，引起脊髓受压、移位和神经根刺激或麻痹等症状。髓内的占位病变直接侵犯神经组织，压迫症状较早出现，髓外硬膜内占位性病变症状进展缓慢。由于硬膜的阻挡，硬膜外占位性病变对脊髓的压迫作用相对较轻，症状往往发生在脊髓腔明显梗阻之后。

（2）浸润性改变 脊柱及脊髓的转移瘤、脓肿、白血病等浸润脊膜、脊神经根和脊髓，使其充血、肿胀，引起脊髓受压。

（3）缺血性改变 供应脊髓的血管被肿瘤、椎间盘等挤压，引起相应节段脊髓缺血性改变，使脊髓发生缺血、水肿、坏死、软化等病理变化，从而出现脊髓压迫症状。

【临床表现】

1. 急性脊髓压迫症 急性脊髓压迫症多源于脊柱旁、椎管内硬膜外的病变，除原发病的临床表现外，脊髓压迫症状起病急，进展迅速，常于数小时至数日内出现脊髓功能完全丧失。多表现为脊髓横贯性损害，出现脊髓休克，病变平面以下弛缓性瘫痪，各种感觉缺失，反射消失，尿便潴留。

2. 慢性脊髓压迫症 病因大多是椎管内硬膜下、脊髓内的病变。起病缓慢，进展时间长，早期可无明显的症状和体征。根据病程进展，临床可分为三个阶段，如压迫早期（根痛期）、脊髓部分压迫期、脊髓完全压迫期。

（1）压迫早期（根痛期） 神经根痛是由病变部位的神经根受压所致。表现为沿神经根分布的自发性疼痛，通常在屏气、咳嗽和打喷嚏时加剧（冲击征）。髓外压迫时此症状多见，髓内压迫少见。硬膜外病变还可引起脊膜刺激症状，可见脊柱局部自发痛、叩击痛、活动受限、Lasaice 征阳性。

（2）脊髓部分压迫期　当脊髓本身受压，影响脊髓内结构（脊髓灰质和白质传导束）时，临床出现脊髓半切综合征，表现为病变平面以下运动、感觉和自主神经功能障碍。因运动神经纤维对压迫和缺血耐受力差，故运动障碍早于感觉障碍，可见单侧或双侧肢体痉挛性瘫痪（初期为伸直性痉挛瘫，后期为屈曲性痉挛瘫）。脊髓内感觉传导束具有特征性排列方式，有助于脊髓内外病变鉴别。脊髓外压迫病变导致感觉障碍呈向心性发展（自肢体远端向病变压迫水平发展），而脊髓内压迫病变则呈离心性发展（自病变压迫水平向肢体远端发展），还可伴感觉分离现象。脊髓外压迫病变自主神经功能障碍（包括括约肌功能障碍）较晚，而脊髓内压迫病变自主神经功能障碍（包括括约肌功能障碍）早于神经根症状。自主神经症状以病变平面以下出现泌汗障碍、皮肤划痕试验异常、皮肤营养障碍、直立性低血压、Horner 综合征等表现为特征。括约肌功能障碍表现为尿潴留和便秘、反射性膀胱或尿、便失禁。

（3）脊髓完全压迫期　此期属于疾病的晚期，出现脊髓完全性横贯性损伤的症状及体征。脊髓受压平面以下的各种神经功能均出现严重障碍，脊髓功能几近丧失。

【实验室及其他检查】

1. 脑脊液检查　腰椎穿刺测定脑脊液动力变化，常规及生化检查是诊断脊髓压迫症的重要方法。脑脊液动力学检查可发现椎管部分或完全阻塞。脑脊液常规及生化检查见细胞计数一般均在正常范围，炎性病变多有白细胞升高；有出血坏死的肿瘤者红细胞和白细胞均升高；椎管完全梗阻时脑脊液蛋白明显增高，蛋白－细胞分离，流出后自动凝结。

2. 影像学检查　脊柱 X 线片可发现脊柱及周围结构的异常。脊髓 MRI 能提供最有价值的诊断信息，可以清晰地显示脊髓受压部位及范围、病变大小、形状及与椎管内结构关系。脊髓 CT 有助于显示肿瘤与骨质之间的关系及骨质破坏情况。脊髓造影可显示脊髓的形态位置及脊髓腔状态，核素扫描可判断椎管梗阻部位。

【诊断要点】

脊髓压迫症诊断必须明确三点，即是否存在脊髓压迫、确定脊髓压迫的部位或节段、脊髓压迫的病因。慢性脊髓压迫症的典型表现分为根痛期、脊髓部分压迫期及脊髓完全压迫期，脑脊液检查及影像学检查（MRI、CT、X 线片）能提供有价值的信息。

【处理原则】

脊髓压迫症的治疗原则是尽早去除病因，不同的病因采用不同的治疗方法，手术是切实有效的措施。急性脊髓压迫症尤其需要抓紧手术时机，一般应争取在发病 6 小时内减压。同时应积极防治并发症，早期康复和加强护理。

【护理诊断/问题】

参见本章概述和本节"急性脊髓炎"的护理。

【护理措施】

参见本章概述和本节"急性脊髓炎"的护理。

【预后】

本病预后影响因素较多，如脊髓受压程度、病变性质以及治疗时机等。一般受压时间越短，脊髓功能损害越小，恢复可能性较大。急性脊髓压迫因不能充分发挥代偿功能预后较差。髓外硬膜内肿瘤多为良性，手术切除后一般预后良好，髓内肿瘤预后较差。

（王　莹）

PPT

第四节　脑血管疾病

📖 学习目标

知识要求：

1. 掌握　短暂性脑缺血发作、脑血栓形成、脑栓塞、脑出血、蛛网膜下腔出血的定义、临床表现、护理诊断/问题及护理措施。

2. 熟悉　短暂性脑缺血发作、脑血栓形成、脑栓塞、脑出血、蛛网膜下腔出血的病因、处理原则。

3. 了解　短暂性脑缺血发作、脑血栓形成、脑栓塞、脑出血、蛛网膜下腔出血的发病机制、实验室及其他检查。

技能要求：

1. 具备正确护理短暂性脑缺血发作、脑血栓形成、脑栓塞、脑出血、蛛网膜下腔出血疾病患者的技能。

2. 熟练掌握脑血管病患者的护理抢救配合技能。

3. 学会应用专业知识指导脑血管病患者按照个体化运动处方正确进行运动康复的技能。

素质要求：

1. 具备扎实的基础知识和专业理论知识，能够在工作中发现问题、处理问题。

2. 在抢救患者的过程中，能与医护人员进行良好的团队协作。

3. 具有良好的沟通能力，能够及时安慰患者及家属，体现人文关怀。

案例引导

案例：患者，男，63岁。因"阵发性右侧肢体活动不利1天"入院。1天前患者无明显诱因出现右侧肢体活动不利，右上肢不能抬起及持物，右下肢站立、行走不能，持续2分钟后缓解，无头痛、头晕、恶心、呕吐，无视物模糊、语言障碍。近1天内上述症状反复发作3次，每次发作持续数分钟，无特殊处理，自行缓解。高血压、糖尿病病史10余年。体格检查：神志清楚，双侧瞳孔等大等圆约3.0mm，对光反射灵敏，脉搏68次/分，呼吸18次/分，血压170/90mmHg。头颅CT未见明显异常。

讨论：

1. 该患者最可能的疾病诊断是什么？

2. 该患者为什么会出现"反复发作"？

3. 作为责任护士，应将如何进行护理？

一、概述

脑血管疾病（cerebrovascutar disease，CVD）是指由于各种血管源性脑病变引起的脑功能障碍。脑卒中（stroke）则是急性脑循环障碍导致局限性或弥漫性脑功能缺损的临床事件。

CVD是神经系统的常见病及多发病，致死、致残率高，其与恶性肿瘤、心脏病构成目前人类疾病的三大死亡原因。脑卒中发病率、患病率和死亡率随年龄增长而增加，45岁以后明显增加，65岁以上人群增加最为明显，75岁以上者发病率是45～54岁组的5～8倍。男性多于女性。研究表明，社会经济状况、职业和种族等，均与脑血管疾病的发病有关。

【分类】

脑血管疾病有不同的分类方法（表10-4-1）。①依据神经功能缺失症状持续的时间，将不足24小时者称为短暂性脑缺血发作（transient ischemic attack，TIA），超过24小时者称为脑卒中。②依据病情严重程度可分为小卒中（minor stroke）、大卒中（major stroke）和静息性卒中（silent stroke）。③依据病理性质可分为缺血性卒中（ischemic stroke）和出血性卒中（hemorrhagic stroke）；前者又称为脑梗死，包括脑血栓形成和脑栓塞；后者包括脑出血和蛛网膜下腔出血。④依据发病急缓，分为急性脑血管疾病和慢性脑血管疾病，前者包括短暂性脑缺血发作、脑梗死、脑栓塞、脑出血、蛛网膜下腔出血，后者包括脑动脉硬化症和血管性痴呆。

表10-4-1 2015年脑血管疾病分类（简表）

一、缺血性脑血管病	二、出血性脑血管病（不包括：外伤性颅内出血）	三、头颈部动脉粥样硬化、狭窄或闭塞（未形成脑梗死）
（一）短暂性脑缺血发作	（一）蛛网膜下腔出血	四、高血压脑病
1. 颈动脉系统（包括一过性黑矇）	1. 动脉瘤破裂	五、颅内动脉瘤
2. 椎－基底动脉系统	2. 脑血管畸形	六、颅内血管畸形
（二）脑梗死（包括脑动脉和入脑前动脉闭塞或狭窄引起的脑梗死）	3. 中脑周围非动脉瘤性蛛网膜下腔出血	七、脑血管炎
1. 大动脉粥样硬化性脑梗死	4. 其他原因	八、其他脑血管疾病
2. 脑栓塞	（二）脑出血	九、颅内静脉系统血栓形成
3. 小动脉闭塞性脑梗死	1. 高血压脑出血	十、无急性症状的脑血管病
4. 脑分水岭梗死	2. 脑血管畸形或动脉瘤	十一、急性脑血管病后遗症
5. 出血性脑梗死	3. 淀粉样脑血管病	十二、血管性认知障碍
6. 其他原因（真性红细胞增多症、高凝状态、moyamoya病，动脉夹层等）	4. 药物性（溶栓、抗凝、抗血小板治疗及应用可卡因等）	十三、急性脑血管病后抑郁
7. 原因未明	5. 瘤卒中	
（三）脑动脉盗血综合征	6. 脑动脉炎	
1. 盗血锁骨下动脉综合征	7. 其他原因	
2. 颈动脉盗血综合征	8. 原因未明	
3. 椎－基底动脉盗血综合征	（三）其他颅内出血	
（四）慢性脑缺血	1. 硬膜下出血	
	2. 硬膜外出血	

【病因与危险因素】

1. 病因 依据解剖结构和发病机制，可将脑血管病的病因归为以下几类。

（1）血管壁病变 最常见的是动脉硬化，包括动脉粥样硬化和高血压动脉硬化两种。此外还有动脉炎（风湿、结核、梅毒、结缔组织病、钩端螺旋体等）、发育异常（先天性脑动脉瘤，脑动静脉畸形）、外伤（颅脑外伤、手术、插入导管、穿刺等）和肿瘤等引起血管壁变厚、变性。

（2）心脏病和血流动力学改变 如高血压、低血压或血压的急骤波动、心脏功能障碍、传导阻滞、风湿性心脏瓣膜病、心律失常（特别是房颤）等。

（3）血液流变学异常及血液成分改变 ①血液黏滞度增高：如高脂血症、高糖血症、高蛋白血症、白血病、红细胞增多症等所致血液黏滞度增高。②凝血机制异常：如血小板减少性紫癜、血友病、应用抗凝剂、弥散性血管内凝血等。此外，妊娠、产后及术后也可出现高凝状态。

（4）其他 如颈椎病，肿瘤等压迫邻近的大血管，影响供血；颅外形成的各种栓子（如空气、脂肪、肿瘤、细菌栓子等）进入颅内，引起脑栓塞。

2. 危险因素 脑血管疾病的危险因素与脑血管病的发生和发展有直接关联。一个或多个危险因素存在，将增加脑血管病发病频率。脑血管疾病的危险因素分为可干预和无法干预两类，针对可干预因素采取措施，可减少脑血管疾病的发生。

（1）无法干预的因素 如年龄、性别、种族和家族遗传性等。随着年龄增长，发病率约增加；男女发病率之比为（1.1~1.5）∶1；父母双方有脑卒中史的子女卒中风险增加。

（2）可干预的因素 高血压、高血脂、心脏病、糖尿病、高同型半胱氨酸血症、吸烟、酗酒、体力活动少、高盐饮食、超重、感染等。

高血压是脑卒中最重要和独立的危险因素。血压与脑出血和脑梗死发病危险性均呈正相关，控制高血压可显著降低脑卒中发病率。糖尿病、血脂异常、吸烟、酗酒是脑卒中的重要危险因素。无论血压在何种水平，有心脏病的人发生脑卒中的危险性都比无心脏病的患者高2倍以上。糖尿病与微血管病变、大血管病变、高脂血症及缺血性脑卒中的发生有关。吸烟可加速血管硬化，促使血小板聚集，降低高密度脂蛋白水平，烟草中的尼古丁还可刺激交感神经使血管收缩，血压升高；酗酒者出血性卒中的危险性增加。其他，如肥胖、体力活动过少、无症状性颈动脉狭窄、口服避孕药、饮食因素（过量摄入盐、肉类、含饱和脂肪酸的动物油量）等。

二、短暂性脑缺血发作

短暂性脑缺血发作（transient ischemic attack），TIA 也称一过性脑缺血发作或小卒中，是由于局部脑组织或视网膜缺血引起的短暂性神经功能缺损，临床症状一般不超过 1 小时，最长不超过 24 小时，且无责任病灶的证据。TIA 被公认为缺血性卒中最重要的危险因素，4%~8% 完全性卒中患者发生于 TIA 之后，我国 TIA 的年人群患病率为 180/10 万，男女之比约为 3∶1，发病率随年龄的增长而增高。

【病因与发病机制】

1. 病因 TIA 的发病与动脉粥样硬化、动脉狭窄、心脏病、血液成分改变及血流动力学变化等多种病因及多种途径有关。

2. 发病机制

（1）血流动力学改变 在各种原因（如动脉硬化和动脉炎等）所致的颈内动脉系统或椎-基底动泳系统的动脉严重狭窄基础上，血压的急剧波动和下降导致原来靠侧支循环维持血液供应的脑区发生的一过性缺血。血流动力型 TIA 的临床症状比较刻板，发作频率通常密集，每次发作持续时间短暂，一般不超过 10 分钟。某些血液系统疾病如真性红细胞增多症、血小板增多症、白血病、异常蛋白血症和贫血等，各种原因所致的高凝状态及低血压和心律失常等所致的血流动力学改变等都可引起 TIA。

（2）微栓塞 主要来源于动脉粥样硬化的不稳定斑块或附壁血栓的破碎脱落、瓣膜性或非瓣膜性心源性栓子及胆固醇结晶等。微栓子阻塞小动脉常导致其供血区域脑组织缺血，当栓子破碎移向远端或自发溶解时，血流恢复，症状缓解。微栓塞型 TIA 的临床症状多变，发作频率稀疏，每次发作持续时间较长。

（3）脑血管狭窄或痉挛 颅内外动脉因粥样硬化导致血管狭窄，可引起一过性脑供血不足。供应脑部血流的动脉受压（如颈椎骨质增生）或受各种刺激发生痉挛，也可致一过性脑缺血。

（4）其他 颅内动脉炎、无名动脉和锁骨下动脉闭塞时，上肢活动可能引起的锁骨下动脉盗血现象（锁骨下动脉盗血综合征）均可导致 TIA。

【临床表现】

1. 临床特征 好发于中老年人，男性多于女性，可反复发作。多伴有高血压、动脉粥样硬化、糖尿病、高血脂和心脏病等脑血管疾病的高危因素。突发局灶性脑或视网膜功能障碍，持续时间短暂，多在 1 小时内恢复，最多不超过 24 小时，不遗留神经功能缺损症状。

2. 症状 取决于受累血管的分布。

（1）颈动脉系统 TIA　大脑中动脉（middle cerebral artery，MCA）供血区的 TIA 可出现缺血对侧肢体的单瘫、轻偏瘫、面瘫和舌瘫，可伴有偏身感觉障碍和对侧同向偏盲，优势半球受损常出现失语和失用，非优势半球受损可出现空间定向障碍。大脑前动脉（anterior cerebral artery，ACA）供血区缺血可出现人格和情感障碍、对侧下肢无力等。颈内动脉（internal carotid artery，ICA）的眼支供血区缺血表现眼前灰暗感、云雾状或视物模糊，甚至为单眼一过性黑矇、失明。颈内动脉主干供血区缺血可表现为眼动脉交叉瘫[患侧单眼一过性黑矇、失明和（或）对侧偏瘫及感觉障碍]，Horner 交叉瘫（患侧 Horner 征、对侧偏瘫）。

（2）椎 - 基底动脉系统 TIA　眩晕最为常见，可同时伴有平衡障碍、眼球运动异常和复视。可有单侧或双侧面部、口周麻木，单独出现或伴有对侧肢体瘫痪、感觉障碍，呈现典型或不典型的脑干缺血综合征。此外，椎 - 基底动脉系统 TIA 还可出现下列几种特殊表现的临床综合征。

1）跌倒发作（drop attack）　表现为患者转头或仰头时，下肢突然失去张力而跌倒、无意识丧失，常可很快自行站立。系下部脑干网状结构缺血所致。

2）短暂性全面遗忘症（transient global amnesia，TGA）　发作时出现短时间记忆缺失，对时间、地点定向障碍，但谈话、书写和计算能力正常，一般症状持续数小时，然后完全好转，不遗留记忆损害。系大脑后动脉颞支缺血累及边缘系统的颞叶海马、海马旁回和穹隆所致。

3）双眼视力障碍发作　双侧大脑后动脉距状支缺血导致枕叶视皮层受累，引起暂时性皮质盲。

【实验室及其他检查】

1. 常规检查　血常规、血流变、血糖、血脂、血同型半胱氨酸、心电图检查，以排除非神经系统疾病。

2. 神经影像学检查　CT 或 MRI 检查多无阳性发现。彩色经颅多普勒（TCD）可发现血管狭窄、动脉粥样硬化斑块。TCD 微栓子监测适合发作频繁的 TIA 患者。数字减影血管造影（DSA）可显示颈内动脉粥样硬化斑块、狭窄程度等。单光子发射计算机断层扫描（SPECT）可发现局部脑灌流量减少的程度及缺血部位。

【诊断要点】

详细询问病史是 TIA 诊断的主要依据。

1. 中老年人，反复发作。发作突然，一般为 10～15 分钟，多在 1 小时内恢复，最长不超过 24 小时。完全恢复，不遗留神经功能缺损体征。

2. 发作时常见症状为眩晕、共济失调或单肢无力、轻偏瘫。

3. 有跌倒发作、短暂性全面性遗忘症、双眼视力障碍

等特征性症状。

【处理原则】

TIA 是卒中的高危因素，需积极进行治疗。治疗的目的是消除病因，减少及预防复发，保护脑功能，防止脑梗死发生。

1. 病因治疗　预防 TIA 复发的关键。确诊 TIA 后应查找病因，针对可能存在的危险因素进行积极治疗。如控制血压、治疗心律失常、纠正血液成分异常等，防止颈部活动过度等诱发因素。

2. 药物治疗　根据发作频率可分为偶发和频发两种。对于偶发（或仅发）1 次者，无论由何种病因所致，都应看作是永久性卒中的重要危险因素，进行适当的药物治疗。对于短时间内频繁发作者，应视为神经科急诊处理，迅速控制其发作。

（1）抗血小板聚集　阿司匹林、氯吡格雷、噻氯匹啶、双嘧达莫、奥扎格雷钠可预防血栓，减少复发。中药丹参、川芎嗪、葛根素、银杏叶制剂等也有类似作用。

（2）抗凝治疗　不作为 TIA 的常规治疗。对于频繁发作、发作持续时间长，症状逐渐加重且无出血倾向和严重高血压、肝肾疾病、消化性溃疡等患者，可使用抗凝治疗。常用药物有肝素或低分子肝素。

（3）钙离子通道阻滞剂　尼莫地平可扩张血管，阻止脑血管痉挛，改善脑灌注。

（4）溶栓治疗　TIA 再次发作，临床有脑梗死的诊断可能，不应等待，应按照卒中指南积极进行溶栓治疗。

（5）其他　高纤维蛋白原血症的 TIA 患者，可选用降纤酶治疗。

3. 外科手术和血管介入治疗　如药物治疗无效，且颈动脉狭窄 >70%，有与狭窄相关的神经系统症状，可考虑颈动脉内膜切除术（CEA）或动脉血管成形术（PTA）治疗。

【护理诊断/问题】

1. 有受伤的危险　与突发眩晕、平衡失调及一过性失明有关。

2. 知识缺乏　缺乏疾病防治与自我保健知识。

3. 潜在并发症　脑卒中。

【护理措施】

1. 一般护理　TIA 发作时卧床休息，注意枕头不宜过高（以 15°～20° 为宜），以免影响头部的血液供应；仰头或头部转动时应缓慢，动作轻柔，转动幅度不要太大，防止因颈部活动过度或过急导致发作而跌伤。频繁发作的患者应避免重体力劳动，如厕、沐浴以及外出活动时应有人陪伴，以防发生跌倒和外伤。TIA 未发作者，指导其进行

散步、慢跑、踩脚踏车等体育运动，以增加脑部血流量，改善脑循环。

2. 病情观察　出现肢体麻木无力，头晕、头痛、复视或突然跌倒时应引起高度重视，及时就医。频繁发作者应注意观察和记录每次发作的诱因、持续时间、间隔时间和伴随症状；观察肢体无力或麻木等症状是否减轻或加重，有无头痛，头晕或其他脑功能受损的表现，警惕完全缺血性脑卒中的发生。

3. 用药护理　积极治疗相关疾病，如高血压、心脏病、糖尿病等。观察药物的不良反应，如长期服用阿司匹林等抗血小板药物者，有无恶心、食欲不振，皮疹或出血倾向等。肝素等抗凝药物可致出血，用药过程中注意观察有无出血倾向、皮肤瘀斑和瘀点、牙龈出血等，有消化性溃疡和严重高血压者禁用。

4. 心理护理　帮助患者及家属正确认识本病的危害性，以消除焦虑、紧张和恐惧等不良情绪。

5. 健康教育

（1）疾病预防知识指导　告知患者和家属本病为脑卒中的一种先兆表现或警示，未经正确治疗约1/3的患者在数年内会发展成为脑卒中。评估患者和家属对疾病的认知程度，向患者和家属介绍疾病发生的基本病因、主要危险因素、早期症状和体征、及时就诊和治疗与预后的关系、防治知识、遵医嘱用药和自我护理的方法。

（2）疾病相关知识指导　①积极治疗高血压、高血脂、糖尿病、脑动脉硬化等，避免诱因。②告知患者和家属应在医护人员指导下调整用药，用药期间应观察的指征和定期复查的相关项目。③向患者和家属说明肥胖、吸烟、酗酒及不合理饮食与疾病发生的关系，帮助患者建立健康的生活方式。指导患者进食低脂、低盐、低胆固醇、丰富维生素饮食，多食谷类和鱼类、新鲜蔬菜、水果等，忌辛辣油炸食物及暴饮暴食。限制钠盐摄入，每日不超过6g，戒烟限酒。④生活规律，避免精神紧张及过度劳累，告知患者心理因素对疾病产生的影响。⑤适当运动，如太极拳、慢走等有氧运动。⑥定期体检，了解自己的心脏功能、血糖、血脂水平和血压高低。出现肢体麻木无力、眩晕、头痛、复视或突然跌倒发作时应及时就医。

【预后】

TIA患者发生脑卒中的概率明显高于一般人群。一次TIA后1个月内发生脑卒中的概率为4%～8%，1年内12%～13%，5年内则可达24%～29%。表现为大脑半球症状的TIA和伴有颈动脉狭窄的患者70%预后不佳，2年内发生卒中的概率为40%。TIA患者发生脑卒中在第1年内较一般人群高13～16倍，5年内也高达7倍之多。椎-基底动脉系统TIA发生脑梗死的比例较少。

三、脑梗死

⇒ 案例引导

案例：患者，男，62岁。因言语不利伴右侧肢体活动障碍2天入院。患者今晨起床时被家属发现失语、右侧肢体麻木，活动不利。既往高脂血症史。体格检查：体温36℃，脉搏68次/分，呼吸12次/分，血压135/80mmHg，神志清，精神可，语言欠流利，右侧中枢性面瘫，咽反射减弱，咀嚼无力。右侧上下肢体肌力3级，肌张力略高，右侧病理征阳性，右侧感觉减退。CT检查：大脑基底节左侧低密度灶。

讨论：

1. 该患者最可能的诊断是什么？

2. 该患者存在哪些护理问题？

脑梗死（cerebral infarction）又称缺血性脑卒中，是指各种原因引起的脑部血液供应障碍，导致局部脑组织缺血、缺氧性坏死，而迅速出现相应神经功能缺损的一类临床综合征。脑梗死发生率为110/10万，是卒中最常见类型，占70%～80%。依据局部脑组织发生缺血缺氧坏死机制可将脑梗死分为三种病理生理学类型，即脑血栓形成、脑栓塞和血流动力学机制所致的脑梗死。

（一）脑血栓形成

脑血栓形成（cerebral thrombosis, CT）是在脑动脉粥样硬化等动脉壁病变的基础上，脑动脉主干或分支管腔狭窄、闭塞或形成血栓，造成该动脉供血区局部脑组织血流中断而发生缺血、缺氧性坏死，引起偏瘫、失语等相应的神经症状和体征。脑血栓形成是脑梗死最常见的类型，约占全部脑梗死的60%。

【病因与发病机制】 微课

1. 病因

（1）最常见的病因　是脑动脉粥样硬化，也是血栓形成的首要病因；其次为各种脑动脉炎，以及先天性血管发育异常、血管淀粉样病变等也是引起血管管壁病变的常见因素。

（2）血液成分改变　如真性红细胞增多症、血小板增多症、血液凝固性增高（如分娩后、肿瘤等）等可能导致脑血栓形成。

（3）血流动力学改变　血压异常（血压过高或过低）、心脏功能障碍（如心房颤动、心功能不全等）、脑血管痉挛、先天性动脉狭窄等都可能是血栓形成的因素。

（4）其他因素　侧支循环功能不全、颈部动脉的直接外伤、血管畸形等。

（5）诱发因素 日常生活相关危险因素，如肥胖、饮酒过量、长期不运动、药物滥用、吸烟或接触二手烟、社会心理因素。

2. 发病机制

（1）原位血栓形成 是大动脉粥样硬化型脑梗死最主要的发病机制。血栓性阻塞导致大动脉急性闭塞或严重狭窄，发展相对较慢，其症状常在数小时或数天不断进展，临床主要表现为大面积脑梗死。

（2）动脉 - 动脉栓塞 常为动脉粥样硬化血管壁上的血栓栓子脱落，阻塞远端的动脉。脑梗死在主干病变血管的供血区域内一般梗死灶较小，症状较局限。

（3）斑块内破裂出血 单纯斑块内破裂出血导致血管急性完全闭塞较少，常合并局部血栓形成导致脑梗死，或导致血管严重狭窄，在合并低灌注时出现局部脑缺血核心区梗死，或在缺血核心区发生梗死的同时出现血管交界区分水岭梗死。

（4）低灌注 大动脉粥样硬化导致的严重血管狭窄没有明显改变，但合并低灌注导致血管交界区发生分水岭梗死。

（5）载体动脉病变堵塞穿支动脉 动脉粥样硬化病变或血栓形成累及载体动脉分支开口，导致穿支动脉闭塞发生脑梗死。

颈内动脉系统脑梗死占80%，椎 - 基底动脉系统脑梗死占20%。闭塞好发的血管依次为颈内动脉、大脑中动脉、大脑后动脉、大脑前动脉及椎 - 基底动脉等。闭塞血管内可见动脉粥样硬化改变、血栓形成或栓子。局部血液供应中断引起的脑梗死多为白色梗死（即贫血性梗死）。如果闭塞的血管再开通，再灌流的血液可经已损害的血管壁大量渗出，使白色梗死转变成红色梗死（即出血性梗死）。脑梗死1天后，梗死灶开始出现边界模糊水肿区，并出现大量炎性细胞浸润。梗死1～2天后，大量毛细血管和内皮细胞增生，中性粒细胞被巨噬细胞替代。脑梗死3～5天脑水肿达高峰，大面积梗死时脑组织高度肿胀，可向对侧移位，导致脑疝形成。

急性脑梗死病灶由缺血中心区及其周围的缺血半暗带组成。挽救缺血半暗带是急性脑梗死治疗的一个主要目的；而恢复缺血脑组织的供血和对缺血脑组织实施保护挽救缺血半暗带的两个基本治疗途径。

有效挽救缺血半暗带脑组织的治疗时间，称为治疗时间窗。目前研究表明，在严格选择病例的条件下，急性缺血性脑卒中溶栓治疗的时间窗一般不超过6小时，机械取栓的治疗时间窗一般不超过8小时，个别患者可延长至24小时。

【临床表现】

（1）本病好发于中老年人，多见于50～60岁以上的动脉粥样硬化者，且多伴有高血压、高血脂、冠心病或糖尿病。男性稍多于女性。年轻发病者以各种原因的脑动脉炎多见。

（2）前驱症状 部分患者可有头晕、头痛、肢体麻木等或曾有TIA病史。

（3）起病形式 安静休息时急性发病，多数患者在睡眠中发生，次晨被发现不能说话，一侧肢体瘫痪。患者一般意识清楚或有轻度短暂的意识障碍，生命体征稳定，颅内压增高症状较轻。病情多在几小时或几天内发展达到高峰后不再向前发展，由于侧支循环建立逐渐进入恢复期。发生基底动脉血栓或大面积梗死时，病情严重，可出现意识障碍，甚至脑疝形成，最终死亡。神经系统体征决定于脑血管闭塞的部位及梗死的范围，常见为局限性神经功能缺损的表现如失语、偏瘫、偏身感觉障碍。部分患者可有头痛、呕吐、意识障碍等全脑症状。

（4）临床分型 根据梗死的部位不同可分为前循环梗死、后循环梗死和腔隙性梗死。根据起病形式可分为以下几种。

1）可逆性缺血性神经功能缺失 此型患者的症状和体征持续时间超过24小时，但在1～3周内完全恢复，不留任何后遗症。可能是缺血未导致不可逆的神经细胞损害，侧支循环迅速而充分地代偿，发生的血栓不牢固，伴发的血管痉挛及时解除等。

2）完全型 起病6小时内病情达到高峰，为完全性瘫痪，病情重，甚至出现昏迷，多见于血栓栓塞，需与脑出血进行鉴别。

3）进展型 局灶性脑缺血症状逐渐进展，阶梯式加重，可持续6小时至数日，临床症状因血栓形成的部位不同而出现相应动脉支配区的神经功能障碍，可出现对侧偏瘫、偏身感觉障碍、失语等，严重者可引起颅内压增高、昏迷、死亡。

4）缓慢进展型 患者症状在起病2周以后仍逐渐发展，多见于颈内动脉颅外段血栓形成，但颅内动脉逆行性血栓形成亦可见。多与全身或局部因素所致的脑灌流减少有关，此型病例应与颅内肿瘤、硬膜下血肿相鉴别。

【实验室及其他检查】

1. 血液检查 如血常规、血糖、血脂、血液流变学、凝血功能、肾功能等。糖化血红蛋白、同型半胱氨酸等检查也有利于发现脑梗死危险因素。

2. 影像学检查 可以最直观显示梗死部位、范围、有无出血、陈旧和新鲜梗死灶。最常用CT检查，多数病例发病24小时以后脑梗死区出现低密度灶。MRI检查更敏感，可以早期显示缺血组织的大小、部位，甚至可以显示皮质下、脑干和小脑的小梗死灶。其他，如DSA、放射性核素检查可根据病情选择进行。

3. 经颅多普勒超声检查（TCD） 对判断颅内外血管狭窄或闭塞、血管痉挛、侧支循环建立程度有帮助，还可用于溶栓监测。

【诊断要点】

1. 中老年患者，有高血压、高血脂、糖尿病等脑卒中高危因素病史。

2. 在安静状态下起病，或发病前曾有 TIA 反复发作史。

3. 偏瘫、失语等神经系统局灶体征明显，在一至数天内达高峰，考虑有急性血栓性脑梗死可能。

4. CT 或 MRI 检查发现梗死灶可以确诊。有明显感染或炎症性疾病史的年轻患者需考虑动脉炎的可能。

【处理原则】

1. 急性期治疗 尽快恢复脑缺血区的血液供应是发病 1~2 周内的主要治疗原则，是急性脑梗死治疗的最根本目标。

（1）一般治疗 包括维持生命功能，吸氧，心电监护，预防应激性溃疡、肺炎、尿路感染、压疮、深静脉血栓等并发症，具体见护理措施。

（2）早期溶栓 超早期静脉溶栓是指发病后 4.5 小时内静脉溶栓治疗使血管再通，但需首先 CT 明确脑梗死病灶和证实无脑出血，患者无昏迷、无出血倾向，患者本人或家属同意。若能在发病 3 小时内用药，效果更为理想。常用的溶栓药物有尿激酶、链激酶、重组组织型纤溶酶原激活剂（rt-PA）。用法参见"心肌梗死"章节。

（3）调控血压 脑血栓形成的 70% 患者急性期的血压升高，多数患者在卒中后 24 小时内血压自发降低。刚发病时血压应维持在发病前稍高的水平，不超过原有血压水平的 15%，切忌过度降压使脑灌注压降低，导致脑缺血加剧。血压过低，应积极寻找和处理原因，必要时应补充血容量或给予适当的药物如多巴胺、间羟胺等升高血压。

（4）血糖控制 脑卒中急性期高血糖较常见，如血糖超过 10mmol/L 时给予胰岛素治疗，对于血糖低于 3.3mmol/L 应尽快给予补糖治疗，加强血糖监测。

（5）防治脑水肿 病后 48 小时~5 天内是脑水肿的高峰期，应尽早防治，以免加剧脑组织缺血、缺氧。常用 20% 甘露醇 125~250ml，快速静滴，每 6~8 小时一次，还可使用呋塞米、10% 复方甘油以及白蛋白等。激素可用于常规脱水剂不能控制的脑水肿。

（6）体温控制 体温超过 38℃ 的患者应给予降温处理。对中枢性发热的患者以物理降温为主。

（7）抗血小板聚集和抗凝治疗 常用抗血小板聚集药物有阿司匹林和氯吡格雷，未溶栓治疗的患者在发病 48 小时内用阿司匹林 100~325mg/d，可降低死亡率和复发率，

推荐应用。如对阿司匹林不耐受者可使用氯吡格雷。如进行溶栓治疗，不推荐 24 小时内使用抗血小板药物。抗凝治疗在急性期不推荐作为预防用药使用。对有形成深静脉血栓、肺栓塞的高风险患者，可预防使用抗凝药物。

（8）其他治疗

1）脑保护治疗。目前被认为有神经保护作用的药物有胞二磷胆碱、纳洛酮、依达拉奉、尼莫地平等，可适度选用。血管扩张剂过早应用可导致低血压，加重脑水肿。一般主张在脑血栓形成亚急性期（发病 2~4 周）、脑水肿已基本消退时适当应用。

2）高压氧舱治疗。脑血栓形成患者若呼吸道没有明显的分泌物，呼吸、血压正常、无抽搐者，宜尽早配合高压氧舱治疗，提高血氧供应，使脑组织有氧代谢增加，促进神经组织的再生和神经功能的恢复。

3）降纤治疗。

4）中医中药治疗。

（9）外科和血管内介入治疗 对大面积梗死出现颅内高压危象，内科治疗困难时，可行开颅切除坏死组织和去颅骨减压，以挽救生命。颈动脉狭窄性疾病可考虑动脉内膜切除术、颅内外动脉吻合术，颈动脉支架放置术。

2. 恢复期治疗 患者的神经系统症状和体征不再加重，并发症得到控制，生命体征稳定，即进入恢复期。恢复期治疗的主要目的是促进神经功能恢复，降低致残率。应遵循个体化原则，早期进行康复治疗，安全启动卒中二级预防。

【护理诊断/问题】

1. 躯体运动障碍 与偏瘫或平衡能力下降有关。

2. 语言沟通障碍 与大脑语言中枢功能受损有关。

3. 吞咽障碍 与意识障碍或延髓麻痹有关。

4. 有失用综合征的危险 与意识障碍、偏瘫所致长期卧床有关。

【护理措施】

1. 一般护理

（1）休息与体位 急性期绝对卧床休息，适当抬高头位，一般 15°~30°，有利于头部静脉回流，预防颅内压升高。偏瘫肢体保持功能位，加床档，防止坠床。神经系统症状稳定后 48 小时，应定时翻身，与家属一起为患者做肢体被动活动，活动时动作应轻柔，循序渐进，以免引起疼痛或加剧疼痛。如患者神志清楚，指导患者利用健肢带动患肢做上举运动和桥式运动。

（2）保持呼吸道通畅 昏迷者头偏向一侧，利于口腔分泌物或呕吐物排出。若患者舌体后坠，阻塞气道者，可用舌钳拉出舌体固定，或使用口咽通气道。若呼吸道分泌物过多，应充分吸痰。进食前应注意休息，因为疲劳有可

能增加误吸的危险。注意保持进餐环境安静、舒适。告诉患者进餐时不要讲话。减少进餐时环境中分散注意力的干扰因素，如关闭电视、收音机，停止护理活动等。床旁备吸引装置，患者出现呛咳、误吸或呕吐，应立即取头侧位，及时清理口鼻分泌物和呕吐物，保持呼吸道通畅，预防窒息和吸入性肺炎。

（3）吸氧　有意识障碍、血氧饱和度下降或有低氧血症的患者应给予吸氧，维持血氧饱和度在95%以上。

（4）保持皮肤，预防压疮　每天定时擦洗皮肤，尿失禁者更应及时清洗会阴部皮肤，评估患者压疮发生风险，风险高的患者给予压疮预防措施。①建立翻身卡，2～4小时翻身一次，使用气垫床、压疮贴等防压器具、用物；②患者尾骶部、内外踝、足跟等处定时按摩并以流体敷料等外擦；③保持床单位清洁、平整、干燥、无碎屑；④便盆置入或取出时动作轻柔，注意勿拖拉和用力猛塞，以免损伤腰骶部皮肤。

（5）保持大便通畅　便秘患者，每日轻柔按摩下腹部，可适当服用缓泻药物或使用开塞露帮助排便，必要时给予灌肠。大便失禁患者，及时清理肛周排泄物，保持肛周清洁，防止肛周皮肤破损。

（6）饮食护理　高蛋白、低盐、低脂、低热量的清淡饮食为主，急性期24～48小时内有意识障碍或吞咽困难时宜禁食，可通过静脉营养来满足机体需要。无意识障碍患者采用洼田饮水试验评估患者吞咽障碍程度，72小时仍无法自主进食者，为避免吸入性肺炎发生，给予鼻饲饮食，每天总热量在6300kJ（1500kcal）左右，做好鼻饲护理，进食时及进食后30分钟，可抬高床头防止食物返流，暂不进行翻身、拍背等活动。当病情稳定，饮水无呛咳，鼓励患者经口进食。

2. 病情观察　脑血栓形成的患者起病时症状相对较轻，但病情可能在几小时或几天内进行性加重，尤其是发病后48小时～5天内是脑水肿的高峰期。应及时观察并记录生命体征、意识、瞳孔、24小时出入量。观察肢体运动障碍和感觉缺失、视野缺损、吞咽困难、发音不清等神经系统症状有无变化。如发现患者血压升高、呕吐、精神萎靡、嗜睡、瞳孔不等大、对光反射迟钝等，警惕脑疝发生，应及时通知医生处理。

3. 用药护理　患者需要多种药物联合治疗，如溶栓、抗凝、清除自由基等药物。护士应注意患者用药剂量、作用、时间、注意事项、不良反应和观察要点，遵医嘱准确用药。

（1）早期溶栓　溶栓治疗应注意药物剂量，监测出、凝血时间及凝血酶原时间，观察有无出血倾向。

（2）调整血压　一般急性期不使用降压药，除非血压过高（超过220/120mmHg），可以给予降压药治疗，使血压维持在比病前稍高的水平，不超过原有血压水平的15%。切忌过度降压使脑灌注压降低而加重脑缺血。血压低者可加强补液或给予适量药物升高血压。

（3）降低颅内压、防治脑水肿　脑水肿高峰期为发病后48小时～5天，是急性期致患者死亡的主要原因。常用脱水药物为20%甘露醇溶液250ml，每6～8小时一次，甘露醇要快速静脉滴注，还可使用10%复方甘油、呋塞米、白蛋白等。

4. 康复护理　"运动障碍""语言障碍"的护理见本章概述相关内容。对中度、重度吞咽障碍患者采用间接训练为主，主要包括增强口面部肌群运动、舌体运动和下颌骨的张合运动，咽部冷刺激，空吞咽训练，呼吸功能训练等。辅助针刺或封闭治疗促进吞咽功能恢复。

5. 安全护理　患者下床活动时要防止跌倒，确保安全。床边有床档，走廊、厕所装扶手，地面平整干燥，去除障碍物。行走时应穿平底防滑鞋，避免穿拖鞋。患者行走时应注意力集中，步态不稳者，应有人陪同。

6. 心理护理　脑卒中后因为大脑左前半球受损可以导致抑郁，加之由于沟通障碍，肢体功能恢复的过程很长，速度较慢，日常生活依赖他人照顾等原因，如果缺少家庭和社会支持，患者发生焦虑，抑郁的可能性会加大，因此应重视对患者精神情绪变化的监控，提高对抑郁、焦虑状态的认识，及时发现患者的心理问题，进行针对性心理治疗，以消除患者思想顾虑，稳定情绪，增强战胜疾病的信心。

7. 健康指导

（1）疾病预防知识指导　积极干预各种高危因素，如高血压、血糖、血脂等，积极治疗原发病。避免增加动脉粥样硬化的各种诱发因素等。在医生指导下正确服药。

（2）疾病相关知识指导　①帮助患者和家属掌握本病的康复治疗知识与自我护理方法。②指导患者遵医嘱长期抗凝治疗，预防复发。③预防复发：积极治疗原发病，如高血压、糖尿病、高血脂等。定期门诊检查，动态了解血压、血糖、血脂变化和心脏功能情况。当患者出现头晕、头痛、一侧肢体麻木无力，讲话吐词不清或进食呛咳、发热、外伤时，家属应及时协助就诊。

【预后】

脑血栓形成急性期病死率约为10%，致残率达50%以上，存活者中40%以上可复发，且复发次数越多，病死率和致残率越高。影响预后的因素较多，最重要的是神经功能缺损的严重程度、患者年龄和疾病的病因等。积极处理各项可干预的脑卒中危险因素，应用抗血小板聚集药物，可降低卒中复发的危险性。

（二）脑栓塞

脑栓塞（cerebral embolism）是由血液中的各种栓子（血流中异常的固体、液体、气体）沿血液循环进入脑动脉，引起急性血流中断而出现相应供血区脑组织缺血、坏死及脑功能障碍。该病占脑血管病的15%～20%。常见的栓塞为心源性栓塞，少见的有空气栓塞、脂肪栓塞、肿瘤细胞或寄生虫栓塞等，只要产生栓子的病源不消除，脑栓塞就有复发的可能。2/3的复发发生在第一次发病后的一年之内。

【病因与发病机制】

1. 病因　脑栓塞的栓子来源可分为心源性、非心源性、来源不明性三大类，其中心源性为脑栓塞最常见的原因，约75%心源性栓子栓塞于脑部；14%～48%的风湿性心脏病患者发生脑栓塞。非心源性原因中，主动脉弓及其发出的大血管动脉粥样硬化斑块脱落，引起血栓栓塞，也是脑栓塞的重要原因。其他如外伤长骨骨折的脂肪栓子，气胸、潜水或高空飞行减压不当的气体栓子，孕妇生产时的羊水栓子，肺部感染、败血症引起的感染性脓栓，癌性栓子，寄生虫虫卵栓子等均可引起脑栓塞。约30%脑栓塞不能确定栓子来源。

2. 发病机制　正常人体血液呈流态，血液中的有形成分能通过变形顺利通过微循环，如果血液内成分如红细胞聚集，形成聚集物，也容易阻塞血管。人体血液循环中某些异物随血液流动，如来源于心脏的栓子、血凝块、动脉粥样硬化脱落的斑块、脂肪细胞及气泡等栓子，进入脑循环，绝大多数（73%～85%）进入颈内动脉系统。左侧大脑是优势半球，血液供应更丰富，所以左侧大脑中动脉最易受累。当栓子阻塞脑血管后，引起局部脑组织发生缺血、缺氧，脑组织软化、坏死。栓子停留一段时间后可溶解，破碎并向远端移位，原阻塞的血管恢复血流，因受损的血管壁通透性增高，可有大量红细胞渗出血管，使原来缺血区有血液渗出，形成出血性脑梗死。脑组织容易引起缺血后坏死。因此出现的临床症状不仅与栓塞部位有关，而且与血管痉挛的范围有关。

【临床表现】

既有原发病的症状，又有梗死的症状。

1. 任何年龄均可发病，风湿性心脏病引起者以中青年居多，冠心病及大动脉病变引起者以中老年居多。

2. 通常发病无明显诱因，安静与活动时均可发病，以活动中发病多见。起病急骤是本病的主要特征，症状在数秒钟或数分钟内即达高峰，是脑血管病中发病最急者。多属完全性卒中，少数呈阶梯式进行性恶化，为反复栓塞所致。

3. 其症状随阻塞血管而定，大脑中动脉及其深穿支最易受累，表现为偏瘫或单瘫、偏盲、偏身感觉障碍、失语、局限性抽搐等。意识障碍常较轻且很快恢复。严重者常导致大面积脑梗死，并伴发广泛的脑水肿，可突起昏迷、全身抽搐、中枢性高热，最终因脑疝而死亡。

【实验室及其他检查】

1. CT或MRI检查　可显示缺血性梗死或出血性梗死改变。

2. ECG检查　可确定心肌梗死、风湿性心脏病、心律失常等。

3. 超声心动图　此检查有助于证实是否存在心源性栓子。

【诊断要点】

既往有风湿性心脏病、心房颤动及大动脉粥样硬化、严重骨折等病史，突发偏瘫、失语等局灶性神经功能缺损，症状在数秒至数分钟内达高峰，即可作出临床诊断。头颅CT和MRI检查可确定栓塞的部位、面积及是否伴发出血，有助于明确诊断。应注意与脑血栓形成和脑出血等鉴别。

【处理原则】

包括脑部病变以及引起栓塞的原发病两个方面的治疗。

1. 脑部病变所致脑栓塞的治疗　与脑血栓形成相同。严重病变应积极脱水，降颅压处理，必要时行开颅去骨瓣减压术，尽可能恢复脑部血流循环，康复治疗等。

（1）心源性栓塞　易复发，急性期应卧床休息，避免活动量过大，减少复发的危险。

（2）感染性栓塞　应用足量的抗生素，禁止溶栓或抗凝治疗，防止感染在颅内扩散。

（3）脂肪栓塞　可用扩容剂，血管扩张剂，5%碳酸氢钠注射液。

（4）空气栓塞　应采取头低左侧卧位。

2. 原发病的治疗　主要在于消除栓子的来源，防止栓塞复发。心源性脑栓塞极易再次或多次栓塞，除积极治疗原发病外，临床可考虑抗凝或抗血小板聚集治疗，参见短暂性脑缺血发作。

【护理诊断/问题】与【护理措施】

参见本节"脑血栓形成"。

【预后】

脑栓塞预后与被栓塞血管大小、栓塞部位、栓子数目等有关。急性期病死率为5%～15%，多死于严重脑水肿所致脑疝、肺部感染和心力衰竭等。心肌梗死所致者预后较差，存活的患者多遗留严重后遗症。脑栓塞易复发，10%～20%的患者在10天内发生第二次栓塞，复发者病死率更高。

四、脑出血

⇒ 案例引导

案例: 患者,女,68 岁。因意识不清 6 小时入院。患者 6 小时前因生气后突发头痛、恶心、呕吐、右侧肢体活动障碍,此后病情迅速加重,意识不清,大小便失禁,无抽搐。既往高血压病史 6 年,不规律服用降压药。体格检查:体温 36℃、脉搏 68 次/分,呼吸 12 次/分,血压 180/100mmHg,神志昏迷,双侧瞳孔等大等圆,约 2mm,对光反射迟钝,右侧鼻唇沟变浅,右侧肢体偏瘫,右侧病理征阳性。CT 检查:大脑基底节左侧高密度灶。

讨论:

1. 该患者最可能的诊断是什么?

2. 该患者应警惕发生哪些潜在并发症?

脑出血(intracerebral hemorrhage, ICH),又称自发性脑出血,指原发性非外伤性脑实质内出血,占急性脑血管病的 20% ~ 30%。急性期病死率为 30% ~ 40%,是病死率最高的疾病之一。多数脑出血发生在大脑半球,约占 80%,脑干和小脑出血占少数,约占 20%。

【病因与发病机制】

1. 病因

(1)最常见的病因是高血压并发细小动脉硬化。

(2)颅内动脉瘤、脑动静脉畸形、脑动脉炎、脑底异常血管网症(Moyamoya 病)、血液病、抗凝及溶栓治疗并发症、淀粉样血管病、脑肿瘤细胞侵袭血管或肿瘤组织内的新生血管破裂出血等均可引起脑出血。

2. 诱因

(1)精神刺激 情绪过度激动使交感神经系统兴奋、肾上腺素增加,心跳加快,血管急剧收缩,诱发血管破裂。

(2)过度劳累 由于承担任务过重、精神极度紧张、长途旅行、过于疲劳等,极易诱发脑出血。

(3)不良习惯 酗酒、暴饮暴食、饱食后沐浴等。

(4)气候变换 影响人体神经内分泌的正常代谢,使血液黏稠度、血浆纤维蛋白、肾上腺素均升高,毛细血管痉挛性收缩和脆性增加、血压升高,造成血管破裂。

3. 发病机制 发病机制主要是在原有高血压和脑血管病变的基础上用力或情绪改变等外加因素使血压进一步骤然升高导致血管破裂出血。出血引起病侧脑组织的破坏及周围脑组织严重水肿,脑体积增大,导致颅内压增高,严重者脑组织移位,形成脑疝。发病部位以基底节区最多见,由于供应此区的豆纹动脉从大脑中动脉呈直角发出,在原

有病变的基础上,受到压力较高的血流冲击后容易导致血管破裂。一般高血压性脑出血在 30 分钟内停止出血,血肿保持相对稳定,其临床神经功能缺损仅在出血后 30 ~ 90 分钟内进展。

基底核区出血占全部脑出血的 70%(以壳核出血最为常见)。因壳核、丘脑出血常累及内囊,并以内囊损害体征为突出表现,又称内囊区出血。壳核出血称内囊外侧型,丘脑出血称内囊内侧型,占 10% ~ 15%。脑叶出血占 5% ~ 10%。脑桥出血约占 10%,小脑出血约占 10%,脑室出血占 3% ~ 5%。出血后,出血形成的血肿和血肿周围脑组织水肿,引起颅内压升高,使脑组织受压移位,形成脑疝。脑疝是导致患者死亡的直接原因。

【临床表现】

本病常发生于 50 岁以上,男性略多。冬春季易发。多有高血压病史。发病前常无预感,少数有头晕、头痛、肢体麻木和口齿不清等前驱症状。多在白天情绪激动、过度兴奋、劳累、用力排便或紧张脑力活动时发病。起病突然,往往在数分钟至数小时内病情发展至高峰。

1. 全脑症状 颅内压增高所致。患者剧烈头痛、呕吐、意识障碍。意识障碍多表现为昏迷且持续时间长,血压明显升高。呼吸深沉带有鼾声,重者呈潮式呼吸或不规则呼吸。

2. 神经功能受损 偏瘫、失语、大小便失禁、轻度脑膜刺激症状等。

3. 临床类型及特点 由于出血部位和出血量不同,临床表现各异,分述如下。

(1)壳核出血 最常见,占脑出血的 50% ~ 60%。最常累及内囊而出现典型的"三偏征",即出血灶对侧中枢性偏瘫、偏身感觉障碍及同向性偏盲。内囊出血患者常有头和眼转向出血病灶侧,呈凝视"病灶状"。优势半球出血可有失语。出血量大(>30ml)时,临床症状重,可出现意识障碍和占位效应,甚至引起脑疝而危及生命。

(2)丘脑出血 占脑出血的 20%。患者常出现丘脑性感觉障碍(对侧偏身深浅感觉减退、感觉过敏或自发性疼痛),丘脑性失语(言语缓慢而不清、重复语言、发音困难、复述相对较好,朗读存在障碍等),丘脑性痴呆(记忆力和计算力减退、情感障碍、人格改变等)和眼球运动障碍(眼球向上注视麻痹),出血侵及内囊可出现对侧肢体瘫痪,下肢重于上肢。

(3)脑干出血 约占脑出血的 10%,绝大多数为脑桥出血,极为凶险。常表现为突然发病,剧烈头痛、眩晕、复视、呕吐,一侧面部麻木等。出血常先从一侧开始,表现为交叉性瘫痪,头和眼转向非出血灶侧,呈"凝视瘫肢"状。大于 5ml 的出血多迅速波及两侧,出现双侧面部

和肢体瘫痪，昏迷，瞳孔缩小呈针尖样但对光反射存在，中枢性高热，呼吸不规则，急性应激性溃疡。中枢性高热，表现为体温迅速升高，达 39~40℃，物理降温有效。病情常迅速恶化，多数在 24~48 小时内死亡。

（4）小脑出血 约占脑出血的 10%。出血量少时神志清楚，首发症状为后枕部剧烈疼痛伴眩晕、共济失调，可出现频繁呕吐，一般不会出现肢体偏瘫症状。随着病情进展，当血肿增大压迫脑干或破入第四脑室时，可引起对侧偏瘫和枕骨大孔疝，患者很快昏迷、呼吸不规则或停止。小脑位于后颅窝，出血大于 10ml 即有手术指征。因此，凡疑为小脑出血应尽快头部 CT 证实，并积极进行手术治疗。

（5）脑叶出血 脑叶出血又称皮质下白质出血，发生率低，占脑出血的 5%~10%。脑叶出血的部位以顶叶多见，其次为颞叶、枕叶、额叶，40% 为跨叶出血。因为出血位置较为表浅，血肿一般较大，根据不同的部位以及出血量，临床表现较为复杂，可有肢体偏瘫、癫痫发作、失语、头痛、尿失禁、视野缺损等。

（6）脑室出血 占脑出血的 3%~5%。原发性脑室出血较为少见，多见周围部位出血破入脑室。原发性脑室出血症状较为明显，如突发头痛、呕吐、颈项强直等，易误诊蛛网膜下腔出血；大量出血可很快进入昏迷，迅速死亡。

4. 并发症 脑出血患者大多病情危重，极易发生脑疝、肺部感染、应激性溃疡致上消化道出血、压疮、中枢性高热、电解质紊乱等并发症，急性期病死率为 30%~40%。

【实验室及其他检查】

1. 血液检查 可有白细胞增高、血尿素氮和血糖增高。

2. 影像学检查 首选 CT，脑出血发病后立即行头部 CT 可显示高密度病灶，还可清晰显示出血部位、出血量大小、脑水肿情况、是否破入脑室等。MRI 可发现 CT 不能确定的脑干或小脑小量出血，可监测脑出血的演进过程优于 CT。能分辨病程 4~5 周后 CT 不能辨认的脑出血。当怀疑有脑血管畸形或动脉瘤破裂的患者可做 DSA 检查明确诊断，其可清晰显示异常血管、造影剂外漏的破裂血管和部位。

3. 脑脊液检查 在无条件行脑 CT 或 MR 检查时，患者若无颅内压增高可慎重进行腰穿。脑脊液压力增高，呈均匀血性。有颅内压增高或有脑疝的可能时，应禁忌做腰穿。

【诊断要点】

50 岁以上有高血压病史者，在情绪激动或体力活动时突然发病，迅速出现不同程度的意识障碍及颅内压增高症状，伴偏瘫、失语等体征，应考虑本病。CT 等影像学检查可明确诊断。

【处理原则】

脑出血急性期治疗的主要原则是防止再出血，脱水降颅压，控制脑水肿，维持生命功能，促进神经功能恢复和防治并发症。有条件的医院应建立卒中单元（stroke unit，SU），卒中患者均应收入 SU 治疗。

> ⊕ **知识链接**
>
> **卒中单元**
>
> 卒中单元是一种多学科合作的组织化病房管理系统，其核心工作人员包括临床医师、专业护士、物理治疗师、职业治疗师、语言训练师和社会工作者。卒中单元能够显著改善住院卒中患者管理，为患者提供全面和优质的药物治疗、肢体康复、语言训练、心理康复和健康教育。因此，患者在卒中单元进行治疗较非卒中单元能明显地提高治疗的效果和满意度。目前，卒中单元已被循证医学证实是卒中治疗的最佳途径。

1. 一般治疗 卧床休息，尽量减少不必要的搬动。保持呼吸通畅、吸氧，昏迷患者常需气管插管或气管切开。留置鼻饲管，以抽吸胃内容物，观察有无出血和防止呕吐引起窒息。维持营养和水电解质平衡，预防感染等。连接心电监护仪，进行体温、血压、呼吸、心率等的监测。

2. 调控血压 脑出血患者急性期血压会反射性升高，是由于脑出血后颅内压增高，为保证脑组织供血的代偿性反应。当颅内压下降时血压也随之下降。因此，脑出血急性期一般不应用降压药物降压。当收缩压超过 200mmHg 或舒张压超过 110mmHg 时，可适当给予温和的降压药物如硫酸镁等，舒张压应维持在 100mmHg 水平。急性期后，血压仍持续过高时可系统地应用降压药。

3. 控制脑水肿，降低颅内压 这是脑出血急性期处理的重要环节。常用 20% 甘露醇快速静滴，病情比较平稳时可用 10% 甘油果糖静滴或呋塞米肌注或静注。

4. 止血药和凝血药 仅用于并发消化道出血或有凝血障碍时，常用药物有氨基己酸、氨甲环酸、酚磺乙胺等。H₂ 受体拮抗剂、质子泵抑制剂静滴，对预防和控制应激性溃疡导致的消化道出血有较好疗效。

5. 手术治疗 对大脑半球出血量在 30ml 以上和小脑出血量在 10ml 以上，均可考虑手术治疗，可采用开颅清除血肿、脑室穿刺引流、血肿抽吸等方法。但发病后深昏迷患者、双瞳扩大、生命体征趋于衰竭者，或有心、肺、肾功能严重损害或消化道出血者手术风险大。

6. 康复治疗 脑出血病情稳定后宜尽早进行康复治疗，参见脑梗死。

7. 亚低温治疗 采用降温毯、降温帽等进行全身和头部局部降温。

【护理诊断/问题】

1. 意识障碍 与脑出血、脑水肿所致大脑功能受损有关。

2. 运动障碍 与脑出血所致大脑运动中枢受损有关。

3. 潜在并发症 脑疝、上消化道出血、中枢性高热。

4. 有发生压疮的危险 与长期卧床有关。

【护理措施】

1. 一般护理

（1）休息与体位 急性期绝对卧床休息 2～4 周，抬高床头 15°～30°，以减轻脑水肿。头部可放置冰袋，发病 48 小时内尽量避免不必要的搬动，以免加重出血。偏瘫肢体保持功能位，足底放托足板，防止足下垂。谵妄、躁动患者加保护性床档，必要时给予约束带适当约束。保持环境安静、安全，严格限制探视，避免各种刺激，各项治疗护理操作应集中进行。

（2）保持呼吸道通畅 昏迷者头偏向一侧，遵医嘱给予吸氧。床旁备负压吸引器，随时清理口鼻腔分泌物或呕吐物。若呼吸道分泌物过多，应充分吸痰。若患者舌体后坠，阻塞气道者，可用舌钳拉出舌体固定，或使用口咽通气道。合并呼吸节律或深度改变时，做好气管插管或气管切开的准备，确保呼吸道通畅。

（3）饮食护理 病情危重者，发病 24～48 小时内禁食，遵医嘱静脉营养，3 日后仍然神志不清者，无呕吐及上消化道出血，可给予鼻饲流质饮食，并做好鼻饲护理。神志恢复，能经口进食者，饮食护理可参考脑梗死。

2. 病情观察

（1）密切观察患者的生命体征、意识、头痛、呕吐及瞳孔等的变化，并认真记录。定时回抽胃液，观察有无上消化道出血。当收缩压超过 200mmHg 或舒张压超过 110mmHg 时，应及时通知医生处理。每 4 小时测量一次体温，若体温超过 38℃，考虑为中枢性高热或感染性发热，立即物理降温，以降低脑代谢。

（2）若头痛剧烈、呕吐频繁，意识障碍进行性加重，提示颅内压增高或有进行性脑出血。两侧瞳孔针尖样缩小为脑桥出血征象，两侧瞳孔不等大为脑疝早期表现。观察到上述征象时应立即通知医生抢救性处理。

3. 用药护理

（1）甘露醇 主要机制是提高血浆渗透压，在血管与脑组织之间形成一个渗透梯度使脑组织内的水分进入血管随血液带走，再由肾脏排出，从而起到脱水降颅压的作用。

1）使用时机 高渗的甘露醇会逸漏至血肿内，血肿内渗透压随之增高，加剧血肿扩大，对脑细胞损害加重，

因此，一般主张脑出血 6 小时后使用更安全。有活动性颅内出血者禁用甘露醇。

2）按时准确输注 用药前检查，准备无结晶甘露醇。选择粗大静脉穿刺，15～30 分钟点滴完毕。防止药物外渗，观察尿量、电解质情况。如有外渗现象应及时更换穿刺部位，渗液处行硫酸镁湿热敷。冠心病、心功能和肾功能不全者慎用。

3）观察甘露醇"反跳现象" 脑脊液中甘露醇的排出比血清中甘露醇的排出慢，当血中甘露醇浓度降低时，脑脊液中甘露醇仍保持较高浓度，形成新的渗透梯度，从而引起脑压反跳。反跳时间多在给药后 1 小时，应注意观察。遵医嘱在甘露醇减量过程中加用甘油果糖、白蛋白等缓冲，可防止脑压反跳。

（2）其他药物护理 并发消化道出血或有凝血障碍时使用止血药和凝血药，注意观察用药后反应。使用冬眠治疗药物，要严格遵医嘱执行输液滴数，密切观察患者体温、脉搏、呼吸、血压变化。

4. 康复护理 参见本章概述部分。

5. 并发症护理

（1）脑疝

1）病情监测 连接心电监护仪，持续监测患者的生命体征。严密观察患者有无剧烈头痛、喷射性呕吐、躁动不安、血压升高、脉搏减慢、呼吸不规则、一侧瞳孔散大、意识障碍加重等脑疝的先兆表现。床旁备齐各种抢救用物，如气管插管或切开包、脑室穿刺引流包、呼吸机和抢救药等。

2）脑疝抢救 ①昏迷患者立即取平卧位，头偏向一侧，头部予以冰敷或冷敷。②快速静脉滴注甘露醇是关键，以降低颅内压，改善脑水肿，控制脑疝的进程。③保持呼吸道通畅和给氧、吸痰，及时清除患者口鼻的分泌物和呕吐物，防止舌后坠。对呼吸骤停者立即进行人工辅助呼吸，配合医生进行气管插管或气管切开。④积极做好术前各项准备，如剃头，交叉配血，留置导尿等。

（2）上消化道出血

1）病情监测 注意观察患者有无呃逆、上腹部饱胀不适、胃痛及呕吐咖啡色胃内容物。鼻饲的患者，注意回抽胃液，并观察胃液的颜色是否为咖啡色或血性。观察有无黑便，如有异常及时报告医生，并留取标本检测便潜血试验。

2）预防出血 遵医嘱使用胃黏膜保护剂或抑制胃酸分泌的药物。早期肠内营养，米汤、面糊或牛奶有利于中和胃酸，可以预防应激性溃疡的发生。

3）出血表现及处理 患者出现呕吐或从胃管抽出咖啡色液体，解柏油样大便，同时伴面色苍白、口唇发绀、

呼吸急促、皮肤湿冷、烦躁不安、血压下降、尿少等，应考虑上消化道出血和出血性休克，要立即报告医生，积极止血、抗休克处理。可参考第三章"上消化道大出血"。

（3）中枢性高热

1）降温处理　①物理降温，使用冰枕、冰帽或降温毯保护脑细胞，配合温水或酒精擦浴。②药物降温，根据病情选用不同的药物。对有明显脑水肿，循环衰竭及对物理降温耐受力较差者，可短程使用糖皮质激素，并给予足够有效的抗生素。解热镇痛抗炎药慎用，此类药易加重循环衰竭或导致消化道出血。必要时采用冬眠疗法。

2）密切观察体温、脉搏、呼吸、血压变化。有步骤地降温，防止体温骤降，加重病情。保持降温过程的连续性，不随意间断和盲目停止，以防体温下降后再度升高。注意个体耐受性，因每位患者对降温措施的敏感性不同，降温过程中应采取一项为主，多项结合的措施。

6. 心理护理　参见"脑血栓形成"。

7. 健康指导

（1）疾病预防知识指导　①积极干预各种高危因素，如高血压、血糖、血脂等，积极治疗原发病。②避免诱因，指导患者尽量避免使血压骤然升高的各种因素。

（2）疾病相关知识指导　遵医嘱正确服用降压药，保持情绪稳定和心态平衡，避免过分喜悦、愤怒、焦虑、恐惧、悲伤等不良心理和惊吓等刺激。建立健康的生活方式，保证充足睡眠，适当运动，避免体力或脑力的过度劳累和突然用力过猛。养成定时排便的习惯，保持大便通畅，避免用力排便。戒烟酒。

【预后】

脑出血的预后与出血量、出血部位及有无并发症有关。轻型病例治疗后可明显好转，甚至恢复工作；脑干、丘脑和脑室大量出血预后较差。脑出血死亡率约为40%，脑水肿、颅内压增高和脑疝形成是导致患者死亡的主要原因。

五、蛛网膜下腔出血

蛛网膜下腔出血（subarachnoid hemorrhage，SAH）是指颅内血管破裂，血液流入蛛网膜下腔，分为外伤性和自发性两种情况。自发性分为原发性和继发性两大类。脑表面血管破裂后，血液直接流入蛛网膜下腔者称为原发性蛛网膜下腔出血。脑实质内出血，血液穿破脑室或皮质，间接流入蛛网膜下腔者，称为继发性蛛网膜下腔出血。以下仅介绍原发性蛛网膜下腔出血。SAH约占急性脑卒中的10%，占出血性脑卒中的20%。

【病因与发病机制】

1. 病因

（1）最常见的病因为颅底动脉瘤（占75%~80%）。

（2）其次是脑血管畸形，其中动静脉畸形约占80%，多见于青少年。

（3）其他，如高血压性动脉硬化、血液病，还可见于各种感染所致的脑动脉炎、脑底异常血管网症（Moyamoya病）、肿瘤破坏血管、抗凝治疗并发症等。

2. 发病机制　动脉瘤好发于脑底动脉环的大动脉分支处，以该环的前半部较多见。动静脉畸形多位于大脑半球大脑中动脉分布区。当血管破裂血液流入脑蛛网膜下腔后，可引起颅内压突然升高。出血后数小时至7天以内可致脑积水，原因是大量积血或凝血块沉积于颅底，加之部分凝集的红细胞堵塞蛛网膜绒毛间的小沟，使脑脊液回吸收受阻。通常情况下出血越严重，越易出现脑积水。急性梗阻性脑积水可加剧颅内压升高，甚至导致脑疝形成，是蛛网膜下腔出血后死亡的主要原因之一。血性脑脊液刺激脑膜可引起无菌性脑膜炎。血液直接刺激脑膜及血管，或血细胞破坏后释放多种血管收缩物质，如5-羟色胺、肾上腺素、去甲肾上腺素等，都可引发脑血管痉挛。这种痉挛多为局限性，也可为广泛性，与出血量和出血部位直接相关。严重的血管痉挛可导致脑梗死及脑干缺血，是加重病情，导致死亡的原因之一。血管痉挛常在发病后第3~14天达到高峰，少数患者可在出血3周后才出现。以上均可使患者病情稳定好转后，再次出现意识障碍或出现局限性神经症状。

【临床表现】

各个年龄组均可发病，临床表现差异较大，轻者可没有明显临床症状和体征，重者可突然昏迷甚至死亡。青壮年更常见，女性多于男性。先天性动脉瘤破裂者多见于20~40岁的年轻人，50岁以上发病者以动脉硬化多见。起病急骤，多在情绪激动或过度用力、血压突然升高、饮酒时发病。

1. 症状和体征

（1）头痛、呕吐　突发剧烈头痛，如刀劈样、爆裂样，持续不能缓解或进行性加重。伴呕吐、面色苍白、全身冷汗。数分钟至数小时内发展至最严重程度。头痛局限某处有定位意义，如前头痛提示小脑幕上和大脑半球（单侧痛）病变、后头痛表示后颅凹病变。

（2）意识障碍和精神症状　多数患者无或短暂性意识障碍，但可有烦躁不安。危重者可有谵妄，不同程度的意识不清甚至昏迷，少数可出现部分性或全面性癫痫发作和精神症状。

（3）脑膜刺激征　青壮年患者多见且明显，发病数小时后查体为颈项强直、Kernig征、Brudzinski征阳性。老年患者、出血早期、出血量少或深昏迷者可无脑膜刺激征。

（4）其他症状　如低热、头晕、眩晕及颈、背、下肢疼痛等。少数患者可有短暂性或持久的局限性神经体征，如偏瘫、偏盲、失语等。眼底检查可见眼底玻璃体膜下片状出血、视网膜出血和视乳头水肿。系急性高颅压和眼静脉回流受阻所致，在发病后1小时即可出现，有助于疾病的诊断。脑神经受累最常见的是一侧动眼神经麻痹，提示可能为该侧后交通动脉的动脉瘤破裂。

老年人蛛网膜下腔出血临床表现常不典型，头痛、呕吐、脑膜刺激征等都可不明显，而精神症状及意识障碍较重。个别重症患者可很快进入深昏迷，出现去大脑强直，因脑疝形成而迅速死亡。

2. 并发症 本病主要常见并发症为再出血、脑血管痉挛和脑积水。

（1）再出血 SAH主要的急性并发症，指病情稳定后再次发生剧烈头痛、呕吐、癫痫发作、昏迷甚至去大脑强直，复查脑脊液为鲜红色。

（2）脑血管痉挛 痉挛程度和出血量相关，有20%～30%出现，是SAH患者死亡和致残的重要原因。

（3）脑积水 有15%～20%的患者会发生。轻者表现为嗜睡、思维缓慢、短时记忆受损等；重者可造成颅高压，甚至脑疝。

【实验室及其他检查】

1. 影像学检查 头颅CT是诊断SAH的首选方法，CT显示蛛网膜下腔高密度影可以确诊。根据CT结果可以初步判断或提示颅内动脉瘤的位置。动态CT检查还有助于了解出血的吸收情况，有无再出血，有无继发脑梗死、脑积水及其程度等。SAH病因诊断可用数字减影全脑血管造影（DSA）、螺旋CT血管显像（CTA）和磁共振血管显像（MRA）。DSA是确诊颅内动脉瘤或动静脉畸形最常用的检查方法。经颅超声多普勒（TCD）动态检测颅内主要动脉流速是及时发现脑血管痉挛（CVS）倾向和痉挛程度最灵敏的方法。

2. 脑脊液（CSF）检查 通常CT检查已确诊者，腰穿不作为临床常规检查。如果出血少或者距起病时间较长，CT检查无阳性发现，而临床可疑下腔出血需要行腰穿检查CSF。均匀血性脑脊液是蛛网膜下腔出血的特征性表现，且为新鲜出血。若CSF黄变或者发现吞噬了红细胞、含铁血黄素或胆红质结晶的吞噬细胞等，则提示SAH已存在一段时间。

【诊断要点】

在活动中或情绪激动时突然出现剧烈头痛、呕吐、脑膜刺激征阳性，CT检查蛛网膜下腔内高密度影可以确诊。脑脊液检查为均匀一致血性，也可明确诊断。若能行DSA检查，可明确病因。

【处理原则】

内科治疗原则是控制继续出血，防止再出血和继发性脑血管痉挛，缓解头痛，防止各种严重并发症的发生。

1. 一般处理 与高血压性脑出血相同。如维持生命体征稳定，降低颅内压，维持水电解质平衡，预防感染等。

2. 防治再出血

（1）安静休息 绝对卧床休息4～6周，一切可能增加患者的血压和颅内压的因素均应尽量避免。对头痛和躁动不安者应用足量有效的止痛、镇静药，以保持患者能安静休息。

（2）止血治疗 一般主张在急性期使用大剂量止血剂。蛛网膜下腔出血后形成血凝块，由于酶的作用可分解自溶而引起再出血，可用抗纤维蛋白溶解药抑制纤维蛋白溶解酶原的形成，推迟血块溶解，防治再出血的发生。常用止血剂有6-氨基己酸、氨甲苯酸、氨甲环酸。

3. 解除血管痉挛

（1）尼莫地平 静滴或口服。该药可选择性地作用于脑血管，抑制血管平滑肌的收缩，还可减少细胞外钙离子进入神经细胞内而减少神经功能损害程度，能明显降低CVS发生率。

（2）β受体激动剂 常用异丙肾上腺素和盐酸利多卡因，也能使血管平滑肌松弛，解除血管痉挛。

（3）扩容、血液稀释治疗 在动脉瘤处理后，血压偏低者酌情使用扩容、血液稀释治疗，有助于减轻血管痉挛。

4. 防治脑积水 轻度脑积水可选用乙酰唑胺、甘露醇、呋塞米治疗。对于急性脑积水或动脉瘤夹闭前的慢性脑积水，进行持续性腰椎穿刺放出少量脑脊液（5～10ml）、脑脊液生理盐水置换或脑室引流有一定效果，但有引起脑脊液动力学改变、诱发脑疝、引起脑室炎的危险，临床应用时须谨慎操作。

5. 手术或介入治疗 消除动脉瘤是防止动脉瘤性SAH再出血的最佳方法。可采用手术切除、血管内介入治疗以及γ刀治疗。手术治疗选择和预后判断主要依据SAH的临床病情分级，一般可采用Hunt-Hess分级（表10-4-1）。Hunt-Hess分级≤Ⅲ级时，多早期行手术夹闭动脉瘤或者介入栓塞治疗。

表10-4-1 动脉瘤性SAH患者Hunt-Hess临床分级

级别	标准
0级	未破裂动脉瘤
Ⅰ级	无症状或轻微头痛
Ⅱ级	中-重度头痛、脑膜刺激征、脑神经麻痹
Ⅲ级	嗜睡、意识混浊、轻度局灶性神经体征
Ⅳ级	昏迷、中或重度偏瘫、有早期去脑强直或自主神经功能紊乱
Ⅴ级	昏迷、去大脑强直、濒死状态

【护理诊断/问题】

1. 疼痛：头痛　与脑水肿、颅内高压、血液刺激脑膜或继发性脑血管痉挛有关。

2. 潜在并发症　再出血、脑疝、脑积水。

3. 自理缺陷　与长期卧床（限制卧床）有关。

4. 恐惧　与剧烈头痛、担心再次出血有关。

【护理措施】

1. 一般护理

（1）**休息与活动**　绝对卧床休息 4～6 周，抬高床头 15°～20°，决不能因无偏瘫症状过早下床活动。卧床期间禁止起坐、洗头、沐浴、如厕及其他下床活动，应加强护理，满足患者的生活需要。患者安置在监护室内，环境安静、舒适，室内光线宜暗，减少探视，治疗护理活动应集中进行，使患者充分休息。患者症状好转、头部 CT 证实出血基本吸收或 DSA 检查未发现颅内血管病变者，可逐渐抬高床头、床上坐位、下床站立和适当活动。

（2）**避免诱因**　避免一切可能引起血压或颅内压增高的原因，如用力排便、咳嗽、喷嚏、情绪激动、劳累等。急性期避免不必要的搬动和检查，翻身时动作应轻柔。血压过高者遵医嘱降压。患者烦躁不安时及时予以镇静处理。保证大小便通畅，若出现便秘，嘱患者勿用力，以防再出血；可遵医嘱给予缓泻剂或开塞露，必要时肥皂水低压灌肠。

（3）**饮食护理**　清醒的患者可给予清淡、易消化且含有丰富蛋白质、维生素的食物，以低盐、低脂、低糖半流质饮食为主。多吃蔬菜、水果，避免刺激性食物，戒烟酒。昏迷者可给鼻饲流质饮食。

2. 病情观察　再出血是 SAH 严重的急性并发症，因出血破裂口修复未完好而诱因存在所致，病死率约为 50%。多见于起病 4 周内，尤以第 2 周发生率最高。再出血的临床特点为：首次出血后病情稳定或好转情况下，突然再次出现剧烈头痛、呕吐、抽搐发作、昏迷甚至去大脑强直及脑膜刺激征明显加重等。护士应密切观察，发现异常及时报告医生处理。

3. 对症护理　剧烈头痛是 SAH 的突出症状。头痛剧烈的原因为出血、脑水肿致颅内压增高，血液刺激脑膜或脑血管痉挛所致。随着出血停止、血肿吸收，头痛会逐渐缓解。患者头痛时护士应及时给予心理支持，告知患者头痛原因，消除患者紧张、恐惧、焦虑心理。减少病室声、光刺激，如窗帘遮光、调暗室内灯光，医护人员动作轻、走路轻、关门轻等均可减少患者烦躁不安，减轻头痛。采用缓解疼痛的方法，指导患者使用放松技术，如听轻音乐、缓慢深呼吸及引导式想象等方法减轻疼痛。必要时给予脱水、止痛药物。

4. 用药护理　按医嘱使用甘露醇等脱水剂快速静脉滴入，记录 24 小时尿量。使用尼莫地平等缓解脑血管痉挛的药物时，可能出现皮肤发红、多汗、心动过缓或过速、胃肠不适等反应，应控制输液速度，密切观察有无不良反应发生。

5. 心理护理　发病早期，患者因头痛、生活方式改变等出现紧张、恐惧、焦虑心理，应尽量满足患者各种需要，同时告知疾病的相关知识，以缓解患者情绪。向患者及家属介绍情绪的稳定是保证治疗效果的重要因素，不良的情绪会加重病情。疾病稳定时，应告知患者疾病复发的特点及相应的治疗手段，以缓解担心复发产生的恐惧心理。

6. 健康指导

（1）**疾病预防知识指导**　向患者及家属介绍疾病的病因、诱因、临床表现、应进行的相关检查、病程和预后、防治原则等。积极治疗原发病。

（2）**疾病相关知识指导**　告知本病治疗与预后的有关知识，必要时尽早手术治疗，解除隐患。宣教疾病诱因，指导患者避免精神紧张，情绪波动，用力排便、屏气、剧烈咳嗽及血压过高等诱发因素。保持情绪稳定，避免剧烈活动和重体力劳动。改变不良生活习惯，饮食应多吃水果蔬菜，养成良好的排便习惯。女性患者 1～2 年内避免妊娠和分娩。

【预后】

SAH 的预后与病因、出血量、出血部位、有无并发症及是否得到及时和适当治疗有关，而发病后的时间间隔和意识水平是影响预后最重要的因素。未经外科治疗者约 20% 死于再出血，且多发生于出血后最初数日；昏迷患者 6 个月时的病死率为 71%（清醒患者为 11%）。2/3 的 SAH 患者可存活，但其中 50% 会遗留永久性残疾，主要是认知功能障碍。90% 的颅内 AVM 破裂患者可以恢复，再出血风险小。

（胡媛媛）

第五节　帕金森病

PPT

学习目标

知识要求：

1. 掌握　帕金森病的定义、临床表现、护理诊断/问题及护理措施。

2. 熟悉　帕金森病的病因、处理原则。

3. 了解　帕金森病的发病机制、实验室及其他检查。

技能要求：

1. 具备正确护理帕金森病患者的技能。

2. 熟练掌握帕金森病患者的抢救配合技能。

3. 学会应用专业知识指导帕金森患者按照个体化运动处方正确进行运动康复的技能。

素质要求：

1. 加强自身修养，讲究语言艺术，做好宣教。

2. 在工作中要深入细致、认真观察患者的心理活动，做到因人施教。

案例引导

案例：患者，女，65 岁。因"双上肢震颤，智能减退半年"入院。患者既往体健，无慢性病史，头颅 MRI 未见明显异常。体格检查：面部表情呆滞，四肢肌张力增高，齿轮样，双上肢向前平伸时可见 4～5 次/分震颤，双手指鼻试验正常。

讨论：

1. 该患者最可能的疾病诊断是什么？

2. 该患者为什么会出现"震颤"？最可能的发病机制是什么？

3. 入院后，该如何对患者进行治疗？

4. 作为责任护士，应将如何进行护理？

帕金森病（Parkinson's disease，PD）又称震颤麻痹，是一种以损害脑内黑质纹状体通路为主的慢性、进行性神经系统变性疾病，临床表现以震颤、肌强直、动作迟缓、姿势平衡障碍的运动症状和嗅觉减退、便秘、睡眠行为异常和抑郁等非运动症状为显著特征。主要病理变化为黑质多巴胺能神经元进行性退变和路易小体形成。生化病理表现为纹状体区多巴胺递质降低、多巴胺与乙酰胆碱递质失平衡。本病最早由英国内科医生詹姆·帕金森于 1817 年描述，具体病因至今不明，故也称原发性帕金森病。一些由于脑炎、脑动脉硬化、脑外伤及中毒等产生类似临床症状者，称为帕金森综合征。帕金森病是一种常见的中老年人神经系统退行性疾病，65 岁以上人群患病率为 1700/10 万，随年龄增长患病率增高，男性稍多于女性。

【病因与发病机制】

1. 病因　病因仍不清楚，目前的研究倾向于以下解释。

（1）神经系统老化　帕金森患者主要见于 50 岁以上的中老年人，并呈现出年龄越大、发病率越高的趋势。相关的研究证实：随着年龄的增加，黑质多巴胺能神经元数目逐渐减少，纹状体内多巴胺递质水平逐渐下降，纹状体的 D_2 及 D_3 受体逐年减少，酪氨酸羟化酶（tyrosine hydroxylase，TH）和多巴胺脱羧酶（dopa decarboxylase，DDC）活力亦减低。实际上，只有当黑质多巴胺能神经元数目减少达 50% 以上，纹状体多巴胺含量减少达 80% 以上时，临床上才会出现帕金森病的运动障碍症状。正常神经系统老化并不会达到这一水平，故神经系统老化只是本病的促发因素。

（2）环境因素　已发现环境中与 1 - 甲基 - 4 - 苯基 - 1,2,3,6 - 四氢吡啶（MPTP）分子结构相类似的工业或农业毒素，如某些除草剂、杀虫剂、鱼藤酮、异喹啉类化合物等，可导致多巴胺能神经元死亡，故环境因素被认为是可能病因之一。

（3）遗传因素　目前认为 10% 的患者有家族史，绝大多数患者为散发病例。家族性帕金森病患者多具有常染色体显性遗传或隐性遗传特征，有多代、多个家庭成员发病，临床表现与散发性帕金森病有所不同，伴有共济失调、锥体系损害体征、痴呆，以及起病早、病程短等。

上述任何一个因素都不能全面解释帕金森病的发病，因此，帕金森病并非单一因素引起，而是多因素交叉作用的结果。

2. 发病机制　PD 与纹状体内的多巴胺（DA）含量显著减少有关。目前较公认的学说为多巴胺学说和氧化应激学说。

（1）多巴胺学说　多巴胺是纹状体抑制性神经递质，乙酰胆碱（Ach）是纹状体兴奋性神经递质，正常人这一对神经递质在纹状体起主导作用并处于动态平衡。PD 患者由于 DA 合成减少使纹状体 DA 含量降低，黑质–纹状体通路多巴胺能与胆碱能神经功能平衡失调，胆碱能神经元活性相对增高，使锥体外系功能亢进，发生震颤性麻痹。

（2）氧化应激学说　解释了黑质多巴胺能神经元变性的原因，即在氧化应激时，PD 患者 DA 氧化代谢过程中产生大量氧自由基，在黑质部位 Fe^{2+} 催化下，进一步生成毒性更大的羟自由基，而此时黑质线粒体呼吸链的复合物 I 活性下降，抗氧化物（特别是谷胱甘肽）消失，无法清除自由基，因此，自由基通过氧化神经膜类脂，破坏 DA 神经元膜功能或直接破坏细胞 DNA，最终导致神经元变性。

【临床表现】

多见于中老年，呈隐袭性发病，50～60 岁为发病高峰年龄，慢性进展性病程，5～8 年后约半数患者需要帮助。震颤、强直、运动不能（或运动减少）与姿势平衡障碍为其主要表现。首发症状存在着个体差异。首发症状依次为震颤（70.5%）、强直或动作缓慢（19.7%）、失灵巧和（或）写字障碍（12.6%）、步态障碍（11.5%）、肌痛痉挛和疼痛（8.2%）、精神障碍如抑郁和紧张等（4.4%）、语言障碍（3.8%）、全身乏力和肌无力（2.7%）、流口水和面具脸（各 1.6%）。通常认为，从发病至诊断时间平均 2.5 年。

（1）震颤　震颤是因肢体的促动肌与拮抗肌节律性（4～6Hz）交替收缩而引起，为帕金森病最主要的特征和发病最早期的表现。多自一侧上肢远端开始，逐渐扩展到同侧下肢及对侧上下肢，最后累及下颌、口唇、舌及头部。上肢的震颤常比下肢严重，手指的节律性震颤，拇指与示指形成所谓"搓丸样动作"。本病早期，震颤仅发生在肢体处于静止状态时，故称为"静止性震颤"；做随意动作时减轻或停止，紧张时加剧，入睡后消失。晚期患者在做随意动作时也有震颤，称为"动作性震颤"。少数患者，尤其是发病年龄在 70 岁以上者可不出现震颤。

（2）肌强直　因促动肌和拮抗肌的肌张力都增高所致。早期多从单侧肢体开始，患者感觉关节僵硬及肌肉发紧。当关节做被动运动时，增高的肌张力始终保持一致而感到均匀的阻力，类似弯曲软铅管的感觉，称为"铅管样强直"。如患者合并有震颤，则在伸屈肢体时感到在均匀的阻力上出现断续的停顿，如齿轮在转动一样，称为"齿轮样强直"。肌强直以颈肌、肘、腕、肩和膝、踝关节活动时更显著。由于肌肉强直，患者出现特殊的屈曲姿势，头部前倾，躯干俯屈，上臂内收，肘关节屈曲，腕关节伸直，手指内收，拇指对掌，指间关节伸直，髋、膝关节均略为弯曲。肌强直部位的感觉正常，肌力正常或稍有减弱，反射正常，但由于显著的震颤或僵直可能不易引出。肌强直严重者由于肌张力增高使关节血供受阻，可引起肢体的疼痛。

（3）运动障碍　表现为随意运动不能或减少，是本病致残的主要原因。具体表现如下。

1）运动启动困难和变换困难　从一种运动状态转换为另一种运动困难，出现运动减慢、中止或重复。如坐位或卧位时起立困难，卧床时不能自行翻身，连续轮替动作常有停顿，重复运动易疲劳。患者上肢不能做精细动作，完成解系鞋带和纽扣、穿脱鞋袜或裤子、剃须、洗脸及刷牙等动作都有困难。书写困难，所写的字弯曲不正，越写越小，称为"写字过小征"等。查体时让患者起立、转身、手掌的往复动作、拇指与示指的对指动作均明显缓慢。

2）多样性运动缺陷　面部表情肌少动，表现为面无表情、眨眼少、双眼凝视，称之为"面具脸"（masked face），为特有面貌。因口、舌、咽和腭肌运动障碍使讲话缓慢、语调变低，严重时发音单调、吐字不清使别人难以听懂。由少动引起的构音不全、重复言语、口吃被称为本病的慌张言语（festination of speech）。严重者可发生吞咽困难、流涎。

（4）平衡障碍　由于伴随主动运动的反射性姿势调节障碍所致，可出现于帕金森病的早期。患者起步困难，有时行走中全身僵硬，不能动弹，称为冻结现象。步行中上肢伴随摆臂动作减少或消失，双足擦地行走，步行慢、前冲步态、步距小。转弯困难，因躯干僵硬加上平衡障碍，故当患者企图转弯时，乃采取连续小步使躯干和头部一起转向。"慌张步态"是帕金森患者的特有体征，表现为起步困难，但一迈步后，即以极小的步伐向前冲去，越走越快，不能及时停步或转弯。患者因平衡功能减退，姿势反射消失而出现姿势步态不稳，容易跌倒，甚至发生骨折，严重影响生活质量，也是致残的原因之一。

（5）非运动障碍症状　自主神经症状较普遍，如大量出汗、皮脂溢出增多、流涎、直立性低血压、顽固性便秘、排尿障碍、性功能障碍等。也可出现感觉障碍，如嗅觉障碍、麻木、疼痛、痉挛、不安腿综合征等。少数有抑郁、焦虑、幻觉、淡漠、睡眠紊乱等精神症状，认知功能减退常在晚期出现。

【实验室及其他检查】

1. 血、脑脊液常规　均无异常，CT、MRI 检查无特征性改变，但为临床鉴别诊断常用。

2. 生化检测 采用高效液相色谱（HPLC）可检测到脑脊液和尿中高香草酸（HVA）含量降低。

3. 基因诊断 采用DNA印记技术、PCR、DNA序列分析、全基因组扫描等可能发现基因突变。

4. 功能显像诊断 采用PET或SPECT进行特定的放射性核素检测，可显示脑内多巴胺转运体（DAT）功能降低、多巴胺递质合成减少等，对早期诊断、鉴别诊断及监测病情有一定价值，但非临床诊断所必需和常用。

【诊断要点】

帕金森病的支持性诊断标准如下。患者至少符合下面8项中的3项或以上才可诊断为帕金森病：单侧起病、静止性震颤、疾病逐渐进展、发病后多为持续性的不对称性受累、对左旋多巴的治疗反应非常好（70%～100%）、应用左旋多巴导致的严重异动症、左旋多巴的治疗效果持续5年以上（含5年）、临床病程10年以上（含10年）。

诊断PD尚须与帕金森综合征等相鉴别，并对病情进行分级。目前临床上常用霍亚分期（Hoehn－Yahr）分级。

0级 无疾病体征。

1级 单侧肢体症状。

1.5级 单侧肢体＋躯干症状。

2级 双侧肢体症状，无平衡障碍。

2.5级 轻度双侧肢体症状，后拉试验可恢复。

3级 轻至中度双侧肢体症状，平衡障碍，保留独立能力。

4级 严重障碍，在无协助情况下仍能行走或站立。

5级 患者限制在轮椅上，需人照料。

根据临床症状严重度的不同，霍亚分期为0、1、1.5、2、2.5、3、4、5期，评估帕金森病病情，根据我国2020年帕金森病最新治疗指南，将Hoehn－Yahr分级1～2.5级定义为早期，3～5级定义为中晚期。

【处理原则】

目前尚无良好办法阻止PD的自然进展。帕金森病的治疗目标主要是有效改善症状，提高工作能力和生活质量。本病一旦早期诊断，即应尽早开始治疗。治疗方法和手段包括综合治疗、多学科治疗模式、药物治疗、手术治疗、运动疗法、心理疏导及照料护理等。药物治疗为首选，且是整个治疗过程中的主要治疗手段，手术治疗则是药物治疗的一种有效补充。

1. 多学科治疗模式 帕金森病需要多种手段、方法全程治疗。因此，在临床条件允许的情况下，组建以神经内科、功能神经外科、神经心理、康复乃至社区全科医生等多学科团队的医生，可以有效地治疗和管理帕金森病患者，更好地为患者的症状改善和生活质量提高带来更大的益处。

2. 药物治疗 恢复和调整多巴胺（DA）能－乙酰胆碱（Ach）能系统的平衡，是目前药物治疗PD的基本原理。

（1）用药原则 个体化用药。一般疾病初期多用单药治疗，但也可采用优化的小剂量多种药物（体现多靶点）的联合应用，力求达到疗效最佳、维持时间更长，运动并发症发生率最低的目标。年龄和有无认知障碍是选择PD药物首要考虑因素，大于65岁或伴有智能减退的患者首选复方左旋多巴，65岁以下不伴有智能减退的患者可首先考虑非麦角类多巴胺受体激动剂。

（2）减撤药原则 缓慢撤退，逐步减量至停药。左旋多巴快速撤药会导致帕金森病撤药恶性综合征。

（3）常用药物 治疗帕金森病的药物有左旋多巴及复方多巴制剂、多巴胺受体激动剂、单胺氧化酶B（MAO－B）抑制剂、儿茶酚－O－甲基转移酶（COMT）抑制剂、抗胆碱能药物、金刚烷胺等，其中左旋多巴及复方多巴制剂至今仍是治疗帕金森病的最基本、最有效的药物，对震颤尤其是强直、运动迟缓等均有较好疗效。多巴胺受体激动剂、单胺氧化酶B（MAO－B）抑制剂被认为是可能的神经保护药物。

3. 手术治疗 早期药物治疗显效明显，而长期治疗的疗效明显减退，或出现严重的运动波动及异动症者可考虑手术治疗，但不能根治疾病，术后仍需应用药物治疗。手术方法主要包括神经核毁损术、脑深部电刺激术（DBS）。DBS因其相对无创、安全和可调控而作为主要选择。手术靶点包括苍白球内侧部（GPi）和丘脑底核（STN），其中在STN行DBS对改善震颤、强直、运动迟缓和异动症的疗效最为显著，也在减少抗帕金森药物剂量上更具优势。

4. 康复与运动疗法 帕金森病患者多存在步态障碍、姿势平衡障碍、语言和（或）吞咽障碍等，可以根据不同的行动障碍进行相应的康复或运动训练。如健身操、瑜伽、舞蹈、抗阻训练、太极拳、慢跑等运动；进行语言障碍训练、步态训练、姿势平衡训练等。若能每日坚持，则有助于提高患者的生活自理能力，改善运动功能，并能延长药物的有效期。

5. 心理干预 临床除采用药物治疗外，心理干预也十分重要。通过改善心理精神状态，减轻身体症状，达到良好效果。

【护理诊断/护理问题】

1. 躯体运动障碍 与震颤、肌强直、运动不能或减少、姿势平衡障碍有关。

2. 知识缺乏 缺乏帕金森病相关知识和药物治疗知识。

3. 生活自理缺陷 与帕金森病发病时随意运动能力下降有关。

4. 自我形象紊乱 与震颤、流涎、面肌强直、屈曲姿势等自身形象改变有关。

5. 潜在并发症 外伤、骨折、营养不良、压疮、感染。

【护理措施】

1. 一般护理

（1）生活护理 ①疾病早期，患者运动功能无障碍，应鼓励患者自我护理，做自己力所能及的事情。给患者足够的时间完成日常生活活动，如穿脱衣、吃饭、如厕等。培养兴趣爱好，加强主动运动。②做好活动中的安全预防，走路时持拐杖助行，行走时起动和终止应给予协助，防止跌倒。移开环境中的障碍物，起居环境中添加有利于患者起坐的设施，如高位坐厕、高脚背椅、室内或走道扶手等。患者震颤、动作笨拙，常多失误，用餐时谨防烧、烫伤等事故发生，日常生活用品固定放置于患者触手可及处。端碗、持筷有困难者，为其准备金属餐具或多提供适合用手拿取的食物。对于流涎过多的患者，可使用吸管和鼓励患者细嚼慢咽。穿脱衣服，扣纽扣，结腰带、鞋带有困难者，均需给予帮助。③生活无法自理的患者，应加强患者日常生活的照顾，防止出现跌伤、压疮、肺部感染、营养不良、肌肉萎缩等并发症。④保持皮肤清洁，对于出汗多、皮脂腺分泌旺盛的患者，要指导其穿柔软、宽松的衣服，经常清洁皮肤，勤换被褥衣服，保证患者舒适。

（2）饮食护理 根据患者的年龄、活动量给予足够的总热量。给予高热量、富含维生素、低盐、低脂、适量蛋白质的易消化饮食，根据病情及时调整。患者如有直立性低血压发生，应适当补充盐分。出汗多、大量流涎的患者，应注意补充水分。食物形式以小块食物或黏稠不易反流的为主，如面片、蒸蛋等，少量多餐。多食水果及蔬菜，以促进肠蠕动，防止便秘。避免刺激性食物，如烟酒、槟榔等。无法自主进食者，需及早给予鼻饲营养或辅助静脉营养。另外，注意饮食因素对左旋多巴类药物的影响，该类药物会与食物中的蛋白质相结合，影响吸收，所以服药必须与进食肉类、奶制品的时间间隔开。高脂饮食也会影响药物的吸收，应尽量避免。至于谷类、蔬菜和瓜果等，对左旋多巴的影响较小，可作为主要食物。

2. 病情观察 帕金森病情进展缓慢，护士应仔细评估患者震颤、肌强直、运动不能或减少、姿势平衡障碍的发展情况。帕金森病晚期患者自理能力丧失，不能自主活动

时注意有无外伤、骨折、营养不良、压疮、感染等并发症发生，并及时针对性处理。

3. 用药护理

（1）告知患者药物治疗是本病的主要治疗手段，需长期或终身服药，以减轻症状和预防并发症。指导患者正确服药，介绍常用药物的种类、剂型、用法、服药注意事项、疗效和不良反应的观察与处理。

（2）疗效观察 服药过程中，要仔细观察震颤、肌强直、运动迟缓等症状有无改善，以确定药物疗效。出现症状波动、运动障碍、精神症状等应观察和记录发生的次数与持续时间，以便为调整药物提供依据。

（3）药物不良反应及其处理

1）周围性反应 如恶心、呕吐、低血压、心律失常等，常在服药初期出现，持续用药后多可适应，应注意观察及处理。

2）中枢性反应 如开关现象、不可预料、异动症、剂末恶化和精神症状等，多在用药4～5年后出现。开关现象，指症状在突然缓解（开期）和加重（关期）之间交替出现的双相现象，使患者经常在严重的动作缺失与无法控制的多动状态之间来回摆动。患者在生活中常表现为突然僵硬、无法动弹，如走路时突然迈不开步子等，持续数秒钟或数分钟，然后突然缓解，伴有明显的异动症。不可预料，一般与服药剂量和时间无关，每日总药量不变但增加服药次数以减少每次左旋多巴用量，或加用多巴胺受体激动剂，可以减少或防止发生。异动症，是舞蹈样、手足徐动样或简单重复的不自主动作，最常见于面、唇、舌、颈部，也可累及全身。异动症与纹状体的超敏感有关，减少药量或辅以DA受体阻滞剂盐酸硫必利治疗有效。剂末恶化，又称疗效减退，每次服药后药物的作用时间逐渐缩短，表现为症状随血液药物浓度发生规律性波动。主要是多巴胺细胞随病程进展不断减少，多巴胺合成、储备、释放能力下降。"清晨运动不能"为剂末现象的一种最常见表现，是由于夜间时间长，中枢神经系统内药物储存不足所致。增加每日总剂量并分开多次服用，以维持有效血药浓度可以预防剂末恶化。精神症状，其表现形式多样，如抑郁、焦虑、幻觉、欣快、精神错乱、轻度躁狂等，应报告医生及时处理。

4. 心理护理 本病在不同的阶段存在不同的心理失衡，应针对性进行心理疏导。疾病早期，患者保持相当的劳动能力，生活能够自理，心理变化不大。随着病情的进展，肢体震颤加重，动作迟缓而笨拙，使患者有自卑感，回避人际交往，患者可以产生焦急、忧虑等情绪反应。部分患者了解到本病的结局，也可产生恐惧或绝望心理。疾

病后期阶段，患者生活不能自理，可产生悲观失望或厌世轻生的心理。晚期的患者常有痴呆存在，心理活动可以出现淡化。护士应深入细致，认真观察病情变化和心理活动，掌握患者心理特征和心理活动的规律，有的放矢地进行心理护理。

5. 康复护理

（1）平衡训练　双足分开 25～30cm 向左右前后移动重心，保持平衡，躯干和骨盆左右旋转，并使上肢随之进行大幅度摆动，此锻炼对平衡姿势，缓解肌张力有良好的作用。

（2）步态训练　患者双眼直视前方，身体直立，起步时足尖要尽量抬高，先足跟着地，再足尖着地，跨步要尽量慢而大，同时双上肢做前后摆动。

（3）手部锻炼　经常伸直掌指关节，展平手掌，将手掌放在桌面上，尽量使手掌接触桌面，反复练习手指分开和合拢的动作。

（4）面部动作锻炼　帕金森病患者面部肌肉僵硬，导致面部表情呆板，可以做皱眉动作，尽量皱眉，然后用力展眉。也可以做鼓腮锻炼，反复做露齿和吹口哨动作，或者对着镜子，做微笑、大笑等动作。

（5）语言训练　坚持练习舌头重复地伸出和缩回，快速地左右移动，并沿口唇环行尽快地运动舌尖，重复数次，反复做张嘴闭嘴动作。鼓励患者坚持进行大声朗读和唱歌练习，可以增加肺活量，有利于改善说话底气不足的感觉。

（6）其他　如呼吸和身体放松锻炼，每晚用热水泡脚 15～20 分钟等。晚期卧床患者做被动肢体活动和肌肉、关节按摩。

6. 健康教育

（1）疾病预防知识指导　帕金森病为慢性进行性加重的疾病，后期常死于压疮、肺炎、外伤等并发症，护士应向患者及家属解释疾病相关知识和自我护理方法。长期卧床的患者定时翻身、叩背，被动活动肢体，做好皮肤和口腔护理，预防压疮及吸入性肺炎的发生。根据气候、季节及时增减衣物，预防感冒。

（2）疾病相关知识指导　①用药指导：疾病早期若病情未对患者造成心理或生理影响，应鼓励患者坚持工作，参与社会活动和体育锻炼，可适当暂缓用药。若疾病影响患者的日常生活和工作能力，则应开始症状性治疗。坚持长期配合药物治疗，向患者和家属讲解各类药物的作用及副作用，要求患者按时服药，注意服药的效果及不良反应，以利于及时调整药物的剂量和种类，不得私自停药或改变药量。注意避免高蛋白饮食与左旋多巴药物同时服用。

②功能锻炼：鼓励患者维持和培养兴趣爱好，做力所能及的自理活动，坚持适当的运动和体育锻炼，可以延缓身体功能障碍的发生和发展，从而延长寿命，提高生活质量。

③安全指导：中晚期患者不要单独外出，防止跌倒损伤，外出时需有人陪伴，尤其是精神智能障碍者应随身携带"安全卡片"，写明患者姓名、住址和联系电话，或佩戴手腕识别牌，以防走失。指导患者避免登高，避免使用易碎器皿，不要单独使用煤气、热水器及锐利器械，防止受伤等意外。④就诊指导：按医嘱服药，定期门诊复查肝肾功能、血常规、监测血压动态变化。当患者自觉药物控制症状不佳，出现症状波动并发症，或有发热、外伤、骨折、运动障碍及精神智能障碍加重时应及时就诊。

【预后】

帕金森病为慢性进展性疾病，目前尚无根治方法。多数患者发病数年内尚能继续工作，也有迅速发展至功能残障者，生存期为 5～20 年。本病晚期常因严重肌强直、全身僵硬而卧床不起，感染、外伤等各种并发症为常见死因。

⊕ 知识链接

人工智能及移动技术在帕金森病的应用

人工智能及移动技术已经应用于帕金森病管理的诸多方面。

1. 远程医疗　就诊更方便，从而增加医患间的互动频率，有助于医生全面评估病情从而指导治疗。

2. 可穿戴设备　一方面能够对症状进行客观评估与监测，有助于病情的准确评估和个体化方案的制定；另一方面可作为辅助治疗手段改善患者的生活质量，如防抖勺辅助进食，视/听觉提示改善冻结步态等。

3. 智能手机应用　有利于患者信息的收集，病情评估以及患者教育。

4. 虚拟现实技术　可用于康复训练。

尽管以上技术在帕金森病中具有应用前景，但也存在一定的局限性。例如：远程医疗对网络条件要求高，可穿戴设备采集的数据是否有效，移动技术对于老年人使用可能过于复杂，虚拟现实技术康复训练需要特定场地等。因此，在临床应用中，应当定期评估人工智能及移动技术在患者管理方面的有效性及可能存在的问题。

（胡媛媛）

第六节　癫　痫

PPT

学习目标

知识要求：

1. 掌握　癫痫的定义、临床表现、护理诊断/问题及护理措施。

2. 熟悉　癫痫的病因、处理原则。

3. 了解　癫痫的发病机制、实验室及其他检查。

技能要求：

1. 具备正确护理癫痫患者的技能。

2. 学会应用专业知识指导癫痫患者按照个体化自我约束、控制情绪、学会沟通等。

素质要求：

1. 具有强烈的责任心密切观察并及时处理癫痫发作。

2. 能够正确对患者及家属进行宣教，帮助其建立正确的健康的生活方式。

案例引导

案例： 患者，女，19岁。因发作性意识障碍伴四肢抽搐2次入院。患者入院前一天上晚自习时无明显诱因出现头痛、心慌，随后大声尖叫，晕倒在地，呼之不应，四肢抽搐，口吐少许白沫，嘴唇及面部发紫，小便失禁，持续5～6分钟，醒后仍感头痛、心慌，今晨再次出现上述症状，遂来院治疗。体格检查：体温36.5℃，脉搏76次/分，呼吸20次/分，血压109/60mmHg。神志清楚，双侧眼球运动自如，双侧瞳孔等大等圆，对光反射灵敏。心肺正常，腹平软、肝脾未触及，双侧病理征（－），植物神经功能检查无异常。脑电图示异常脑电图。

讨论：

1. 该患者最可能的诊断是什么？

2. 该患者再次出现上述症状时应如何护理？

癫痫（epilepsy）是多种原因导致的脑部神经元高度同步化异常放电所致的临床综合征，是以反复性、发作性、短暂性、刻板性的中枢神经系统功能失常为临床特征的脑部疾患，特点是持续存在能产生痫性发作的易感性，并出现相应的神经生物学、认知、心理学以及社会等方面的后果。痫性发作（epileptic seizure）是指大脑神经元异常和过度的超同步化放电所造成的临床现象。其特征是突然和一过性症状，由于异常放电的神经元在大脑中的部位不同而有多种多样的表现，可以是运动、感觉、精神或自主神经的，伴有或不伴有意识或警觉程度的变化。迄今为止国内的诊断标准认为，反复出现的痫性发作称为癫痫。仅有一次发作不诊断为癫痫。在癫痫中，由特定症状和体征组成的，特定的癫痫现象称为癫痫综合征。

癫痫是神经内科最常见的疾病之一，仅次于脑血管病。癫痫的发病率为（50～70）/10万，患病率约为5‰，死亡率为（1.3～3.6）/10万，为一般人群的2～3倍。每年新发癫痫患者65万～70万。癫痫致残率高、病程长，严重威胁患者身心健康。

【病因与发病机制】

1. 病因　癫痫不是独立疾病，根据病因不同，分为三类。

（1）特发性　是指除了存在或者可疑的遗传因素以外，缺乏其他的病因。多在青春期前起病，预后良好。

（2）症状性　由于各种原因造成的中枢神经系统病变或者异常，包括脑结构异常或者影响脑功能的各种因素。癫痫发作是其的一个症状或者主要症状。少部分遗传性疾病，造成了发育的异常、代谢的异常或者其他进行性病程，仍然为症状性癫痫的范畴。

（3）隐源性　可能为症状性。尽管临床的某些特征提示为症状性，但目前的手段难以寻找到病因。占全部癫痫的60%～70%。病因与年龄的关系较为密切，不同的年龄组往往有不同的病因范围（表10-6-1）。

表10-6-1　不同的年龄组常见病因

年龄组	病因
新生儿及婴儿期	先天以及围产期因素（缺氧、窒息、头颅产伤）、遗传代谢性疾病、皮质发育异常所致的畸形等
儿童以及青春期	特发性（与遗传因素有关）、先天以及围产期因素（缺氧、窒息、头颅产伤）、中枢神经系统感染、脑发育异常等
成人期	头颅外伤、脑肿瘤、中枢神经系统感染性因素等
老年期	脑血管意外、脑肿瘤、代谢性疾病、变性病等

2. 发病机制 尚未完全阐明。而所有各种痫性发作均因脑部神经元过度放电而引起。人体休息时，一个大脑皮质锥体细胞的放电频率一般保持在 1 ~ 10 次/秒之间，而在癫痫病灶中，一组病态神经元的放电频率可高达每秒数百次。病灶细胞群高频重复放电，使其轴突所直接联系的神经元产生较大的突触后电位，从而产生连续传播，直至抑制作用（包括痫性周围抑制性神经细胞的活动，胶质细胞对兴奋性物质的回收，以及病灶外抑制机构的参与）使发作终止。由于传播途径及范围不同而引起各种形式发作。

3. 影响因素

（1）年龄　年龄与癫痫的发病率、发作类型、病因和预后有明显的相关性，多种特发性癫痫的起病时间与年龄有密切关系，初发年龄多在 20 岁之前，约占总发患者数的 80%。如婴儿痉挛症多在 1 岁内起病，儿童失神发作多在 6 ~ 7 岁时起病，肌阵挛发作多在青少年起病。

（2）遗传因素　遗传因素是导致癫痫尤其经典的特发性癫痫的重要原因，可为单基因或多基因遗传。家系调查结果显示，特发性癫痫近亲中患病率为 2% ~ 6%，明显高于一般人群的 0.5% ~ 1%。

（3）睡眠　癫痫发作与睡眠觉醒周期也有一定关系。通常学者把发生于觉醒时和傍晚时的癫痫发作称为觉醒癫痫，约占 33%；入睡后或觉醒前发作者称为睡眠癫痫，约占 44%；其他为不定期癫痫。如婴儿痉挛症多在醒后和睡前发作。

（4）内环境改变　内分泌失调、电解质紊乱和代谢异常等均可影响神经元放电阈值，导致癫痫发作。如有患者在月经期或妊娠早期癫痫发作增加，程度加重。缺睡、疲劳、饥饿、便秘、饮酒、闪光、感情冲动和一过性代谢紊乱等都能诱发癫痫发作。每次发作均为某种特定感觉刺激所诱发，称为反射性发作。

（5）与癫痫发作或癫痫综合征相关的疾病　如神经皮肤综合征，是源于外胚层组织的器官发育异常而导致的疾病，临床为多系统受累，癫痫发作是常见的表现。线粒体病累及中枢神经系统则容易出现不易控制的癫痫发作。

【癫痫分类】

1. 痫性发作的分类　癫痫具多种发作形式，2017 年国际抗癫痫联盟（ILAE）根据临床和脑电图特点制定了痫性发作的分类进行了修订、归纳（表 10 - 6 - 2）。

表 10 - 6 - 2　国际抗癫痫联盟（2017 年）痫性发作分类

类型	特点
局灶性起源	运动性 自动症、失张力发作、阵挛发作、癫痫性痉挛、过度运动发作、肌阵挛发作、强直发作 非运动性 自主神经发作、行为终止、认知发作、情绪发作、感觉性发作　局灶性进展为双侧强直 - 阵挛
全面性起源	运动性 强直 - 阵挛发作、阵挛发作、强直发作、肌阵挛发作、肌阵挛 - 强直 - 阵挛发作、肌阵挛 - 失张力发作、失张力发作、癫痫性痉挛 非运动性（失神发作） 典型发作、非典型发作、肌阵挛发作、眼睑肌阵挛伴失神
未知起源	运动性 强直 - 阵挛发作、癫痫性痉挛 非运动性 行为终止 其他无法分类

2. 癫痫和癫痫综合征的分类　目前国内外普遍应用的是 1989 年国际抗癫痫联盟的《癫痫和癫痫综合征的国际分类》方案，对于治疗选择、判断预后等方面具有重要意义（表 10 - 6 - 3）。

表 10 - 6 - 3　1989 年国际抗癫痫联盟癫痫和癫痫综合征的国际分类

类型	特点
与部位有关的（局灶性、部分性、局部性）	1. 特发性的（起病与年龄有关） ①有中央一颞区棘波的小儿良性癫痫；②有枕区放电的小儿良性癫痫；③原发性阅读性癫痫 2. 症状性 ①儿童慢性进行性部分性连续性癫痫（Kojewnikow 综合征）；②以特殊方式诱发的癫痫综合征；③颞叶癫痫；④额叶癫痫；⑤顶叶癫痫；⑥枕叶癫痫 3. 隐源性
全身性的癫痫和癫痫综合征	1. 特发性的（起病与年龄有关） ①良性家族性新生儿惊厥；②良性新生儿惊厥；③良性婴儿肌阵挛癫痫；④儿童失神癫痫；⑤青少年失神癫痫；⑥青少年肌阵挛癫痫；⑦觉醒时 GTCS 癫痫；⑧其他特发性全身性癫痫；⑨以特殊方式诱发的癫痫 2. 隐源性的（按年龄顺序排列） ①West 综合征；②Lennox - Gastaut 综合征；③有肌阵 - 起立不能发作的癫痫；④具有肌阵挛失神发作的癫痫 3. 症状性的 ①无特殊病因的：a. 早期肌阵挛脑病；b. 大田原综合征；c. 其他症状性全身性癫痫 ②有特殊病因的特异性综合征：a. 畸形；b. 先天性代谢性异常

续表

类型	特点
未能确定为局限性或全身性的癫痫和癫痫综合征	1. 既有全身性又有部分性发作 ①新生儿发作；②婴儿严重肌阵挛癫痫；③慢波睡眠期持续性慢波癫痫；④获得性癫痫性失语（LKS）；⑤其他不能确定的癫痫 2. 没有明确的全身性或局灶性特征的癫痫
特殊综合征	1. 热性惊厥 2. 仅出现于急性代谢障碍或中毒情况的发作 3. 孤立性发作或孤立的癫痫持续状态

【临床表现】

癫痫发作时的临床表现极为多样，但均具发作性、短暂性、刻板性、反复性的共性特征。发作性表现为突发突止；短暂性是指除癫痫持续状态外，发作时间 3～5 分钟，很少超过 5 分钟；反复性是指至少一次以上痫性发作；刻板性是每个个体的发作类型基本是相同的。痫性发作是癫痫的特征性临床表现，不同个体的症状具有多样性，可以表现为感觉、运动、意识、精神、行为、自主神经系统等，或单独存在，或联合出现。

1. 全面性发作　发作最初的临床症状表明在发作开始时即有双侧半球受累，往往伴有意识障碍，运动性症状为双侧性的。发作期 EEG 最初为双侧半球广泛性放电。

（1）强直 - 阵挛性发作（generalized tonic - clonic seizure，GTCS）　意识丧失、双侧强直后紧跟有阵挛的序列活动是全身强直 - 阵挛性发作的主要临床特征。可由部分性发作演变而来，也可起病即表现为全身强直 - 阵挛发作。早期出现意识丧失，跌倒。随后的发作分为三期。①强直期：表现为全身骨骼肌持续性收缩。眼肌收缩出现眼睑上牵、眼球上翻或凝视；咀咬肌收缩出现口强张，随后猛烈闭合，可咬伤舌尖；喉肌和呼吸肌强直性收缩致患者尖叫一声；颈部和躯干肌肉的强直性收缩使颈和躯干先屈曲，后反张（上肢由上举后旋转为内收前旋，下肢先屈曲后猛烈伸直），持续 10～20 秒后进入阵挛期。②阵挛期：患者从强直转成阵挛，每次阵挛后都有一短暂间歇，阵挛频率逐渐变慢，间歇期延长，在一次剧烈阵挛后，发作停止，进入发作后期。以上两期均伴有呼吸停止、血压升高、瞳孔扩大、唾液和其他分泌物增多。③发作后期：此期尚有短暂阵挛，可引起牙关紧闭和大小便失禁。呼吸首先恢复，随后瞳孔、血压、心率渐至正常。肌张力松弛，意识逐渐恢复。从发作到意识恢复 5～15 分钟。醒后患者常感头痛、全身酸痛、嗜睡，部分患者有意识模糊，此时强行约束患者可能发生伤人和自伤。

（2）失神发作　分为典型失神和不典型失神。

1）典型失神　表现为短暂意识丧失动作中止，凝视，呼之不应，不伴有或伴有轻微的运动症状，发作开始和结束均突然。通常持续 5～20 秒，罕见超过 1 分钟者。发作时 EEG 呈规律性双侧同步 3Hz 的棘慢波综合爆发。主要见于儿童失神癫痫和青少年失神癫痫。

2）不典型失神　表现为意识障碍发生与结束均较缓慢，可伴有轻度的运动症状，发作时 EEG 可以表现为慢的棘慢波综合节律。主要见于 Lennox - Gastaut 综合征，也可见于其他多种儿童癫痫综合征。

（3）强直发作　表现为发作性全身或者双侧肌肉的强烈持续的收缩，肌肉僵直，躯体伸展背屈或者前屈。常持续数秒至数十秒，但是一般不超过 1 分钟。发作时 EEG 显示双侧的低波幅快活动或高波幅棘波节律爆发。主要见于 Lennox - Gastaut 综合征。

（4）阵挛发作　主动肌间歇性收缩叫阵挛，导致肢体有节律性的抽动。发作期 EEG 为快波活动或者棘慢/多棘慢波综合节律。

（5）肌阵挛发作　表现为快速、短暂、触电样肌肉收缩，可遍及全身，也可限于某个肌群，常成簇发生。发作期典型的 EEG 表现为爆发性出现的全面性多棘慢波综合。

（6）痉挛　表现为突然、短暂的躯干肌和双侧肢体的强直性屈性或者伸展性收缩，多表现为发作性点头，偶有发作性后仰。其肌肉收缩的整个过程 1～3 秒，常成簇发作。常见于婴儿痉挛，其他婴儿综合征有时也可见到。

（7）失张力发作　是由于双侧部分或者全身肌肉张力突然丧失，导致不能维持原有的姿势，出现跌倒、肢体下坠等表现，发作时间相对短，持续数秒至 10 余秒多见，发作持续时间短者多不伴有明显的意识障碍，EEG 表现为全面性爆发出现的多棘慢波节律、低波幅电活动或者电抑制。

2. 部分性发作　为痫性发作最常见的类型，发作的临床和 EEG 改变提示异常电活动起源于一侧大脑半球的局部区域。根据发作时有无意识的改变而分为简单部分性发作（无意识障碍）和复杂部分性发作（有意识障碍），二者都可以继发全面性发作。

（1）简单部分性发作（simple partial seizure，SPS）根据放电起源和累及的部位不同，简单部分性发作可表现为运动性、感觉性、自主神经性和精神性发作四类，后两者较少单独出现，常发展为复杂部分性发作。

1）运动性发作　一般累及身体的某一部位，相对局限或伴有不同程度的扩展。其性质可为阳性症状，如强直性或阵挛性；也可为阴性症状，如最常见的语言中断。主要发作类型见表 10 - 6 - 4。

表 10 - 6 - 4　运动性发作类型

类型	主要表现	发作起源
仅为局灶性运动发作	指局限于身体某一部位的发作，其性质多为阵挛性，即常见的局灶性抽搐。常见于面部或手	皮质
杰克逊发作	抽搐先出现在拇指，然后沿手指、腕部、肘肩传至同侧口角（手－口扩展）。可遗留暂时性肢体瘫痪，称为 Todd 瘫痪	大脑皮质运动区由上至下传播
偏转性发作	眼、头甚至躯干向一侧偏转，有时身体可旋转一圈或伴有一侧上肢屈曲和另一侧上肢伸直	额叶、颞叶、枕叶或顶叶，额叶起源最常见
姿势性发作	发作为某种特殊姿势，如击剑样姿势，可伴有肢体节律性的抽搐和重复语言	额叶内侧辅助运动区
发音性发作	表现为重复语言、发出声音或言语中断	额叶内侧辅助运动区
抑制性运动发作	发作时动作停止，语言中断，意识、肌张力均不丧失，面色无改变	优势半球的 Broca 区，偶尔为任何一侧的辅助运动区
失语性发作	常为运动性失语，可为完全性失语或部分性失语，意识不丧失	优势半球语言中枢有关区域

2）感觉性发作　其异常放电的部位为相应的感觉皮质，可为躯体感觉性发作，也可为特殊感觉性发作。①躯体感觉性发作：其性质为体表感觉异常，如麻木感、针刺感、电流感、电击感、烧灼感等。发作部位可局限于身体某一部位，也可以逐渐向周围部位扩展（感觉性杰克逊发作）。放电起源于对侧中央后回皮质。②视觉性发作：可表现为暗点、黑矇、闪光、无结构性视幻觉。放电起源于枕叶皮质。③听觉性发作：幻听多为一些噪声或单调的声音，如发动机的隆隆声，蝉鸣或喷气的咝咝声等。年龄小的患儿可表现为突然双手捂住耳朵哭叫。放电起源于颞上回。④嗅觉性发作：常表现为难闻、不愉快的嗅幻觉，如烧橡胶的气味，粪便臭味等。放电起源于钩回的前上部。⑤味觉性发作：以苦味或金属味较常见。单纯的味觉性发作很少见。放电起源于岛叶或其周边。⑥眩晕性发作：常表现为坠入空间的感觉或在空间漂浮的感觉。放电起源于颞叶皮质。因眩晕的原因很多，诊断其是否为癫痫发作有时较为困难。

3）精神性发作　主要表现为高级大脑功能障碍。极少单独出现，常常是继发或作为复杂性发作一部分。可表现为：①情感性发作：极度愉快或不愉快的感觉，如愉快感、欣快感、恐惧感、愤怒感、忧郁伴自卑感等，恐惧感是最常见的症状，发作时常伴有自主神经症状，如瞳孔散大，面色苍白或潮红，竖毛（起"鸡皮疙瘩"）等。持续数分钟缓解。放电多起源于颞叶的前下部。②记忆障碍性发作：是一种记忆失真，主要表现为似曾相识感（对生疏的人或环境觉得曾经见过或经历过），陌生感（对曾经经历过的事情感觉从来没有经历过），记忆性幻觉（对过去的事件出现非常精细的回忆和重现）等，放电起源于颞叶、海马、杏仁核附近。③认知障碍性发作：常表现为梦样状态、时间失真感、非真实感等，有的患者描述"发作时我觉得我不是我自己"。④发作性错觉：是指因知觉歪曲而使客观事物变形，放电多起源于颞叶，或颞顶、颞枕交界处。⑤结构幻觉性发作：表现为一定程度整合的知觉经历。幻觉可以是躯体感觉性、视觉性、听觉性、嗅觉性或味觉性，和单纯感觉性发作相比，其发作内容更复杂些，如风景、人物、音乐等。

（2）复杂部分性发作（complex partial seizure，CPS）发作时伴有不同程度的意识障碍（但不是意识丧失），同时有多种简单部分性发作的内容，往往有自主神经症状和精神症状发作。EEG 可记录到单侧或双侧不同步的异常放电，通常位于颞或额区。发作间歇期可见单侧或双侧颞区或额颞区癫痫样放电。复杂部分性发作主要表现为以下一些类型。

1）意识障碍　表现为突然动作停止，两眼发直，呼之不应，不跌倒，面色无改变，发作后可继续原来的活动。其临床表现酷似失神发作，EEG 检查可以鉴别。

2）意识障碍和自动症　是指在上述意识障碍的基础上，合并自动症。自动症是指在癫痫发作过程中或发作后，意识模糊的状态下，出现的一些不自主、无意识的动作，发作后常有遗忘。自动症可以是发作前动作的继续，也可以是发作中新出现的动作。一般持续数分钟。常见的自动症如下。①口咽自动症：最常见，表现为不自主的舔唇、咂嘴、咀嚼、吞咽或者进食样动作，有时伴有流涎、清喉等动作。②姿势自动症：表现为躯体和四肢的大幅度扭动，常伴有恐惧面容和喊叫，容易出现于睡眠中。③手部自动症：简单重复的手部动作，如摸索、擦脸、拍手、绞手、解衣扣、翻口袋等。④行走自动症：无目的地走动、奔跑、坐车，不辨方向，有时还可避开障碍物。⑤言语自动症：自言自语，多为重复简单词语或不完整句子，内容有时难以理解。

3）简单部分性发作演变为复杂部分性发作　发作开始时为上述简单部分性发作的任何形式，然后出现意识障碍，或伴有各种自动症。

（3）继发全面性发作（secondarily generalized tonic - clonic seizure，SGTC）　简单或复杂部分性发作均可继发全面性发作，最常见继发全面性强直 - 阵挛发作。

3. 癫痫持续状态（status epilepticus，SE）　癫痫持续状态是一种以持续的癫痫发作为特征的病理状况。表现为癫痫连续发作之间意识未完全恢复癫痫又频繁再发，或发作持续 30 分钟以上不自行停止。若不及时治疗，可因高热、循环衰竭或神经元兴奋毒性损伤导致不可逆的脑损伤，致残率和病死率很高，是神经科常见急诊之一。任何类型癫痫均可出现癫痫持续状态，但临床通常指全面性强直 - 阵挛发作持续状态。突然停药抗癫痫药物或全身严重感染是引起癫痫持续状态的重要原因。

【实验室及其他检查】

1. 脑电图（EEG）　对本病诊断有重要参考价值。发作时一般均可见特异性脑电图改变，如棘波、尖波、棘 - 慢波等。脑电图检查正常而临床表现典型的患者不能否定癫痫之诊断，反之仅有 1~2 次不正常脑电图记录而无癫痫的临床表现，也不能作为癫痫的依据。

2. 病因检查　头颅磁共振（MRI）、CT、血糖、血钙、脑脊液检查等可帮助进一步查明病因。

【诊断要点】

癫痫的诊断主要依靠详细询问病史和发作时的情况，脑电图检查供参考。诊断原则应首先确定发作性症状是否为癫痫发作，其次是哪种类型的癫痫或癫痫综合征，最后结合各种相关检查判断癫痫的类型及病因。

【处理原则】

目前癫痫的治疗包括药物治疗、手术治疗，药物是主要的治疗方法。药物治疗的目标是在无明显的不良反应情况下，完全控制临床发作，使患者保持或恢复其原有的生理、心理状态和生活工作能力。

1. 抗癫痫药物（antiepileptic drugs，AEDs）　AEDs 应该在癫痫的诊断明确之后开始使用，如果发作的性质难以确定，应酌情观察一段时期，再做决定。

（1）药物治疗原则

1）根据发作类型和癫痫综合征的选药原则。

2）单药治疗的原则　从较小的剂量开始，缓慢加量直至发作控制或最大可耐受剂量。70%~80% 左右的癫痫患者可以通过单药治疗控制发作。

3）合理的多药联合治疗　对于难治性癫痫，2 种单药

治疗失败后，可联合用药，一般不超过 3 种。

4）规律服药，不随意换药。确需换药时，患者新换的 AEDs 至维持量时，如发作停止，再缓慢撤掉原来用的 AEDs。发作停止的含义是：对发作频繁的患者有 5 个发作间期没有发作（如过去患者平均 7~8 天犯一次，有 35~40 天没有发作），可以逐渐撤掉原来用的 AEDs。对发作不频繁的患者加新 AEDs 后有 3 个月没有发作。

5）坚持长期治疗，不轻易停药。经药物治疗，控制发作 2~3 年，脑电图随访痫性活动消失者可以开始缓慢停药。不能突然停药，应首先从复合治疗转为单一药物治疗，单一药物的剂量逐步减少。切忌不能服药后控制发作半年就自行停药。间断、不规则服药不利于癫痫控制，且易发生癫痫持续状态。

（2）药物种类　上世纪八十年代之前，应用于临床的 AEDs 习惯上称为传统 AEDs。80 年代以后国外开发并陆续上市了多种新型 AEDs。目前临床使用的 AEDs 见表 10 - 6 - 5。

表 10 - 6 - 5　临床常使用 AEDs

传统 AEDs	新型 AEDs
卡马西平（Carbamazepine - CBZ）	非氨脂（Felbamate - FBM）
氯硝西泮（Clonazepam - CZP）	加巴喷丁（Gabapentin - GBP）
乙琥胺（Ethosuximide - ESM）	拉莫三嗪（Lamotrigine - LTG）
苯巴比妥（Phenobarbitone - PB）	左乙拉西坦（Levetiracetam - LEV）
苯妥英钠（Phenytoin - PHT）	替加宾（Tiagabine - TGB）
扑痫酮（Primidone - PRM）	奥卡西平（Oxcarbazepine - OXC）
丙戊酸钠（Sodium valproate - VPA）	托吡酯（Topiramate - TPM）
	氨己烯酸（Vigabatrin - VGB）
	唑尼沙胺（Zonisamide - ZNS）

2. 手术治疗　对于难治性癫痫，适当的外科治疗不仅能够减轻、减少，甚至会完全控制发作，在一定程度上还可改善患者的神经心理功能。手术方式可分为切除性手术和功能性手术。功能性手术也称姑息性手术，手术目的在于减少或者减轻发作，但并不能完全缓解发作。如阻断神经纤维联系的离断性手术、迷走神经刺激术（VNS）。

知识链接

迷走神经刺激术（VNS）

迷走神经刺激术的理论，是在 1988 年由美国的一位医师 Jacob Zabarra 所提出，他认为刺激迷走神经可能改变大脑内的电位，因而阻断甚至预防癫痫发作。此构想后来经由 Texas Cyberonics 公司设计出一个神经刺激系统 Neuro - Cybernetic Prosthesis System（简称 NCP），并在临床上运用于癫痫患者。迷走神经刺激术首先行外科手术将线圈放在左颈部内的迷走神经上，并且将刺激装置埋在胸前，接着在病患每一次就诊时，医护人员透过仪器来调整刺激装置中的参数与模式，仪器就会依照设定好的模式，自动刺激迷走神经来达到控制癫痫发作的目的。

3. 癫痫持续状态的治疗 治疗原则是尽快终止发作，一般应在 30 分钟内终止发作；保护脑神经元；查寻病因，去除促发因素，处理并发症，迅速控制癫痫发作，否则会危及生命。

（1）一般措施 包括保持呼吸道通畅，给氧，监护生命体征、心脏功能、血压、血氧等。建立大静脉输液通路给予对症治疗，维持生命体征和内环境的稳定。根据具体情况进行实验室检查，如全血细胞计数、尿常规、肝功能、血糖、血钙、凝血功能、血气分析、AEDs 血药浓度监测等。

（2）终止发作 30 分钟内终止发作的治疗可首选地西泮。其优点是作用快，1~3 分钟即可生效。缺点是作用持续时间较短。其主要不良反应是呼吸抑制。具体用法是成人首次静脉注射 10~20mg，注射速度 <2~5mg/min，如癫痫持续或复发可于 15 分钟后重复给药，或用 100~200mg 地西泮溶于 5% 葡萄糖溶液中，于 12 小时内缓慢静脉滴注。其他药物，如劳拉西泮、苯妥英钠、苯巴比妥、丙戊酸钠、利多卡因、水合氯醛也可用于终止发作治疗。超过 30 分钟终止发作者应进入癫痫加强单元或 ICU 治疗，可酌情选用咪达唑仑、丙泊酚、硫喷妥钠、戊巴比妥等，必要时请麻醉科协助治疗，有条件者进行 EEG 监测。

（3）维持治疗 应用上述方法终止发作后，应立即给予长效 AEDs，如苯巴比妥 0.1~0.2g 肌内注射，每 8 小时一次，巩固和维持疗效。同时，根据发作类型选用口服 AEDs，必要时可鼻饲给药，达有效血药浓度后逐渐停止肌内注射苯巴比妥。

（4）病因治疗 积极查找病因，进行对因治疗。

【护理诊断/问题】

1. 有受伤的危险 与癫痫发作时意识突然丧失有关。

2. 有窒息的危险 与癫痫大发作时意识丧失、喉头痉挛、气道分泌物增多有关。

3. 有脑水肿的危险 与癫痫持续大发作持续状态有关。

4. 知识缺乏 与缺乏长期正确控制疾病的相关知识。

5. 情感障碍、抑郁 与癫痫反复发作、社会偏见有关。

【护理措施】

1. 癫痫发作的护理

（1）痫性发作时的护理

1）发作时护理人员要迅速到患者床旁并及时通知其他医护人员，对于全面性强直 - 阵挛发作的患者，应尽快移开周围可能对患者造成伤害的东西，用软垫等物保护患者头部，或将患者放置于安全地方以免患者受到伤害，但不要强行移动患者，除非患者处于危险之中。

2）保持呼吸道通畅，将患者摆放头低侧卧位或平卧位偏向一侧，可解开其领带、胸罩、衣扣、腰带，有假牙者取下活动的假牙，及时清理口鼻腔的异物和分泌物。备好吸引器和气管插管或气管切开包。

3）不要刻意去限制发作。肢体抽搐时，不能将肢体用力按压或屈曲，这样有可能造成意外伤害；若患者处于张口状态则尽快地将压舌板、筷子或纱布、手帕等或小布卷置于患者口腔的一侧上下臼齿之间，以免舌咬伤，如果患者牙关紧闭，则不要在患者口中或牙齿之间强行塞入上述物品。

4）当发作结束后，轻轻地将患者放置于良好的恢复姿势以改善呼吸，给予吸氧。不可在患者完全恢复之前进食任何食物。发作后大小便失禁者及时更换衣服、床单。发作后患者昏睡不醒，尽可能减少搬动，让患者充分休息。少数患者抽搐停止，意识恢复过程中有短时的兴奋躁动，应加强保护，防止自伤或他伤。护理人员应在患者发作现场，直到患者完全恢复，在积极采取抢救措施的同时观察并记录发作情况。当患者临床发作持续时间超过 5 分钟或超过患者平时发作的持续时间，应考虑到患者发展为癫痫持续状态的可能性，并作好癫痫持续状态的抢救准备。

（2）癫痫持续状态的抢救护理

1）抢救措施 患者绝对卧床，床旁要有加保护套的床档。保持环境安静，避免强光刺激。床旁备用通气设施，如氧气、压舌板、口咽通气道、面罩、吸痰器、气管插管用物及呼吸机。尽快建立静脉通路，按医嘱给予强有力的抗惊厥药物，终止癫痫持续状态。维持生命体征，预防和控制并发症。癫痫持续状态的护理应特别注意处理脑水肿、酸中毒、呼吸循环衰竭及高热等。

2）严密观察病情 持续生命体征监护（呼吸、心率、血压、血氧、体温），记录发作情况，包括意识、生命体征、瞳孔、头眼偏向、四肢姿势、发作起始部位、持续时间、发作间隔等；发作后立即评估定向力、言语、有无麻痹及有无外伤、大小便失禁等。协助医生寻找患者发生癫痫持续状态的可能原因，如突然停、换药、饮酒、感染、妊娠等。

2. 用药护理　所有 AEDs 都可能产生不良反应，最常见的不良反应包括对中枢神经系统的影响（镇静、嗜睡、头晕、共济障碍、认知、记忆损害等）和对全身多系统的影响（血液系统、消化系统、体重改变、生育问题、骨骼健康等），其严重程度因不同个体而异。AEDs 的不良反应是导致治疗失败的另一个主要原因。大部分不良反应是轻微的，但也有少数会危及生命。因此，护士需加强对患者的教育，劝导其遵医嘱规范用药，切不可突然停药、间断或不规则服药。注意观察用药疗效和不良反应。配合医生对患者进行 AEDs 血药物浓度监测，为临床调整药物剂量，进行个体化药物治疗提供依据。注意抗癫痫药与其他非抗癫痫药的相互作用，如卡马西平、苯妥英钠可加快口服避孕药的代谢，有潜在怀孕的可能。抑酸药降低 AEDs 的吸收，使 AEDs 疗效下降，发作增加。

3. 脑电监测的护理　脑电监测时患者的活动范围受到一定的限制，在监测过程中可能出现发作。有时为了明确诊断或手术前进行癫痫源的定位，需要患者减药或停药进行长程监测以捕捉发作，此类情况均可使患者产生不同程度的心理压力。做好脑电监测电极放置的头皮护理、发作时救护、了解和满足患者的心理需求。此外，对长程监测的患者还要满足其生活需求。及时帮助患者解决困难，使患者顺利渡过监测期，并获取满意的视频 EEG 资料。

4. 心理护理　由于社会、家庭、疾病等多方面的原因易使患者产生负性情绪，如羞耻感、罪恶感、紧张、焦虑、不自信、认知功能障碍、记忆力下降、精神差、注意力不集中、对疗效不满意。部分患者可表现出癫痫人格，如固执、激惹、情绪暴发、行为迟缓及以自我为中心等。护士可通过观察法、访谈法、个案史和心理测验法等方法对癫痫患者进行心理评估，确定患者存在社会心理问题时，积极采取相应干预措施。

5. 健康指导

（1）疾病预防知识指导　使患者及其他人员能够正确认识癫痫，积极配合医生的治疗，从而增加治疗成功的机会。

（2）疾病相关知识指导

1）癫痫发作时急救指导　有先兆发作的患者应及时告知家属或周围人，有条件及时将患者扶至床上，来不及者可顺势使其躺倒，防止意识突然丧失而跌伤，迅速移开周围硬物、锐器，减少发作时对身体的伤害。迅速松开患者衣领，使其头转向一侧，以利于分泌物及呕吐物从口腔排出，防止流入气管引起呛咳窒息。不要向患者口中塞任何东西，不要灌药，防止窒息。不要掐患者的人中，此举对患者毫无益处。不要在患者抽搐期间强制性按压患者四肢，过分用力可造成骨折和肌肉拉伤，增加患者的痛苦。癫痫发作一般在 5 分钟之内都可以自行缓解。如果连续发作或频繁发作时应迅速将患者送往医院。

2）用药指导　教育患者确诊为癫痫后规范化服用 AEDs 的重要性和必要性。按时按量、准确无误服药，防止少服、漏服和多服，不可随意增减药物。AEDs 治疗期间应定期到医院进行血药浓度、脑电图、血象和肝肾功能的检查，以了解病情控制情况和药物不良反应。

3）自我照顾　①调整生活方式，避免诱发因素。疲劳、压力过大、睡眠不足、饮酒等均可诱发癫痫发作，应该尽量避免。癫痫患者平素应规律生活，保证充足睡眠，避免熬夜、疲劳等。饮食宜清淡，饥饱适度，避免咖啡、可乐、辛辣等兴奋性饮料，不吸毒和服用兴奋剂、戒烟戒酒。注意调节情绪，消除精神负担。另外，新发其他疾病亦可诱发或加重发作，应给予积极治疗。外出离家时，确保带足够量的 AEDs。②掌握发作特征，包括发作的日期、具体时间、发作时的表现、持续时间、严重程度以及其他情况。如有条件能在发作时录像，可为医生提供具有更大参考价值的资料。③随身携带"癫痫诊疗卡"，注明姓名、诊断、急救方法，以便急救时参考。

4）安全指导　癫痫发作的时间和地点不可预测，为避免不必要的损伤，安全方面应给予指导。禁止进行有危险的活动，如攀高、游泳、驾驶及锅炉或高压电机作业等。不宜独自在炉边、河边，夜间不宜单独外出。家庭里避免使用开放的火炉，避免拖在地板的铁丝和电线，在窗户和门上安装安全玻璃，卧具选择宽且低的床，放置松软且容易清洗的地毯。洗澡前必须告诉家中其他人员或同事，避免单独一人时洗澡，使用淋浴，水不能过热，洗澡间的门应该向外开，便于患者跌倒时及时获得救治。

5）婚育指导　美满和谐的婚姻家庭生活有利于癫痫患者减轻病情，应指导患者掌握癫痫疾病相关知识，科学安排婚育时机。癫痫患者婚配要考虑遗传因素对后代的影响，育龄女性癫痫患者应该进行孕前咨询。特发性癫痫又有家族史的女性不宜生育。已婚女性癫痫患者应病情得到较好的控制时再考虑生育，以免抗癫痫药物导致胎儿发育不全或引起畸胎。怀孕后应及时向癫痫专科医生和妇产科医生咨询相关情况。正在服用抗癫痫药物的妇女不宜哺乳。

6）就诊指导　新确诊而接受药物治疗的患者可随时与医生沟通，掌握病情变化，及时调整治疗方案。病情重或不稳定者随访间隔时间短，病情稳定者随访间隔时间相对较长。发作完全控制或发作次数很少仍服药的患者一般3～6个月随访1次。发作完全控制未服药的患者1年随访1次。手术后患者的随访最好在手术后3月、半年、1年进行，病情稳定后可一年进行1次随访。

【预后】

癫痫为可治疗性疾病，大多数患者预后较好。但不同类型的癫痫预后差异很大，有自发缓解、治疗后痊愈、长期服药控制和发展为难治性癫痫等几种预后形式。未经治疗的癫痫患者，5年自发缓解率在25%以上，最终缓解率约为39%。80%左右的患者应用目前的抗癫痫药物能完全控制发作，正规治疗后，50%的患者终生不再发作。特发性全面性癫痫复发的机会较少；青年期失神发作发展成为全面性强直－阵挛发作的可能性较大；青年期肌阵挛癫痫易被丙戊酸控制，但停药后易复发。个别患者在癫痫发作时，可因窒息或吸入性肺炎而发生危险，还可导致骨折、脱臼或跌伤；如癫痫持续状态不能及时控制，可因高热、循环衰竭或神经元兴奋毒性损伤而导致死亡。

（胡媛媛）

第七节　肌肉疾病

PPT

📖 学习目标

知识要求：

1. 掌握　肌肉疾病的定义、临床表现、护理诊断/问题及护理措施。

2. 熟悉　肌肉疾病的病因、处理原则。

3. 了解　肌肉疾病的发病机制、实验室及其他检查。

技能要求：

1. 熟练掌握肌无力危象发作的抢救配合技能。

2. 学会应用专业知识护理肌肉疾病患者的技能。

素质要求：

1. 培养预见性思维，能够综合应用知识和技能做出正确临床决策。

2. 抢救肌无力危象发作患者时能够沉着冷静，与团队良好协作。

一、重症肌无力

➡ 案例引导

案例： 患者，男，56岁。晨练时突然出现双腿无力，骑自行车困难，继之出现眼睑下垂，复视，逐渐发展为双上肢无力，不能抬举，行走困难。伴有呼吸困难，腹胀，晨轻暮重，生活不能完全自理。

讨论：

1. 患者最可能的疾病诊断是什么？

2. 该病患者人的护理措施有哪些？

重症肌无力（myasthenia gravis，MG）是神经－肌肉传递障碍的获得性自身免疫性疾病，主要由于神经－肌肉接头突触后膜上乙酰胆碱受体（AchR）受损引起。临床特征为受累骨骼肌无力和易于疲劳，通常在活动后加重，休息和使用胆碱酯酶抑制剂后可部分或暂时好转。本病女性多于男性，任何年龄均可罹患。有两个发病年龄高峰，女性多见于20～40岁，常伴胸腺增生；男性以40～60岁多见，常合并有胸腺肿瘤和其他自身免疫疾病。

【病因与发病机制】

1. 自身免疫　MG被认为是一种体液介导、细胞调节和补体参与的自身免疫疾病。在绝大多数重症肌无力患者血清中可检测到AchR抗体，而在其他肌无力患者中很难测出。因此，目前认为重症肌无力的发病机制为体内产生了AchR抗体，在补体的参与下与AchR发生免疫应答反应，破坏了大量的AchR，引起突触后膜传递障碍而产生肌无力。

2. 胸腺异常　在重症肌无力的患者中，多数有胸腺异常，如胸腺瘤、胸腺肥大、淋巴滤泡增生，因而推测在一些特定的遗传素质个体中，由于病毒或其他非特异因子感染胸腺后，导致"肌样细胞"上的乙酰胆碱受体AchR构型发生某些变化，刺激机体的免疫系统而产生了AchR抗体。

3. 遗传因素　并不明显，极少数有家族史。

【临床表现】

1. 临床特征　多数起病隐匿，呈进展性或缓解与复发交替性发展。部分初发或复发病例的诱发因素多为感染、精神创伤、过度疲劳、妊娠、分娩等。全身骨骼肌均可受累，眼外肌受累最为多见。绝大多数患者的首发症状为眼外肌麻痹（包括上睑下垂，眼球活动受阻而出现复视，但瞳孔括约肌不受累），其次为构音不清，吞咽困难，四肢无力。通常从一组肌群首先出现无力，在一至数年内逐步累及其他肌群。四肢多累及近端肌，部分以远端肌无力为主。症状波动，晨轻暮重，疲劳后加重，休息后好转。严重病者可因呼吸肌受累而呼吸困难，晚期患者可出现肌萎缩。首次使用胆碱酯酶抑制剂治疗有效，是重症肌无力的一个重要临床特征。

2. 重症肌无力危象　约 10% 的重症肌无力出现危象。表现为肌无力症状突然加重，出现呼吸肌、吞咽肌进行性无力或麻痹，而不能维持正常换气功能的危急状态，为本病致死的主要原因。心肌亦可受累，易引起突然死亡。常因呼吸道感染、手术（含胸腺切除术）、精神紧张、全身疾病等诱发。

3. 临床分型　有传统分型和改良 Osserman 分型法。传统分型分为眼肌型重症肌无力、延髓肌型重症肌无力和全身型重症肌无力。临床上常采用改良 Osserman 分型法，根据发病年龄、肌无力受累程度、范围和病情严重性，将成年重症肌无力分为五型。

Ⅰ型：单纯眼肌型。局限于单纯的眼肌麻痹，无其他肌群受累和电生理检查的证据。

Ⅱ型：全身型。有一组以上肌群受累。Ⅱa 型：轻度全身型，四肢肌群轻度受累，伴或不伴眼外肌受累，通常无咀嚼、吞咽和构音障碍，生活能自理。本型患者抗胆碱酯酶药物反应良好，死亡率低。Ⅱb 型：中度全身型，四肢肌群中度受累，伴或不伴眼外肌受累，通常有咀嚼、吞咽和构音困难，生活自理困难。本型患者抗胆碱酯酶药物常不敏感，易发生肌无力危象，死亡率亦相对较高，应予重视。

Ⅲ型：急性进展型。常为突然发病，并在 6 个月内迅速进展，早期出现呼吸肌受累，伴严重的延髓肌、四肢肌和躯干肌受累，抗胆碱酯酶药物反应差，极易发生肌无力危象和很高的死亡率。常伴发胸腺瘤。为临床重点处理对象。

Ⅳ型：迟发重度型。隐袭起病，缓慢进展，两年内逐渐由Ⅰ型进展为ⅡA、ⅡB 型累及呼吸肌。

Ⅴ型：肌萎缩型。起病半年内可出现骨骼肌萎缩。

【实验室与其他检查】

1. 血液检查　70% ~ 80% 的全身型 MG 患者血清 AchR 抗体阳性，我国儿童型 MG 患者大多阴性。部分抗体阴性，成年患者中可测到 MuSK 抗体。伴胸腺瘤者可测到 Titin、Raynodin 抗体。合并甲状腺机能亢进者可有 T_3、T_4 增高，TSH 降低。

2. 胸腺 CT　60% ~ 75% 示胸腺增生或 10% ~ 15% 示胸腺瘤。

3. 重复神经电刺激　约 90% MG 患者于低频刺激时出现阳性反应，电位衰减在 10% 以上，是常用的具有确诊价值的检查方法。

4. 单纤维肌电图　表现为 Jitter 增宽和阻滞，提示同一运动单位内的肌纤维产生动作电位的间隔时间延长。

5. 肌疲劳试验　受累肌肉重复活动后肌无力明显加重，如令患者连续睁闭眼，观察睑裂大小，或连续咀嚼动作、讲话或连续两臂平举等。

6. 抗胆碱酯酶药物试验　①新斯的明试验：新斯的明 0.5 ~ 1.0mg 肌内注射，注射后 20 分钟肌力改善为阳性。主要用于对肢体、呼吸肌的评估。可同时肌注阿托品 0.3 ~ 0.5mg 以对抗新斯的明的毒蕈碱样反应。②腾喜龙试验：腾喜龙 5 ~ 10mg 静脉注射，30 秒内观察肌力的改善，症状迅速缓解为阳性。主要用于眼肌和其他头部肌肉的评估。

【诊断要点】

根据病变主要累及肌肉、活动后加剧、休息后减轻和晨轻暮重的特点，不难做出判断。如症状不典型，可作疲劳试验、抗胆碱酯酶药物试验、重复神经电刺激、单纤维肌电图、AchR - Ab 测定，有助确诊。胸腺 CT 有助于确定有无胸腺增生或胸腺瘤。

【处理原则】

1. 对症治疗　抗胆碱酯酶药物是重症肌无力的基本药物治疗，成人饭前 30 ~ 40 分钟口服嗅吡斯的明 60 ~ 120mg，3 ~ 4 次/日。作用较温和，不良反应小。

2. 免疫抑制治疗　肾上腺糖皮质激素通过抑制胆碱酯酶抗体生成，增加突触前膜胆碱酯酶的释放量及促使终板再生、修复而发挥作用，适用于各种类型的 MG。危重患者可采用大剂量甲泼尼龙静脉冲击疗法。一般患者可用泼尼松小剂量递增法口服给药。注意在使用大剂量激素期间有可能出现呼吸肌麻痹。其他免疫抑制剂，如硫唑嘌呤、环磷酰胺、环孢素、他克莫司、霉酚酸酯亦可应用，使用者应定期检查血象，监测白细胞，同时注意肝肾功能的变化。

3. 免疫调节治疗　血浆置换法和大剂量静脉注射免疫

球蛋白，适用于重症肌无力危象和难治性重症肌无力。

4. 胸腺摘除及放射治疗 对胸腺增生者摘除胸腺效果好。年轻患者、病程短、进展快的病例为胸腺摘除的适应证。如因年龄较大或其他原因不适于作胸腺摘除者可行深部放射治疗。

5. 危象的处理 危象是重症肌无力患者最危急的状态，尽快改善呼吸功能是抢救成功的关键。

（1）肌无力危象 肌无力危象为最常见的危象，通常由于抗胆碱酯酶药物用量不足所致，主要表现为全身肌肉极度无力，吞咽困难，瞳孔较大，肠鸣音正常或降低，消化道分泌正常，无肌束颤动等症状。注射抗胆碱酯酶药物后症状减轻可证实。

（2）胆碱能危象 胆碱能危象是由于服用抗胆碱酯酶药物过量所引起，表现为瞳孔缩小、全身肌束颤动、腹痛、肠鸣音亢进和分泌物增多等症状。应停止抗胆碱酯酶药物，待药物排出后重新调整剂量，或改用皮质激素类药物等其他方法。

（3）反拗危象 长期使用抗胆碱酯酶药物治疗，药物剂量不变，但由于患者对抗胆碱酯酶药物不敏感，而出现对药物的反应时好时坏，波动不定而产生的肌无力危象，称为反拗危象。应停止应用抗胆碱酯酶药物而用输液维持，过一段时间后出现对抗胆碱酯酶药物有效时可再重新调整剂量，或改用其他方法治疗。

在危象的抢救过程还应做好气管插管或气管切开护理，预防肺部感染，防治并发症。

【护理诊断/问题】

1. 生活自理缺陷 与全身肌无力致运动障碍、语言障碍有关。

2. 清理呼吸道无效 与呼吸肌无力致咳嗽不能及气道分泌物增多有关。

3. 潜在并发症 重症肌无力危象、呼吸衰竭、吸入性肺炎。

【护理措施】

1. 一般护理

（1）休息与活动 指导患者合理休息与活动，避免疲劳。宜选择清晨、休息后或肌无力症状较轻时进行适度活动。最好早期佩戴足支架，防止垂足绊倒。病情进行性加重或处于急性期者应卧床休息，协助患者洗漱、进食，保持身体的清洁卫生，防止外伤和感染等并发症。

（2）饮食护理 饮食应为高维生素、高蛋白、高热量的营养食品，以增加机体抵抗力。患者常有吞咽困难，咀嚼无力，吞咽费力而缓慢，或吞咽时呛咳，仅能用软食或

半流质食物。患者在进餐前应充分休息，或在服药 15～30 分钟产生药效后开始进餐。进餐时注意缓慢少量食入，进餐时间要充分，不可催促患者，以防吸入性肺炎或发生呼吸道阻塞引起窒息。重度者吞咽动作消失，应予以鼻饲饮食。

2. 病情观察

（1）观察肌无力状况 询问患者有无全身无力、呼吸困难、咳嗽无力等肌无力危象的特征。观察有无瞳孔缩小、出汗、恶心、呕吐、腹痛、呼吸和吞咽困难等胆碱能危象的表现。

（2）观察呼吸功能 观察患者呼吸频率、节律、幅度，注意患者口唇、甲床有无紫绀，若患者呼吸浅促，鼻翼煽动，应及时给氧，改变体位，通知医生进一步处理。对口腔、呼吸道分泌物过多、黏稠不易咳出者，应及时吸痰。严重影响通气量时，应及时行气管切开进行呼吸机通气，严密观察呼吸频率、深浅、缺氧情况，关注患者的氧分压、氧饱和度和血液 pH 等，了解呼吸功能有无改善。

3. 用药护理

（1）抗胆碱酯酶药物 各种胆碱酯酶药物的作用时间，在不同患者或同一患者在不同时期，对药物的效应都不一致。应指导患者遵医嘱准确用药，并告知不良反应和用药注意事项，咀嚼和吞咽无力者应在餐前半小时给药。新斯的明类药物并不能抑制自身免疫反应，长期大剂量使用还会促进肌肉 AchR 的破坏，加快病情发展，因此不宜大剂量或长期服用。护理人员应严密观察重症肌无力患者的用药反应，若出现出汗、流涎、瞳孔缩小、恶心、呕吐、腹痛等症状，可能为胆碱能危险，应及时报告医生停药或用依酚氯铵对抗。如出现气促、发绀、咳嗽无力、吞咽困难等症状时，可能发生肌无力危象，需通知医生，加大抗胆碱酯酶药量，并配合抢救。

（2）肾上腺糖皮质激素 大剂量激素短程冲击治疗时，近半数患者可有早期加重现象，症状加重一般在 2 周内发生，可持续数日甚至十余日，程度不定，严重者需气管切开人工通气和留置胃管。护士应向患者做好解释，并根据医嘱严格掌握用药时间和剂量，严密观察病情尤其是呼吸变化。当激素剂量较大且需长期应用时，应注意观察有无胃溃疡、血糖及血压升高、骨质疏松、股骨头坏死、库欣综合征等不良反应。

4. 心理护理 重症肌无力是一种病程长、恢复慢、又常有反复的疾病。肌无力影响面部表情、吞咽、行动能力等，对日常生活造成困扰，患者容易产生心理压力，出现自卑情绪或为病情变化担忧、焦虑。因此，护士必须经常巡视患者病情，耐心仔细地向患者讲解疾病知识及病情加重的诱因，开导患者，使其保持最佳心理状态，主动配合

医护人员治疗。

5. 危象预防及护理

（1）危象预防 轻症患者应避免劳累、受凉、感染、外伤和情绪波动等，不宜在烈日下过久，以防肌无力危象发生。禁止使用可影响神经 - 肌肉接头传递功能的药物，如麻醉剂、镇静止痛剂、肌肉松弛剂、抗心律失常药及某些抗生素等。对于不可避免的诱因，如手术、分娩等，护士应做好早期抢救准备工作，备好各种急救用品。

（2）危象发作处理及护理 患者绝对卧床休息，保持镇静和安静，及时清理口鼻腔分泌物，保持呼吸道通畅，遵医嘱给予氧疗和抗危象药物抢救。常规备好气管切开包和呼吸机，一旦患者出现发绀甚至意识障碍时，应采取果断措施。

1）辅助通气 是改善通气的关键。立即进行气管插管，停用一切抗胆碱酯酶药物，并在 24 ~ 48 小时内行气管切开，以便于在较长时间内维持正压给氧。做好气管切开护理，待患者呼吸功能恢复后，可拔除气管套管。

2）物理降温 发热可缩短突触后膜去极化时间和增加抗胆碱酯酶活力而使神经肌肉传导障碍加重。在对因治疗基础上，采用冰袋、冰毯或 40% 乙醇擦浴等物理降温措施，缩短危象持续时间。

3）控制感染 肺部感染或上呼吸道感染常常是肌无力危象的诱因或并发症，若不控制感染，则危象难以解除。遵医嘱给予抗生素治疗。

6. 健康指导

（1）疾病预防知识指导 向患者及家属宣教疾病相关知识，促进其自我护理。告知患者过劳、外伤、心理压力、受凉感冒及各种感染等均可诱发本病，应注意避免上述诱因。保持生活规律、避免劳累、防寒保暖，进营养均衡饮食。育龄妇女应避孕，避免人工流产。

（2）疾病相关知识指导 ①用药指导：在医生指导下合理使用抗胆碱酯酶药物，注意观察药物疗效和不良反应。忌用各种肌肉松弛剂和对神经 - 肌肉传递阻滞的药物，如各种氨基糖苷类抗生素、普萘洛尔、氯丙嗪等。②运动指导：重症肌无力患者运动过量会加重症状，因此应指导患者进行适量运动。病情较重或长期卧床不起的患者，应教会家属按摩技术，使患者能得到肌肉关节按摩，防止压疮和肌萎缩。③就诊指导：出现感染症状或病情加重时应及时就诊。

【预后】

本病一般预后较好，但发生肌无力危象的死亡率高。

二、周期性瘫痪

周期性瘫痪（periodic paralysis）是一组与钾离子代谢有关的肌肉疾病，临床特征为反复发作的骨骼肌迟缓性瘫痪伴血钾水平改变。依照发病时血清钾的水平，将本病分为低钾型、高钾型和正常钾型周期性瘫痪等三型，临床上以低钾型最多见。低钾型周期性瘫痪包括原发性和继发性。由甲状腺功能亢进、醛固酮增多症、肾衰竭、代谢性疾病所致低钾而瘫痪者称为继发性周期性瘫痪或低钾性瘫痪。

【病因与发病机制】

原发性低钾型周期性瘫痪为常染色体显性遗传，存在遗传异质性，其致病是位于染色体 1q31 - q32 上编码骨骼肌细胞膜 Ca^{2+} 通道 α_1 亚单位的基因突变以及 17q 上编码 Na^+ 通道的基因突变所致。现代研究表明，两种离子通道基因突变均可使 Na^+ 电流幅度下降，这一共性提示 Na^+ 电流的下降是导致低钾型周期性瘫痪的重要病理生理改变。肌无力发作常在大量碳水化合物摄入、饮酒、过度疲劳后，由于葡萄糖进入肝脏和肌细胞合成糖原需要带入钾离子，使血清中钾离子浓度降低。

钾离子浓度在肌膜两侧维持在正常比例时，肌膜才能维持正常的静止电位，为 Ach 的去极化产生正常的反应。而周期性瘫痪患者的肌细胞内膜常处于轻度去极化状态，且很不稳定，电位稍有改变即产生钠离子在膜的通道受阻而不能传递电活动。疾病发作期间病变肌肉对所有电刺激都不起反应，处于瘫痪状态。

【临床表现】

原发性低钾型周期性瘫痪在我国多为散发病例，一年四季均可发病，以 20 ~ 40 岁的青壮年男性发病居多。饱餐、酗酒、过度疲劳、情绪激动、寒冷、月经前期、感染、创伤、焦虑以及注射胰岛素、肾上腺素、皮质类固醇或大量输注葡萄糖等引起应激反应的因素均可诱发本病。发病前可有口渴、尿少、出汗、面色潮红、肢体酸胀、疼痛、麻木感以及嗜睡、恐惧、恶心等前驱症状。

本病常于清晨起床时发现肢体无力，不能活动，伴肌肉酸痛。肌无力症状以下肢为主，逐步累及上肢、躯干和颈部肌肉，极少累及脑神经支配的肌肉与呼吸肌，肢体近端重于远端，下肢重于上肢。患者神志清楚，吞咽、咀嚼、呼吸、发音、眼球活动常不受影响，膀胱直肠括约肌功能正常。查体肌张力降低，腱反射减弱或消失，但无病理反射。偶有眼睑下垂、复视和呼吸肌麻痹而危及生命。症状于数小时至数天达到高峰，以后逐步恢复，最后累及的肌肉最先恢复，每次发作 6 ~ 24 小时，个别患者可达 1 周以上。部分患者发作时有心率缓慢、室性早搏、血压异常。发作间歇期完全正常。发作频率不等，一般数周或数月发作1次，个别患者每天均有发作，也有数年甚至终身发作1次的。伴发于甲亢的周期性瘫痪，发作较频繁，每次发作在数小时至1天内。

【实验室及其他检查】

1. 血电解质　发作时血清钾浓度往往低于3.5mmol/L，最低可达到1~2mmol/L。

2. 心电图检查　可见典型的低钾性改变：U波出现、P-R间期与Q-T间期延长、QRS波群增宽、T波平坦、ST段降低等。

3. 肌电图检查　电位幅度降低，数量减少；完全瘫痪时运动单位消失。电刺激无反应，静息电位低于正常。

4. 肌肉活检　肌纤维中空泡形成，严重者伴肌纤维坏死、溶解和变性。

【诊断要点】

根据典型的反复发作史、家族史，以及弛缓性瘫痪、血清钾减低、心电图改变等特征不难诊断。不同类型的周期性瘫痪的鉴别主要依靠血钾的测定与ECG检查。此外需鉴别是原发性或是继发性的，继发性以甲亢所致最常见。

【处理原则】

急性发作时，症状较轻者可口服钾盐（10%氯化钾或枸橼酸钾溶液），24小时内总量为10g，分次口服。症状较重者，可将10%氯化钾加入生理盐水或林格液1000ml中静滴，1小时不超过1g，以免影响心脏功能。严重心律失常者应在心电监护下积极治疗，呼吸肌麻痹者应辅助呼吸，不完全性瘫痪者鼓励其适当活动，或电刺激肌肉，阻止病情进展并促进恢复。

发作间期应避免高糖食物，限制钠的摄入，以及过度疲劳、受寒、酗酒等激发因素。发作频繁者，可于发作间歇期给予氯化钾口服，有助于减少发作。服用乙酰唑胺或螺内酯亦可预防发病。

【护理诊断/问题】

1. 活动无耐力　与钾代谢紊乱致肢体瘫痪有关。

2. 知识缺乏　缺乏与疾病发作和预防复发相关的知识。

3. 焦虑　与知识缺乏和疾病反复发作有关。

【护理措施】

1. 一般护理

（1）休息与活动　肌无力发作期为患者提供安全、舒适的休息环境，避免发生跌倒和意外损伤。肢体乏力、限制活动或卧床休息的患者应协助其洗漱、服药和做好个人卫生。肌力恢复初期缓慢恢复活动，避免突然和剧烈运动。发作间期鼓励患者正常工作和生活，劳逸结合，避免受寒，适当运动。

（2）饮食护理　指导患者进食高钾、低钠的饮食，少食多餐，多食蔬菜水果，忌高糖和碳水化合物饮食，避免饱餐和酗酒。

2. 病情观察　评估运动障碍的程度、范围；注意呼吸、脉搏变化，观察有无呼吸肌无力的表现；注意血清钾浓度变化与肢体肌力改善的情况。

3. 用药护理　补钾期间应注意监测血钾和心电图变化，防止高血钾症的发生。静脉补充10%氯化钾注射液时应稀释后静脉滴注，严禁直接静脉推注。补钾剂量、浓度和速度根据临床病情和血钾浓度，以及心电图缺钾图形改善而定。低钾型肌无力患者病情危急，补钾浓度和速度常超过常规补钾标准，更需严密动态观察血钾及心电图。静脉滴注浓度较高，速度较快或静脉较细时，易刺激静脉内膜引起疼痛，护士应对患者做好解释，并采取适当措施减轻疼痛。

4. 心理护理　患者因对疾病的认识不足，担心预后等，容易产生紧张、恐惧心理或焦虑、抑郁情绪，而情绪波动或焦虑均可诱发本病。告诉患者本病随着年龄增长，发作频率会逐渐减少，帮助患者解除心理压力，保持乐观心态，树立治疗信心，减少发作次数。

5. 健康指导

（1）疾病预防知识指导　帮助患者建立健康的生活方式，坚持适当运动，避免寒冷刺激、过劳、感染和创伤等激发因素；日常生活中避免摄入高糖食物，忌饮酒，适当限制钠盐摄入，增加富钾食物。

（2）疾病相关知识指导　①用药指导：告知患者自行购买和服用钾盐的危险性，发作时应在医护人员的指导下用药。发作频繁者遵医嘱补钾或口服乙酰唑胺等药物预防发作，但应定时到医院监测血钾水平和心电图变化。②自我病情监测：告知患者和家属疾病发作前的先兆表现和发作时肌无力症状特点，出现口渴、出汗、肢体胀痛、疼痛、麻木感以及嗜睡、恐惧、恶心等前驱症状时应及时就医。

【预后】

本病预后良好，随年龄增长发作次数趋于减少。

（王　莹）

第八节 神经系统疾病常用诊疗技术及护理

PPT

学习目标

知识要求：

1. 熟悉 腰椎穿刺术、脑室穿刺和持续引流术、数字减影脑血管造影术、脑血管内介入治疗、高压氧舱治疗的定义、适应证和禁忌证。

2. 了解 腰椎穿刺术、脑室穿刺和持续引流术、数字减影脑血管造影术、脑血管内介入治疗、高压氧舱治疗的操作方法。

技能要求：

1. 具备护理腰椎穿刺术、脑室穿刺和持续引流术、数字减影脑血管造影术、脑血管内介入治疗、高压氧舱治疗患者的技能。

2. 具备协助医生在行腰椎穿刺术、脑室穿刺和持续引流术、数字减影脑血管造影术、脑血管内介入治疗、高压氧舱治疗患者的技能。

素质要求：

1. 能在临床护理工作中及时发现问题，解决问题。

2. 具备较强的沟通能力，检查的过程中减轻患者焦虑。

一、腰椎穿刺术

腰椎穿刺术（lumbar puncture）是神经科临床常用的检查方法之一，对神经系统疾病的诊断和治疗有重要价值，简便易行，亦比较安全；但如适应证掌握不当，轻者可加重原有病情，重者甚至危及患者安全。腰椎穿刺术是自 $L_{3\sim4}$（$L_2\sim S_1$ 间隙均可）的椎间隙穿刺进入蛛网膜下腔获取脑脊液的一种技术。通过脑脊液检查，可协助中枢神经系统疾病的诊断和治疗。

【适应证】

1. 诊断性穿刺

（1）脑血管病 观察颅内压高低，脑脊液是否为血性，以鉴别病变为出血性或缺血性，帮助决定治疗方案。

（2）中枢神经系统炎症 各种脑膜炎、脑炎，如乙型脑炎、流行性脑脊髓膜炎、结核性脑膜炎、病毒性脑炎、真菌性脑膜炎等，可通过脑脊液检查加以确诊，并追踪治疗效果。

（3）脑肿瘤 脑脊液压力增高、细胞数增加、蛋白含量增多有助诊断，并且脑和脊髓的转移性癌可能从中找到癌细胞。

（4）脊髓病变 通过脑脊液动力学改变及常规、生化等检查，了解脊髓病变的性质，鉴别出血、肿瘤或炎症。

（5）脑脊液循环障碍 对存在脑脊液循环障碍的疾病，如吸收障碍、脑脊液鼻漏等，通过腰椎穿刺术，向蛛网膜下腔注入示踪剂，并行核医学检查，以确定循环障碍

的部位。

（6）造影剂检查 通过腰椎穿刺术进行气脑造影、脊髓造影等检查。

2. 治疗性穿刺

（1）脑脊液引流 对颅内出血性疾病、炎症性病变和颅脑手术后的患者，通过腰椎穿刺引流炎性或血性脑脊液，以缓解症状和促进恢复。

（2）鞘内注射药物 通过腰椎穿刺术，向蛛网膜下腔注入药物进行疾病治疗，如注入抗菌药物控制颅内感染，注入地塞米松和 α-糜蛋白酶减轻蛛网膜粘连等。

【禁忌证】

1. 穿刺部位的皮肤和软组织有局灶性感染或有脊柱结核时，穿刺有可能将细菌带入蛛网膜下腔或脑内。

2. 颅内病变伴明显颅内高压或已有脑疝先兆的患者，尤其疑有后颅窝占位性病变者，腰椎穿刺可能促使或加速脑疝形成，引起呼吸骤停或死亡。

3. 脊髓压迫症、高颈髓病变、开放性颅脑损伤、脑脊液漏等患者，腰椎穿刺可导致病情恶化，甚至呼吸停止。脊髓压迫症、高颈髓病变、开放性颅脑损伤、脑脊液漏等。

4. 存在呼吸衰竭、循环衰竭、严重出血倾向等的病情危重患者，腰椎穿刺可导致病情恶化，甚至危及生命。

【操作方法】

1. 体位 指导患者侧卧于硬板床上，背部与床面垂直，头向前胸部屈曲，两手抱膝紧贴腹部；或由助手在术者对面用一手抱住患者头部，另一手挽住双下肢腘窝处并

用力抱紧。总之，使患者躯干呈弓形，脊柱尽量后凸以增宽椎间隙，便于进针（图10-8-1）。

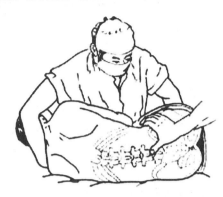

图 10 - 8 - 1　腰椎穿刺体位

2. 确定穿刺点　以髂后上棘连线与后正中线的交会处为穿刺点，一般取第 3~4 腰椎棘突间隙，有时也可在上一或下一腰椎间隙进行。

3. 常规消毒皮肤后戴无菌手套、盖洞巾，用 2% 利多卡因自皮肤到椎间韧带逐层作局部浸润麻醉。

4. 消毒、麻醉　以穿刺点为中心，螺旋式消毒皮肤，戴无菌手套，铺孔巾，用 2% 利多卡因自皮肤到椎间韧带逐层作局部浸润麻醉。

5. 术者用左手固定穿刺点皮肤，右手持穿刺针以垂直背部的方向缓慢刺入，成人进针深度为 4~6cm，儿童则为 2~4cm。当针头穿过韧带与硬脑膜时，可感到阻力突然消失有落空感。此时可将针芯慢慢抽出（以防脑脊液迅速流出，造成脑疝），即可见脑脊液流出。

6. 穿刺　术者用左手固定穿刺点皮肤，右手持穿刺针以垂直背部的方向缓慢刺入，成人进针深度为 4~6cm，儿童则为 2~4cm。穿刺中感到阻力突然消失，有落空感，提示针尖已进入蛛网膜下腔。此时，将针芯慢慢抽出（以防脑脊液迅速流出，造成脑疝），可见脑脊液流出。

7. 测压　穿刺成功后先行连接测压管，测量脑脊液压力。正常侧卧位脑脊液压力为 0.69~1.764kPa 或 40~50 滴/分。了解蛛网膜下腔有无阻塞，可做压颈试验。即在测定初压后，由助手先压迫一侧颈静脉 10 秒钟，然后再压另一侧，最后同时按压双侧颈静脉。正常时压迫颈静脉后，脑脊液压力立即迅速升高一倍左右，解除压迫后 10~20 秒，压力迅速降至原来水平，称为压颈试验阴性，示蛛网膜下腔通畅。若压迫颈静脉后，不能使脑脊液压力升高，则为压颈试验阳性，示蛛网膜下腔完全阻塞。若施压后压力缓慢上升，放松后又缓慢下降，示有不完全阻塞。凡颅内压增高者，禁作此试验。

8. 撤去测压管，收集脑脊液 2~5ml 送检。如需作培养时，应用无菌操作法留标本。

9. 留取标本　撤去测压管，收集脑脊液 2~5ml 送检。如需作培养时，应用无菌操作法留标本。

10. 术毕　将针芯插入后一起拔出穿刺针，覆盖消毒纱布，用胶布固定。

【护理】

1. 穿刺前护理

（1）个人准备　洗手，戴口罩、帽子。

（2）患者准备　告知患者腰椎穿刺的目的、方法与注意事项，征得患者和家属的签字同意。指导患者排空大小便，放松情绪，配合检查。

（3）用物准备　备好穿刺包、压力表包、无菌手套、氧气、所需药物等物品，用普鲁卡因局麻时先做好过敏试验。

（4）环境准备　操作室干净、整齐，常规消毒，减少人员及不必要的走动。

2. 穿刺中护理

（1）指导和协助患者保持腰椎穿刺的正确体位。

（2）观察患者呼吸、脉搏及面色变化，询问有无不适感。出现问题配合医生及时处理。

（3）协助医生留取所需的脑脊液标本。

3. 穿刺后护理

（1）休息与体位　协助患者去枕平卧 4~6 小时，告知卧床期间不可抬高头部，可适当转动身体。

（2）穿刺部位的护理　保持穿刺部位干燥，出现渗液、渗血要及时更换敷料，24 小时内不宜淋浴。

（3）病情观察　观察患者有无头痛、腰背痛，有无脑疝、感染等穿刺后并发症。穿刺后头痛最常见，多发生在穿刺后 1~7 天，可能为脑脊液放出量较多或外漏所致颅内压降低。遵医嘱给予静滴生理盐水，多饮水，并延长卧床休息时间。

二、脑室穿刺和持续引流术

脑室穿刺和持续引流术是指经颅骨钻孔或椎孔穿刺侧脑室，放置引流管，将脑脊液引流至体外。在紧急情况下，迅速降低因脑室系统的堵塞（积血、积水）和各种原因所致急性颅内压增高甚至脑疝者的颅内压力，以抢救脑危象和脑疝，同时可检测颅内压力，直接、客观、及时地反映颅内压变化的情况，引流血性或炎性脑脊液，为继续抢救和治疗赢得时间。脑室系统包括位于两侧大脑半球内对称的左右侧脑室，位于脑幕上中线部位，经室间孔与两侧脑室相通的第三脑室，中脑导水管以及位于颅后窝小脑半球与桥脑延髓之间的第四脑室，脑室穿刺仅指穿刺两侧侧脑室而言。侧脑室在两侧大脑半球内，成狭窄而纵行的裂隙状，分为前角（额角）、体部、后角（枕角）、下角（颞角）。

【适应证】

1. 肿瘤或其他颅内病变引起的脑积水。

2. 自发性和外伤性脑室内出血，或脑内血肿破入脑室系统。

3. 开颅术中和术后颅内压检测。

4. 向脑室内注入阳性对比剂或气体做脑室造影。

5. 引流炎性脑脊液，或向脑室内注入抗生素治疗室膜炎。

6. 向脑室内注入靛胭脂 1ml 或酚磺肽 1ml，鉴别是交通性或梗阻性脑积水。

7. 做脑脊液分流手术，放置各种分流管。

8. 抽取脑脊液做生化和细胞学检查等。

【禁忌证】

1. 穿刺部位有明显感染　穿刺可使感染向脑内扩散或脓肿破入脑室。

2. 有明显出血倾向患者　如血液系统疾病有出血倾向或脑血管畸形特别是巨大或高流量型或位于侧脑室附近的血管畸形，脑室穿刺可引起出血。

3. 脑室狭小者　弥散性脑肿胀或脑水肿，脑室受压缩小，穿刺困难。

4. 严重颅内高压　视力低于 0.1 者，穿刺需谨慎，因突然减压有失明危险。

【损作方法】

1. 脑室穿刺引流的方法有额入法（穿刺侧脑室前角）、枕入法（穿刺侧脑室三角区）、侧入法（穿刺侧脑室下角或三角区）和经眶穿刺法（穿刺侧脑室前角底部），小儿采用经前囟侧角脑室穿刺，一般不置管。下面介绍通常使用的床旁经额侧脑室穿刺法（额入法）。

2. 剃光头发。

3. 仰卧位，选定标记穿刺点（前额部，发际上 2cm，矢状线旁开 2cm）。

4. 头皮严格消毒，2% 利多卡因浸润局麻。

5. 颅骨钻孔，用脑室穿刺针穿刺，穿刺方向与矢状线平行，针尖对准两侧外耳道连线，一般进针 3～5cm 可进入侧脑室前角，见脑脊液流出时，表明穿刺成功，则置管作脑脊液持续引流或颅内压监测。

【护理】

1. 穿刺前准备

（1）患者准备　评估患者意识及合作程度，告知患者及家属脑室穿刺引流的目的、方法和术中出现的反应与意外及术后可能出现的并发症，征得家属的签字同意与患者配合。躁动病患者必要时遵医嘱使用镇静剂。剃光头，协

助医生按脑室穿刺引流的不同部位摆放体位并定位。

（2）用物准备　消毒剂、麻醉剂、颅骨钻、脑室穿刺引流包、无菌引流袋、硅胶导管及抢救药品和物品等，按需要准备颅内压监测装置。

2. 穿刺中护理

（1）术中协助患者维持正确的体位，保持安静，减少头部活动。对于烦躁不安、有精神症状及小儿等有自行拔管风险的患者，必要时使用约束带加以约束。

（2）严密观察神志、瞳孔及生命体征的变化，尤其注意呼吸改变。

3. 穿刺后护理

（1）妥善固定　术后接引流袋固定于床头，引流管应悬挂在高于侧脑室 10～15cm 的位置，以维持正常颅内压。需要搬动患者时，应将引流管暂时夹闭，防止脑脊液返流引起逆行感染。

（2）注意引流速度　一般应缓慢引流脑脊液，使颅内压平缓降低，必要时适当挂高引流袋，减慢引流速度，避免放液过快所致脑室内出血、硬膜外或硬膜下血肿、瘤卒中（肿瘤内出血）或诱发小脑幕切迹上疝；但在抢救脑疝、脑危象的紧急情况下，可先快速放出部分些脑脊液，再接引流管，缓慢引流脑脊液。

（3）观察引流脑脊液的性质与量　术后出现血性脑脊液或原有的血性脑脊液颜色加深，提示有脑室内继续出血，应及时报告医生进行紧急处理；如果脑脊液浑浊，呈毛玻璃状或有絮状物，提示发生感染，应报告医生并放低引流袋（约低于侧脑室 7cm）以引流感染脑脊液，并留标本送检；脑室内注入药物后应夹管 2～3 小时，再重新开放引流；正常脑脊液每日分泌 400～500ml，故每日引流量以不超过 500ml 为宜，颅内感染者因脑脊液分泌增多，引流量可适当增加，但同时注意补液，避免水电解质失衡。

（4）保持穿刺部位敷料干燥　引流处伤口敷料和引流袋应每日更换，污染时随时更换。引流期间按医嘱常规使用抗生素，防止颅内感染。

（5）保持引流管通畅预防脱管拔管　防止引流管受压、扭曲或阻塞，搬运患者或为患者翻身时，注意防止引流管滑脱。搬动患者时应夹紧引流管暂停引流。更换体位时应随时调节引流最高点的高度，严禁随意降低引流压力，预防脑脊液流出过快，引起低颅压综合征。对于自行拔管风险的患者，必要时使用约束带加以约束。

（6）拔管护理　脑室持续引流一般不超过 1 周，拔管前先夹闭引流管 24 小时，密切观察患者有无头痛、呕吐等症状，如无异常情况方可拔管。拔管后应加压包扎伤口处，指导患者卧床休息减少头部活动，并密切观察有无渗漏。严密观察患者意识、瞳孔、生命体征、语言及肢体活动情

况，如有异常，应及时报告医生作相应处理。

三、数字减影脑血管造影术

数字减影脑血管造影（digital subtraction angiography，DSA）是应用电子计算机程序将组织图像转变成数字信号输入并储存，然后经动脉或静脉注入造影剂获得的第二次图像也输入计算机进行减影处理，骨骼、脑组织等影像均被减影除去，使充盈造影剂的血管图像保留下来并经过再处理后传送到监视器上，得到清晰的血管影像。

全脑血管造影是经肱动脉或股动脉插管，在颈总动脉和椎动脉注入含碘造影剂，然后在动脉期、毛细血管期和静脉期分别摄片，即可显示颅内动脉、毛细血管和静脉的形态、分布和位置。DSA 被认为是血管成像的"金标准"。

【适应证】

1. 脑血管疾病 如颅内动脉瘤、动静脉畸形、动脉狭窄闭塞、颅内血栓形成或栓塞等。

2. 颅内占位性病变和颅脑外伤 如颅内血肿、蛛网膜下腔出血等。

3. 脑肿瘤动脉灌注化疗 术前栓塞及介入治疗前的常规造影。

4. 术后观察脑血管循环状态。

【禁忌证】

1. 有严重出血倾向或出血性疾病的患者。

2. 对造影剂和麻醉剂过敏。

3. 严重心、肝或肾功能不全者或病情危重不能耐受手术者。

4. 穿刺部位皮肤感染者。

【损作方法】

经股动脉插管 DSA 操作步骤如下。

1. 选择穿刺点，在耻骨联合 - 髂前上棘连线的中点、腹股沟韧带下 1 ~ 2cm 股动脉搏动最强点进行穿刺。

2. 络合碘皮肤消毒，利多卡因局部麻醉。

3. 将穿刺针与皮肤呈 30° ~ 45°刺入股动脉，将导丝送入血管 20cm 左右，撤出穿刺针，迅速沿导丝置入导管鞘或导管，撤出导丝。

4. 在电视屏幕监护下将导管送入各个头臂动脉。

5. 进入靶动脉后注入少量造影剂确认动脉，然后造影。

【护理】

1. 造影前准备

（1）评估患者文化水平及对造影检查的知晓程度，告知患者及家属脑血管造影的目的和方法，以及造影过程中可能发生的反应，消除紧张、恐惧心理，征得家属的签字

同意，争取患者的配合。儿童与烦躁不安者使用镇静药或在麻醉状态下进行。评估患者双足背动脉搏动情况。

（2）完善检查 如肝、肾功能、出血及凝血时间、遵医嘱行碘过敏试验等。

（3）皮肤准备 按外科术前要求准备股动脉穿刺部位皮肤。

（4）用物准备 备好造影剂、麻醉剂、生理盐水、肝素钠、股动脉穿刺包、无菌手套、沙袋及抢救药物等。

（5）术前 4 ~ 6 小时禁水、禁食，术前 30 分钟排空大小便，指导训练床上小便 2 次，必要时留置导尿等。

（6）术前 30 分钟遵医嘱执行术前用药（肌注地西泮、静脉滴注尼莫地平或静滴法舒地尔）。

2. 造影中及造影后护理

（1）密切观察意识瞳孔、生命体征变化，观察患者有无头痛、呕吐、抽搐、失语、打哈欠、打鼾以及肢体活动感觉障碍等，发现异常及时报告医生处理。

（2）术后平卧，穿刺部位按压 30 分钟，穿刺肢体制动、沙袋（1kg）压迫穿刺点 6 ~ 8 小时。一般于术后 8 小时可翻身行侧卧位，24 小时内卧床休息，限制活动，24 小时后如无异常可下床活动。

（3）注意穿刺部位有无渗血、血肿，同时应观察足背动脉搏动和远端皮肤颜色、温度等（术后 2 小时内每 15 分钟 1 次，2 小时后每 2 小时监测 1 次，连续 6 次）。指导患者有咳嗽、打喷嚏、小便等引起腹压增加的情况时，适当按压穿刺部位。

（4）术后 2 小时后患者无不适可进食，卧床期间协助生活护理。

（5）指导患者术后 24 小时内多饮水，以促进造影剂排泄。

（6）术后 24 小时医生将伤口处绷带拆除，继续观察伤口情况，（如有血肿、皮肤瘀斑应记录并做好交接班），嘱患者勿剧烈活动。

四、高压氧舱治疗

高压氧舱治疗（hyperbaric oxygen therapy）是指在密闭的高压（超过常压）的环境下，呼吸纯氧或高浓度氧以治疗缺氧性疾病和相关疾患的方法。患者呼吸高浓度氧气，以增加血氧含量，提高血氧张力，增加血氧弥散，提高组织氧储量，促进侧支循环的生成，消除体内气泡栓塞，抑制厌氧菌，从而治疗疾病和促进机体康复。

【适应证】

1. 一氧化碳中毒。

2. 缺血缺氧性脑血管病。

3. 脑炎、中毒性脑病。

4. 神经性耳聋。

5. 新生儿窒息、3 岁之前的脑瘫。

6. 多发性硬化、脊髓及周围神经损伤、老年痴呆等。

【禁忌证】

1. 恶性肿瘤，尤其是已发生转移患者。

2. 出血性疾病，如颅内血肿、椎管或其他部位有活动性出血可能的患者。

3. 颅内病变诊断不明者。

4. 严重高血压（>160/95mmHg），心功能不全。

5. 原因不明的高热、急性上呼吸道感染、鼻窦炎、中耳炎、咽鼓管通气不良。

6. 肺部感染、肺气肿、活动性肺结核、肺空洞。

7. 妇女月经期或怀孕期。

8. 有氧中毒或不能耐受高压氧者。

【护理】

1. 入舱前准备

（1）详细了解患者诊断、病情及治疗方案，各种常规检查结果和健康状况，及时发现禁忌证。

（2）介绍治疗环境，明确高压氧舱治疗目的和过程，消除患者紧张与恐惧心理，使患者。

（3）告诉患者进舱前勿饱食、饥饿或酗酒，不宜进食产气食物和饮料，以免减压时出现胃肠胀气、腹痛，一般在餐后 1~2 小时进舱治疗。

（4）确保安全 高压氧舱治疗是在密闭的舱室内进行，且舱内氧浓度较高，应高度重视防火防爆。禁止携带易燃、易爆品和各种火源（如打火机、火柴、移动电话、平板电脑、电动玩具、含酒精和挥发油制品等）进舱；禁止穿戴腈纶、氯纶、丙纶、尼纶等可发生静电火花的衣帽，指导患者及时更换准备的纯棉服装，同时告诉患者不要将手表、钢笔、保温杯等带入舱内以防损坏。

（5）入舱前教会患者预防气压伤的各种知识，使患者掌握调节中耳气压的方法与要领，如打哈欠、捏鼻鼓气法、咀嚼法、吞咽法等，以防鼓膜被压破。必要时可嘱患者在升压时饮水、嚼糖果，并嘱患者减压时不要屏气。

（6）患者进舱前排空大小便，昏迷患者或二便失禁者进舱期应妥善处理，并备好大小便器，减少不良气味进入舱内。

（7）首次治疗或患慢性鼻咽部炎症的患者可用 1% 呋麻液滴鼻；发热、血压过高、严重疲劳及妇女月经期应暂停治疗。

（8）舱内常规备齐各类抢救所需的器具和药品。检查高压氧舱系统运转是否正常，调节好舱内温度，冬天加热至 18~24℃，夏天要预冷至 28℃后才能开始治疗，舱内相对湿度不超过 75%。

2. 加压过程中的护理

（1）操作人员在开始加压或进行每项操作前应明确告诉舱内人员，如"开始加压，有什么不舒服"等。

（2）控制加压速度，加压初期应缓慢，预防气压伤的发生，并不断询问患者有无耳痛不适，观察患者有无耳痛表现。若耳痛比较明显，或昏迷患者、儿童有因耳痛引起的躁动不安，应暂停加压。如调压仍有困难，耳痛无明显缓解，可适当排气减压，同时向鼻内滴注麻黄素，经上述处理，耳痛消失，可继续再加压。若各种努力调压不成功，则应减压出舱。

（3）加压时将各种引流管夹闭，对密封式水封瓶等装置密切观察、调整，防止液体倒流。

（4）加压过程中应观察血压、脉搏、呼吸变化。如出现血压增高、心率呼吸减慢，系正常加压反应，不必作特殊处理，告诉患者不要因此而惊慌。加压过程中应特别注意观察昏迷患者面部表情，有无鼻出血等。观察高血压患者有无头痛、头昏，原有肺功能障碍或呼吸浅弱的患者有无呼吸形式的改变。

3. 稳压过程的护理

（1）稳压时间也即高压氧治疗时间。在整个稳压时间里，应保持舱压恒定不变，如果舱压有升降，应及时加以排气减压或进气升压。舱压波动范围不应超过 0.005MPa。

（2）稳压时帮助患者正确佩戴面罩，保持良好接触，确保面罩与面颊紧贴，防止空气漏入面罩，吸氧时不做深呼吸。重危、昏迷患者采用一级吸氧装置，橡皮囊与肺相通，吸氧时严禁拍击橡皮囊，并随时观察囊内氧气充盈程度，避免肺内气压伤。

（3）观察有无氧中毒。在吸氧过程中严密观察有无氧中毒发生。若患者烦躁不安、颜面或口周肌肉抽搐、出冷汗或突然干咳、气急，或患者自诉四肢麻木、头昏、眼花、恶心、无力等症状时，可能为氧中毒，应立即报告医生，并摘除面罩，停止吸氧，改吸舱内空气。情况无好转，应减压出舱。出现抽搐时，应防止外伤和咬伤。为防止氧中毒，一般采用间歇吸氧法，即吸氧与吸空气交替。

（4）空气加压舱供氧压力一般为 0.4~0.5MPa，供氧量一般 10~15L/min。注意通风换气，使舱内氧浓度控制在 25% 以下，二氧化碳浓度低于 1.5%，维持舱压恒定。

4. 减压过程护理

（1）治疗结束后舱压由高压降至常压的过程，称为减压。减压时必须控制适宜的减压速度，均匀缓慢减压，减压时严格按照减压方案减压，不得随意缩短减压时间或改变减压方案。

（2）减压前应告知舱内人员做好准备后才能减压。

（3）在减压过程中，嘱患者自由呼吸，绝对不要屏气。

（4）减压时所有引流管都应开放。

（5）减压时气体膨胀吸热，舱内温度会有所下降，应给患者保暖，以防着凉。当舱内温度达到雾点时，舱内可有雾气，应适当通风，控制减压速度。

（6）减压过程中注意保持患者呼吸道通畅，由于高气压对呼吸道的刺激，呼吸道分泌物会增加，应注意帮助患者排痰。

（7）减压初期，中耳鼓室和副鼻窦腔内气体会膨胀，患者会有耳鼻胀满感，当压力超过一定程度，气体可从咽鼓管排出，不适感也随之消散，应对患者做好解释，避免惊慌。

（8）减压出舱后，及时询问患者有无皮肤瘙痒、关节疼痛不适，及早发觉减压病症状。

（9）昏迷、危重患者出舱应及时通知主管医生护士接管。

5. 出舱后氧舱设备的处理 督促协助卫生员对氧舱进行清洁、通风、消毒，防止交叉感染，每月细菌培养及监测紫外线灯强度各 1 次。检查氧舱设备，使之处于良好状态。

（胡媛媛）

目标检测

答案解析

1. 蛛网膜下腔出血最常见的病因是
   A. 高血压 　　　　　B. 脑动脉硬化
   C. 颅内动脉瘤 　　　D. 脑血管畸形

2. 一位老年动脉硬化患者出现偏瘫，鉴别脑出血和脑血栓形成的主要依据是
   A. 头颅 CT 显示影像的密度不同
   B. 有无意识障碍
   C. 有无头痛
   D. 有无吞咽障碍

3. 患者，女，42 岁。6 小时前无明显诱因出现剧烈头痛、枕部疼痛，伴呕吐，无高血压病史，体检意识清楚，血压轻度升高，颈项强直，Kernig 征（＋）。脑 CT 示脑正中裂，大脑外侧和基地池呈高密度影。目前的护理措施正确的是
   A. 避免各种诱发因素
   B. 患者绝对卧床休息 1~2 周
   C. 禁止使用止痛剂，以免掩盖病情
   D. 血压变化不应作为观察重点

4. 一位脑出血的患者神志很快昏迷，双侧瞳孔极度缩小，四肢瘫痪，高热，呼吸障碍，出血部位应考虑为
   A. 内囊内侧和丘脑附近
   B. 外囊附近
   C. 桥脑
   D. 小脑

5. 帕金森早期首发症状为
   A. 肌强直
   B. 动作不敏捷和震颤
   C. 运动削减
   D. 面具脸

6. 脑血栓形成的患者早期溶栓是指发病几小时采用溶栓治疗
   A. 8 小时 　　　　　B. 4 小时
   C. 9 小时 　　　　　D. 6 小时

7. 脑栓塞最常见的病因是
   A. 寄生虫虫卵栓子
   B. 心肌炎
   C. 脂肪栓子
   D. 风心病二尖瓣狭窄合并房颤

8. 癫痫大发作时，下列护理措施错误的是
   A. 使患者躺下侧卧位
   B. 松解领口、腰带
   C. 不可喂水
   D. 牙垫塞入上、下牙之间

9. 对于癫痫持续发作患者，护士首先应做的准备是
   A. 做好约束准备
   B. 准备地西泮静脉注射
   C. 准备 20% 甘露醇静脉滴注
   D. 准备鼻饲抗癫痫药

10. 腰椎穿刺术的穿刺点常位于（ 　 ）腰椎棘突间隙
    A. 1~2 　　　　　B. 3~4
    C. 5~6 　　　　　D. 7~8

11. DSA 术后最常见的并发症为
    A. 脑出血 　　　　　B. 穿刺部位血肿
    C. 下肢静脉血栓 　　D. 脑血管痉挛

12. 上神经元病变可见
    A. 角膜反射消失 　　B. 腹壁反射消失
    C. 膝腱反射亢进 　　D. 膝腱反射减弱

13. 一侧脑神经瘫痪及对侧上下肢瘫痪称为
    A. 偏瘫 　　　　　B. 单瘫
    C. 交叉性瘫痪 　　D. 四肢瘫

14. 急性炎症性脱髓鞘性多发性神经病患者特有的检查结果是
    A. 血沉增快
    B. 脑脊液压力增高
    C. 脑脊液无色透明
    D. 脑脊液蛋白 – 细胞分离现象

15. Glasglow 昏迷计分法的依据是
    A. 生命体征、感觉
    B. 瞳孔、反射、感觉
    C. 头痛、呕吐、视神经
    D. 睁眼、语言、运动反应

16. 对蛛网膜下腔出血，防止再出血的根本方法是
    A. 卧床休息 4 ~ 6 周
    B. 保持血压稳定
    C. 防止便秘
    D. 止血治疗
    E. 对先天性动脉瘤和脑血管畸形行手术治疗

17. 患者，男，52 岁。既往高血压 10 余年，某日因故与人争吵后，突然跌倒，立即昏迷，伴四肢抽搐，口眼歪斜，左侧肢体活动不能，现考虑为
    A. 脑梗死
    B. 脑血栓形成
    C. 高血压脑出血
    D. 蛛网膜下腔出血

18. 患者，男，68 岁。既往体健，突发右侧肢体无力，言语不利，逐渐加重 5 日，体检：神志清楚，血压 135/98mmHg，混合性失语，右侧鼻唇沟浅，伸舌偏右，饮水自右侧口角流出，左侧肢体肌力 0 级，肌张力低，腱反射低下，右下肢病理征阳性，脑 CT 未见异常，当前最主要的护理问题是
    A. 吞咽困难　　　　　　 B. 语言沟通障碍
    C. 躯体移动障碍　　　　 D. 知识缺乏

19. 患者，男，70 岁。既往高血压病史，与人争吵后突然倒地，口眼歪斜，左侧肢体麻痹，诊断为脑出血，此时最重要的护理措施是
    A. 输液补充营养
    B. 给予止血药物
    C. 被动运动瘫痪肢体
    D. 降低颅内压

20. 患者，女，42 岁。有风湿性心脏病病史 10 余年伴房颤。今晨患者突起口角歪斜，口齿不清，左上肢无力。该患者初步诊断为
    A. 蛛网膜下腔出血
    B. TIA（短暂性脑缺血发作）

    C. 脑栓塞
    D. 脑出血

21. 患者，男，68 岁。喜爱书法，常常练字，但近期有时心情常兴奋，有时心情抑郁，出现不能独立洗澡、刷牙、上厕所等，练字时字越写越小，请问此症状是
    A. 阿尔兹海默症　　　　 B. 抑郁症
    C. 帕金森病　　　　　　 D. 痴呆症

22. 患者，男，70 岁。两年来无诱因渐渐出现行动缓慢，行走时上肢无摇摆前倾屈曲体态，双手有震颤，双侧肢体肌张力增高，无智能和感觉障碍，无锥体束损害综合征，最可能的诊断是
    A. 帕金森病　　　　　　 B. 扭转痉挛
    C. 肝豆状核变性　　　　 D. 阿尔茨海默病

23. 患者，男，45 岁。无诱因突发四肢抽搐，呼吸急促，面色发绀，两眼上翻，口吐白沫，呼之不应，症状持续 3 分钟，后抽搐停止但仍昏迷，家属急送医院救治。查体过程中患者再次出现类似发作，此时的做法不恰当的是
    A. 解开患者衣领、衣扣和腰带
    B. 头部偏向一侧
    C. 上下白齿间放压舌板
    D. 控制患者的肢体以制止抽搐

24. 患者，女，28 岁。癫痫大发作，预防发生窒息，护士应采取的护理措施是
    A. 卧床休息，减少探视
    B. 头略低且偏向一侧
    C. 移走身边危险物体
    D. 禁止喂食丸状食物

25. 患者，男，20 岁。突发意识丧失，全身肌肉抽搐，口吐白沫伴尿失禁，应首先考虑为
    A. 癔病　　　　　　　　 B. 脑出血
    C. 脑血栓形成　　　　　 D. 癫痫大发作

26. 患者，女，癫痫病史 5 年。使用苯妥英钠和卡马西平治疗。其询问护士有关结婚生子的问题，护士回答最恰当的是
    A. 病情稳定后在专科医生的指导下计划生育
    B. 您的孩子不一定存在癫痫的危险
    C. 如果您打算要孩子，请医生为您换药
    D. 癫痫妇女一般很难受孕

（27 ~ 28 共用题干）

患者，女，33 岁。近一个月来常感头痛，视力明显下降，最近一周出现右手麻木，头痛加剧，查体瞳孔不等大，意识模糊，呼吸不规律。

27. 下列属于颅内压增高表现是

    A. 头痛、呕吐、视乳头水肿

    B. 头痛、呕吐、晕厥

    C. 头痛、恶心、频繁呕吐

    D. 头痛、视物模糊、言语错乱

28. 患者出现瞳孔不等大、意识模糊、呼吸不规律等

脑疝先兆时，首先采取的措施是

    A. 做好开颅手术

    B. 心内注射呼吸兴奋剂

    C. 快速滴入20%甘露醇以降低颅内压

    D. 静脉输入降压药

书网融合……

 本章小结1

 本章小结2

 本章小结3

 本章小结4-1

 本章小结4-2

 本章小结4-3

 本章小结4-4

 本章小结5

 本章小结6

 本章小结7

 本章小结8

 微课

 题库

参考文献

[1] 刘娟丽，沈晶．内科护理学［M］．天津：天津科学技术出版社，2018.

[2] 葛均波，徐永健，王辰．内科学［M］．9版．北京：人民卫生出版社，2018.

[3] 尤黎明，吴瑛．内科护理学［M］．6版．北京：人民卫生出版社，2016.

[4] 罗先武，王冉．2021全国护士职业资格考试轻松过［M］．北京：人民卫生出版社，2020.

[5] 魏秀红，任华蓉．内科护理学［M］．4版．北京：人民卫生出版社，2019.

[6] 李广明．感染性疾病的诊断与综合治疗学［M］．吉林：科学技术出版社，2018.

[7] 于康．临床营养支持治疗［M］．3版．北京：中国协和医科大学出版社，2021.

[8] 王宏运，耿桂灵．内科护理学［M］．3版．北京：人民卫生出版社，2020.

[9] 张文燕，冯英，柳国芳，等．护理临床实践［M］．青岛：中国海洋大学出版社，2019.

[10] 冯丽华，史铁英．内科护理学［M］．4版．北京：人民卫生出版社，2018.

[11] 魏华娟．实用肾脏疾病诊疗与护理［M］．长春：吉林科学技术出版社，2019.

[12] 燕菊萍，张晴．新入职护士规范化培训临床护理标准化病案分析［M］．北京：人民卫生出版社，2019.

[13] 朱大年，王庭槐，罗自强，等．生理学［M］．9版．北京：人民卫生出版社，2018.

[14] 李兰娟，任红．传染病学［M］．9版．北京：人民卫生出版社，2018.

[15] 贾建平，陈生弟．神经病学［M］．8版．北京：人民卫生出版社，2018.